6
SIXTH
EDITION

노인간호학

Gerontologic Nursing

신동수 · 박희옥 · 석소현 · 정덕유 외 편역

Sue E. Meiner
Jennifer J. Yeager

ELSEVIER
메디컬사이언스 MEDICAL SCIENCE

ELSEVIER

Gerontologic Nursing, sixth edition

ISBN: 9780323498111

This translated and adapted edition of Gerontologic Nursing, sixth edition by Sue E. Meiner & Jennifer J. Yeager is published by arrangement with Elsevier Inc.

노인간호학, 신동수 · 박희옥 · 석소현 · 정덕유 외 편역

Korean ISBN
979-11-90217-60-6

Notices

Printed in Korea by Medical Science Publishing, Co.

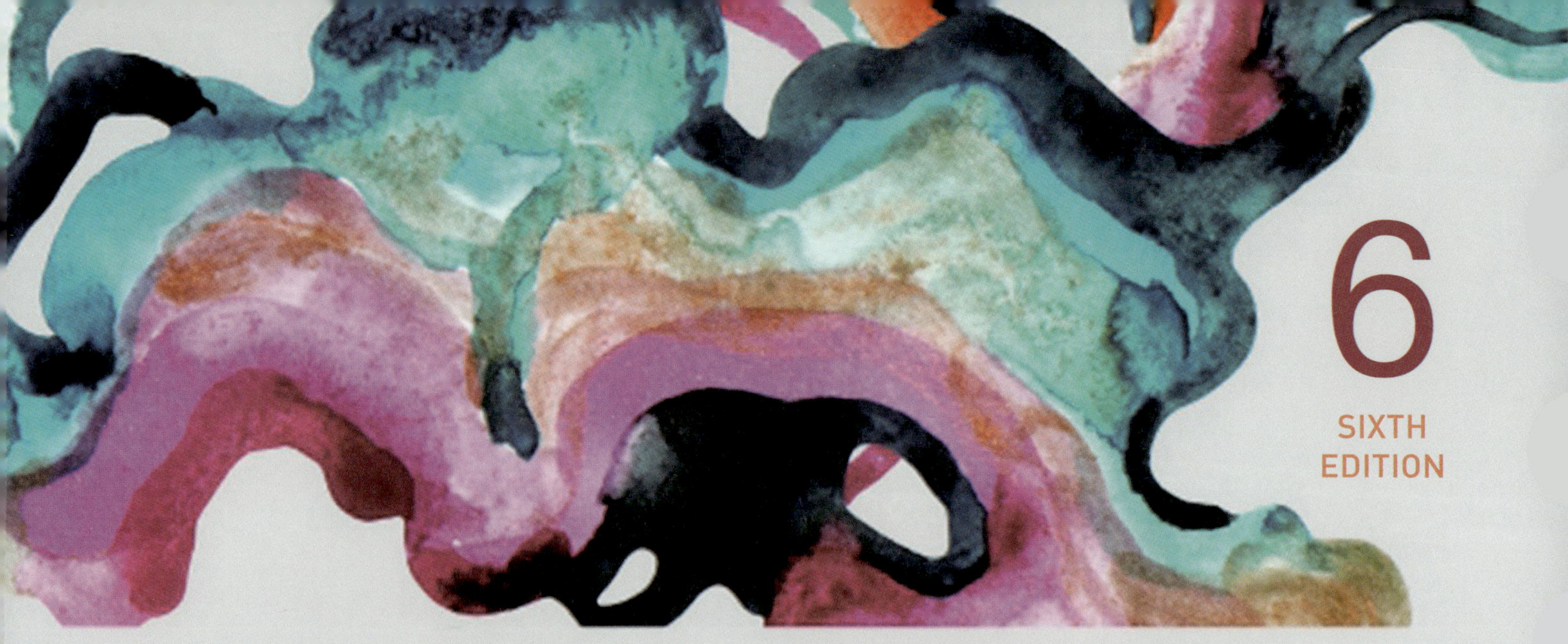

6

SIXTH EDITION

노인간호학

Gerontologic Nursing

Sue E. Meiner EdD, APRN, BC-GNP

President

Consultant on Health Issues, Inc.

McKinney, Texas

Formerly:

Nurse Practitioner in Private Practice

Las Vegas, Nevada

and

Assistant Professor

University of Nevada, Las Vegas

Las Vegas, Nevada

Jennifer J. Yeager PhD,RN,APRN

Assistant Professor andDirector of the Graduate Nursing Program

Tarleton State University

Stephenville, Texas

ELSEVIER

메디컬사이언스 MEDICAL SCIENCE

노인간호학
Gerontologic Nursing

2022년 2월 18일 인쇄
2022년 2월 22일 발행

저 자 Sue E. Meiner, Jennifer J. Yeager
역 자 신동수 · 박희옥 · 석소현 · 정덕유 외 편역
발 행 처 메디컬사이언스
발 행 인 하재용
등 록 제 2016-000295 호
주 소 서울시 마포구 동교로 23길 21(동교동 205-8) 윤호빌딩 402호
이 메 일 mspub@mspub.kr
홈페이지 medicalscience.imweb.me
전 화 Tel. 02-6091-7584 Fax. 070-7664-5776

I S B N 979-11-90217-60-6

Translators

역자진

편집위원

신동수 한림대학교
박희옥 계명대학교
석소현 경희대학교
정덕유 이화여자대학교

번역진 (가나다순)

김경미 충북대학교
김지영 상명대학교
김현아 한림성심대학교
남혜리 가톨릭상지대
문경자 계명대학교
박소현 한림대학교
손수경 고신대학교
송민선 건양대학교
송인자 광주여자대학교
신소영 인제대학교
윤주영 서울대학교
이미정 세경대학교
이수정 한림대학교
이은숙 동의대학교
이종은 충북대학교
이지연 부산카톨릭대학교
이진주 호산대학교
정귀임 고신대학교
정은숙 경동대학교
조영미 선문대학교
허나래 한세대학교
황선아 세명대학교
황주희 경동대학교

교정진 (가나다순)

강정희 대진대학교
곽연희 중앙대학교 적십자간호대학
염혜아 가톨릭대학교
왕미숙 한서대학교
윤숙례 강릉영동대
이선미 진주보건대학교
임경춘 성신여자대학교
임은주 중앙대학교 적십자간호대학
최문기 강원대학교
하선미 김천대학교

Preface

저자서문

지난 수십 년간 베이비붐 세대가 은퇴 연령에 접어들면서 노인간호 분야는 꽃을 피워 왔다. 노인에게 양질의 의료서비스를 제공하는 것은 점점 더 큰 도전이다. 간호의 연속성에서 건강 및 질병과 관련된 이슈는 자원이 제한된 환경에서 비용효율적으로 제공되어야 한다. 산부인과 및 소아과를 제외하면 노인 환자는 병원에서 가장 큰 비중을 차지하며, 특히 장기요양시설 입소자와 재활병원 환자의 대부분이 노인이다. 노인 간호사에 대한 수요는 그 어느 때보다 높다.

노인간호학(Generontological Nuring) 6판은 학생들이 노인간호의 미래를 위한 도전적 과제를 해결하기 위해 단단한 기반을 갖출 수 있도록 개정되었다. 본 교재는 간호의 연속성에서 노인간호와 관련된 개념과 이슈에 대한 포괄적이고 이론적이며 실무적인 정보를 제공한다.

이러한 광범위한 자료를 통해 학생들은 노인간호에 대한 지식, 기술, 태도에 기반하여 적절한 임상적 판단을 내릴 수 있다. 노인의 심리학적 · 사회문화적 이슈와 고려할 점을 강조하고 이를 교과서 전체에 통합하여 노인 인구의 고유한 실무 현실을 반영하였다. 건강한 노인과 아픈 노인, 그리고 그 가족과 돌봄자 모두를 포함하였다.

이 책은 노인간호학을 학습하는 모든 수준의 노인간호학 학생을 대상으로 하며 노인간호학 이외에 노인간호학을 통합적으로 다루는 교과과정에서 활용할 수 있다.

책 구성

노인간호학은 5개의 부(part)와 26개의 장(chapter)으로 구성하였다.

1부 '노인간호학이란?'은 4장으로 구성되며, 노인간호학 개론, 노인간호 이론, 법적 · 윤리적 문제, 노인 사정으로 구성된다. 노인간호학 개론에서는 노인의 인구사회학적 특성과 보건의료전달체계를 다루었고, 노인간호 이론은 생물학적 · 심리학적 이론과 성공적 노화이론을 제시하였다. 법적 · 윤리적 문제는 노인의 기본적인 보건과 복지 요구를 충족하기 위한 법률과 제도를 정리하여 제시하였다. 노인사정은 노인의 신체기능, 인지기능, 사회적 기능의 사정과 포괄적 노인 건강사정으로 구성하였다.

2부 '건강과 질병에 영향을 미치는 요인'은 3개 장으로 구성하여 가족의 영향, 사회경제적 환경적 영향, 건강증진과 질병/장애로 구성된다.

3부 '삶의 질에 영향을 미치는 요인'은 영양, 수면과 활동, 안전, 성과 노화, 통증, 감염과 염증의 6개 장으로 구성하였다. 각 장마다 노화로 인한 변화와 이에 대한 근거기반 중재를 제시하였다.

4부 '노인의 기능장애 간호'는 피부, 감각기능, 심혈관계 기능, 호흡기능, 위장기능, 비뇨기계 기능, 근골격계 기능, 인지 및 신경학적 기능, 내분비계 기능의 총 9개 장으로 구성하였다. 노인의 기능에 영향을 미치는 질병이나 질환이 있는 노인간호에 대해 자세한 설명을 제공하였다.

5부 '노인전환기 간호'는 노인과 보건의료서비스, 만성질환과 재활, 암, 상실과 생애말기 간호의 4개 장으로 구성하였다. 보건의료서비스 체계 안에서 노인의 건강과 기능을 최대한 유지하고 생애 마지막에 임종을 맞이하는 과정을 포함하였다.

부록에는 노인에게 빈번한 진단검사와 약물을 정리하여 제시하였다.

본 책을 구성할 때 관련 주제를 그룹화하여 논리적인 흐름으로 제시하고자 하였으나 책을 순서대로 읽을 필요는 없다.

Translator's Preface

역자서문

대한민국은 세계적으로 가장 빠른 고령화가 진행 중이며 다양한 분야에서 고령화에 선제적으로 대응하기 위한 노력을 기울이고 있다. 노인간호 역시 노인을 이해하고 노인이 자신의 삶의 중심이 되어 건강하고 행복한 삶을 영위하도록 다양한 시도를 하고 있다. 노인이 어디에서 누구와 무엇을 하며 사는 가를 결정하는 일은 다양한 분야에서 공동의 노력이 필요하다.

원서의 내용과 구성은 노인의 삶의 질 향상에 초점을 두었고 본 번역서 초판은 원저의 내용을 우선으로 하되 국내 독자를 고려하여 한국의 현황을 반영하였다. 인구사회학적 특징, 관련 법률과 제도, 임상사례들을 가능한 범위에서 한국 자료와 사례로 대체하였으나 국내에서는 아직 수집 · 분석되지 않는 자료들이 있어 아쉬움을 남겼다. 다음 번역에서 보완될 것을 기대한다.

번역에 참여한 저자분들, 편집위원으로 수고하신 박희옥 교수님, 석소현 교수님, 정덕유 교수님, 그리고 메디컬사이언스 하재용 대표님과 박혜림 선생님, 그리고 편집부 선생님들께 깊은 감사의 마음을 전합니다. 끝으로 검독을 해주신 동네의원에서 노인 만성질환관리를 담당하는 김현정 간호사에게 감사의 마음을 전합니다.

2022년 2월

대표역자 신동수

CONTENTS

목차

제2부 건강과 질병에 영향을 미치는 요인

제3부 삶의 질에 영향을 미치는 요인

제4부 노인의 기능장애 간호

21. 인지 및 신경학적 기능·397

제5부 노인전환기 간호

PART I

Introduction to Gerontologic Nursing

노인간호학이란?

1 노인간호 개요

Overview of Gerontologic Nursing

학습목표

1. 노인간호의 역사적 발달 자취를 설명할 수 있다.
2. 노인간호사의 교육, 실무역할, 자격에 대해 설명할 수 있다.
3. 노인인구의 인구통계학적 동향에 대해 설명할 수 있다.
4. 다음 요인들이 노인의 건강, 웰빙, 기대 수명에 미치는 영향에 대해 설명할 수 있다.
   – 성별, 결혼상태, 인종, 주거형태, 교육과 경제수준, 기능상태
5. 고령화가 앞으로 의료전달체계에 어떤 영향을 미치는가에 대해 논의할 수 있다
6. 노인차별을 노인간호의 다양한 분야와 연계하여 탐색할 수 있다.
7. 노인간호 교육에 영향을 미치는 이슈를 확인할 수 있다.
8. 노인간호 연구에 영향을 미치는 이슈를 분석할 수 있다.

들어가기

다음과 같은 상황에 당신은 어떻게 대처하겠는가?

- 당신은 6년차 간호사로 당신의 환자는 대부분 65세가 넘었다. 당신의 수간호사가 당신에게 노인전문간호사 자격을 취득하는 것을 제안하였고 생각해보니 매우 좋은 제안인 것 같다. 이를 위해 당신은 무엇을 어떻게 해야 하는가?
- 당신이 담당하는 78세 노인환자가 고혈압 약을 반으로 잘라서 먹고 있었고, 혈압이 조절되지 않았다. 노인환자의 이런 행동은 어떤 요인들의 영향을 받았을까?

노인간호 분야의 기초

한국의 고령화는 빠르게 진행되어 2021년 65세 이상 노인 인구는 16.9%를 차지하고, 이 중 35%는 독거노인이다. 미국 역시 1900년 이후 노인 인구가 지속적으로 증가하여 2019년 65세 이상 노인은 16%이다.

역사와 발전 과정

Burnside(1988)는 미국의 노인간호 연구를 폭넓게 검토한 결과 1900년에서 1940년 사이에 23개의 노인 관련 아티클(article)을 찾았다. 주 내용은 농촌 노인, 개인 전담간호사, 골절환자, 치매, 섬망 등에 대한 것이다. Stevens(1994) 역시 1903년~1990년 사이 노인간호, 노인건강문제, 노인이 당면한 다양한 문제들에 대한 연구를 검토하였다. 그 결과 1903년부터 1950년 사이에는 논문이 한편 출판되었고, 1960~1990년 사이에 점진적으로 증가하였다.

간호 전문직의 기원

미국간호협회(American Nurses Association, ANA)는 1966년 '노인환자간호분과'를 설치하고 노인간호를 '노인의 간호요구에 대한 사정; 요구를 충족시키기 위한 계획과 중재; 간호중재에 대한 효과성 평가'로 정의 내렸다. 이후 1970년 미국노인환자 간호실무표준을 출판하고 1976년에는 간호의 대상과 범위가 확대되면서 '노인환자간호분과'를 '노인간호분과'로 변경하였다. 1984년 노인간호분과는 노인간호협회로 확대되어 임상실무 범위를 넘어선 이슈들을 포함하기 시작하였다. 1989년 미국간호협회에서 노인임상전문가(Gerontological Clinical Nurse Sepcialist) 인증을 시작하였고, 2013년부터 응급과 일차의료에서 분리되어 독립적인 자격시험을 실시하기 시작하였다.

역할

간호사

간호사는 병원이나 의원 등에서 환자의 치료와 진료를 지원하는 역할을 담당하는 전문가이다. 나라마다 간호사의 교육 수준과 연한이 다르나 학사 출신 간호사를 간호사

(registered nurse, RN)로 명명한다. 한국은 학사 수준에서는 노인간호사와 일반간호사가 구분되지 않으나 석사 수준인 전문간호사(Advanced Nurse Practitioner, ANP) 중 노인전문간호사(Gerontological ANP)는 다양한 노인간호 현장에서 노인에게 전문간호서비스를 제공하고 있다.

전문간호사

전문간호사는 보건복지부장관이 인정하는 전문간호사 자격을 가진 자로서 해당 분야에 대한 높은 수준의 지식과 기술을 가지고 자율적으로 의료기관 및 지역사회 내에서 간호대상자, 즉 개인, 가족, 지역사회에 전문간호를 제공하는 자이다. 노인전문간호사는 노인전문병원, 의료복지기관, 요양시설 등에서 노인의 건강관리와 병세호전을 위해 간호계획을 수립하고 각종 프로그램을 진행하며 노인을 간호한다. 이외에도 재활치료, 응급처치, 건강관리와 질병예방을 담당한다).

용어

- 노년학(Geriatrics) – 그리스어 geras는 연령이 높음을 의미하며 geriatrics는 의학의 한 분야로 노인의 질병과 문제를 다룬다. 노인에게 간호를 제공하는 측면에서는 일반적으로 사용되지 않는다.
- 노인학(Gerontology) – 그리스어의 geron은 남자노인을 의미하며 노화과정과 노인의 문제를 주로 다루며 생물학적, 사회학적, 심리학적, 경제적 측면을 다룬다.
- 노인간호(Gerontological nursing) – 이것은 노인간호 분야로 노인의 건강과 기능 사정, 계획, 수행을 통해 노인의 요구를 충족하고 간호를 평가한다. 간호학에서 가장 많이 사용되는 용어이다.
- Gerontic nursing – 이 용어는 Gunter 와 Esters (1979)에 의해 개발되었고 geriatric이나 gerontological nursing보다 더 포괄적이다. 따라서 질병이나 과학적 원리에 국한하지 않는다. 이 용어는 다른 용어보다 더 적절하다는 의견이 있으나 널리 사용되지는 않고 있다.

노인 인구의 인구학적 프로파일

우리나라에서는 노인관련 정책이나 규정을 적용할 때 노인의 기준을 65세 이상으로 한다. 이 기준은 1889년 독일의 비스마르크 시대에 도입되어 미국 등 많은 나라에서 적용하고 있다. 이러한 기준에 대해 몇몇 학자들은 성장발달단계 관점에서 65세 이상을 동일한 노인으로 간주하는 것에 대해 65세, 75세, 85세, 95세 이상마다 큰 차이가 있음을 주장하기도 한다. 따라서 간호사는 노인에게 간호서비스를 제공할 때 노인의 일반적인 특성과 함께 다양성과 개성을 존중하고 노인의 개별적인 선호와 기준을 고려해야 한다.

노인 인구의 특성

한국

한국은 급속한 고령화에 대비하여 통계청에서 2003년부터 매년 '노인의 날(10월 2일)'에 맞추어 고령자 관련 통계를 수집 정리한 '고령자 통계'를 작성하여 오고 있다. 2020년에는 '2019년 생활시간조사' 결과를 토대로 고령자의 시간활용 및 의식에 대한 자료를 분석하였고 2021년에는 '혼자 사는 고령자의 삶'에 대한 분석을 추가하였다. 관련 자료는 http://kostat.go.kr에서 확인할 수 있다.

미국

수십 년 동안 미국은퇴자협회(American Association of Retired Persons, AARP)는 미국 노인들의 복지에 대한 주요 지표들을 매년 업데이트해 왔다. AARP는 50세 이상을 위한 정치적으로 중립적인 비영리 단체이다. 미국은퇴자협회는 노년기에 도달하는 모든 미국인들의 삶의 질 향상에 전념을 다하고 있다. 협회는 회원들에게 다양한 혜택, 특별한 제품들과 서비스를 제공하고 있으며 웹사이트는 다음과 같다. https://www.aarp.org.

연방정부는 일반인이 이용 가능한 고령자 통계를 제공하고 있다. 이 간행물은 해당 연도로 시작하는 '미국노인 프로파일(Profile of older Americans)'이며 이후 인구센서스의 한 분야로 자리잡았다.

노년층 인구의 급격한 증가는 단지 미국만의 문제가 아니다. 유엔인구기금(UNFPA, 2012)에 따르면, 세계 인구의 급속한 고령화는 "거의 모든 국가에 영향을 미치고 있는 전례 없는 현상"이다(p.20). 출산율 저하, 영유아 사망률 감소, 위생 개선, 예방접종 발달, 노년기 생존율 증가 등의 결과다.

기대수명은 0세의 출생자가 향후 생존할 것으로 기대되는 평균 생존연수로 평균수명 또는 0세의 기대여명이라고도 한다. 이는 사람들이 평균적으로 얼마나 오래 살 것인지를 나타내는 지표로 연령별 사망률 통계로 산출하며 영아사망률과 함께 인구의 건강상태를 나타내는 가장 대표적인 지표이다.

한국 인구의 기대수명은 1970년 62.3세에서 2019년 83.3세로 21년 늘어났다. 기대수명은 성별에 따라 차이가 있으며, 2019년 여자의 기대수명은 86.3세로 남자의 80.3세에 비해 약 6년 길다. 한국인의 기대수명은 2010년을 전후로 80세까지 높아지면서 선진국 수준에 도달하였다. 최근 한국은 일본, 스위스 등에 이어 기대수명이 긴 나라에 속한다. 성별 기대 수명은 표 1.1과 같고 웹사이트는 다음과 같다.

http://www.index.go.kr/unify/idx-info.do?idxCd=4234

다른 나라의 기대수명은 선진국 78세, 개발도상국 68세이다. 기대수명은 계속 증가하여 2050년에는 선진국에서 태어난 사람들은 평균 83년, 개발도상국은 평균 74년을 살 것으로 예상된다(UNFPA, 2012년).

성별과 결혼 상태

인간의 평균수명을 살펴보면 여성이 남성보다 오래 살며 그 이유는 다양하다. 모성사망률 감소, 사고로 인한 사망률 감소, 당뇨를 제외한 만성질환 등이 남성의 사망률 증가의 원인으로 보고 있다. 테스토스테론과 비교했을 때 에스트로겐의 보호효과는 여성의 장수에 영향을 미친다는 가설도 있다. 2020년 미국 남성 노인의 70%가 기혼인 반면 여성 노인은 48%만이 기혼이며, 27%의 여성 노인이 혼자 살고 있었다. 특히 75세 이상 노인 여성의 42%가 혼자 살고 있다. 한국은 2021년 65세 이상 노인이 전체 인구의 16.9%를 차지하고 이 중 30%의 노인이 혼자 살고 있다(통계청, 2021).

결혼 상태는 건강과 웰빙의 중요한 결정 요인으로 소득, 가동성, 주거, 친밀감, 사회적 상호 작용에 영향을 미친다. 85세 이상 연령층의 규모가 커지면서 노인 여성과 남성 비율의 차이는 지속적으로 증가할 것으로 예상되며, 여성이 다수를 차지하는 집단이 될 것이다. 이러한 인구통계학적 특성은 의료정책에 시사점이 있다. 대부분의 여성노인들은

표 1.1 성별 기대수명 [단위: 세]

	1970	1980	1990	2000	2010	2011	2012	2013	2014	2015	2016	2017	2018	2019
전체	62.3	66.1	71.7	76.0	80.2	80.6	80.9	81.4	81.8	82.1	82.4	82.7	82.7	83.3
남자	58.7	61.9	67.5	72.3	76.8	77.3	77.6	78.1	78.6	79.0	79.3	79.7	79.7	80.3
여자	65.8	70.4	75.9	79.7	83.6	84.0	84.2	84.6	85.0	85.2	85.4	85.7	85.7	86.3

출처: 통계청, 「생명표」 2020.

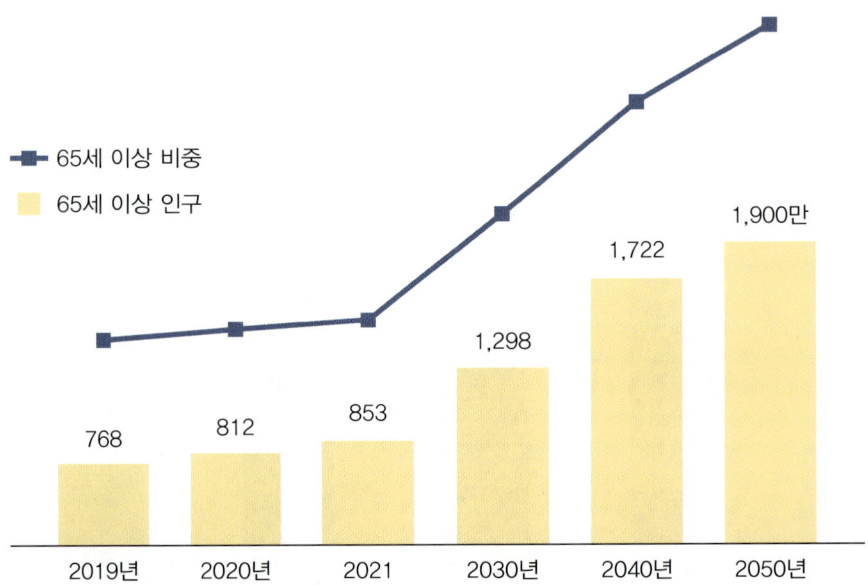

그림 1.1 2021 고령자 통계(65세 이상 고령인구 추이)

가난하고, 혼자 살며, 기능 장애와 만성 질환 중증도가 높다. 따라서 사회, 재정 및 건강 관련 자원에 대한 의존도가 높아짐에 따라 노년 여성의 미래가 불투명해지고 있다. 따라서 노년학자들은 노화를 여성의 주요한 문제로 본다. 간호전문직, 특히 노인간호학 전공자들은 정치 분야에서 활발하게 역할을 담당하며 중요한 노인문제와 관련된 의제들을 지지해야 한다.

인종과 민족

OECD는 한 국가에서 외국인 인구가 전체 인구의 5% 이상인 경우 '다인종 · 다문화 국가'로 분류한다. 한국의 외국인 비중은 2020년 총인구 기준 173만 명(3.3%)이며 2024년엔 5.0%에 이를 전망이다. 미국은 2044년까지 전체 미국인의 절반 이상이 소수 집단에 속할 것으로 예상되며, 2017년 기준 미국 노인 인구의 8%를 히스패닉이 차지하고 있다(AOA, 2017년). 이에 이주민 노인의 건강문제에 대한 연구와 정책을 실행하고 개선해 나가고 있다. 우리나라도 외국인 중 노인 인구의 비중이 지속적으로 증가하고 있고 다양한 인종마다 고유한 간호 요구도가 있으므로 간호전문직은 이러한 인구통계학적 특성의 변화를 고려해야 한다.

주거상태

주거상태는 각 개인의 필요와 선호도에 따라 다르다. 대부분의 노인들은 자신의 집과 지역사회에서 사는 것을 선호하며 이는 Aging in Place(AIP)로 지칭한다. 미국의 경우 노인의 집은 단독주택(68%), 아파트(19%), 복층형 주택(6%), 제조 · 이동식 주택(6%), 여가용 차량(Recreational Vehicle) 0.1%로 구성된다(Johnson & Appold, 2017). 노인은 혼자 또는 가족과 함께 살거나, 이외 모르는 사람과 살 수 있다. 독립적으로 사는 노인에게는 재택돌봄이 부가적으로 필요하며 생활지원커뮤니티, 은퇴자 지속돌봄커뮤니티(continuing care retirement community), 그룹홈, 장기요양서비스 등을 선택할 수 있다. 개인의 전반적인 건강 및 웰빙 상태가 주거 선택에 큰 영향을 미친다. 이상적으로, 주택은 기능적인 독립성을 촉진하도록 선택되어야 하며, 안전과 사회적 상호작용의 필요성도 고려되어야 한다. 한국의 노인가구 형태는 2008년 이후 노인독거가구와 노인부부가구는 증가하고 자녀동거가구는 감소하고 있다. 노인독거가구의 비중이 2008년 19.7%에서 2017년 23.6%로 증가하였으나, 2020년 19.8%로 감소한 반면 노인부부가구는 2008년 47.1%에서 2020년 58.4%로 증가세를 보이고 있다. 이와 반대로 자녀동거가구는 2008년 27.6%에서 2020년 20.1%로 감소세를 보이고 있다(65세 이상 주거상태에 대해 그림 1.2 참조).

노인들은 자신의 건강 상태에 영향을 미치는 요인에 대해 독특한 반응을 보인다. 나이가 들어가는 것은 만성질환 발생률 증가, 질병 및 상해 취약성 증가, 신체 기능 저하 및 인지 장애 발생 가능성 증가 때문에 더 많은 신체적 허약과 연관된다. 또한 심리적, 사회적, 환경적, 재정적 요인은 노인의 취약 수준에 중요한 역할을 한다. 그럼에도 불구하고, 모든 노인들이 허약한 것은 아니다. 따라서 만성 질환과 심각

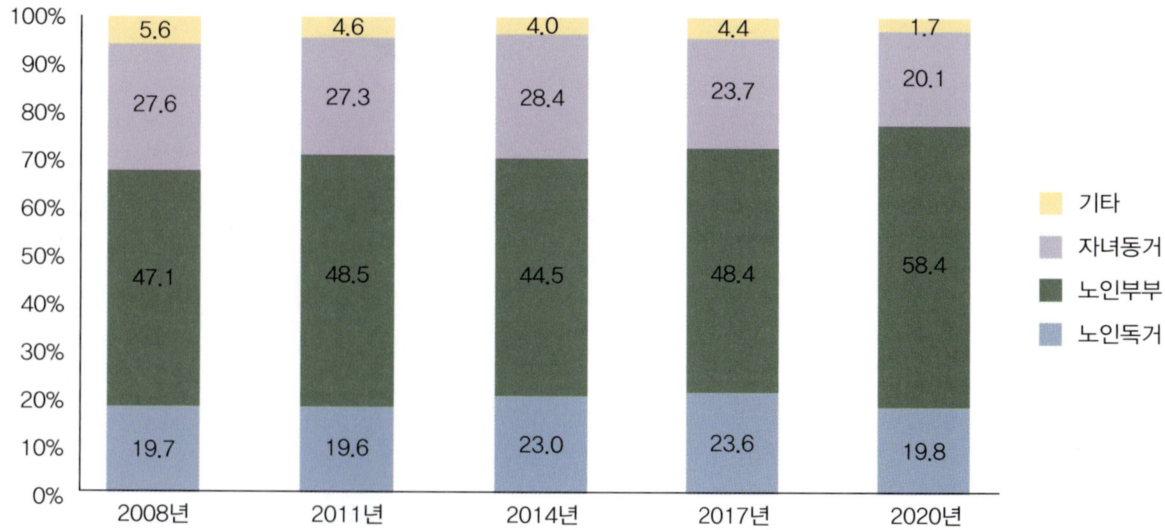

그림 1.2 노인의 가구형태의 변화 (2008년~2020년)

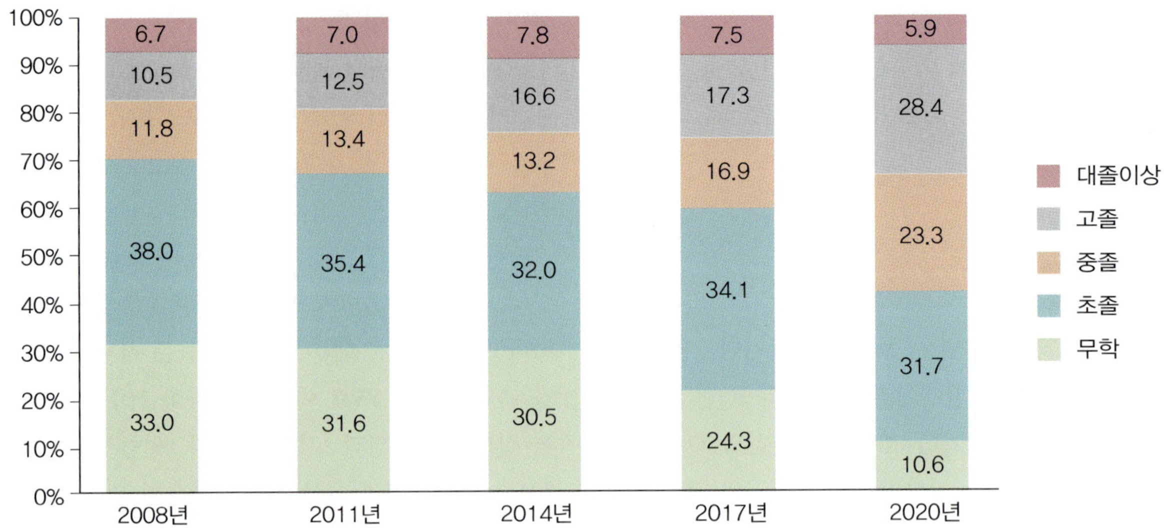

그림 1.3 노인의 교육수준의 변화(2008년~2020년)

한 장애가 있는 경우에도 간호사는 이들의 웰니스에 대한 기대를 의식적으로 간호 중재에 포함해야 한다.

지역 분포

노인 인구 집단은 다른 연령대에 비해 주거지를 이동하지 않는 경향이 있다. 이는 수도권과 비수도권에 거주하는 65세 이상 인구 증가의 중요한 요인이 된다. 그러나 다양한 요인이 거주지 이동에 영향을 미칠 수 있으며, 특히 기능 및 건강 상태 변화로 돌봄제공자 가까이 이동하기도 한다. 이 외 경제적으로 안정되고 풍족한 노인은 은퇴자 마을 또는 날씨가 좋거나 여가활동이 제공되는 곳에 일시적으로 옮겨 가기도 한다. 반면 은퇴 등으로 인한 경제력 저하로 생활비가 적게 드는 지방으로 이주를 계획하기도 한다. 국내에서도 은퇴 후 경제적인 부담이 적은 곳으로 이주하여 그곳에서 새로운 직업을 갖고 제2의 인생을 설계할 수 있는 지원책을 기획하고 있다.

교육

노인 인구의 교육 수준은 꾸준히 높아지고 있다. 국내 노인 교육 수준에 대한 조사 결과 2020년 무학의 비율이 10.6%이며, 고등학교 이상이 34.3%로 과거에 비해 크게 향상된 모습을 보였다. 무학의 비율이 2008년 33.0%에서 2020년 10.6%로 급감하였으며, 중·고졸의 비율은 2008년 22.3%에서 2020년 51.7%로 급증하여 노인의 학력수준이 상향되었음을 확인할 수 있다. 특히 고등학교 이상의 고학력자의 비중은 17.2%에서 34.3%로 고학력 노인이 증가하였다(그림 1.3 참조). 노인의 학력수준 상향을 고려할 때 향후 노인들은 과거의 노인과는 상이한 요구를 보일 것으로 예상되므로, 새로운 노인집단의 요구 변화를 고려한 정책의 방향 재설정이 필요할 것이다.

교육 수준이 낮으면 노년기에 건강한 생활 방식을 갖고, 서비스 및 복지 프로그램을 찾으며, 건강 문제를 인식하고 적절한 치료를 찾으며, 치료를 위한 권고 사항을 따를 수 있는 능력이 부족할 수 있다. 글을 읽을 수 있는 수준은 환자 교육 과정에도 영향을 미치므로 퇴원 계획, 건강 증진, 질병과 장애 예방에 중요한 고려 사항이다.

소득과 빈곤

66세 이상 노인의 경우 대부분 퇴직하거나 새로운 직업을 찾은 상태로 이전 수입보다 감소된 상태이다. 2020년 기준 65세 이상 고령자의 고용률은 34.1% 실업률은 3.6%이며, 소득 분배지표 중 상대적 빈곤율 43.2%이다. 성별도 빈곤의 중요한 지표로 남성 노인보다 여성 노인의 빈곤율이 높고, 80세 이상 수급자 중에서는 여성노인의 비율이 75% 이상을 차지하고 있다. 미국의 경우도 고령 여성의 빈곤율은 10%로 고령 남성의 7%보다 높았다.

한국은 2005년 노인복지법 시행령을 개정하여 '한국노인인력개발원'을 설립하고 노인 일자리 활성화를 통한 활기찬 고령사회 구현에 앞장서고 있다. 그 결과 우리나라 65세 이상 노인의 35.3%가 경제활동에 참여하고 있으며 이는

OECD 평균보다 높다. 그러나 노인들이 정규직으로 일을 하는 경우는 11.4%에 불과해 대부분 4대 보험 등을 통한 노동에 대한 보호가 어렵다. 이러한 현실을 개선하기 위한 꾸준한 노력이 필요하다.

노인의 건강상태

나이가 들어가는 것과 질병은 동의어가 아니다. 본 책의 일부에서 노년기의 질병과 장애에 대해 언급하고 다양한 측면에서 노년기에 적절한 간호를 제공하도록 하였으나 이는 노년기에 질병이 있는 것이 정상이거나 노년기의 산물이라는 의미는 아니다. 분명히, 건강 문제와 장애의 위험은 나이가 들수록 증가하지만, 노인들이 반드시 이러한 문제에 의해 무력화되는 것은 아니다. 그들은 복합적이고 복잡한 건강 문제로 아프거나 시설에 입소할 수 있으나 간호사들은 이것을 노인들의 일반적 특성으로 여기지 말아야 한다.

특정 질병 이환의 집중과 특정 고위험 노인 그룹에 의한 빈번한 보건의료 서비스 이용 때문에, 의료전달시스템을 보다 효과적으로 관리해야 한다. 건강을 극대화하고 노인의 질병을 예방하기 위한 전략이 건강보험플랜에 통합되고 있다. 인센티브는 건강한 노인과 만성질환이 있는 노인의 건강 결과를 개선하고 의료비용을 낮추는 혁신적인 프로그램과 서비스 라인의 개발을 촉진했다.

이러한 진취적 발전은 노인간호의 미래를 밝게 하고 노인간호를 정련화할 수 있는 기회를 제공한다. 노인 만성질환이나 기능성 장애가 있는 경우도 삶의 질을 높이고자 하는 것은 노인간호에 중요한 부분이다. 간호사들은 노인이 질병, 장애 또는 두 가지 모두를 가지고 있더라도 건강-질병 연속선에서 어느 정도는 건강하고 괜찮다는 것을 기억해야 한다. 사실, 노인들은 이미 만성질환, 질병, 장애가 있더라도 자신의 건강을 긍정적으로 보는 경향이 있다.

주관적 건강과 만성질환

노인실태조사 결과 65세 이상 노인의 약 90%는 1개 이상의 만성질환, 85세 이상은 80% 이상이 2개 이상의 만성질환을 가지고 있다. 우리나라의 미충족 의료, 즉 최근 1년 동안 치과를 제외하고 본인이 병의원 진료(검사 또는 치료)가 필요하였으나 받지 못한 분율(%)은 6.4%(2019년 기준)이다. 그러나 70세 이상 여성 노인의 미충족의료 분율은 11.3%로 전 연령대에서 가장 높다.

국내 사망 원인 중 상위 3가지는 암, 심장질환, 폐렴이며, 60-79세의 사망률 상위 3가지는 암, 심장질환, 뇌혈관질환이다.

미국 노인의 경우도 75세 이상 시설에 입소하지 않은 노인의 약 39%는 일반적으로 자신의 건강 상태를 좋거나 훌륭하다고 평가했다. 대부분의 노인들은 하나 이상의 만성질환을 가지고 있고 75세 이상 지역사회 거주 노인에게 가장 흔한 질환은 관절염과 고혈압이었다. 인플루엔자 백신 접종은 2016년 기준 65세 이상 인구의 70%가 맞았고, 폐렴구균 백신은 68%가 맞았다.

65세 이상 미국 노인의 약 30%가 비만이다. 신체활동은 65세에서 74세 사이는 절반 정도가 하고 있다고 보고하였으나 75세 이상 노인은 25%로 떨어졌다. 흡연은 노인의 9%, 과도한 음주는 8%가 하고 있었고 3% 미만이 어떤 형태의 심리적 고통을 보고하였다(AOA, 2017).

노인의 사망 원인은 지난 몇 년간 유사하며 전체 사망자의 75%는 다음 10가지 원인에 기인한다: 심장병, 암(폐), 만성호흡기질환(COPD), 사고, 뇌졸중, 알츠하이머병, 당뇨병, 인플루엔자/폐렴, 신장질환, 자살 등.

기능 상태

노인과 간호사에게 기능 상태 수준은 만성질환의 발생률과 유병률보다 더 큰 관심사이다. 기능 상태는 전반적인 건강과 안녕을 보장하는 기본적인 자기관리활동을 수행할 수 있는 능력으로 정의된다. 기능 상태는 목욕, 옷입기, 식사하기, 이동하기, 화장실 사용하기와 같은 일상생활능력(ADL)과, 집을 관리하는 능력 즉, 쇼핑하기, 요리하기, 집안일하기, 세탁하기, 돈 관리하기 같은 도구적 ADL로 분류된다. 이 측정 도구는 45년 이전에 개발되었지만 여전히 가장 많이 사용되는 효과적인 측정 도구이다.

도구나 척도를 사용하여 만성질환과 정상적인 노화가 신체적, 심리적, 사회적 기능에 미치는 영향을 결정하는 것은 개인의 전반적인 건강 정도에 대한 객관적인 정보를 제공한다. 만성질환의 영향과 노화로 인한 기능적 상태의 감소를 사정함으로써 간호사는 노인의 요구, 계획과 중재를 결정하고 결과를 평가할 수 있다.

만성질환과 장애는 신체적, 정서적 건강, 자기 관리 능력, 독립성에 손상을 미칠 수 있다. 노인의 건강과 기능 상태를 개선하고 만성질환과 장애의 합병증을 예방하는 중재는 시설 입소의 가능성을 높이는 두 가지 조건,즉 신체적 허약과 인지장애의 발생을 피하도록 할 수 있을 것이다.

의료비 지출과 이용

미국의 연방정부는 메디케어를 통해 대부분의 의료재원을 조달하고 있다. 메디케어 보험 프로그램은 65세 이상 노인과 65세 미만 중 장애가 있거나 말기신장질환자(ESRD: 투석 또는 신장 이식이 필요한 영구 신장 장애)를 대상으로 한다.

국내는 노인의 만성질환관리를 지원하기 위해 장기요양보장제도가 마련되어 있다. 이 제도는 노인장기요양보험법에 근거하여 장기요양이 필요한 65세 이상 노인 및 치매 등 노인성질병을 가진 65세 미만자에게 서비스를 제공하고 있다. 장기요양서비스는 크게 재가급여와 시설급여, 복지용구, 특별현금급여(가족요양비)로 구분되며 이 중 재가급여는 방문간호와 방문요양, 주야간보호, 방문목욕, 단기보호 기타 복지용구로 구성된다. 장기요양 대상자는 중증도에 따라 1–5등급과 인지지원등급으로 구분되며, 80세 이상 이용자가 전체의 65%를 차지하며 약 70%가 재가급여를 이용하고 있다.

보건의료전달에 대한 함의

미래 의료의 방향은 확실하지 않더라도 인구통계학적인 프로파일에 기초하여, 간호사는 넓고 다양한 세팅에서 다양성과 복합성이 증가하는 노인에게 전문적인 간호를 제공하는 역할을 담당해야 할 것이다.

노인을 케어하는 간호사에게 시급하게 요구되는 것은 (1) 돌봄의 연속성에서 노인의 요구를 충족하는 역할을 만들고, (2) 모든 수준의 예방, 특히 지역사회 기반의 일차예방과 건강증진 서비스를 제공할 모델을 개발하고, (3) 리더십을 발휘하여 현재 제공되고 있는 시설과 세팅 이외에 정치적 분야에도 영향을 미치는 것이다. 기억해야 할 가장 중요한 사실은 노인들이 겪는 대부분의 문제들은 간호 실무의 범위에 속한다는 것이다. 다음은 노인에게 케어를 제공하고 있는 세팅에 대한 설명이다.

급성기 의료

병원이 의료전달체계의 허브였던 시대는 분명히 지났다. 정치적 풍토, 시장의 힘, 기술적 진보, 경제학은 최근 몇 년 동안 전통적인 케어 세팅에 변화를 가져온 주요 외부적 힘이다. 급성기 의료 세팅에서 다양한 지역사회 기반으로 전환이 되고 있지만 여전히 일부 노인 인구는 병원 세팅의 의료 서비스가 필요하다. 뇌졸중, 고관절 골절, 울혈성 심부전, 감염과 같은 급성 질환은 노인에게 흔하며 여전히 병원에서 치료되고 있으며, 이는 내외과적 치료가 필요한 중요한 건강 문제이기 때문이다. 다만 급성기 의료세팅의 소수만이 노인환자의 기능 저하를 예방하고 독립성을 높이도록 적절하게 관리하고 있어, 노인들에게 병원 환경은 여전히 위험한 세팅이다.

아급성 치료 병동은 고위험 입원 노인을 대상으로 한다. 이 병동은 일반적으로 병원과 가정을 연결하기 위해 신체적, 기능적 중재를 집중적으로 제공한다. 이러한 병동은 항암요법, 상처간호, 정맥요법, 인공호흡기 치료 등을 제공한다.

급성기 의료 세팅의 간호사는 허약한 고위험군 노인을 돌볼 수 있기 때문에 적시에 적절한 간호를 제공하기 위한 지식과 기술을 구비해야 한다. 이는 (1) 일반적인 노화와 비정상적인 노화에 대한 이해, (2) 임박한, 심각한 문제를 나타내는 미묘한 변화를 감지할 수 있는 사정(assessment) 능력, (3) 건강한 노인뿐만 아니라 섬망, 치매, 우울증을 가진 노인과 상호작용을 위한 탁월한 의사소통 기술, (4) 노인의 기능 능력을 유지·증진하기 위해 필요한 재활 원리에 대한 정확한 이해, (5) 노인을 존엄과 존경을 가지고 대할 수 있는 끈기와 인내심이다. 급성기 의료 세팅의 간호사들은 미래에 입원한 노인들이 현재보다 더 허약할 가능성이 높기 때문에 이러한 지식과 기술을 매일 제공하는 간호에 통합하는 것이 필수적이다.

장기요양

앞서 논의된 바와 같이, 의료비 절감을 위한 조기퇴원은 결국 요양원 또는 장기요양시설로 불리는 간호시설로 이동하는 결과를 초래한다. 불행히도, 이러한 시설들 중 일부는 노인들에게 필요한 복합적인 케어를 제공할 자격을 갖춘 전문 간호 인력을 충분히 보유하고 있지 않거나, 직원들이 최신 지식과 기술을 가지고 있지 않다. 또한, 간호인력의 구성이 노인의 요구를 충족하기에 충분하지 않을 수 있다. 마지막으로, 전통적인 간호 시설에서 급성기의 불안정한 노인을 대상으로 의료를 제공하기 위한 물리적 환경과 시스템은 적절하지 않다.

85세 이상 노인 인구 집단은 규모가 증가하고 있는데, 이들은 기능이 저하되어 요양 시설에서 흔히 볼 수 있는 대표적인 집단이다. 이들의 돌봄 요구는, 요양 시설(nursing facilities) 입소자들의 응급질환관리와 함께 시설의 부담이 되고 있어 가까운 미래에 요양시설에 부담을 가중할 것으로 예상된다. 앞으로 요양시설은 비용절감을 고려하는 보건의료개혁에 영향을 받을 것이다.

국내의 경우도 장기요양보험제도 도입 당시에는 방문간호와 방문요양수가가 통합수가로 묶여 있어 환자의 상태를 먼저 고려하기보다 상대적으로 비용이 낮은 방문요양서비스를 신청하는 경향이 두드러졌다. 2021년 이를 개선하기 위해 방문간호서비스가 우선적으로 필요한 대상자를 구분하여 방문간호와 방문요양수가를 일부 분리하는 개선안이 통과되었다. 앞으로 방문간호가 우선적용 대상이 확대되어야 한다.

미국의 경우 보건의료개혁을 통해 장기요양시설에서 전문간호사의 역할이 점차 확대되어 입소노인들에게 다양한 모델에 입각하여 최신간호를 제공하고 있다. 또한 리더십을 발휘하여 간호사와 직원 교육을 담당하고 있다. 앞으로도 보다 높은 수준의 간호를 제공하기 위해 간호표준의 향상과 개선을 도모해야 한다.

가정간호

대부분의 노인들은 자신의 집에서 가능한 오래 머무르기를 바라며 이러한 마음과 선호가 가정간호서비스 요구도 증가에 영향을 미치는 주요 원동력이다. 이에 더하여 최근 경제적 측면, 정부정책, 의료기술발달로 첨단치료와 복합적인 장비지원이 필요한 환자의 재원기간이 짧아지고 있다(The Joint Commission, 2011)

가정간호 대상자 중 노인들은 복합적인 문제를 가지고 있다. 따라서 가정간호사들은 앞서 기술한 간호의 전문 지식과 기술을 보유하는 것 외에도, 자기 주도적이고 지역사회에 포진해 있는 다양한 다직종 팀과 함께 기능할 수 있어야 한다.

가정간호사는 환자를 의사에게 의뢰해야 하는지 결정을 해야 하는 경우가 종종 발생하기 때문에 예리한 임상적 판단이 필수적이다. 또한 신체적, 사회심리적 사정 이외 기능상태(functional status)도 평가해야 한다. 가정간호사는 가정안전과 가족 역학 사정, 지역사회 자원에 대한 지식과 적용, 노인의 급성 및 만성질환에 대한 지식, 생활습관 개선 등의 책임이 있다.

미국의 가정간호는 2017년 Independence at Home Act를 제정하고 다음 6가지 결과를 모니터링하고 있다.

- 입원, 응급실 방문 또는 퇴원으로부터 48시간 이내에 후속 조치
- 병원 퇴원 또는 응급실 방문 후 48시간 이내 가정에서 의약품 조정
- 환자 선호도 문서화
- 퇴원 후 30일 이내에 병원 재입원
- 외래에서 다룰 수 있었던 문제로 병원 입원하는 경우
- 외래에서 다룰 수 있었던 문제로 응급실 방문하는 경우

위 6개 질관리 모니터링 결과 2차년도에 등록 환자당 $746의 의료비를 절감하였다.

간호의 연속성

간호의 연속성은 노인간호에서 중요한 이슈이다. 즉, 응급간호, 외래기반 의료서비스, 지역사회 기반 건강증진과 질병예방이 연계되어 건강 회복과 기능적 자립의 극대화 목표를 달성하여야 한다. 노인간호를 담당하는 간호사들은 돌봄의 연속선에 있는 모든 노인을 옹호해야 하며, 최고 수준의 건강, 기능 및 독립성을 촉진해야 한다.

노년층을 위한 의료시스템은 이들의 광범위한 간호 요구도를 고려하여 지속적으로 재구성하는 노력을 기울여야 한다. 의료 시스템이 노년층을 위해 진화하려면 다양한 케어 프로그램이 연속선 상에서 이동이 쉽도록 통합되어야 한다. Ebersole과 Hess(1990)는 분절되거나 피상적인 간호는 노인들에게 특히 위험하다고 하였다. 노인의 기능은 나이가 들수록 더욱더 상호의존적으로 되기 때문이다. 작은 장애 하나가 고요한 호수의 조약돌이 되어 잔물결이 사방으로 뻗어나가는 것과 마찬가지다. 인구학적으로 변화하고 증가하는 노년층의 요구를 보다 효과적으로 충족시킬 수 있는 방안이 제시될 필요가 있다.

고령화가 노인간호에 미치는 영향

앞서 제시한 인구학적 변화추이와 노인간호 분야의 전문적인 발전에 따라 이제는 노인 고유의 요구를 고려한 적절한 보건의료체계의 틀을 발전시켜야 한다. 노인간호사들은 교육, 실습, 연구에 새로운 비전을 제시할 때이다.

노인차별

노인차별(ageism)은 1969년 Butler가 노인에 대한 미국 사회의 깊게 뿌리박힌 편견을 설명하기 위해 만든 용어이다. 젊음과 활력을 높이 평가하는 사회에서 노인차별이 존재하는 것은 놀라운 일이 아니다.

Butler는 노인차별을 편협함에 비유하여 "노인차별은 인종주의나 성차별이 피부색과 성별을 가지고 차별하듯, 나이가 들었다는 이유로 노인을 차별하고 체계적으로 고정관념을 갖는 것이다. 나는 노인차별이 개인과 기관 수준에서 광범위하게 나타나는 현상을 보았고, 고정관념, 미신, 노골적인 경멸과 혐오, 단순 미묘한 접촉 회피, 집을 구하거나 직장을 구할 때 등 모든 종류의 서비스에서 나타난다"(Butler, 1989; Butler, 2015, Achenbaum에 언급됨).

Butler(1993)는 또한 최근 노인이 얻는 경제적 이득, 활력과 생산성의 증가, 정치적 영향력의 증대 등으로 인한 '신노인차별주의'에 대해서도 논의하였다. '신노인차별주의'에서는 노인 인구의 지속적인 증가는 재정 자원 고갈, 경제성장 지연, 세대 간 갈등을 초래하여 우리 사회를 위협한다는 것이다. Butler는 이러한 새로운 노인차별에 대처하기 위해 모든 그룹을 대상으로 연대를 구성하여 지지하기, 노인 스스로 경제 시장임을 인식하고 그것을 활용할 수 있는 방법을 개발하는 것, 비용이 많이 드는 노인의 만성적인 상태를 개선할 수 있는 생명의학적, 행동학적, 사회학적 연구에 투자하고 사회 연결망을 강화하는 것, 노화에 대한 건강한 철학의 개발 촉진을 제안하였다. 희망, 자부심, 자신감, 안정감, 통합성은 노인들의 삶의 질을 크게 향상시킬 수 있다. 이를 위한 전략과 솔루션을 개발하는 데 있어 모든 연령대의 사람들이 이해 당사자이다. 그럴 때 모두를 해치는 부정적인 태도와 차별적 관행을 없앨 수 있을 것이다.

불행하게도, 간호전문직은 노인차별로부터 자유롭지 않다. 노인에 대한 부정적인 태도는 사회 전반에 퍼져있고, 간호사는 사회의 구성원이기 때문에, 일부 간호사는 노인차별적 시각을 가지고 있을 수 있다. 이러한 태도는 간호사를 채용하는 과정에서도 확인이 되었으며 이는 실습, 교육, 연구에 중요한 시사점을 제공한다.

간호교육

노인 인구가 증가함에 따라 이들에게 간호서비스를 제공할 적절하게 준비된 간호사에 대한 요구가 계속해서 강화되고 있다. 노인간호학의 내용은 간호학 커리큘럼 전반에 걸쳐 내재되어 있는 구성요소여야 한다.

미국 노인간호교육의 개척자인 Gunter and Estes(1979)는 간호학 수준을 5개로 다음과 같이 구분하였다, (1) 간호조무사/기사, (2) LPN(licensed practical nurses, 2–3년제 간호사), (3) 간호사(Registered Nurse, 4년제 학사 수준의 간호사), (4) 석사 수준의 대학원 교육을 받은 간호사, (5) 박사 수준의 대

표 1.2 노인간호 핵심 역량

1. 노인과 가족을 대상으로 간호를 제공할 때 관련 이론과 개념을 통합하고, 신체적, 정신적 노화에 대한 전문직 태도, 가치와 기대를 반영할 수 있다.
2. 노인 간호를 수행하기에 타당하고 신뢰할 만한 사정도구를 사용하여 노인의 기능적, 신체적, 인지적, 심리적, 사회적 욕구를 사정할 수 있다.
3. 생활 환경의 분석과 유용한 지역사회 자원을 중심으로 노인과 가족에게 간호의 수준에 따른 안전하고 효과적인 선택을 하도록 촉진할 수 있다.
4. 노인에게 나타날 수 있는 신체적, 정신적 또는 재정적인 학대, 자기무시와 같은 실제적 혹은 잠재적인 문제를 확인하고 적절한 곳에 연결시킬 수 있다.
5. 노인 증후군을 예방하고 관리하기 위해 근거중심 지침을 사용하거나 전략을 수행할 수 있다.
6. 노인 돌봄과 관련된 국내외 보건의료 정책 변화를 인식할 수 있다.
7. 노인 대상자의 치료에 있어서 신체 · 정신적 상태에 따른 급 · 만성 동반질환의 복합적인 상호작용을 인식할 수 있다.
8. 노인의 안전을 도모하고 양질의 신체적 정신적 간호를 제공하기 위한 근거기반 실무를 이행할 수 있다.
9. 노인과 가족 돌봄 제공자가 윤리적이고 비강압적인 의사결정을 하도록 촉진할 수 있다.
10. 노인의 건강문제 해결을 위한 다양한 전문가와 협력관계를 유지하기 위해 리더십과 의사소통술을 적용할 수 있다.
11. 노인의 신체적, 정신적, 사회적 안녕을 고려한 대상자 중심 간호를 계획할 수 있다.
12. 신체적, 인지적 장애가 있는 노인에게 적절하게 완화요법, 호스피스 간호를 제공하여 지지할 수 있다.
13. 노인의 기능적, 신체적, 정신적 안녕을 증진하기 위한 프로그램을 적용할 수 있다.

학원 교육을 받은 간호사. 한국은 학부과정을 마치고 국가고시를 통과한 간호사만이 의료인에 속하며 학부과정은 모두 4년제 학사과정으로 통합하였다.

노인간호의 핵심역량은 미국에서 1996년 처음 발표되고 2002년에 개정된 후 2008년에 미국간호대학협의회(AACN)에서 노인간호에 대한 이론과 임상실습을 학부수준에 포함하도록 하였다. 우리나라는 1981년 처음으로 노인간호학이 독립된 교과목으로 개설되었으며, 2007년 전국 간호학과의 87.3%에서 독립된 교과목으로 개설하였다. 다만 노인간호학 실습을 실시하는 곳은 58.2%에 그쳤다. 이후 2013년 노인간호학회에서 한국 노인간호학 30주년 기념으로 간호학 학사과정 내 노인간호학 교육 현황을 조사하고 이후 노인간호 핵심역량(표 1.2 참조), 교과내용과 학습목표를 도출하였다.

간호실무

노인간호 실무는 노인의 건강과 관련된 새로운 이슈를 반영하며 지속적으로 진화하고 있다. 급성기 간호에서 벗어나 비용효과를 고려한 보건의료전달체계 변화와 미국의 관리의료(managed care)의 변화, 국내 장기요양보험제도 개선, 간호사의 역할 확대, 비의료인 돌봄인력 활용 등이 앞으로 노인간호에서 고려해야 할 부분이다. 오늘날의 노인 의료 소비자는 지식과 식견이 더 풍부하여 자신의 건강과 웰빙에 대해 더 능동적인 의사결정자가 될 수 있도록 더 나은 정보를 제공받아야 한다. 왜냐하면 그들은 과거보다 더 많은 재원을 가지고 있고, 그들의 일상생활의 모든 면에서 더 많은 선택을 할 수 있기 때문이다.

노인간호가 병원에서 외래 또는 지역사회 기반으로 이동함에 따라, 노인들은 (1) 건강 유지 및 증진, (2) 질병 및 장애 예방을 목표로 하는 프로그램과 서비스를 더 많이 요구하고 있다. 노인간호사들은 다양한 실무 영역에서 통합적인 역할을 필수적으로 담당한다.

지역사회 통합돌봄

국내에서도 2019년부터 선도사업이 시작되어 지역사회 통합돌봄의 보편적 제공을 시도하고 있다. 이는 지자체에서 주거, 보건의료, 요양, 돌봄 등 각 분야의 전문가들이 대상자를 중심에 두고 협력하여 다직종 연계의 실증모델을 마련하는 시도이다. 이러한 통합적 접근으로 국민이 살던 곳에서 본인의 요구에 맞는 서비스를 통합적으로 누릴 수 있는 환경을 마련하는 것이다. 특히 노인 선도사업은 노인지역사회 통합돌봄 모델을 개발하여 노인이 살던 곳에서 가능한 오래 건강하게 지낼 수 있도록(Healthy Aging in Place, HAIP) 노인의 요구에 맞는 서비스를 연계하여 통합 제공하는 모델을 마련하는 것을 목적으로 한다. 요양병원에서는 2019년부터 환자지원팀을 설치하여 간호사, 의사, 사회복지사가 한 팀을 이루어 요양병원에 입원한 노인 중 퇴원을 하고자 하는 경우 안전한 퇴원이 될 수 있도록 지역자원 연계, 안전한 주거환경 마련 등의 서비스를 제공하고 있다. 읍면동사무소에는 간호사를 배치하여 지역사회 거주 노인의 집을 방문하여 보건-복지 통합서비스 제공으로 HAIP를 지원하고 있다.

일차의료 만성질환관리

고령화와 만성질환 증가로 국내 일차의료 역할의 중요성이 강조되었으며 2019년 '일차의료 만성질환관리 시범사업'이 도입되었다. 이는 의사-케어코디네이터 팀 접근을 통해 지역사회 노인에게 맞춤형 케어플랜을 수립하고, 교육과 상담을 제공하여 효과적으로 만성질환을 관리하는 것을 목표로 한다. 이처럼 미래의 노인간호 모델은 노인의 건강 상태에 영향을 미치는 요인을 다각도로 고려해야 하며, 신체적 요구 이외에 심리적, 사회적, 환경적, 경제적 요구도 동일하게 고려되어야 한다. 간호사는 이러한 영역을 포괄적으로 평가하는 정교한 능력을 구비해야 하며 앞으로 모든 환경에서 노인간호와 돌봄에 대해 더 많은 책임을 지게 될 것이다. 앞으로 노인 대상자에게 팀 접근 방식을 적용하게 될 것이며 이를 위해 간호사는 조정과 협업 기술, 의사소통과 인간관계 기술, 그리고 다른 사람들에게 영향을 줄 수 있는 능력을 구비하여야 한다.

국가 치매 책임제

중앙치매센터

2012년에 시작된 중앙치매센터는 광범위한 국가치매사업의 과학화, 내실화, 지속가능성을 높이고자 하며, 중앙치매센터로부터 광역치매센터, 치매안심센터로 이어지는 국가치매관리의 효율성을 강화하는 목적으로 운영되고 있다.

치매 안심센터

치매 안심센터는 지역보건법에 의해 각 시, 군, 구에 있는 보건소에 위치해 있으며 상담 및 등록관리, 조기검진, 쉼터 운영, 치매가족지원, 치매인식개선, 홍보사업 등 유기적인 치매통합관리 서비스를 통해 치매 중증화 억제 및 사회적 비용을 경감하고, 궁극적으로 치매환자와 가족, 일반시민의 삶의 질 향상에 기여함을 목적으로 하고 있다.

간호 연구

노인간호 분야에 대한 연구가 활발해지면서 연구 결과물을 출판하기 시작하였고 관련 조직이 구성되기 시작했다. 노인간호학회지는 미국에서는 1970년대 중반부터 'The Journal of Gerontological Nursing'이 출판되기 시작하였고, 국내에서는 1999년 '노인간호학회지'로 출판을 시작하여 2020년 국제학술지 SCOPUS에 등재된 후 영문학회지명 'Journal of Korean Gerontological Nursing'으로 표기하기 시작하였다. JKGN는 매년 4회 출판되며 응급간호, 장기요양, 지역사회 간호 등 노인간호 전 분야에 대해 국제적인 최신 주제에 대해 다루고 있다. 미국의 경우 National Institute on Aging에서 대단위 연구를 위한 연구비를 지원하고 있으며 Sigma Theta Tau International and the American Nurses Foundation에서는 상대적으로 작은 규모의 연구를 지원하고 있다. 국내에서는 한국연구재단, 보건복지부, 국민건강보험공단 등에서 노인간호분야의 연구를 지원하고 있다. 2021년 한국노인간호학회에서는 노인연구자에게 소규모 연구지원을 시작했다.

근거기반 간호

로버트 우드 존슨 재단 이니셔티브 위원회는 2011년 미국 학술원 의료정책분과(Institute of Medicine, IOM)의 'The Future of Nursing: Leading Change, Advancing Health'를 출판하였다. 보고서 요약에는 다음과 같은 내용이 나와 있다.

… 의료시스템 혁신을 통해 제공되는 케어는 이용 가능한 양질의 케어로서 모든 사람이 이용할 수 있고, 환자중심이며, 근거에 기반하여 건강결과(heath outcomes)를 향상시켜야 한다. 이를 위해 의료시스템의 많은 측면을 개조해야 한다. 특히 의료인 중 가장 큰 구성원인 간호 직종의 경우 더욱 그러하다. 본 보고서는 다음과 같은 청사진을 권고한다. (1) 간호사가 받은 교육과 훈련의 모든 범위에서 실무를 할 수 있어야 하며, (2) 간호 교육이 향상되어야 하고, (3) 간호사가 리더십을 발휘할 수 있는 직책을 맡아 의료 재설계 및 개선을 위한 완전한 파트너 역할을 담당하고, (4) 인력 수급 계획과 정책 수립을 위한 데이터 수집이 개선되어야 한다(IOM,

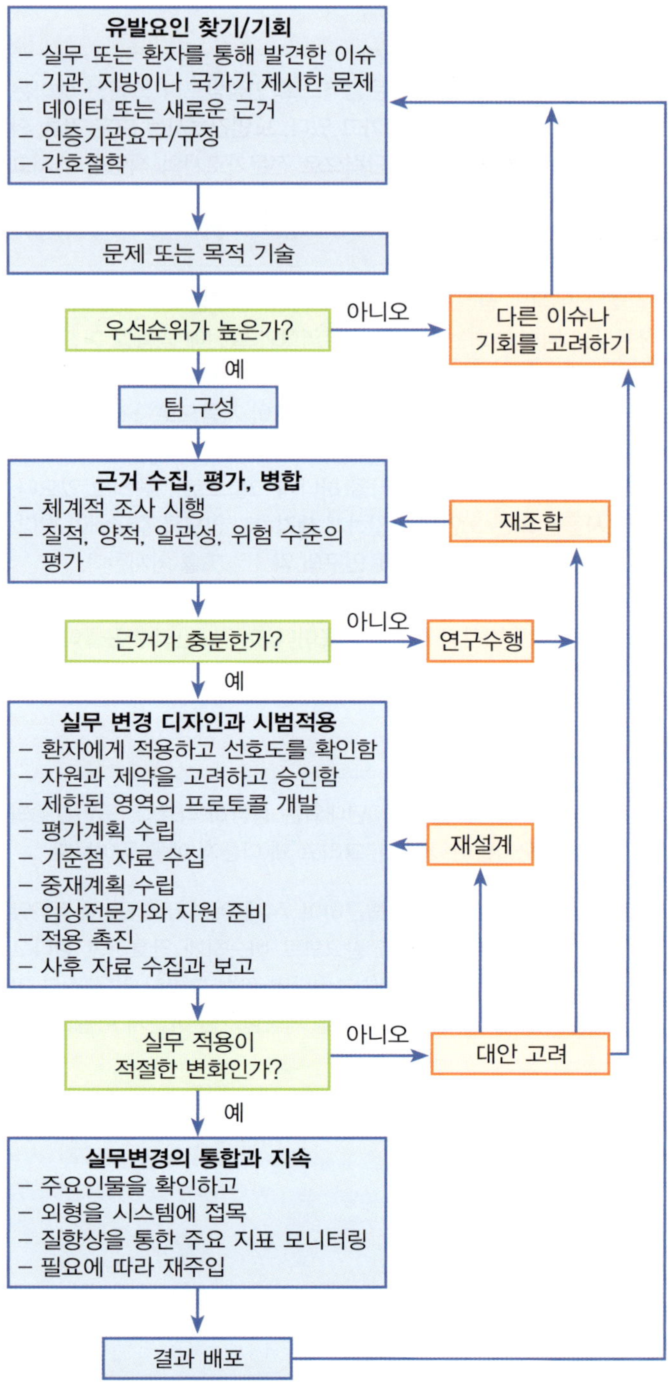

그림 1.4 아이오와 근거기반실무 모델
(Redrawn from Iowa Model Collaborative. [2017]. Iowa Model of Evidence-Based Practice: Revisions and Validation. *Worldviews on Evidence-Based Nursing, 14*[3], 175 - 182.)

2011, 페이지 1).

간호 연구와 근거기반 실무는 간호의 미래(Future of Nursing)를 위한 권고를 충족시키는 데 필수적인 역할을 한다. 간호의 질(quality) 향상을 위한 '아이오와 근거 기반 실무 모델'(그림 1.4)은 간호실무의 근거를 평가하고 구현하는 다단계 과정을 제공하였다. 이 모델은 적절한 임상 질문 선택, 팀 구성, 변경된 간호실무 방식 적용 및 평가, 결과 배포 과정을 통해 질(quality) 향상의 가이드를 제공한다(Iowa Model Collaborative, 2017).

요약

노인간호는 합법적인 전문영역으로 인정받으며 그동안 쌓아온 토대를 기반으로 발전해 나가고 있다. 노인간호사는 모든 간호 환경에서 창조성, 자부심, 결단력으로 전문가로서의 책임을 가지고 노인에게 양질의 간호를 제공하기 위해 노력해야 한다. 앞으로 노인간호의 교육, 실무, 연구를 향상시켜 지속적으로 증가하는 노인에게 양질의 서비스를 제공하여야 한다.

핵심내용

- 간호 전문직의 성장, 교육 기회의 증가, 인구통계학적 변화, 의료전달시스템의 변화는 노인간호의 역할과 발전에 영향을 미친다.
- 65세 이상이라는 기준은 노인에 대한 인구통계학적 보고에 널리 사용되고 있다. 그러나 65세가 넘는 것이 자동으로 '노인이 된 것'을 의미하는 것은 아니다.
- 인구통계학적으로 65세 이상을 하나의 그룹으로 분류하고 있으나, 간호사들은 모든 노인을 동일하게 생각하지 않도록 주의해야 한다.
- 65세 이상 노인은 한국 전체 인구의 약 16.9%를 차지한다.
- 한국은 노인 인구가 전 세계적으로 가장 빠르게 증가하고 있다.
- 성별과 인종은 빈곤의 중요한 지표이다. 여성노인의 빈곤율이 남성노인보다 상당히 높으며, 이주민 노인들이 상대적으로 가난하다.
- 65세 이상 노인의 대부분이 하나 이상, 80세 이상은 2개 이상의 만성적인 건강문제가 있는 것으로 추정된다.
- 국내 사망 원인 중 상위 3가지는 암, 심장질환, 폐렴이며, 60–79세의 사망률 상위 3가지는 암, 심장질환, 뇌혈관질환이다.
- 노인차별은 나이가 많다는 이유만으로 노인에 대해 편견을 갖는 것이다.
- 간호사는 다양한 환경에서 포괄적이고 과학적인 지식을 기반으로 노인에게 적절하고 특화된 간호를 제공한다.
- 노인간호 내용은 모든 간호교육 프로그램에 포함되어야 한다.
- 근거기반 실무는 노인간호 향상을 위한 잠재력을 가지고 있다.

비판적 사고

01 오늘날 노인간호는 1960년대와는 상당히 다르다. 노인간호의 과거와 오늘날이 어떻게, 그리고 왜 다른지 예를 들어보자.

02 간호사가 오후 근무에 출근하여 74세 여성 두 명을 배정받았다. 이 환자들이 나이가 같으므로 비슷하게 간호하면 된다고 생각하는 것은 안전한가? 그렇다면 또는 그렇지 않다면 그 이유는 무엇인가? 비슷한 간호를 제공한다면 어떻게 보완하거나 개선해야 할까?

03 학생으로서 당신은 종종 노인에게 간호를 제공하는 일을 맡게 된다. 교육 내용에 노인간호와 관련된 어떤 내용이 포함되어야 한다고 생각하나? 포함된다면 교육과정 초기나 후반부 또는 교육과정 전반 중 언제가 좋을까? 왜 그렇게 생각하나?

2

노인간호 이론

Theories Related to Care of the Older Adult

학습목표

1. 생물학적, 사회학적, 심리적 노화의 정의를 설명할 수 있다.
2. 노인간호에 간호 이론을 적용할 수 있다.
3. 노인간호 이론의 발전을 위한 절충적 접근방식을 설명 할 수 있다.
4. 노인의 심리학적 문제 및 생물학적 변화에 기초한 간호 중재를 제공할 수 있다.
5. 노화의 생물학적, 사회학적, 심리학적 이론에 대한 간호의 영향을 설명할 수 있다.
6. 성공적인 노화, 건강증진, 안위이론을 설명 할 수 있다.

들어가기

다음과 같은 상황에 부딪친다면 당신은 어떻게 대처하겠는가?

- 인계 후, 당신은 노인환자 5명을 우선순위에 따라 돌보고 있다. 이 과정에서 어떤 노인간호이론이 도움이 될 수 있는가?
- 당신은 92세의 호스피스 환자를 돌보고 있다. 어떤 노인간호이론이 환자 간호에 가장 도움이 될 수 있는가?

노화 이론은 고대 그리스 시대부터 논의되어 왔으며, 12세기는 삶과 죽음은 예정되어 있다는 사실이 지배적이었다. 1400년대 후반 Leonardo da Vinci는 인체 구조를 연구하며 생리적 변화로 노화를 설명하려 하였다. 노화에 대한 연구는 세계적으로 노인 인구가 증가하기 시작한 1900년대 후반까지 거의 이루어지지 않았다. 학자들은 노화 현상을 전반적으로 설명할 수 있는 이론을 찾기 위해 노력하였으나, 노화의 모든 측면을 설명할 수 있는 정의나 이론은 없다고 결론 내렸다. 오히려 과학자들은 우리가 '노화'라 부르는 복잡한 현상의 다양한 측면을 설명하기 위해 여러 이론이 결합될 수 있다는 사실을 발견하였다.

이론은 어떤 현상을 이해하는데 도움을 준다. 이론은 질서를 제공하고 그에 따라 현상을 볼 수 있는 관점과 토론및 연구를 위한 발판을 제공한다. 본 장에서는 역사적으로 가치가 있는 몇몇 이론들을 제시하였고 이를 통해 우리의 미래를 엿볼 수 있다. 인간의 노화는 생물학적, 심리적, 사회학적, 기능적, 그리고 영적 요인 등 복합적 요소에 의해 영향을 받는다. 노화는 착상에서 사망까지 발생하는 일련의 사건으로 볼 수 있다. 노화에 대한 생물학적 · 사회학적 · 심리학적 이론은 노화의 다양한 관점을 설명한다. 노인간호이론은 간호 전문분야 중 하나로, 여러 분야의 의견을 통합하여 노인을 더 포괄적으로 볼 수 있다(박스 2.1). 간호사와 노인 간의 상호작용은 특정한 질병이나 생리 과정, 발달 과제, 또는 심리학적 변화에 국한되지 않으며, 노인의 신체적 · 정신적 · 정서적 · 사회적 · 영적 측면을 모두 포함한다. 따라서

박스 2.1 노화 이론

생물학적
시간이 지나면서 살아있는 모든 유기체에서 발생하는 생리적 과정의 기본적인 질문에 대한 답변을 모색한다(Hayflick, 1996).

사회학적
개인이 앞으로의 생활에 참여하는 역할과 관계에 초점을 맞춘다 (Hogstel, 1995).

심리학적
생물학, 사회학 모두에 의해 영향을 받는다; 한 사람이 자신의 나이에 발생하는 과제에 어떻게 반응하는지 설명한다.

간호학적
현상을 설명하는 데 도움을 준다; 간호 전문성에 직면하는 다양한 상황에 대한 간호중재를 예측하고 처방한다(Garcia & Maya, 2015).

도덕적/영적
개인이 어떻게 자신의 존재를 설명하고 입증하는지에 대해 알아본다 (Edelman & Mandle, 2003).

간호사가 노인을 위한 질적인 간호를 계획할 때 통합적 접근이 필수적이다.

노화이론은 일생 동안 발생하는 노화현상을 설명하며, 노화와 관련된 연구와 임상실습에서 도출되었다. 개인은 각자의 삶에서 형성된 고유의 유전적 · 사회적 · 심리적 · 경제적 요소가 있기 때문에 노화의 과정은 개인에 따라 다르다. 우리가 노화 이론을 통해 발견하려고 하는 것은 보편적 사실을 인식하는 것이다.

노화에 대한 생물학적 이론

생물학적 이론은 모든 생물이 나이가 들면서 발생하는 생리적 과정을 이해하는 데 관련이 있다. 나이와 관련된 변화는 외부 또는 병리학적 영향과는 별도로 발생하며 생물의 노화과정을 촉진하는 요인과 관련이 있다. 이 이론은 일반적으로 분자, 세포, 그리고 전체에 영향을 미치는 수준에서 노화가 일어나는 것으로 본다. 또한 생물학적인 이론은 배타적인 것이 아니라 이들의 결합으로 설명이 가능하다. 생물학적 이론에서 주목할 점은 다음과 같다. (1) 생물의 기능 저하로 이어지는 유해한 결과, (2) 시간의 흐름에 따라 진행되는 나이와 관련된 변화, (3) 나이가 들면서 나타나는 내재된 변화로 기관 시스템은 마지막에는 작동을 멈출 수 있다. 또한 이 이론에 따르면, 생물의 모든 장기는 같은 속도로 노화하지 않으며, 모든 단일 생물체는 같은 종의 타 생물과 반드시 같은 속도로는 노화하지 않는다.

미토콘드리아 자유기 이론

자유기(free radical)는 몸 안에서 일어나는 기본적인 대사활동의 부산물이다. 자유기는 오존, 살충제, 방사능과 같은 환경오염물질로 인해 증가하는 반면 효소나 천연 항산화제에 의해 중화된다. 그러나 만약 중화되지 않을 경우, 다른 분자에 붙을 수도 있다. 이 반응성 높은 자유기는 세포막, 특히 미토콘드리아, 리소좀, 그리고 핵막과 같은 불포화 지방질의 세포막에서 다른 물질과의 상호작용을 억제한다. 이 화학 반응을 지질 과산화라고 한다. 결과적으로 미토콘드리아는 더 이상 효율적으로 기능할 수 없고, 세포막이 손상되어 삼투성이 증가하게 된다. 액체가 과잉되거나 손실되면 내부 항상성을 유지하지 못해 세포파괴가 발생할 수 있다.

새포의 또다른 퇴화는 신체의 자유기 분자와 관련이 있다. 이 분자는 DNA 자체를 포함하고 있지는 않지만, DNA-RNA 전사과정에서 돌연변이를 일으켜 단백질 돌연변이가 생길 수 있다. 즉 근육조직에서 라이포푸신(lipofuscin)이라는 물질이 발견되었다.

지질과 단백질로 구성된 유색 물질인 라이포푸신이 노인의 세포조직에 축적되고 이는 흔히 "검버섯"이라 부른다. 라이포푸신의 증가에 따라, 건강한 조직은 서서히 산소와 영양분이 부족해지고 주변 조직의 퇴화가 이루어지면서 조직괴사로 이어진다. 신체는 자연적으로 발생되는 항산화 물질 또는 보호기전이 있다. 비타민 C와 E는 자유기의 기능을 억제하거나 체내에서 그들의 생산을 감소시킨다.

교차결합 이론

나이가 들면서 몇몇 단백질은 점점 더 교차결합하거나 세포 내외 구획 사이의 영양분과 노폐물 이동을 방해하여 대사과정을 지연시킬 수 있다고 가정한다. 교차결합 이론에 따르면, 일반적으로 분리된 분자구조는 화학반응을 통해 서로 결합한다. 이것은 주로 콜라겐을 포함하는데, 콜라겐은 섬유아세포에 의해 생성된 비활성의 긴 사슬 고분자이다. 새로운 섬유가 만들어질 때, 그들은 오래된 섬유들과 얽히게 되고 실제 화학적 교차결합을 형성한다. 이 교차결합 과정의 결과로 콜라겐 분자의 밀도는 증가하지만 영양분을 세포로 운반하고 세포의 노폐물을 제거하는 능력은 감소하여 구조의 기능 저하를 초래한다. 예를 들어 피부 노화와 관련된 변화를 살펴보면, 아기의 피부는 부드럽고 유연하지만 노인의 피부는 유연함과 탄력성이 저하된다.

교차결합체는 불포화 지방, 알루미늄, 아연, 마그네슘과 같은 다중가 금속 이온, 과도한 방사선 피폭에 의해서도 발견된다. 노인이 섭취하는 많은 약물(제산제 및 응혈제 등)은 흔한 요리재료인 베이킹파우더와 같이 알루미늄을 포함한다. 이에 운동과 식이제한 또는 비타민 C 섭취를 권장한다.

Hayflick 한계 이론

Hayflick 한계(Hayflick Limit)는 특정 세포는 정해진 횟수만큼 세포 분열을 하고 노화되어 죽는다는 가정으로 1961년 세포의 노화에 대해 연구한 Hayflick 박사가 밝혀냈다. 즉, 태아의 세포는 100번 정도 분열하고, 노인의 세포는 20~30

번 정도 분열한 후에 노화가 된다는 것이다. 이 이론에 의하면 인간의 생물학적 시계는 최대 110년에서 120년으로 추정한다. Hayflick 한계 이론은 1990년대 초 염색체 말단에 위치한 텔로미어(telomere)가 발견되면서 세포 노화 메커니즘 연구에 근간이 되었다.

면역학적 이론

면역체계는 유기체 침해를 막는 분화된 세포, 조직, 그리고 장기의 회로망이다. 면역체계의 주요 역할은 자기(self)와 비자기(nonself)를 구분하여 병원균의 공격으로부터 유기체를 보호하는 것이다. 사람은 나이가 들수록 면역체계 기능이 떨어진다는 사실이 밝혀졌다. 면역노화라는 용어는 나이와 관련된 기능 저하에 따른 것이다.

면역체계의 필수 구성요소로는 세포매개 면역을 담당하는 T림프구와 체액 면역을 담당하는 항체인 B림프구가 있다. T림프구 및 B림프구 모두 유기체 침입에 반응하며 노화로 인해 발생하는 변화는 T림프구에서 분명하고 B림프구의 기능에도 변화가 일어난다. 이러한 변화는 외부 병원균에 대한 인체의 방어 감소를 동반한다. 이는 전염병 발생률 및 자기항체 생산 증가에 영향을 주며 자가면역질환을 발생시킨다(박스 2.2).

면역체계의 변화를 정확한 인과 관계로 설명할 수는 없지만, 나이가 들수록 면역질환이 증가하는 것으로 나타난다. 이러한 변화로는 체액의 면역반응 감소가 있는데, (1) 일부 노인의 종양 세포 싸움에 있어 저항력을 감소시키고 암의 발달을 초래하며, (2) 면역과정을 시작하고 신체 방어를 동원하는 능력을 감소시키고, (3) 자기 항원의 생산을 증가시켜 자가면역 관련 질병을 초래할 수 있다.

인간면역결핍바이러스(HIV) 감염과 장기이식 대상자의 면역 억제와 같은 면역 결핍 상태는 면역능력과 암 발병 사이의 관계를 입증한다. HIV 감염은 카포시육종과 같은 여러 형태의 암과 관련이 있다. 장기이식 대상자는 그렇지 않은 사람들에 비해 암이 발병할 확률이 80배 더 높다.

박스 2.2 노화에 따른 세포매개 면역기능의 변화

- 면역체계 조절 변화로 인한 자가항체 증가: 전신 홍반 루프스 및 류마티스 관절염과 같은 자가면역 질환에 걸리기 쉬움
- 자극에 대한 낮은 T림프구 증식 비율: 이로 인해 노인은 알레르기 자극에 더 느리게 반응
- 이물질에 대한 반응 감소로 인한 감염횟수 증가: 이는 세포독성 또는 킬러 T세포가 감소한 결과
- 특정 바이러스 항원, 동종이식 및 종양 세포에 대한 반응을 감소시키는 일반화된 T림프구 기능장애: 노인의 암 발병률 증가

간호학적 의미

노인을 간호할 때, 간호사는 생물학적 이론의 주요 개념을 간호와 관련 지을 필요가 있다. 비록 이러한 이론들이 해답을 줄 수는 없지만 노화에서 나타나는 변화를 설명할 수는 있다. 노화와 질병이 반드시 함께 일어나는 것은 아니지만, 노인을 돌보는 간호사는 노화와 관련된 변화와 질병에 의한 변화의 차이를 이해할 필요가 있다. 간호사는 과학자들이 "정상적인" 노화가 무엇인지 발견하는 과정에 있다는 사실을 알아야 한다.

노화에 대한 생물학적 이론 중, 두 가지 개념은 널리 수용되었다: (1) 특정 세포의 제한된 복제능력은 손상된 유전자의 과발현과 세포의 산화로 인한 손상을 초래한다. (2) 자유기는 시간이 지남에 따라 세포에 손상을 일으킬 수 있다. 이러한 개념에 근거하여, 간호사는 다양한 방법을 이용하여 노인 환자의 건강을 증진시킬 수 있다. 금연을 돕는 것은 건강증진의 한 예가 될 것이다. 흡연은 구강, 기관지, 그리고 폐포의 세포 전도를 증가시킨다. 흡연은 또한 발암물질이 몸 안으로 들여오는 것이므로 이로 인해 암을 유발하는 세포의 손상률이 증가할 수 있다. 또한 자유기 피해를 줄이기 위해 간호사는 음식 피라미드를 이용하여 환자가 비타민 C 및 E와 같은 항산화음식을 섭취하도록 제안할 수 있다. 신체활동은 노인의 일과 속에서 잔존 능력을 활용할 수 있는 기회이며, 근육을 강화, 근위축을 예방한다. 따라서 노인이 활동에 참여하도록 장려하는 것은 중요한 간호 중재활동이다.

일상생활동작(ADLs)에서 활동을 수행하기 위해서는 팔과 다리를 기능적으로 사용해야 한다. 팔과 손의 기능을 향상시키는 운동을 통해 노인은 옷 입기와 몸단장을 지속할 수 있다. 심호흡과 같이 의자에 앉아서 하는 활동도 뇌로 가는 산소 흐름을 증가시켜 인지력강화, 어지럼증 최소화, 체력 증가에 기여한다.

제한적인 범위에서라도 노인의 매일 걷기를 장려함으로써 말초순환과 측부순환 전개를 촉진한다. 걷기는 체중 조절에 도움을 준다. 걷기의 이점은 (1) 근육조직으로 지방 대체, (2) 근육 위축 예방, (3) 행복감 증가 등이다.

간호사는 생물학적 이론을 간호에 적용 시 노인의 선호를 확인하고 이를 다른 의료진과 공유하여 모든 환경에서 노인과 긍정적인 상호작용을 촉진한다.

노화의 사회학적 이론

사회학적 이론은 역할 및 관계 변화에 초점을 두며(박스 2.3) 노인의 사회적응과 관련이 있다. 사회학적 이론을 이해하는 간단한 방법 중 하나는 그들이 성장했던 시절의 사회적 가치의 맥락 속으로 들어가 보는 것이다. 초기 연구는 주로 요양시설에 있는 노인 환자 중심이었고, 최근에는 보다 다양하고 자연스러운 환경의 노인을 대상으로 진행되고 있다.

1960년대 사회학자들은 그 시대의 노인의 역할과 노화로 인한 상실 및 그에 적응하는 방식에 초점을 맞추었다. 이 시기에 제안된 노화 관련 이론으로 사회는 노화에 대해 포괄적인 시각을 갖기 시작했다. 이 이론은 노인의 삶에 영향을 주는 사회 구조적 요인들에 초점을 맞추고 있다.

활동 이론

Havighurst는 '노화가 활동성 유지와 관련된다'는 의견을 처음 제하고 이후 그의 동료와 "활동이론"이라는 용어를 제안하였다.

이 이론에서는 활동을 한 개인 삶의 만족과 긍정적 자아개념 유지에 필수요소로 보고 있다. 노인은 활동성을 유지하면서 노화에 대한 만족도를 유지한다. 본 이론은 다음 세 가지 가정에 기반을 두고 있다. (1) 비활동성보다 활동성이 더 유익하다. (2) 불행보다 행복이 더 유익하다. (3) 이 두 가지 달성 여부에 대해서는 노인 자신이 가장 잘 판단할 수 있다. 따라서 노인은 아주 나이가 많거나 아프더라도 "활동적"임을 유지할 때 삶에 대한 만족감을 느낄 수 있다.

지속 이론

지속 이론에서는 한 개인이 과거에 어떤 삶을 살아왔는지가 남은 여생으로 지속된다고 한다. 노년을 삶의 마지막으로 보지 않고 젊은 시절 삶의 연속이며 전 생애를 구성하는 일부이다. 이러한 관점으로 볼 때 지속 이론은 하나의 발달이론이다. 간단히 말해, 지속 이론은 사람들이 나이가 들면서 과거의 습관, 선호도, 헌신, 가치관, 신앙 및 자신의 인성 발달에 기여했던 여러 요인의 유지 또는 지속을 위해 노력하고 있다고 설명한다(Havighurst et al., 1963).

연령계층화 이론

1970년대 초 노화 이론가들은 노인 인구를 바라보는 사회구조적 요인에 광범위하게 관심을 가지기 시작하였다. 연령계층화 이론에서 다루는 주요 사회적 이슈는 노인과 사회 간에 상호의존 개념이다(Riley, Johnson, & Foner, 1972).

연령계층화 이론은 노인을 사회의 한 구성원으로 보고 어떻게 지속적으로 영향을 주고 받는지에 대하여 설명하려고 한다.

Riley (1985)는 이 이론에 대하여 다섯 가지 개념을 제시한다. (1) 각 개인은 사회적, 생물학적, 심리적으로 함께 노인이 되어가는 집단 속에서 발전한다. (2) 새로운 집단은 계속 나타나며 이들은 자신만의 고유한 역사를 경험한다. (3) 사회 자체는 연령 및 역할 변수에 따라 다양한 계층으로 나눌 수 있다. (4) 각 계층 내 사람들 및 그들의 역할은 계속 변할 뿐 아니라 그 사회도 변한다. (5) 노인과 사회 전체는 동적 상호작용을 한다.

박스 2.3 노화의 사회학적 이론

활동 이론
개인이 성공적으로 노화하려면 활동적인 상태를 유지해야 한다. 삶의 만족도와 긍정적 자아개념을 유지하기 위해서는 활동이 필요하다(Havighurst, Neugarten, &Tobin,1963).

지속 이론
개인은 이전의 삶의 사건에 반응했던 것과 같은 방식으로 노화에 반응할 것이다. 성인기에 발달된 동일한 습관, 헌신, 선호도 및 기타 성격 특성은 성인기에도 유지된다(Havighurst, Neugarten, & Tobin, 1963).

연령계층화 이론
사회는 집단적으로 나이를 먹는 집단으로 구성된다. 이 집단의 사람과 역할은 사회 전반과 마찬가지로 서로 변화하고 영향을 미친다. 따라서 노인과 사회 사이에는 높은 수준의 상호 의존성이 존재한다(Riley, 1985).

사람-환경 적합 이론
모든 사람은 환경을 다루는 데 도움이 되는 개인적인 능력을 가지고 있다. 이러한 능력은 노화에 따라 변할 수 있으므로 환경과 상호작용하는 노인의 능력에 영향을 미칠 수 있다(Lawton, 1982).

근거기반실무

노인의 건강지식과 건강증진 활동의 관계

배경

건강에 대한 문해력은 대부분의 노인에게 제한되어 있다. 제한된 건강 지식은 나쁜 건강 결과의 강력한 예측인자인 것으로 나타났다. 제한된 건강 이해는 예방과 치료 요법에 대한 낮은 순응도와 관련이 있다.

연구설계

국립노화연구소(National Institute on Aging)에서는 건강 및 은퇴 연구에 무작위로 707명의 대상자를 선정하였다. 응답자는 백인(92%), 여성(57%), 기혼(81%)이었으며, 학력은 고졸(95%) 대졸(45%)이였다.

자료수집방법

자료분석은 건강 이해력, 인식된 건강 통제, 인식된 건강관리 및 인식된 사회적 지위, 의료차별를 분석하였다. 건강이해력은 참가자들이 두 가지를 읽고 이해할 수 있는지 여부를 결정하는 기능적 건강이해력 검사를 통해 측정되었다. 서면으로 지각된 통제는 다음과 같은 단일 항목을 사용하여 측정되었다.

"요즘 건강에 대한 통제력을 어떻게 평가하시겠습니까?" ("0" = 통제 없음, "10" = 매우 통제). 사회적 지위는 주관적 사회적 지위의 MacArthur 척도를 사용하여 측정되었으며, 응답자는 사회에서 자신이 서 있다고 믿는 사다리의 가로대를 표시했다. 의료차별은 "일상생활에서 다음과 같은 일이 얼마나 자주 발생했습니까?"(귀하가 열악한 서비스나 치료를 받는 경우)로 측정되었다. 의사나 병원의 다른 사람들보다 [거의 매일, 적어도 일주일에 한 번, 한 달에 몇 번, 일 년에 몇 번, 일 년에 한 번 미만, 전혀]). 또한 독감 예방접종, 콜레스테롤 검사, 유방조영술, 유방 자가검진, 전립선 검진, 현재 흡연, 중등도 및 격렬한 신체활동 등 8가지 특정 건강 행동이 측정되었다.

결과

건강에 대한 지각된 통제와 지각된 사회적 지위에서 적절하거나 적절하지 않은 자가보고된 건강이해력을 가진 참가자 사이에 상당한 차이가 발견되었다. 건강지식과 유방조영술, 적당한 신체활동 및 흡연 사이에 상당한 연관성이 발견되었다. 스스로 보고한 적절한 건강이해력을 가진 참가자는 지난 2년 이내에 유방조영술을 받았다고 보고할 가능성이 더 높았고, 중간 정도의 신체활동을 할 가능성이 더 높았으며, 흡연을 할 가능성이 적었다.

시사점

이 연구의 결과는 건강이해력과 건강증진 활동 및 건강에 대한 통제 사이의 관계에 대한 근거를 제공한다. 이러한 결과를 통해 간호사는 적절한 선별도구를 사용하여 건강이해와 관련된 더 나쁜 건강 결과에 대한 위험이 있는 노인을 식별하고 건강증진 활동 및 건강관리를 개선하기 위해 개입하여야 한다.

사람-환경 적합 이론

또 다른 노화이론은 환경 속에서 교류하는 개인의 역량과 관련된다. Lawton (1982)이 제안한 이 이론에서는 개인집단, 노인 및 그들이 속한 사회나 환경과 관련된 연관성의 개념을 다루고 있다.

노인을 포함한 모든 사람은 일생을 통해 형성된 고유한 역량을 가지고 있다. Lawton (1982)은 이러한 개인의 역량을 자아, 운동기능, 생물학적 건강, 인지 및 감각지각 능력으로 구분했다. 이것은 인간이 살고 있는 환경에 적응하도록 도와준다.

나이가 들면서 개인의 역량 일부가 변화 또는 감소할 수 있다. 이러한 변화는 환경과 밀접하게 연관되고 개인의 능력에 영향을 미친다. 류마티스 관절염이나 심혈관 질환 같은 만성질환이 어떤 개인에게 발병하면 그의 역량이 손상될 수 있다.

이 이론에서 위협적인 환경은 노인에게 무력감을 초래할 수 있다고 설명한다. 즉 급속도로 기술이 변하는 사회 속에서 노인이 적응하지 못하고 위축될 수 있다. 사람-환경 적합 이론은 지속적인 기술발전이 빠르게 진행되는 사회 속에서 왜 노인이 부적절하다고 느껴지고 사회에서 퇴출될 수 있는지를 설명하는 데 도움이 될 수 있다.

간호학적 의미

노인을 하나의 인구집단으로 집단화할 수 없다는 것은 중요하다. 노인 집단 내에서 다른 점이 많이 존재한다. 노인을 젊은 노인(65~74세), 중년 노인(75~ 84세), 고령 노인(85세 이상), 초고령 노인(100세 이상) 네 가지 집단으로 구분하며, 각 집단은 고유의 역사를 지닌다. 동시에 동일 집단 내에서 문화, 삶의 경험, 성별, 건강 및 가족관계에 따라 차이가 존재한다. 간호사는 각 집단에 속한 개인 사이에 유사성이 존재하더라도 개인의 고유한 특성을 항상 고려하도록 노력해야 한다.

노인은 자신의 과거 경험, 신념, 기대치에 근거하여 현재의 상황에 반응한다. 따라서 노인이 위축된 경우 우울증 같은 중증 문제의 증상일 수 있다. 또한 노인은 실패에 대한 두려움이나 좌절감으로 시도 자체를 하지 않을 수 있다. 간호사는 이러한 노인의 상황을 사정하여 성공한 노인들과 교류를 주선하여 자신감을 회복하도록 시도할 수 있다.

또 다른 사회이론으로 1990년 미국은 장애인법 통과 후 대부분의 건물은 장애인이 쉽게 접근할 수 있도록 되어 있다. 이외 휠체어가 통과할 수 있는 출입구, 계단 이외 경사로, 복도의 손잡이 및 작업용 엘리베이터 등이 있다. 노인이 사회에 잘 적응하면 독립성을 유지하며 시설에 입소를 최대한 늦추며 지역사회 및 가정에서 지낼 수 있다.

노화의 심리학적 이론

노화의 심리학적 이론의 기본 가정은 한 개인이 노인이 되더라도 활동성을 유지하는 경우 발달이 끝나지 않는다는 것이다(박스 2.4). 중년에서 노년이 되면서 자신의 역할, 능력, 관점, 신념은 전이 단계로 들어간다. 통합적인 노화의 심리학적 이론은 생물학과 사회학 모두에 영향을 받으므로 앞선 이론들보다 범위가 넓다.

사람은 나이가 들면서 생물학적 변화에 적응한다. 즉 기억력, 학습능력, 느낌, 지적기능, 활동을 수행하거나 하지 않는 동력 등의 변화에 적응하는 것이다. 이 이론에서는 나이가 들면서 인간에게 어떤 행동 변화가 나타나는가? 이러한 행동 변화가 모든 개인에게 일정한 패턴으로 나타나는가?에 대한 답변을 찾으려 한다.

박스 2.4 노화의 심리학적 이론

Maslow의 인간의 욕구 단계
모든 사람은 성장과 발달에 중요한 동기가 되는 욕구 단계를 가지고 있다. 개인은 삶의 적극적인 참여자로 자아실현을 위해 노력한다(Carson & Arnold, 1996).

Jung의 개인주의 이론
발달은 성격 발달의 목표로 자기실현과 함께 성인기 전반에 걸쳐 발생한다. 개인은 나이가 들어감에 따라 보다 영적인 존재로 변모할 수 있다.

Erikson's 인생의 8단계
모든 사람은 일생 동안 8단계의 심리사회적 단계를 경험한다. 각 단계는 신체적 성숙과 심리적 사회적 요구를 통합하는 것으로 위기가 나타난다. 각 단계에서 사람은 위기를 해결할 수 있다. 성공적인 숙달은 다음 단계 숙달 성공 여부에 영향을 미친다. 개인은 항상 이전의 심리사회적 단계를 보다 성공적인 결과로 재작업할 기회가 있다(Carson & Arnold, 1996).

보상을 통한 선택적 최적화
신체능력은 나이가 들면서 감소한다. 노화된 개인은 선택, 최적화 및 보상을 통해 이러한 결핍을 성공적으로 보상한다(Schroots,1996).

Maslow의 인간의 욕구 단계

본 이론에 따르면, 모든 사람은 행동에 동기가 되는 타고난 내적 욕구 단계를 가지고 있다(Maslow, 1954). 이러한 인간의 욕구는 우선순위가 다르다. 사람들은 자신의 기초적인 욕구가 충족되면 다음 단계의 욕구를 충족시키려 하며, 최

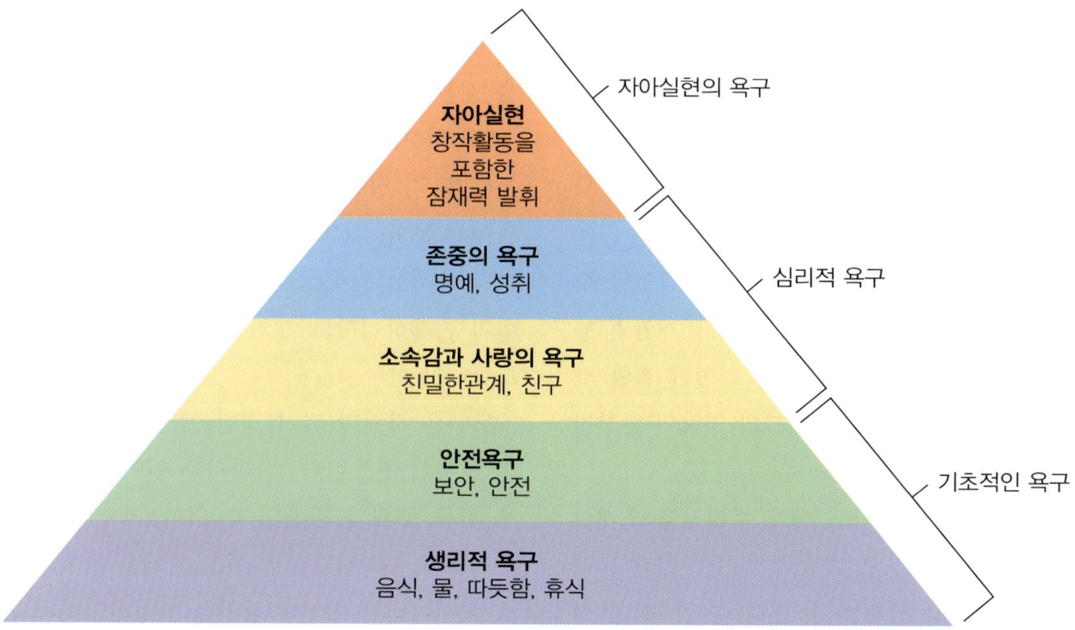

그림 2.1 Maslow의 인간의 욕구 단계

상위 욕구가 달성될 때까지 지속한다. 이러한 인간의 욕구는 가장 기초적인 욕구가 가장 아래 위치한 피라미드 형태로 도식화하고 있다(그림 2.1).

사람이 충족해야 하는 최초의 욕구는 기본적인 생존 욕구인 '생리적 욕구'와 관련된다. 처음에 굶주린 사람은 생존을 위해 음식을 구하는 일에 대해 걱정한다. 일단 이 욕구가 충족되면 그 다음 관심사는 '안전 및 보안'이다. 이 욕구가 어느정도 충족되면 '사랑, 인정, 소속감'에 대한 욕구에 대하여 관심을 두게 된다. Maslow (1968)에 따르면 인간은 각 욕구 단계가 충족되면서 다음 단계의 욕구를 갈망하도록 동기부여가 된다고 한다.

Maslow에 의한 완전히 발달되어 자아실현이 완성된 개인은 현실 자각, 자신 및 타인과 자연의 수용, 자발성, 문제해결 능력, 자기지시, 분리 및 사생활에 대한 욕구, 풍부한 경험치, 타인에 대한 공감, 타인과 관계 만족 및 변화, 민주적 성격구조, 창의성, 가치관에 대한 특징 모두 최상의 수준을 나타낸다. Maslow의 자아실현이 완성된 이상적인 개인은 아마도 전체 인구의 약 1%에 불과할 것이다. 그럼에도 불구하고 건전한 방식으로 발달하는 개인은 항상 자기만족 수준을 높이는 쪽으로 움직인다.

Jung의 개인주의 이론

스위스의 심리학자 Carl Jung (1960)은 유년기, 청소년기 및 청년기, 중년기 및 노년기 일생을 통한 인성발달이론을 제안하였다. 한 개인의 인성은 자아, 개인의 무의식 및 집단 무의식으로 이루어진다. 이 이론에 따르면 외부 세계를 향하거나(외향적) 주관적인 내적 경험을 향하도록(내향적) 개인의 인성을 시각화하고 있다. 모든 개인에게서 나타나는 이러한 두 힘 간의 균형은 정신건강에 필수적이다.

Jung은 이 이론을 개인에게 적용하면서 사람들이 가치관, 신념, 실현되지 않은 가능한 꿈에 대한 질문을 던지기 시작하는 시기가 중년이라고 하였다. 본 이론에 의해 대중화된 중년의 위기는 중년이 되면서 도래하는 감성의 시기 때로는 행동적인 시기 및 혼란을 말한다. 이 시기는 수년 동안 지속될 수 있으며 개인마다 그 시기와 지속기간이 다르다.

이 시기 동안 개인은 목표 달성에 대한 해답을 찾으면서 자신의 인성의 일부 또는 "진정한 자신"이 무시되어 왔는지, 그리고 이러한 질문에 대한 해답을 찾는 시간이 늦지 않았는지에 대하여 질문하게 된다. 이 시기가 아마도 개인이 노화과정 및 성인 일생 첫 부분 종료 사실을 처음으로 인식하게 되는 때일 것이다. 이러한 인식이 외상의 시기를 알려주는 것은 아니다. 많은 사람에게 그것은 또 다른 "통과의례" 일 뿐이다.

나이가 들면서 종종 인성이 변하는데, 개인이 자신으로부터 해답을 찾기 시작하면서 사회 속에서 자신의 입지 구축에 관심을 갖는 외부 지향이 내부 지향으로 변하기 시작한다. Jung의 이론에 따르면 성공적인 노화를 개인이 현재의 육체적인 한계나 손실 이상으로 자신 및 내부를 돌아보고 가치를 두는 시기라고 한다. 개인은 과거의 성취 및 한계를 받아들인다(Jung, 1960).

에릭슨의 8단계

1959년 Erikson (1993)은 문화 및 사회의 영향을 반영하는 심리발달론을 제안하였다. Erikson이 제시한 8단계에서 개인이 특정 단계를 성취하는 방식은 다음 단계 성취 성공 여부에 영향을 미친다.

노인의 경우 중년 및 장년 성인의 발달 과제에 주목해야 한다. 중년 성인의 과제는 생산성과 침체 사이의 갈등을 해결하는 것이다. 장년기 동안 해결되어야 하는 발달과제는 절망감과 함께 진실성 및 완전성 추구에 균형을 갖추는 것이다(표 2.1).

표 2.1 Erikson's 이론

중년 및 노년기

단계 및 연령	단계의 특성	이론부록
생산성 대 자기도취 또는 정체		
40~65세 중년기 방법: 양육 장점: 돌봄	성숙한 성인은 다음세대를 세우고 인도 하는데 관심이 있다. 성인은 자기 너머를 바라보고 세상의 미래에 관심을 표현한다.	자기도취에 빠진성인은 개인의 행복과 물질적 이득에 몰두한다. 자아에 대한 집착은 삶의 정체로 이어진다.
자아 완전성 대 절망		
65세 ~ 죽 음 ; 노년기 방법: 수용 장점: 지혜	노인은 삶과 죽음을 수용하면서 되돌아보며 만족한다.	이 위기의 성공적이지 못한 해결은 개인의 인생을 불행의 연속으로 보는 절망감을 초래할 수 있다.

1968년 Peck은 Erikson의 이론을 확장하였다. 즉 Erikson은 30~40년 이상 더 살 수 없다고 예상되는 65세 이상을 "노인"이라는 한 집단으로 여겼다. 사람들이 더 오래 살게 되면서 노인에 대한 추가적인 단계를 확인할 필요가 명확해졌다. Peck (1968)는 8번째 단계, 자아 대 절망을 (1) 자아 분화 대 역할 집착 (2) 신체 초월 대 신체 집착 (3) 자아 초월 대 자아 집착, 세 단계로 확대하였다. 자아 분화 대 역할 집착 단계 동안 노인에 대한 과제는 직업역할 이상의 가치 느낌을 확인 및 달성하는 것이다. 직업의 역할 종료 및 은퇴는 자존감을 감소시킬 수 있다. 반면 다방면으로 잘 발달한 자아를 소유하고 있는 개인은 자부심에 대한 근원으로서 직업 역할을 대체하는 다른 역할을 찾을 수 있다.

두 번째 단계인 신체 초월 대 신체 집착은 노화과정으로 인해 발생하는 신체 변화에 대한 노인의 관점을 말한다. 이 과제는 안녕감 유지를 위해 발생할 수 있는 신체기능 감소에 적응하거나 이를 초월하는 것이다. 이 과제는 대인관계 및 심리사회적 활동에서 얻어지는 만족감에 초점을 맞추어 성공적으로 해결할 수 있다.

세 번째이자 마지막 단계인 자아 초월 대 자아 집착은 개인의 궁극적인 죽음에 대해 연연하지 않고 받아들이는 것이다. 개인의 죽음을 넘어서는 미래에 대한 적극적인 관여는 자아 초월 달성을 위해 반드시 이루어야 하는 적응과정이다.

보상을 통한 선택적 최적화

Baltes (1987)는 심리발달과정 및 노화에 대한 일련의 연구를 수행하여 성공적인 노화 심리모델을 구축하였다. 이 이론의 중심은 시간이 지나면서 발생하는 신체기능 상실에 대한 개인의 관리전략을 개발하는 것이다. 이러한 일반 적응과정은 다음 세 가지 상호작용 요소를 포함하고 있다. (1) 자신의 삶에 대한 제약의 증가 및 노화 관련 손상으로 인한 기능영역 감소를 말하는 선택 (2) 자신의 삶을 풍요롭게 하기 위해 행동에 대한 관점을 반영하는 최적화 (3) 노화로 인한 제약에서 발생하며, 적절한 대안적 적응을 발달시키면서 손상 상쇄에 필요한 보상.

사람들은 보상을 동반한 선택적 최적화의 과정을 통해 성공적으로 나이를 들 수 있게 된다. 이러한 요소 적용을 설명하기 위해 유명한 피아니스트 Arthur Rubinstein를 인용했다. Rubinstein은 자신이 나이가 들면서 첫째, 자신의 레퍼토리를 줄여 더 적은 수의 곡을 연주했고(선택), 둘째, 이들을 좀 더 자주 연습했으며(최적화), 셋째, 빠른 연주 직전에 속도를 늦추어 빠른 곡에서 속도에 대한 인상을 강화시키는 대비를 만들었다(보상)라고 했다. 선택, 최적화, 보상에 대한 개념은 쇠퇴하는 신체기능을 성공적으로 다루고 있음을 보여줄 수 있도록 노인의 모든 측면에 적용할 수 있다.

간호학적 의미

인구가 점점 더 노령화되면서 심리노화론을 간호학에 접목시키는 것이 더 중요해지고 있다. 현재 및 미래 세대는 과거로부터 배울 수 있다. 노인에게 "인생회고" 과정 참여를 권장해야 한다. 이 과정은 추억하기, 구전 역사, 스토리텔링 같은 다양한 기법을 사용하여 달성할 수 있다. 개인의 삶에서 성취 및 실패를 돌아보는 것은 중요한데, 이는 노인의 발달과제(자아 진실성으로서) 달성, 자아존중감 증대 및 "삶을 헛되게 살지 않았음"을 인정하는 데 도움을 준다.

간호사가 심리이론을 노인 간호에 적용하면 노령에 대한 많은 근거 없는 믿음 해소에 도움이 된다. 물리적인 생활공간에 대하여 걱정하고 장례에 대하여 계획하면서 은퇴에 대하여 이야기하는 노인은 이러한 연령군에 적절한 발달과제 대상이다. 간호사는 대화주제를 바꾸려는 시도나 지나치게 "병적이지 않은" 사람에 대하여 이야기하는 대신, 삶의 각 단계에서 특정 발달과제 달성의 필요성을 이해해야 한다.

간호사는 그들의 성취를 방해하지 말고 독려해야 한다. 또한 대다수 노인의 지적기능이 온전히 유지되고 있음을 명심해야 한다. 젊은 사람은 나이 든 사람을 관찰하고 그들이 어떻게 삶의 경험을 다뤄 왔는지를 들어보며, 그들과 함께 자신의 계획을 이야기하면서 많은 것을 얻을 수 있다.

Maslow는 다른 인본주의 심리학자처럼 인간의 잠재력에 초점을 두었는데, 이는 간호사-환자의 상호작용에 대한 효과적이며 긍정적인 기반을 설정하게 해준다. 또한 Maslow의 이론이 환자의 욕구 관련 간호사의 우선순위를 설정하도록 해준다. 간호사는 Maslow의 이론을 접목시켜 음식, 물, 산소, 배설, 휴식과 같은 필수욕구가 자아실현 욕구 이전에 먼저 충족되어야 함을 인식한다. 예를 들어 환자가 충분히 휴식한 경우 환자교육이 보다 성공적일 수 있다.

노인을 위한 활동을 계획할 때 간호사는 모든 개인이 충족감, 존경받기, 사회구성원으로 기여하고 있다고 여겨지는 것을 좋아한다는 점을 기억해야 한다. 아마도 구술 역사 기록, 벽화 제작 또는 사진을 통한 개인의 일생 회고 같은 활동이 포함될 수 있다. 그러한 활동은 개인이 가치가 있을 뿐 아니라 정보를 한 세대에서 다음 세대로 전달하는 데 도움을 줄 수 있는데, 이것이 종종 간과된다.

노인과 어린이 사이의 교류를 증진하는 프로그램은 관련된 모든 이에게 이익이 될 수 있다. 일부 노인에게 어린 아이를 돌보는 것은 그들 삶의 행복한 시기를 나타내준다. 아이들과 움직이고, 껴안고 놀면서 가치가 있고 필요한 사람임을 다시 한 번 느끼게 해줄 수 있다. 또 이러한 활동의 감동적 측면도 스트레스 해소에 중요하다. 많은 노인은 다른 사람과 의미 있는 신체접촉을 더 이상 경험하지 못하지만, 모든 인간은 이러한 접촉이 필요하다.

시력 및 손재주가 감소하면서 많은 노인은 요리나 정원 일에 대한 기회를 즐기고 있다. 손가락 사이에 흙이 묻은 느낌은 종종 마음을 느긋하게 해주며 과거에 아름다운 꽃과 채소를 가꾸던 기억으로 되돌려준다.

간호 이론

성공적인 노화 이론

성공적인 노화이론은, Roy의 적응모델과 Tornstams의 노인 초월감의 사회학적 이론을 통합한 이론이다. 이 이론에서는 환경에 대한 노인의 반응을 세 가지 기전(기능적 성능 기전 적응, 정신 내적 요인 및 영적 요인)을 확인하였다. 이 반응은 이러한 확인된 기전들 내에서 피드백을 제공하여 노년 초월감을 촉진한다. 이 이론에서 노년 초월감은 "죽음에 대한 불안 감소, 의미 있는 활동에 참여, 관계의 변화, 자아수용 및 지혜를 포함하여…. 개인의 세계관에 주요한 변화가 있고, 개인이 세상 안에서 다른 사람들과 관련하여 발생하는 문제를 대처하는 과정"이라고 정의한다. 즉 세가지 대처기전이 상호 영향을 주고 이 기전은 노인초월감을 촉진하여 성공적인 노화를 달성하게 된다(그림 2.2). 간호사는 이러한 과정을 고려해 노인의 성공적 노화를 지지할 수 있다.

건강증진 모델

1996년 Nola Pender가 개정한 건강증진 모델(HPM)에서 건

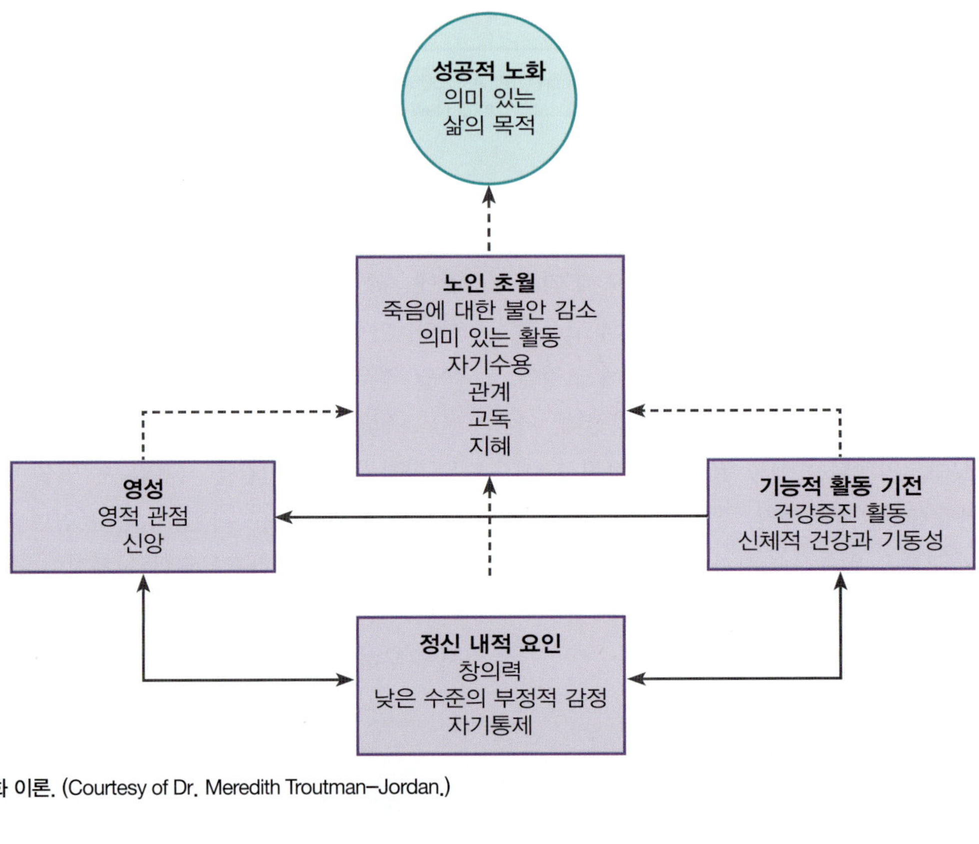

그림 2.2 성공적인 노화 이론. (Courtesy of Dr. Meredith Troutman–Jordan.)

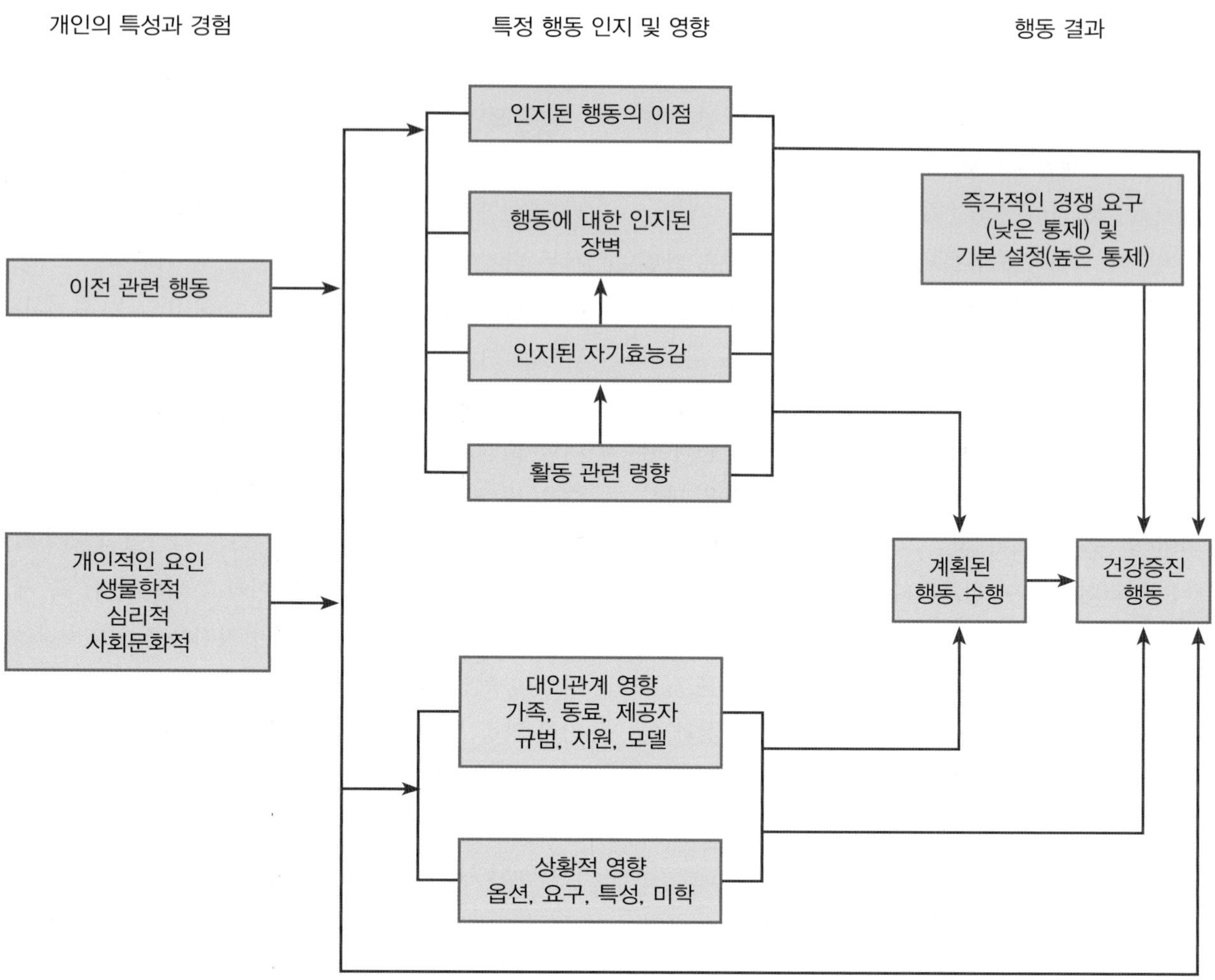

그림 2.3 건강증진 모델. (From Pender, N. J., Murdaugh, C.L., & Parsons, M. A. [2006]. Health promotion in nursing practice [5th ed.]. Upper Saddle River, NJ: Prentice–Hall Health, Inc. Reprinted by permission of Pearson Education, Inc., New York.)

강은 개인의 전반적인 안녕감 개선을 목표로 하는 동적인 상태로 설명한다. 이 모델은 건강을 단순히 질병이 없는 상태가 아닌 다면적 속성으로 다룬다. 건강을 구성하는 세 가지 요소로는 (1) 추가적인 행동에 영향을 미치는 개인의 고유한 특성 및 경험, (2) 동기부여를 제공하고 간호를 통해 조정될 수 있는 개인의 행동 및 인지 정서, (3) 최적의 건강상태, 기능 및 삶의 질 개선으로 연계되는 행동 결과이다(그림 2.3). 간호사는 노인의 건강 교육, 건강증진, 질병예방 지침에 대한 순응도 개선에 이 모델을 효과적으로 사용할 수 있다.

안위 이론

안위 이론은 1990년대 Katharine Kolcaba가 개발한 간호이론이다. 이 이론에서 안위는 "네 가지 경험 맥락(육체적, 심리영적, 사회적, 환경적)에서 충족되는 안심, 편안함, 초월감에 대한 욕구를 통해 강화된 즉각적인 경험"이라고 정의한다. 안위는 다음 세 가지 요소로 구성된다. (1) 안위가 충족될 경우 안심한다. (2) 편안함은 불편함이 없는 것이다. (3) 초월감은 환자의 불편감을 완전히 해소시킬 수 없는 경우 환자가 그 불편감을 극복할 수 있을 때 생긴다. 이 이론에서는 환자의 욕구 확인 시 환자 참여의 중요성을 인식하고 있다. 안위는 간호치료의 전체적인 결과이다(그림 2.4). 안위 이론은 호스피스 및 완화치료와 약물/수술치료 환경에서 근무하는 노인을 위한 간호사에게 직접적으로 적용된다.

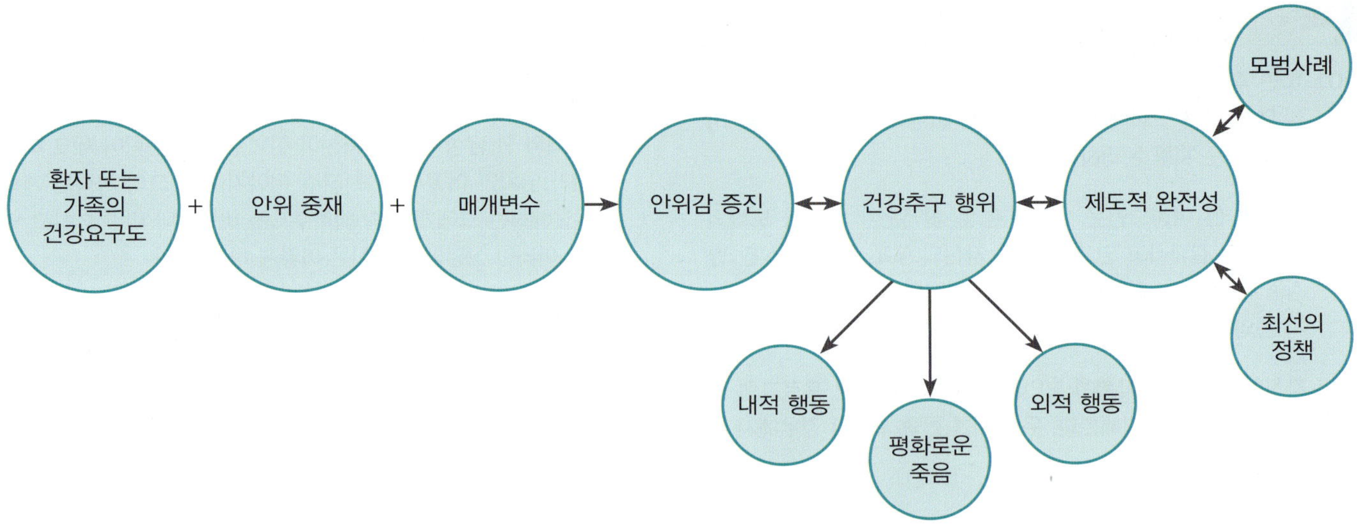

그림 2.4 안위 이론. Redrawn from Krinsky, R., Murillo, I., & Johnson, J. [2014]. A practical application of Katharine Kolcaba's comfort theory to cardiac patients. Applied Nursing Research, 27[2], 148.)

요약

간호사는 노인과 의료진간의 조정자로서 핵심적 역할을 한다. 간호사는 노인 간호 시 다양한 출처의 정보를 통합한다. 간호사는 특정 상황에 대한 명확한 설명이나 통찰력으로 적절한 노화이론을 연계해 폭넓게 파악한다.

간호사는 생물학적 이론을 통해 노인이 나이가 들면서 신체가 어떻게 변하고 스트레스나 질환에 대해 취약한지 이해할 수 있다. 간호사는 또한 노인을 대신하여 건강증진전략을 개발할 수 있다. 간호사가 사회학 이론을 습득하면 노인 및 그들의 사회교류에 대한 관점이 넓어진다.

심리학 이론은 노인의 가치관 및 신념 이해를 도와준다. 이러한 이론을 통해 간호사는 생애주기 및 노인이 직면한 발달과제를 이해할 수 있게 된다. 간호학 이론들은 현상을 기술하고 설명하는 데 도움을 주며, 노인 간호 시 간호사가 직면하는 다양한 상황에 대한 간호중재 예측 및 제공에 도움된다. 간호사는 다양한 이론을 통합하여 노인에게 높은 수준의 간호를 계획할 수 있다. 인구가 계속 고령화되면서 다른 분야의 노화이론을 이해하고 적용할 수 있는 능력을 갖추면 간호사는 노인 간호학의 리더가 될 것이다. 간호사는 노인의 종합적 간호 및 그들의 삶의 질 개선에 점점 더 기여할 것이다.

핵심내용

- 생물학적, 사회학적 또는 심리학적 노화과정을 하나의 이론만으로 설명할 수는 없다.
- 생물학, 사회학 및 심리학의 개념을 통합하는 방법이 노화이론 개발에 사용되었다.
- 생물학적 이론은 생명체의 노화과정을 어떤 요인들이 유발하는 지에 주목하고 있다.
- 개인은 나이가 들면서 면역반응의 변화로 질병에 취약해질 수 있다.
- 생물학적 이론만으로 노화과정을 충분히 설명할 수 없다.
- 회상은 사회학적 이론에 의해 뒷받침되며, 노인의 기억력 확인에 도움이 된다.
- 모든 개인은 독특하다. 노인은 동질한 인구집단이 아니다.
- 활동 이론은 노화에 대한 현재의 사회적 믿음을 반영한다.
- 인간의 발달은 전 생애주기에 걸쳐 일어나는 과정이다.
- Sr. Calista Roy의 적응모델로부터 성공적 노화이론이 시작되었다.

비판적 사고

01 10년 후 사회적 가치관(예: 기술발달이나 지역사회 보건의 중심)의 변화가 노화에 대한 사회학적 이론에 어떻게 영향을 미칠 수 있는 지를 논의하라.

02 64세의 한 여성노인은 심장질환 및 혈액순환 악화가 노화의 필연적인 결과라고 믿고 있으며, 자신의 ADL 수치 및 식단 변경을 꺼려한다. 간호사는 이에 대하여 어떻게 반응해야 하는지 논의하라.

03 자신이 사는 지역사회에 노인을 치료하는 다양한 프로그램 및 기관에 대하여 생각해본다. 두 가지를 선택하고 각 경우에서 나타나는 사회학적 노화이론에 대하여 논의하라.

04 77세의 한 남성 노인은 자신이 젊었을 때처럼 힘이 세고 에너지가 넘치면 어떨까 하고 자주 이야기한다. 그의 가족은 계속 우울해하는 그에게 계속 대화주제를 바꾸거나 비판을 하고 있다. 이러한 상황에서 당신은 어떻게 하겠는가?

05 성공적 노화를 촉진하기 위해 당신은 어떠한 건강증진 전략을 권장하겠는가?

06 자신의 나이가 70세라고 가정하고 당신의 겉모습, 건강문제, 생활방식에 대하여 설명해본다.

3 법적 · 윤리적 문제

Legal and Ethical Issues

학습목표

1. 노인의 권리보호와 관련된 성년후견제도와 소득보장제도를 설명할 수 있다.
2. 노인의료보장제도, 노인학대 및 보호 서비스와 관련된 제도를 설명할 수 있다.
3. 노인장기요양보호법과 관련 제도를 설명할 수 있다.

들어가기

다음과 같은 상황에 부딪친다면 당신은 어떻게 대처하겠는가?

- 집에서 소셜미디어를 보던 중 당신의 동료가 병동에 있는 노인 환자에 대해 하소연하는 게시물을 발견하였다. 이 게시물에는 환자가 알츠하이머병을 앓고 있으며, "미쳤다", "그녀가 병원을 나가서 호스피스요양원으로 돌아갈 때까지 기다릴 수 없다"라고 적혀 있다. 또한 동료의 이름, 직업, 병원명이 "내 정보" 페이지에 표기되었다. 이 게시물에 대해 어떻게 하겠는가?

노인의 건강요구를 충족시키기 위해 노인의 고유한 특성과 건강관련 요구를 고려한 법적, 윤리적 표준을 제공하는 것은 중요하다. 노인의 삶의 질은 그들이 받는 간호의 유형과 질(quality) 수준에 영향을 받는 다. 이 장에서는 노인의 권리보호와 관련된 법률과 제도 그리고 노인을 돌보는 간호사가 직면하는 법적, 윤리적 문제를 다룬다.

성년후견제도(「민법」 제9조, 제12조, 제14조의2 및 제959조의14 참조)

성년후견제도는 질병, 장애, 노령, 그 밖의 사유로 인한 정신적 제약으로 후견이 필요한 성인의 권익보호와 지원을 위해 마련된 제도로 2013년 7월부터 시행되었다. 경제적 문제에 제한되어 있던 기존 금치산·한정치산제도와 달리 당사자의 잔존능력을 최대한 존중하고, 경제적 영역뿐만 아니라 비경제적 영역의 지원까지도 가능하며, 후견인에 대한 실질적인 감독이 이루어진다는 점 등에서 장애인·고령자 등의 권리보호에 도움이 된다.

표 3.1 성년후견제도(「민법」 제9조, 제12조, 제14조의2 및 제959조의14 참조)

종류	내용
성년후견	질병, 장애, 노령, 그 밖의 사유로 인한 정신적 제약으로 사무를 처리할 능력이 지속적으로 결여된 사람에 대하여 법원이 일정한 자들의 청구에 따라 후견인을 선임하는 것
한정후견	질병, 장애, 노령, 그 밖의 사유로 인한 정신적 제약으로 사무를 처리할 능력이 부족한 사람에 대하여 법원이 일정한 자들의 청구에 따라 후견인을 선임하는 것
특정후견	질병, 장애, 노령, 그 밖의 사유로 인한 정신적 제약으로 일시적 후원 또는 특정한 사무에 관한 후원이 필요한 사람에 대하여 법원이 일정한 자들의 청구에 따라 후견인을 선임하는 것
임의후견	질병, 장애, 노령, 그 밖의 사유로 인한 정신적 제약으로 사무를 처리할 능력이 부족한 상황에 있거나 부족하게 될 상황에 대비하여 자신의 재산관리 및 신상보호에 관한 사무의 전부 또는 일부를 스스로 다른 자에게 위탁하고 그 위탁사무에 관하여 대리권을 수여하는 계약을 체결하도록 하는 것

출처 : https://easylaw.go.kr/CSP/CnpClsMain.laf?popMenu=ov&csmSeq=694&ccfNo=1&cciNo=1&cnpClsNo=1

후견인 선임방법과 후견인의 권한범위에 따라 성년후견, 한정후견, 특정후견 및 임의후견제도로 구분된다.

노인소득보장제도

경제사정이 어려운 노인의 경제적 빈곤문제를 해결하기

위한 소득보장제도는 직접적 소득보장제도와 간접적 소득보장제도로 나뉜다. 현금을 직접 지불하는 직접적 소득보장제도에는 노령연금제도, 국민기초생활보장제도, 경로연금제도, 퇴직금제도 등이 있으며, 간접적 소득보장제도에는 경로 우대제도, 고용증진 및 생업지원제도, 세제감면제도 등이 있다.

직접적 소득보장제도

노령연금(「국민연금법」 제2절 참조)

가입기간이 10년 이상인 가입자 또는 가입자였던 자에 대하여는 60세(특수직종근로자는 55세)가 된 때부터 그가 생존하는 동안 노령연금을 지급한다

기초연금(「기초연금법」 참조)

이 법은 노인에게 기초연금을 지급하여 안정적인 소득기반을 제공함으로써 노인의 생활안정을 지원하고 복지를 증진함을 목적으로 한다.

국민기초생활보장법(「국민기초생활보장법」 참조)

이 법은 생활이 어려운 사람에게 필요한 급여를 실시하여 이들의 최저생활을 보장하고 자활을 돕는 것을 목적으로 한다.

급여의 종류는 7가지로 생계급여, 주거급여, 의료급여, 교육급여, 해산급여, 장제급여, 자활급여가 있다. 급여는 생계급여와 수급자의 필요에 따라 기타의 급여를 함께 행하며, 급여의 수준은 수급자의 소득 인정액을 포함하여 최저생계비 이상이 되도록 한다.

퇴직연금제도(「근로자퇴직급여 보장법」 참조)

퇴직연금제도는 근로자들의 노후 소득보장과 생활 안정을 위해 근로자 재직기간 중 사용자가 퇴직급여 지급 재원을 금융회사에 적립하고, 이 재원을 사용자(기업) 또는 근로자가 운용하여 근로자 퇴직 시 연금 또는 일시금으로 지급하는 제도이다. 국내 퇴직연금제도는 근로자가 받을 연금급여가 사전에 확정되는 확정급여형과 사용자의 기여방식에 따라 사용자부담금이 사전에 확정되고 근로자의 연금급여는 적립금 운용결과에 따라 변동되는 확정기여형이 있다(http://www.moel.go.kr/pension/intro/about.do)

간접적 소득보장제도

고용촉진제도(「고용상 연령차별금지 및 고령자고용촉진에 관한 법률」(약칭: 고령자고용법) 참조)

이 법은 합리적인 이유 없이 연령을 이유로 하는 고용차별을 금지하고, 고령자(高齡者)가 그 능력에 맞는 직업을 가질 수 있도록 지원하고 촉진함으로써, 고령자의 고용안정과 국민경제의 발전에 이바지하는 것을 목적으로 한다. 고령자 고용촉진사업으로 고령자 기준 고용률, 고령자 우선고용 직종, 고령자고용 촉진을 위한 세제지원 시책을 실시하고 있다. 고령자 고용촉진법에서는 취업지원사업으로 직업능력개발훈련, 고령자고용정보센터의 운영, 고령자인재은행 운영, 기타 취업지원사업을 규정하고 있다.

노인일자리사업(「노인복지법 제23조, 제24조, 저출산고령사회기본법」 제11조, 14조)

노인고용촉진을 위한 정부의 노인일자리사업은 보건복지부와 노동부로 이원화되어있다. 보건복지부는 노인 능력과 적성에 맞는 일자리개발과 일자리 사업을 체계적으로 관리하고, 노동부는 노인에게 적합한 일자리를 소개하고, 필요한 경우 일자리에 필요한 기술교육훈련하는데 주력한다

경로우대제도(「노인복지법」 제26조)

65세 이상의 노인이 수도권 전철, 도시철도, 고궁, 능원, 국·공립공원을 이용할 경우는 무료이고, 철도의 경우 운임의 30~50%를 할인해준다. 또한 국내 항공기는 운임의 10%를 할인해주고, 국내여객선은 운임의 20%를 할인해주며 목욕, 이발 등과 같은 기타 경로우대업종은 자율적으로 경로우대를 실시하도록 되어있다.

노인의료보장제도

노인환자는 집중적 치료가 필요한 경우보다 장기요양과 간호가 필요한 경우가 많다. 현재 우리나라는 고령 노인인구 수의 증가와 더불어 만성질환노인과 거동불능노인, 치매노인 등 의료지원이 필요한 노인이 급증하고 있다. 노인의료보장은 노화에 따른 신체적 기능 쇠퇴와 질병으로 인 한 건강상의 문제를 해결하기 위해 국가적인 차원에서 건강보호에 필요한 의료서비스를 제공함으로써 노인의 삶의 질을

향상시키고자 하는 사회적 노력이다.

국민건강보험(「국민건강보험법」 참조)

국민의 질병·부상에 대한 예방·진단·치료·재활과 출산·사망 및 건강증진에 대하여 보험급여를 실시함으로써 국민보건 향상과 사회보장 증진에 이바지함을 목적으로 한다. 노인은 가입자의 부양가족 또는 가입자 본인으로서 의료보험 혜택을 받을 수 있다. 노인에게는 본인부담금을 경감해주는 제도와 본인부담금 보상금제도와 본인부담금 상한제가 있다.

의료급여 (「의료급여법」 참조)

생활이 어려운 사람에게 의료급여를 함으로써 국민보건의 향상과 사회복지의 증진에 이바지함을 목적으로 한다. 국민기초생활보장법에 의한 기초생활수급자 중 거택보호 및 시설보호대상 노인은 1종 의료보호대상자가 되며, 이들에게는 입원비용은 전액무료이며, 외래비용은 200원~2,000원가량이다. 자활보호대상 노인은 2종 의료보호대상자가 되며, 이들에게는 입원비용은 총 진료비의 10%부담하며, 외래비용은 500원~15%를 부담한다.

건강진단 및 노인재활요양사업(「노인복지법」 제23~24조, 제27조, 제30조 참조)

국가·지방자치단체는 건강진단실시기간, 장소 및 범위 선을 1일 전에 공고한 후 국·공립병원, 보건소 기타 노인전문병원 등 건강진단기관에서 65세 이상의 노인의 건강 상태에 따라 1차·2차로 구분하여 실시한다. 그리고 본인은 물론 주위 사람들에게 피해를 주게 되는 치매를 적절히 관리하여 심신의 자립이 어렵고 활동이 불편한 노인에게 인간다운 생활을 확보하기 위해 신체적·정신적으로 재활요양을 필요로 하는 노인을 위한 재활의료사업을 실시할 수 있다

노인복지시설(「노인복지법」 32~33조, 36~39조)

노인주거복지시설

(1) 양로시설 : 노인을 입소시켜 급식과 그 밖에 일상생활에 필요한 편의를 제공함을 목적으로 하는 시설

(2) 노인공동생활가정 : 노인들에게 가정과 같은 주거여건과 급식, 그 밖에 일상생활에 필요한 편의를 제공함을 목적으로 하는 시설

(3) 노인복지주택 : 노인에게 주거시설을 임대하여 주거의 편의·생활지도·상담 및 안전관리 등 일상생활에 필요한 편의를 제공함을 목적으로 하는 시설

노인의료복지시설

(1) 노인요양시설 : 치매·중풍 등 노인성질환 등으로 심신에 상당한 장애가 발생하여 도움을 필요로 하는 노인을 입소시켜 급식·요양과 그 밖에 일상생활에 필요한 편의를 제공함을 목적으로 하는 시설

(2) 노인요양공동생활가정 : 치매·중풍 등 노인성질환 등으로 심신에 상당한 장애가 발생하여 도움을 필요로 하는 노인에게 가정과 같은 주거여건과 급식·요양, 그 밖에 일상생활에 필요한 편의를 제공함을 목적으로 하는 시설

노인여가복지시설

(1) 노인복지관 : 노인의 교양·취미생활 및 사회참여활동 등에 대한 각종 정보와 서비스를 제공하고, 건강증진 및 질병예방과 소득보장·재가복지, 그 밖에 노인의 복지증진에 필요한 서비스를 제공함을 목적으로 하는 시설

(2) 경로당 : 지역노인들이 자율적으로 친목도모·취미활동·공동작업장 운영 및 각종 정보교환과 기타 여가활동을 할 수 있도록 하는 장소를 제공함을 목적으로 하는 시설

(3) 노인교실 : 노인들에 대하여 사회활동 참여욕구를 충족시키기 위하여 건전한 취미생활·노인건강유지·소득보장 기타 일상생활과 관련한 학습프로그램을 제공함을 목적으로 하는 시설

재가노인복지시설

(1) 방문요양서비스 : 가정에서 일상생활을 영위하고 있는 노인(이하 "재가노인"이라 한다)으로서 신체적·정신적 장애로 어려움을 겪고 있는 노인에게 필요한 각종 편의를 제공하여 지역사회안에서 건전하고 안정된 노후를 영위하도록 하는 서비스

(2) 주·야간보호서비스 : 부득이한 사유로 가족의 보호를 받을 수 없는 심신이 허약한 노인과 장애노인을 주간 또는 야간 동안 보호시설에 입소시켜 필요한 각종 편

의를 제공하여 이들의 생활안정과 심신기능의 유지·향상을 도모하고, 그 가족의 신체적·정신적 부담을 덜어주기 위한 서비스

(3) 단기보호서비스 : 부득이한 사유로 가족의 보호를 받을 수 없어 일시적으로 보호가 필요한 심신이 허약한 노인과 장애노인을 보호시설에 단기간 입소시켜 보호함으로써 노인 및 노인가정의 복지증진을 도모하기 위한 서비스

(4) 방문 목욕서비스 : 목욕장비를 갖추고 재가노인을 방문하여 목욕을 제공하는 서비스

노인학대 및 보호서비스(「노인복지법」 제39조의4~9, 제39조의15~16, 제39조의19~20)

우리나라 노인복지법」 제1조의2 제4호에 따르면 "노인학대"라 함은 노인에 대하여 신체적·정신적·정서적·성적 폭력 및 경제적 착취 또는 가혹행위를 하거나 유기 또는 방임을 하는 것을 말한다.

우리나라 노인복지법에서는 노인학대의 유형을 신체적 학대, 정서적 학대, 성적 학대, 경제적 학대, 방임, 자기방임, 유기 및 중복학대의 8개 형태로 분류한다. 노인학대의 유형별 정의와 구체적 행동을 살펴보면 표 3.2와 같다.

보건복지부 통계에 따르면 우리나라에서 2020년 한해동안 2020년 한 해 동안 전국 지역노인보호전문기관을 통해 신고된 전체신고 건수는 16,973건으로 전년 대비 5.6% 증가(16,071건→16,973건)하였다. 노인학대 유형은 정서적 학대 4,188건(42.7%)와 신체적 학대 3,917건(40.0%)가 다수를 차지하였고, 신체적 및 정서적 학대의 학대행위자 유형은 배우자 – 아들 – 딸 순으로 나타났는데 학대발생장소는 가정에서 88.0%를 차지하였다(표 3.3).

노인학대의 발생 요인

노인학대는 매우 복잡하고 다양한 요인들이 얽혀서 발생하게 된다. 노인, 가해자, 가해자와 노인과의 상호작용요인, 가정환경적 요인, 사회문화적 요인 등이 서로 복합적이고 역동적으로 영향을 미치고 작용하여 발생하게 된다(표 3.4).

노인학대 관련 법률

정부는 노인학대 문제점을 해결하기 위하여 2004년 노인복지법을 개정하여 전국 16개 시도에 17개 노인보호전문기관을 설치할 수 있는 법적 근거를 마련하였고, 긴급 전화의 설치 운영 등에 관한 내용을 포함하여 학대받은 노인을 보호하기 위한 초석을 마련하였으며, 2006년 지역노인보호전문기관을 총괄지원하는 중앙노인보호전문기관을 설립하여 노인학대의 제도적 지원을 마련하였다. 지속적으로 노인복지법 개정을 노인학대뿐만 아니라 노인인권을 포함한 정책 제안 및 연구로 업무범위를 확장하고 있다.

노인학대의 간호관리

노인학대의 간호사정

노인학대를 확인하기 위해서 간호사는 노인의 신체적·심리적·인지적 기능에 대한 포괄적인 간호사정을 해야 한다. 노인학대의 발견과 사정에서 가장 중요한 첫 단계는 환자, 가족 또는 돌봄 제공자의 논리에 맞지 않거나 눈에 띄는 증상이나 징후를 확인하는 것이다. 필요시 노인의 건강상태를 컬러사진으로 찍어두고, 노인학대 관련 주 호소나 상해의 상세한 기록과 표현 및 비정상적 검사결과 수치 등도 확인해야 한다. 빈혈을 평가하기 위한 전혈구 검사, 영양상태를 평가하기 위한 탈수, 엽산, 비타민 B2, 총 단백질, 알부민 등을 확인하는 검사, 불법약물을 확인하기 위한 독성검사, 성적학대를 확인하기 위한 파파니콜로검사 (pap smear)나 배양검사, 골반검진 등이 필요하며, 골절이나 내부손상 의심 시 방사선 검사가 시행될 수 있다. 먼저 노인의 불량한 위생상태와 단정치 못한 외형을 추가조사가 필요한 단서로 보고, 간호사는 전반적인 외모부터 우선적으로 사정해야 한다. 학대의 일반적인 징후로는 멍, 영양결핍, 화상, 찰과상, 골절 등이 있으며, 돌봄 제공자의 무관심과 무시로 인한 탈수, 영양부족, 욕창, 근육경축 등도 확인해야 한다. 그 밖에 손상이나 질병의 의학적 치료의 개시 지연, 잦은 응급실 방문, 검사 결과와 과거력이 일치하지 않는 것도 잘 사정해야 한다(표 3.5).

보다 정확한 자료를 얻기 위해서는 학대노인과 학대가 의심되는 사람을 분리하여 면담하도록 하고, 만약 의심되는 사람이 면담을 거절한다면 노인학대가 의심된다고 볼 수 있다. 모든 상황에서 노인과 돌봄제공자 간의 상호작용에 대한 관찰이 매우 중요하다.

그러나 노인학대의 징후가 학대로 인해 발생하는 다양한 신체적·정서적 상태로 설명되더라 도(예: 영양부족, 통증,

표 3.2 노인학대 유형별 정의 및 구체적 학대행동		
유형	정의	구체적행동
신체적 학대 (physical abuse)	물리적인 힘 또는 도구를 이용하여 노인에게 신체적 혹은 정신적 손상, 고통, 장애 등을 유발 시키는 행위	• 노인을 때리기, 치기, 밀기, 차기, 화상, 신체의 구속, 상처나 멍, 타박상, 골절, 탈구 등 폭행한다. • 노인의 원하지 않거나 수행하기 어려운 노동을 하게 한다. • 노인을 강제로 지하실이나 방에 가둔다. • 노인의 거주지 출입을 제한한다. • 노인의 신체를 강제로 의자나 침대에 묶어둔다. • 노인에게 주변의 물건을 집어 던지거나 흉기로 위협한다. • 노인을 발로 차거나 주먹으로 때린다. • 노인을 밀어서 넘어뜨린다. • 노인의 신체적 해를 가져올 위험성이 큰 행위로 노인을 협박하거나 위협한다. • 노인의 머리채를 잡아당기거나 움켜잡아 뽑는다. • 약물을 사용하여 노인의 신체를 통제하거나 생명을 저해한다. • 의사의 처방을 받은 약품을 주지 않거나 의사의 처방을 받지 않은 약물을 강제로 복용시킨다.
정서적/심리적 학대 (emotional/psychological abuse)	비난, 모욕, 위협 등의 언어 및 비언어적 행위를 통하여 노인에게 정서적으로 고통을 유발 시키는 행위	• 노인과 관련된 결정사항에 대해서 의사결정 과정에서 고의로 소외시킨다. • 노인과의 접촉을 기피한다. • 노인을 위협적이고 무례한 언어적 표현이나 감정을 상하게 하는 행동을 한다. • 노인의 사회관계 유지를 방해한다. • 노인을 부양하는 것이 부담스럽다고 노인 앞에서 노골적으로 말한다. • 거동이 불편한 노인에게 청소나 빨래 등 어려운 일을 강요한다. • 노인의 친구나 친지 등이 방문하는 것을 싫어한다. • 노인이 보는 앞에서 물건을 던지거나 부수면서 화풀이를 한다. • 노인이 가족을 타이르거나 의견을 말하면 간섭한다고 불평하거나 화를 낸다. • 노인의 일상적 사회활동이나 종교활동 등을 노골적으로 방해한다. • 노인에게 발을 구르거나 방문을 세게 닫는 등 거친 행동을 한다. • 부양자가 노인에게 '없어져 주었으면 하는 느낌을 갖게 만든다. • 노인이 수치심을 느끼게 하는 모욕적인 말을 한다. • 노인에게 집을 나가라는 폭언을 한다. • 노인에게 욕설을 하거나 고함을 지른다. • 노인에게 쓸모없는 늙은이라고 하는 등 자존심을 상하게 하는 말을 한다. • 신체기능의 저하(예 : 요실금, 실변)로 인한 노인의 실수를 비난하고 꾸짖는다. • 노인을 양로원 등의 시설로 보내겠다고 위협한다. • 노인에게 질책, 비난, 악의적인 놀림, 모멸, 겁주기, 자존심에 상처 입히기, 굴욕, 어린애 취급하기, 멸시, 비웃기, 대답을 안 하기, 짓궂게 굴기, 감정적으로 상처를 입힌다.
성적학대 (sexual abuse)	성적 수치심 유발행위(기저귀 교체 시 가림막 미사용 등) 및 성폭력(성희롱, 성추행, 강간) 등의 노인의 의사에 반(反)하여 강제적으로 행하는 모든 성적행위	• 노인에게 성적 수치심을 주는 표현이나 행동을 한다. • 노인에게 성폭력을 행한다.
경제적학대 또는 착취 (financial/material abuse or exploitation)	노인의 의사에 반(反)하여 노인으로부터 재산 또는 권리를 빼앗는 행위로서 경제적 착취, 노인 재산에 관한 법률 권리 위반, 경제적 권리와 관련된 의사결정에서의 통제 등을 하는 행위	• 노인의 재산 사용 또는 관리에 대한 결정을 통제한다. • 노인의 재산에 관한 법률적 권리를 침해하는 행위를 한다. • 노인의 유언장을 허위로 작성하거나 노인이 작성한 유언장을 노인의 동의 없이 수정한다. • 노인의 허락 없이 부양자가 마음대로 노인의 부동산 소유권 이전 등과 같은 재산권을 행사한다. • 연금이나 임대료 등 노인의 소득을 가족이나 친지가 주지않거나 가로채서 사용한다. • 노인에게서 빌린 돈이나 물건을 돌려주지 않는다. • 보석 등 값나가는 노인의 물건을 빼앗는다. • 노인의 허락 없이 노인의 재산을 담보로 해서 대출받는다. • 노인의 허락 없이 노인의 재산을 자기명의로 변경하거나 무단으로 신용카드나 소유물을 사용한다. • 생활이 어려운 노인에게 생활을 유지하는데 필요한 용돈이나 생활비 등을 주지 않는다. • 노인의 재산이나 돈에 경제적으로 의존한다

(계속)

표 3.2 노인학대 유형별 정의 및 구체적 학대행동(계속)

방임 (active – passive neglect)	부양의무자 또는 보호자로서의 책임이나 의무를 거부, 불이행 혹은 포기하여 노인의 의식주 및 의료를 적절하게 제공하지 않는 행위(필요한 생활비, 치료, 의식주를 제공하지 않는 행위)	• 거동이 불편한 노인의 의식주 등 일상생활 관련보호(식사, 약, 접촉, 목욕, 배변 등)를 제공하지 않는다. • 경제적 능력이 없는 노인의 생존을 위한 경제적인 보호를 제공하지 않는다. • 의료관련 욕구가 있는 노인에게 의도적으로 보건 · 복지 · 의료적 보호를 제공하지 않는다. • 노인을 혼자 있게 하고, 고립시키며, 존재조차 잊어버린다. • 노인에게 필요한 의치, 안경을 빼앗거나, 복용해야 할 약을 복용시키지 않는다. • 수발자가 비의도적으로 적절한 보호를 하지 않거나 방치한 결과 신체적 · 정신적 고통이나 건강의 악화가 일어난다. • 노인이 사고를 당할 수 있는 위험한 상황에 처하게 한다. • 노인에게 음식을 주지 않아 끼니를 거르게 한다. • 치매 등으로 인하여 인지기능을 상실한 노인에게 주의를 기울이지 않아 노인을 배회하게 하다. • 거동이 불편한 노인을 2~3일 이상 혼자 집에 내버려둔다.
자기방임 (active–passive self neglect)	노인 스스로가 의식주 제공 및 의료 처치 등의 최소한의 자기보호 관련 행위를 의도적으로 포기 또는 비의도적으로 관리하지 않아 심신이 위험한 상황이나 사망에 이르게 하는 행위	• 자신을 돌보지 않거나 돌봄을 거부함으로써 노인의 생명에 위협을 받는다. • 스스로 의식적으로 식사와 수분을 섭취하지 않거나, 질병으로 인한 식사 제한을 지키지 않거나, 필요한 치료와 약 복용을 중지한 결과 건강상태가 악화된다.
유기 (abandonment)	보호자 또는 부양의무자가 노인을 버리는 행위	• 의존적인 노인을 유기한다.
중복학대 (multiple abuse)	신체적 학대, 정서적 학대, 성적 학대, 경제적 학대, 방임, 자기방임, 유기 중 두 가지 이상 복합적으로 발생한 학대 유형	

출처 : 보건복지부 2020노인학대 현황보고서
http://www.mohw.go.kr/react/gm/sgm0701vw.jsp?PAR_MENU_ID=13&MENU_ID=1304081001&CONT_SEQ=366538

표 3.3 발생장소별 노인학대의 정의

발생장소	노인학대의 정의
가정	노인과 동일가구에서 생활하고 있는 노인의 가족구성원인 배우자, 성인 자녀뿐만 아니라 노인과 동일가구에서 생활하지 않는 부양의무자 등 그 밖에 친족에 의한 노인학대
생활시설	노인복지법 제31조의제1호, 제2호에 따른 노인주거복지시설(양로시설, 노인공동생활가정, 노인복지주택)과 노인의료복지시설(노인요양시설, 노인요양공동생활가정) 같은 생활시설에서 발생한 노인학대
이용시설	노인복지법 제31조의제3호, 제4호에 따른 노인여가복지시설(노인복지관, 경로당 등)과 재가노인복지시설(방문요양서비스, 재가노인 지원서비스, 단기보호서비스 등) 같은 이용시설에서 발생한 노인학대
병원	의료법 제3조에 따른 의원, 병원(요양병원, 종합병원) 등에서 발생한 노인학대
공공장소	사람들이 공동으로 이용할 수 있는 장소나 여럿이 함께 있는 장소에서 발생한 노인학대

출처 : 보건복지부 2020노인학대 현황보고서
http://www.mohw.go.kr/react/gm/sgm0701vw.jsp?PAR_MENU_ID=13&MENU_ID=1304081001&CONT_SEQ=366538

표 3.4 노인학대의 위험요인

구분	위험요인	내용
피해자	사회적인 고립	사회적 고립은 스트레스를 심화시킨다. 고립된 노인에 대한 학대는 발견되거나 중단되기 더 어렵다
	만성질환 혹은 기능장애	위험을 벗어나거나 도움을 요청하고 자신을 방어할 수 있는 능력을 감소시킨다. 이러한 노인은 돌봄 요구가 증가하므로 부양자의 스트레스가 가중된다
	인지장애	재정적 학대나 방임의 위험이 특히 증가한다. 치매노인은 돌보기 힘들고 부양자를 좌절하게 하여 공격적이거나 파괴적으로 만들어 소진된 부양자에 의한 학대를 유발할 수 있다.
가해자	물질남용	알코올, 약물남용, 중독 혹은 금단 등은 공격적인 행태를 초래할 수 있다. 중독성 물질 에 의존적인 부양자는 노인에게 처방된 약물을 판매하거나 대신 복용하려는 시도를 할 수 있다.
	정신질환	정신질환(정신분열증 등)은 공격적인 행위를 초래할 수 있다. 입원치료시설에서 퇴원하 여 노인이 거주하는 집으로 돌아온 정신질환자는 시설에서는 비록 공격성을 보이지 않 았더라도 집에서는 공격적일 수 있다.
	폭력의 이력	외부나 관계(특히 배우자)에서 폭력의 이력이 있는 가족은 노인학대를 예측할 수 있다. 한 가지 가설은 폭력이 힘든 삶의 경험에 대한 학습된 반응이거나 화나 좌절을 표현하 는 학습된 방법이라는 것이다. 가족의 과거 폭력 여부에 대한 믿을만한 정보를 얻기가 힘들기 때문에 이러한 가설이 입증된 바는 없다.
	모든 것을 노인에 의존해야 하는 경우	재정적 지원, 주거문제, 정서적 지지 혹은 다른 요구를 노인에게 의존하는 것은 적개심 을 유발하여 학대를 초래할 수 있다. 만약 노인이 가족구성원(특히 성인자녀)에 대한 도 움 제공을 거절하면 학대의 위험은 더욱 증가한다.
	스트레스	스트레스가 심한 사건들(장기간의 재정적 문제, 가족의 사망 등)이나 돌봄에 대한 책임 증가는 학대의 가능성을 증가시킨다.
공통	동거 형태	독거하는 노인이 학대를 받을 위험은 훨씬 적다. 주거를 공유하는 경우에는 긴장과 다 툼의 기회가 증가하여 학대를 초래할 가능성이 증가된다.

출처 : 박명화 외 (2017). 제4판 노인간호학, 정담미디어, p. 547

표 3.5

유형	학대표시
신체적 학대	• 타박상이나 구타자국: 얼굴, 입술 또는 입, 허리부위, 등, 엉덩이 또는 대퇴부의 다양한 치유 흔적. 집중되어 있거나 규칙적 양상의 상처, 상해를 가하기 위해 특정 물건을 사용한 흔적(예: 전기코드, 벨트버클) • 부재, 주말 또는 휴가 후에 정기적으로 나타나는 화상: 특히 발바닥, 손바닥이나 엉덩이 뒷부분의 화상 흔적, 담배나 다리미 등에 의한 화상 흔적 • 골절: 두개골, 코, 안면부 · 열상 또는 찰과상 입, 입술, 잇몸 또는 눈 주위, 회음부 주위
정서적학대	• 손가락 빨기, 깨물기 또는 몸을 흔드는 행위 1. 반사회적 · 파괴적 행위 · 수면장애, 짜증, 망상, 강박충동, 공포
성적학대	• 걷거나 앉는 자세의 어려움 · 속옷에 묻어나는 혈흔 · 회음 부위의 통증 또는 가려움증 · 외음부나 질 부위, 항문 주위의 찰과상 또는 출혈 · 성병
경제적학대	• 노인의 부적절한 지출 행위 · 노인이 국가에서 지급받는 보장금의 금전거래 행위 · 서비스 제공의 철회 위협 · 절도 · 가해자의 노인 현금사용 통제 행위 · 가해자의 노인 소유물 파괴 행위
방임	• 지속적인 배고픔, 위생상태 불량 또는 적절치 못한 옷차림 · 지속적인 보호 결여, 특히 장기간 관리를 받지 못한 신체적 문제 또는 의료 요구 · 유기 · 사회적 고립

출처 : 보건복지부 2020노인학대 현황보고서
http://www.mohw.go.kr/react/gm/sgm0701vw.jsp?PAR_MENU_ID=13&MENU_ID=1304081001&CONT_SEQ=366538

불안, 두려움) 강간상해증후군을 제외한 나머지 진단은 노인학대 유형과 관련하여 진단의 근거로 사용하기에는 다소 무리가 있음을 간과하지 않도록 한다.

노인학대의 간호중재

노인학대 간호중재의 목표는 노인이 남아 있는 신체적, 정신적, 사회적 자원을 활용하여 일상생활의 독립성을 유지하며 자신의 안녕을 유지하는 것이다. 따라서 중요한 간호사의 역할은 의무보고 이외에 잠재적 학대를 조기 발견하는 것이다.

간호사가 중재를 수행하기 전에 먼저 사정 단계에서 얻은 자료를 신중히 검토한 후 노인 대상자의 자율성을 존중하고 대상자의 안전을 위해 포괄적이고도 다양한 영역의 간호계획을 수립해야 한다.

노인학대가 예상될 때 간호사가 취해야 한 가장 중요한 활동은 학대받는 노인이 수용할 수 있는 안전계획을 당사자와 함께 수립하는 것이다. 간호사는 노인이 언제, 어떤 행위를 했을 때 폭력(또는 방임이나 착취)이 발생하는지 그리고 어떤 방법으로 학대상황을 해결해왔는지 등을 자세하게 질문해야한다. 우리나라의 경우 지역별 노인보호전문기관이 설치되어 노인학대 신고, 전수 상담, 교육, 사례관리, 쉼터 제공의 역할을 담당하고 있다. 간호사는 이러한 지역사회 관련 기관으로 학대노인을 의뢰할 수 있다.

노인학대는 재발가능성이 높아 체계적이고 장기적인 추후관리가 이루어질 수 있도록 노인전문보호기관이나 의료서비스, 사회복지서비스 등과의 연계가 필요하다(그림 3.1). 또한 실무에서 간호사는 법적 처리에도 관심을 가져야 한다. 주요 쟁점은 노인학대 시 악의적 의도가 있었는지 그리고 노인학대에 대한 기록이 있는지 등이다. 그리고 노인학대를 보고할 때 다학제 팀 구성원의 전화번호를 확인하여 기록하고, 보고서 양식이나 보고과정에 필요한 절차 등도 확인해야 한다.

결론적으로, 노인학대의 접근에서 중요한 단계는 예리하고 정확한 사정, 세밀한 기록(필요한 경우 사진포함), 그리고 적절한 사회기관이나 시설을 통한 체계적인 추후관리 등이다.

노인학대의 예방

노인학대는 노인 자신이나 가족, 그리고 사회문화적 변인 등 여러 요인의 복합적이고 역동적인 상호작용으로 발생하므로 학대받는 노인의 측면, 가해자 측면, 학대받는 노인과 가해자의 상호 작용 측면, 가정환경요인 측면, 사회문화요인 측면 등의 다면적인 접근을 통해 문제를 조명하고 원인을 파악해서 다면적인 개입과 대책을 강구하는 접근이 필요하다.

개인차원의 대처방안

노인의존성을 줄이기 위한 자기관리 강화

노인 스스로 의존성을 줄이고 자립능력을 제고하기 위해 자신의 건강을 관리하여 신체적·정신적 기능의 저하를 막도록 노력해야한다.

노인학대에 대한 상담과 교육

대부분의 노인들은 자녀로부터 학대를 당해도 그것을 학대로 인식하지 못하는 경우가 많다. 또한 그것을 학대로 인식한다 하여도 가족 내의 학대 사실이 외부에 노출되는 것을 꺼려해서 법이나 외부 지원체계에 호소하거나 신고하려 하지 않는 경우 또는 자식을 고발함으로써 오는 죄책감, 그로 인한 자녀로부터의 보복이 두려워 학대를 은폐하기도 한다.

노인들은 신체나 재산에 관한 침해에는 민감한 반응을 보이지만, 정서적·언어적 폭력을 가장 가벼운 학대로 인식하면서도 가장 심각한 것으로 인지하고 있는데, 가볍게 지나칠 수 있는 정서적 학대도 노인학대라는 것을 알고 이에 대한 대처가 필요하다. 따라서 노인들을 대상으로 노인학대에 대한 상담과 교육을 실시하여 노인학대에 대한 인식을 높일 수 있도록 해야 할 것이다.

사회활동 참여 권장

피해자의 특성으로는 남성보다는 여성이 많고, 건강이 좋지 않은 노인, 사회활동 참여가 저조한 노인의 경우 부양자에게 동거스트레스를 주게 되어 학대받는 비율이 높으므로, 경로당, 노인대학, 노인복지회관, 자원봉사활동 등과 같은 사회활동 및 직업활동에 대한 정보 제공과 실질적인 교육으로 유도하는 것이 필요하다.

가족차원의 대처방안

노인 이해교육

노인과 부양자 및 가족 간의 갈등은 부양자 및 가족들이 노인의 특성을 잘 이해하지 못하는 데서 기인하는 경우가 많으므로 학교교육이나 사회교육 프로그램을 통하여 노인과 동거하는 가족에게 노년기 특성 및 심리적 특성에 대하여 이해할 수 있는 기회를 부여해야 하며, 이를 통해 사회 전반의 노인차별주의 의식도 줄일 수 있어야 한다. 그리고 노인과 자녀의 관계 및 지지도를 향상시킬 수 있는 프로그램 및

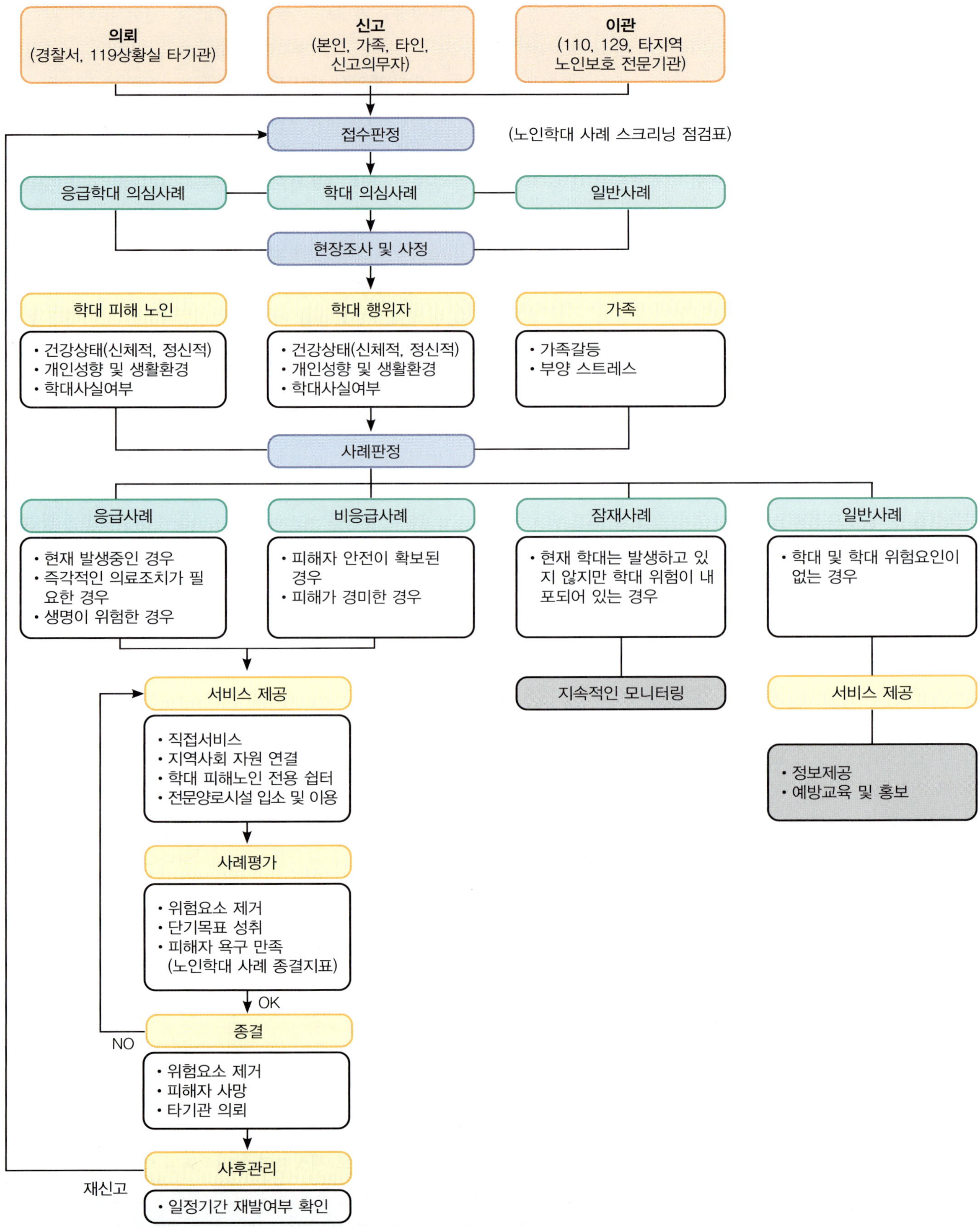

그림 3.1 노인학대사례 업무진행도(출처: 보건복지부 2020노인학대 현황보고서 http://www.mohw.go.kr/react/gm/sgm0701vw.jsp?PAR_MENU_ID=13&MENU_ID=1304081001&CONT_SEQ=366538)

서비스의 개발도 아울러 필요하다.

노인 돌봄 교육

부양자와 그 가족이 겪는 노인부양의 어려움 중 큰 비중을 차지하는 것은 일상생활 수행능력이 떨어지는 의존성이 높은 노인에 대한 적절한 돌봄, 간호와 문제행동에 대한 적절한 대처방법이 미숙하기때문이므로, 적절한 돌봄 교육이 필요하다.

노인부양자 상담서비스

부양자가 오랫동안 노인부양을 하다보면 부양스트레스 가중, 심신 간의 피로 누적 등으로 소진이 되어 학대를 하게 된다. 따라서 부양자가 소진되지 않도록 정서적·사회적 지원서비스가 필요하다. 학대행위자의 개인적인 성격이나 스트레스가 원인이라면 이에 대한 가족상담이나 가족치료 프로그램을 통해서 수정하고 경감시킬 수 있도록 유도해야 하고, 부양부담 경감을 위해 가족지지프로그램이나 부양자들에게 부모 부양과 관련한 문제에 대해서 상담해주고 필요한 사회서비스를 제공해주는 부양자 상담서비스가 필요하다.

노인장기요양보험제도와 재가노인복지서비스 활용

노인부양으로 인해 겪게 되는 어려움과 스트레스가 학대의 원인이 되는 경우가 많으므로 노인장기요양보험제도와 재가노인복지서비스 등 부양자의 수발부담을 경감시켜 줄 수 있는 지원체계를 활용한다

사회적·정책적 접근

사회적 예방대책

① 노인의 권리 존중

사회는 노인도 사회의 한 구성원인 만큼 인간으로 존중받고 권리를 보장은 는 존재라는 사실을 망각하지 말고 노인을 인간으로 존중하고 권리를 보장하고 권리를 보장해야 한다.

② 사회의 노인차별, 경시 풍조 근절

산업사회의 능률, 효율 및 생산성 위주의 가치 우선, 편의주의, 개인주의적인 사고는 노인을 쓸모없고 무능력한 존재로 낙인화함으로써 노인의 위상과 지위를 저하시키고 노인을 차별하고 경시하는 풍조를 만연하게 됐는데 이러한 노인을 차별하고 경시하는 풍조를 근절하는 것이 필요하다.

③ 노인학대 인식 제고 및 예방교육

노인학대의 발생률이 상당히 높음에도 불구하고 우리 사회는 경로효친사상 등 효를 중심으로 한 전통윤리사상과 관습 등으로 인해 구조적으로 노인학대가 사회적으로 노출이 잘 안 되기 때문에 그 실상에 비해서 노인학대에 대한 사회의 인지율이 낮고 심각성에 대한 인식이 저조한 편이다. 노인학대를 예방하기 위해서는 노인학대에 대한 사회의 인식을 높이고 노인학대를 사회문제로 인식하고 노인학대 인지방법, 신고요령 등을 포함한 연령대별(아동, 청·장년층, 노년층) 교육교재를 개발하고 보급하는 등 노인학대에 대한 홍보 및 예방교육이 필요하다

④ 노인을 위한 사회활동 참여 확대

노인학대 발생을 예방하려면 노인들이 사회활동에 활발하게 참여할 수 있도록 참여 기회를 확대하고 노인들이 참여할 수 있는 사회활동 프로그램을 다양 하게 개발하는 일이 필요하다.

⑤ 예방체계 구축 및 신속대응

의료인은 직무상 65세 이상의 사람에 대한 노인학대를 알게 된 때에는 즉시 노인보호전문기관 또는 수사기관에 신고하여야 하며, 노인복지시설, 요양병원및 종합병원, 장기요양기관 등에서 근무하는 관련 종사자들은 매년 1시간씩 노인학대신고의무자 교육을 이수해야한다(노인인권 사이버교육 홈페이지 (in.kohi.or.kr))한다.

국가와 지방자치단체는 노인학대로 인하여 피해를 입은 노인(학대피해노인)을 일정기간 보호하고 심신 치유 프로그램을 제공하기 위하여 학대피해노인 전용쉼터(이하 "쉼터"라 한다)를 설치·운영할 수 있다.

국제적인 노인학대 예방을 위해 세계노인학대방지망(International Network Prevention fort the elder abuse. INPEA)이 조직·운영되고 있고, 매년 6월 15일을 세계 노인학대 인식의 날로 제정하여 노인학대의 예방 및 대책 마련, 사회적 인식수준 증진을 위한 전 세계적 슬로건을 제 안하고 각 국가마다 심포지엄, 세미나, 워크숍 등을 열어 바람직한 노인학대 중재방안을 마련하 기 위해 노력하고 있다. 우

리나라에서도 한국노인학대방지정보망(Korea International Network Prevention for the elder abuse, KINPEA)은 조직하여 활동하고 있다.

「노인장기요양보호법」

목적

고령이나 노인성 질병 등으로 일상생활을 혼자서 수행하기 어려운 이들에게 신체활동 및 일상생활 지원 등의 서비스를 제공하여 노후 생활의 안정과 그 가족의 부담을 덜어주기 위한 사회보험제도이다

주요내용

① 신청대상

- 소득수준과 상관없이 노인장기요양보험 가입자(국민건강보험 가입자와 동일)와 그 피부양자
- 의료급여수급권자로서 65세 이상 노인과 65세 미만의 노인성 질병이 있는 자

② 급여대상

- 65세 이상 노인 또는 치매, 중풍, 파킨스병 등 노인성 질병을 앓고 있는 65세 미만인 자 중 6개월 이상의 기간 동안 일상생활을 수행하기 어려워 장기요양서비스가 필요하다고 인정되는 자

③ 장기요양등급 : 1등급, 2등급, 3등급, 4등급, 5등급

- 등급판정 기준(표 3.6)

④ 장기요양인정 및 서비스 이용절차(그림 3.2)

㉠ (공단 각 지사별 장기요양센터) 신청 → ㉡ (공단직원) 방문조사 → ㉢ (등급판정위원회) 장기요양 인정 및 등급판정 → ㉣ (장기요양센터) 장기요양인정서 및 표준장기요양이용계획서 통보 → ㉤ (장기요양기관) 서비스 이용

표 3.6 등급판정 기준

등급구분	판정기준
장기요양 1등급	일상생활에서 전적으로 다른 사람의 도움이 필요한 자로서 장기요양인정점수가 95점 이상인 자
장기요양 2등급	일상생활에서 상당 부분 다른 사람의 도움이 필요한 자로서 장기요양인정점수가 75점 이상 95점 미만인 자
장기요양 3등급	일상생활에서 부분적으로 다른 사람의 도움이 필요한 자로서 장기요양인정점수가 60점 이상 75점 미만인 자
장기요양 4등급	일상생활에서 일정부분 다른 사람의 도움이 필요한 자로서 장기요양인정점수가 51점 이상 60점 미만인 자
장기요양 5등급	치매환자로서 장기요양인정점수가 45점 이상 51점 미만인 자

⑤ 급여내용

- 시설급여 : 요양시설에 장기간 입소하여 신체활동 지원 등 제공
- 재가급여 : 가정을 방문하여 신체활동 및 가사활동 등 지원, 목욕, 간호 등 제공, 주간보호센터 이용, 복지용구 구입 또는 대여
- 특별현금급여 : 장기요양 인프라가 부족한 가정, 천재지변, 신체·정신 또는 성격 등 그 밖의 사유로 장기요양기관이 제공하는 장기요양급여를 이용하기 어렵다고 인정하는 경우 가족요양비 지급

⑥ 장기요양기관

- 시설급여 제공기관(노인복지법상 노인요양시설 및 노인요양공동생활가정), 재가급여 제공기관(노인복지법상 재가노인복지시설 및 노인장기요양보험법상 재가장기요양기관) → 시·군·구청장의 지정 또는 설치신고
- 장기요양요원 : 요양보호사, 간호사 등

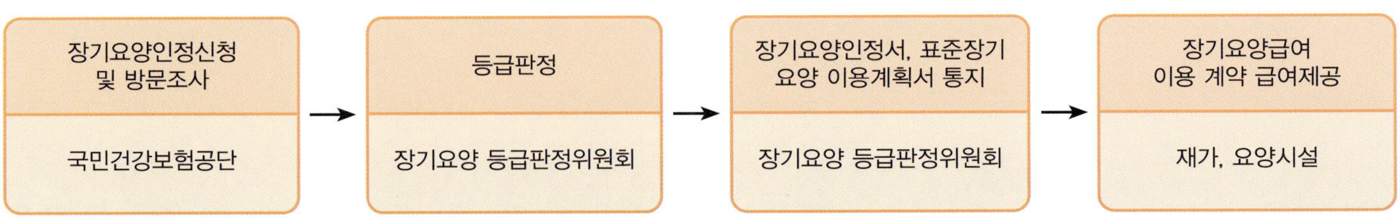

그림 3.2 장기요양인정 및 서비스 이용절차(https://www.mohw.go.kr/react/policy/index.jsp?PAR_MENU_ID=06&MENU_ID=06390301&PAGE=1&topTitle=)

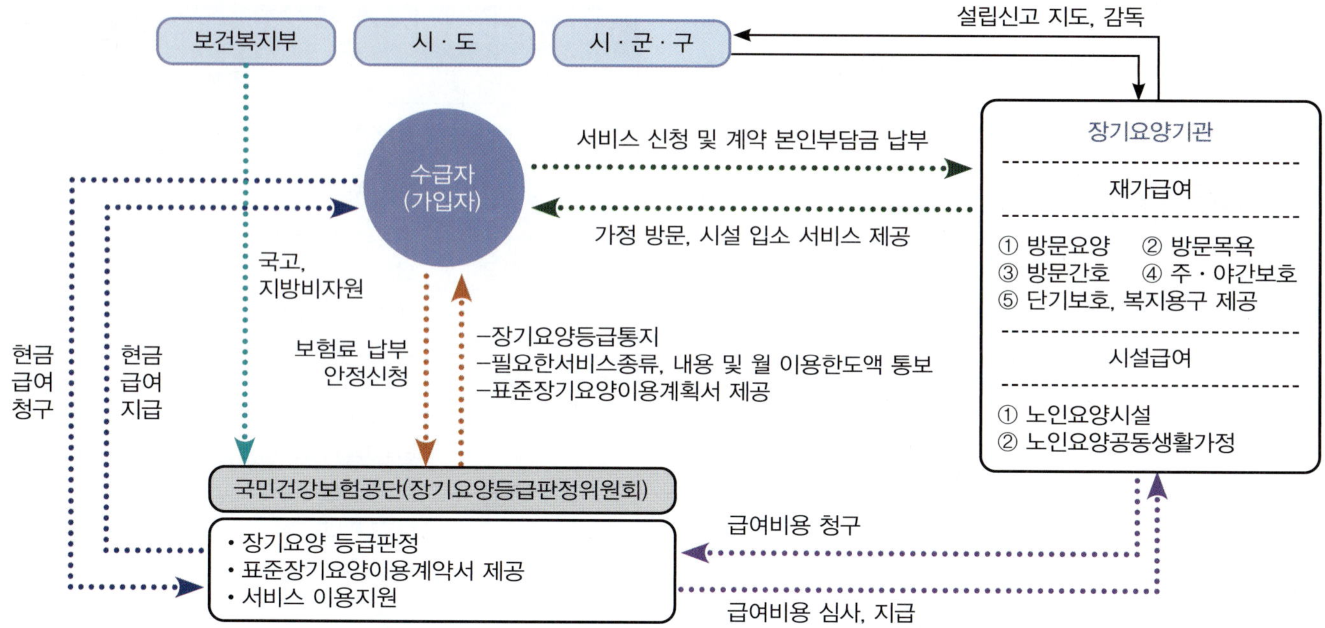

그림 3.3 관리운영체계(https://www.mohw.go.kr/react/policy/index.jsp?PAR_MENU_ID=06&MENU_ID=06390301&PAGE=1&topTitle=)

⑦ 관리운영체계(그림 3.3)

⑧ 재원조달방식

- 장기요양보험료('16년) : 건강보험료액의 6.55%
  - 노인장기요양보험 가입자는 국민건강보험 가입자와 동일, 건강보험료와 통합징수
  - 장기요양보험료율: 보건복지부장관 소속 장기요양위원회의 심의를 거쳐 대통령령으로 명시
- 국가지원
  - 장기요양보험료율 예상수입액의 20% 부담(국고)
  - 의료급여수급권자의 장기요양급여비용, 의사소견서 발급비용, 방문간호지시서 발급비용 중 공단이 부담하여야할 비용 및 관리운영비의 전액을 국가와 지방자치단체가 분담
- 본인일부부담
  - 시설급여 20%(비급여: 식재료비, 이미용료 등은 본인부담), 재가급여 15%
  - 의료급여수급권자 등 저소득층은 각각 1/2로 경감 (시설 10%, 재가 7.5%)
  - 기초생활수급권자는 무료

「호스피스, 완화의료 및 임종과정에 있는 환자의 연명의료결정에 관한 법률」(약칭, 연명의료결정법)

우리나라는 2002년부터 호스피스·완화의료에 대한 논의를 시작으로, 2003년 '암관리법'을 제정하여 말기암환자 관리에 대한 국가의 책임을 명시하였고, 2008년에는 말기암환자 전문의료기관 지정, 인력, 시설과 장비 기준을 고시하였으며, 2011년에는 '암관리법'을 개정하여 말기암환자 대상 완화의료 제공을 위한 법적 기반을 마련하였다. 2013년에는 보건복지부 호스피스완화의료 활성화 대책을 발표하였고, 2015년 7월부터는 말기 암 환자에 대한 호스피스와 완화의료가 건강보험의 보장을 받게 되고 가정 호스피스에 대해서도 건강보험이 적용되었다. 그리고 2016년 「호스피스·완화의료 및 임종과정에 있는 환자의 연명의료결정에 관한 법률」이 국무회의를 통과, 공포되어 호스 피스는 2017년 8월부터, 연명의료중단 관련 절차는 2018년 2월부터 시행되었다.

[별지 제1호서식] 연명의료계획서(호스피스 · 완화의료 및 임종과정에 있는 환자의 연명의료결정에 관한 법률 시행규칙)

■ 호스피스·완화의료 및 임종과정에 있는 환자의 연명의료결정에 관한 법률 시행규칙 [별지 제1호서식]

<개정 2019. 3. 26.> (앞쪽)

연명의료계획서

※ 색상이 어두운 부분은 작성하지 않으며, [ ]에는 해당되는 곳에 √표를 합니다

등록번호		※ 등록번호는 의료기관에서 부여합니다.	
환자	성 명	주민등록번호	
	주 소		
	전화번호		
	환자 상태	[ ] 말기환자	[ ] 임종과정에 있는 환자
담당의사	성 명	면허번호	
	소속 의료기관		
호스피스 이용	[ ] 이용 의향이 있음	[ ] 이용 의향이 없음	
담당의사 설명 사항 확인	설명 사항	[ ] 환자의 질병 상태와 치료방법에 관한 사항 [ ] 연명의료의 시행방법 및 연명의료중단등결정에 관한 사항 [ ] 호스피스의 선택 및 이용에 관한 사항 [ ] 연명의료계획서의 작성·등록·보관 및 통보에 관한 사항 [ ] 연명의료계획서의 변경·철회 및 그에 따른 조치에 관한 사항 [ ] 의료기관윤리위원회의 이용에 관한 사항	
	확인 방법	위의 사항을 설명 받고 이해했음을 확인하며, 임종과정에 있다는 의학적 판단을 받은 경우 연명의료를 시행하지 않거나 중단하는 것에 동의합니다. [ ] 서명 또는 기명날인 년 월 일 성명 (서명 또는 인) [ ] 녹화 [ ] 녹취 ※ 법정대리인 년 월 일 성명 (서명 또는 인) (환자가 미성년자인 경우에만 해당합니다)	
환자 사망 전 열람허용 여부	[ ] 열람 가능	[ ] 열람 거부	[ ] 그 밖의 의견

「호스피스·완화의료 및 임종과정에 있는 환자의 연명의료결정에 관한 법률」 제10조 및 같은 법 시행규칙 제3조에 따라 위와 같이 연명의료계획서를 작성합니다.

년 월 일

담당의사 (서명 또는 인)

(뒤쪽)

유의사항

1. 연명의료계획서란 「호스피스·완화의료 및 임종과정에 있는 환자의 연명의료결정에 관한 법률」 제2조제8호에 따라 말기환자 또는 임종과정에 있는 환자의 의사에 따라 담당의사가 환자에 대한 연명의료중단등결정 및 호스피스에 관한 사항을 계획하여 문서로 작성하는 것을 말합니다.
2. 환자는 연명의료계획서의 변경 또는 철회를 언제든지 요청할 수 있으며, 담당의사는 해당 환자의 요청사항을 반영해야 합니다.

210mm×297mm[백상지(80g/㎡) 또는 중질지(80g/㎡)]

그림 3.4 간호사 윤리강령(출처 : http://www.koreanurse.or.kr/about_KNA/ethics.php) (계속)

[별지 제6호서식] 사전연명의료의향서(호스피스 · 완화의료 및 임종과정에 있는 환자의 연명의료결정에 관한 법률 시행규칙)

■ 호스피스·완화의료 및 임종과정에 있는 환자의 연명의료결정에 관한 법률 시행규칙 [별지 제6호서식]

<개정 2019. 3. 26.> (앞쪽)

사전연명의료의향서

※ 색상이 어두운 부분은 작성하지 않으며, [ ]에는 해당되는 곳에 √표시를 합니다.

등록번호		※ 등록번호는 등록기관에서 부여합니다.
작성자	성 명	주민등록번호
	주 소	
	전화번호	
호스피스 이용	[ ] 이용 의향이 있음	[ ] 이용 의향이 없음
사전연명의료의향서 등록기관의 설명사항 확인	설명사항	[ ] 연명의료의 시행방법 및 연명의료중단등결정에 대한 사항 [ ] 호스피스의 선택 및 이용에 관한 사항 [ ] 사전연명의료의향서의 효력 및 효력 상실에 관한 사항 [ ] 사전연명의료의향서의 작성·등록·보관 및 통보에 관한 사항 [ ] 사전연명의료의향서의 변경·철회 및 그에 따른 조치에 관한 사항 [ ] 등록기관의 폐업·휴업 및 지정 취소에 따른 기록의 이관에 관한 사항
	확인	위의 사항을 설명 받고 이해했음을 확인합니다. 년 월 일 성명 (서명 또는 인)
환자 사망 전 열람허용 여부	[ ] 열람 가능 [ ] 열람 거부	[ ] 그 밖의 의견
사전연명의료의향서 등록기관 및 상담자	기관 명칭	소재지
	상담자 성명	전화번호

본인은 「호스피스·완화의료 및 임종과정에 있는 환자의 연명의료결정에 관한 법률」 제12조 및 같은 법 시행규칙 제8조에 따라 위와 같은 내용을 직접 작성했으며, 임종과정에 있다는 의학적 판단을 받은 경우 연명의료를 시행하지 않거나 중단하는 것에 동의합니다.

작성일 년 월 일
작성자 (서명 또는 인)

등록일 년 월 일
등록자 (서명 또는 인)

210㎜×297㎜[백상지(80g/㎡) 또는 중질지(80g/㎡)]

(뒤쪽)

유의사항

1. 사전연명의료의향서란 「호스피스·완화의료 및 임종과정에 있는 환자의 연명의료결정에 관한 법률」 제12조에 따라 19세 이상인 사람이 자신의 연명의료중단등결정 및 호스피스에 관한 의사를 직접 문서로 작성한 것을 말하며, 호스피스전문기관에서 호스피스를 이용하려는 경우에는 같은 법 제28조에 따라 신청해야 합니다.
2. 사전연명의료의향서를 작성하고자 하는 사람은 보건복지부장관이 지정한 사전연명의료의향서 등록기관을 통하여 직접 작성해야 합니다.
3. 사전연명의료의향서를 작성한 사람은 언제든지 그 의사를 변경하거나 철회할 수 있으며, 이 경우 등록기관의 장은 지체 없이 사전연명의료의향서를 변경하거나 등록을 말소해야 합니다.
4. 사전연명의료의향서는 ① 본인이 직접 작성하지 않은 경우, ② 본인의 자발적 의사에 따라 작성되지 않은 경우, ③ 사전연명의료의향서 등록기관으로부터 「호스피스·완화의료 및 임종과정에 있는 환자의 연명의료결정에 관한 법률」 제12조제2항에 따른 설명이 제공되지 않거나 작성자의 확인을 받지 않은 경우, ④ 사전연명의료의향서 작성·등록 후에 연명의료계획서가 다시 작성된 경우에는 효력을 잃습니다.
5. 사전연명의료의향서에 기록된 연명의료중단등결정에 대한 작성자의 의사는 향후 작성자를 진료하게 될 담당의사와 해당 분야의 전문의 1명이 모두 작성자를 임종과정에 있는 환자라고 판단한 경우에만 이행될 수 있습니다.

210㎜×297㎜[백상지(80g/㎡) 또는 중질지(80g/㎡)]

그림 3.4 간호사 윤리강령(출처 : http://www.koreanurse.or.kr/about_KNA/ethics.php)

[한국간호사 윤리강령]

제정 1972. 5. 12

개정 1983. 7. 21, 1995. 5. 25, 2006. 2. 23, 2013. 7. 23

간호의 근본 이념은 인간 생명의 존엄성과 기본권을 존중하고 옹호하는 것이다.

간호사의 책무는 인간 생명의 시작으로부터 끝에 이르기까지 건강을 증진하고, 질병을 예방하며, 건강을 회복하고, 고통을 경감하도록 돕는 것이다.

간호사는 간호대상자의 자기결정권을 존중하고, 간호대상자 스스로 건강을 증진하는 데 필요한 지식과 정보를 획득하여 최선의 선택을 할 수 있도록 돕는다.

이에 대한간호협회는 국민의 건강과 안녕에 이바지하는 전문인으로서 간호사의 위상과 긍지를 높이고, 윤리의식의 제고와 사회적 책무를 다하기 위하여 이 윤리강령을 제정한다.

I. 간호사와 대상자

1. 평등한 간호 제공

   간호사는 간호대상자의 국적, 인종, 종교, 사상, 연령, 성별, 정치적·사회적·경제적 지위, 성적 지향, 질병과 장애의 종류와 정도, 문화적 차이를 불문하고 차별 없는 간호를 제공한다.

2. 개별적 요구 존중

   간호사는 간호대상자의 관습, 신념 및 가치관에 근거한 개인적 요구를 존중하여 간호를 제공한다.

3. 사생활 보호 및 비밀유지

   간호사는 간호대상자의 사생활을 보호하고, 비밀을 유지하며 간호에 필요한 정보 공유만을 원칙으로 한다.

4. 알 권리 및 자기결정권 존중

   간호사는 간호대상자를 간호의 전 과정에 참여시키며, 충분한 정보 제공과 설명으로 간호대상자가 스스로 의사결정을 하도록 돕는다.

5. 취약한 대상자 보호

   간호사는 취약한 환경에 처해 있는 간호대상자를 보호하고 돌본다.

6. 건강 환경 구현

   간호사는 건강을 위협하는 사회적 유해환경, 재해, 생태계의 오염으로부터 간호대상자를 보호하고, 건강한 환경을 보전·유지하는 데에 참여한다.

II. 전문가로서 간호사의 의무

7. 간호표준 준수

   간호사는 모든 업무를 대한간호협회 업무 표준에 따라 수행하고 간호에 대한 판단과 행위에 책임을 진다.

8. 교육과 연구

   간호사는 간호 수준의 향상과 근거기반 실무를 위한 교육과 훈련에 참여하고, 간호표준 개발 및 연구에 기여한다.

9. 전문적 활동

   간호사는 전문가로서의 활동을 통해 간호정책 및 관련제도의 개선과 발전에 참여한다.

(계속)

10. 정의와 신뢰의 증진
    간호사는 의료자원의 분배와 간호활동에 형평성과 공정성을 유지하여 사회의 공동선과 신뢰를 증진하는 데에 참여한다.
11. 안전한 간호 제공
    간호사는 간호의 전 과정에서 인간의 존엄과 가치, 개인의 안전을 우선하여야 하며, 위험을 최소화하기 위한 조치를 취한다.
12. 건강 및 품위 유지
    간호사는 자신의 건강을 보호하고 전문가로서의 긍지와 품위를 유지한다.

Ⅲ. 간호사와 협력자

13. 관계윤리 준수
    간호사는 의료와 관련된 전문직·산업체 종사자와 협력할 때, 간호대상자 및 사회에 대한 윤리적 의무를 준수한다.
14. 대상자 보호
    간호사는 간호대상자의 건강과 안전이 위협받는 상황에서 적절한 조치를 취한다.
15. 생명과학기술과 존엄성 보호
    간호사는 인간생명의 존엄성과 안전에 위배되는 생명과학기술을 이용한 시술로부터 간호대상자를 보호한다.

번호	법률명	QR code
1	민법(제17905호)(20210126)–성년후견제도	
2	국민연금법–노령연금(법률)(제18608호)(20220622)	
3	기초연금법(법률)(제18213호)(20220101)	
4	국민기초생활 보장법(법률)(제18607호)(20220622)	
5	근로자퇴직급여 보장법(법률)(제18752호)(20220712)	
6	고용상 연령차별금지 및 고령자고용촉진에 관한 법률(법률)(제17326호)(20200526)	
7	노인복지법(법률)(제18609호)(20220322)	
8	저출산 · 고령사회기본법(법률)(제18580호)(20220615)	
9	국민건강보험법(법률)(제18211호)(20211209)	
10	의료급여법(법률)(제16374호)(20191024)	
11	노인장기요양보험법(법률)(제18610호)(20230622)	
12	호스피스 · 완화의료 및 임종과정에 있는 환자의 연명의료결정에 관한 법률(법률)(제18627호)(20220322)	

요약

이 장에서는 노인 권리보호와 관련된 법적 · 윤리적 문제를 제시하였다. 노인 의료보장제도, 노인 학대와 관련된 제도를 제시하였다. 요양시설에 거주하는 노인이 특히 취약하기 때문에 요양시설 규정은 삶의 질과 대상자의 권리와 관련된 문제 등 포괄적으로 적용되었다.

간호사는 고유한 특성, 취약성 및 요구가 크고 다양한 과제를 제시하는 노인의 건강관리 요구를 충족시키는 데 중요한 역할을 한다. 노인의 삶의 질은 그가 받는 간호의 질에 따라 크게 영향을 받는다.

비판적 사고

01 85세 남성은 최근까지 최소한의 도움으로 자신을 돌볼 수 있었다. 그와 그의 가족은 그가 장기요양시설로 옮겨갈 때라고 결정해야 하는가? 그는 독립을 포기할 것이기 때문에, 개인으로서의 그의 권리는 어떻게 보호될 것인지 이에 대해 설명하라.

02 95세 남성이 장기요양시설에 살고 있다. 그는 중병에 걸릴 경우를 대비해 사전의료지시서(AMD)에 서명했다. 73세 여성이 최근 뇌혈관 사고로 병원에서 치료를 받고 있다. 그녀의 가족은 소생금지(DNR) 명령을 요청했다. 이 두 도구는 어떻게 다른가? 그들은 어떤 방법으로 각 개인의 권리를 보호하는가?

03 당신은 요양시설에서 근무하는 간호사이다. 어느 날 저녁 회진 중에, 나이가 많고 때로는 혼란스러운 한 대상자가 그날 저녁 식사 중에 간호보조인력이 그녀를 "밀쳤다"고 말한다. 어떤 문제가 제시되고 어떤 조치를 취해야 하는가?

4

노인 사정

Assessment of the Older Adult

4장

학습목표

1. 노인 사정 과정에 영향을 미치는 노화의 신체적 측면과 심리사회적 측면의 상호관계를 설명할 수 있다.
2. 노인의 비정형적 질병 양상이 사정과정에 어떤 영향을 미치는지 기술할 수 있다.
3. 섬망과 치매의 임상양상을 비교할 수 있다.
4. 노인 사정 시 수반되는 수정사항을 기술할 수 있다.
5. 노인을 위한 포괄적이고 관련 있는 건강력 수집 방법을 기술할 수 있다.
6. 노인 건강력의 기본 구성요소를 확인할 수 있다.
7. 노인의 신체검사 시 준수해야 할 원칙을 나열할 수 있다.
8. 노인의 기능적 상태를 사정하는 근거를 설명할 수 있다.
9. 기능 사정의 요소를 기술할 수 있다.
10. 인지 사정의 기본 구성요소를 기술할 수 있다.
11. 노인의 사회적 기능을 사정하는 근거를 설명할 수 있다.
12. 노인 환자에 대한 포괄적인 건강사정을 실시할 수 있다.

들어가기

다음과 같은 상황에 부딪친다면 당신은 어떻게 대처하겠는가?

- 99세 노인 환자가 오른쪽 대퇴골절로 개방정복고정술을 받고 회복 중이다. 그녀는 집에서 넘어져 대퇴골이 골절되었고, 어제 아침 수술 후 사람에 대한 인지만 가능하다. 아침 식사를 가지고 가자 그녀는 식사를 밀어내며 큰 미소를 지으면서 이렇게 말하였다. "자 보세요, 봐요. 그이가 마침내 저에게 청혼했어요" 이 노인은 어떤 상태인가? 당신은 어떻게 판단할 수 있는가?
- 82세 환자가 백혈병 진단을 받은 후 화학요법을 받고 있다. 당신은 오후 3시에 그가 자택에서 머리를 가슴에 대고 소파에 힘없이 앉아 있는 모습을 보았다. 면도도 하지 않고 잠옷을 입은 채 카펫이 깔린 바닥에 맨발로 있었다. 최선의 간호 결과를 얻기 위해 간호사는 어떤 추가적인 사정을 해야 하는가?

간호과정은 간호를 제공하기 위해 조직적인 틀을 제공하는 문제의 해결 과정이다. 간호사정은 간호과정의 중요한 기초가 되는 단계로 자료를 수집하고 분석하는 것이며, 이를 바탕으로 간호진단을 내리게 된다. 간호에 초점을 둔 사정은 중재를 위한 간호진단을 결정하는 데 아주 중요하다. 간호에 초점을 둔 사정에 접근하지 않는 한, 간호과정의 순차적 단계(진단, 계획, 중재, 평가)를 수행할 수 없다. 간호는 간호의 정의를 알고 이해하는 것에서 시작한다. 다음은 미국 간호사 협회의 간호에 대한 정의이다(American Nurses Association, 2015, ANA):

> *간호는 건강과 능력의 보호, 촉진 및 최적화, 질병과 상해의 예방, 치유 촉진, 인간 반응의 진단과 중재를 통한 고통 완화, 개인과 가족, 그룹, 지역사회, 인구집단간호에 대한 옹호이다. (p. 1)*

또한 ANA(2015)는 모든 현장에서 간호실무의 원칙을 다음과 같이 규정한다.

1. 간호제공과 건강은 간호 실무의 중심이다.
2. 간호행위는 개별화되어야 한다.
3. 간호사는 간호과정을 이용하여 의료소비자를 위한 개별화된 중재를 계획하고 제공한다.
4. 간호사는 파트너십을 구축하고 중재내용을 조정한다.
5. 간호사가 양질의 의료서비스를 제공하고 최적의 결과를 얻을 수 있는 능력과 전문적인 업무환경 사이에는 강력한 연관성이 있다.

세 번째 원칙에서 간호과정을 간호의 기초라고 설정하고 있다. 간호사정 단계는 간호사는 건강과 질병에 대한 반응을 결정함에 있어서 도움이 될 만한 환자의 환경과 환자에 대한 주관적이고 객관적인 자료를 수집한다. 이러한 반응에 대한 포괄적인 간호 사정은 환자의 "신체적, 기능적, 심리사회적, 정서적, 인지적, 성적, 문화적, 연령 관련, 환경적, 영적/초인간적, 그리고 경제적 필요"와 같은 폭넓은 요구를 충족하는 능력에 대한 데이터베이스를 구축한다(ANA, 2015). 이러한 요구를 만족스럽게 충족할 수 없다는 반응을 보이는 환자에게는 간호가 필요함을 나타낸다.

노인 간호 사정은 병원, 가정, 장기요양시설, 노인센터, 공동생활단위, 호스피스 시설, 독립 또는 그룹간호 등 모든 환경에서 이루어진다. 이러한 환경에 따라 환자에게 최상의 서비스를 제공하기 위한 자료 수집 및 분석 방법이 결정된다. 환경이 다를 수 있지만 노인에 대한 간호 사정의 목적은 건강 및 질병 관련 요구를 충족할 수 있는 노인의 능력을 결정하는 것이다. 특히 노인 사정의 목적은 최적의 기능을 지원, 촉진 및 복원하고 장애와 의존을 예방하기 위해 효과적이고 적절한 개입이 제공될 수 있도록 환자의 장점과 한계를 식별하는 것이다.

간호사는 노인을 평가하는 데 광범위한 기술과 능력을 적용하고 복잡하고 다양한 문제를 고려해야 한다. 노인의 충족되지 않은 요구에 대한 반응을 간호사가 인식하기 위해서는 반복적인 연습과 과학적인 노인간호 지식에 기초한 간호사정이 필수적이다. 간호사는 노인을 사정하는 데 도움이 되는 기본 틀과 도구를 사용할 수 있으며 다음과 같은 핵심 원칙을 준수하면서 자료를 수집해야 한다. (1) 개개인, 개인중심 접근방식의 사용; (2) 건강 모니터링 및 치료에 참여하는 환자의 관점; (3) 환자의 기능적 능력에 대한 강조.

사정에 영향을 미치는 특별한 고려사항

노인 간호사정은 환자 중심 접근을 보장하기 위해 다음 사항을 고려해야 하는 복잡하고 도전적인 과정이다. 첫 번째는 노화의 신체적 · 심리적 측면 간의 상호관계이다. 다음은 질병과 장애의 특성과 기능 상태에 미치는 영향에 대한 사정이다. 세 번째는 개별적으로 노인에게 간호사정을 적용하는 것이다.

노화의 신체적 · 심리적 측면 간의 상호관계

모든 연령대에서 사람들의 건강은 환경 내의 여러 신체적 · 심리적 요인의 영향을 받는다. 여러 환경에서 달성된 균형은 사람의 건강상태에 큰 영향을 미친다. 스트레스에 대한 반응능력 감소, 빈도 증가 및 손실의 다양성, 정상적인 노화와 관련된 신체적 변화와 같은 요인이 결합되어 노인을 기능적 능력 상실 위험에 처하게 할 수 있다. 선택한 신체적 · 심리적 요인의 상호작용이 기능을 심각하게 손상시킬 수 있는 방법을 보여주는 다음 사례를 생각해보자.

83세 M부인은 이웃에 의해 집에서 발견된 후 응급실에 실려왔다. 이웃은 지난 3일 동안 M부인의 신문이 밖에 쌓여 있는 것을 보고 걱정이 되었다. 그녀는 쇠약하고 무기력한 채로 침대에서 발견되었다. 그녀는 지난주 독감에 걸렸기 때문에 이로 인한 메스꺼움과 구토로 많이 먹거나 마실 수 없었다고 말했다. 이전에는 항고혈압제를 복용하는 경증 고혈압을 제외하면 M부인은 비교적 건강이 좋은 편이었다. 그녀는 폐렴으로 병원에 입원했다. 급하게 입원하느라 M부인은 보청기, 안경, 의치를 포함한 개인 소지품을 가지고 오지 않았다. 그녀는 탈수상태로 정맥수액치료를 치료받은 뒤 울혈성 심부전이 발생했다. 그런데 혼란스럽고 불안해하여 할로페리돌을 투여하였다. 그러자 화학적 억제로 인한 운동장애로 요실금 및 대변실금이 발생했으며 미골에 2단계 욕창이 생겼다. 그녀는 혼란 때문에 음식을 먹여줘야 하지만 거의 먹지 않았고 밤낮으로 일정 시간 잠을 자고 깨기를 반복하며, 깨어 있을 때 대부분 울고 있다.

표 4.1은 이러한 경우의 신체적 · 심리적 요인의 상호작용과 관련된 심각한 결과를 보여준다. 간호사는 개인의 취약한 점을 과도하게 강조해서는 안되며 그보다 환자의 강점과 능력을 확인하고 이를 바탕으로 간호계획을 세워야 한다. 그러나 M부인과 같은 상황에서는 표 4.1에서 확인된 결과에 대한 잠재적 문제를 인식해야 한다. 노인의 경우 어떤 문제의 원인은 관련된 다른 문제를 함께 고려할 때 잘 이해가 될 수 있다. 모든 환자의 신체적 · 심리적 · 환경적 측면 간의 상호관계를 신중하게 고려해야 한다.

질병 및 장애의 특성과 기능 상태에 미치는 영향

노화가 반드시 질병과 장애를 초래하는 것은 아니다. 그러나 만성 질환이 노인의 기능 저하에 대한 취약성을 증가 시킨다. 신체적 · 심리적 기능과 환경적 문제에 대한 종합적인 사정은 질병이 기능적 상태에 미치는 영향에 대한 단서를

표 4.1 변화요인이 기능 상태에 미치는 영향

변화요인	영향
시각 및 청각 손실	냉담 혼란, 지남력 상실 의존성, 통제력 상실
복잡하고 낯선, 익숙하지 않은 환경	혼란, 동요 의존성, 통제력 상실 수면장애 환경변화 스트레스
급성질환	이동성 장애 의존성, 통제력 상실 수면장애 욕창 부적절한 음식 섭취
약동학과 약력학	지속적인 혼란 약물독성 추가 이동성 장애, 기능상실, 장의 기능과 배변패턴의 변화 식욕부진은 상처 치유, 장기능, 에너지 수준에 영향을 미침: 탈수 수면장애

Adapted from Lueckenotte, A. G. (1998). 노인의 평가에 대한 포켓 가이드(3rd ed.). St. Louis, MO: Mosby.

제공할 수 있기 때문에 중요하다. 무기력, 요실금, 식욕 감소 및 체중 감소와 같은 모호한 징후 및 증상은 기능장애의 지표일 수 있다. 노인의 모호한 증상을 무시하면 신체적으로 약해질 위험이 높아진다. 독립적으로 생활하는 데 필요한 신체적 능력의 손상은 장기 치료가 필요한 주요 원인이 된다. 따라서 비특이적 징후와 증상에 대한 보고를 철저히 조사하여 기저질환이 노인의 허약에 영향을 미칠 수 있는지 여부를 확인하는 것이 중요하다.

노화에 따른 기능 저하와 생리적 예비력 감소는 노인을 취약하게 만들 수 있으며, 나이가 들수록 위험은 증가한다. 그러나 정상적인 노화와 질병 또는 장애 지표는 구분이 쉽지 않고 간호사와 노인 모두 모호한 징후와 증상을 정상적인 노화과정이나 단순히 "늙어가는 것"으로 잘못 판단하기도 한다. 그러므로 간호사는 치료 가능한 상태를 놓치지 않도록 질병이나 장애의 지표가 될 수 있는 것과 "정상적인"것을 반드시 구분해야 한다.

연령 관련 변화

생리적 기능 저하와 질병 유병률 증가는 모든 형태의 스트레스에 대한 신체의 반응 능력이 감소한 결과이다. 일반적인 생리학적 변화에는 신장과 간 혈류 및 질량 감소, 제지방 체질량 및 근육질량 감소, 체수분 감소 및 지방조직 증가 등이 있다. 이로 인해 약물에 대한 약동학 및 약력학적 반응이 변화할 수 있다. 나이가 들어감에 따라 면역체계는 T세포 및 B세포 기능이 떨어져 침입하는 미생물에 반응하는 능력이 감소한다. 또한 개인이 노화함에 따라 세포 DNA 손상이 증가하고 이러한 손상을 복구하는 능력이 감소하여 암에 더 취약해진다. 압력수용기는 생리적 변화에 대한 반응이 감소하여 노인의 실신 위험이 증가한다. 당뇨병의 발병률은 인슐린 저항성과 내당능장애로 인해 증가한다.

중요한 점은 노인이 젊은 성인보다 급성 질병, 출혈, 병원의 첨단기술 환경 또는 기타 다른 문제를 관리하는 능력이 저하된다는 것이다. 따라서 간호사는 노인의 신체적 · 심리사회적 · 환경적 스트레스 요인과 그들의 신체적 · 인지적 증상에 대해 사정하는 것이 중요하다.

질병의 비전형적인 표현

노인의 신체적 · 심리적 건강상태를 결정하는 것은 쉽지 않다. 질병의 모호한 징후와 증상은 임상검사 수치 및 약물 용량에 대한 변경과 함께 노인의 진단과 치료를 어렵게 만든다. 나이가 들면 생리적 예비량이 감소하여 질병에 대해 즉각적으로 반응하지 않는다. 감소된 예비량은 노인의 일상 생활에는 특별한 문제를 일으키지 않으나 신체적 · 정서적 스트레스를 받으면 징후나 증상이 나타날 수 있다.

노인에게 나타나는 징후와 증상은 병태생리학 교과서에 제공된 "전형적인" 예와 다를 수 있다. 예를 들어, 폐렴의 경우 노인은 전형적인 객담을 수반하는 기침 대신 마른 기침이 나타날 수 있다. 심근경색의 경우 흉통이 전혀 없을 수도 있다(표 4.2). 간호사는 이러한 모든 비전형적인 양상에 대처하기 위해 신중하고 철저한 사정과 분석을 해야 한다.

간호사는 노인을 돌볼 때 동질성보다는 개인간 차이를 고려해야 한다. 각 개인의 삶의 경험, 강점, 문화적 관행, 가치 및 신념의 독창성을 존중하고 그러한 경험이 만들어낸 개성을 보존하는 것이 중요하다. 노인의 경험은 간호사가 개별화된 간호계획을 세우는 배경이 된다.

표 4.2 노인 질병에 대한 비전형적인 표현

문제	성인 환자의 전형적 표현	노인 환자의 표현
요로감염	배뇨장애, 빈뇨, 급뇨, 야간뇨	배뇨장애, 빈뇨, 급뇨는 거의 없음; 때때로 야뇨증은 나타남. 실금, 섬망, 낙상, 현기증, 혼돈, 피로, 쇠약 및 식욕부진은 다른 징후임.
심근경색	심한 흉골하 통증, 발한, 메스꺼움, 호흡곤란	때로는 흉통 없음; 턱, 목, 어깨, 상복부 부위에 비전형 통증이 나타남. 호흡곤란이 있을 수도 있고 없을 수도 있음. 다른 증후로 빈호흡, 부정맥, 저혈압, 안절부절못함, 실신, 혼미, 피로/쇠약이 나타남. 낙상이 전구증상이 될 수 있음.
폐렴	화농성 가래로 인한 기침, 오한 및 발열, 흉막통, 백혈구(WBC) 수 증가	기침은 경미하고 비생산적이거나 없을 수 있음; 오한과 발열 및/또는 백혈구 상승도 없을 수 있음. 호흡곤란, 약간의 청색증, 섬망, 거식증, 메스꺼움 및 구토, 혼란, 불쾌감 및 빈맥이 나타날 수 있음.
심장마비	호흡곤란 증가(좌위호흡, 발작성 야행성 호흡곤란), 피로, 체중 증가, 하지부종, 야뇨증, 비정상적 폐음	거식증, 혼란, 초조함, 약점, 안절부절못함, 섬망, 청색증, 낙상이 있을 수 있음. 기침으로 인한 호흡곤란이 보고되지 않을 수 있음.
갑상선 기능 항진증	열과민증, 초조함, 안구돌출증, 맥박 증가, 반사항진(과다반사), 떨림	미묘한 증상, 무기력, 쇠약, 우울증, 심방세동, 빈맥, 체중 감소, 피로, 심계항진, 떨림 및 심부전
갑상선 기능 저하증	쇠약, 피로, 냉증, 무기력, 피부 건조, 변비	종종 명백한 증상 없이 나타남; 인지기능장애, 피로, 식욕부진 및 관절통 일반적으로 섬망, 치매, 우울증/기면, 변비, 체중 감소, 근육 약화/불안정보행
우울	불쾌한 기분과 생각, 금단, 울음, 체중 감소, 변비, 불면증	전형적인 증상이 나타날 수도 있고 없을 수도 있음. 기억력 및 집중력 문제, 인지 및 행동 변화, 의존성 증가, 불안 및 수면 증가 근육통, 복통 또는 압박감, 헛배부름, 메스꺼움 및 구토, 구강건조 및 두통 울혈성 심부전, 당뇨병, 암, 전염병 및 빈혈 주의 심혈관 작용제, 불안 완화제, 암페타민, 마취제, 호르몬도 역할을 할 수 있음.

Modified from Besdine, R. W. (2016). 노인의 비전형적인 표현. Retrieved February 19, 2018, from http://www.merckmanuals.com/ professional/geriatrics/approach-to-the-geriatric-patient/unusual-presentations-of-illness-in-the-elderly; and Henderson, M. L. (1986). Altered presentations. American Journal of Nursing, 15, 1104.

근거 기반 실무

고령자의 비정형적인 질병 증상 인식

배경

급성 심근경색(AMI) 증상을 신속히 인식하고 응급실에서 인명 구조조치를 시작해야 생명을 구할 수 있다. 비전형적인 증상으로 응급실에 도착한 노인의 증상을 인지하는 것은 어렵다.

대상자 선정

홍콩의 3개 지역 병원의 심장병동에서 연구에 참여했다. AMI 진단이 확인 된 18세 이상의 환자로 이루어진 연속 샘플을 모집했다. 개발 코호트는 300명의 참가자로 구성되었다. 검증 코호트는 97명의 참가자로 구성되었다.

방법

위험 예측 모델 개발 연구로써, AMI 환자들 사이에서 비전형적인 증상을 예측하기 위한 위험 점수 시스템을 개발하고 검증하기 위해 설계되었다.

결과

비전형증상을 보인 개발 코호트 환자의 24.3%와 검증 코호트 환자의 24.7%가 있었다. 5개의 예측변수(75세, 여성, 당뇨병 진단, AMI 과거력, 고지혈증 병력 없음)가 비전형적인 급성 심근경색 표현에 통계적으로 유의미한 차이가 나타났다.

결론

AMI를 신속히 인식하고 인명구조 치료를 시작하는 것은 이환율과 사망률을 줄이는 데 중요하다. 비전형적인 표현의 예측인자를 발견하면 응급실에서 응급실간호사를 위한 급성 심근경색의 비전형적인 표현에 대한 인식을 개선할 수 있다.

From Li, P. W. C., & Yu, D. S. F. (2017). 급성 심근경색의 비전형적인 증상 인식: Development and validation of a risk scoring system. Journal of Cardiovascular Nursing, 32(2), 99–106. doi: 10.1097/JCN.0000000000000321. 32(2), 99–106. doi: 10.1097/JCN.0000000000000321

인지 사정

박스 4.1에서 볼 수 있듯이 섬망은 고령자에게 나타나는 가장 흔한 비전형적인 표현 중 하나이며, 다양한 잠재적 문제를 나타낸다. 간호사는 인지기능의 갑작스런 변화가 노화가 아닌 질병의 결과임을 고려하고 섬망과 함께 나타나는 질병을 간과하지 않도록 노인의 기본적인 정신상태를 아는 것이 중요하다. 박스 4.1은 간호사가 사정 중에 고려해야 하는 섬망의 원인을 설명한다.

노인을 사정하는 데 있어 어려운 측면 중 하나는 가역적인 섬망과 치매 및 관련 장애와 비가역적인 인지변화를 구별하는 것이다. 앞서 언급한 섬망의 특성과는 달리, 경계심이 많은 치매 환자의 인지기능은 계속 악화된다. 치매의 다른 진단적 특징으로는 학습 및 기억, 언어, 실행기능, 주의력, 지각 및 운동 능력, 사회적 상호작용의 결함과 함께 시간이 지남에 따라 상당한 인지 저하가 단서이다(UpToDate, 2018). 표 4.3은 섬망과 치매의 구별되는 특징을 보여준다. 섬망은 주로 주의력에 영향을 미치며 일반적으로 되돌릴 수 있으나, 치매는 기억에 영향을 미치며 되돌릴 수 없다.

섬망과 치매의 여러 관련 특성 때문에 노인 건강사정이 복잡할 수 있다. 섬망이 치매에 중복되는 것은 드문 일은 아니지만 새로운 질병의 증상이 강조되거나 가려져서 사정하기가 어려울 수 있다. 따라서 간호사는 섬망과 치매의 차이를

박스 4.1 입원 노인에서 볼 수 있는 섬망의 생리학적 · 심리적 · 환경적 원인

생리학적 원인

A. 원발성 뇌질환
  1. 비구조적 요인
  2. 구조적 요인
    a. 혈관기능부전–일과성 허혈발작, 뇌혈관사고, 혈전증
    b. 중추신경계 감염–급성 및 만성 뇌수막염, 신경매독, 뇌농양
    c. 외상–경막하혈종, 뇌진탕, 타박상, 두개내출혈
    d. 종양–일차 및 전이성
    e. 정상 뇌압수두증

B. 두개 외 질환
  1. 심혈관 이상
  2. 폐 이상
  3. 전신 감염 과정–급성 및 만성
  4. 대사장애
  5. 약물 중독–치료 및 약물 사용 장애
  6. 내분비장애
  7. 영양결핍
  8. 생리적 스트레스–통증, 수술
  9. 온도 조절의 변화–저체온증 및 고열
  10. 알려지지 않은 생리적 이상–때때로 의사(가짜)섬망으로 정의됨
    a. 감소된 심박출 상태–심근경색, 부정맥, 울혈성 심부전, 심장성 쇼크
    b. 말초혈관저항의 변화–증가 및 감소된 상태
    c. 혈관폐색–확산된 혈관 내 응고병증, 색전
    d. 부적절한가스 교환 상태–폐질환, 폐포저호흡
    e. 감염–폐렴
    f. 바이러스
    g. 세균성–심내막염, 신우신염, 방광염, 진균증
    h. 전해질 이상–고칼슘혈증, 저나트륨혈증 및 고나트륨혈증, 저칼륨혈증 및 고칼륨혈증, 저염소혈증 및 고염소혈증, 고인산혈증
    i. 산증 및 알칼리증
    j. 저혈당증 및 고혈당증
    k. 급성 및 만성 신부전
    l. 체적 고갈–출혈, 부적절한 수분 섭취, 이뇨제
    m. 간부전
    n. 포르피린증
    o. 처방약 남용
    p. 치료약물의 부작용
    q. 약물–약물 상호작용
    r. 비처방약의 부적절한 사용
    s. 중금속 및 산업 독극물 섭취
    t. 갑상선기능저하증 및 갑상선기능항진증
    u. 당뇨병
    v. 뇌하수체기능저하증
    w. 부갑상선기능항진증 및 부갑상선기능항진증
    x. 비타민 B 복합체
    y. 비타민 C
    z. 단백질

심리적 원인

1. 심한 정서적 스트레스–수술 후 상태, 환경 변화, 입원
2. 우울증
3. 불안
4. 통증–급성 및 만성
5. 피로
6. 슬픔
7. 감각 · 지각 결함–소음, 감각기능의 변화
8. 조병
9. 편집증
10. 상황적 장애

환경적 원인

1. 환경에 별 의미가 없는 낯선 환경
2. 감각박탈 또는 환경적 단조로움으로 인한 환경의 의미 부족
3. 감각과부하
4. 부동–치료, 물리, 약리학
5. 수면 부족
6. 시간공간적 기준점 부족

Modified from Foreman, M. D. (1986). 입원 노인의 급성 혼란 상태: A research dilemma. Nursing Research, 35(1), 34.

표 4.3 섬망과 치매 구별

임상소견	섬망	치매
시작	어떤 시작점과 함께 갑자기	시작점이 불확실하고 느리고 점진적임
지속	며칠에서 몇 주(더 길어질 수 있음)	일반적으로 영구적
원인	거의 항상 다른 상태(예: 감염, 탈수, 특정 약물의 사용 또는 금단)	일반적으로 만성뇌질환(예: 알츠하이머병, 루이소체치매, 혈관성치매)
과정	일반적으로 가역적	천천히 진행
야간 효과	거의 항상 더 나쁨	종종 더 나쁨
주의력	크게 손상됨	치매가 심해질 때까지 괜찮음
의식수준	다양한 장애 있음	치매가 심해질 때까지 괜찮음
정위	다름(다양함)	어려움이 있음
언어 사용	느리고 종종 일관성이 없고 부적절함	때때로 올바른 단어를 찾는 데 어려움이 있음
기억력	다름(다양함)	상실, 특히 최근의 일 기억 못함

rom the Merck Manual, edited by Robert Porter. Copyright 2014 by Merck Sharp & Dohme Corp., a subsidiary of Merck& Co, Inc, Kenilworth, NJ. Available at http://www.msdmanuals.com/professional. Accessed February 19, 2018

명확하게 이해해야 한다. 또한 환자와의 첫 만남 동안 전체적인 사정을 완료하기 보다는 환자의 가족과 친구를 통해 발병, 기간 및 관련 증상에 대한 자료를 종합적으로 수집한다.

개별적 간호사정

건강 사정은 병원, 가정, 사무실, 주간보호센터, 장기요양시설 등 간호사와 노인 간의 자유로운 정보교환에 도움이 되는 환경에서 진행해야 한다. 간호사는 신뢰와 배려, 비밀을 유지할 수 있는 분위기를 만들어야 한다.

노인간호 사정을 위한 환경은 노인의 감각 및 근골격계 변화를 포함하여 다음 사항을 고려한다.

- 환자가 이동보조기구를 사용하는 경우에는 적절한 공간을 제공한다.
- TV, 라디오, 구내전화 또는 기타 주변 활동에서 발생하는 소음과 주의산만을 최소화한다.
- 편하고 따뜻한 실내 온도를 설정하고 외풍이 없는지 확인한다.
- 조명은 직접 조명보다는 여러 개의 간접 조명을 사용하고 방향등이나 국소적인 조명은 피한다.
- 바닥, 벽, 천장 및 가구 등은 광택이 있거나 광택이 심한 표면을 피한다.
- 정보를 쉽게 교환할 수 있는 편안한 좌석에 환자를 배치한다.
- 화장실을 쉽게 이용할 수 있는지 확인한다.
- 물이나 기타 선호하는 음료를 이용할 수 있도록 한다.
- 의복과 소지품을 걸거나 보관할 장소를 제공한다.
- 절대적인 프라이버시를 유지한다.
- 노인의 에너지 수준, 활력, 속도 및 적응성을 고려하여 사정을 계획하고, 포괄적인 사정을 위해서는 두 번 이상의 만남이 필요할 수 있다.
- 인내심을 갖고 긴장을 풀고 서두르지 않는다.
- 환자가 질문과 지시에 응답할 시간을 충분히 준다.
- 침묵을 최대한 활용하여 환자가 응답하기 전에 생각을 정리할 수 있도록 한다.
- 한숨, 찡그린 얼굴, 과민반응, 몸을 가누기 위해 기대기, 머리와 어깨 떨구기, 점진적인 속도 저하와 같은 피로감이 커지는 표현에 유의한다.
- 환자가 최대한 활력이 넘칠 때 간호사정을 수행한다.

노인은 만성질환과 기타 장애가 있더라도 이에 적응하고 기능상태를 유지한다. 따라서 다음을 고려하여 잔존하는 기능을 정확히 측정해야 한다.

- 하루 중 시간을 달리하여 한 번 이상 평가한다.
- 가장 유리한 상황에서 노인의 기능을 측정한다.
- 목욕, 몸 단장, 식사시간 등 자연스러운 기회에 데이터를 수집한다.
- 보조감각장치(안경, 보청기) 및 이동장치(보행기, 지팡이, 의족)가 제자리에 있고 올바르게 작동하는지 확인한다.
- 가족, 친구 및 환자 치료와 관련된 중요한 사람들을 인터뷰하여 사정 자료를 검증한다.
- 환자의 참여를 높이기 위해 신체언어, 접촉, 눈맞춤 및 대화를 한다.
- 환자의 감정상태와 우려사항을 인식한다. 두려움, 불안 및 지루함으로 인해 기능적 능력이 축소 평가될 수 있다.

건강력

포괄적인 간호 중심 건강사정의 첫 번째 단계인 간호 건강력은 노인의 현재 및 과거 건강상태에 대한 주관적인 정보를 제공한다. 인터뷰는 간호사–환자의 치료적 의사소통의 기초를 형성한다. 자료를 수집하려면 노인과의 관계를 형성하는 것이 필수적이다. 간호사는 건강력에서 얻은 자료를 통해 추가 조사가 필요한 영역을 확인할 수 있다. 노인은 건강 문제에 대해 간호사와 이야기함으로 건강에 대한 인식을 높이고 건강교육의 주제를 확인할 수 있다. 마지막으로 환자의 병력을 체계적으로 기록하는 과정은 그간의 삶을 재검토하는 중재효과를 얻을 수 있다.

건강력 작성 양식은 다양하나 기본 구성요소는 유사하다. 노인의 간호 건강기록에는 기능적 · 인지적 · 정서적 · 사회적 복지에 대한 평가가 포함되어야 한다. 이러한 자료수집을 위한 특정 도구는 이 장의 뒷부분에서 설명한다.

노인 환자의 신체적 · 심리사회적 · 문화적 · 기능적 측면은 인터뷰 유형과 기법에 따라 적응이 필요하다. 노인에 대한 진정성과 노화에 대한 이론적 지식을 기반으로 인터뷰 과정은 개선될 수 있다.

상담자

환자로부터 의미 있는 자료를 도출할 수 있는 상담 능력은 노화 및 노인에 대해 상담자가 갖고 있는 태도와 고정관념에 따라 달라진다. 이러한 요소는 건강사정 중에 간호사와 환자 간 의사소통에 영향을 미치기 때문에 간호사는 이를 잘 알고 있어야 한다.

태도는 행동을 결정하는 것과 관련된 느낌, 가치 또는 신념이다. 만약 간호사가 노인은 건강하지 않고 명료하지 않으며 더 의존적이라는 태도를 가지고 있다면 이런 태도는 인터뷰에 반영될 것이다. 예를 들어, 간호사가 노인은 자가관리에 대해 의존성이 있다고 믿는 경우에 노인환자에게 자신의 강점과 능력에 대해 질문하지 않을 것이다. 결과적으로 부정확한 기능 사정으로 노인환자의 독립성 증진에 도움이 되지 않는다. 노인에 대한 신념과 고정관념 역시 간호사정에 영향을 미친다. 예를 들어, 노인이 성관계를 갖지 않는다고 믿으면 간호사가 환자의 성 관련 건강문제에 대해 묻지 않을 수 있다. 노인에 대한 지식 부족 이외에 간호사 스스로 노화에 대한 불안과 두려움이 있다면 노인에 대한 부정적인 태도, 신념 및 고정관념을 초래할 수 있다. 그러므로 간호사는 노화과정과 노인에 대해 정확한 지식을 습득해야 한다.

성공적인 인터뷰를 위해 간호사는 환자에게 인터뷰를 해야 하는 이유와 해당 양식에 대해 간략하게 설명해야 한다. 이것은 불안과 불확실성을 완화하고 환자는 이야기를 하는 데 집중할 수 있다. 가능한 경우 간호사와 만나기 전에 환자가 인터뷰 양식 중 일부를 작성할 수도 있다. 이를 통해 노인환자는 충분한 시간을 갖고 작성할 수 있으므로 건강 관련 자료수집이 수월해진다.

노인은 종종 길고 복잡한 역사를 가지고 있다. 목표 지향적 인터뷰 과정은 환자가 관련 정보를 공유하는 데 도움이 되지만 회상하는 경향은 환자가 주제에 집중하기 어렵게 만들 수 있다. 그러나 목적에 맞게 안내된 회상은 귀중한 자료를 도출하고 지원 치료 관계를 촉진할 수 있다. 이러한 기술을 사용하면 간호사가 환자로부터 필요한 정보의 수집과 개인적으로 중요한 것을 연결해야 하는 환자 사이에서 균형을 이루는 데 도움이 된다.

예를 들어, 환자는 관련성이 없어 보이는 사교모임에 대한 이야기를 할 수 있는데, 여기서 이용 가능한 자원에 대한 중요한 정보를 드러내어 체계를 뒷받침할 수 있을지도 모른다. 이전에 언급된 요소의 상호작용은 자료수집을 완료하기 위해 환자와 한 번 이상의 만남이 필요할 수 있다. 시간제한을 미리 설정하면 환자가 면담에 집중하는 데 도움이 되며 시간인식 감소 문제에도 도움이 된다. 환자의 시야 내에 읽기 쉬운 시계를 두는 것도 도움이 될 수 있다.

체계적인 인터뷰를 해야 할 필요성이 있기에 간호사는 환자에게 통제적인 행동을 보이는 경향이 있다. 환자의 편안함을 추구하고 자료를 함께 잘 공유하기 위해 간호사는 환자와 협력하여 인터뷰 과정을 설정해야 한다. 환자는 간호사가 존중으로 다른 사람을 대하며 돌보는 사람이라고 느껴야 한다. 환자가 의사결정 과정에 포함되었다고 느끼면 자존감이 향상된다.

인터뷰를 시작할 때 간호사와 환자는 세션에서 가장 효과적이고 편안한 거리와 위치를 결정해야 한다. 보고 들을 수 있는 능력은 노인과의 의사소통 과정에 매우 중요하며 장애를 설명하기 위한 적응에도 개인공간 요구사항을 고려해야 한다.

인터뷰 중에 적절한 접촉을 사용하면 첫 만남과 관련된 불안을 줄일 수 있다. 접촉의 중요성과 편안함은 매우 개별적이지만 노인은 그것을 필요로 하고 고마워한다. 접촉은 항상 존중과 배려, 감성을 전달해야 한다. 간호사는 친밀감을 좀 더 표시하기 위해 노인 환자가 다가오더라도 놀라지 않아야 한다.

마지막으로, 간호사가 가만히 앉아서 직접 대면하는 전통적인 인터뷰 방식으로 환자의 전체 이력을 얻을 필요는 없다. 사실, 이 방식은 상황에 따라 노인에게는 부적절할 수 있다. 간호사는 가능한 자연스러운 환경에서 얻을 수 있는 정보수집의 기회를 간과해서는 안 된다. 식사시간에 또는 심지어 게임, 취미 또는 기타 사회활동에 참여하는 동안에도 환자를 인터뷰하면 다양한 영역에 대해 보다 의미 있는 자료를 제공받을 수 있는 경우가 많다.

환자

노인 인터뷰에서 수집할 내용은 표 4.4와 같다. 간호사는 인터뷰 과정 동안 노인의 감각-지각 손상, 불안, 에너지 수준 감소, 통증, 건강문제, 회상하는 경향등을 관찰한다.

의료정보시스템

노인 면담시 의료정보시스템을 사용할 경우 키보드나 모니터를 가능한 한 노인과 마주할 수 있는 위치에 둔다. 환자와 의료진과의 눈맞춤은 의사소통의 중요한 구성이다. 노인과 대화하기 전에 의료정보시스템에 많은 데이터를 입력한 다음, 노인과의 눈맞춤 및 개인적인 유대감을 유지하기 위해 대화와 데이터 입력을 번갈아가며 한다. 인터뷰를 마치며 의료정보시스템의 정보를 공유하여 노인이 의료계획 과정에 참여한다고 느낄 수 있도록 한다.

건강기록 구성요소

박스 4.2는 건강기록의 기본 구성요소에 대한 간략한 개요이다. 가능하면 이전 기록을 참조하여 인터뷰 시간을 최소화한다.

환자 정보 및 인구학적 자료

이것은 노인에 대한 기본적인 자료이며 정보 출처를 확인하여 신뢰성을 확보한다. 노인의 인지능력 저하로 정확한 정보를 제공받지 못하는 경우에는 가족, 친구 또는 기타 의료기록과 같은 보조자료를 참조한다. 존엄사의 뜻을 밝힌 유언장, 건강 및 재정에 대한 위임장, 사전의료의향서 작성 여부는 명확하게 확인한다.

가족 정보

직계가족에 대한 정보는 누가 노인과 함께 살고 있는지 또는 누가 노인의 중요한 지원체계인지에 대한 간략한 개요를 제공한다. 이 데이터는 또한 가족과 연관된다.

직업 정보

이전 직업에 대한 정보를 통해 간호사는 노인의 건강 위험 또는 위험에 대한 노출, 생활양식 또는 사회적 활동 패턴, 지적 수준에 대해 파악할 수 있다. 또한 퇴직에 대한 걱정과 일상생활 요구를 충족시킬 수 있는 적정 소득 수준도 확인할 수 있다. 재정 자원과 건강은 상호 의존적인 관계를 맺고 있다.

생활환경 정보

노인을 위한 간호중재는 생활환경을 고려하여 계획되어야 한다. 기능, 안전 및 보안, 웰빙 정도는 노인의 생활환경에 따라 영향을 받는다.

취미 또는 여가활용

노인이 긴장을 풀고 즐겁게 지내기 위해 무엇을 하는지, 여가시간을 어떻게 사용하는지 파악한다. 이는 노인의 사회적 · 정서적 측면에 대한 정보를 제공한다.

사용된 자원 또는 지원 시스템

간호사정을 통해 노인이 이용하는 의료 및 관련 서비스와 이에 대한 노인의 인식, 건강 유지 및 개선의 중요성에 대한 태도를 확인한다. 교회를 포함한 모든 종교는 평가해야 할 중요한 영역이다. 교회에서 가족처럼 지내는 사람들은 노인 건강에 영향을 미치는 중요한 요인 중 하나이다.

일방적인 하루에 대한 기술

노인의 24시간 활동을 확인하면 건강한 생활을 지원하거나 방해하는 습관에 대한 자료를 확인할 수 있다. 환자가 수

표 4.4 병력청취에 영향을 미치는 환자 요인과 권장사항

요인	권장사항
시각장애	• 상담자는 환자의 전체적인 시야 안에 들어오도록 한다. • 눈부심을 피하고 확산되고 밝은 빛을 제공한다. • 환자의 안경이 사용 가능하고 깨끗한지 확인한다. • 말할 때 환자를 향하고 입을 가리지 않는다.
청각장애	• 적당한 속도로 분명하고 낮은 톤으로 환자에게 말한다; 입을 가리지 않는다. • 특별한 주의를 기울이고 발음을 정확하게 한다. • 환자가 처음에 질문을 이해하지 못하는 경우 반복해서 다시 말한다. • 환자가 좀 더 잘 들을 수 있는 귀를 향해 말한다. • 주위 환경의 소음을 줄인다. • 환자의 보청기가 제대로 착용되고 작동하는지 확인한다.
불안	• 환자에게 질문에 답할 수 있는 충분한 시간을 준다. • 환자의 불안을 함께 인지함으로써 신뢰와 유대감을 형성한다. • 인터뷰에 대한 상호 기대치를 결정한다. • 환자에 대해 알고 싶다는 관심이 있음을 나타내는 개방형 질문을 사용한다. • 왜 정보가 필요한지 이유를 설명한다. • 대화 형식을 사용한다. • 어느 정도 삶의 회상을 허용한다. • 커피나 차, 혹은 스프를 제공한다. • 환자의 이름을 자주 부른다.
에너지 수준 감소	• 주의력을 높이기 위해 편안한 자세를 제공한다. • 평가를 위해 두 번 이상의 만남을 가진다; 만남의 횟수를 다양하게 한다. • 미묘한 피로의 징후, 집중할 수 없음, 집중력 감소, 안절부절못함 혹은 자세에 주의한다. • 인내심을 가진다; 인터뷰 속도를 늦춘다.
통증	• 통증을 줄이기 위해 환자를 편안하게 배치한다. • 환자에게 통증 정도를 물어본다. 인터뷰나 일정 변경 전에 물어본다. • 적절한 접촉을 통해 편안하게 소통한다 • 주의를 분산시키는 기술을 사용한다. • 편안하고 "따뜻한" 환경을 제공한다.
여러 상호 관련된 건강문제	• 신체조직과 정서적 · 인지적 기능에 대한 주관적이고 객관적인 단서에 주의한다. • 환자에게 신체적 · 심리사회적인 건강문제의 우선순위를 정할 수 있는 기회를 제공한다. • 여러 질병으로 인해 장애에 대해 안심시키고 지지해준다. • 보고된 모든 증상에 대해 전체 분석을 완료한다. • 새로운 증상이나 증상의 변화를 보고할 때 주의한다. • 한 번 이상의 인터뷰 시간을 갖는다. • 오래된 기록, 가족, 친구 또는 동료와 자료를 비교하고 검증한다.
회상하는 경향	• 중요한 정보를 수집하기 위해 추억을 구조화한다. • 회상을 통해 제기된 문제에 대해 관심과 우려를 표현한다. • 환자 삶의 중요성과 기간을 인식하기 위해 기억을 연대기적 관점으로 둔다.

From Lueckenotte, A. G. (1998). 노인 사정에 대한 포켓 가이드 (3판.). St. Louis, MO: Mosby.

행하는 일상적인 활동을 분석하면 나중에 계통별 검사에서 나타나는 증상을 설명할 수 있다. 노인의 생활습관 및 정신적 차원에 대한 단서도 확인할 수 있다.

현재 건강상태

노인이 1년 전과 지난 5년 간 자신의 건강에 대해 어떻게 인식하는지 파악하는 과정에서 노인의 신체적 상태를 확인할 수 있다. 간호사는 노인의 반응에 따라 건강 유지, 개선 또는 회복이 필요한지 판단할 수 있다.

박스 4.2 간호 건강 기록의 기본 구성 요소

환자 정보/인구학적 자료: 주소 및 전화번호; 생년월일과 장소, 나이; 성별; 인종; 종교; 결혼 상태; 교육; 가장 가까운 연락 담당자의 이름, 주소 및 전화번호, 사전의료의향서

가족 정보: 가족구성원의 이름과 주소, 사망한 배우자와 자녀의 사망 연도 및 원인

직업 정보: 현재 근무 또는 은퇴 상태, 이전 직업, 수입원 및 필요의 적절성에 대한 인지

생활환경 정보: 주거 유형; 거주하는 방, 층 및 사람의 수; 사생활 보호 정도; 가장 가까운 이웃의 이름, 주소 및 전화번호

취미/여가활용 정보: 취미 또는 관심사, 조직 회원, 휴가 또는 여행

사용 된 자원 / 지원 시스템: 진료받은 의사, 병원, 클리닉 및 기타 지역사회서비스의 이름

일반적인 하루에 대한 기술: 각 활동에 소요된 유형 및 시간

현재 건강 상태: 지난 1년 및 5년 동안의 건강에 대한 인식, 건강검진, 주요 불만 및 전체 증상 분석, 처방 및 자가처방 약물, 예방접종, 알레르기, 식사 및 영양 패턴에 대한 설명

과거 건강 상태: 이전의 질병, 외상성 부상, 입원, 수술, 산과 병력

가족력: 직계 및 살아 있는 친척의 건강상태, 직계 친척의 사망원인, 특정 질병 및 장애 위험에 대한 조사

계통별 검토: 머리부터 발끝까지 모든 신체조직에 대한 검토 및 건강 증진 습관 검토

문화인식

건강지식

건강지식은 “개인이 적절한 건강관련 결정을 내리는 데 필요한 기본 건강정보와 서비스를 얻고, 처리하고, 이해할 수 있는 능력”이다.

고령자의 약 60%가 건강에 대한 지식이 부족하며, 노인이 고등학교 학력 미만이고 소수민족의 경우 비율이 증가한다. 제한된 건강지식은 사망위험 증가, 퇴원 시 처방약에 대한 이해 부족, 예방 건강서비스 사용 제한과 연관이 있다.

학습자 주도 재교육을 보편화하고 6학년 읽기 수준과 노인이 선호하는 언어로 교육을 제공해야 한다.

간호사는 노인의 언어를 통해 노인이 의료서비스를 찾는 이유를 확인할 수 있다. 노인이 불쾌감을 나타내는 용어는 피하여 질문하는 것이 좋다. 증상이 원인인 경우에는 일반적으로 증상이 발현된 기간도 포함한다. 수집한 정보는 표 4.5와 같다. 노인이 특정 증상을 나타내지 않고 광범위한 건강문제가 있는 경우 간호사는 잠재적인 간호중재를 설정하기 위해 이러한 문제를 식별해야 한다.

노인의 현재 건강상태에 대한 지식과 이해에 대한 정보는 간호사로 하여금 가능한 건강 교육 및 강화 영역에 집중하고, 자원에 대한 노인의 접근과 사용을 확인하며, 대처 유형

표 4.5 증상 분석 요인

증상의 차원	물어볼 질문
1. 위치	• 어디서 느껴지십니까? • 다른 부위로 이동합니까? • 부위에 열감이 납니까? • 어디가 아픈지 보여주세요.
2. 특성	• 어떤 식으로 느껴지십니까?
3. 심각정도	• 1~10점에서 10점이 최고의 고통이라면 지금 겪고 있는 불편함을 어떻게 평가하시겠습니까? • 이것이 일상적인 활동을 어떻게 방해합니까? • 얼마나 심각합니까?
4. 시기	• 언제 처음으로 통증이 발생했습니까? • 얼마나 오래 지속됩니까? • 얼마나 자주 발생합니까?
5. 환경(장소)	• 특정 장소 또는 특정 상황에서 발생합니까? • 특정 활동과 관련이 있습니까?
6. 악화 또는 완화 요인	• 무엇이 증세를 완화시킵니까? • 무엇이 증세를 악화시킵니까?
7. 관련 증상	• 이 증상으로 발생하는 다른 변화가 있습니까?

From Barkauskas, V. H., et al. (1998). 건강 및 신체 평가(2판). St. Louis, MO: Mosby.

및 전략을 발견하고, 건강행동 패턴을 결정하는 데 도움을 제공한다. 건강문제 및 의학적 진단과 관련된 기능적 능력에 대한 노인의 인식은 신체적 · 사회적 · 정서적 · 인지적 안녕에 대한 전반적인 통찰력을 제공한다.

약물

노인이 복용중인 약물에 대한 사정은 노인이 복용하는 모든 처방약과 일반 의약품을 가져오도록 하여 이루어진다. 간호사는 노인의 약물 및 기타 관련 제품 사용에 대해 문의하고 각 약물을 경구, 국소, 흡입 또는 기타 경로로 어떻게 복용하는지 확인해야 한다. 이를 통해 간호사는 노인이 복용중인 약물의 종류를 확인할 수 있고, 여러 의사의 진료와 약국 이용을 파악할 수 있다. 또한 이는 간호사가 노인의 약물복용 패턴(순응도 포함), 약물에 대한 지식, 약물 만료일 및 약물 상호작용의 잠재적 위험을 결정하는 데 도움이 된다.

예방접종 및 건강검진 상태

노인의 예방접종 상태는 특히 중요하다. 파상풍 및 디프테리아 톡소이드(Td) 부스터는 10년 간격으로 권장한다. 60세

이상은 수두에 걸렸는지 여부에 관계없이 대상포진 예방접종을 받아야 한다. 한때 잘 통제되었던 결핵의 빈도도 증가하여 이전에 결핵 병변이 있는 노인은 노화 관련 면역체계 변화, 만성질환 및 영양 부족으로 인해 결핵이 재활성화 될 수 있다. 허약하고 시설에서 생활하는 노인은 특히 취약하여 매년 투베르쿨린반응(PPD) 검사를 통해 결핵 노출이나 활동성 유무를 확인해야 한다.

알레르기

노인의 약물, 음식, 기타 접촉 및 환경 알레르기를 파악하는 것은 간호중재 계획에 필수적이다. 알레르기원(알레르기 유발 항원)에 대한 노인의 반응과 일반적인 치료를 기록하는 것이 특히 중요하다.

영양물 섭취

24시간 식이회상법은 "빈" 칼로리 섭취, 처방된 식이요법 준수, 비정상적이거나 "유행" 식이요법을 포함하여 일일 요구량 섭취에 대한 정보를 제공하는 유용한 선별도구이다. 간호사는 식사와 간식을 먹는 시간도 평가해야 한다.

24시간 회상법으로 확인할 수 없거나 수집한 정보가 더 많은 의문을 불러일으키는 경우 환자가 선택한 기간 동안 음식일기를 작성하는 방법을 선택할 수 있다. 노년층의 식단은 고령, 다발성 만성질환, 재정적 자원 부족, 이동성 장애, 치아 건강 문제 및 외로움으로 인해 영양학적으로 부적절할 수 있다. 식이회상법 및 음식일기는 환자의 전반적인 건강과 웰빙을 반영하는 영양 평가 자료를 제공한다.

이전 건강상태

개인의 현재 건강상태는 과거 건강상태에 따라 달라질 수 있으므로 아동기 질환, 중증 또는 만성 질환, 외상, 입원, 수술 및 산과 병력에 대한 데이터를 수집한다. 홍역, 유행성 이하선염, 풍진, 수두, 디프테리아, 백일해, 파상풍, 류마티스열, 소아마비의 병력을 파악하여 향후 건강문제에 대한 잠재적인 위험요인을 파악해야 한다.

노인은 어떤 질병이 심각한 것인지 알지 못하거나 특정 질병의 병력에 대해 묻는 것이 왜 중요한지 완전히 이해하지 못할 수 있다. 이 경우 간호사는 노인에게 특정 질병의 병력에 대해 구체적으로 물어보는 이유를 설명한다.

이전에 부상을 당한 경험이 있다면 날짜, 시간, 장소, 상황 및 사건이 노인의 전반적인 기능에 미치는 영향을 기록해야 한다. 이전 입원, 수술 및 산과 병력에 대해 수집된 정보를 바탕으로 노인의 건강상태를 파악하려면 추가 자료가 필요할 수 있다.

가족력

가족 건강기록의 수집은 위험을 식별하고 예방 서비스의 필요성을 결정하는 목적으로 시행하며, 이는 환경적 혹은 유전질환 및 가족 성향에 대한 중요한 정보를 제공한다. 가족의 건강을 조사할 때 간호사는 전반적인 건강 상태, 질병 또는 질병의 존재 여부 및 연령(사망한 경우 사망원인)을 기록해야 한다. 이러한 데이터를 수집함으로써 간호사는 가족 지원 시스템의 존재와 정도를 식별할 수도 있다. 자료는 일반적으로 가계도 형식으로 기록된다.

계통별 검토

계통별 검토는 일반적으로 각 신체기관 내에서 주요 증상의 유무를 확인하기 위해 머리부터 발끝까지 하는 검사이다. 일반적인 용어로 노인에게 질문하여 증상 분석과 증상의 과정을 명확히 하는 것이 중요 하다(표 4.5 참조). 혼란을 줄이고 정확한 자료수집을 보장하기 위해 간호사는 노인에게 한 번에 하나의 정보만 요청한다. 이러한 계통별 검토를 통해 집중해야할 부분이 어딘지 확인할 수 있다.

신체사정

신체사정에서 얻은 객관적인 정보는 주관적 자료에 추가하여 간호 진단, 계획 수립, 중재 개발 및 간호평가를 위한 기초 역할을 한다.

신체사정은 일반적으로 건강력 이후에 수행된다. 간호사는 (1) 환자의 강점과 능력, 장애와 한계를 결정할 수 있도록 체계적이고 신중해야 한다. (2) 주관적인 결과를 확인하고 객관적인 지원을 얻는다. (3) 이전에 알려지지 않은 객관적인 자료를 수집한다.

신체사정의 일부를 조합하는 정형화된 방법은 없으나 일반적으로 머리부터 발끝까지 접근하는 것이 효율적이다. 그러나 노인의 개별성을 고려하여 수행할 검사의 유형과 방법은 다양하게 정한다.

예를 들어, 심부전 진단을 받고 급성 병원에 입원한 노인은 활동을 증진하기 위해 처음에는 호흡기 및 심혈관계 평가가 필요하다. 반면 가정간호 환경에서는 노인의 낙상 관련 부상 가능성과 자가관리 작업 수행 능력을 결정하기 위한 우선순위가 된다. 장기치료 환경에서는 허약하고 움직이지 않는 환자의 욕창 발생 위험과 필요한 예방조치를 결정하기 위해 초기 피부 사정이 필요하다.

모든 상황에서 신체사정은 중요하며 우선순위는 환자와 환경에 따라 결정한다. 상황의 긴급성, 문제의 급성 또는 만성적 성격, 영향을 받는 신체계통 측면에서 문제의 정도, 어디서부터 시작해야 할지 결정하는 데 있어 신체적 · 심리적 요인의 상호 관련성 측면에서 이미 얻은 주관적인 노인 자료도 고려해야 한다.

SPICES는 사망 위험이 증가하는 것으로 확인 된 6가지 영역에서 필요한 정보를 수집하는 데 도움이 되는 약어이다. SPICES의 약자는 다음과 같다.

- 수면장애(Sleep disorder): 노인이 보통 얼마나 수면을 취하는지 물어본다.
- 식사 관련 문제(Problems with eating or feeding): 환자에게 왜 식사를 하고 싶지 않은지 물어본다.
- 요실금(장 또는 방광)(Incontinence): 환자가 보통 제 시간에 화장실에 가는지 물어본다.
- 혼란(Confusion): 관찰 및 적절한 평가도구 사용을 통해 평가한다.
- 낙상정보(Evidence of falls): 환자에게 얼마나 자주 넘어지는지 물어본다.
- 2차 출처(예: 가족, 돌봄제공자 또는 장기요양시설)에서 추가 자료를 얻는다.
- 욕창(Skin breakdown): 적절한 평가도구를 사용하여 위험요소를 평가한다.

이 도구를 사용할 때 어떤 영역에서든지 변경이 있으면 표시된 영역에서 추가적인 사정을 해야 한다(Fulmer, 2007).

일반적인 지침

사용된 접근방식과 순서에 관계없이 노인의 신체평가에는 다음 원칙이 고려되어야 한다.

- 노인은 건강사정이 처음일 수 있으므로 각 단계를 설명하고 안심시켜야 한다. 간호사는 노인의 불안이나 두려움을 완화하기 위해 따뜻함과 성실함, 관심을 보여야 한다.
- 노인의 에너지 수준에 유의해야 한다. 한 번의 면담으로 모든 내용을 사정할 수 없으므로 가장 중요한 부분을 먼저 사정한다. 일반적으로 머리부터 발끝까지 평가를 수행하는 데 약 30~45분이 소요된다.
- 노인의 사생활을 보호한다. 가운으로 갈아입을 때 개인 프라이버시를 유지한다; 도움이 필요하면 노인의 몸이 노출되거나 당황하지 않도록 주의하여 도와준다.
- 노인을 편안하게 가려준다. 불필요하게 신체부위를 노출하지 않는다. 검사할 부분만 노출하도록 한다.
- 평가를 순서대로 수행하여 자세변경을 최소화한다. 움직임과 힘의 범위가 제한된 노인은 도움이 필요할 수 있다. 노인이 신체부위 사정을 위한 일반적인 자세를 취할 수 없는 경우 대체 자세로 변경할 준비를 한다.
- 간호사와 노인의 움직임을 최소화하는 효율적인 평가 순서를 개발한다. 노인의 한쪽(일반적으로 오른쪽)에서 작업하면 효율성이 향상된다.
- 노인이 편안한지 확인한다. 담요나 베개를 제공한다.
- 각 단계를 간단한 용어로 설명한다. 필요한 동작을 수행

문화인식

영양 요구에 대한 문화적 평가

- 음식과 식사의 의미는 무엇입니까?
- 다음 기간 동안 무엇을 먹습니까?
- 일반적인 하루는 어떠합니까?
- 종교적 휴일과 같은 특별 행사가 있습니까?(예: 무슬림은 라마단 기간에 금식하고, 가톨릭 신자는 사순절 기간 동안 금요일에 고기를 먹을 수 없다.)
- 음식을 어떻게 정의합니까?(어떤 사람들에게는 음식이 생존을 의미할 수 있고, 다른 사람들에게는 음식이 지위를 반영한다. 음식은 즐거움이거나 공동체를 의미할 수 있다.)
- 식사 시간과 순서는 어떻게 됩니까?
- 보통 누구와 함께 식사합니까?(예: 혼자, 같은 성별의 다른 사람과, 배우자와 함께)
- "건강한" 식단과 "건강하지 않은" 식단을 무엇이라고 생각합니까?
- 어디에서 주로(예: 민족 식료품점, 가정의 정원, 식당) 식품을 구입합니까? 일반적으로 식료품 쇼핑은 누가 합니까?
- 음식은 어떻게 준비합니까?(예: 준비 유형, 사용된 식용유, 음식 조리시간, 준비 전, 중, 후에 첨가되는 양념의 양과 유형)
- 채식주의 또는 알코올성 음료 금지와 같은 관행을 따르나요?
- 종교적 신념과 관행이 노인의 식이요법이나 식습관에 영향을 미칩니까?(예: 허용되는 식품 또는 조합의 양, 유형, 준비 또는 지정) 노인에게 관행을 설명하도록 한다.

하기 위한 명확하고 간결한 지시과 지침을 제공한다.

- 발생할 수 있는 불편함을 미리 알려준다. 친절하게 대한다.
- 고통스러운 부분은 마지막에 검사한다.
- 노인을 안심시키기 위해 가능하면 결과를 공유한다. 노인이 질문하도록 격려한다.
- 평가를 수행하는 동안 일어날 수 있는 "가장 잘 배울 수 있는 순간"을 활용한다(예: 유방 자가검진).
- 선택한 결과를 기록할 표준양식을 개발하여 측정한 데이터를 가능한 신속하게 기록한다.

장비 및 기술

노인은 신체사정 중에 쉽게 피로해질 수 있으므로 간호사는 사정을 시작하기 전에 모든 장비의 기능이 적절하게 작동하는지 확인하여 불필요한 지연을 방지해야 한다. 장비를 손이 쉽게 닿을 수 있는 위치에 사용할 순서대로 배치한다. 검사, 촉진, 타진, 청진의 전통적인 기술은 노인에게도 적용하며 일부 지역에서는 연령에 따라 다르게 적용하기도 한다.

추가 사정 방법

표준화된 도구와 기능상태 측정은 헬스케어제공자가 질병, 인지 변화 및 기타 장애에도 불구하고 독립적으로 기능할 수 있는 노인의 능력을 객관적으로 판단할 수 있도록 한다. 이러한 평가에는 노인의 일상생활수행능력(ADL) 및 도구적 일상생활수행능력(IADL)을 수행할 수 있는 능력과 노인의 인지, 정서 및 사회적 기능 수준에 대한 결정이 포함된다. 이러한 추가 데이터를 확보하면 모든 상호 관련된 변수가 노인의 전체 기능에 미치는 영향을 보다 포괄적으로 볼 수 있다.

기능상태 평가

기능적 상태는 노인의 삶의 질에 중요한 요소로 간주된다. 기능적 상태를 평가하는 것은 노인에 대한 전반적인 임상평가의 필수적인 부분으로 오랫동안 여겨져 왔다. 기능상태 평가는 기본적 일상생활수행능력(ADL) 및 독립생활을 위해 더 복잡한 활동이 필요한 도구적 일상생활수행능력(IADL)을 수행하는 노인의 능력을 측정한 것이다. 이러한 영역에서 기능적 독립성의 정도를 결정하면 노인의 능력과 한계를 판단하여 적절한 중재를 계획할 수 있다.

노인의 상황에 따라서 정확한 결과를 보장하기 위해 노인을 테스트해야 하는 횟수를 정할 뿐 아니라 사용되는 측정기구나 도구의 위치와 시간도 결정해야 한다. 많은 도구를 사용할 수 있지만 간호사는 진료 환경과 관련된 신뢰도와 타당도가 높은 사정 도구를 사용한다.

카츠의 일상생활수행능력 측정도구(Katz et al., 1963)(그림 4.1)는 노인 및 만성질환자의 치료 결과와 예후를 결정하는 데 널리 사용되는 도구이다. 이 지수는 목욕, 옷 입기, 화장실 가기, 이동, 배설, 식사의 6가지 기능에서 수행의 적절성을 평가한다. 각 기능에 대해 독립성 또는 의존성에 대한 점수를 부여하는데, 각 종속 항목에 대해 1점이 부여된다. 전혀 도움 없이 기능을 수행할 수 있는 사람만이 독립적으로 평가된다. 실제 사정 양식은 평가자에게 종속 항목이 어떻게 결정되는지 보여준다. ADL 도구는 특정 시점에서 노인의 기능 수준을 설명하고 기능 회복을 위한 치료의 효과를 객관적으로 측정하기 때문에 간호사에게 유용한 도구이다. 이 도구는 시행하는 데 약 5분이 걸리며 대부분의 상황에서 사용할 수 있다.

대부분의 건강관리환경에서 노인은 기능적 상태 평가의 혜택을 받지만, 급성관리 환경의 노인은 고령, 민감성 정도, 동반 질환, 요실금, 낙상, 섬망, 진료나 치료과정에 생기는 다중약물 사용에 대한 위험이 있으므로 노인의 기능사정이 반드시 필요하다. 공격적인 치료 개입, 침상안정, 운동 부족, 불충분한 영양 섭취 및 병원성 감염을 포함하여 환경과 관련된 많은 외부 위험요인으로 인해 노년층의 입원 경험은 기능 및 자기관리능력의 상실을 유발할 수 있다. 박스 4.3은 급성기 입원중인 노인의 기능평가를 위한 임상 진료 프로토콜이다. 간호사는 노인의 기능을 평가하고 쇠퇴를 방지하기 위한 핵심적인 위치에 있다. 연구에 따르면 이러한 연령별 포괄적인 접근방식은 노인 입원과 관련된 이환율과 사망률을 감소시킨다.

간호사는 환자의 기본 능력을 결정하기 위해 신뢰할 수 있는 도구를 활용한다.

- 환경은 노인 기능 평가결과에 영향을 미친다.
- 환자의 정서 및 인지 상태가 수행능력에 영향을 미친다.
- 결과는 전체 사정의 한 부분을 나타낸다.

카츠의 기본적 일상생활수행능력 측정도구

활동 점수(1 혹은 0)	**독립적**	**의존적**
목욕하기 점수: ________	신체 일부분(등, 생식기 부위, 장애가 있는 사지)의 목욕만 도움을 받거나, 스스로 완전하게 목욕한다.	신체 한 부분 이상의 목욕에 도움을 받는다. 욕조에 들어가고 나오는 데 도움을 받거나, 혼자서 목욕할 수 없다.
옷 입기 점수: ________	옷장과 서랍에서 옷을 꺼낸다. 속옷과 겉옷을 입고, 보조기를 착용한다. 신발을 신는 것은 제외한다.	혼자서 입을 수 없거나 일부 옷을 입지 못한다.
화장실 가기 점수: ________	화장실에 가서, 변기에 앉을 수 있고 일어선다. 옷을 추스르고 뒤처리를 한다.	변기를 이용하거나 화장실을 가는 데 도움을 받는다.
이동하기 점수: ________	혼자 침대나 의자로 갈 수 있고 나올 수 있다. 기계적 보조기구는 이용해도 된다.	침상과 의자에서 이동하는 데 도움이 필요하다.
배설 조절 점수: ________	배변과 배뇨를 스스로 조절할 수 있다.	배변과 배뇨 조절을 가끔 실패하거나 전혀 조절하지 못한다.
식사하기 점수: ________	진료 환경과 관련된 신뢰도와 타당도가 높은 사정 도구를 사용해야 한다.	부분적 · 전체적인 도움이 필요하거나 비경구영양이 필요하다.

총 점수 = ________ 6 = 높음(독립적임) 0 = 낮음(매우 의존적임)

그림 4.1 카츠의 기본적 일상생활수행능력 측정도구 (Adapted from Katz, S., Down, T. D., Cash,H. R., & Grotz, R. C. [1970]. Progress in the development of the index of ADL. The Gerontologist, 10[1], 20–30. Copyright © The Gerontological Society of America.)

박스 4.3 실무 프로토콜의 간호표준 : 급성기 기능 평가

다음 간호 프로토콜은 간호사가 급성기 입원 중인 노인 환자의 기능을 모니터링하여, 악화를 방지하고, 노인의 기능을 유지하는 데 도움을 주기 위해 고안되었다.

목표: 간호의 목표는 신체 기능을 극대화하고 ADL 기능의 저하를 예방하거나 최소화하는 것이다.

I. 배경

A. 개인의 기능적 상태는 ADL을 안전하게 수행할 수 있는 능력을 나타낸다. 기능적 상태는 노인의 건강 또는 질병에 대한 민감한 지표이므로 중요한 간호 사정이다.
B. 일부 기능 저하는 신속하고 적극적인 간호중재를 통해 예방 또는 개선될 수 있다(예: 보행, 의사소통의 향상, 장비 적응).
C. 일부 기능 저하는 점진적으로 발생할 수 있으며 되돌릴 수 없다. 이러한 저하는 종종 파킨슨병 및 치매와 같은 만성 및 말기 질병 상태를 수반한다.
D. 기능적 상태는 생리적 노화 변화, 급성 및 만성 질환, 적응에 의해 영향을 받는다. 일부 기능 저하는 감염 (폐렴, 요로감염)과 같은 급성 질환의 초기 증상으로, 이런 저하는 일반적으로 되돌릴 수 있다.
E. 기능적 상태는 시각 및 청각을 포함한 인지 및 감각 능력에 달려 있다.
F. 기능 저하의 위험요소에는 부상, 급성질환, 약물 부작용, 우울증, 영양실조, 이동성 감소(신체 사용의 제한)가 포함된다.
G. 기능 저하의 추가 합병증으로는 독립성 상실, 사회화 상실, 장기적 시설 수용 및 우울증 위험 증가 등이 있다.
H. 기능 회복은 심혈관질환의 악화에서 회복하는 개인과 같이 건강 회복의 척도가 될 수도 있다.

II. 평가 매개변수

A. 노인에 대한 포괄적인 기능 평가에는 기본 ADL, 사회활동, 또는 IADL의 독립적인 수행이 포함된다. 이러한 작업을 수행하는 데는 지원, 감각 능력, 인지, 보행 능력이 필요하다.
  1. 기본 ADL
    a. 목욕
    b. 옷 갈아입기
    c. 몸단장(차림새)
    d. 먹기
    e. 조절(억제)
    f. 이동
  2. IADL
    a. 식사 준비
    b. 쇼핑
    c. 약물 관리
    d. 집안일(가사)
    e. 교통
    f. 금전관리
B. 노인 환자는 질병 자체보다는 자신이 얼마나 잘 기능할 수 있는지에 따라 건강을 바라본다.
C. 임상의는 기능상태와 최근 또는 점진적인 기능 저하를 문서화해야 한다.
D. 기능은 능력, 쇠퇴 혹은 진전 상황을 검증하기 위해 시간을 두고 평가되어야 한다.
E. 기능을 관리하기에 효율적이고 해석하기 쉬워야 하며 임상의에게 유용하고 실용적인 정보를 제공해야 한다.

(계속)

박스 4.3 실무 프로토콜의 간호 표준 : 급성 치료 기능 평가(계속)

F. 여러 분야의 팀과 회의 일정을 잡아야 한다.

III. 관리전략

A. 기능 극대화 전략
1. 개인의 일상을 유지한다. 환자가 신체활동과 사회화를 통해 신체적 · 인지적 · 사회적 기능을 유지하도록 돕는다. 보행을 격려한다. 반려동물을 포함하여 유연하게 방문을 허용한다. 신문을 읽도록 권장한다.
2. 독립 기능의 가치와 기능 저하의 결과에 대해 노인과 돌봄제공자를 교육한다.
   a. 독립 기능의 생리적 · 심리적 가치
   b. 급성질환과 관련된 가역적 기능 저하
   c. 기능 저하를 방지하기 위한 전략–운동, 영양, 사회화
   d. 저하 관리를 위한 지원 출처
3. 활동, 유연성 및 기능을 유지하기 위해 일상적인 운동, 운동범위, 보행을 포함한 활동을 장려한다.
4. 침상안정을 최소화한다.
5. 신체 사용 제한에 대한 대안을 탐색한다.
6. 노인 복용량에 향정신성 약물을 신중하게 사용한다.
7. 난간, 넓은 출입구, 높은 변기시트, 샤워시트, 밝은 조명, 낮은 침대, 의자가 있는 환경을 설계한다.
8. 운동, 물리치료 상담, 영양 증가를 통해 급성질환 후 개인이 기본 기능을 회복하도록 돕는다.
9. 기능 회복에 필요한 물리 및 작업치료에 대한 평가를 받는다.

B. 개인이 기능 저하에 대처하는 데 도움이 되는 전략
1. 다학제간 상담을 통해 노인과 가족이 현실적인 기능 능력을 결정하도록 돕는다.
2. 간호 및 재활 노력에도 불구하고 저하를 개선할 수 없는 경우 개인의 가족을 위해 돌봄제공자 교육 및 지원을 제공한다.
3. 모든 중재 계획과 환자 반응을 주의 깊게 문서화한다.
4. 환자의 장애와 관련된 기능 저하 원인에 대한 정보를 돌봄제공자에게 제공한다.
5. 낙상, 부상, 일반적인 합병증에 대한 안전 관리 요구를 해결하기 위한 교육을 제공한다. 안전을 보장하기 위해 대체 관리 설정이 필요할 수 있다.
6. 적절한 섭취를 보장하고 추가 저하를 방지하기 위해 충분한 단백질과 칼로리를 제공한다.
7. 기능 저하를 관리하기 위해 가정간호, 간호, 물리 및 작업 치료 서비스와 같은 간병인 지원 및 커뮤니티 서비스를 제공한다.

IV. 예상 결과

A. 환자는 다음을 할 수 있다.
1. 안전한 수준의 ADL 및 보행
2. 보조장치 및 환경 적응을 포함하여 안전과 독립성을 유지하기 위해 필요한 적응

B. 간호사는 다음을 보여줄 수 있다.
1. 기능 저하에 민감하거나 기능 저하를 경험하는 환자의 평가, 식별, 관리의 향상
2. 능력, 개입, 목표, 결과에 대한 지속적인 문서화
3. 기능을 위한 예방 및 회복 전략의 역량

C. 기관은 다음을 보여줄 수 있습니다.
1. 모든 치료 환경에서 기능 저하의 발생률과 유병률의 감소
2. 기능 저하와 관련된 이환율 및 사망률의 감소
3. 물리적 구속 감소
4. 섬망 발생 감소
5. 기본 기능 상태로 퇴원하는 환자율 증가
6. 재입원률 감소
7. 재활 서비스 사용 증가(작업 및 물리 치료)
8. 기능을 촉진하는 제도적 정책 및 프로그램 지원
   a. 돌봄제공자 교육
   b. 걷기 프로그램
   c. 자제 프로그램
   d. 자가섭취 계획
   e. 노인 그룹 활동

ADL, 일상 생활수행능력; IADL, 도구적 일상생활수행능력. Modified from Kresevic, D. M., & Mezey, M. (1997). Assessment of function: Critically important to acute care of elders. Geriatric Nursing, 18(5), 216.

인지 및 정서 사정

노인의 정신상태 사정의 목적은 환자의 인지기능 수준을 결정하기 위함이다(정신 또는 지적 기능과 관련된 모든 과정을 의미함). 일반적으로 면담 및 신체검진 시 사정하며, 평가는 자연스럽고 위협적이지 않은 방식으로 수행된다. 표 4.6은 정신상태 사정에서 평가되는 일반적인 영역이다.

노인 인지장애의 여러 가지 생리적 · 심리적 · 환경적 원인은 정신상태 장애가 정상적인 노화와 관련된 과정이라는 관점과 함께 불완전한 사정을 초래할 수 있다. 표준화된 검사는 다양한 인지기능을 평가하여 전반적인 기능 능력에 영향을 미치는 결함을 식별하는 데 도움이 된다. 정신상태에 대한 공식적이고 체계적인 평가는 간호사가 어떤 행동이 잘못되었는지 확인하고 중재가 필요한 여부를 판단하는 데 도움이 된다.

몬트리올 인지평가(MoCA) (그림 4.2)는 경미한 인지장애와 알츠하이머 치매에 대한 검사도구로 개발되었으며, 주의력, 집중력, 실행기능, 기억력, 언어, 시공간 구성능력, 개념적 사고, 계산 및 방향을 평가한다. 이 도구는 인지에 영향을 미칠 수 있는 다양한 장애를 다루면서 85세 이상의 노인을 대상으로 다국어로 광범위한 테스트를 실시한다. 가능한 총점은 30점이며 26점 이상은 정상으로 간주된다. 저수준 학력을 고려하여 4~9년의 교육을 받은 노인은 총점에 2

표 4.6 정신상태 사정

검진 구성요소	사정영역
일반적 외모	정신기능의 척도로서 신체적 외모, 움직임의 조정, 몸단장 및 위생, 표정 및 자세 관찰
각성도	의식 수준 기록(명료, 기면, 둔감, 혼미, 또는 혼수 상태)
기분 또는 감정	적절성, 정도 및 영향 범위에 대한 구두 및 비언어적 행동 기록
언어능력	언어의 이해와 사용 능력 평가(음량, 속도, 양, 자연스러움 정도 기록)
지남력	사람, 장소, 시간에 대한 인식 기록
주의와 집중	자극에 주의를 기울이거나 집중하는 능력 기록
판단	상황을 평가하고 적절한 반응 또는 대응을 결정하는 능력 기록
기억	데이터 또는 이벤트를 정확하게 기록, 유지, 회상할 수 있는 기능 확인(부가적인 자료 출처로 확인이 필요할 수 있음).
인지	망상의 유무 또는 시각 혹은 청각적 환각의 유무
사고내용과 과정	조직적이고 일관된 생각을 관찰; 명확하고 순차적이며 논리적인 방식으로 과거를 연관시키는 능력

점을 더한다. 학력이 10~12년인 노인은 총점에 1점을 더한다. 이 도구의 수정된 버전은 시각장애가 있는 노인에게 사용할 수 있다.

Mini-Cog는 간단한 기억력 평가와 시계 그리기 평가를 결합한 도구로, 빠르고 사용하기 쉬우며, 교육 수준이나 언어에 상대적으로 영향을 받지 않는다. 또한 인지장애를 정확하기 식별하기 위해 사정 시간이 많이 소요되는 도구만큼이나 효과적이다.

정서상태측정도구는 많은 사람이 흔히 겪는 일반적인 기분의 저조함과 여러 기능 영역에 영향을 미치는 심각한 우울증을 구별하는 데 사용된다. 우울증은 노인에게 흔하며 종종 혼란, 방향감각 상실과 관련이 있으므로 우울증이 있는 노인은 치매가 있는 것으로 잘못 분류되기도 한다. 우울증이 있는 사람은 대개 정신상태검사의 항목에 "모르겠어요"라고 말함으로써 반응을 보이며, 이는 성능 저하로 이어진다는 점에 유의해야 한다. 정신상태 검사는 치매와 우울증을 구분할 수 없기 때문에 "모르겠어요"라는 반응은 좀 더 깊이 있는 정서적 평가가 필요함을 나타낸다.

유효하고 신뢰할 수 있는 도구인 노인 우울증 척도: 단축형(GDS; 그림 4.3)은 원래 30개 질문 척도에서 파생되었다. 이는 노인의 우울증을 검사하기 위해 특별히 고안된 편리한 도구이다. 단축형 GDS의 15개 항목 중 10개를 긍정적으로 대답했을 때 우울증을 나타낸다. 나머지 5개(질문 1, 5, 7, 11, 13)는 부정적으로 대답했을 때 우울증을 나타낸다. 0~4점은 정상으로 간주되고 5점 이상은 우울증을 나타낸다.

인지 및 정서 상태를 평가하기 위해 여기에 설명된 도구는 간호사가 다른 평가를 보완하는 데 사용할 수 있는 귀중한 선별도구이다. 또한 시간이 지남에 따라 환자의 상태를 모니터링하는 데 사용할 수도 있다. 어떠한 정신적 또는 정서적 상태 검사의 결과라도 결론으로 단정하지 않아야 한다. 그러한 결과는 추가 검사나 치료 중재가 이루어진 후에 변경될 수 있기 때문이다.

사회적 사정

사회기능을 구성하는 다양한 개념이 있음에도 불구하고 헬스케어제공자가 노인의 사회기능을 선별해야 하는 몇 가지 이유가 있다.

첫째, 사회적 기능은 신체적 · 정신적 기능과 상관관계가 있다. 활동 패턴의 변화는 신체적 · 정신적 건강에 부정적인 영향을 미칠 수 있으며, 그 반대의 경우도 마찬가지이다. 둘째, 개인의 사회적 안녕은 신체장애에 대처하는 능력과 독립성을 유지하는 능력에 긍정적인 영향을 미칠 수 있다. 셋째, 만족스러운 수준의 사회적 기능은 그 자체로 중요한 결과이다. 노인이 경험하는 삶의 질은 자존감, 삶의 만족도, 사회경제적 지위, 신체적 건강, 그리고 기능적 지위와 같은 사회적 기능 차원과 밀접한 관련이 있다.

노인이 가족과 갖는 관계는 건강과 웰빙의 전반적인 단계에서 중심적인 역할을 한다. 가족은 노인에게 실질적인 도

몬트리올 인지평가

시공간 / 집행가능

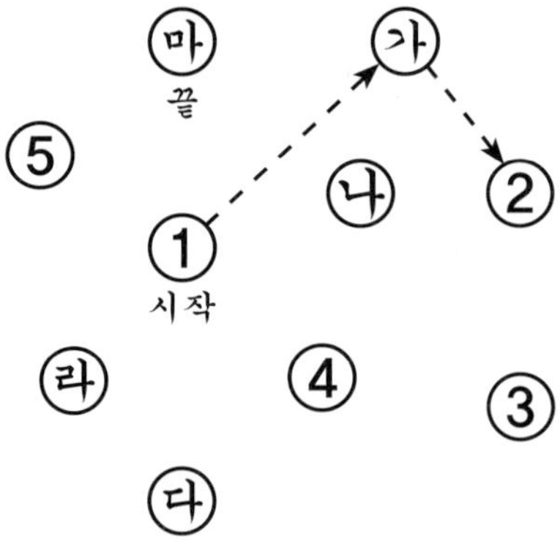

육면체 그리기

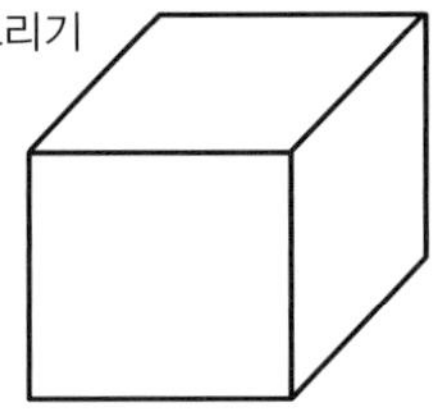

[ ] [ ]

시계 그리기(열한시 십분)(3점)

[ ] 윤곽 [ ] 숫자 [ ] 바늘

점수 /5

이름 대기

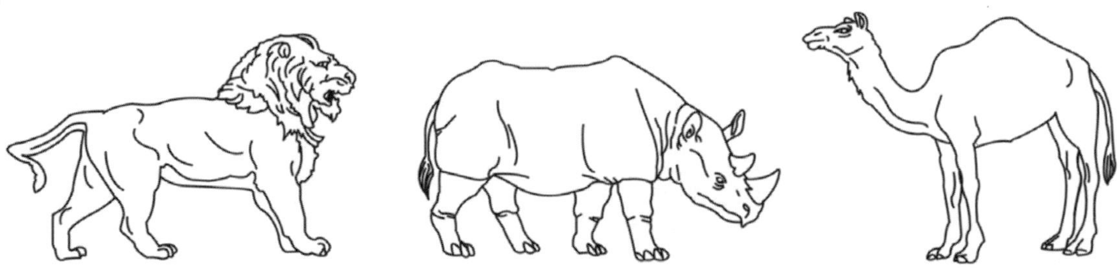

[ ] [ ] [ ] /3

기억력 5개 단어를 모두 들은 후 즉각회상 실시. 1차 시행을 성공하였더라도 2회 모두 실시함. 4분 위헤 지연회상 실시

	얼굴	벨벳	교회	데이지꽃	빨간
1차 시행					
2차 시행					

점수 없음

주의력 1초에 1개씩 숫자를 읽어줌

순서대로 따라 외우기 [ ] 2 1 8 5 4

거꾸로 따라 외우기 [ ] 7 4 2 /2

쓰인순서대로 불러줌 피검자는 'A'에만 손뼉을 쳐야함. 2개 이상의 오류는 0점

[ ] F B A C M N A A J K L B A F A K D E A A A J A M O F A A B /1

100에서 7씩 빼기 [ ] 93 [ ] 86 [ ] 79 [ ] 72 [ ] 65

정답이 4 또는 5개: 3점, 2또는 3개: 1점, 0개:0점 /3

언어 따라 말하기: 나는 존이 오늘 도와줄 것이라고 알고 있다.[ ] 강아지가 방 안에 있을 때 고양이는 항상 쇼파 밑에 숨어있다.[ ] /2

유창성/"F"으로 시작되는 단어를 1분 동안 최대한 말씀해 주세요.[ ] (N ≥ 11개 단어) /1

추상력 공통성(예) 바나나 – 오렌지 = 과일 [ ] 기차 – 자전거 [ ] 시계 – 자 /2

자연회상	회상 단어 단서 없음	얼굴 [ ]	벨벳 [ ]	교회 [ ]	데이지꽃 [ ]	빨간 [ ]	단서 없이 회상한 단어에만 점수를 줌	/5
선택사항	범주 단서							
	선다형 단서							

지남력 [ ] 일 [ ] 월 [ ] 년 [ ] 요일 [ ] 장소 [ ] 도시 /6

정상 ≥ 26/30 총점: /30

그림 4.2 몬트리올 인지평가(Copyright © Dr. Ziad S. Nasreddine, MD, FRCP. The Montreal Cognitive Assessment [MoCA©]. McGill University and Sherbrooke University Canada. Reproduced with permission.)

노인 우울 척도: 단축형

지난 1주일 동안 느낀 기분에 가장 적절한 곳에 표시해주십시오.

1. 현재의 생활에 대체적적으로 만족하십니까?	예 / **아니오**
2. 요즘 들어 활동량이나 의욕이 많이 떨어졌습니까?	**예** / 아니오
3. 자신이 헛되이 살고 있다고 느끼십니까?	**예** / 아니오
4. 생활이 지루하게 느껴질 때가 많습니까?	**예** / 아니오
5. 평소에 기분은 상쾌한 편이십니까?	예 / **아니오**
6. 자신에게 불길한 일이 닥칠 것 같아 불안하십니까?	**예** / 아니오
7. 대체로 마음이 즐거운 편이십니까?	예 / **아니오**
8. 절망적이라는 느낌이 자주 드십니까?	**예** / 아니오
9. 바깥에 나가기가 싫고 집에만 있고 싶습니까?	**예** / 아니오
10. 비슷한 나이의 다른 노인들보다 기억력이 더 나쁘다고 느껴지십니까?	**예** / 아니오
11. 현재 살아 있다는 것이 즐겁게 생각되십니까?	예 / **아니오**
12. 지금의 내 자신이 아무 쓸모 없는 사람이라고 느끼십니까?	**예** / 아니오
13. 기력이 좋은 편이십니까?	예 / **아니오**
14. 지금 자신의 처지가 아무런 희망도 없다고 느끼십니까?	**예** / 아니오
15. 자신이 다른 사람들의 처지보다 더 못하다고 느끼십니까?	**예** / 아니오

굵게 표시된 답변은 우울을 나타낸다. 굵게 표시된 답변에 1점을 측정한다.

점수가 5점 이상이면 우울증을 암시한다.
점수가 5점 이상이면 추가적으로 포괄적인 평가가 필요하다.
점수가 10점 이상이면 심한 우울을 나타낸다.

그림 4.3 노인우울척도: 단축형(Adapted from Aging Clinical Research Center. [n.d.] Geriatric depression scale. Retrieved from https://web.stanford.edu/yesavage/GDS.html.)

움을 제공하므로 자료수집 시 가족 참여 및 지원 수준을 포함해야 한다.

가족 이외의 사람들에 의한 지원은 노인의 삶에서 점점 더 중요한 역할을 한다. 특히 담당 지역간호사 프로그램 형태로 이루어지는 신앙 기반 커뮤니티 지원은 가족이 없거나 가족이 지리적으로 멀리 떨어져 사는 노인을 위하여 의미 있는 도움의 원천으로 발전하고 있다. 간호사는 노인의 사회 시스템을 평가할 때 이러한 "비전통적인" 사회적 지원 자원을 고려해야 한다.

듀크 대학교(Duke University)에서 개발된 노인 자원과 서비스(OARS) 다차원 기능평가설문지의 구성요소 중 하나는 사회자원 규모이다(그림 4.4). 질문구성은 가족 구조, 우정 및 방문패턴, 친구의 가용성, 사회적 상호작용 정도에 대한 만족도, 질병 또는 장애 시 돌봐줄 사람이 있는지에 대한 자료를 수집한다.

기관(시설)에 거주하는 환자에게는 다른 질문(그림 4.4에서 기울임꼴로 표시)이 사용된다. 면접관은 질문에 대한 응답을 바탕으로 "우수한 사회적 자원"에서 "완전한 사회적 장애"에 이르는 6점 척도로 환자를 사정한다.

이전에 논의된 모든 추가 사정 측정은 전통적인 건강사정을 대체하는 것이 아니라 보완하기 위한 것이라는 점을 염두에 둔다. 도구가 목적, 설정, 시기, 안전과 관련하여 적절하게 사용되도록 주의를 기울인다. 그렇게 하면 간호진단 진술의 기초가 되고 적절하고 효과적인 중재를 계획할 수 있는 보다 정확한 평가로 이어진다.

임상검사

포괄적 사정의 마지막 구성요소는 임상검사의 평가이다. 임상검사 결과는 병력 및 신체검사 결과를 검증하고 환자나 간호사가 파악하지 못한 잠재적인 건강문제를 식별할 수 있다. 연령 및 성별에 따른 정상 수치를 고려하여 판단해야 한다.

이제 여러분의 가족과 친구에 대해 몇 가지 질문을 하고 싶습니다.

당신은 미혼, 기혼, 사별, 이혼 또는 별거입니까?
1 미혼 2 기혼 3 사별 4 이혼 5 별거 ____ 무응답

만약 기혼으로 대답했다면 배우자도 여기에 살고 있습니까?*
1 예 0 아니오 ____ 무응답

당신과 함께 살고 있는 사람은 누구입니까?
(다음 해당 사항의 "예", "아니오"에 체크하세요)

예	아니오	
_____	_____	혼자 살고 있음
_____	_____	남편 혹은 아내
_____	_____	자녀
_____	_____	손자
_____	_____	부모
_____	_____	조부모
_____	_____	형제, 자매
_____	_____	친척(혼인관계의 인척은 제외)
_____	_____	친구
_____	_____	무관련 유급 지원(무료 방 포함)
_____	_____	기타(구체적으로 명시 ________________)

지난 1년 동안 주말이나 공휴일에 가족 또는 친구를 방문하거나 쇼핑이나 외출을 가기 위해 이곳을 얼마나 자주 떠났습니까?*
1 일주일에 한번 이상
2 한 달에 1~3번
3 월 1회 미만 혹은 공휴일에만
4 전혀 없음
____ 무응답

집을 방문할 정도로 잘 알고 있는 사람은 몇 명이나 있습니까?
3 5명 이상
2 3~4명
1 1~2명
0 0명
____ 무응답

지난주에 친구, 친척 또는 다른 사람과 전화로 몇 번이나 통화했습니까(전화했거나 전화를 받은 경우)? (피험자에 전화가 없는 경우에도 질문은 적용됩니다.)
3 하루에 한 번 이상
2 2번
1 한번
0 없음
____ 무응답

그림 4.4 OARS 사회적 자원 척도, 커뮤니티 및 기관 사용을 위해 수정됨. *표시는 시설 거주자를 대상으로 하는 질문을 나타냄(Reprinted from the OARS Multidimensional Functional Assessment Questionnaire. [1988]. With permission of the Center for the Study of Aging and Human Development, Duke University Medical Center, Durham, NC.)(계속)

지난주 동안 당신은 함께 살지 않는 사람과 몇 번이나 함께 시간을 보냈습니까? (당신이 만나러 나가거나 그 사람들이 당신을 보러 오거나, 아님 함께 하기 위해 외출을 한 경우)

3 하루에 한번 이상
2 2~6번
1 한번
0 없음
_____ 무응답

지난주에 여기에 사는 사람들이나 혹은 여기에 당신을 방문했던 사람들과 함께 몇 번이나 방문했습니까?*

3 하루에 한번 이상
2 2~6번
1 한번
0 없음
_____ 무응답

신뢰할 수 있고 믿을 수 있는 사람이 있습니까?

1 예
0 아니오
_____ 무응답

자주 혹은 가끔 외로움을 느끼거나 또는 거의 전혀 외로움을 느끼지 않으십니까?

0 자주 느낌
1 가끔 느낌
2 거의 전혀 느끼지 않음
_____ 무응답

친척과 친구를 원하는 만큼 자주 보십니까? 아님 그렇지 않습니까?

1 원하는 만큼 자주 봄
0 원하는 만큼 자주 보지 못함
_____ 무응답

아프거나 장애가 있는 경우 이 곳 밖에서 기꺼이 도움을 줄 사람이 있습니까?
(예: 남편 / 아내, 가족 또는 친구)

1 예
0 아무도 없다
_____ 무응답

만약 도와줄 사람이 있다고 하면 A와 B를 질문하세요.

A. 필요한 만큼 오래 돌봐줄 사람이 있습니까, 아니면 짧은 시간 동안만 돌봐줄 사람이 있습니까, 아니면 가끔 당신을 도와줄 사람(예시: 의사에게 데려가거나 가끔 점심 식사를 준비하는 사람)만 있습니까?

3 필요한 만큼 오래 돌봐줄 사람이 있다
2 몇 주에서 6개월 정도로 짧은 기간 동안만 돌봐줄 사람이 있다
1 가끔 돌봐줄 사람이 있다
_____ 무응답

그림 4.4 OARS 사회적 자원 척도, 커뮤니티 및 기관 사용을 위해 수정됨. *표시는 시설 거주자를 대상으로 하는 질문을 나타냄(Reprinted from the OARS Multidimensional Functional Assessment Questionnaire. [1988]. With permission of the Center for the Study of Aging and Human Development, Duke University Medical Center, Durham, NC.)(계속)

B. 이 사람은 누구입니까?
이름: ______________________
관계: ______________________

평가척도

아래에 제시된 6점 척도에 따라 평가대상자의 현재 사회적 자원을 평가하십시오. 평가대상자의 현재 상황을 가장 잘 설명하는 숫자에 동그라미 표시를 하십시오.

1. 우수한 사회적 자원: 사회적 관계는 매우 만족스럽고 광범위합니다. 적어도 필요한 만큼 자신을 돌봐줄 사람이 한 명 있습니다.
2. 좋은 사회적 자원: 사회적 관계는 상당히 만족스럽고 적절하며 적어도 필요한 만큼 자신을 돌봐줄 사람이 한 명 있거나, 사회적 관계가 매우 만족스럽고 광범위하며 단기적인 도움만 받을 수 있습니다.
3. 약간의 사회적 장애: 사회적 관계가 불만족스럽고 그 관계의 질이 높지는 않지만 적어도 필요한 만큼 자신을 돌봐줄 사람이 한 명 있거나, 사회적 관계가 상당히 만족스럽고 적절하며 단기적인 도움만 받을 수 있습니다.
4. 중등도의 사회적 장애: 사회적 관계가 불만족스럽고 그 관계의 질이 높지 않아 단기 간호만 가능하거나, 사회적 관계가 적어도 적절하거나 만족스럽지만 도움을 가끔씩만 받을 수 있습니다.
5. 심각한 사회적 장애: 사회적 관계가 불만족스럽고 그 관계의 질이 높지 않아 도움을 가끔씩만 받을 수 있거나, 사회적 관계가 적어도 만족스럽거나 적절하더라도 가끔씩의 도움조차 받을 수 없습니다.
6. 완전한 사회적 장애: 사회적 관계가 불만족스럽고 그 관계의 질이 높지 않으며 가끔씩의 도움조차 받을 수 없습니다.

그림 4.4 OARS 사회적 자원 척도, 커뮤니티 및 기관 사용을 위해 수정됨. *표시는 시설 거주자를 대상으로 하는 질문을 나타냄(Reprinted from the OARS Multidimensional Functional Assessment Questionnaire. [1988]. With permission of the Center for the Study of Aging and Human Development, Duke University Medical Center, Durham, NC.)

요약

이 장에서는 노인 사정을 위해 연령별 접근방식에 고려해야 할 유의 사항을 포함하여 노인을 위한 포괄적인 간호 사정 구성요소를 제시하였다. 건강력 및 신체사정의 구성요소에 대해 논의하였고 노인에게 사용할 수 있는 추가 기능 사정도 고려하였다. 노인 환자에 대해 정확하게 사정 하는 것은 간호과정의 나머지 단계의 기초가 되는 것으로서, 많은 기술을 혼합하고 훈련을 통해 습득 가능한 기술이다.

핵심내용

- 스트레스 반응의 감소와 함께 생리학적 예비력 감소로 노인은 질환과 질병에 대한 비전형 표현과 증상을 보이게 된다.
- 인지 변화는 노년기에 가장 흔한 질병 증상 중 하나이다.
- 노인 섬망을 되돌릴 수 있는 적절한 중재 개발을 위해 노인 섬망의 원인을 파악하기 위한 정밀검사가 필요한다.
- 노인을 대상으로 건강사정을 수행하려면 환경을 조절하고 환자의 에너지 수준과 적응성을 고려하며 자신의 기능과 능력을 표현 할 수 있는 기회를 줘야한다.
- 감각–지각 결핍, 불안, 에너지 수준 감소, 통증, 다중 및 상호 관련된 건강문제, 회상 경향은 간호사가 노인과의 건강기록을 수행하는 동안 특별히 고려해야 하는 주요 요인이다.
- 노인의 신체건강만으로는 기능 능력에 대한 신뢰할 수 있는 척도를 제공받지 못한다. 신체적 · 인지적 · 정서적 · 사회적 기능에 대한 평가는 노인의 전체 기능 수준에 대한 포괄적인 관점을 제공한다.
- 노인 간호 중심 사정의 목적은 최적의 기능을 촉진하고 장애와 의존을 예방하기 위한 효과적이고 적절한 중재가 제공될 수 있도록 환자의 장점과 한계를 식별하는 것이다.
- 스트레스에 반응하는 능력이 감소하고 정상적인 노화와 관련된 신체적 변화가 결합되어 노인이 기능적 능력을 상실할 위험이 높다.
- 기능 저하로 이어질 수 있는 기저질환의 존재 여부를 확인하려면 노인의 비특이적 징후 및 증상 보고에 대한 포괄적인 사정이 필수적이다.
- 노인의 '정상'을 구성하는 명확한 기준의 부족을 보완하기 위해서 간호사는 노인 환자의 이전 신체적 · 심리사회적 건강과 기능 패턴을 환자의 상태와 비교할 수 있다.

비판적 사고

01 방금 병원에 입원한 79세 남성을 면담하고 있다. 그는 자신이 난청이라고 말한다. 그가 불안하고 걱정스러워 하는 모습이 관찰되었다. 간호사는 간호력을 위한 면담 시 어떠한 것을 고려해야 하는가?

02 65세, 81세, 95세의 세 사람의 혈압은 각각 152/88, 168/90, 170/92 mmHg로 나타났다. 간호사는 모든 노인이 고혈압이라고 추론한다. 간호사의 결론을 분석하라. 잘못된 논리가 적용되고 있는가? 간호사는 일반적으로 노인에게 어떠한 가정을 하였는가?

PART II

Influences on Health and Illness

건강과 질병에 영향을 미치는 요인

5

가족의 영향

Family Influences

학습목표

1. 노인의 삶에서 가족의 역할을 이해할 수 있다.
2. 노인과 그 가족이 직면한 공통적인 딜레마와 결정을 이해할 수 있다.
3. 특정 노화문제에 직면한 가족들에게 제안할 수 있는 방식을 개발한다.
4. 가족 돌봄자가 경험하는 공통적인 스트레스를 확인할 수 있다.
5. 가족 지지를 위한 간호중재를 확인할 수 있다.
6. 노인 환자 가족과 일대일로 보다 효과적으로 일하기 위한 전략을 계획한다.

들어가기

다음과 같은 상황에서 당신은 어떻게 대처하겠는가?

- 결혼한 지 45년이 되었는데, 최근 당신 남편은 심한 뇌졸중으로 의사소통을 할 수 없는 상태이다. 지금까지 남편이 집안의 재정을 관리하고 모든 결정을 내려 당신은 재정상태에 대해 아무것도 모른다. 당신은 어떻게 하겠는가?
- 70대 후반의 당신 부모님은 정신적으로 괜찮으나, 신체 상태는 집에서 혼자 지낼 수 없다. 노부모는 모든 일에 도움이 필요하나 다른 주거방식과 외부인의 도움을 모두 거부하고 있다. 당신은 어떻게 하겠는가?
- 아버지의 죽음을 앞두고 당신은 아버지와 생명 연장을 위한 조취 즉 아버지의 몸에 관을 꽂는 등의 처치는 하지 않기로 약속하였다. 그러나 당신의 형제는 아버지를 살리기 위해 의사에게 가능한 모든 방법을 해달라고 요구한다. 당신이 해야 할 일은 무엇입니까?

가족의 역할과 기능

가족은 대부분의 노인의 삶에 중요한 역할을 한다. 노인이 받는 지지 중 약 80%는 가족으로부터 제공된다.

생애 후기 가족의 공통적인 문제와 결정

노인의 기능에 변화가 생기면 가족구성원은 주거환경, 사회복지서비스 연계, 의료 서비스, 돌봄 등에 대한 의사결정에 참여하게 된다. 공통적으로 가족이 결정하기 어렵다고 하는 문제에는 주거시설, 요양시설 입소, 경제적 · 법적인 문제, 임종간호, 이동수단 문제, 가족의 돌봄 등이 있다.

주거유형의 변화

많은 가족은 노인이 혼자 사는 데 어려움을 겪기 시작하게 될 때 "어떻게 해야 하는가?"라는 질문을 하게 된다.

가족들의 일반적인 사례는 다음과 같다.

"아버지가 너무 불안정하게 걸어요. 이번달에 두 번이나 넘어졌고, 또 넘어져서 다칠까 봐 겁나요. 아버지는 다음에는 도움도 거절하고, 움직이지도 않을 거예요. 어떻게 해야 할지 모르겠어요."

"어머니가 뇌졸중으로 쓰러지셨는데 의사가 회복될 수 없다고 해요. 우리와 함께 살거나 요양시설로 가야할 것 같아요. 어머니와 저는 잘 지낸적은 없지만, 만약, 어머니를 요양시설에 보내게 된다면 어머니는 메우 화를 내실겁니다."

"할머니는 점점 더 우울해하고 외로워합니다. 요리도 하지 않고, 식사도 거의 하지 않습니다. 할머니 친구분들은 돌아가셨어요. 식사가 제공되는 사회활동, 사회적 접촉이 있는 요양시설에서 사는게 더 낫지 않을까요?"

가족구성원은 노인이 가능한 독립적으로 지낼 수 있게 하는 것과 더 안전한 환경을 조성하는 것 사이에서 맘이 편치 않다. 가족은 영양과 사쇠화, 안전을 고려해 시설입소를 권하나 노인은 독립성 상실 이나 무덤에 가까이 가는 것으로 여긴다.

간호사의 중요한 역할은 다음과 같다.

- 노인의 기능에 대한 객관적인 평가 제공
- 가정에서 노인과 함께 사는 것과 다른 주거유형의 장·단점 탐색
- 노인에게 가족의 의미, 가족의 도움으로 새로운 환경으로 이동하는 것 또는 도움을 받아들이는 것의 중요성

돌봄시설의 결정

더 이상 혼자 살 수 없는 노인은 자녀와 함께 살거나, 장기요양시설에 입소한다.

노인이 요양시설에 가게 되었을 때 가족이 표현하는 공통적인 느낌은 죄책감이다. 죄책감은 여러 가지 원인에서 비롯될 수 있다.(1) 다른 사람들의 지적이나 압력("나는 어머니를 절대 요양시설에 보내지 않을 것입니다." 또는 "당신이 부모님을 진정으로 사랑한다면, 당신은 부모님을 돌볼 것입니다.") (2) 가족의 전통과 가치("우리 가족은 항상 스스로 돌본다고 믿어왔고 이는 집에서 가족구성원들이 보살핌을 제공한다는 것을 의미한다.") (3) 요양시설 입소의 의미("남편을 포기합니다.", "어머니를 돌볼 수 없습니다." 또는 "사랑하는 사람을 요양시설에 보내지 않는다.") (4) 평소에 한 약속("나는 항상 아버지를 돌보겠다고 어머니에게 약속했습니다." 또는 "결혼할 때, '죽음이 우리를 갈라놓을 때까지' 돌보겠다고 약속했습니다.")

재정과 법률 문제

일부 가정이 직면한 주요 재정문제는 장기요양비 지급, 돈 관리를 못하는 노인의 지원, 소득이 충분하지 않은 노인의 자원 파악하기, 잠재적인 능력 부족에 대해 말하기와 계획 등이 있다.

간호사가 할 수 있는 일 중 하나는 재정 및 법적 문제에 직면한 가족을 도울 수 있는 지역사회 자원, 연계 자격요건과 신청 방법 등에 대한 정보를 제공하는 것이다. 재정적인 문제는 너무 늦지 않게 상의해 두는 것이 필요하다.

알츠하이머병이나 관련 진단을 받았을 때는 노인들이 치료에 참여하는 동안 가족이 재정·법률적인 계획을 세우는 것이 중요하다. 가족 구성원 중 대리인으로 활동할 사람은 일반적으로 오래 위임할 수 있는 사람으로 선정하는 것이 적절하다. 필요시 법정 후견인 제도도 활용한다.

가족지지의 목표는 노인이 가능한 한 독립적 상태를 유지할 수 있도록 중재를 선택하는 것이다.

임종을 위한 결정

연명절차는 특히 노인이 원하는 것을 가능한 명확하게 확인하여 결정해야 한다. 임종 환자의 주 관심사는 고통과 증상 조절, 재정과 의료과정 계획, 장례 준비, 신과 함께 평화롭게 지내며 존엄과 청결을 유지하고 임종을 하는 것이다.

Phillips와 Reed의 연구(2009)에서 임종간호의 핵심 특성을 8개의 테마로 확인되었다.

운전 문제

운전은 노인에게 매우 중요한 문제이다. 고령 운전자는 청소년과 젊은 운전자보다 차량 사고 발생 가능성이 높다. 노인이 양보하지 않고 부적절하게 방향을 틀며, 적색신호와 정지신호에 주행을 하여 교통사고가 발생할 가능성이 높은 것은 운전능력이 감소했다는 신호이다. 교통사고는 젊은 사람보다 노인에게 더 위험하다. 교통사고와 관련된 65세 이상 노인은 동일한 사고를 당한 젊은 층보다 중상, 입원, 사망 가능성이 더 높다. 특히 70대 운전자는 치명적인 충돌사고 발생률이 급격히 높아진다. 노인의 교통사고 위험 증가 요인은 다음과 같다.

- 청력기능의 저하
- 시력기능의 저하
- 기동성 제한과 반응시간 지연
- 투약
- 치매 또는 정신장애

지난 10년 동안 우리나라도 고령사회 진입 후 65세 이상 운전면허 소지자가 2.6배 증가했고, 고령 운전자에 의한 교통사고 사망자 수도 1.4배 증가했다. 각 지자체는 이런 현실을 반영해 고령 운전자 교통사고 예방 대책으로 고령운전자가 면허증을 자진반납할 경우 교통카드나 상품권을 지급하는 제도를 도입 운영하고 있다.

가족 간호

고령화가 급속히 진행됨에 따라 쇠약하고 의존적인 노인

에게 돌봄을 제공하는 것이 보편화되고 있다. 돌봄제공자는 배우자, 딸이나 며느리, 최근에는 아들이 그 역할을 담당하고 있다.

돌봄서비스 기회와 도전

노인 돌봄에 대한 신체적 · 재정적 · 감정적 비용에 대처할 준비가 되어 있는 가정은 거의 없다. 특히 돌봄 제공자가 직장인이거나 살림을 담당하면 부담은 가중된다.

노인장기요양보험제도는 고령이나 노인성 질병 등으로 일상생활을 혼자서 수행하기 어려운 이들에게 신체활동 및 일상생활 지원 등의 서비스를 제공하여 노후생활의 안정과 그 가족의 부담을 덜어주기 위한 사회보험제도이다.

급여대상은 65세 이상 노인 또는 치매, 중풍, 파킨슨병 등 노인성 질병을 앓고 있는 65세 미만인 자 중 6개월 이상의 기간 동안 일상생활을 수행하기 어려워 장기요양서비스가 필요하다고 인정되는 자이다.

장기요양등급은 1등급, 2등급, 3등급, 4등급, 5등급으로 분류한다. 급여 내용은 시설급여, 재가급여, 특별현금급여로 나눈다. 시설급여는 요양시설에 장기간 입소하여 신체활동 지원 등을 제공한다. 재가급여는 가정을 방문하여 신체활동 및 가사활동 등 지원, 목욕, 간호 등을 제공하고, 주간보호센터 이용, 복지용구 구입 또는 대여가 가능하다. 특별현금급여는 장기요양 인프라가 부족한 가정, 천재지변, 신체 · 정신 또는 성격 등 그 밖의 사유로 장기요양기관이 제공하는 장기요양급여를 이용하기 어렵다고 인정하는 경우 가족요양비를 지급하는 것이다.

가족 구성원 특히 형제자매 간 돌봄참여가 공평하지 않은 경우 다툼이 일어날 수 있다.

반면, 유대가 좋은 가족은 돌봄 상황에 긍정적으로 대처하여 가족 간 유대관계가 좋아지고 가족 간 가용자원을 효율적으로 활용한다.

원거리 가족 대 근거리 가족

노인을 정기적으로 방문하지 못한 가족은 노인의 상태변화에 충격을 받을 수 있다. 간호사는 가족구성원 상황에 따라 적절하게 정보를 제공하여 가족 간 신뢰가 유지되도록 돕는다.

근거기반실무

지역사회 거주지원(Aging in Place)

연구배경

치매인구 증가로 보건의료정책이 변화되며 치매가 있는 가족의 의료비 부담을 줄이려 하였다.

연구대상

본 연구는 치매에 걸린 80세 어머니를 돌보는 53세 여성의 사례 연구이다. 그녀는 두 명의 성인 자녀가 있다: 27세의 딸과 1살 된 손자, 집에서 대학에 다니는 22살 된 아들이 있다. 그녀는 정규직으로 일한다.

연구방법

심층면접의 질적 분석

결과

자기협상 – 돌봄이 자신에게 어떤 의미인지 스스로 결정하기
기타 협상 – 돌봄을 위해 새롭게 시행하는 일들, 정보 검색, 서류 작성 서비스의 효과적인 이용
협상 작업 – 어머니를 집에서 돌볼 수 있도록 직장에서 자녀를 지지해주는 것이 중요하다.

적용

간호사는 고령화에 영향을 미치는 정책개선을 지지하는 것이 중요하다.
합리적인 간호 서비스
돌봄에 대한 탄력적인 근무시간과 보상
이러한 변화는 장기적으로 성공적인 노화, 개인화 및 돌봄의 긍정적인 상호 작용을 촉진하는 데 필요하다.

From Vreugdenhil, A. (2014). Ageing-in-place: Frontline experiences in intergenerational family carers of people with dementia. Health Sociology Review, 23(1), 43–52.

가족 돌봄제공자 지지

단기돌봄 프로그램(respite care)

단기돌봄의 두 가지 기본 전제는 (1) 돌봄 제공에 대한 공동 책임, (2) 돌봄제공자 지원이다.

단기돌봄 프로그램은 조인을 돌보는 가족에게 며칠에서 한달정도 휴식을 제공하는 것이다. 즉 장기요양 시설에 노인이 단기간 입소하여 지내는 동안 노인을 집에서 돌보던 가족은 돌봄에서 벗어나 재충전의 시간을 갖는 것이다.

지지그룹

많은 지역사회에 돌봄제공자 지지그룹이 있다. 일부 지지그룹은 암, 파킨슨병, 폐질환, 뇌졸중, 알츠하이머병 등 특정 질병에 집중되어 있으며 일반적으로 가족 돌봄제공자를

위한 것이다. 지지그룹은 돌봄제공자가 조언을 얻고 노인의 의료상태와 문제에 대한 지식을 얻고 경험과 느낌 공유, 새로운 대처전략 개발, 지역사회 자원과 돌봄대안에 대해 배우는 장소이다. 지지그룹을 통해 혼자가 아니라는 것을 알게 되면 정서적 안도감을 느낄 수 있다.

지지그룹의 효과는 다음과 같다.

- **균형**: 지지그룹을 통해 가족 돌봄자의 요구와 노인의 요구 간의 균형을 유지하는 방법을 배운다.
- **동일성**: 가족 돌봄자는 서로 동일한 문제를 경험하는 것을 알게 된다.
- **개별성**: 그룹 구성원은 일부 문제는 동일하지만 각 개인마다 상황이 다를 수 있다는 것을 알게 된다.

노인 가족과의 협력: 고려사항 및 전략

환자가 누구인지, 가족이 누구인지 식별

노인과 함께 일을 할 때 물어봐야 할 중요한 질문은 다음과 같다. 환자는 누구인가? 노인만 그러한가? 노인의 가족도 "환자"로 고려되어야 하는가?

일반적으로 노인이 환자이지만 가족도 환자로 보는 것이 적절하다. 가족구성원은 종종 해야 할 결정에 밀접하게 관여하거나, 잠재적인 결정에 영향을 받거나, 노인을 돌보는 일에 적극적으로 관여한다. 가족의 필요와 상황이 아닌 노인의 요구만 고려된다면, 돌봄 계획은 실패할 수 있으며, 특히 가족구성원이 이를 수행할 책임이 있는 경우에는 더욱 그러하다.

또 다른 중요한 질문은, "노인에 의해 정의된 가족은 누구인가?"이다. 많은 노인이 사랑과 우정에 의해 사람들과 연결되고, 서로 가족과 같은 기능을 한다. 이러한 관계는 종종 보살핌으로 확장된다. 다음은 '가족'의 예이다.

- 70대 초반에 이혼한 김OO는 자녀가 없다. 그의 유일한 친척은 조카들과 멀리 떨어져 살고 있는 언니들이다. 그녀의 지난 12년 동안의 거의 모든 지원은 "입양된 손녀"에 의해 이루어졌다. 김OO 할머니는 의료 위기가 발생하여 치료가 필요할 때, 필요한 준비를 하기 위해 "손녀"의 보살핌을 기대하였다.
- 최OO의 아들은 첫 번째 아내와 이혼 후 재혼했다. 이혼은 하였으나 그녀는 며느리와의 관계는 끝내지 않았다. 또한 그녀는 계속해서 이혼 전 며느리를 "전 며느리"가 아닌 "딸"로 보았다. 그녀의 건강이 악화되었을 때, 아들이나 현 며느리에게 도움을 청하는 것이 아니라, 매일의 도움과 감정 지지를 위해 전 며느리에게 의지하였다.
- 김 할머니는 암 진단을 받았을 당시, 최 할머니와 30년 동안 함께 살았다. 비록 병이 악화되는 동안 김 할머니에게 "혈연"이 도움을 주었지만, 최 할머니가 주 간병인으로 그녀가 의학적 결정에 직면했을 때 김 할머니에 대한 상담도 하고, 더 이상 할 수 없게 되었을 때 결정을 내린 사람이었다.

법적으로 인정받지 못하는 가족구성원에게는, 특히 노인이 의사결정의 능력을 상실한다면, 관계를 계속 관리하도록 보장하기 위해 사전의료지침(AMD), 의료에 대한 위임권 또는 재정 결정에 대한 지속적 위임권 같은 절차를 수행할 수 있도록 개별적으로 돕는 것이 중요할 수 있다.

최 할머니는 "김 할머니가 나에게 건강관리를 위임한 것은 우리 관계가 30년 동안 지속된 것처럼 앞으로도 지속될 수 있도록 보장해주었다. 비슷한 상황에 처한 다른 노부부의 경우 그들의 관계를 무시한 채 가족이 개입해 결정권을 장악했다."라고 말했다.

의료환경에서 가족의 정의를 재평가하는 것이 중요하다. '친척 혈육만 중환자실에서 허용된다'는 등의 규정이 지켜지면 일부 노인은 가장 중요한 지지자원을 빼앗길 수 있다.

간호사가 물어봐야 할 다른 중요한 질문은 "의사결정자는 누구인가?"와 "진료계획 주체는 누구인가?"이다. 간호사의 주역할은 노인과 가족에게 힘을 실어주는 것이다. 즉, 정보, 지침, 선택 및 기술을 제공하여 의료 상태나 상황을 최대한 효과적으로 관리할 수 있도록 하는 것이다. 그러나 간호사는 노인과 가족이 최고가 아닌 행동방침을 선택할 경우 좌절하고 화를 내기 쉬우며, 결국 소진을 경험하게 된다. 간호사는 노인과 가족이 권고사항과 다른 선택을 했을 때 실패하지 않았다는 것을 기억해야 한다. 상황에 따라 시행의 일차적 책임은 노인이나 가족에게 있다.

가족 사정

노인의 생활 상황이나 신체적 · 정신적 상태가 변화하면 답을 찾는 게 쉽지 않다. 노인과 그의 가족에게 최선의 답이

되는 것이 상황이 같아 보이는 다른 가족에게는 부적절할 수 있다.

노인과 가족간 제도는 상호 차이가 있다. 노인의 필요와 기능 수준에 대해 아는 것만큼 가족력, 현생활환경, 요구 등을 이해하는 것도 중요할 수 있다. 예를 들어 치료를 제공하려는 가족의 의지는 그들이 할 수 있는 실제 능력에 대해 아무것도 말하지 않는다. 간혹 노인이 필요로 하는 돌봄이 개인이나 가족이 제공할 수 있는 돌봄요구를 초과하여 돌봄제공자가 숨은 환자가 되는 경우가 있다. 어떤 가족은 "아버지가 알츠하이머병에 걸렸는데, 이로 인해 어머니가 돌아가셨다."라고 말한다. 가족구성원의 돌봄제공능력을 평가하지 못하는 것은 노인에게 해가 될 수 있다.

가족에 대한 사정으로 얻은 정보는 노인 의료계획 및 의사결정을 하는 데 더 효과적인 결과를 준다. 돌봄제공자가 얼마나 잘하고 있는지 사정하는 것의 또 다른 유용한 점은 돌봄제공자의 노력을 검증하고, 간호사는 노인의 건강은 물론 돌봄제공자의 안녕에 대해 관심을 갖고 있다는 메세지를 전한다는 것이다.

가족, 노인의 의사결정에 따라 가족에 대해 사정을 수행할 때 고려해야 할 중요한 요소 중 하나는 다음과 같다.

과거의 관계

평생의 관계는 계획 수립, 함께 의사결정을 하고, 지지를 제공하는 가족의 능력에 영향을 미칠 수 있다. 자녀들은 동일한 가족의 사건을 공유하더라도 노부모에 대한 다른 과거력을 가지지게 된다는 것을 기억하여햐 한다. 알코올 중독, 불우한 관계, 학대의 과거력이 있는 가족이 노인에게 필요한 도움을 항상 줄 것으로 기대할 수는 없다.

정서적인 강도는 기족구성원의 친밀함, 애정, 개방성에 따라 고려하여야 한다. 부모나 배우자의 장애는 때때로 한 사람의 정체성이나 확립된 감정의 관계 수준을 위협한다. 예를 들어 일부 결혼한 부부는 부모님과 자녀가 수 년 동안 정서적으로 멀리 떨어져 있다. 일부 배우자들은 같은 가정에서 함께 살았지만 현재 별거를 한다. 일부 자녀들은 지리적으로 먼 거리에 살고 있어서 부모와 정서적으로 멀리 지내왔다. 이러한 상태에 있는 자녀들은 돌봄체계로 들어가는 것을 꺼릴 수도 있고 돌봄에 더 어려움을 겪을 수도 있다. 이에 노인의 정서적 요구를 가족구성원에게 충족시키기를 기대하는 것은 비현실적일 수 있다. 가족구성원은 도구적 욕구, 일을 하는 것에 더 편안함을 느낄 수 있다.

가족의 원동력

가족원동력은 의사소통의 양식, 가족동맹, 공생관계를 포함한 가족구성원이 상호작용하는 방법이다. 어떻게 결정을 내려야 하는지에 대한 가족구성원의 견해는 무엇인가? 그들은 노인의 삶에 대한 결정에 있어서 노인의 역할을 어떤 관점으로 보고 있는가? 즉 노인이 그들의 결정이나 헬스케어 전문가의 권고에 어느 정도 따를 것으로 예상하는가? 이다.

역할

개별적으로 가족구성원의 명확한 역할을 가지고 있는지를 아는 것이 유용하다. 만약 그렇다면, 각각 구성원의 역할은 무엇이고 역할을 가지고 있는가? 그 역할을 완수하는 사람과 다른 가족구성원에 의해 어떤 기대를 갖게 되는가? 역할 중 어떤 것이 그 역할을 가진 사람들에게 갈등을 일으키는가? 예를 들어 가족구성원은 부모에게 돌봄이 필요하다면, 늘 특정한 딸이 그 돌봄을 제공할 것이라고 예상한다. 왜냐하면 그녀는 맏이이며, 가장 인근이 살고 있고, 간호사이며, 늘 도움이 필요한 사람들을 돌봤기 때문이다. 딸이 돌봄이 자신의 역할이라고 볼 수도 있으나 현재 생활의 상황이나 부모의 요구를 고려할 때 "할당된" 역할은 현실적일 수도 있고, 그렇지 않을 수도 있다. 가족 내 의사결정자가 자문될 때까지 노인이나 가족은 결정을 내리지 못하는 경우가 있다. 누가 어떤 역할을 맡았는지 고려하는 것이 중요하다.

의사결정 시 노인의 참여

노인은 자주, 특히 몸이 허약할 경우에 자신의 삶에 대한 결정에서 배제된다. 가족구성원은 고려 중인 결정이나 현재 일어나고 있는 일에 대해 노인에게 말하지 못할 수도 있다. 의사결정에서 배제되는 사람은 화를 내거나, 요구를 하거나, 절망감을 느끼거나, 내성적이 될 가능성이 많아진다. 계획은 또한 역효과를 낳을 가능성이 더 높다.

의사결정에 관여하는 것은 그 변화가 노인이 선호하는 선택이 아닐지라도, 그 변화를 받아들이고 적응할 것이라는 더 큰 확신을 준다. 새로운 상황에 내몰린 사람은 대개 적응을 잘 하지 못한다. 변화는 불안을 유발하지만, 잠재적 변화에 대한 결정에 관여하지 않는 것은 훨씬 더 많은 불안과 불신의 분위기를 만들어낸다. 의사결정이나 수행에 적극적으로 참여할 수 없는 사람이라도 현재 시행되고 있는 대안과 계획에 대해서는 계속 알려야 한다.

종종 알츠하이머병을 앓고 있거나 뇌졸중으로 쓰러지는 극히 일부 극단적인 경우에는 결정을 내리지 못한다. 기억력 장애를 가진 노인과 논의하거나 협의한 것에 대해 기억하지 못할 수도 있다는 것을 가족이 이해하는 것은 매우 중요하다. 그러나 노인은 종종 발생한 일에 대해 관여하고 있다는 느낌을 받게 된다. 아들이 말한 예이다.

비록 그것이 항상 잘 되지는 않더라도, 노인의 잠재적인 행동에 대해 말하는 것은 좋은 조언이다. 저는 어머니께 (어머니 자신의 걱정에 대한 반응으로) 어머니의 상태에 대해 여러 번 말씀드렸고, 우리는 적합한 계획에 동의했다. 어머니는 심지어 30분 후에 이를 기억하지 못했다.

헬스케어제공자는 노인이 참석하고 참여 및 의사결정을 할 수 있음에도 불구하고 주로 노인의 상태, 간호계획 및 의사결정에 대해 가족과 의사소통하는 가부장적 접근을 피해야 한다. 가족은 보통 알츠하이머병이나 다른 치매에 걸린 노인에 대한 결정을 내리고 수행하는 데 있어 더 큰 통제를 해야 한다. 그 병에 걸린 사람이 결정을 할 수 있으리라고 기대하는 것은 비현실적이다. 그러나 노인은 가족구성원에 대한 분노, 적대감, 거부감을 표현할 수 있다. 간호사는 그러한 반응에 대해 가족구성원을 준비시키고 그들이 이러한 감정들이 실제 "상황에 의한 고통"의 결과라는 것을 이해할 수 있도록 도와야 한다.

한 여성이 쓴 어려운 상황의 예이다.

할머니와 나는 항상 친했어요. 뇌졸중으로 변화가 나타났는데, 대표적으로 할머니가 잘못된 차선에서 운전하는 경우가 있었어요. 우리는 할머니와 안전하게 운전하지 않는것에 대해 이야기하려고 했지만 소용이 없었어요. 마침내, 나는 집에서 그녀의 차를 없애야 했어요. 우리는 할머니와 함께 더 이상 운전을 할 수 없는 이유에 대해 이야기했고, 할머니의 운전에 대한 요구를 충족시키기 위한 계획을 세웠어요. 몇 주 동안, 할머니는 화를 냈고, 제가 차를 훔쳤다고 비난했어요. 물론 마음이 아팠고, 할머니에게는 차를 도둑맞은 것처럼 느껴질 수도 있다는 것을 깨달았어요. 그리고 할머니의 질병과정(그리고 할머니의 평생의 성격) 때문에 할머니가 진정한 상황을 완전히 이해하기를 기대하는 것은 비현실적이라는 것을 알았어요.

감정 확인

가족은 어려운 결정과 보살핌에 직면했을 때 많은 감정을 경험한다. 대표적으로 슬픔, 좌절, 분노, 분노, 당황, 또는 죄책감을 느낄 수 있다. 돌봄제공자는 돌봄대상자의 사망을 원할 수도 있다. 노인의 노쇠함의 증가는 노인의 사망과 돌봄제공자 자신의 사망에 대해 매일 상기시키는 것이 될 수 있다. 가족구성원은 또한 아픈 사람에 대한 그들의 인식을 조정할 필요가 있을 수도 있고, 이는 감정적으로 고통스러울 수도 있다. "남편은 더 이상 한때의 강인하고 힘센 사람이 아니다."라든가 "이제 멋지게 뜨게질을 하던 어머니는 더 이상 뜨게질바늘로 무엇을 해야 할지 몰라."라고 받아들이기 쉽지 않을 것이다. 알츠하이머병이나 관련 질환을 앓고 있는 사람이 더 이상 가족구성원을 알아보지 못할 때 특히 고통스럽다.

'자아의 상실'에서 아이소버와 코헨은 돌봄제공자의 '감정적 거리 설정'의 중요성에 대해 논의하였는데, 즉 가족구성원이나 돌봄제공자 어느 누구도 통제할 수 없는 병에 걸린 사람으로 보는 동시에 그 사람과 친밀감을 유지함으로써 어느 정도의 분리를 만드는 것이다.

감정, 신념, 태도가 행동에 영향을 미치기 때문에 가족구성원의 믿음체계와 감정을 다루는 것이 중요하다. 감정이 다루어지지 않을 때, 모든 사람에게 가장 좋은 상황과 내용보다는 죄책감, 약속, 그리고 "해야 하는 것과 해서는 안 되는 것"에 따라 결정될 가능성이 더 높다.

감정은 토론에 끌어들이고 공통점을 인정함으로써 입증된다. 간호사는 가족구성원이 그들의 감정에 따라 행동하는 방식에 차이가 생기더라도, 감정이 좋지도 나쁘지도 않다는 것을 강조해야 한다.

죄책감의 해소

가족구성원의 죄책감을 다루는 것은 중요하다. 죄책감은 객관성과 모든 사람에게 가장 좋은 결정을 하는 능력을 감소시킨다. 게다가 죄책감에 근거하여 결정들은 원망의 감정을 만들어낼 가능성이 있다. 예를 들어 친척을 요양시설로 옮기는 것에 대해 죄책감을 느끼는 가족구성원은 직원에 대한 비판, 노인의 과잉보호, 방문하기를 꺼리는 경우가 더 많다.

죄책감은 일반적으로 '규칙'을 어겼다는 느낌에서 비롯된다. 대부분의 죄책감 "규칙"은 이분법적이고, 융통성이 없으며, 완전히 순응하기는 불가능하다.

규칙의 예는 다음과 같다.

- "착한 딸은 병든 부모에게 보살핌을 제공한다."
- "당신은 항상 약속을 지켜야 한다."
- "나는 우리가 좋든 나쁘든 함께 할 것이라고 맹세했다."
- "아들은 아버지에게 이래라 저래라 하지 않는다."
- "사랑하는 사람은 결코 가족을 요양시설에 수용하지 않을 것이다."

사람들에게 죄책감을 느낄 이유가 없다고 말하는 것이 일반적으로 죄책감을 덜지는 않는다. (1) 사람들에게 죄책감을 유발하는 규칙을 식별하고 검토할 수 있도록 돕는 것이 더 바람직하다. (2) 그 규칙의 효과를 평가하는 것(물어봐야 할 중요한 질문은 "규칙이 자신, 치료를 받는 사람 또는 다른 가족구성원에게 해로운 영향을 미치는가?"이다.), (3) 규정을 현 상황에 적절하고 실현 가능성이 더 있게 하기 위하여 재작성한다. 만약 약속이 죄책감의 원천이라면, 그 사람과 약속이 이루어진 조건과 현재 상황을 분석한다. 보통 상황에 상당히 차이가 있다. '이전의 것'과 '현재의 것'을 비교하는 것은 가족구성원이 현재의 상황을 좀 더 객관적으로 볼 수 있도록 도와준다.

선한 행동의도 강조

때때로, 한가족 구성원은 "이 정보를 좀 더 일찍 알았더라면 좋았을 텐데. 나는 다르게 행동했을 것이다."라고 한다. 대부분 가족은 좋은 결정을 내리고 최선을 다하려고 노력하고 있다. 일반적으로 행동은 선의에 기초한다.

워크숍이 끝난 후 한 여성이 적은 예이다.

1년 전, 우리는 어머니를 텍사스에서 오리건주로 옮겼다. 그녀는 평생 동안 작은 텍사스 공동체에서 살았고, 물론, 모든 사람이 엄마를 알고 있었다. 나는 어머니를 요양시설로 옮기는 것의 의미를 몰랐는데, 이제 엄마가 왜 그렇게 이사가 어려웠는지, 그리고 엄마가 텍사스에 사는 것이 덜 외로웠을 것이라는 것을 깨달았다.

저는 죄책감을 느끼며 워크숍에 왔는데, [간호사]가 행동 뒤에 숨은 의도의 선함을 강조한 것을 제외하고는 더 무거운 죄책감을 느끼며 워크숍을 떠날 수 있었다. 저에게 이것은 엄마에게 필요한 도움을 주고, 요양시설을 벗어나게 해주며, 가정환경을 유지하고, 엄마의 삶에 '가족의 즐거움'을 더해주는 것이었다.

가족과 함께 일할 때, 대부분의 가족이 최선을 다하고 있다는 전제로부터 시작하는 것이 중요하다. 그런 다음 간호사는 실제 조치가 최선의 선택이 아닐 수 있을 때 그들의 행동의 근원이 되는 "선의의 의도"에 대해 토론하고 강화하도록 도울 수 있다.

가족에게 제공하는 10가지 메세지

간호사는 가족과 함께 많은 힘과 권위를 가질 수 있다. 다음은 간호사가 가족 돌봄자와 공유할 수 있는 10가지 중요한 메시지이다.

1. 당신 자신을 보살펴야 한다. 돌봄제공자는 노인을 돌보는 과정에서 자신의 건강, 배우자 또는 자녀와의 관계를 유지하도록 노력해야 한다.
2. 친구와의 연락과 외부 활동을 일정부분 유지한다. 이는 돌봄제공자가 정서적으로 지치고 우울하지 않도록 유지하는 데 필용하다.
3. 노인을 돌보는 것은 육아 스트레스보다 클 수 있다. 노인돌봄의 일반적인 예후는 회복이 아니라 쇠퇴와 의존의 증가이다. 또한 돌봄을 얼마나 지속할지 예측하는 것도 일반적으로 어렵다.
4. 돌보는 노인에게 호감을 갖지 않아도 괜찮다. 모든 노인이 사랑스럽거나 호감이 가는 것은 아니므로 돌봄에 필요하고 적정한 관계를 유지하면 된다.
5. 도움을 청하는 것은 단단함의 표시이다. 도움을 요청하는 것은 약함, 부족함, 실패의 증거가 아니다. 자신의 한계를 알고 도움을 청하는 것은 단단한 개인과 가족의 특징이다. 이를 통해 돌봄의 수준이 향상된다.
6. 돌봄제공자는 한도를 설정하고 그 이상은 거부할 권리가 있다. 모든 것을 혼자 하려고 하거나 다 하려고 하는 것은 돌봄제공자를 육체적 · 정서적으로 지치게 할 뿐이다.
7. 돌봄 초기부터 규칙적인 휴식을 취하기 시작한다. 이것은 이기적인 것이 아닌 반드시 필요한 것이다. 휴식을

통해 돌봄제공자는 더 다정스러워지고 덜 지칠 수 있다.

8. 의사결정은 관련된 모든 사람이 함께 한다.
9. 노인을 요양시설로 옮기는 것은 가장 애정 어린 조치가 될 수 있다. 노인이 시설에 입소하면 가족의 역할은 노인의 정서적 · 사회적 요구를 충족시켜 삶의 질을 높이는 것이다.
10. 돌봄제공자는 자신이 잘한 일에 집중해야 하며 자신을 용서해야 한다.

가족을 위한 의사결정 모델 추천

가족이 결정을 내리고 문제를 해결해야 하는 경우에 도움이 될 모델을 추천할 수 있다. 이 모델은 정보수집, 선택공식화, 선택평가, 계획수립, 계획수행 및 재평가로 구성된다.

1단계: 정보수집

첫 단계는 가족이 정보에 입각한 결정을 내리도록 문제를 명확하게 식별하고 관련 정보를 수집하는 것이다. 노인의 건강과 기능 수준에 대한 전문가의 평가도 필요할 수 있다.

2단계: 다양한 종류의 선택

문제가 확인되면 간호사는 가족이 문제 해결을 위해 선택할 수 있는 가능한 모든 것을 제시한다. 이는 노인, 가족, 지역사회의 자원을 고려하는 것도 포함된다. 이것이 의사결정의 브레인스토밍 부분이어야 한다.

3단계: 선택평가

이 단계는 가족이 각 선택의 장점과 한계점을 평가하는 것이다. 먼저 잠재적 선택의 평가기준이나 표준을 확인하는 것이 도움이 되며 재정적 제약과 개인적 선호를 고려한다. 간호사는 가족에게 각각의 선택의 결과에 대해 설명을 제공할 수 있다.

4단계: 계획수립

계획수립은 최선의 선택을 실천하기 위함이며 같은 문제도 가족마다 다르게 계획을 수립한다. 서면계획으로 계획을 남기면 나중에 계획을 재평가 할 때 유용할 수 있다.

5단계: 계획수행

계획을 실행에 옮기는 단계이다. 계획은 상황에 따라 변하기 때문에 "당분간 이것이 최선의 결정이다."라는 관점으로 계획을 수행한다.

6단계: 재평가

수립된 계획의 실행 후 얼마나 잘 진행되었는지 재평가 하는 단계이다.

요약

노인에게 양질의 돌봄을 제공하려면 가족의 역할을 인식하고 가족구성원, 특히 돌봄제공자의 요구를 평가하고 이에 대응해야 한다. 가족구성원은 외부인이 아닌 돌봄팀의 일원으로 간주하고 노인을 돌보는 과정에서 알게 된 정보를 서로 공유한다.

또한 각 가정마다 고유한 역사와 가치를 인정하는 것도 중요하다.

간호사는 가치관이나 관계가 다른 가족과 효과적으로 일하기 위해 자신의 개인적 가치를 개입시키지 않는 것이 중요하다. 간호사는 가족에게 '기능장애'라고 판단하면 안 된다. 부양과 돌봄제공에 있어 가족의 한계를 인식하면서 각 가족 내 강점을 파악하고 그 강점을 기반으로 구축해야 한다.

핵심내용

- 가족은 노인의 삶에 있어 중요하며, 노인을 위한 지지의 80%를 제공한다.
- 가족이 생애말기에 직면하는 일반적인 딜레마는 요양시설 입소, 재정 및 법률 문제, 임종간호, 노인의 운전과 안전 및 돌봄의 변화 등이 있다.
- 노인을 요양시설로 옮기는 것은 대부분의 가족에게는 어려운 결정이다.
- 노인을 간호할 때, 노인의 필요에 초점을 맞추는 것만큼 가족의 요구를 해결하는 것도 중요하다.
- 돌봄대상이 치매, 행동문제 또는 정서장애가 있는 경우 신체 장애만 있는 경우보다 돌봄제공자가 스트레스를 더 많이 받는 경향이 있다.
- 가족 돌봄제공자는 개인 활동과 사회생활의 제한, 정서적 긴장, 경쟁 요구, 역할 충돌, 재정적 스트레스를 경험하는 경우가 많다.
- 교육은 일대일 또는 그룹으로 제공되며, 보호자에게 권한을 부여하고 문제 해결, 의사결정 및 적용 기술에 대한 신뢰와 역량을 강화

하도록 설계되어야 한다.

- 휴식은 돌봄제공자가 신체적 · 정서적 소모를 예방하기 위해 돌봄을 시작할 때 갖는 것이 가장 효과적이다.
- 가족 모임은 가족이 돌봄 책임을 어떻게 분담할지 결정하고 문제, 요구, 결정에 대한 합의를 도출하기 위한 전략의 하나이다.
- 가족은 혈연과 혼인관계에 의해 결정되는 관계 그 이상이다.
- 가족 사정 수행 시 고려해야 할 요소로는 가족력, 가족 원동력, 가족역할, 모든 가족구성원에 대한 노인의 의존성, 필요한 돌봄을 제공할 수 있는 가족의 능력, 간병인 스트레스의 종류 및 정도 등이 있다.
- 노인 가족과 함께 일하는 간호사를 위한 전략과 고려사항은 다음과 같다.
  - 환자 및 가족 확인
  - 가족 및 노인 평가
  - 가족이 필요 시 사전에 계획을 세울 수 있도록 격려
  - 가족이 노인에게 그들의 관심에 대해 정직하고 긍정적인 방법으로 전달할 수 있도록 지원
  - 노인의 삶에 대한 의사결정에 노인 참여
  - 가족구성원의 느낌과 경험 확인
  - 죄책감 해소
  - 간호사는 가족구성원의 입장 되어보기를 통해 통찰력과 감수성이 향상될 수 있다.

비판적 사고

01 간호사는 가족구성원 간 가족관계에 대해 생각해본다. 어떤 개인과 가족의 가치가 노인과 가족을 돌보는 데 영향을 미칠 수 있는가? 향후 10년간 현재의 인식은 어떻게 변할 것인가?

02 83세 여성이 폐렴에서 회복되고 있다. 그녀는 알츠하이머 병에 걸렸고 가정환경에서 점점 더 적대적이고 다루기 힘들어졌다. 65세의 딸은 어머니를 장기요양시설에 입원시켜야 한다는 생각에 괴로워하지만 어머니를 돌볼 수 없다고 느낀다. 이 상황에서 간호사의 역할은 무엇인가?

6

사회경제적·환경적 영향

Socioeconomic and Environmental Influences

학습목표

1. 노인의 건강에 영향을 미치는 주요 사회경제적 요인과 환경적 요인을 확인할 수 있다
2. 노인을 이해하는 데 있어 연령 코호트의 중요성을 설명할 수 있다.
3. 노인의 삶에 영향을 미치는 경제적 요인을 기술할 수 있다.
4. 노인장기요양보험의 구성을 확인할 수 있다.
5. 노인의 건강과 안녕에 대한 지지체계의 영향을 논의할 수 있다.
6. 노인의 안전에 영향을 미치는 환경적 요인에 대해 논의할 수 있다.
7. 노인에게 적합한 주거 조건을 비교대조할 수 있다.
8. 삶의 질에 대한 소득과 교육, 건강 상태의 영향을 비교할 수 있다.
9. 지역사회의 노인을 범죄 피해로부터 예방할 수 있는 전략을 이야기할 수 있다.
10. 노인이 스스로를 옹호할 수 있는 능력을 사정할 수 있다.

들어가기

여러분이 다음 상황을 접하게 된다면 어떻게 대처하겠는가?

- 나는 내외과 병동 간호사이다. 노인 환자의 퇴원이 처방되었다. 이 환자는 응급실을 통해 입원했으며, 노숙인이어서 갈 곳이 없다는 것을 알게 되었다. 이 환자의 퇴원계획으로 무엇을 할 수 있는가? 간호사로 퇴원한 환자에게 어떤 도움을 줄 수 있을 것인가?
- 나는 내과 외래 간호사이다. 85세 독거노인 환자가 왔다. 이 남성 노인은 관상동맥심질환(coronary heart disease)과 고혈압을 앓고 있다. 그는 좀 더 건강해지고 싶어 한다. 그의 연령 세대를 감안하여 어떤 간호중재나 제안을 할 수 있는가?
- IoT 등을 이용한 원격 모니터링과 중재 등의 신기술이 노인인구에 초래할 수 있는 이득과 도전은 무엇인가?

각 개인은 유전적 영향, 삶의 경험, 교육과 환경에 의해 만들어진 독특한 작품이다. 사회적 지위, 경제적 상태와 환경은 우리의 건강과 질병에 대한 대응에 영향을 미친다. 소득, 교육 수준, 현재 건강상태, 지지체계의 가용성 등 사회경제적 요인은 노인의 의료보험제도에 대한 인식에 영향을 미친다. 혜택과 자격에 따라 건강관리서비스를 받을 수 있다. 노인 중 일부는 자신의 건강을 관리할 수 있는 능력이 없어 자산관리자나 후견인(a conservator or guardian)의 보호를 받아야 한다.

환경적 요인, 예를 들어 지리적 영역, 주거, 범죄 피해 인식과 자역사회자원 등에 따라 노인이 적절하고 질 높은 건강관리를 받을 수 있는 여부가 달라진다. 질병과 사망의 가장 강력하고 지속적인 예측요인 중 하나는 사회경제적 상태이다(Sowaetal.,2016). 환경 역시 안전과 안녕에 영향을 미친다. 그러므로 헬스케어전문가가 노인의 사회경제적, 환경적 상태를 이해하는 것은 매우 필수적이다. 질환은 빈곤을 초래하며, 빈곤은 부적절한 영양, 불량한 주거, 위해환경에의 노출, 건강하지 못한 생활양식과 낮은 건강관리서비스 접근성으로 인해 불건강을 더욱 초래한다.

한국의 GDP 대비 1인당 의료비는 경제협력개발기구(Organization for Economic Cooperation and Development; OECD) 평균보다 낮은 수준이나, 최근 5년간 OECD 회원국 평균 대비 2배 이상 빠른 증가세를 보이고 있다(보건복지부, 2021). 대부분의 비용은 만성질환을 통제하거나 감소시키기 위한 의료서비스에 이용되고 있으며, 이는 증가하는 노년 인구에 영향을 미친다. 우리나라는 65세 이상 노인인구비율당 진료건수가 OECD 회원국 중에서 월등히 높았다(김주경, 2021).

의료서비스의 노인 소비자는 종종 그들의 대변자/옹호자로 의료전문가에게 의지한다. 효과적인 대변자/옹호자가 되기 위해 간호사는 노인 의료소비자의 환경, 사회경제적 상태와 건강관리 접근성에 대한 인식에 영향을 미치는 요인을 이해해야 한다.

6 장

사회경제적 영향

노인의 건강에 미치는 사회경제적 영향요인은 1장에서 제시하였으며, 이 장에서는 교육, 보험보장, 사회적 지지체계 등에 초점을 두었다.

교육

교육은 건강 위험요인과 깊은 관계가 있으며, 교육 수준은 소득 수준, 정보 획득, 문제해결능력, 가치체계 및 생활양식에 영향을 미친다. 교육을 더 많이 받은 사람은 웰빙 프로그램과 예방적 건강 선택사항에 더 많이 접근할 수 있다.

한국의 노인인구 교육 수준의 통계를 보면 초등학교 졸업이 31.7%로 가장 많았으며, 고등학교 졸업 28.4%, 중학교 졸업 23.3% 등의 순으로 나타났다(한국보건사회연구원, 2020). 이는 한국 국민의 교육 수준 대비 매우 낮은 편이다. 2020년도 기준 한국의 25세 이상 64세 이하 국민의 교육 수준은 고등학교 졸업 이상이 90% 정도이며, 이중 고등교육 이상은 무려 51%를 차지하고 있다(통계청, 2021). 그러나 노인인구에서는 고등학교 졸업 이상이 34% 정도이며, 고등교육 이상은 5.9%에 지나지 않는다(한국보건사회연구원, 2020).

그러나 해가 지나면서 노인인구의 교육 수준 역시 상승하고 있다. 고작 3년 전 실시한 동일 조사 결과보다 무학의 비율은 13.7% 감소하였으며, 중학교 졸업과 고등학교 졸업이 각각 6.4%, 11.1% 증가하여 노인의 교육 수준이 전반적으로 높아졌다(한국보건사회연구원, 2020).

노년기에 교육의 기회를 찾는 것은 노인에게 많은 이점이 있다. 평생학습은 지적 성장을 촉진하고 자존감을 높이며 사회화를 향상시킨다. 노인은 창의성을 자극하고 깨어 있으면서 세상에 관여할 수 있는 기회를 갖는다.

Erikson의 일곱 번째 발달 단계는 생산성과 정체성이 개인의 성취감과 삶의 성취감에 얼마나 중요한지를 강조한다(Cox, 1986). 교육은 침체와 고립을 피할 수 있는 기회를 제공하고 노년의 삶의 즐거움을 더할 수 있다. 그러나 간호사가 건강교육을 제공하고자 할 때 장애가 있는 노인을 가르치는 것은 어려울 수 있다. 기억력, 시력 또는 순응도 문제가 있는 사람들의 학습 환경과 관련된 방법은 대상자 교육 전략(박스 6.1)를 참고할 수 있다.

박스 6.1 대상자 교육 전략

노인은 종종 교육에 영향을 미치는 단기 기억력 장애 또는 시력장애나 청력장애를 가지고 있다. 노인의 이해와 순응도를 증진시키기 위해서 다음을 고려한다.

- 노인 환자가 알고 싶어 하는 것을 확인한다.
- 적절한 조명을 켜고 방해거리를 줄여 편안한 환경을 제공한다. TV나 라디오를 끈다.
- 중요한 정보는 적어도 세 번 반복한다.
- 서면자료, 토론, 비디오 및 오디오 테이프, 사진 및 그림과 같은 여러 형식으로 정보를 제공한다.
- 서면자료의 경우 대조되는 배경에 큰 활자와 선명한 검정색 글자를 사용한다.
- 낮은 어조로 적당한 속도와 크기로 말한다. 환자에게 자신의 말로 설명하도록 요청하여 이해를 확인한다.
- 상대방을 이해하고 대면하기 위해 적절한 몸짓을 사용한다. 이해 정도를 확인하기 위해 나중에 다시 확인한다.

보험 보장

한국에서 노인을 지원하는 공적 보험이나 보장제도는 매우 미흡하다. 가장 대표적인 것은 노인장기요양보험제도이며, 고령이나 노인성 질병 등으로 일상생활을 혼자서 수행하기 어려운 노인에게 신체활동 및 일상생활 지원 등의 서비스를 제공하여 노후생활의 안정과 그 가족의 부담을 덜어주기 위한 사회보험제도이다. 소득 수준과 상관없이 국민건강보험 가입자 모두와 의료급여수급권자로서 65세 이상 노인과 65세 미만의 노인성 질병이 있는 노인은 모두 신청이 가능하다. 주 급여대상, 즉 보험수혜자는 65세 이상 노인 또는 치매, 중풍, 파킨스병 등 노인성 질병을 앓고 있는 65세 미만인 자 중 6개월 이상의 기간 동안 일상생활을 수행하기 어려워 장기요양서비스가 필요하다고 인정되는 자이다. 이 경우 대상자의 장기요양등급을 판정하여 1~5등급으로 분류하며, 등급별로 시설급여, 재가급여, 특별현금급여를 제공받을 수 있다. 노인의 소득 수준에 따라 일부 본인부담금이 있으며, 기초생활수급권자는 본인부담금이 없다.

- 시설급여: 요양시설에 장기간 입소하여 신체활동 지원 등 제공
- 재가급여: 가정을 방문하여 신체활동 및 가사활동 등 지원, 목욕, 간호 등 제공, 주간보호센터 이용, 복지용구 구입 또는 대여
- 특별현금급여: 장기요양 인프라가 부족한 가정, 천재지변, 신체 · 정신 또는 성격 등 그 밖의 사유로 장기요양기관이 제공하는 장기요양급여를 이용하기 어렵다고 인

정하는 경우 가족요양비 지급

노인인구 증가에 따라 사설보험 등이 출시되고 있으며, 공공과 사설 보험이 공존하여 노인에게 최대한 혜택이 주어지도록 관련 전문가의 역할이 중요하게 부상하고 있다.

지원체계

일생 동안 사람들은 새로운 지인을 만들고 우정을 쌓고 가족을 형성한다. 사람들은 학교, 교회 또는 회당, 클럽, 이웃 및 마을에 소속되어 구성원이 된다. 조언이나 도움이 필요할 때, 축하하고 싶거나 슬퍼할 때 우리 곁에 있어 주는 사람들과 공간들이다. 나이가 들어가면 이러한 지원시스템 중 일부를 잃게 된다. 가족이나 친구들이 이사를 가거나 사망하고, 조직과 이웃은 바뀌게 된다. 직장이나 재정 상황이 변하게 되면 교류하는 사람들의 그룹도 변화한다. 가족이나 친구를 잃거나 자신의 건강과 독립성이 저하되는 것에 대처하기 위해서 각 개인은 더 큰 사회적 연결망이 필요하다.

Fuller-Iglesias(2015)의 연구에 따르면 더 큰 사회적 연결망을 가진 노인은 안녕 수준이 증가하고 간병인 부담이 감소했다. 결혼상태는 여러 가지 방식으로 노인에게 영향을 미친다. 기혼인 노인은 혼자 사는 노인에 비해 소득이 더 많을 가능성이 높다. 영양상태도 혼자 사는 사람보다 기혼자가 더 좋을 가능성이 높다. 결혼제도의 혜택을 가장 많이 받는 것은 남성이다. 여성에게는 결혼 관계 외의 친구와의 친밀한 관계가 많은 것과 달리 남성은 친구와의 친밀한 관계가 흔하지 않기 때문에 남성에게 배우자는 중요한 친구이자 후원자이다(1950년부터 2050년까지의 인구 수에 대한 정보는 그림 6.1 참조).

전통적으로 남자는 요리, 집안 청소, 옷 수선, 빨래 등을 하지 않았기 때문에 배우자를 잃으면 가사일에 서툴다. 또한 나이 든 여성의 수가 나이 든 남성보다 많기 때문에 많은 남성이 재혼을 한다. 2015년 기준, 65~74세 남성의 약 74%가 배우자와 함께 살고 있었던 반면, 85세 이상 노인의 59%가 배우자와 함께 살고 있었다. 여성의 경우는 이런 비율이 훨씬 낮다. 65~74세 여성 중 58%가 기혼자였으나, 85세 이상에서는 17%로 떨어졌다(Federal Interagency Forum, 2016).

자녀는 나이 든 부모에게 계속해서 지원을 제공한다. 결혼 여부와 고용상태에 따라 다르기는 하지만, 미국 노인의 약

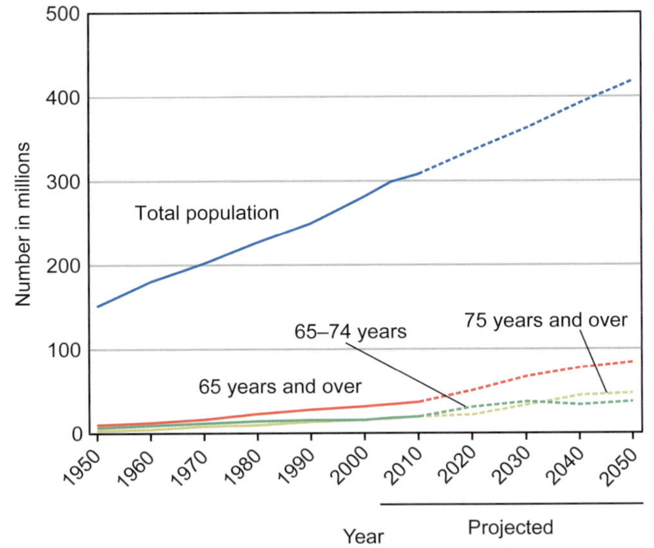

그림 6.1 미국의 총인구 및 고령인구(1950~2050년). (From National Center for Health Statistics. [2009]. United States, 2008 with chartbook, Hyattsville, MD: National Center for Health Statistics Health.)

1/2이 자녀의 거주지로부터 30km 이내에 살고 있다(Bui & Miller, 2015). 많은 자녀가 적어도 일주일에 한 번 아이들과 함께 방문하고, 노인 대부분은 적어도 일주일에 한 번 자녀와 전화 통화를 한다. 여성 자녀는 실제 보살핌을 도울 가능성이 더 높은 반면, 남성 자녀는 사업 및 재정 지원을 제공할 가능성이 더 높다(Miller & Montgomery, 1990; Federal Interagency Forum, 2016). 많은 가족이 멀리 떨어져 있긴 하지만, 자녀는 부모를 걱정하고 필요한 서비스를 마련하려고 한다. AAA(Area Agency on Aging)라는 지역사회서비스 기관 및 사설 돌봄관리자 등 몇 가지 자원이 사용 가능하다.

많은 노인은 젊은 이웃이나 동료 교인과 가족과 같은 관계를 발전시킨다. 이러한 관계에서 노인은 정서적이고 실질적인 지원을 제공받을 수 있다. 현재 연구들은 노인에게 가족이나 가까운 친구가 없음이 건강관리 결정에 미치는 영향에 대해 고려하고 있다(Pope, 2013; Weiss et al., 2012).

노인의 재정상태는 지원 시스템에 영향을 미칠 수 있다. 노인은 호의에 보답해야 할 의무를 느끼는 경향이 있다. 누군가가 그들을 위해 무언가를 해준다면, 그들은 보답할 수 있기를 원한다. 보답하는 데 재정적으로 어려움을 느낀다면 도움 받기를 꺼릴 수 있다. 또한, 적절한 의복을 구입할 여유가 없거나 깨끗한 의복을 유지하기 어렵다면 다른 이들과의 만남을 피할 수도 있다.

노인의 정서적 상태도 지원 시스템에 영향을 미칠 수 있

다. 우울하거나 부정적인 노인의 경우 친구나 가족와 지속적인 관계를 맺는 데 어려움이 있을 수 있다. 온전한 건강사정과 신체검진을 위해서는 정서적 문제를 반드시 확인하여야 한다. 동료 상담, 지원그룹 또는 정신건강전문가, 성직자 또는 지역사회 간호서비스의 전문적인 지원은 노인이 감정과 우려를 표현하는 데 도움이 될 수 있다. 가까운 친구는 그 사람이 삶의 긍정적인 면을 찾도록 도울 수 있다. 영성과 종교적 활동은 노인에게 긍정적인 지원을 제공한다. 종교 공동체 행사에 참여하면 고립감을 없애고 우울증을 줄이는 데 도움이 된다. 많은 노인은 감정을 표현하기 위해 노래, 기도나 명상을 한다. 많은 사람에게 믿음은 효과적인 대처기전이며, 질병이나 상실에도 불구하고 희망과 지원을 제공한다(Brennan et al. 2012, Harris et al. 2013).

노인지원정책

미국에서는 사회보장, 생활보조금, 메디케어 및 메디케이드 외에도 다양한 기타 혜택이 노인에게 제공되고 있으며 이를 통해 노인의 사회경제적 상황에 도움을 주고 있다. 주택 보조금을 포함한 노인 전용 주거프로그램이 있으며, 가정 식사 배달 같은 영양보충지원프로그램(Supplemental Nutrition Assistance Program), 에너지 지원 프로그램 등이 노인에게 제공되고 있다. 이에 비해 우리나라에서는 아직 노인지원정책이 미흡한 편이나, 복지지원 대책을 늘려가기 시작하고 있다.

가장 대표적인 노인복지는 기초연금이다. 초기에는 기초노령연금이라고 불렸던 기초연금은 만 65세 이상 대한민국 국적으로 국내에 거주 중인 노인 중 가구 소득인정액이 선정기준액 이하인 경우 지급된다. 공무원연금, 교직원연금 등 별도 연금 수급권이 없는 경우에 해당하며, 2021년도 현재 월 최대 30만 원을 지급하고 있다. 단독가구와 부부가구 모두 별도의 기준에 따라 대상으로 선정 · 지급되고 있다.

주택연금은 주택을 소유하고 있으나 소득은 부족한 노인을 대상으로 평생이나 일정 기간 동안 안정적인 수입을 얻을 수 있도록 자신의 주택을 담보로 연금을 받는 제도이다. 부부 중 1명이 만 55세 이상이고 대한민국 국민이며, 공시가격 9억 원 이하 주택 소유자인 경우 가입할 수 있다. 자신의 주택을 담보로 연금을 수령하는 국가보증 금융상품(역모기지론)이며, 자신의 집에서 계속 거주할 수 있다는 장점이 있다. 부부 모두 사망 후 주택을 처분해서 그간의 연금수령액을 정산하며, 연금수령액이 집값을 초과하여도 상속인에게 청구하지 않으며, 반대로 집값이 남는 경우 상속인에게 상속된다.

노인 일자리 지원사업은 참여자의 인건비를 일부 지원하거나, 인턴십으로 참여할 수 있는 기회를 제공하고, 다수의 고령자를 고용하는 기업의 설립을 지원한다. 노인 여가복지 지원사업에서는 노인의 교양·취미 생활 및 사회참여활동, 건강증진 및 질병예방과 소득보장·재가복지, 그 밖에 노인의 복지증진에 필요한 서비스를 제공하고 있는 노인복지관, 경로당, 노인교실의 운영을 지방정부에서 지원하고 있다.

노인맞춤돌봄서비스 정책도 2022년도 현재 시행 중에 있다. 크게 안전지원, 사회참여, 생활교육, 일상생활 지원, 연계서비스 및 특화서비스로 나뉘며, 지방자치단체에서 직접 제공 또는 연계 제공의 형태로 운영한다(표 6.1).

이 밖에도 노인의 건강을 지원하는 정책들이 있다. 치매를 조기에 발견하기 위한 치매검진 사업, 치매를 조기에 치료함으로써 증상을 호전시키거나, 중증화를 방지하고하 하는 치매치료관리비 지원사업, 노인의 실명을 예방하고 안질환의 조기 발견과 치료를 지원하는 노인실명예방관리사업이 있다.

치매검진사업은 치매의 위험이 높은 만60 세 이상 노인을 대상으로 치매 조기검진을 실시하여 치매환자를 조기에 발견 · 관리하여 치매환자 및 그 가족의 삶의 질을 제고하고자 하는 데 목적이 있으며, 지방지체단체의 보건소에서 운영하고 있다. 만 60세 이상 모든 노인은 치매선별검사를 무료로 받을 수 있으며, 기준 중위소득 120% 이하이거나 보건소장이 필요성을 인정한 사람은 해당 시군구의 거점병원에서 치매진단검사와 감별검사 등을 받을 수 있다.

치매치료관리비 지원사업은 해당 시 · 군 · 구의 관할보건소에서 운영하고 있으며, 만 60세 이상 치매진단(F00~03, G30)을 받고 치매치료약을 복용하는 경우 치매치료관리비 보험급여분에 대한 본인부담금(치매약제비+약 처방 당일의 진료비)에 대해 실비를 지원하고 있다. 지원금액은 월 3만원이며 연간 36만 원을 상한으로 하여 본인이 납부한 실비를 지원한다.

노인실명예방관리사업은 노인 안검진 및 개안수술, 저시력 노인을 위한 재활사업 등 노인실명예방관리를 하고 있다. 노화성 안질환은 자각증상이 없는 경우가 많아 정기적

표 6.1 노인맞춤돌봄서비스 정책

구분	대분류	중분류	소분류
직접 서비스 (방문 · 통원 등)	안전지원	방문 안전지원	안전 · 안부 확인 정보제공(사회 · 재난안전, 보건 · 복지 정보제공) 생활안전점검(안전관리점검, 위생관리점검) 말벗(정서7지원)
		전화 안전지원	안전 · 안부 확인 정보제공(사회 · 재난안전, 보건 · 복지 정보제공) 말벗(정서지원)
		ICT 안전지원	ICT 관리 · 교육 ICT 안전 · 안부 확인
	사회참여	사회관계 향상 프로그램	여가활동 평생교육활동 문화활동
		자조모임	자조모임
	생활교육	신체건강분야	영양교육 보건교육 건강교육
		정신건강분야	우울예방 프로그램 인지활동 프로그램
	일상생활지원	이동 · 활동지원	외출동행
		가사지원	식사관리 청소관리
연계서비스 (민간후원자원)		생활지원연계, 주거개선연계, 건강지원연계, 기타서비스	
특화서비스		개별 맞춤형 사례관리, 집단활동, 우울증 진단 및 투약 지원	

* 은둔형·우울형 노인에 대한 특화서비스 별도 실시(162개 지역)
출처: 보건복지부 노인맞춤돌봄서비스 홈페이지
(https://www.mohw.go.kr/react/policy/index.jsp?PAR_MENU_ID=06&MENU_ID=06390104&PAGE=4&topTitle=%EB%85%B8%EC%9D%B8%EB%A7%9E%EC%B6%A4%EB%8F%8C%EB%B4%84%EC%84%9C%EB%B9%84%EC%8A%A4)

으로 검진을 통한 안질환을 조기발견할 수 있으며, 방치 시 실명에 이르게 되어 의료비 상승과 삶의 질 저하를 초래하므로 안질환의 조기발견 및 수술 치료를 지원하고 있다. 무료 안검진은 60세 이상 모든 노인을 대상으로 하나, 저소득층을 우선으로 하고 있으며, 개안 수술 지원은 60세 이상 백내장, 망막질환, 녹내장 등 기타 안질환자 중 수술이 필요한 자로서 기준 중위소득 60% 이하인 경우 지원된다.

재산관리인과 후견인

노인이 스스로 재정문제를 처리할 수 없을 경우 우리나라에는 성년후견제도를 이용할 수 있다. 2013년도부터 시행된 성년후견제도는 질병 · 장애 · 노령 등의 사유로 인해 정신적 제약을 가진 사람이 재산 관련 분야뿐만 아니라 치료, 요양 등 신상에 관한 분야에까지 확대하여 도움을 받을 수 있도록 한다. 또한 현재 정신적 제약이 없는 사람이라도 미래를 대비하여 성년후견제도(임의후견)를 이용할 수 있다. 성년후견제도의 후견은 법정후견과 임의후견으로 나눌 수 있고, 법정후견에는 성년후견, 한정후견, 특정후견이 있다. 성년후견은 사무처리능력이 지속적으로 결여되는 경우로 대부분의 조력을 받는 것이며, 한정후견은 사무처리능력이 부족한 경우로 일 부분에 대해 조력을 받는 것을 말한다. 특정후견은 일시적 후원이나 특정 사무에 대한 후원이 필요한 경우를 말하고, 임의후견은 장래 정신기능 약화에 대비해 스스로 후견인을 정하는 것을 말한다.

후견인은 법원에서 선임되며, 가족 · 친척 · 친구 등은 물론 변호사 · 법무사 · 세무사 · 사회복지사 등의 전문가도 후견인으로 선임될 수 있고, 여러 명이 선임될 수도 있다. 후견인은 재산관리와 의료, 개호, 재활, 교육, 주거의 확보 등을 포함하는 신상보호의 역할을 한다. 후견인에 대한 감독을 위해 후견감독인을 선임할 수 있으며, 임무수행에 관한 보고와 재산목록의 제출을 요구하며, 필요한 경우 후견인 변경을 청구할 수 있다.

환경적 영향

환경은 사람의 삶에 대한 인식에 영향을 미친다. 환경이 크게 불편하지 않으면 잘 모를 수도 있지만, 정서적 · 육체적 건강과 웰빙에 상당한 영향을 미친다. 환경은 덥거나 춥거나, 어둡거나 밝으며, 단단하거나 부드러우며, 안전하거나 위험한 것으로 설명될 수 있다. 적절한 주거, 안전 및 안락함과 같은 환경적 요인은 사람의 기능적 능력에 영향을 미친다. 이러한 환경적 요인은 기능적 능력이 저하된 노인에게 더욱 중요하다. 노인의 환경과 관련된 지리적 위치, 교통, 주거 및 안전 문제를 여기에서 논의한다.

지리적 거주 위치

지리적 요인은 개인에게 다르게 영향을 미친다. 노인은 극단의 온도에 민감하기 때문에 기후는 노인에게 중요하다. 추운 기후에 사는 사람은 적절한 난방과 의복이 필요하다. 온대 지역의 사람은 더운 계절에 냉방시스템이 필요하다. 노인은 사고로 인한 부상에 대해 우려하기 때문에 폭설과 혹한 등의 날씨는 노인을 고립시킬 수 있다.

도시 거주나 지방 거주 여부는 서비스에 대한 접근, 지원 시스템의 가용성 및 안전 인식에 영향을 미친다. 도시의 이웃은 교외로의 이주 때문에 바뀌기 쉬운 경향이 있다. 대도시 지역에서는 친근하고 편한 이웃에 대한 개념이 빠르게 쇠퇴하고 있다. 이웃의 변화는 이질적이고 두려운 분위기를 조성하기 때문에 노인의 사회화에 영향을 끼친다. 대부분의 노인은 같은 지역에서 30년 이상 살았으며 이사할 계획이 없다.

농촌지역에 거주하는 노인은 다른 문제를 가지고 있다. 지리적 고립으로 인해 사회적 접촉과 서비스 사이의 거리가 멀고, 교통수단이 충분하지 않을 수 있다. 그러나 교회, 친구, 이웃 같은 사회적 지원은 종종 강력하고 신뢰할 수 있다. 농촌지역의 노인은 대도시에 비해 자신의 주택을 소유하고 있는 비율이 더 높지만, 주거환경이 열악한 경우가 많다. 또한 농촌지역에 거주하는 노인이 이용할 수 있는 공식적인 서비스는 더 적다(Jaffe, 2015; Rosenthal & Fox, 2000; Ziller, Lenardson, & Coburn, 2012).

표 6.2 후견의 종류

내용	성년후견	한정후견	특정후견	임의후견
개시사유	정신적 제약으로 사무처리능력의 지속적 결여	정신적 제약으로 사무처리능력의 부족	정신적 제약으로 일시적 후원 또는 특정사무 후원의 필요	정신적 제약으로 사무처리능력의 부족
후견개시 청구권자	본인, 배우자, 4촌 이내의 친족, 미성년후견인, 미성년후견감독인, 한정후견인, 한정후견감독인, 특정후견인, 특정후견감독인, 검사 또는 지방자치단체의 장	본인, 배우자, 4촌 이내의 친족, 미성년후견인, 미성년후견감독인, 성년후견인, 성년후견감독인, 특정후견인, 특정후견감독인, 검사 또는 지방자치단체의 장	본인, 배우자, 4촌 이내의 친족, 미성년후견인, 미성년후견감독인, 검사 또는 지방자치단체의 장	본인, 배우자, 4촌 이내의 친족, 임의후견인, 검사 또는 지방자치단체의 장 (※ 임의후견 개시 요건인 임의후견감독인 선임 청구권자)
본인의 행위능력	원칙적 행위능력상실자	원칙적 행위능력자	행위능력자	행위능력자
후견인의 권한	원칙적으로 포괄적인 대리권, 취소권	법원이 정한 범위 내에서 대리권, 동의권, 취소권	법원이 정한 범위 내에서 대리권	각 계약에서 정한 바에 따름

출처: 대한민국 전자법원센터(https://www.scourt.go.kr/nm/min_3/min_3_12/index.html)

이웃을 돕는 이웃, 지역 클럽이나 단체, 교회 회중이 시골지역에 사는 노인을 지원하기도 한다. 그러나 어떤 노인은 혼자 있거나 다른 사람들과 떨어져 있는 것을 즐기고 외부 개입을 원하지 않는다. 각 커뮤니티는 노인을 위한 개인의 사생활은 보장하면서 필요한 경우 서비스를 이용 가능하도록 기준을 설정해야 한다.

교통/이동

많은 노인에게 자동차는 독립의 상징이다. 2020년 기준 368만여 명의 노인이 운전면허를 소지하고 있다(KOSIS, 2021). 일부 지역에서는 쇼핑지역, 의료시설, 사회센터로의 이동을 위해 자동차가 필요하다. 돌봄 파트너 및 임상의, 그리고 노인의 자가평가를 통해 노인이 운전을 중단해야 할 시기를 결정할 수 있다. 운전은 독립의 상징이며, 생계의 수단이기도 하므로 "포기"하기 어렵다. 정상적인 신체적 노화와 만성 건강상태는 적절한 변화가 필요할 수 있다(주간에만 운전하기, 운전지역 제한하기, 적절한 보조장치에 대한 작업치료 상담). 정부는 2018년부터 자발적으로 면허증을 반납하면 선불식 교통카드나 지역 상품권을 혜택으로 제공하여, 만 65~75세 이상 고령 운전자의 면허자진반납제도를 시행하고 있다.

운전을 하지 않는 노인이 겪는 한 가지 문제는 대중교통 이용 가능 여부이다. 2015년 미국 은퇴자협회 AARP(n.d.)의 보고서에 따르면, 도시의 크기에 따라 노인의 55%에서 62%가 대중교통을 이용할 수 없었으며, 농촌 노인의 40%는 대중교통을 이용할 수 없었다. 대중교통 이용을 방해하는 장애물에는 비용, 시간거리, 집과의 거리, 지방 지역의 대중교통 가용성, 서비스에 대한 인식 부족, 일부 노인의 대중교

근거기반실무

노인이 안전하게 집에서 지낼 수 있도록 하기 위한 가정 내 모니터링의 필요성과 모니터링 수락에 대한 이해

연구대상

연구자들은 37명의 초기 치매 노인과 돌봄제공자를 한 쌍으로 하여 조사했다. 돌봄제공자에는 배우자, 자녀 및 유급 간병인이 포함되었다. 4쌍은 포커스 그룹에 참여했고 17쌍은 집중 인터뷰와 질문에 참여했다.

연구방법

연구자들은 포커스 그룹, 인터뷰 및 설문지를 사용하여 질적 및 양적 데이터를 수집했다. 연구의 일환으로 노인의 집에 동작 센서, 접촉 센서, 스마트 전구 및 리모컨을 포함하는 가정 내 모니터링 장비를 설치했다.

결과

기술 통계상, 모니터링 시스템이 자신의 안전에 변화를 주지 않는다고 믿는 사람은 절반 미만인 것으로 나타났다(노인 64%, 돌봄제공자 87%). 응답자의 81%가 입주 돌봄을 제공했으며, 19%에서는 주당 100시간 이상 돌봄을 제공했다고 보고했다. 인터뷰 부분에서는 연역적 분석을 사용하여 다음 주제가 도출되었다: feeling cared for, feeling cared about, 변화를 위한 제안. 보살핌을 받는다는 느낌(feeling cared for)에는 두 가지 하위 주제가 있었다. 즉, 돌봄제공자 측면에서 안심하는 통제감과 질서감; 그리고 노인 측에서 느끼는 침입적, 위협적, 모욕적인 통제감이다. 보살핌을 받는다는 느낌(feeling cared about)은 세 가지 하위 주제로 나뉘었다. 노인과 돌봄제공자가 손자 또는 반려동물과 오락을 위해 모니터링 장비를 사용하는 유희감; 컴퓨터와 모니터링 장비가 있는 집안의 안전한 장소; 돌봄제공자의 사랑에 대한 대체는 없다는 지배적인 하위주제로 노인과 돌봄제공자 모두 기술이 인간의 상호작용과 응급상황에서의 중재를 대체할 수 없음을 보고하였다. 변화를 위한 제안에는 4개의 소주제가 있었다. 첫 번째, "나에게 모니터링 시스템을 사용하지 마시오." 소수의 노인이 "로봇"이 그들과 함께 일하는 것을 원하지 않다고 표현했다. 두 번째, "모니터링 시스템을 폐지하지 말고 멋지고 단순하게 만드시오."는 노인의 요구에 대해서 사용자 친화적이며 노인의 요구에 맞춘 시스템을 만들어야 할 필요성을 보고했다. 일부는 데이터의 보고에 있어서의 오류에 대해 말했다. 세 번째, "표준화 하지 말고 맞춤화하시오."는 노인과 돌봄제공자의 필요에 대해 시스템이 맞추어져야 할 필요성에 있어 더 많은 세부사항을 제공했다. 마지막 소주제는 "단순히 모니터링만 하지 말고 예방하고 행동하시오."에서는 돌봄제공자가 발생가능한 문제를 예방할 수 있는 능력을 원했다.

결론

노인인구가 증가함에 따라 외부 및 상주 돌봄제공자와 함께 집에서 생활하는 노인의 수는 증가할 것이다. 안전, 약물 복용 알림 및 위치 장치를 모니터링하기 위한 전자 모니터링 장비의 사용이 더 보편화될 것이다. 노인과 돌봄제공자의 요구사항을 이해하면 현재 사용 가능한 기술을 활용하고 미래의 요구에 대한 더 많은 연구와 개발을 촉진할 수 있다.

From Epstein, I., Aligato, A., Krimmel, T., & Mihailidis, A. (2016) Older adults' and caregivers' perspectives on in-home monitoring technology. Journal of Gerontological Nursing, 42(6), 43–50.

통 이용 거부 등이 있다.

주거생활

개인의 집은 개인의 진정한 표현이며, 노인에게는 독립을 의미한다(근거기반실무 참조).

정부는 주택 대출과 재산세 감소 및 대출 이자 하양 조정을 통해 주택 소유를 장려했다. 많은 노인 세대에서 주택 구입이 인생의 목표였다. 집은 종종 주요 자산이며 실제로 유일한 자산일 수도 있다. 노인은 그곳에서 태어나고 자란 후 그 집에서 자신의 자녀를 키웠을 수 있다. 젊은 부부는 집을 사서 같은 집에서 가족을 키우고, 이후에도 노부부가 같이, 혹은 배우자가 사망한 이후 홀로 그 집에서 계속 거주하는 경우가 더 흔하다.

노인이 집에서 독립적으로 거주할 수 있도록 돕는 사회적 지원 자원은 매우 적다. 현재 노인이 거주하는 대부분의 집은 젊고 활동적인 사람을 위해 설계되어 있다. 많은 미국 노인은 특정한 필요에 맞게 환경을 조정하기 위해 집을 개조했지만, 아직까지 그렇게 하지 못한 많은 사람도 있다. 집에 거주하고 싶지만 유지보수 및 추가 수입을 위한 자금이 필요한 사람에게는 역모기지(주택연금)라고도 하는 주택자산 전환이 대안이 될 수 있다. 주택연금은 주택을 소유하고 있으나 소득은 부족한 노인을 대상으로 평생이나 일정 기간 동안 안정적인 수입을 얻을 수 있도록, 자신의 주택을 담보로 연금을 받는 제도이다. 자신의 주택을 담보로 연금을 수령하는 국가보증 금융상품(역모기지론)이며, 자신의 집에서 계속 거주할 수 있다는 장점이 있다.

주택을 임차해야 하는 노인은 저렴한 임대 부동산을 찾는 문제에 직면해 있다. 일단 주택을 임차하면, 임대비용의 증가분이 노인의 고정수입을 초과할 수 있다. 자산관리가 바뀌면 세입자-부동산 관리자 관계도 바뀐다. 건물 구조와 기구는 많은 임대주택에서 노인의 독립적인 기능을 지원하기에 부적절할 수 있다.

만성질환과 장애가 늘어나면 노인은 외출을 하지 못하게 되고, 생활환경이 더욱 제한된다. 이는 세입자를 격리하고 서비스에 대한 접근을 차단함으로써 세입자의 신체적 · 정신적 건강에 악영향을 끼치게 된다.

안전에 문제가 될 수 있는 생활환경은 다음과 같다. 보일러 기기의 노화, 장판이나 카페트의 마모, 열악한 조명, 보

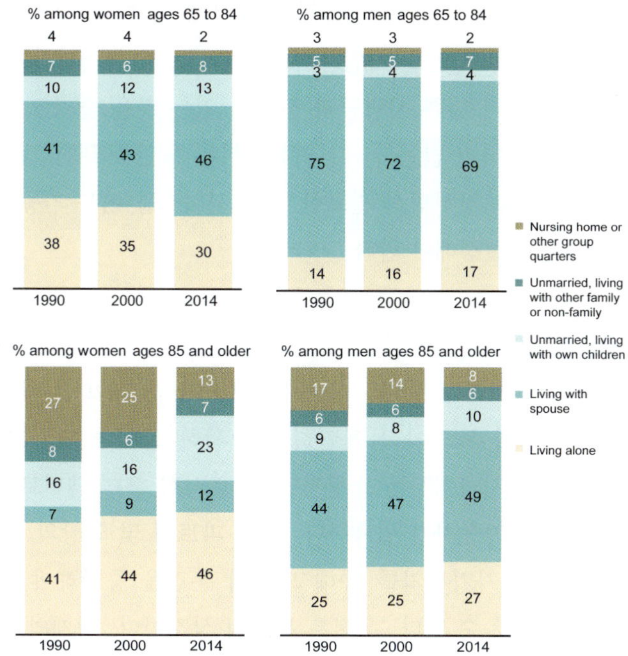

그림 6.2 나이와 성별에 따른 주거생활. (From Stepler, R. [2016]. Smaller share of women ages 65 and older are living alone. Pew Research Center,Washington, DC. Retrieved December 29, 2017, from http://www.pewsocialtrends.org/2016/02/18/smaller-share-of-women-ages-65-and-older-are-living-alone/.)

호시설이 없는 계단, 화재경보기와 보조 가로대의 부족, 가구의 노화, 처짐, 고장 등은 모두 노인에게 해를 끼칠 수 있다. 주택을 포기하기로 결정한 노인에게는 몇 가지 가능한 선택이 있다(그림 6.2). 점점 더 많은 노인이 주택을 공유하고 있다. 가족의 집으로 이사해 들어가거나, 보조 아파트(액세서리 아파트) 또는 가족 소유지의 이동식 주택으로 이사할 수 있다. 어떤 노인은 다른 노인들과 함께 집을 사거나 임대하기도 한다. 이런 경우 일반적으로 각 노인은 개인 방을 갖고 거실, 식사 및 주방 공간을 공유한다. 집안일도 분담하며 경우에 따라 가사도우미나 관리인을 고용하기도 한다. 어떤 노인은 비용이나 가사일에 도움을 받기 위해 하숙을 받기도 한다. 하숙으로 보통 "힘든" 집안일을 할 수 있는 젊은 사람을 받는다.

홈 매칭 프로그램이 인기를 얻고 있다. 홈 매칭 기관들은 집과 사람을 연결한다. 이런 기관은 인터뷰와 심사를 통해 적합한 하우스메이트를 찾아 준다. 홈 쉐어링을 통해 주방과 거실과 같은 집의 공용공간을 사용할 수 있다. 그러나 침실과 욕실은 사적인 개인공간이다. 계약을 체결하기 전에 임차인과 임대인 모두의 기대치에 대해 서면으로 계약해야 한다(DiCarlo & Prosper, n.d.).

실버타운과 같은 노인 주거형태에는 독립된 개인만을 위한 시설이 있을 수도 있고, 다양한 수준의 의존성을 가진 사람들을 위한 다양한 주거 대안이 포함될 수 있다. 독립적인 노인은 분리된 주택에서, 식사나 가사 도움이 필요한 사람은 공동 아파트에서, 더 많은 보살핌이 필요한 사람은 요양시설에서 지낼 수 있도록 지속적 돌봄공동체가 구성되어 있다. 이곳의 노인은 그들의 필요에 따라 다른 수준의 형태로 이동할 수 있다. 이런 대부분의 커뮤니티는 월별 요금 외에도 상당한 입소료가 필요하다. 여기서는 여러 가지 활동 프로그램과 가사 및 집안일 지원이 포함된다. 교통편도 포함되는 경우가 많다.

우리나라의 노인주거복지 정책은 다음과 같다. 노인주거복지시설에는 양로시설, 노인공동생활가정 등이 있으며, 양로시설과 노인공동생활가정에는 기초생활보장수급자(생계급여 또는 의료급여)로서 일상생활에 지장이 없는 65세 이상의 노인과 부양의무자로부터 적절한 부양을 받지 못하는 자로서 일상생활에 지장이 없는 65세 이상의 노인이 무료로 입소 가능하다. 또한 노인보호전문기관에서 학대피해노인으로 입소의뢰를 받은 노인 및 긴급조치대상자 역시 입소가 가능하다. 소득 수준이 도시근로자 1인당 월평균소득액 이하인 경우 실비로 입소 가능하며, 입소절차는 해당 시군구에서 진행하고 있다.

모든 지원시설은 결국 거주자의 집이라는 점을 알아야 한다. 노인의 역사적 연속성, 소속감, 정체성 및 편안함을 제공하기 위해 가능한 모든 개인 소유물은 노인이 원하는 대로 배치되어야 한다(Johnson, 1996). 직원은 노인을 정중하게 대해야 한다. 예를 들어, 허락 없이 친구 집에 가거나, 텔레비전을 켜거나 가구를 옮기지 않는다. 직원은 개인공간의 중요성을 인식함으로써, 노인의 권리를 재확인하고 노인의 존엄감을 강화한다.

노인이 환경을 바꾸면 이사로 인한 스트레스가 생길 수 있다. 새로운 환경으로 이동하는 것은 상실과 연관되어도 있다. 노인은 배우자나 건강, 집 또는 기능적 독립성을 상실했기 때문에 이사하기도 한다. 노인의 경우 준비되지 않은 이사나 갑작스러운 이사로 인해 우울증, 금단증상, 혼란, 의존성 증가, 삶의 만족도 저하, 건강문제 증가 등의 문제가 생기기도 한다. 노인이 오랜 고민 끝에 이사를 결정했다면, 새로운 환경에 익숙해지고, 소중한 물건을 가지고 이사할 수 있다면 이사로 인한 스트레스를 최소화할 수 있다. 거주자 및 배우자 및 가족의 예비입소 및 지속적인 평가는 적응을 용이하게 하는 데 도움이 된다(Johansson, Ruzin, Graneheim & Lindgren, 2014). 노인의 의견이 거의 또는 전혀 없는 상태에서 이사를 성급하게 진행하면, 건강에 부정적인 영향을 미치고 사망 위험이 증가할 수 있다(Jusela, Struble, Gallagher, Redman, & Ziemba, 2017; Sullivan & Williams 2017).

노인인구의 일부는 노숙자이다. 노숙자에 대한 데이터는 특상성 정량화하기가 어렵다. 노숙자 인구의 경우 노인에 대한 기준을 50세 이상으로 하는데, 이는 이들이 10~20세 더 나이 들어 보이고, 더 나이 든 것처럼 행동하는 경향이 있기 때문이다(DeMallie, North, & Smith, 1997). 2016년 노숙인 등의 실태조사에 따르면 전체 노숙인 중에서 50.8% 정도가 60세 이상이었다(KOSIS, 2018). 노숙인의 대부분은 건강보험료 체납으로 건강보험혜택을 받지 못한다. 구체적인 노인의 통계나 거리 노숙인의 통계는 없지만, 시설노숙인의 경우 18.6%가 정신질환을 앓고 있다(KOSIS, 2018). 많은 이가 또한 만성질환이나 시각 · 청각 문제로 고통받고 있을 수 있다. 이 인구는 실제 연령보다 20~30세 더 늙어 보인다. 판단력이 손상되면 재정적 관리 부실, 퇴거 또는 타인에 의한 재산 탈취로 인해 거주지를 잃을 수 있다. 제한된 소득, 정신적 · 신체적 건강 문제, 저렴한 주택에 대한 정보 부족 등으로 인해 새 거주지를 찾기가 어렵다. 노숙인 복지시설에는 종합지원센터, 일시보호시설, 자활시설, 재활시설, 요양시설, 쪽방상담소 등이 있다. 종합지원센터, 일시보호시설에서는 노숙인 등에 대한 일시적인 숙식 제공, 의료지원, 샤워 · 이미용 서비스 등을 제공하며, 자활시설은 건강상 특별한 문제가 없고 일할 의지와 직업능력이 있는 경우 입소할 수 있다. 전문적인 직업상담, 직업교육, 취업연계 등을 지원받는다. 재활시설은 신체장애, 그 밖의 질환 등으로 인하여 자활이 어렵고 치료와 보호가 필요한 경우 입소할 수 있고, 재활 프로그램 혹은 치료를 받을 수 있다. 요양시설은 건강상의 문제 등으로 인하여 단기간 내 가정 및 사회복귀가 어려운 경우나 장기간 시설에서 보호를 받으면서 치료 또는 요양 서비스를 이용할 수 있다. 쪽방상담소는 노숙인 혹은 노숙 위기에 처한 주거취약계층인 쪽방 주민에게 의료, 주거복지, 자활, 교육문화 등 여러 사회복지서비스 지원을 통하여 지역사회에 정착할 수 있도록 하고 있다(법제처, N.D.)

노숙자 노인은 응급실(ED)을 더 많이 사용하는 경향이 있어 필요한 서비스와 연결할 수 있는 중재가 필요하다. 의학 및 정신 평가, 긴급 쉼터 및 장기 감독이 필요할 수 있다(National Health Care for Homeless Council, 2013). 사례관리 및 개인돌봄서비스를 받는 50세 이상의 노숙자 노인에게 영구 지원 주택을 제공하기 위한 프로그램이 개발되고 있다(Brown et al., 2013).

자기돌봄 능력이 없는 것으로 판명되지 않는 한, 노인의 주거상태가 어떠하든지 각 사람은 거주지를 결정할 권리가 있음을 기억해야 한다. 간호사는 전문의료인으로서 노인의 권리를 존중하고 가능한 한 많은 독립성과 존엄성을 유지하기 위해 노인과 협력해야 한다.

범죄 피해

노인의 범죄 피해는 신고되지 않는 경우가 많다. 범죄의 가해자는 노인에게 알려진 사람, 즉 지인, 가족 또는 친구인 경우가 종종 있다(박스 6.2). 노인층은 범죄 피해율은 가장 낮지만(2003년부터 2013년까지 12세에서 24세 사이의 인구 1000명당 49.9명과 비교하여 1000명당 3.6명의 피해자), 경제적 이득을 동기로 한 범죄에 특히 취약한 것으로 보인다. 노인은 폭력범죄를 당하면 부상을 입을 가능성이 더 크다. 부상을 입었을 때 병원에서 치료를 받는 노인은 거의 절반밖에 되지 않는다(Morgan & Mason, 2014)(박스 6.3).

박스 6.2 노인 대상 범죄 유형

노인들이 흔히 당하는 범죄 유형은 다음과 같다.

- 금융/물질적 착취: 자금, 재산 또는 자산의 불법 또는 부적절한 사용
- 성적 학대 또는 폭행: 동의 없이 성적 접촉
- 살인/타살: 타인의 생명을 빼앗는 행위
- 인터넷범죄: 인터넷을 통한 불법행위(사이버범죄)
- 신분 도용: 다른 사람의 신분이나 개인 데이터를 도용하는 행위
- 정서적/심리적 학대: 통증과 고통을 가하는 언어적 또는 비언어적 수단
- 신체적 학대: 상해를 입힌 물리적인 힘
- 방치: 의무를 의도적 또는 비의도적으로 이행하지 않는 것
- 유기: 위험상태에 내두는 것

From Morgan, R.E., Mason, B. J. (2014). Crimes against the elderly, 2003–2013. U.S. Annapolis Junction, MD: Bureau of Justice Statistics Clearinghouse. Retrieved from https://www.bjs.gov/content/pub/pdf/cae0313.pdf.

한국에서도 노인을 대상으로 한 범죄 피해는 2001년 4만 2,000여 건에서 2006년 8만 8,000여 건으로 급격하게 증가하였다(Sung, 2018). 2016년에는 전제 범죄의 10.4%가 노인을 대상으로 한 범죄였으며(최춘식, 2018), 2019년에는 17만 5,000여 건(14.7%)까지 상승하였다(경찰청, N.D.). 살인, 강도, 방화 등의 강력범죄는 2007년 대비 2016년 5배 이상 증가하였다. 보이스피싱 사건 등 재산범죄(신분위장을 통한 절도, 사기, 횡령 등)는 약 3배 증가하였으며, 이는 노인 대상 범죄의 70% 이상을 차지하였다(최춘식, 2018). 노인을 대상으로 효도관광 판매사기, 건강식품이나 보조의료기구 판매사기, 노인이 집 안에 주로 거주하는 특성을 이용한 전화판매사기, 보이스피싱 사기, 수의사기, 투자사기 등의 사례가 많았다(박강우, 2017).

실제적 위험요소보다는 노인의 위험에 대한 인식이 그들의 생활방식에 영향을 미친다(Policastro, Gainey, & Payne, 2015). 건강의 쇠퇴와 재정 감소는 노인에게 취약성을 느끼게 한다. 결과적으로 노인은 집 안에 고립될 수 있다. 노인은 집 안에서만 지내면서 집 안에서 서비스를 수용하는 것도 거부할 수도 있다. 이러한 사회적 고립은 노인의 전반적인 건강과 웰빙에 부정적인 영향을 끼친다.

Ross, Grossmann, and Schryer(2014)는 노인층이 소비자

박스 6.3 노인 범죄피해

- 노인 대상 범죄의 5%는 신분 도용이었다.
- 피해자 비율은 여성보다 노인 남성에서 더 높다. 그러나 지갑 절도 같은 접촉 절도의 비율은 나이든 여성에서 더 높다.
- 65세에서 74세 사이의 노년층이 75세 이상인 노인보다 피해를 입는 비율이 더 높다.
- 흑인 노인은 백인 노인보다 범죄의 희생자가 될 가능성이 더 크다. 그러나 비접촉 절도의 비율은 백인에서 더 높다.
- 소득이 가장 낮은 노인은 가구 소득이 높은 노인보다 폭력을 더 많이 당한다. 개인 절도 또는 가구 범죄는 가구소득 최상위 노인들에서 가장 많이 나타난다.
- 모든 유형의 범죄에 대한 가장 많은 피해 유형은 별거 또는 이혼한 노인들에서 나타났다.
- 모든 유형의 범죄에 대한 피해 비율은 교외 또는 시골보다 도시의 노년층에서 가장 높다.
- 노인 세입자의 경우는 주택 소유주보다 폭력과 개인 절도를 모두 경험할 가능성이 더 크다. 그러나 노인 주택 소유자는 세입자보다 가구 범죄의 희생자가 될 가능성이 더 크다.

From Morgan, R.E., Mason, B. J. (2014). Crimes against the elderly, 2003–2013. U.S. Annapolis Junction, MD: Bureau of Justice Statistics Clearinghouse.

박스 6.4 고령자에게 가장 많이 발생하는 소비자 사기

- 건강 및 의료 사기: 약물, 건강 보조식품 또는 보험의 거짓 치료 또는 판매
- 우편 주문 사기: 거짓 또는 오해의 소지가 있는 정보로 제품을 우편 판매
- 소득 창출 및 투자 사기: 피라미드 판매, 재택 근무 사기, 사기 프랜차이즈 판매 및 부동산 투자 기회와 같은 벼락 부자 만들기형
- 사회심리적 사기: 문제와 외로움에 대한 해결책을 약속함으로써 두려움을 이용하는 제품 및 서비스의 상품화
- 사기 게임: "비둘기 드롭(신용사기, pigeon drop)", 휴가 미끼, 은행 사기 또는 유정 투자와 같은 계획; 일반적으로 전문 사기꾼에 의해 수행
- 텔레마케팅 사기: 일반적으로 신용카드로 지불하는 경품에 참가하거나 상품을 받기 위해 미리 지불하도록 만드는 경품 또는 콘테스트; 판매되는 제품이나 서비스에 대한 서면정보를 받지 않고 사람들이 구매하도록 압력을 가하는 판매

박스 6.5 노인이 사기의 피해자가 되는 이유

1. 노인은 외롭고 고립감을 느낄 수 있다. 노인은 집에 있을 가능성이 높기 때문에 방문사기 및 전화사기 모두에 노출될 수 있다. 노인은 방문하는 사기꾼을 기꺼이 환영하기도 한다.
2. 노인은 조언을 구할 수 있는 자원이 적다. 노인은 친구, 가족 또는 전문가를 "성가시게" 하는 것을 꺼린다.
3. 노인은 예의가 바르거나, 지식이 있어 보이거나, 권위를 대표하는 사기꾼에게 더 취약할 수 있다.
4. 노인는 고정된 수입으로 편안한 생활방식을 유지하고 좋은 의료 및 장기요양을 제공하며 배우자와 자녀를 부양하는 것에 대한 우려가 많다.
5. 만성질환으로 인해 많은 노인이 사기꾼이 제공하는 가짜 의학적 치료법을 고려하게 되기도 한다.
6. 많은 노인은 전화를 끊거나 방문객을 문 앞에서 돌려보내는 것이 무례하다고 생각한다.

사기의 피해자가 될 위험이 청년 및 중년보다 더 크다는 것을 뒷받침하는 강력한 증거를 찾지 못했다. 이것은 노인이 사기와 사기의 피해자가 되기 쉽다는 고정관념에 의문을 제기한다. 노인에서는 5%만이 신분도용의 피해자였으나, 25~64세 성인에서는 약 7.8% 이하가 신분도용의 피해자인 것으로 나타났다(Morgan & Mason, 2014). 일부에서는 노인 스스로가 범죄의 피해자가 되었다는 것을 깨닫게 못하거나, 너무 창피하여 피해를 인정하지 않을 수도 있어 실제 노인의 범죄 피해를 정확히 알기는 어렵다.

여성이 노인인구에서 차지하는 비율이 더 높다는 점을 감안하면 남성보다 여성이 더 많이 학대당하고 있다. 최고령자(85세 이상)층에서 전체 노인인구의 2~3배에 달하는 학대와 방치를 당하고 있다(박스 6.4).

노인 학대 및 방치 사례의 거의 90%는 면식범이며, 성인 자녀 또는 배우자와 같은 가족 구성원이다(Acierno et al., 2010; National Center on Elder Abuse, 1998).

노인은 여러 가지 이유로 피해자가 된다(박스 6.5). 사람들은 노인이 취약한 것으로 인식하고 있다. 사회의 노인차별주의적 관점에서는 노인을 나약하고 속기 쉬운 사람으로 묘사한다. 노인도 자신을 이런 식으로 볼 수 있다.

노인층은 눈에 잘 띈다. 외모를 보면 나이를 알 수 있다. 노인의 일상과 움직임은 예측이 쉬운 편이어서 범죄자에게 더 취약한 편이다. 노인은 대중교통을 이용하는 경향이 있으며, 보안이 열악한 지역에 거주하는 경우에는 대중교통을 이용하거나 도보로 이동할 때 범죄에 취약할 수 있다.

의존 수준은 피해의 지표이다. 노인이 더 의존적이거나 그렇게 보일수록 범죄 피해의 위험이 더 커진다. 일부 노인은 시력이나 청력이 감소하여, 가까운 거리의 위험을 인식할 만큼 잘 보지 못할 수도 있다. 그들은 말하는 내용을 충분히 이해할 만큼 듣지 못했음에도 추가 설명을 요구하지 않기도 한다. 체력의 상실은 반격 능력을 감소시킨다. 인지능력이 상실되면, 노인은 이성적으로 추론하는 능력이 떨어지므로 사기와 학대에 취약해진다.

피해를 입은 노인은 혼란스럽거나, 지남력을 상실하거나, 두려워하거나, 화를 낼 가능성이 높다. 노인 피해자를 도우려고 할 때 간호사는 적대적이지 않은 인상을 주어야 한다. 확고한 지시와 공감은 노인을 누그러뜨리는 데 도움이 된다. 이것은 공감과 존중의 태도를 전달하고 피해자가 사실을 확인하는 데 도움이 된다. 간호사는 침착함을 유지하면서, 이 위기 동안 도움이 제공될 것임을 알려 노인을 안심시켜야 한다.

노인 피해자는 평정을 되찾을 시간이 필요하기도 하다. 이를 위한 방법 중 한 가지는 노인의 인구사회학적 정보에 대해 질문하여 주의를 돌리는 것이다. 주소, 전화번호, 가족 및 기타 지원 시스템에 대해 질문하는 것이 노인을 진정시킨다.

사회서비스 기관이나 피해자 지원그룹에 의뢰하거나 전화를 걸어 사건이 어떻게 진행되고 있는지 피해자에게 알리는 것과 같은 후속절차를 통해 노인 피해자는 전문적인 관심을

받고 있다는 것을 알 수 있다. 그러나 과도한 의존성을 조장하지 않도록 예방조치를 취해야 한다.

범죄 피해자를 위한 지역사회자원은 지역마다 다르다. 일부 지역사회에서는 피해자 및 증인 지원 프로그램으로 단기적 응급 도움을 제공할 수 있다. 지지그룹은 피해자가 분노와 두려움을 극복하도록 도울 수 있다. 자율방범 같은 자원봉사 활동 프로그램은 노인이 더 안전하다고 느끼는 데 도움이 된다. AAA는 노인 지원 프로그램에 대한 정보를 제공하는 좋은 자원이다. 지역 법집행기관과 Better Business Bureau에서도 도움을 받을 수 있다.

우리나라 노인복지법에는 의심되는 노인학대를 보고하도록 하고 있으며, 학대를 신고하고 조사하는 시스템을 제공한다. 노인과 함께 일하는 전문가에게 학대 의심 사례를 보고하도록 의무화하고 있다.

노인이 자신의 환경을 통제하고 지역사회에서 목소리를 내는 것이 중요하다. 자신의 환경에 대한 책임을 지는 노인은 스스로에 대한 통제감을 느끼고, 범죄자는 노인의 이런 태도를 인식한다.

옹호자

그룹으로서의 노인은 그들 자신의 특별한 필요와 관심에 대한 훌륭한 옹호자이다. 노인은 입법자, 소비자 보호단체, 정부기관 및 노인에게 영향을 미치는 문제를 통제하는 기타 단체에 편지를 쓴다. 스스로를 옹호함으로써 노인은 환경, 자원, 정신적 · 육체적 건강, 그리고 모든 노인의 미래를 책임지고 있다. 노인들은 그들의 경험을 통해 그들이 변화를 만들 수 있다는 것을 안다.

그러나 일부 노인은 자신의 주장을 내세울 수 없다. 예를 들어, 여성 노인은 주장을 강하게 내세우고, 스스로를 옹호하는 법을 배우지 못했다. 신체적 또는 정신적 장애가 있는 노인, 교육 수준이 낮은 노인, 소수 집단, 현지 언어를 구사하지 못하는 노인, 재정적으로 불리한 노인은 모두 자신에게 도움이 될 수 있는 서비스와 프로그램을 이용하기 위해 도움이 필요하다.

옹호는 의료시스템 내에서 환자의 인권을 보호하기 위해 추구하기 때문에 전문간호의 기본이라 할 수 있다(Segesten & Fagring, 1996). 옹호는 단일 이벤트가 아닌 지속적인 프로세스이다. 도덕적 개념으로서 옹호는 간호사가 환자의 권리와 선택을 대변하고, 환자가 자신의 결정을 명확히 하도록 도우며, 의사결정에서 환자의 사생활과 자율성을 보호할 것을 요구한다(Potter, Perry, Stockhert, & Hall, 2017). 간호사는 이러한 지원을 시작하고 제공하기에 가장 좋은 사람이다. 간호사는 경청하고 평가하도록 훈련받았고, 노화 생리학과 심리학을 학습하고, 지역사회자원에 익숙하며, 노인에게 봉사하려는 동기가 있다. 간호사는 노인에 대한 가장 완전한 정보를 가진 공식적인 지지 그룹의 일원이다.

노인에 대한 경청과 상담을 통해 간호사는 삶에 대한 노인의 생각과 느낌을 이끄는 가치와 인식에 대해 이해할 수 있다. 간호사는 노인들의 권리를 옹호하고 증진하기 위해 노인과 협력관계를 형성한다. 옹호자인 간호사는 노인이 원하는 것을 결정한 다음 그러한 욕구를 충족시키는 방법을 찾도록 돕는다. 집에 머무르는 것이 노인에게 중요한 경우라

가정간호

사회경제적 영향

1. 노인의 외부 수입원을 평가한다..
2. 가정간호의 목표는 만성질환에 대한 자기관리를 가르침으로써 노인의 독립성을 회복하는 것이다.
3. 사회복지사를 활용하여 집에서만 생활하는 노인을 위한 재정 지원을 지역사회자원 중 확인한다.
4. 필요한 경우 집에 있는 노인에게 식사배달서비스를 제공한다.
5. 노인을 위한 고용 및 법률 서비스 및 사회화 기회를 위해 보건소 등 관련 보건 · 복지기관에 의뢰, 연락한다.

환경적 영향

1. 식사배달서비스의 대부분은 조리된 냉동식품을 제공한다. 배달된 음식을 조리할 수 있는 환경 여부와 노인의 기능적 능력을 평가한다(예: 스토브, 전자레인지 유무 및 전기가 들어오는지 확인).
2. 사회복지사와 함께 여러 가지 문제로 집에만 있는 노인을 위한 지역사회에서 이용할 수 있는 주거 옵션을 확인한다.
3. 주택 수리 및 교통수단 자원은 지역 고령화기관(Area Agency on Aging)에 의뢰한다.
4. 소비자 사기로 나타날 수 있는 노인 범죄 피해의 징후를 평가한다. 소비자 사기 혐의를 보고한다.
5. 칩거노인의 사회적 고립을 줄임으로써 소비자 사기의 가능성을 줄인다.

면 간호사가 노인이 집에 머물 수 있도록 도울 수 있다. 처음부터 돌봄계획에 노인을 참여시킴으로써 간호사는 노인의 자존감을 강화하고 존엄성을 증진하며 삶에 대한 만족도를 높이는 파트너십을 구축한다.

병원이나 요양시설 내에서 간호사는 노인의 우려사항과 문제들, 그리고 간호접근방식을 명확하게 문서화하여 노인을 옹호할 수 있다. 간호사는 문제를 의사, 사회서비스 부서 또는 행정관에게 적절하게 의뢰함으로써 노인을 옹호하는 핵심 위치에 있다. 노인의 능력이 의심되는 경우에는 간호사가 노인에게 법률 상담을 받도록 격려하거나 자격을 갖춘 전문의의 종합적인 평가를 요구하여 증상의 원인을 파악하도록 하는 것이 적절할 수 있다. 어떤 환경에서든, 노인이 지속적으로 자신의 삶을 통제할 수 있도록 하는 데 있어서 간호사의 옹호가 중요하다.

요약

노인의 건강 관리 시스템 전체에 대한 인식은 노인의 경험에 영향을 받는다. 간호사는 건강 관리 문제에 대한 노인의 반응을 이해하기 위해 오늘날의 노인들의 인식에 영향을 미친 주요 역사적 사건에 대한 지식이 필요하다.

소득원, 소득 수준, 교육 수준, 건강 상태, 공식 및 비공식 지원 시스템을 포함한 사회경제적 문제는 노인이 건강 돌봄 및 치료를 이해하고 순응하는 능력에 영향을 미친다. 노인과 그 가족은 지역사회 자원에 대해 알지 못할 수 있다. 간호사는 지역사회에서 이용할 수 있는 주거 옵션, 영양 프로그램, 교통 수단, 임시 간호 프로그램 및 법률 지원 프로그램에 대해 알고 있어야 한다.

간호사는 혜택과 자격에 대한 자격 요건을 이해하여 노인들이 최적의 서비스를 받도록 도울 수 있다. 간호사는 후견인 또는 후견인의 필요성과 활용 가능성을 이해함으로써 노인과 그 가족이 능력저하에 대처하도록 도울 수 있다.

간호사는 노인들의 고민을 이해하고 노인을 지지하고 안심시킨다. 노인의 친구 및 가족 같은 비공식 지원 시스템을 장려할 수도 있다. 또한 노인의 건강과 웰빙에 대한 최대의 긍정적 효과를 위해 공식 및 비공식 지원 시스템을 조직화할 수 있다.

노인 자신과 노인 분야의 전문가 누구든지 노인을 옹호하는 사람들은 사회경제적, 환경적 요인이 노인에게 긍정적인 영향을 미치도록 도울 수 있다.

노인 의료 소비자에게 최대의 혜택을 제공하기 위해 간호사는 건강 인식에 영향을 미치는 요소를 이해해야 한다. 노인들과 성공적으로 협조하기 위해 간호사는 노인들의 현재 뿐만 아니라 과거도 이해해야만 한다.

핵심내용

- 소득 수준, 소득원, 보험 적용 범위, 혜택 및 자격, 교육 수준과 같은 사회경제적 요인은 노인의 건강에 대한 인식과 건강 관리에 대한 접근 방식에 영향을 미친다.
- 지리적 위치, 주택, 교통 및 안전에 대한 인식과 같은 환경적 요인은 노인의 해당 서비스에 대한 지식과 사용 뿐만 아니라 서비스 가용성에도 영향을 미친다.
- 지역사회 서비스, 의학적 치료, 영적 자원, 가족 및 친구 같은 공식 및 비공식 지원 시스템의 강도는 노인의 독립성 유지에 영향을 미칠 수 있다.
- 경험은 가치 체계, 대처 기술 및 인식을 형성하는 데 큰 영향을 미친다. 노인의 가치와 인식을 이해하기 위해서는 노인의 생애 전반부에 발생한 사건을 이해하는 것이 중요하다.
- 교육은 경제적 안녕과 건강 상태에 매우 긍정적인 영향을 미친다. 교육은 사람들이 더 높은 삶의 질에 기여하는 긍정적인 결정을 내리는데 도움이 된다.
- 더 이상 자신의 일을 처리할 수 없거나 삶에 대한 결정을 내릴 수 없는 노인은 성년후견제도의 혜택을 받을 수 있다. 후견인은 재산관리와 의료, 개호, 재활, 교육, 주거의 확보 등을 포함하는 신상보호의 역할을 한다.
- 집과 가구의 상태, 이웃의 구성, 대중교통의 유형과 이용 가능성은 노인의 보안과 안전에 영향을 미친다. 노후화되고 낙후된 주택과 가전제품, 낡은 가구, 신뢰할 수 없는 대중교통으로 인해 노인은 사고와 부상을 당할 수 있다. 인구 변화와 함께 쇠퇴하는 동네는 노인들에게 불안감을 조장할 수 있다.
- 노인의 범죄 피해 인식은 의심을 증가시키고, 결국에는 칩잠과 고립을 초래할 수 있으며, 이는 건강과 웰빙에 부정적인 영향을 끼칠 수 있다.
- 강력한 지원 시스템은 범죄 피해로부터 노인을 보호하는 데 도움이 된다. 전문 서비스 제공자, 친구 및 가족은 노인의 환경을 모니터링하고 필요한 경우 정보를 제공할 수 있다. 자율 방범, 범죄 피해 교육 프로그램과 같은 지역 사회 프로그램은 노인들이 범죄 예방에 적극적으로 참여할 수 있도록 돕는다.
- 옹호를 통해 간호사는 노인의 존엄성을 보호하고 삶의 질을 향상시킬 수 있다.

비판적 사고

01 69세의 만성 질환을 가진 여성은 재정적 자원이 거의 없고 정규 교육도 받지 못했으며 그녀를 도울 수 있는 자녀는 단 한 명뿐입니다. 아들은 기혼이고 4명의 자녀가 있으며 그와 그의 가족을 간신히 부양할 수 있는 직업을 가지고 있습니다. 이 여성 노인의 상황이 자신의 건강 관리에 대한 인식에 어떤 영향을 미칠 수 있는지 추측해 봅시다. 간호사는 그녀를 돕기 위해 어떤 방법으로 개입할 수 있습니까?

02 78세 남자는 은퇴한 은행가로 아내가 몇 년 전에 세상을 떠났습니다. 그는 ADL에는 문제가 없지만 식사 준비와 이동에 도움이 필요합니다. 그는 열악한 동네에 살고 더 이상 안전하지 않다고 느낍니다. 그는 가족과 함께 살기를 원하지 않고 독립적인 삶을 완전히 포기하고 싶지 않습니다. 그에게 적합한 주택 옵션은 무엇입니까? 그러한 주택 옵션은 혼자 사는 것보다 어떤 이점을 제공합니까?

7

건강증진과 질병/장애

Health Promotion and Illness/Disability Prevention

학습목표

1. 건강증진, 건강보호, 질병예방을 정의할 수 있다.
2. 건강증진 및 안녕 모델을 확인할 수 있다.
3. 건강증진 활동에 대한 헬스케어제공자의 장애요인을 기술할 수 있다.
4. 건강증진 활동에 대한 대상자의 장애요인을 기술할 수 있다.
5. 일차 · 이차 · 삼차 · 사차 예방을 기술할 수 있다.
6. 건강증진 및 공공정책에서 간호사의 역할을 위한 전략을 계획할 수 있다.
7. 노인대상자의 역량강화를 지지하는 접근방식을 개발할 수 있다.

들어가기

다음과 같은 상황에서 당신은 어떻게 대처하겠는가?

- 당신은 원격 모니터링 병동의 남성 노인을 간호하고 있다. 호흡곤란과 불안정한 고혈압 때문에 입원했으며, 과거력으로 고혈압, 만성 심부전, 만성폐쇄성폐질환, 하루 1갑씩 30년간 흡연 등이 있다. 혈압약으로 메토프로롤(metoprolol), 리시노프릴(lisinopril), 클로니딘(clonidine) 등 여러 가지 약물을 복용하고 있다고 처방약을 잘 복용하고 있는지 물었을 때, “약을 다 살 여유가 없어서 가끔 약을 빼먹기도 한다.”라고 말한다.
- 당신이 돌보는 여성 노인 환자에게 내과 의사가 15년 전 치료한 암이 재발된 것 같아 CT, MRI 검사 처방을 내렸다. 그녀는 검사를 거부하면서 “저는 이미 길고 행복한 삶을 살았습니다. 암이 재발했다 해도 치료에 시간과 에너지를 쓸 생각은 없습니다. 그보다 하루하루를 열심히 사는 게 낫습니다.”라고 말했다. 내과 전문의는 아직 진단이 확정되지 않아 예후를 알기 어려워 반드시 검사를 받아야 한다고 주장한다. 당신은 어떻게 할 것인가?

노인 건강증진의 필요성

노인 인구의 증가는 글로벌한 현상이다. 한국의 경우도 기대수명이 지속적으로 증가하여 83.5세에 이른다(2020년 기준 남성 80.5세, 여성 86.5세). 기대수명의 증가는 건강증진과 질병예방 서비스 이용 기간의 증가와 건강관리 비용 증가를 의미한다. 의료비 상승을 막는 유일한 방법은 건강증진과 질병예방 서비스를 활용하여 질병의 영향을 최소화하거나 제한하는 것이다. 이러한 서비스에 대해 노인을 교육하는 것은 조기 사망률과 기능 장애를 줄이고, 삶의 질을 높이며, 병원 방문과 의료비 지출을 줄이기 위한 핵심이다.

건강증진 및 질병예방 활동으로는 일차 예방, 질병 발생 전 질병예방, 이차 예방, 조기 발견 · 치료가 있다. 체중 관리, 운동, 고혈압 관리, 금연, 음주 관리, 영양소 섭취 증가, 햇빛 노출 감소 등은 심혈관질환, 뇌출혈, 암, 당뇨병, 치매, 낙상 예방에 도움이 된다. 이러한 조치는 연령에 따른 선별검사, 연간 건강검진, 예방접종과 더불어 노인이 건강과 삶의 질을 유지하고 잠재적인 질병의 발생이나 진행을 피하거나 지연시킬 수 있는 방법을 보여주는 사례이다. 그러나 51세 이상 인구 중 과일을 충분히 섭취하는 비율은 12.4%, 채소를 충분히 섭취하는 비율은 10.9%에 불과하다. 노인의 3분의 1 이상이 비만이고, 75세 이상 노인의 3분의 1 이상이 신체활동을 하지 않으며, 노인의 8.4%가 흡연을 하고, 8%가 과한 음주를 하는 것으로 나타났다(CDC, 2017b). 한국 질병관리청(Korea Disease Control and Prevention Agency, 2020)의 최신 국민건강통계에 따르면, 고혈압 유병률은 60~69세 인구의 51.5%, 70세 이상 인구의 67.2%로 나타났다.

미국 Healthy People 2020은 노인을 위한 예방적 목표에 예방 서비스를 이용하는 노년층 확대, 신체활동을 하는 노년층 증가, 중등도 · 중증 기능장애를 가진 노년층 감소 등을 포함하였다. 한국 Health Plan 2030도 건강결정요인에 건강행태, 사회경제적 요인, 환경, 보건의료 접근성 등이 포함하고 만성질환 예방에 생활행태 개선을 필수로 하였다. 이

표 7.1 노인의 건강행위(health behaviors)에 영향을 미치는 요인

요인	설명
처방약 비용 지불 및 유지	약을 구매할 여유가 없거나 구할 수 없는 경우 약을 복용하지 않거나, 약을 반으로 나누어 복용하거나, 대체요법으로 대신할 수 있다. 노인은 약과 음식 등의 필수품 중 하나를 선택해야 할 수도 있다.
교통 격차	노인은 신체적 한계 또는 교통수단으로의 접근성 부족으로 인해 돌봄 서비스를 받기 위한 장거리 이동이 어려울 수 있다.
의료 접근성	해당 지역의 주요 제공자 및 전문제공자 부족, 모국어를 사용하지 않는 제공자, 의미 있는 관계를 형성하지 않는 제공자로 인해 의료 접근성이 제한될 수 있다.
열악한 사회 인프라 및 서비스 조정	장기요양 환경에서 제공되는 자격 있는 종사자 및 서비스의 부족으로 인해 노년층이 비효율적인 건강유지의 위험에 처할 수 있다.
제한된 보조 생활 및 가정간호	노인은 건강유지를 위해 보조적인 도움이 필요하며 시설 · 가정간호 관련 기관 · 인력의 부족으로 인해 이러한 서비스를 받지 못할 수 있다.
문화적, 언어적, 건강정보 이해능력 및 기타 경제적 장애요인	노인의 모국어가 영어가 아닌 경우, 보건의료제공자가 노인의 문화 및 문화적 관행을 완전히 이해하지 못할 경우, 노인은 예방적 서비스를 회피할 수 있다. 또한 노인의 건강정보 이해능력이 부족하여 돌봄/간호 계획을 완전히 이해하지 못하는 경우에도 회피가 발생할 수 있다. 대부분의 노인은 은퇴생활을 사회보장에만 의존한다. 하지만 이는 생활을 유지하기에 불충분하며 노인은 적절한 의료보험이 충분하지 않거나 서비스 비용을 지불하기 어려울 수 있다.
인지기능 장애	인지능력이 감소함에 따라 노인은 약복용이나 약속 등을 잊어버릴 수 있다. 인지기능장애로 인해 환자는 서비스를 받고자 노력하지 않을 수 있으며 종종 이것이 미래 건강에 미치는 영향을 이해하지 못할 수 있다.
사회적 지지	사회적 지지는 바람직한 건강유지 행동을 장려하고 건강을 위한 선택을 하는 데 도움이 될 수 있다.
감각 변화	청력과 시력은 나이가 들수록 감소한다. 이로 인해 노인이 예방 서비스를 받기 위해 노력하지 않을 수 있으며, 보건의료제공자와 대화하고 건강유지 행동에 참여하는 능력에 영향을 미칠 수 있다.
환경	노인이 거주하는 지역이 도시인지 시골인지에 따라 의료서비스 접근성이 달라질 수 있다. 일부 거주지역은 운동이나 다른 신체활동을 하기에 용이하지 않다.
부정적 과거 경험	보건의료제공자 및 종사자에 대한 부정적인 과거 경험은 노인이 지속적으로 돌봄/간호를 받고자 노력하는 것을 막을 수 있다.
대립되는 우선순위	노인은 다른 여러 가지 책임으로 인해 바쁠 수 있으며, 예방 서비스를 바라지 않거나 건강유지 행동에 참여하지 않을 수 있다.

Data from Averill, J. B. (2012). Priorities for action in a rural older adults study. Family Community Health, 35(4), 358–37; and Fernandez, D., Larson, J., & Zikmund–Fisher, B. (2016). Associations between health literacy and preventive health behaviors among older adults: Findings from the health and retirement study. *BMC Public Health*, 16, 596.

러한 목표를 달성하기 위해, 간호사는 우선 노인이 치료계획을 따르지 않거나 예방 서비스를 찾지 않는 이유를 이해해야 한다. 최근 연구 결과에 따르면 처방약 비용 지불 및 유지, 교통수단 부족, 일차 및 전문 의료에 대한 접근성 부족, 열악한 사회 인프라 및 서비스 조정, 제한된 보조 생활 및 가정간호, 문화적 · 언어적 · 기타 경제적 장벽이 치료계획 불이행의 가장 일반적인 요소였다. 이 외 인지장애, 사회적 지지, 감각 변화, 환경, 과거 경험, 대립되는 우선순위 및 건강정보 이해능력 등이 있다(표 7.1).

용어

건강증진이란 사람들이 최적의 건강 상태로 나아가기 위해 그들의 생활방식을 바꾸도록 돕는 과학 또는 기술이며, **최적의 건강**이란 완전하고 전체적인 건강, 또는 정신 · 신체 · 영혼에 초점을 맞춘 건강이다. 건강증진은 이러한 균형을 이룰 수 있는 경로나 과정을 제공한다. 박스 7.1은 노인

박스 7.1 노인과 관련이 깊은 건강증진 분야

- 신체활동 증가
- 흡연 감소/금연
- 의약품 안전
- 영적 건강
- 심장 건강: 심장 건강식이, 운동, 및 예방 약물 사용
- 심리적 · 정서적 · 정신적 건강
- 환경적 건강
- 영양
- 사회적 건강
- 체중 관리
- 차량 안전 운전

과 가장 관련 있는 건강증진 분야를 나열한다. 건강증진과 질병예방은 구별되어야 한다. 건강증진은 개인의 책임을 다루는 반면, 예방 서비스는 헬스케어제공자가 제공한다. 질병예방은 건강에 대한 위협으로 발생할 수 있는 해로운 결과로부터 가능한 한 많은 사람을 보호하는 데 초점을 맞추고 있다.

일차 예방은 질병을 예방하기 위한 서비스와 교육을 추구하는 행위이다. 일차 예방적 조치에는 현재의 건강관리 문제를 예방하는 데 도움이 되는 활동이 포함된다. 질병 예방접종, 건강보호 교육 및 상담 제공, 자동차 탑승자 안전벨트 이용 촉진, 가정 안전, 낙상 예방 프로그램 등이 대표적이다. 일차 예방에 성공하면 부상이나 질병과 관련된 고통, 비용 및 부담을 피할 수 있기 때문에 일반적으로 가장 비용 효과적인 형태의 건강관리로 간주된다.

이차 예방은 질병의 진행이나 증상이 명백해지기 전에 질병을 조기발견하고 관리하기 위한 행위이다. 이차 예방 활동의 예로는 암 검진 및 기타 질병의 발견 등이 있다. 질병이 조기에 발견되면, 생활기능을 유지하고 생존 및 건강의 가능성을 높이기 위한 중재를 제공할 수 있다.

삼차 예방은 이미 발병된 질병을 관리하기 위한 활동으로 정의되며, 그 사람의 기능을 최대한 회복시키고, 질병의 부정적인 영향을 최소화하며, 질병과 관련된 합병증을 예방하기 위한 시도가 이루어진다.

사차 예방은 만성적인 증상에 의한 장애를 최소화하는 동시에 적응을 통해 생활기능을 유지하거나 기능상실을 줄이려는 노력을 장려한다. 또한 사차 예방에는 불필요한 의료를 막기 위한 조치도 포함된다. 간호사는 노인과 함께 동반이환된 질병, 현재 건강상태, 예후, 노인의 치료 지속 요구 등을 고려해야 한다.

건강증진 모델

이 장에서는 세 가지 건강증진모델에 대해 간략히 소개한다. 선정된 모델은 건강증진 프로그램이 현재 중점적으로 다루고 있는 영역을 나타내며, 건강증진의 행동적 측면에 초점을 맞추고 있다.

첫 번째는 범이론모형(Transtheoretical Model)이다. 이 모형은 계획 전 단계(향후 6개월 이내에 행동변화를 할 의향이 없음), 계획단계(6개월 이내에 행동변화를 할 의향이 있음), 준비단계(30일 이내 행동변화를 할 의향이 있고 그 방향으로 일부행동을 함), 행동단계(6개월 미만으로 지속된 행동변화가 있음), 유지단계(6개월 이상 지속된 분명한 행동변화가 있음) 및 종료의 6단계로 구성된다. 각 단계를 완료하는 데 걸리는 시간은 개인에 따라 다르다.

두 번째는 건강신념모델(Health Belief Model)이다. 이 모델은 예방 행위를 하거나 이를 방해하는 특정 행동을 확인한다. 또한 개인이 건강 목표나 서비스를 달성하는 가치를 어떻게 인지하는지, 그 목표를 달성하는 데 특정 행동이 얼마나 도움이 되는지 비교한다. 개인의 지각에 영향을 미치는 변수는 인구학적 변수, 사회심리학적 변수(사회적 지위, 동료의 압력), 구조적 변수(질병 지식, 선생)이다. 수정요인은 행위의 계기(지침, 미디어 광고), 개인의 지각(감수성, 질병의 영향, 지각된 위험성), 행위 가능성(장애 대비 지각된 이익)으로 구성된다.

세 번째이자 마지막 모델은 놀라 펜더의 건강증진모델(Nola Pender's Health Promotion Model)이다. 이 모델은 참가자, 즉 노인이 건강 행동이 수정될 내용을 개발하고 결정하는 데 적극적인 역할을 할 것으로 가정한다. 또한 높은 수준의 안녕을 달성하는 데 초점을 맞추며, 결과적으로 자아실현을 이룬다. 주요 요소로는 (1) 건강 인식 및 건강 통제, (2) 개인의 의사결정(자기효능감), (3) 건강증진 행위에 대한 이익과 장애요인이 있다.

간호학의 연구, 조사 및 실무에서 모델을 사용하는 것은 노인간호학 등 많은 분야에서 중재를 수행하기 위한 틀과 지침이 된다.

건강증진과 질병예방의 장애요인

노인은 건강증진과 질병예방을 방해하는 장애요인이 많으나 관련된 서비스를 받지 못하는 경우가 많다. 이는 이러한 서비스를 제공해도 생활습관이 바뀌지 않을 것이라는 생각 때문이다. 노인의 건강유지와 증진 장애요인은 노인대상자의 관점과 의료인(health care providers)의 관점에서 볼 수 있다.

의료인의 건강증진에 대한 장애요인

이전에는 의료진에게 노인은 건강증진이 어렵다는 인식이

자리잡고 있어서 노인을 위한 건강증진 서비스 제공은 우선순위가 낮았다. 그러나 노인은 다양한 질병에 이환되기 쉬우므로 개별화된 건강증진 프로그램을 개발하는 것이 필요하다.

노인대상자의 건강증진에 대한 장애요인

노인대상자의 건강증진을 장애하는 요인으로 교통수단의 부족, 보험 보장의 부족, 이용가능성 부족, 언어 장벽, 건강정보 이해능력의 부족 등이 있다. 대중교통이 원활하지 않은 경우 노인의 접근성이 저하되고, 지방의 경우 의료서비스 자원이 부족할 수 있다. 또한 건강보험이 예방적 서비스를 모두 보장하지 않기 때문에 노인이 추가적인 비용을 부담해야 한다(표 7.2). 또한 노인의 건강정보 이해능력 저하로 노인이 약물에 대해 오해하거나 복용하지 않을 수 있다. 이러한 모든 장애요인으로 인해 치료 지연, 예방 서비스 미이용, 입원 기간 및 비용 증가 등이 발생할 수 있다.

기술의 발전과 코로나 19로 인해 원격의료가 부상하고 있다. 원격의료는 화상 회의, 전화 통화 및 노인이 의료진과 소통할 수 있는 여러 형태의 기술을 포함할 수 있다. 원격의료는 전통적 의료 수단의 접근이 어려운 사람들에게 유용하며 비용효과적일 수 있다. 원격의료의 장애요인은 지역의 통신 연결 문제, 기술과 장치 부족, 기술과 장치의 신뢰성 부족 등이 있다. 앞으로 원격의료는 전통적인 면대면 서비스와 함께 보완적 서비스로 활용될 수 있을 것이다.

건강보호

보건복지부(Ministry of Health and Welfare, 2021)가 수립한 제5차 국민건강증진종합계획(Health Plan 2030)은 모든 사람이 평생 건강을 누리는 사회를 위한 일련의 목표를 10년 마다 새롭게 제시하며, 목표 달성 방법에 대한 가이드라인과 목표를 제공한다. Health Plan의 기본 원칙은 국가와 지역사회의 모든 정책 수립에 건강을 우선적으로 반영하고, 보편적인 건강수준 향상과 건강형평성 제고를 함께 추진하며, 모든 생애과정과 생활터에 적용하는 것이다, 또한 건강친화적인 환경을 구축하고, 함께 만들고 누릴 기회를 보장하며, 관련된 모든 부문이 연계하고 협력하는 것이다. 가장 중요한 목표는 모든 사람이 평생 건강을 누리는 사회를 위해 건강수명을 연장하고 건강형평성을 제공하여 삶의 질을 최적화하는 것이다.

질병예방

일차 예방

일차 예방이란 질병에 대한 저항력을 높여 개인의 건강을 최적화하거나 환경을 안전하게 하기 위한 구체적인 행위를 말한다. 일차 예방과 관련된 국민건강보험의 적용 가이드라인은 표 7.2와 같다. 노인은 정기적인 건강검진이 필수적이며 특히 구강건강관리도 중요하다. 부적절한 치아 위생은 충치, 통증, 감염, 잇몸 질환, 치아 손실, 영양 섭취 감소, 심혈관 질환 및 암을 유발할 수 있다. 따라서 노인에게 기본 구강검진과 교육, 치아봉합제 및 불소도포 사용, 필요 시 치과 의뢰 등을 권장하는 문화 형성이 필요하다.

예방접종은 복합만성질환 노인과 시설입소 노인은 특히 중요하다. 대상포진 예방접종은 수두나 대상포진을 앓은 경험과 상관없이 60세 이상의 모든 노인에게 1회 권장된다. 그러나 면역력이 저하된 노인은 백신 내에 살아있는 바이러스로 인해 위험해질 수 있으므로 예방접종을 하지 않아야 한다.

금연은 기대수명 증가, 심폐질환의 발생 또는 진행 위험 감소, 뇌출혈과 발기장애 위험 감소, 호흡기 증상 완화와 암 발생위험을 줄여준다. 이러한 효과는 노인의 삶의 질을 크게 향상시킬 수 있다. 금연의 즉각적인 효과는 심박수 및 혈압의 감소와 일산화탄소 수치 감소이다. 최근 알콜 섭취가 심혈관 질환에 도움이 되는지 여부에 대한 논쟁이 있었다. 와인은 포도껍질에 함유된 항산화제가 심장에 이로울 수 있으며, HDL 콜레스테롤을 증가시킬 수 있다. 반면 알코올 섭취는 낙상이나 자동차 사고를 증가시킬 수 있고 자살률 증가로 이어질 수 있으며 약물적용에 영향을 미칠 수 있다. 알코올 섭취는 위험성과 이점이 공존하므로, 노인은 항산화제가 풍부한 과일과 채소를 먹고 규칙적인 운동을 하여 HDL을 증가시키는 것이 더욱 안전할 것이다.

다중 약물복용은 상호작용할 가능성이 있는 여러 종류의 약을 동시에 복용하거나 불필요한 약을 복용할 경우 발생한다. 다중약물복용은 약물의 부작용 및 상호작용, 재정적 자원의 부족이나 착오로 인한 투약 불이행, 요실금 및 낙상을

표 7.2 이차 예방

선별검사/예방적 절차	가이드라인
예방접종	
인플루엔자	모든 성인, 매년 10~11월에 1회 접종
폐렴사슬알균	건강한 65세 이상 고령자는 23가 다당류백신(PPSV23)을 1회 접종하거나, 13가 단백결합백신(PCV13)과 PPSV23을 순차적으로 1회씩 접종. 65세 미만 고위험군은 PCV13과 PPSV23을 순차적으로 접종. PCV13은 1회 접종
파상풍–디프테리아–백일해	과거 소아용 디프테리아–파상풍–백일해 백신(DTP) 접종을 받은 18세 이상의 성인은 매 10년마다 성인용 파상풍–디프테리아 백신(Td) 1회 접종이 필요. 성인용 파상풍–디프테리아–백일해 백신(Tdap)을 한 번도 접종받지 않았다면 이 중 한 번은 Td 대신 Tdap을 접종. 18세 이상의 성인에서 소아기 DTP 접종을 받지 않았거나, 기록이 분명치 않은 경우, 1958년 이전 출생자의 경우에는 기초접종 3회를 하되, Tdap을 첫 번째로 접종하고 4~8주 후 Td, 이후 6~12개월 뒤 다시 Td를 접종하며 이후 매10년마다 Td를 추가접종
대상포진	60세 이상 성인은 생백신 1회 접종, 50~59세 성인은 피접종자의 상태에 따라 1회 접종
A형간염	A형간염의 고위험군은 6~18개월 간격으로 2회 접종. A형간염의 고위험군이 아니더라도 40세 미만에서는 항체검사결과 없이, 40세 이상에서는 항체검사 후 음성일 경우 백신 접종 권고
B형간염	B형 간염백신 미접종 성인, B형간염 고위험군 중 백신 미접종자는 0, 1, 6개월 간격으로 3회 접종
일반건강검진	
기본 검사항목	
진찰 및 상담, 신체계측(신장, 체중, 허리둘레, 체질량지수), 시력 및 청력검사, 혈압측정, 흉부방사선, 혈액검사(혈색소, 공복혈당, AST, ALT, 감마지티피, 혈청크레아티닌, e-GFR), 요검사, 구강검진	매 2년마다 1회
성 연령별 검사항목	
이상지질혈증(총콜레스테롤, HDL콜레스테롤, LDL콜레스테롤, 트리글리세라이드)	남자 만24세 이상, 여자 만40세 이상, 4년 주기
골다공증	만54, 66세 여성
정신건강검사_우울증	만20, 30, 40, 50, 60, 70세 ※ 해당 연령을 시작으로 10년동안 1회
생활습관평가	만40, 50, 60, 70세
노인신체기능검사	만66, 70, 80세
인지기능장애검사	만66세 이상, 2년 주기
암검진	
위암	만40세 이상, 2년 주기, 위내시경검사 실시
대장암	만50세 이상, 1년 주기, 분변잠혈검사(대변검사) 실시
간암	만40세 이상 고위험군 대상, 6개월(상 · 하반기) 주기로 각 1회 실시
유방암	만40세 이상 여성, 2년 주기, 유방촬영검사 실시
자궁경부암	만20세 이상 여성, 2년 주기, 자궁경부질세포진검사 실시
폐암	만54~74세 고위험군 대상, 2년 주기, 저선량흉부CT검사 실시

Data from 국민건강보험. 건강검진실시안내. Retrieved July 31, 2021, from https://www.nhis.or.kr/nhis/healthin/wbhaca04500m01.do
Data from 대한감염학회. 성인예방접종 가이드라인. Retrieved July 31, 2021, from https://www.ksid.or.kr/data/sub07.html

포함한 기능 저하, 영양 섭취 감소 및 인지장애로 인해 입원 기간을 늘리고 의료비 지출을 증가시킬 수 있다. 환자의 옹호자로서 간호사는 전환기 간호 과정에서 노인의 투약을 평가할 책임이 있다. 약물 확인은 처방약, 일반의약품, 불법 의약품 등 모든 약을 포함한다. 복용약을 확인 할 때에는 약물복용의 필요성, 상호작용, 금기 및 과다 복용에 대해 검토해야 한다. 미국 노인병학회(American Geriatrics Society)의 노인의 잠재적인 부적절한 약물 사용과 관련된 Beers 기준(Beers Criteria for Potentially Inappropriate Medication Use in Older Adults)에 노인이 피해야 할 약물의 포괄적인 목록과 복용량을 제시하였다. 또한 신장기능과 약물 간 상호작용에 따라 복용량을 조절해야 하는 약물도 포함하였다. 다중약물복용의 위험을 줄이기 위해 간호사는 노인이 복용중인 모든 약물의 목록, 복용량, 경로, 빈도 및 복용 이유를 확인해야 한다. 복용중인 약물 목록을 가방이나 지갑에 보관하여 필요시 모든 의료진이 볼 수 있어야 한다.

노인, 특히 여성은 에스트로겐 감소로 골다공증 및 골절의 위험이 높다. 따라서 적절한 영양 섭취와 운동으로 골다공증과 관련된 골절을 예방해야 한다. 미국은 65세 이상 모든 여성에게 적어도 한 번 이상 골다공증 검사를 받을 것을 권장한다.

이차 예방

*이차 예방*은 질병의 선별이나 조기 발견에 초점을 둔다. 문제를 조기에 발견하는 것이 더 효과적인 치료로 이어진다. 또한 이차 예방은 질병에 걸린 노인의 질병 진행을 지연시키는 노력도 포함한다. 예를 들어 심장마비를 경험한 사람들에게 담배를 끊고 운동을 시작하도록 격려할 수 있다.

노인을 대상으로 하는 예방은 개별적으로 이루어져야 한다. 예를 들어 전립샘암 검진은 70세 이상 남성에게 권장하지 않으며, 자궁목암 검진은 65세 이상 여성이 이전에 음성 검사를 받은 경우 권장하지 않는다. 선별검사는 노인의 개인적인 신념과 지식을 고려해야 한다. 즉, 노인이 치료를 원치 않는다면 선별검사는 권장되지 않는다. 이 경우 선별검사는 득이 되기 보다 신체적 · 감정적 · 금전적으로 해가 될 수도 있다(표 7.3).

노인에게 골다공증, 고지혈증, 우울증, 비만 등에 대한 선별검사는 권장하지만 얼마나 자주 해야 하는지에 대한 근거는 부족하다. 따라서 업데이트 되는 내용을 확인해야 한다.

삼차 예방

삼차 예방은 만성 질환을 관리하도록 돕는것이다. 질병으로 인한 장기적인 영향을 예방하거나 줄이기 위해 삼차 예방의 좋은 예는 뇌졸중 재활, 지지모임, 통증 관리 프로그램, 암 재발 혹은 전이 추적검사 등이 있다. 삼차 의료가 필요한 노인의 흔한 질환으로 뇌졸중, 심폐질환, 만성 통증, 암 등이 있다.

건강증진과 질병예방에서 간호사의 역할

간호사는 건강증진 및 질병예방에 대한 의료계 변화에 민감하게 반응하며 정책과 기술 발전에 관심을 기울여야 한다. 간호사는 개별화된 간호를 제공하면서 돌봄 지향성 태도를 유지해한다.

필요한 지식

건강증진 및 질병예방 활동에 필요한 지식은 기본적인 인간의 욕구, 인간의 행동, 인간의 성장과 발달, 노화에 따른 민족적 · 문화적 다양성, 경제 패턴, 정치적 행위 등이 있으며, 가장 중요한 것은 노인의 행동 변화와 행동 변화와 관련된 도전 과제이다. 또한 간호사는 보건정책에 대해 포괄적으로 이해하고, 노인이 필요한 치료를 받는 것을 옹호 한다. 특히 노인을 대상으로 하는 국민건강보험 서비스의 적용범위를 알고, 적절한 서비스를 이해하고 옹호하는 데 참여한다.

간호사는 노인을 대신하여 지역사회, 또는 국가 수준에서 건강증진 활동을 수행한다. 지역사회 수준에서 사례관리는 단일 집단에 속한 노인대상자의 고유한 요구를 개별화하기 위한 초기 단계이다. 간호사는 지역사회에서 강연 등을 통해 질병예방과 건강증진과 관련된 정보를 널리 알릴 수 있다.

교육에 포함하는 내용은 다음 8가지와 같다. (1) 현재 또는 변화하고 있는 사회 정책을 인식하는 것, (2) 문제의 모든 측면에 대해 사실과 지도자의 의견을 조사하는 것, (3) 시민 단체, 정당 단체 및 노인 단체와 대화하는 것, (4) 건강노화의 옹호자로서 입법기관에서 증언하는 것, (4) 문제에 대한 정보를 받고 사회적 · 정치적으로 중요 쟁점을 아는 것, (6) 로비 활동을 위해 최선을 다하는 것, (7) 협상 및 타협의

표 7.3 건강증진 활동의 장점과 단점

활동	장점	단점
음주 관리	사회적 이익 고밀도지단백질(high-density lipoprotein, HDL) 증가 심장마비 이후 사망률 감소 울혈성 심부전 위험 감소 낮은 C-반응단백질(C-Reactive Protein, CRP) 수치와 허약 감소와 관련이 있음. 기억력 향상과 관련이 있음.	건강 합병증: 위장(관), 심장, 피부, 인지 및 신경; 영양 상태의 손상 우울증 위험 낙상 위험 약물 상호작용
자궁경부질 세포검사	나이가 들수록 자궁경부암의 위험이 증가하며, 치료하지 않으면 불쾌한 증상이 나타날 수 있음. 여성 노인은 정기적 자궁경부질세포검사를 받지 않았을 수 있으며, 조기 검진을 원할 수도 있음. 미국예방정책국특별위원회(United States Preventive Services Task Force, USPSTF)의 가이드라인에 따라, 여성이 질병이 확인되어 치료를 받을 의향이 있는 경우에만 추적함.	70세 이상 여성의 경우 진단 후 기대수명이 짧음. 대상자가 성적 활동을 하지 않을 경우 위험 감소 여성 노인, 특히 더 이상 성적으로 활동하지 않거나 전혀 활동하지 않는 여성의 경우 검사가 어렵고 불편함.
유방촬영	나이가 들수록 유방암의 위험성이 증가함. 종양이 발견되면, 종양은 일반적으로 에스트로겐 수용체 양성이며 치료가 가능함. 질병이 확인되고 여성이 치료를 받을 의사가 있는 경우에만 추적함.	위양성 결과는 노인이 추가적인 유해한 검사 및 절차의 위험에 처하게 할 수 있음. 여성 노인의 종양은 성장이 더딘 경향이 있음. 유방 촬영과 관련된 불편감과 통증 조사에 대한 스트레스와 불안감 치료와 관련된 여러 가지 합병증(예: 덩이절제, 방사선, 호르몬 치료 등)
전립선암 선별검사	나이가 들수록 전립선암의 위험이 증가함. 질병이 확인되고, 위험이 증가하며 치료를 받을 의사가 있는 경우에만 추적함.	진단 결과, 사망률이 소폭 또는 전혀 감소하지 않은 것으로 나타났음.
분변 잠혈 검사 (Fecal occult blood test, FOBT)	치료하지 않고 방치할 경우 노인에게 불편감을 초래하고 삶의 질에 영향을 미칠 수 있는 질병의 진행을 조기 발견함. 가정에서 불편감이나 준비 없이 쉽게 수행할 수 있음. 젊은 성인 인구보다 노인인구에서 더 높은 예측성을 가짐.	위양성 결과는 추가 검사 및 대상자의 불안을 유발할 수 있음.
대장내시경술	선별이 드묾. 진단과 치료를 동시에 수행할 수 있음. 대장암의 사망률은 낮음. 75세 이상의 노인은 질병이 확인되었을 때 위험이 증가하고 치료를 받을 의사가 있는 경우에만 검사함.	장 준비는 합병증(탈수, 전해질 불균형 등), 불편감, 통증 등을 유발할 수 있음. 천공 및 출혈 위험 진정/마취(sedation)에 의한 합병증 위험
식단 감시	식이요법으로 콜레스테롤 감소는 심혈관 질환의 이환율과 사망률을 감소시킴. 지방이 적고 과일, 야채, 곡물 등이 많이 함유된 건강한 식단을 섭취하는 데 초점을 맞춰, 이상적인 체중을 유지하면서 암과 기타 질병의 위험을 줄일 수 있음.	식사의 제한은 삶의 질에 영향을 미칠 수 있음. 제한된 식단은 불필요한 체중감소와 성장 장애를 초래할 수 있음.
절연/금연	흡연은 심장돌연사 및 심근경색증 위험의 증가와 관련이 있음. 재정적 동기 말초혈관질환과 폐질환 및 만성폐쇄성폐질환을 예방할 수 있음.	니코틴 대체요법은 주요 심혈관 이상반응을 유발할 수 있음. 전자담배(베이핑)는 광범위하게 연구되지 않음.
운동	신체건강에 긍정적 효과 정신건강에 긍정적 효과 피로 감소 통증 감소 체중 유지 신체기능 유지	없음

이슈와 기법을 연구하는 것, (8) 일차의료제공자로서 의사와 협력하는 간호사의 역할을 적극적으로 지지하는 것.

간호사정

간호사는 노인의 질병이나 부상의 위험요인을 파악하기 위해 잠재적 건강 위험을 확인해야야 한다. 대표적인 위험요인은 습관, 생활 패턴, 개인 및 가족 병력, 환경적 요인 등이 있다. 환경적 위험요인으로는 즐거운 사회적, 신체적 활동 참여 부족과 낙상 위험이 있는 어지러운 바닥상태, 열악한 조명, 맞지 않는 신발 등이 있다.

건강증진 및 질병예방에 대한 사정은 노인에 대한 정보를 수집하는 것으로 시작한다. 사정은 포괄적인 방식으로 수행되어야 한다. 주관적 자료는 간호사정을 통해 얻고, 객관적 자료는 완전한 신체검진 및 관찰을 통해 얻는다. 간호에 초점을 맞추어 사정하기 위해 간호사는 노화의 기능적 건강 양상에 대해 이해하고 있어야 한다. 노인의 기본 건강 기능 양상 11가지는 다음과 같다.

1. 자아지각/자아개념 양상
2. 역할/관계 양상
3. 건강지각/건강 관리 양상
4. 영양/대사 양상
5. 대응 또는 스트레스 관리 양상
6. 인지/지각 양상
7. 가치/신념 양상
8. 활동/운동 양상
9. 수면/휴식 양상
10. 성/생식 양상
11. 배설/배액 양상

다음 설명은 Gordon의 11가지 기능적 건강양상의 유형에 기초하며 주관적 · 객관적 사정을 포함한다. 이를 통해 간호사는 노인의 건강증진에 대한 지식, 건강증진 활동 관리 능력, 건강증진 활동에 부여되는 가치 등을 파악할 필요가 있다.

자아지각/자아개념 양상

이 양상은 개인의 정체성, 신체상, 자아에 대한 태도, 인지적 · 신체적 · 정서적 영역에서 자아에 대한 관점, 가치 및 자존감의 표현 등을 포함한다. 자아에 대한 인식은 직접화법으로 물어보고 정서적 양상은 지각적 양상을 탐색하는 동안 확인할 수 있다.

주관적 사정: 노인이 느끼는 자신의 역량 및 한계에 대해 확인한다. 특히 예방적인 건강 행위와 행동 변화, 이전에 하던 활동의 중단, 자기 파괴적 행동, 과도한 비통함, 타인에 대한 의존도 증가 등과 관련이 있다. 식사, 수면 및 신체 활동 양상의 변화를 평가하고 정체성, 자아 가치, 자아 인식, 신체상, 능력, 성공과 실패에 대한 개인의 인식을 탐색한다.

객관적 사정: 주관적 자료와 관련된 언어적 · 비언어적 단서를 확인한다. 언어적 단서는 자신(강점 및 제한점)에 대한 감정을 이끌어 내고, 비언어적 단서는 개인의 외향의 변화를 포함한다. 불안과 우울증을 평가하기 위해 도구를 사용하는 것은 도움이 된다.

역할/관계 양상

이 양상은 기대되는 발달 과업의 성취를 포함한다. 다른 사람과의 의사소통과 상호작용에 대한 기본적인 욕구뿐만 아니라 다른 사람과의 관계에 대한 의미 있는 의사소통과 만족도도 조사한다.

주관적 사정: 가족 구조, 대인관계, 친구 및 지인과의 사회적 상호작용을 결정한다. 사회적 네트워크에서 나타난 건강 행위 신념과 활동에 집중한다. 불만족스러운 관계에 대한 지각된 원인을 평가하고, 양상 및 결과를 변화시키려는 시도를 확인한다.

객관적 사정: 가족 및 친구 간 상호의존적 · 의존적 · 독립적 관행의 역학을 조사한다.

건강 지각/건강 관리 양상

이 양상은 자신의 건강 문제에 대한 인식과 관리 수준을 포함한다. 즉, 노인이 생각하는 건강 유지 행동과 이러한 행동의 중요성을 판단한다.

주관적 사정: 건강 결함이나 활동에 필요한 치료 및 요법의 이해 수준을 확인한다. 이는 가능한 보상 자원과 비용에 대한 염려, 일상생활수행능력(ADLs), 수단적 일상생활수행능력(IADL) 또는 두 가지 모두에 대한 수행 평가를 포함한다.

객관적 사정: 환자가 거주하는 물리적 환경을 포함하여 건강 장애의 효과적인 관리를 위한 단서가 있는 지 관찰한다. 특히 기존 건강증진 활동(예: 유방 촬영, 백신 접종), 질

병 및 건강 상태 관리에 대한 정보를 포함하고, 가정에서의 안전 체크리스트를 활용 한다.

영양/대사 양상

이 양상은 식이 및 기타 영양 관련 지표의 평가를 포함한다.

주관적 사정: 음식과 수분 섭취에 대한 노인의 표현, 양상, 지각과 건강한 체질량 지수 유지에 대한 적절성을 판단한다. 24시간 동안의 음식과 수분 섭취를 정확하게 회상하는 것은 어렵다. 따라서 간호사는 어떻게 식사가 준비고, 누가 준비하는지, 보통 하루에 얼마나 먹는지를 확인한다. 최근의 체중 감소나 증가, 음식 알레르기, 수분 섭취, 위장 증상 등을 확인한다. 식료품점 및 식당에 대한 접근성도 고려한다.

객관적 사정: 전반적인 외관 및 다양한 체내 영양 상태 지표를 관찰한다. 키, 몸무게와 옷이 잘 맞는지 등을 메모한다. 가능하면 노인이 식사하는 것을 관찰하며, 영양 검사 도구를 사용할 수도 있다.

대응/스트레스 관리 양상

이 양상은 자기 통합성을 유지하는 능력을 포함한다. 개인이 스트레스를 견디기 위한 대응방안을 건강증진 계획에 포함시키고 노인의 지지체계를 확인한다.

주관적 사정: 일상생활에서 발생하는 크고 작은 문제를 처리하는 방법을 사정한다. 과거와 현재의 삶에 존재하는 스트레스의 양을 결정한다. 최근의 손실과 이런 특정 상황을 다루는 데 사용된 방법에 대해 논의한다. 실제 활용하는 스트레스 관리 활동과 그 결과를 확인한다.

객관적 사정: 스트레스 관리 기법의 사용을 관찰하고 그 효과에 주목한다. 스트레스 감소를 위한 건강증진 선택의 근거를 고려한다(예: 운동).

인지적/지각 양상

이 양상은 통증 자가관리, 의사소통의 어려움, 감각 기능의 장애를 포함한다. 시각, 청각, 미각, 후각 및 촉각과 장애가 있을 때 사용하는 보조 장치를 포함한다. 노인의 통증정도와 통증을 어떻게 치료하는지 파악해야 한다.

주관적 사정: 감각 기능 및 의사소통의 어려움에 대해 질문하고 인지적 변화나 통증정도를 사정한다.

객관적 사정: 평상시 의사소통 양상을 사정하고, 대상자의 이해 능력을 기록한다. 또한 읽고, 말을 듣고, 냄새를 맡고, 촉각과 미각을 구별할 수 있는 능력을 기록한다. 인지적 사정을 통해 간단한 선별검사를 수행할 수 있다.

가치/신념 양상

이 양상은 우리사회에서 노인이 만족스런 일상생활을 영유하기 위해 중요하다고 인식하는 가치, 신념 및 정서적 안녕을 포함한다.

주관적 사정: 건강과 건강증진 활동에 대한 노인의 가치관과 신념을 확인한다. 또한 영성과, 이것이 건강증진 행동에 어떤 영향을 미치는 지 특별히 강조하여 기록한다(예: 하느님이 건강증진과 질병예방에 도움을 줄 것이다).

객관적 사정: 전반적인 목표(예: 장수 대 삶의 질)와 관련하여 노인의 삶에 중요한 것이 무엇인지 판단하고 대처 전략을 지지한다. 가치, 신념, 영적 실천에 의한 선택과 결정뿐만 아니라 영성 또는 종교적 소속 및 실천에 대한 언급을 기록한다.

활동/운동 양상

설명: 이 양상은 노인이 매일 30분씩 권장되는 신체활동을 달성하도록 장려하는 건강증진과 관련된 정보를 포함한다.

주관적 사정: Exercise Assessment and Screening for You (EASY)와 같은 선별 방법을 사용해 운동 및 신체 활동과 관련된 안전을 선별한다(Chodzko–Zajko, Resnick, Barbara, & Ory, 2012). EASY는 개인이 즉시 운동 프로그램을 시작하는 것이 안전한 지 여부를 결정하고, 동반 이환된 질병의 상태에 따라 온라인 자원에서 출력할 수 있는 권장 운동 프로그램을 개인과 연결시키며, 개인이 사용할 수 있도록 자료를 인쇄하여 제공한다. 또한 운동 양상, 여가 습관, 오락, 취미 등의 일상생활 및 활동을 사정하고, 이러한 양상의 제한점이나 변화에 대해 질문한다. 실행하는 데 어려움이 있을 수도 없을 수도 있는 수단적 일상생활수행능력(IADL)을 확인한다. 노인에게 전형적인 일상에 대해 질문한다. 통증, 피로, 낙상에 대한 두려움 및 낙상 위험을 사정하고, 낙상 과거력을 조사한다.

객관적 사정: 활력징후를 측정하고, 심폐 및 근골격계 사정을 실시한다. 가능한 경우, 대상자에게 목욕하기, 옷 입

기, 배변 보기, 식사하기 등의 자가관리 행동에 대해 관찰하고 물어봄으로써 자가관리 능력을 사정한다. 적응적인 도구와 장비의 사용을 기록한다. 노인 개인과 함께 EASY를 완성하고, 적절한 운동 자원을 제공한다.

수면/휴식 양상

이 양상은 24시간 동안의 수면 및 휴식 양상과 이러한 양상이 기능에 미치는 영향을 포함한다. 일상적인 활동에 대한 노인대상자의 휴식과 수면 양상을 사정하며 일상적인 활동 정도로는 즉각적인 휴식이 필요 없이 에너지를 일정하게 비축할 수 있다.

주관적 사정: 취침 시간, 기상 시간, 수면의 질, 수면 환경, 24시간 동안 수면 시간의 분포 등을 포함한 평상시의 수면 양상을 사정한다. 불면증 및 수면 억제 요소와 관련된 일화에 대해 질문한다. 수면을 억제하는 것에는 통증, 불안, 우울증, 카페인, 각성을 유발하는 일반의약품, 알코올, 우울증 치료제 등의 처방약과 같은 약물 사용, 운동 부족, 부적절한 수면 위생 등이 있다. 정기적인 휴식 기간의 시간과 상황을 파악하고 휴식 기간과 관련된 모든 활동을 기록한다.

객관적 사정: 환자에게 낮잠과 휴식 기간이 포함된 수면 일지를 작성하도록 한다. 가능하다면, 일상 활동을 관찰하고 수면 장애가 기능적 능력에 미치는 영향을 기록한다.

성/생식 양상

이 양상은 노인대상자의 성 정체성에 대한 행동적 표현을 포함한다.

주관적 사정: 성이나 성적 경험에 대한 지각된 만족감 또는 불만족감을 포함해 성적 기능과 친밀감과 관련된 현재 상황에 대한 대상자의 만족감 또는 불만족감을 사정한다.

객관적 사정: 현재 성적 관계에 대해 논의한다. 아무런 관계도 존재하지 않는 경우, 대상자의 전반적인 정서적, 신체적 안녕에 대한 의미를 도출한다.

배설/배액 양상

이 양상은 장과 방광의 배설 기능을 포함한다.

주관적 사정: 일생의 배설 습관과 배설에 대한 일상적 자가관리를 사정한다. 정상적인 장과 방광 기능에 대한 환자의 인식을 묻고, 일반적인 장과 방광 기능의 최근 변화를 구체적으로 살펴본다. 배설 패턴이 삶의 질에 미치는 영향과 운동 등의 건강증진 활동 참여와 삶의 질에 있어 배설 조절 능력을 사정한다.

객관적 사정: 복부 및 직장 검사를 실시하며 외부 생식기 및 골반 검사가 권장될 수 있다. 음식, 특히 식이섬유의 일일 섭취량을 기록하고 24시간 동안 총 수분 섭취량을 사정한다.

간호계획

노인의 건강증진을 위한 간호사의 역할로써 중요한 것은 체계적으로 계획하는 것이다. 계획은 건강 필요성과 관련된 노인의 개인적인 생각과 신념을 탐구하는 것으로 시작될 수 있다. 보건복지부(Ministry of Heathe and Welfare, MOHW), 질병관리청(Korea Disease Control and Prevention Agency, KDCA), 대한노인의학회(The Korean Geriatric Medical Association), 한국노인간호학회(Korean Geontological Nursing Society)에서 현재 제공하는 문헌을 확인하는 것은 간호사가 최신의 특정 건강증진 권고안을 따르는 데 도움이 될 것이다. 이러한 정보 및 기타 정보를 안내하는 인터넷 주소는 이 장의 끝부분에 나와 있다.

현재 보건 정책에 대한 정보를 잘 알고 있다면 환자의 권리를 보호할 수 있다. 또한 간호사는 가장 높은 수준에서 변화가 일어난 즉시 노인에게 중요한 정책 변화에 대해 알릴 수 있다. 종종 보건 정책의 보급 속도는 더디며, 뉴스는 그 사실이 있은 지 한참 후에 정보를 제공한다. 정책이 소급되거나 특정 날짜에 시행될 때 노인에게 정보를 제공하는 것은 그들의 건강과 안녕에 결정적일 수 있다. 또한 이는 신뢰관계를 형성하고 유지하는 데 도움이 될 것이다. 예를 들어 노인에게 국민건강보험 서비스의 적용범위가 아닌 선별검사를 참여하도록 장려하는 것은 노인 개인에게 재정적 어려움을 초래하고 간호사에 대한 신뢰도를 떨어뜨릴 수 있다.

계획은 행동 변화에 대한 이해와 자기효능 이론과 같은 행동 변화 이론을 포함한다. 자기효능감 이론은 어떤 행동을 수행할 수 있을 것이라는 개인의 신념이 강할수록, 행동을 수행함으로써 나타날 수 있는 긍정적인 결과에 대한 개인적인 신념이 강할수록, 주어진 활동에 참여할 가능성이 높다고 말한다. 행동 변화를 촉진하기 위한 권고사항은 표 7.4에 제시되어 있다.

표 7.4 사회–생태학적 모델을 사용한 개인의 행동변화를 유도하는 동기부여 중재

구성	설명	중재의 예
개인 내	인구 통계(연령 및 성별) 신체적 건강 및 기능 심리사회적 요소(예: 기분, 회복력), 인지 상태, 통증, 피로, 두려움	질병 관리 및 손상 예방 교육을 통한 자기효능감 증가 또는 역량 강화
개인 간	사회적 지지 언어적 격려 목표 설정 & 동기 부여 보상 역할 모델	비슷한 생각을 가진 사람들, 가족 또는 친구로 구성된 그룹을 통한 사회적 지지 언어적 격려를 통해 자기효능감과 결과기대 강화 목표 확인(예: 체중 감소, 반려견 산책 가능) 및 목표 달성을 위한 동기 인식 목표 달성에 대한 개인적 보상 확인 유사한 행동을 하는 다른 사람들과의 접촉
환경	물리적 환경	다양한 사회적 신체 활동 및 안전한 보행 공간 건강에 좋은 음식 및 음식점의 이용 가능성
정책	질병 예방 가이드라인 제도적 정책 및 절차 법	이행을 장려하는 교육적 중재에 가이드라인 활용

간호중재

중재는 노인 건강증진의 실행 계획에 대해 전향적 태도를 취함으로써 시작될 수 있다. 전향적 태도를 보여주는 예로 노인 집단에게 건강증진 정보를 널리 알리기 위해 활동, 장소 및 수단을 찾는 것을 들 수 있다. 전향적 태도에는 단점뿐만 아니라 이점도 있을 수 있다. 이점에는 이전에 처리되지 않은 어떤 문제에 대한 조기 접근 방식이 포함된다. 연간 건강증진 선별검사는 노인에게 예방접종을 제공하는 프로그램에 통합될 수 있으며, 필요에 따라 암, 당뇨병, 골다공증 및 황반변성 선별검사가 포함될 수 있다. 마찬가지로, 노인복지관(senior centers), 노인주거시설(senior housing sites), 지속적 관리 은퇴 커뮤니티(continuing care retirement communities)에서 제공되는 월간 상담은 운동, 낙상 예방, 안전한 약물 사용 등의 건강증진 활동을 반복적으로 옹호하고 교육하는 유용한 방법이 될 수 있다. 프로그램은 국내 특정 위치에 있으므로 그 장소를 확인해야 한다.

간호평가

평가에는 간호계획의 효과성을 결정하는 것이 포함된다. 노인은 상호간에 설정한 목표를 달성하였는가? 간호사는 이러한 목표가 달성되었거나 달성되지 않은 이유를 고려하고, 노인과 함께 조정하여 적절하고 현실적으로 목표를 수정하고 이를 달성하기 위한 현실적인 단계를 수립해야 한다.

노인의 역량강화 지지

간호사는 건강증진 · 건강보호 · 질병예방을 연계하여 노인이 남은 생애 동안 가능한 최고의 건강, 기능 및 삶의 질을 유지하도록 지지한다. 간호사는 노인의학 · 사회복지학 등 다른 분야와도 협력하여 가이드라인을 만들고, 논문을 작성하며, 정책에 영향을 줄 수 있다. 지역사회 자원과 프로그램에 대해 학습하며, 노인에게 다양한 정보를 제공하는 것도 필요하다. 노인인구 증가와 만성질환관리를 위해 보건과 복지서비스를 통합하여 지역사회 가용자원을 활용하려는 정책도 시도되고 있다. 간호사는 교회 단체 및 기관, 경로당 등에서 활용 가능한 건강증진 및 질병예방 프로그램을 개발하여 적용을 시도할 수 있다. 건강증진 교육은 예방접종, 선별검사와 같은 내용을 포함하고 노인이 자신의 건강증진을 위해 최선의 선택을 하도록 지지한다.

요약

기술과 의료의 발전으로 국내 노인인구가 급증함에 따라 기동성 증가, 의료비 감소 및 조기사망률 감소, 삶의 질 향상을 위해 건강증진, 건강보호, 질병예방의 실천에 중점을 두어야 한다. 건강증진모델은 세가지로 범이론모형은 단계별 행동 변화에 대한 이해를 돕는다. 건강신념모델은 예방적 조치에 참여하는 것을 방해하는 행동을 결정하는 데 도움이 된다. 놀라 펜더의 건강증진모델은 참여자와 관련 헬스케어 전문가가 공동으로 노력할 것을 전제로 한다.

건강증진 활동 참여의 장애요인은 제공자와 참여자가 모두 관여하는 복합적인 문제이다. 건강증진 및 질병예방 프로그램에 대한 장애요인은 교통수단 부족, 재정적 부담 등을 다루었다. Health Plan 계획의 목표는 건강보호와 관련하여 제시되었다. 질병 예방의 일차 · 이차 · 삼차 · 사차 방안이 제시되었다. 일차 예방은 예방접종 및 상담 프로그램 등이 포함된다. 예방 상담은 금연과 같은 건강한 생활을 목적으로 한다. 기타 관련 영역에는 가정 및 의약품 안전이 포함된다. 이차 예방은 질병의 발견과 조기 치료에 초점을 맞춘다. 삼차 예방은 증상의 진행을 늦추거나 제거하는 것을 포함하는 반면, 사차 예방은 만성 질환 관리와 적정진료를 다룬다. 건강증진과 질병예방 및 보호에 있어 간호사의 역할은 건강 기능 양상의 틀에 기초한다. 건강 양상에 대한 자료는 간호사가 긍정적이고 안심시키는 의사소통을 사용해 각 기능적 영역에서 포괄적 간호사정을 한 경우 가장 잘 얻을 수 있다. 간호과정을 활용한 사정, 목표설정을 통한 활동 계획, 건강증진 계획 수행, 건강관리 활동이나 질병예방과 관련된 행동의 변화 및 평가를 통해 최상의 결과를 얻을 수 있다. 다양한 수준의 개입이 가능하도록 제시된 건강증진 활동은 사회 정책이나 정치적 행동에 참여하고자 하는 간호사에게 유용할 수 있다. 건강증진을 위한 예방적 활동에 참여하는 것은 현지적 · 지역적 · 국가적 수준에서 가능하다. 개별적인 접근방법과 노인 스스로의 건강을 결정하도록 하는 역량강화는 그들이 최적의 건강, 기능 및 삶의 질을 이루는 데 도움이 될 것이다.

핵심내용

- 건강증진, 건강보호, 및 질병예방은 계속해서 Health Plan 2030 계획과 함께 국가적 목표가 될 것이다.
- 건강증진 모델은 현지적 · 지역적 · 국가적 수준의 활동을 수립하는 데 절차의 변화를 유도할 수 있다.
- 사회심리적 요인, 건강신념, 환경적 요인, 교통, 재정, 인종적 · 문화적 영향, 허무감 등은 건강증진의 장애요인이 될 수 있다.
- 건강보호는 다음 5가지 영역을 중점적으로 다룬다. (1) 의도하지 않은 손상, (2) 직업적 건강 및 안전, (3) 환경적 문제, (4) 식품 및 의약품 안전, (5) 구강 건강
- 일차 예방은 예방접종과 선별검사 활동에 초점을 맞춘다.
- 이차 예방은 잠재적 질환의 발견에 초점을 맞춘다.
- 삼차 예방은 재활을 촉진하며, 증상의 진행을 막는 데 초점을 맞춘다.
- 사차 예방은 과잉진료를 다룬다.
- 건강증진을 위한 간호사의 역할은 건강 기능 양상의 틀을 사용한 완전한 건강사정에서 시작된다. 이것은 각 환자에 대한 개별적인 접근법을 포함한다.
- 건강증진 활동에 있어 간호과정은 성공을 위한 튼튼한 토대를 제공한다.
- 건강증진 활동에의 참여는 현지적 · 지역적 · 국가적 수준에서 이루어질 수 있다.
- 개별화된 접근방법을 사용하고 노인이 건강증진 수준과 일차 · 이차 · 삼차 · 사차 예방 활동을 결정하는 역량을 강화하는 것은 노인이 최적의 삶의 질을 달성하는 데 도움이 될 것이다.

비판적 사고

01 몇몇 간호사들이 노인센터에 거주하는 노인을 대상으로 인플루엔자 예방접종을 실시하기 위해 자원봉사를 갔다. 예방접종 주사를 기다리는 줄이 길어지고 있을 때, 한 간호사가 카드놀이를 하고 있는 4명의 여성 노인을 발견했다. 그들 중 아무도 예방접종 등록을 하는 쪽으로 오지 않았다. 이러한 상황에 처한다면, 간호사 자원봉사자가 어떻게 행동하는 것이 적절한가? 간호사가 자원봉사자라는 사실이 행동을 변화시킬 가능성이 있는가?

02 당신은 급성 치료기관에서 안정 상태의 93세 여성을 간호하고 있다. 그녀의 70세 딸은 입원기간 내내 그녀와 함께하고 있다. 당신은 딸이 헝클어진 모습으로 울먹이고 있는 것을 발견한다. 딸은 가정으로 돌아가 어머니를 보살펴야 한다는 스트레스와 현재 자신의 병으로 인해 잠을 자지 못하고 있다고 말한다. 당신은 간호사가 딸과 관련하여 어떠한 조치를 취할 것을 제안하는가? 조치를 취한다면 언제가 적절한 시기인가?

PART III

Influences on Quality of Life

삶의 질에 영향을 미치는 요인

8 영양

Nutrition

8장

학습목표

1. 노인의 영양학적 위험에 영향을 미치는 다양한 요인을 구분할 수 있다.
2. 영양 선별조사와 영양 사정에 대해 구분할 수 있다.
3. 영양 사정 과정의 주요한 자료수집 단계와 수집해야 하는 핵심 요인을 확인할 수 있다.
4. 노인을 위한 영양권장량의 변화를 기술할 수 있다.
5. 영양 치료 과정 중 영양 지원의 역할에 대해 기술할 수 있다.
6. 노인을 위한 주요 식이지침과 권장사항을 기술할 수 있다.

들어가기

다음과 같은 상황에 부딪친다면 당신은 어떻게 대처하겠는가?

- 장기요양시설에서 최근 뇌졸중을 앓은 적이 있는 85세 노인이 점심식사 중에 기침을 시작하였다. 간호사는 어떤 조치를 해야 하는가?
- 혼자 사는 92세 노인의 가정간호를 위해 간호사가 처음으로 집을 방문하였다. 이 여성 노인은 몸무게가 40kg밖에 나가지 않았고, 냉장고에는 음식이 거의 없었으며, 대부분은 유통기한이 지난 식품이었다. 이 노인에게 어떤 영양 지원이 필요한가?

음식은 가족, 함께함, 과거의 좋은 기억을 의미한다. 노인에게 음식은 생명, 안락함, 안전을 의미하며, 이러한 요인은 노인의 삶의 질에 영향을 미친다. 가족적인 분위기에서 균형 잡힌 식사를 하면 최적의 영양상태를 유지할 수 있으며, 이는 삶의 질을 높이기도 한다. 반대로 영양학적 위험, 섭취할 식품의 부족이나 먹는 즐거움의 부재는 삶의 질에 부정적인 영향을 미친다. 요양원이나 시설에 있는 노인의 경우, 가족적인 환경의 부족은 입맛을 떨어뜨리고 궁극적으로 신체기능의 저하, 체중 감소, 영양 불량으로 이어질 수 있다. 지역사회에 거주하는 노인은 외로움과 우울감을 느낄 수 있고, 이는 체중 증가나 체중 감소로 이어지며, 결국 영양 불량으로 이어질 수 있다. 음식은 삶에 매우 중요한 부분이며, 너무 많이 먹거나 너무 적게 먹는 것은 노인의 삶의 질에 영향을 미치고, 결국 전반적인 건강상태에 영향을 미친다. 이 장에서는 노인의 전반적인 건강에 매우 중요한 주제인 영양에 대해 다룬다.

노인의 영양 위험에 영향을 미치는 요인

노인의 영양 위험에 영향을 미치는 많은 요인은 크게 사회적 요인, 심리적 요인, 생물학적 요인으로 분류할 수 있다. 사회적 요인에는 고립, 외로움, 빈곤, 의존성 등이 포함되며, 이 중에서도 빈곤이 노인의 체중 감소와 영양 불량의 가장 중요한 원인이다. 노인의 의료비를 지원해주는 건강보험제도에도 불구하고 소득이 적은 노인에게는 의료비에 들어가는 지출이 큰 경우가 많다. 다른 사회적 요인으로는 돌봄제공자 부족, 교통수단, 그리고 오래 전부터 고착된 식습관, 사별경험이 있다. 영양 결핍의 위험을 높이는 요인으로 노령인구, 여성, 미혼/사별/이혼, 요양시설 입소, 신체기능의 장애가 있다. 또한, 혼자서 식품을 구매하고, 조리하고, 식사를 하지 못하면 체중 감소와 영양 불량으로 이어질 수 있다.

노인의 영양 위험에 영향을 미치는 심리적 요인으로는 우울증, 불안, 치매 등이 있다. 그중 우울증은 체중 감소의 가장 흔한 원인 중 하나이다. 우울증이 있는 노인은 허약(61%), 복통(37%), 오심(27%), 식욕부진(22%), 설사(20%)를 경험할 수 있다. 우울증을 치료하면 요양시설에 거주하는 노인의 체중을 다시 늘릴 수 있다.

치매 유병률은 노년층에서 증가하고 있으며, 체중 감소와 관련이 있을 수 있다. 이는 치매 노인은 먹는 것을 잊어버리거나 먹기를 거부할 수 있기 때문이다. 치매가 많이 진행된 노인에게 식사를 권하는 것은 시간이 많이 걸리는 과정이 될 수 있다. 치매 노인은 음식을 섭취하기보다 배회하는 경우가 많으며, 어떤 경우에는 편집증적인 생각으로 독살의 두려움으로 음식을 거부할 수 있다. 또한 치매 노인은 식욕부진을 유발할 수 있는 향정신성 약물을 처방받기도 한다. 마지막으로, 치매 노인은 실행증(apraxia)에 걸릴 수 있으며, 이 경우에는 음식을 한 입씩 넣은 후에는 반드시 삼켜야 함을 알려주어야 한다.

노인의 영양 위험에 영향을 미치는 생물학적 요인은 많은데, 그중에서도 대사과다증(hypermetabolism), 식욕부진, 삼킴장애, 흡수불량이 체중 감소와 영양 불량을 일으킬 수 있다. 노인의 음식 섭취나 식사 준비에 영향을 미칠 수 있는 특정 질병에는 뇌졸중, 떨림, 관절염이 있다. 연하곤란(삼킴장애, dysphagia)은 흡인의 위험을 높여 식품 섭취량을 떨어뜨릴 수 있다. 감염 역시 노인의 체중 감소에 원인이 될 수 있는데, 감염은 혼란, 식욕부진, 음의 질소평형(체내 단백질 부족)을 유발한다.

식품 섭취를 줄이는 또 다른 질환은 만성폐쇄성폐질환(COPD)이다. 만성폐쇄성폐질환을 앓고 있는 노인은 식사를 하는 동안 동맥 산소 농도가 감소하게 되며, 이를 경험하면 호흡곤란으로 인해 음식을 섭취하기가 어렵다고 말하는 경우가 많다. 더욱이 폐질환으로 인해 과호흡을 하고 부속근육을 사용함으로서 이러한 증상이 악화될 수 있으며, 이는 대사량을 높이게 된다. 마지막으로 노인의 갑상선기능항진증과 파킨슨병 역시 대사과다증을 일으켜 체중이 감소하는 요인이 될 수 있다.

약물과 영양소의 상호작용

약물 사용은 노인에게 매우 흔하며, 노인에게 자주 사용되는 약물 중 입맛을 떨어트리거나 체중을 감소시키는 약물이 많다. 예를 들어 디곡신(digoxin), 테오필린(theophylline), 메트포민(metformin), 다양한 항생제, 비스테로이드성 항염증제(nonsteroidal antiinflammatory drugs, NSAIDS) 및 플루옥세틴(fluoxetine), 리튬(lithium), 페노티아진(phenothiazines)과 같은 향정신성 약물이 있다.

영양소와 약물의 상호작용은 약물의 대사, 흡수, 소화, 배출에 영향을 미칠 수 있다. 표 8.1에 노인이 많이 복용하는 다양한 약물과 영양소의 상호작용에 대한 예시가 소개되어 있다. 많은 노인 대상자가 다양한 비타민과 식이보조제를 섭취하고 있기 때문에 간호사는 환자가 복용할 수 있는 모든 전문의약품, 일반의약품, 영양보조제, 등에 대한 정확한 정보를 알고 있어야 한다. 환자가 복용하는 약물이 달라질 때마다, 간호사는 약물–약물 또는 약물–영양소 상호작용을 계속해서 검사하고 필요에 따라 약사나 영양사와 상담해야 한다.

탈수

노인은 다양한 원인으로 인해 탈수가 일어나기 쉽다. 대표적으로 수분 섭취가 적고, 나트륨 손실이 많다. 체액의 손실이 많은 경우 탈수가 빠르게 진행되며, 매우 심각한 결과로 이어질 수 있다. 생리적으로 수분 섭취가 부족할 경우 갈증을 느끼는 기전이 바뀔 수 있고, 노인은 혈량 저하(hypovolemic)가 일어났을 때조차도 갈증을 느끼지 않을 수 있으며, 질병을 앓고 있을 경우에는 수분을 따로 보충하지 않을 수 있다. 혼란, 우울, 치매도 음식과 수분 섭취를 줄여 탈수의 위험을 높일 수 있다. 탈수는 크게 세 가지 형태로 나눌 수 있다. 등장성 탈수(isotonic dehydration)은 위장질환이 있어 나트륨과 물이 체내에서 동시에 빠져나갈 때 발생한다. 고장성탈수(hypertonic dehydration)은 수분 소실이 나트륨 소실보다 클때 발생하는 것으로 가장 흔한 경우이며, 열이 발생하거나 제한된 수분 섭취에 의해 발생할 수 있다. 마지막으로 저장성 탈수(hypotonic dehydration)는 이뇨제를 사용할 때처럼 수분에 비해 나트륨이 더 많이 빠져나갈 때 발생할 수 있다.

탈수는 전해질의 불균형을 초래할 수 있는데 고나트륨혈증(hypernatremia)과 저나트륨혈증(hyponatremia)은 노인에게 가장 흔한 전해질 불균형이다. 위험요인으로는 고령화(80세 이상), 여성, 너싱홈 거주, 감염, 치매 진단 등이 있다.

간호사는 다음과 같은 방법으로 노인의 탈수 현상을 예방할 수 있다.

– 노인이 좋아하고 즐겨 마시는 음료 제공하기
– 목이 마르지 않을 때에도 수분을 섭취하도록 교육하기

표 8.1 *약물-영양소 상호작용의 예

약물 종류	약물	상호작용
진통제	아세타미노펜(acetaminophen)	음식과 함께 복용 시 약물 흡수가 떨어짐; 과량 복용 시 간 독성 위험
	아스피린(aspirin)	위에서 바로 흡수됨; 음식과 함께 복용 시 약물 흡수가 떨어짐; 엽산, 비타민 C, K, 철분 감소
제산제	알루미늄 하이드록사이드(Aluminum hydroxide)	인산 흡수 감소
	탄산수소나트륨(Sodium bicarbonate)	엽산 흡수 감소
항부정맥제	아미오다론(Amiodarone)	미각 변화
	디기탈리스(Digitalis)	식욕부진, 노인에게 있어서 신장청정(renal clearance) 감소
항생제	페니실린(Penicillins)	음식과 함께 복용 시 흡수 감소; 미각 변화
	세팔로스포린(Cephalosporin)	비타민 K 감소
	리팜핀(Rifampin)	비타민 B_6, 나이아신, 비타민 D 감소
	테트라사이클린(Tetracycline)	우유나 제산제와 함께 복용 시 약물 흡수 감소, 칼슘, 리보플라빈, 비타민 C와 결합하여 영양소 흡수 감소
	트라이메토프림(Trimethoprim)/설파메톡사졸(sulfamethoxazole)	엽산 감소
항응고제	쿠마린(Coumarin)	비타민 K의 길항제로 작용
항경련제	카바마제핀(Carbamazepine)	음식과 함께 복용 시 약물 흡수 증가
	페니토인(Phenytoin)	칼슘 흡수 감소, 비타민 D, K, 엽산 감소, 미각 변화, 음식과 함께 복용 시 흡수 감소
항우울제	아미트리프탈린(Amitriptyline)	식욕 증가
	클로미프라민(Clomipramine)	미각 변화, 식욕 증가
	플루옥세틴(Fluoxetine)(선택적 세로토닌재흡수 저해제[SSRI])	미각 변화, 식욕 저하
혈압강하제	캡토프릴(Captopril)	미각 변화, 식욕 저하
	히드랄라진(Hydralazine)	음식과 함께 복용 시 약물 흡수 증가, 비타민 B_6 감소
	라베탈롤(Labetalol)	미각 변화(베타차단제의 경우 체중 증가)
	메틸도파(Methyldopa)	비타민 B_{12}, 엽산, 철분 감소
항염제	모든 스테로이드성 약물	식욕과 체중 증가, 엽산 증가, 칼슘 감소(장기간 사용 시 골다공증 주의), 단백질의 당신생합성 촉진
항파킨슨병제	엘도파(Levodopa)	미각 변화, 비타민 B_6 감소, 음식과 함께 복용 시 흡수 감소
항정신병제	클로르프로마진(Chlorpromazine)	식욕 증가
	티오틱센(Thiothixene)	리보플라빈 감소
기관지확장제	알부테롤 설페이트(Albuterol sulfate)	식욕 증가
	테오필린(Theophylline)	식욕 저하
콜레스테롤 강하제	콜레스티라민(Cholestyramine)	지용성 비타민(비타민 A, D, E, K); 비타민 B_{12}; 철분 감소
이뇨제	푸로세미드(Furosemide)	음식과 함께 복용 시 약물 흡수 감소
	스피로놀락톤(Spironolactone)	음식과 함께 복용 시 약물 흡수 증가
	티아지드(Thiazides)	마그네슘, 아연, 칼륨 감소
완하제(설사제)	광유(Mineral oil)	지용성 비타민(A, D, E, K), 카로틴 흡수 감소
혈소판골재억제제	디피리다몰(Dipyridamole)	음식과 함께 복용 시 약물 흡수 감소
칼륨 보충제	염화칼륨(Potassium chloride)	비타민 B_{12} 감소
신경안정제	벤조디아제핀(Benzodiazepines)	식욕 증가

*위 리스트는 모든 약물-영양소 상호작용을 포함하고 있지 않음. 언제나 약물관련 최신 자료를 참고할 것.

From PronskyZ.M.,&Crowe,J.P.(2012).Clinical:Food-drug interactions.In L.K.Mahan,J.L.Raymond,&S.Escott-Stump,*Krause's food and the nutritioncare process* (13th ed.).St.Louis:Elsevier.

- 위험에 처한 노인을 찾아내기
- 설사나 구토와 같이 치료 가능한 원인을 치료하기
- 수분 섭취량과 소변량을 측정하기
- 노인이 잡기 쉬운 컵이나 빨대 제공하기
- 돌봄제공자가 노인의 방에 들어갈 때마다 조금씩 수분을 섭취하도록 교육하기
- 노인이 매 식사 식사 사이에 수분을 섭취하도록 돌봄제공자 교육하기
- 수분을 잘 제공하는 돌봄제공자에게 긍정적인 피드백 주기

미량영양소 결핍

비타민 D, 칼슘, 비타민 B_{12}와 같은 미량영양소 부족은 노인에게 매우 흔하게 발견할 수 있다. 미량영양소를 섭취하는 가장 좋은 방법은 균형 잡힌 식사를 잘 섭취하는 것이지만, 노인에게는 어려운 일일 수 있다. 따라서 노인에게 비타민이나 무기질 보조제 섭취가 필요할 수 있다.

노인의 경우 비타민 D와 비타민 B_{12}를 충분히 얻기 어렵다. 비타민 D 필요량의 약 1/3만이 식품을 통해서 얻을 수 있고, 나머지는 햇빛을 통해 피부에서 합성된다. 그러나 너싱홈 등에서 거주하는 노인은 햇볕을 충분히 쐬는 것이 어렵다. 비타민 D 부족은 암, 뼈 건강(비타민 D는 칼슘 흡수에 필요하다), 골다공증, 골절과 관련이 있다. 비타민 B_{12} 부족은 악성 빈혈, 뼈 건강, 인지기능 저하와 관련이 있다. 비타민 결핍은 식이요법과 보충제 섭취로 개선될 수 있다.

영양 불량

노화에 따라 노화와 관련된 식욕 저하 "anorexia of aging"라고 불리는 생리적 변화가 일어난다. 이러한 생리적 식욕 저하는 맛과 후각의 변화, 빠른 포만감, 그리고 다른 노화와 관련된 일반적인 변화들 때문에 일어난다. 영양 불량은 "영양상태가 좋지 않음"으로 정의되며, 영양소 섭취의 부족(undernutrition)이나 영양소 섭취의 과다(overnurition)에 의해 일어난다. 영양 불량의 유병률은 거주상황에 따라 다르게 나타나는데, 국내 자료에 따르면 시설에서 지내는 노인의 38.4%가 영양불량으로 판정받았고, 54.7%는 영양불량 위험군으로 판정받았다. 이 중, 영양불량 노인의 비율이 가장 높은 시설은 장기요양병원(47.9%)이었고, 그 다음이 너싱홈(47.9%), 그룹홈(25.9%) 순서였다.

보건소에 방문한 소득 수준이 높지 않은 지역사회 거주노인의 영양불량을 조사한 연구에서는 노인들의 10.4%가 영양불량이었고, 영양불량 위험군은 57.4%로 조사되었다.

영양 불량의 두 가지 주요 지표는 근감소증(sarcopenia)과 악액질(cachexia)이다. 근감소증은 "신체활동의 저하, 근육 사용의 감소, 성장호르몬이나 테스토스테론과 같은 호르몬의 감소, 신경근의 변화, 식이 단백질 섭취 부족, 단백질 대사이상과 같은 이유로 인해 나타나는 근골격계 질량의 감소"로 정의한다. 긴 입원이나 와병기간으로 인해 노인은 근감소증이 생길 수 있다. 그와 반대로 악액질은 식욕감퇴로 인해 지방과 근육의 양이 감소하는 것이다. 이는 종종 말기 신장질환이나 암과 같은 질병으로 인해 나타나는 복잡한 대사과정에서 나타난다. 악액질이 있는 노인은 근감소증도 같이 나타날 수 있지만, 반대로 근감소증이 있는 노인은 악액질을 가지고 있지 않을 수 있다. 근감소증이 있는 노인은 낙상으로 인해 상해를 입을 위험이 높다 (근거기반실무 박스 참조).

구강 건강

구강 건강은 노인의 삶의 질에 영향을 미치는 매우 중요한 요인이다. 구강 건강이 나쁜 것은 치아 손실, 치통, 불편감과 관련되어 있고, 결국 저작 불편으로 인해 식품 섭취의 질도 나빠지게 된다. 따라서 구강 건강을 지키기 위한 다양한 예방활동은 노령인구의 삶의 질을 높이는 데 매우 중요하다.

구강건조증(xerostomia)은 노인의 건강한 식품 섭취를 막는 가장 흔한 원인 중 하나이다. 구강건조증이 있는 노인은 음식물 덩어리를 형성하고, 씹고, 삼키는 것을 어려워한다. 그렇게 되면 음식의 맛을 잘 느끼지 못하게 되거나, 입술이 갈라지거나, 혀에 균열이 생길 수 있고(fissured tongue, 균열혀), 이는 궁극적으로 음식 섭취를 방해한다. 또한, 구강건조증은 점막염(mucositis)이나 충치를 일으킬 수 있다. 노인에게 구강건조증은 대부분 약물 복용으로 인한 것일 확률이 높으며, 복용하는 약물의 수가 많을수록 위험이 높아진다.

구강건조증과 치은염으로 인해 노인은 충치에 걸릴 위험

근거기반실무

근감소증은 지역사회 거주노인의 낙상 관련 손상에 영향을 미친다.

배경
노인에게서 낙상은 흔하게 일어날 수 있다. 전 세계적으로 노인의 낙상 유병률은 28~35%이다. 낙상은 노인이 입원을 하게 되거나, 너싱홈에 입소하게 만들거나, 신체기능을 저하시키므로 매우 조심해야 한다. 낙상 노인의 80%가 상해를 입고, 그중 63%는 병원에서 치료를 받는다. 낙상에 이르게 하는 다양한 위험요인을 확인하는 것은 지역사회 거주노인의 낙상 예방에 매우 중요하다.

대상자
2010~2011년 국민건강영양조사 참가자 65세 이상 노인 2,848명

방법
국민건강영양조사 참가자는 지역과 성, 연령, 평균 주택가격에 따라 층화하여 무작위 추출한다. 2010년과 2011년에 조사에 참여한 17,476명 중 3,076명의 65세 이상 노인이 이 연구의 분석에 선정되었고, 그중 2,848명의 대상자가 최종 분석에 포함되었다.

결과
대상자의 4.3%가 낙상과 관련한 손상을 경험했다. 사회인구학적 변수와 만성질환 관련 변수를 보정하고도 근감소증이 있는 노인의 낙상 관련 손상 발생률이 통계적으로 유의하게 높았다.

연구의 의미
지역사회 거주노인을 대상으로 분석한 결과, 근감소증은 손상을 동반한 낙상의 주요 위험요인이다. 낙상을 예방하기 위해 근육량을 늘리는 중재 프로그램의 실행이 매우 중요하다.

Woo, N., & Kim, S. (2014). Sarcopenia influences fall-relatedinjuries in community-dwelling older adults.*Geriatric Nursing,35*,279-282.

도 높아져서 하나 이상의 충치가 있는 노인이 50% 가까이 이른다. 이를 예방하기 위해서는 구강 위생을 철저히 하고, 균형 잡힌 식단을 잘 섭취해야 한다. 철저한 구강 관리를 위해 회전칫솔 사용, 입안 가글, 불소 함유 치약 사용, 불소 국소도포와 함께 치과 정기검진을 받는 것이 좋다.

인지장애가 있는 노인은 충치, 구강 염증, 치주질환의 위험이 높다. 틀니를 사용하는 노인은 매일 틀니를 빼서 손상 여부를 확인하고, 잠자리에 들기 전 깨끗이 닦은 후, 다음 날 아침 다시 착용해야 한다. 인지장애가 있는 경우, 이렇게 틀니를 착용하고 관리하는 데 도움이 필요하며, 이런 교육을 하는 것은 노인의 충치 예방에 매우 중요한 과정이다.

연령이 높아지고 관절염과 같은 질병이 계속해서 악화되는 경우, 노인의 신체기능은 계속해서 저하된다. 이럴 때 손잡이가 두껍고 잡기 편한 칫솔을 사용하는 것과 같이 다양한 도구를 제공하면 노인의 신체 역량을 높이고 주관적 웰빙을 높이는 데 도움이 된다. 전동칫솔이나 치실, 코 모양으로 파인 컵(nosey cup)을 사용하는 것도 도움이 된다. 마지막으로, 치석 제거와 관리를 주기적으로 받는 것이 노인의 건강한 구강 건강을 유지하는 데 중요하다.

영양 선별과 사정

영양 선별

영양 선별은 더 정밀한 영양 사정과 중재가 필요한지, 그렇지 않은지를 간단하게 확인해볼 수 있는 과정이다. 영양 선별에 활용할 수 있는 다양한 도구가 개발되었다. "Determine Your Nutritional Health"가 가장 널리 사용된 도구이다 (그림 8.1).

그 밖에도 영양 선별을 위한 도구는 다음과 같다.

- 미니 영양 사정(Mini Nutritional Assessment): 18개의 간단하고 신뢰도가 검증된 문항으로 이루어진 설문지이며, 식품 섭취, 체중 감소, 체질량지수(body mass index), 심리적인 스트레스, 신경심리적 문제와 이동성을 조사한다(그림 8.2).
- 인스턴트 영양 사정(Instant Nutritional Assessment): 림프구 수, 알부민, 체중 변화 등 3가지 요소를 측정하는 간단하고 실용적인 선별도구
- 영양 불량 위험도구(Malnutrition Risk Scale): 슬픔, 콜레스테롤, 체중 감소, 식습관 문제, 쇼핑에 관해 물어보는 외래 환자 선별도구
- 영양 불량 선별도구(Malnutrition Screening Tool): 계획하지 않은 체중 감소와 식욕 감소에 대해 물어보는 빠르고 신뢰도가 확인된 2개 문항의 도구
- 식품에 대한 기대와 장기적 케어(Food Expectations, Long Term Care): 너싱홈에 거주하는 대상자의 식품에 대한 만족도를 4개의 영역에서 28개 문항으로 측정하는 도구

영양 사정(Nutritional Assessment)

영양 사정은 환자의 영양상태에 대한 종합적인 평가이다. 일반적으로는 인구통계학 지표, 사회심리적 지표, 의무기록, 식이기록, 신체계측 지표, 복용 약물, 생화학적 임상 지

• 노인 영양 위험요인

노인은 노화 따른 신체적, 생리적인 기능의 저하이외에도 사회경제적인 변화와 심리적 변화를 겪게 되므로 영양불량이 쉬운 영양취약군이다. 따라서 이들에게 발생한 영양문제를 되도록 빨리 찾아내어 건강상태나 기능적 장애를 줄이는 것이 필요하다. 이에 노인의 영양불량지표는 무엇이며, 영양위험도를 간단히 진단하는 방법에 대해 알아본다 .

• 노인의 영양불량 상태의 주요지표

– 미국의 영양학, 의학, 노인학 분야 전문가의 합동회의 결과(Nutrition Screening Initiative Consensus Conference, 1991)

– DETERMINE

D	Diseasev (질병)
E	Eating poorly (식이섭취 불량)
T	Tooth loss/Mouth pain (치아 손실/ 통증)
E	Economic hardship (빈곤)
R	Reduced social contact (사회적 고립, 소외감)
M	Multiple medicines (여러가지 약물의 복용)
I	Involuntary weight loss/gain (비의도적 체중감소/ 증가)
N	Needs assistance in self care (신체적 의존성 증가)
E	Elder years above age 80 (고령 : 80세 이상)

1	체중감소 지난 1개월간 5% 이상 체중감소 3개월간 7.5% 이상 체중감소 6개월간 10%이상 체중감소, 또는 4.5kg 이상의 비의도적인 체중감소
2	신장에 대한 체중비가 너무 높거나 낮은 경우 : 표준체중의 20% 이상 또는 이하
3	혈청 알부민의 유의적인 감소 : 혈청 알부민 3.5g/dℓ 이하
4	신체기능의 유의적인 감소 일상생활 동작능력 중 2가지, 수단적 동작능력 중 1가지가 '비의존적'에서 '의존적'으로 변화할 때
5	부적절한 식사가 지속되는 경우 하나 또는 그이상의 식품군에서 권장하는 횟수만큼 섭취하지 못할 때 3개월 이상 식품을 다양하게 섭취하지 못할때 지방, 포화지방, 알코올의 과다 섭취
6	상완위 둘레의 유의적인 감소
7	삼두박근의 유의적인 증가 혹은 감소
8	영양관련 질환 : 골다공증, 골연화증, 엽산결핍, 비타민 B_{12} 결핍 등

그림 8.1 DETERMINE 양식(계속). (**한국어 번역본 출처: 대한임상건강증진학회 건강자료실** https://www.healthpro.or.kr/health/viewC.php?number=21&cat=2, **원본 출처:** http://www.dhs.gov.vi/home/documents/DetermineNutritionChecklist.pdf)

• 노인 영양위험 평가도구(표)

영양불량은 짧은 시간에 생기는 것이 아니며, 영양불량의 여러가지 신호가 나타난 후에 발생한다. 따라서 평소에 개인의 영양상태를 간단히 살펴볼 수 있는 도구에 의해 영양상태를 평가하면, 영양과 관련된 성인병 등 여러 질환의 예방이 가능해 진다.

	다음의 문항에 해당하는 것에 표 하시오.	점수
1	나는 섭취하는 음식의 양과 종류를 변하게 한 질병이나 증상이 있다.	2
2	나는 하루 2끼니 이하의 식사를 한다.	3
3	과일과 채소, 우유 및 유제품을 거의 먹지 않는다.	2
4	맥주, 소주, 와인 등의 술을 하루 3잔 이상, 거의 매일 마신다.	2
5	치아나 구강문제로 음식을 먹는데 어려움이 있다.	2
6	식품구입에 필요한 충분한 돈을 늘 갖고 있지 않다.	4
7	대부분 혼자서 식사를 한다.	1
8	매일 3가지 이상의 약을 복용한다.	1
9	특별한 사유 없이 지난 6개월간 4.5kg 정도의 체중 증가나 감소가 있었다.	2
10	음식 구입, 조리 식사를 항상 스스로 할 수 있는 것은 아니다.	2
	영양점수 총점의 판정 0–2 : 양호, 6개월 후 에 다시 점검하시오. 3–5 : 보통 식습관이나 생활양식 중 개선할 수 있는 것을 무엇인가 살펴보세요. 6점 이상 : 영양적으로 위험한 상태. 의사나 전문가를 만나 영양문제를 상의하세요.	총점 ( )점

그림 8.1 DETERMINE 양식. (**한국어 번역본 출처: 대한임상건강증진학회 건강자료실** https://www.healthpro.or.kr/health/viewC.php?number=21&cat=2, **원본 출처:** http://www.dhs.gov.vi/home/documents/DetermineNutritionChecklist.pdf)

표, 건강진단과 같은 자료를 수집하여 분석한다. 영양 사정은 영양 선별에서 위험요인이 밝혀진 경우나 사정을 하지 않아도 영양 불량의 위험이 현격하게 보이는 경우에 실행한다. 미국정맥경장영양학회(American Sciety for Parental and Enteral Nutrition, ASPEN)는 영양 위험요인이 있는 환자의 기준을 발표했고(박스 8.1)(ASPEN, 1998), 다음과 같이 영양 사정의 목적을 나타냈다.

- 주관적 · 객관적 영양 지표의 기준치(baseline) 측정
- 특정 영양 결핍 확인

박스 8.1 영양 문제의 위험이 있는 환자

- 6개월 이내 의도하지 않은 체중 감소나 체중 증가가 원래 체중의 10% 이상일 경우 혹은 1개월이내 원래 체중의 5% 이상 체중 감소나 증가가 있는 경우
- 이상체중의 20% 이상 혹은 이하인 경우
- 만성질환이 있거나 신진대사 요구량이 증가한 경우
- 평소와 다른 식이
- 7일 이상 부적절한 영양소 섭취

- 영양 위험요인 확인
- 영양요구도 확정
- 영양 지원을 처방하고 실행하는 데 영향을 미치는 의학적 · 사회심리적 요인 확인
- 영양 결핍을 개선하기 위한 목표 설정, 가능한 경우 다학제적 의료팀원들이 함께 개선시킬 수 있는 의학적 · 심리적 목표 설정

식이력

의학적인 건강 진단 이외에도 영양 불량이 의심되는 환자의 경우에는 더욱 정밀하고 체계적인 식이 섭취 평가가 필요하다. 식이 조사는 보통 하루 동안의 식사와 간식 횟수, 씹기나 삼킴 장애, 식사에 영향을 미치는 위장관의 문제나 증상, 구강 건강이나 틀니의 사용, 질병력이나 수술력, 신체 활동 정도, 약물 복용, 식욕, 식사 준비나 섭취에 도움 필요 유무, 식품 기호도, 식품 알레르기, 기피하는 식품의 유무 등을 포함한다.

Mini Nutritional Assessment
MNA®

Nestlé NutritionInstitute

이름: 성별: 나이: 키: cm 체중: kg 일자:

해당사항에 체크표시하여 선별검사를 완료하십시오

선별

A 지난 3개월 동안 밥맛이 없거나, 소화가 잘 안되거나, 씹고 삼키는 것이 어려워서 식사량이 줄었습니까?
0 =많이 줄었다
1 =어느 정도 줄었다
2 =변화없다 □

B 지난 3 개월 동안 몸무게가 줄었습니까?
0 = 3kg(6.6lbs) 2 = 1kg~3kg(2.2~6.6ibs)
1 = 모르겠다 □

C 거동 능력
0 = 외출 불가, 침대나 의자에서만 생활 가능
1 = 외출 불가, 집에서만 활동 가능
2 =외출 가능, 활동 제약 없음 □

D 지난 3 개월 동안 정신적 스트레스를 경험했거나 급성 질환을 앓았던 적이 있습니까?
0 = 예 2 =아니오 □

E 신경 정신과적 문제
0 = 중증 치매나 우울증
1 =경증 치매
2 =없음 □

F 체질량지수 (Body Mass Index) = kg 체중 / (m 높이)²
0 = BMI <19
1 = 19≤BMI<21
2 = 21≤BMI<23
3 = BMI≥23 □

선별점수 (최대 총 14 점) □□
12-14 점 □ 정상
8-11 점 □ 영양불량 위험 있음
0-7 점 □ 영양불량

보다 심도 있는 평가를 위해, 질문 G-R 로 계속 진행하십시오.

평가

G 다른 사람의 도움 없이 일상생활이 가능합니까? (병원이나 요양원 등 시설에 있지 않음) □

H 하루 3 가지 이상의 처방약을 복용하십니까?
0 = 예 1 = 아니오 □

I. 압박궤양(욕창) 또는 피부궤양
0 = 예 1 = 아니오 □

J 하루에 몇 회 식사를 하십니까?
0 = 1 회
1 = 2 회
2 = 3 회 □

K 단백질식품섭취량
- 매일 1 회 이상 유제품 (우유, 치즈, 요거트) 섭 예□ 아니오□
- 주 2 회 이상 콩류 또는 계란 섭취 예□ 아니오□
- 매일 육류, 생선 또는 가금류 섭취 예□ 아니오□

0.0="예"가 0 또는 1 개
0.5="예"가 2 개
1.0="예"가 3개 □.□

L 하루에 2 회 이상 과일류 또는 채소류를 섭취하십니까?
0=아니오 1=예 □

M 하루에 물과 음료(주스, 커피, 차, 우유 등)을 얼마나 섭취하십니까?
0.0=3 컵 미만
0.5=3 컵~5 컵
1.0=5 컵 이상 □.□

N 혼자서 식사할 수 있습니까?
0=다른 사람 도움 필요
1=혼자 식사 가능하나 도움 필요
2=혼자 식사 가능 □

O 본인의 영양상태에 대해 어떻게 생각하십니까?
0=좋지 않다.
1=잘 모르겠다
2=문제 없다. □

P 본인의 건강상태는 비슷한 연령의 다른 사람들과 비교하여 어떻습니까?
0.0=좋지 않다
0.5=잘 모르겠다
1.0=좋다
2.0=본인 건강이 더 낫다 □.□

Q 상완위둘레(mid-arm circumference, cm)
0.0= MAC < 21
0.5= 21 ≤ MAC < 22
1.0= MAC > 22 □.□

R 종아리둘레(Calf circumference, cm)
0 = CC < 31
1 = CC ≥ 31 □

평가(최대 총 16 점) □□.□
선별점수 □□.□
총 평가점수 (최대 총 30 점) □□.□

영양불량지표 점수 (Malnutrition Indicator Score)
24~30 점 □ 정상
17~23.5 점 □ 영양불량 위험 있음
< 17 점 □ 영양불량

References:
1. Vellas B, Villars H, Abellan G, *et al.*Overview of the MNA® - Its History and Challenges.*J Nutr Health Aging.*2006; **10:456**-465.
2. Rubenstein LZ, Harker JO, Salva A, Guigoz Y, Vellas B. Screening for Undernutrition in Geriatric Practice: Developing the Short-Form Mini Nutritional Assessment (MNA-SF).*J. Geront.* 2001; **56A**: M366-377
3. Guigoz Y. The Mini-Nutritional Assessment (MNA®) Review of the Literature - What does it tell us?*J Nutr Health Aging.* 2006; **10**:466-487.

For more information: www.mna-elderly.com

그림 8.2 한국판 MNA. (출처: https://www.mna-elderly.com/sites/default/files/2021-10/MNA-korean.pdf)

식이력은 식품 회상법(food recall)을 포함할 수 있는데, 정확하고 적절한 측정을 위해서 섭취한 음식의 종류와 조리 방법, 섭취한 정확한 양을 조사한다. 조사자는 대상자에게 일반적인 식사를 한 날을 선택하여 그날 먹은 식품을 물어보는데, 일반적인 식사 패턴을 파악하기 위해 보통 주중의 2일과 주말의 1일을 포함시킨다. 대상자는 섭취한 음식의 양을 추정하기 위해 예시를 사용할 수 있는데, 예를 들면 약 85g의 고기는 카드 한 벌 정도의 크기이고 채소의 일반적인 1회 분량은 반컵 이라는 등의 정보를 주는 것이다. 음식 모형이나 사진을 활용하면 대상자가 자신의 섭취량을 추정하는 데 매우 도움이 된다. 식품 회상법의 사용목적은 실제 하루 섭취한 열량이나 단백질의 양을 추정하여, 잘못된 식품 섭취 패턴을 찾는 것이다. 잘못된 식품 섭취 패턴에는 튀긴 음식을 너무 많이 먹는지, 과일과 야채의 섭취량이 부족한지 등이 포함된다. 식품 회상법을 작성하기 위해 다른 사람의 도움이 필요한 경우도 있을 수 있다.

더 정확한 식사 패턴을 파악하기 위해 3~7일에 걸친 음식 섭취력을 사용할 수 있다. 대상자는 자신이 섭취한 모든 음식과 섭취한 시간, 정확한 섭취량을 기록한다. 섭취한 식품을 기록하는 것뿐 아니라, 대상자는 신체활동이나 자신의 감정도 기록할 수 있는데, 이는 헬스케어전문가는 이런 기록을 바탕으로 먹는 즐거움에 방해가 되는 감정적인 문제나 활동적인 문제가 없는지 파악해볼 수 있다. 7일간의 음식 섭취력은 대상자의 식생활 관련 행동에 어떤 문제가 있는지 찾아내는데 매우 유용할 수 있다.

식품 섭취 패턴을 사정하는 또 다른 방법은 식품 섭취 빈도를 보는 것이다. 식품 섭취빈도조사(food frequency questionnaire)를 통해 칼슘과 같은 특정 영양소가 들어 있는 식품군의 섭취가 적절한지, 혹은 전체적인 식사의 질이 적절한지를 평가할 수 있다. 식품 섭취빈도조사는 대상자가 의료기관을 방문했을 때, 진료 차례를 기다리는 동안 스스로 작성하거나, 다른 헬스케어전문가의 도움을 받아 작성할 수 있다. 식품 섭취빈도조사는 새로운 환자가 의료기관에 왔을 때 작성하면 좋은데, 그 이유는 자신이 무엇을 먹는지에 대해 사생활이 많이 침해된다고 생각하지 않으면서 헬스케어전문가가 대상자의 식생활에 대해 적절한 정도의 정보를 얻을 수 있기 때문이다.

신체계측

신장과 체중은 신체계측(Anthropometrics)에서 가장 중요한 지표이다. 대상자가 가벼운 옷을 입고 있는 상태에서 아침에 체중을 측정하는 것이 바람직하다. 신장도 가능할 경우에는 측정할 수 있다. 다른 사람의 도움 없이 서 있는 것이 어려운 환자는 무릎 높이(knee height)를 측정할 수 있는데, 발꿈치부터 무릎까지의 길이를 날이 넓은 캘리퍼(몸의 표면을 측정할 수 있는 자)로 측정하여 실제 신장을 추정할 수 있다. 캘리퍼를 사용하여 신장을 추정하는 방법에 대해 다음의 자료에 더 자세한 내용이 있다. http://www.rxkinetics.com/pix/ knee_height.jpg.

무릎 높이를 측정하였다면 다음의 공식에 대입하여 신장을 추정한다.

여성: 신장(cm) = 84.88 − (0.24 × 나이) + (1.83 × 무릎 높이)

남성: 신장(cm) = 64.19 − (0.04 × 나이) + (2.02 × 무릎 높이)

신장에 비해 과체중이거나 저체중인지를 파악하기 위해서는 체표면적을 측정할 수 있는데, 체질량지수(BMI)를 구하여 체지방 수준을 파악할 수 있다. BMI가 18.5kg/m^2 미만일 경우에는 저체중으로 판단한다. 그러나 노인의 경우에는 노화로 인한 신체적 변화로 인해 BMI가 체지방 수준을 매우 정확하게 반영하지 못할 수도 있다.

삼두박근 두께(triceps skinfold, TSF)나 중간 팔근육 둘레(midupper arm muscle circumference, MUAC)도 측정할 수 있는데, 여러 번 측정해야 더 정확한 지표를 얻을 수 있다. MUAC은 견봉돌기(어깨뼈의 끝 부위)와 주두돌기(팔꿈치의 끝 부위)의 가운데 지점에 줄자를 둘러 측정한다. 이는 너싱홈에 거주하는 노인의 사망률을 예측하는 지표로 알려져 있다.

TSF는 팔 윗부분에서 어깨뼈 끝부위와 팔꿈치 끝부위의 가운데 지점의 피부두께를 캘리퍼를 사용하여 측정한다. 일반적으로 세 번은 측정해야 정확한 값을 얻을 수 있다. TSF가 여성은 11.3 mm미만일 경우, 남성은 4.3mm 미만일 경우 영양 결핍으로 판정한다.

이중에너지 X선 흡수계측법(Dual−energy x−ray absorptiometry, DXA)은 빠르고, 환자에게 큰 부담을 주지 않으며 제지방과 뼈의 질량을 정확하게 측정할 수 있는 방식이다. 이 방식은 짧은 시간 안에(주로 20분 이내) 적은 방사선 조사량으로 다양한 신체 부위에서 골밀도를 측정할 수 있을 뿐 아니라 체지방량도 측정할 수 있다(DXA, Hologic, Inc., Bedford, MA). DXA 측정의 장점은 다른 신체계측 방법보다 환자의 체조성(체지방량과 제지방량)을 더 정확하게 파악할 수 있다는 것이다. DXA 측정의 단점은 환자가 반드시 스스로 움직일 수 있어야 한다는 점이지만 최근 모델은 이동 가능하여 대상자의 집이나 센터로 가져가서 측정도 가능하다.

검사실 수치

하나의 검사실 수치(Laboratory Values)로 영양 불량을 진단하기는 어렵다. 단백질 합성과 관련한 다양한 검사가 영양상태를 나타내는 지표가 될 수도 있다. 혈청 알부민은 영양 불량과 관련하여 가장 많이 언급되는 혈청 단백질이며, 혈장 단백질을 합성하는 간의 기능을 나타내는 지표이다. 알부민의 반감기는 21일 정도여서 언제나 현재의 영양상태를 반영하지 않을 수 있다. 또한 알부민 수치는 면역상태나 수분상태에 따라 영향을 받기도 한다. 이러한 한계점을 반영하여 알부민 수치가 3.5g/dL 아래로 떨어질 경우에는 어느 정도의 영양 결핍이 일어나고 있다고 본다.

트렌스페린(transferrin)은 체내 철분을 이동시키는 단백질로 반감기가 8~10일이기 때문에, 알부민보다는 단기간의 단백질 부족 상태를 알려주는 지표로 쓰인다. 200mg/dL보다 낮은 경우에 경증–중등도의 영양 부족을 의미한다. 100mg/dL보다 낮을 경우에는 심각한 영양 부족을 의미한다.

프리알부민(prealbumin)은 레티놀 결합 단백질(retinol-binding protein)을 운반하는 단백질로, 반감기는 2~3일이다. 단백질 합성에 대한 요구도를 가장 민감하게 반영하는 지표이기 때문에 급성기의 환자관리에 자주 사용된다. 프리알부민 수치가 15~5mg/dL일 경우 경증–중증도의 단백질 부족 상태를 의미하며, 5mg/dL보다 낮을 경우 단백질 부족이 심각하다고 본다. 총림프구수(total lymphocyte count, TLC)도 영양 상태의 지표로 쓰일 수 있으며, 오랜 기간 동안 심각하게 영양 불량인 경우에 면역 단백질이 부족해지고 총림프구수가 감소한다.

영양 문제와 관련이 있는 간호진단

환자를 인터뷰할 때, 혹은 간호중재 과정에서 종합적인 건강력과 신체검진을 진행하며 간호진단을 내릴 수 있다. 간호진단은 간호관리 계획과 목적을 세우는 데 기초가 된다. 박스 8.2에 영양 문제와 관련이 있는 간호진단의 목록이 나열되어 있다.

박스 8.2 영양 문제와 관련이 있는 간호진단

일차 영양 문제
부족한 영양 섭취
과도한 영양 섭취
과도한 영양 섭취가 될 수 있는 위험요인

영양 요소
흡인 위험요인
설사
비정상적인 가정 상황
부족한 수분 섭취
부적절한 자기관리
삼킴장애
위장관 운동성의 감소 위험요인

영양 상태 개선을 위한 근거기반 전략

영양 상태 개선을 위해서는 영양 문제를 구체적으로 다루는 관리계획이 필요하다. 영양과 관련된 간호중재에는 환자가 적절한 영양소, 열량, 수분을 섭취할 수 있도록 교육하고 상담하는 것이 포함된다. 치료식이는 특정 영양소의 양을 권장량보다 늘리거나 줄여 만성질환이나 특정 질환을 관리 혹은 치료할 목적으로 처방되는 식이이다. 치료식이의 예로 나트륨, 단백질, 콜레스테롤, 총 열량, 지방, 혹은 글루텐을 제한하는 식이가 있다. 또한 물성을 바꾸는 치료식이도 있는데 저식이섬유식, 고식이섬유식, 연식, 퓨레식, 맑은 유동식 등이 여기에 해당한다. 마지막으로 정맥영양이나 경장영양 혹은 경구보충제 등이 포함되는 특별한 치료식이도 있다.

환자가 조기 포만감을 느끼거나 식사 중 피로감이 클 경우에는 충분한 단백질이나 열량을 섭취할 수 없어 경구영양보충제를 처방하기도 한다. 식사계획에 농축된 영양보충제를 추가하여 환자가 단백질이나 열량의 섭취를 증가시킬 수 있도록 돕는다. 그러나 식품으로 섭취하는 것을 이러한 보충제를 사용하는 것보다 우선적으로 고려해야 한다. 만약 충분한 식품 섭취가 어려울 경우 식사 중간에 간식으로 액상 영양보충제를 제공할 수 있다. 처방전 없이도 다양한 상업용 영양보충제를 약국이나 마트에서 구입할 수 있다. 또한 영양보충제는 국이나 영양바, 스무디의 형태로도 구매할 수 있는데 이러한 상업용 영양보충제는 일반적인 식품이나 가루 형태의 보충제를 우유, 크림, 푸딩, 과자, 아이스크림, 분유 등의 식품과 섞어서 사용하는 것보다 가격이 더 높다.

건강한 식사의 구성요소

우리나라의 경우 비슷한 식품군끼리 묶어 식품구성탑을 사용하는 식사구성안을 수립하였다. 식사구성안은 일반인이 복잡한 영양소 계산 없이도 영양섭취기준에 만족할 만한 식사를 섭취할 수 있도록 식품군별 대표식품과 섭취횟수를 이용하여 식사의 기본 구성 개념을 설명한 것이다. 우리나라 고유의 탑 모양으로 디자인된 식품구성탑의 5개 층에는 실제 식생활에서 차지하는 중요성과 양을 표현하였다. 우리나라 식생활의 주식이 되는 탄수화물 급원인 곡류와 전분류를 맨 아래층에 배치하고, 둘째 층에는 채소와 과일류를, 세 번째 층에는 단백질 급원인 고기, 생선, 달걀, 콩류를 배치하였다. 섭취량은 많지 않아도 칼슘 섭취를 위해 필요한 우유 및 유제품은 네 번째 층에 있다. 크기가 가장 작은 맨 위층에는 유지, 견과 및 당류가 위치하며, 소량씩 섭취하도록 권장하였다.

2010년에는 균형 잡힌 식단뿐 아니라 규칙적인 운동이 건강을 유지하는 데 중요하다는 것을 강조하기 위해 식품구성자전거 모형이 새로 도입되었다. 그림 8.3에 제시된 식품구성 자전거는 2021년에 발표된 식품구성 자전거로, 6가지 식품군이 뒷바퀴를 구성하고 있다. 앞바퀴는 수분 섭취의 중요성을 강조하기 위해 물컵이 들어가 있다.

2020년 한국영양학회에서는 식품군을 곡류, 고기 · 생선 · 달걀 · 콩류, 채소류, 과일류, 우유 · 유제품류, 유지 · 당류로 총 6개로 나누었다. 이전 식품구성탑과는 다르게 견과류가 고기 · 생선 · 달걀 · 콩류에 속하도록 조정되었다. 이를 이용한 현 식품구성안은 에너지, 비타민, 무기질, 식이섬유는 섭취 필요량의 100%를 충족하도록 했고, 탄수화물, 단백질, 지방의 에너지 비율은 각각 55~65%, 7~20%, 15~30% 정도를 유지하고, 설탕이나 물엿과 같은 첨가당 및 소금의 섭취는 되도록 적게 하도록 권장하고 있다. 이러한 식품구성자전거에는 건강한 국민 모두에게 해당되는 내용이다. 대한영

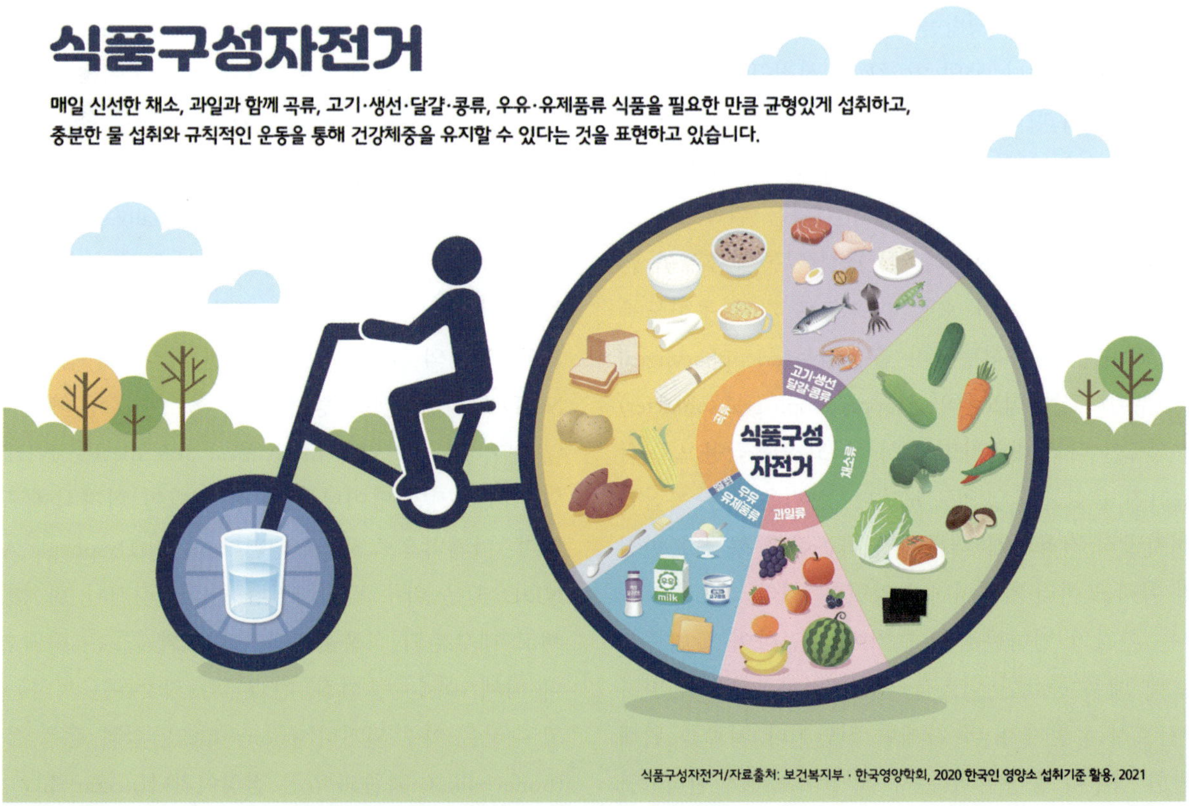
식품구성자전거
매일 신선한 채소, 과일과 함께 곡류, 고기·생선·달걀·콩류, 우유·유제품류 식품을 필요한 만큼 균형있게 섭취하고,
충분한 물 섭취와 규칙적인 운동을 통해 건강체중을 유지할 수 있다는 것을 표현하고 있습니다.
식품구성
자전거
곡류
고기·생선
달걀·콩류
채소류
과일류
우유
유제품류
유지
당류
milk
식품구성자전거/자료출처: 보건복지부 · 한국영양학회, 2020 한국인 영양소 섭취기준 활용, 2021

그림.8.3 식품구성자전거

박스 8.3 대한영양사협회의 노년기 영양관리 내용

- 노인을 위한 식생활지침
  - 고기나 생선, 콩 제품 반찬을 골고루 먹자.
  - 우유 제품과 과일을 매일 먹자.
  - 짠 음식을 피하고, 싱겁게 먹자.
  - 많이 움직여서 식욕과 적당한 체중을 유지하자
  - 술은 절제하고, 물을 충분히 마시자
  - 세끼 식사와 간식을 꼭 먹자
  - 음식은 먹을 만큼 준비하고, 오래 된 것은 먹지 말자

양사협회에서는 노년기를 위한 식생활지침을 박스 8.3과 같이 제시하고 있다.

노인을 위한 영양섭취기준은 일반적으로 다른 성인과 비슷하나, 노화와 관련되어 나타나는 다양한 생리적 · 사회심리적 · 사회적 변화로 인해 영양 요구도를 맞추는 것이 더 어려울 수 있다. 간호사는 노인이 균형 잡힌 식사를 할 수 있도록 격려하고, 전반적인 건강과 독립된 생활, 삶의 질을 높이는데 영향을 미친다.

연하곤란

연하곤란은 영양상태에 영향을 미치는 건강 문제 중 하나로 뇌혈관질환, 구강이나 목의 암 치료, 신경근 문제, 신경학적인 문제로 인해 나타날 수 있다. 연하곤란은 어디에 문제가 있는지에 따라 구강인두성과 식도성으로 나뉜다. 구강인두 구간에서는 음식을 씹고 침과 섞은 다음 뒤쪽으로 보내 인두의 삼킴 반사를 일으킨다. 이 과정을 통해 후두가 닫히고 후두덮개가 음식물이 호흡기 쪽으로 가지 못하도록 막는다. 식도 구간은 음식덩이가 윤상인두(cricopharyngeal juncture) 부분이나 상부식도괄약근(upper esophageal sphincter) 부분에서 식도를 타고 내려가면서 시작되고 연동작용으로 식도에서 위까지 음식물을 앞으로 보낸다. 삼킴은 매우 복잡한 자발적/비자발적 작용이기 때문에 연하곤란의 특정한 변인은 하나가 아니고 여러 가지이며 다양할 수 있다.

간호사는 환자의 연하곤란을 초기에 발견하여 합병증을 예방하는 데 매우 중요한 역할을 한다. 연하곤란을 선별하기 위해 간호사는 환자가 더 자세한 진단이나 치료를 위해 의뢰할 만한 징후나 증상이 있는지 잘 살펴보아야 한다. 연하곤란이 문제가 될 수 있는 첫 번째 단서는 흡인성 폐렴의 발병이다. 흡인은 성대 아래의 후두로 음식물이 들어갈 때 발생한다. 흡인을 했을 때 기침을 하지 않거나 목소리가 변하지 않는 무증상 흡인(silent aspiration)이 일어나는 경우도 있다. 맥박산소측정법(pulse oximetry)을 사용하여 식사 중에 흡인이 일어나는지 효과적으로 알아낼 수 있다. 흡인이 발생하는 환자는 산소포화도가 2% 정도 낮아지는 증상을 보일 수 있다. 침상에서 10mL의 물을 삼키는 테스트를 한다면 환자의 95%까지 흡인이 일어나는지 찾아낼 수 있다. 만약 이런 선별검사에서 연하곤란이나 흡인이 의심된다면, 더 정밀한 사정이 필요하다.

연하곤란의 종류에 따라 언어치료사나 작업치료사의 특별관리가 필요할 수 있다. 식사 중에 올바른 자세로 음식을 섭취하는 것은 안전한 식사와 연하작용에 매우 중요하다. 곧게 선 자세로 앉아 머리를 자연스러운 위치에 놓고 턱을 살짝 당겨 음식을 섭취하는 것이 흡인을 예방하는 가장 좋은 자세이다. 또한 식사 후에도 30분 동안 정자세를 유지하는 것이 중요하다.

연하곤란이 있을 경우 음식과 수분의 섭취를 조절해야 하는데, 식사 태스크 포스(Dysphagia Diet Task Force)가 연하곤란 환자를 위해 음식과 음료의 질감을 표준화하였다. 예를 들어 연하곤란 퓨레식(Dysphagia Pureed, NDD 1)은 푸딩과 같은 물성으로 되어 있다. 이 항목에는 덩어리나 작은 조각이 없는 퓨레식이 포함된다. 환자는 스크램블로 조리된 달걀이나 덩어리가 있는 시리얼은 피하는 것이 좋다. 기질적 연하곤란식(Dysphagia Mechacinally Altered, NDD 2)은 촉촉하고 부드러워 입안에서 쉽게 음식덩이가 될 수 있는 음식이다. 환자는 갈은 고기, 부드러운 채소, 부드러운 과일, 약간의 질감이 있는 촉촉한 시리얼을 섭취할 수 있다. NDD 2 식이에서는 빵이나 콩, 옥수수 같은 것은 추천하지 않는다. 기질적 연식(Mechanical Soft diet)는 NDD 2 식이와 비슷하지만 빵이나 케이크, 쌀밥이 환자식에 포함될 수 있다. 마지막으로 3단계의 연하곤란식(Dysphagia Advanced, NDD 3)은 아주 딱딱하거나 끈적거리거나 바삭한 식품만 빼고 대부분의 식품을 포함한다. 환자들은 딱딱한 과일이나 야채, 옥수수, 껍질, 견과류와 씨앗류는 피하는 것이 좋고 수분은 아주 되거나(spoon–thick), 꿀과 같은 점성이거나(honey–like), 과즙과 같은 점성이거나(nectar–like), 맑은 것을 줄 수 있다.

특별 영양지원

특별 영양지원(specialized nutritional support)은 환자가 음식을 섭취하거나, 소화하거나, 영양분을 흡수할 수 없을 때 고려한다. 경장영양(enteral tube feeding)을 시작하는 것은 환자, 의료진, 가족이나 보호자들이 함께 결정해야 하는 복잡한 사안이다. 환자가 뇌혈관질환, 중증근무력증, 근위축성 측삭경화증, 다발경화증과 같은 질병으로 인해 음식을 삼킬 수 없을 때 경장영양이 필요할 수 있다(박스 8.4).

경장영양은 암이나 중증 식도협착증과 같은 질병으로 인해 상부 위장관이 막혀 있을 때 필요하며, 관의 끝을 위나 소장의 막힌 부분보다 더 아래 위치하도록 한다. 관을 코를 통해 들어갈 수도 있고(비위관(nasogastric) 혹은 비장관(nasointestinal)), 바로 위로 들어갈 수도 있으며(위조루술(gastrostomy), 경피적 내시경 위조루술(percutaneous endoscopic gastrostomy, PEG), 영상의학의 도움을 받는 위조루술(radiology-assisted gastrostomy)), 소장의 공장 부분으로 들어갈 수도 있다(공장조루술(jejunostomy) 혹은 경피적 내시경 공장조루술(percutaneous endoscopic jejunostomy)).

경장영양 용액에는 단백질과 복합탄수화물이 모두 들어간

박스 8.4 말기 환자를 위한 경장영양

비위장관 급식(Nasogastric Tube, NG)
- 단기간 사용하거나, 기대여명이 짧을 때
- 다음과 같은 질환으로 인한 연하곤란증이 있을 때
  - 뇌혈관 장애
  - 종양으로 인한 막힘
  - 염증
  - 약물 자극
  - 역류성 위식도 장애
- 염증으로 인한 상태 변화, 섬망

경피적 내시경 위창냄술(Percutaneous Endoscopic Gastrostomy, PEG)
- 장기간 사용하거나, 기대여명이 6개월 이상일때
- 만성 신경학적 원인: 다발경화증, 근위축성 측삭경화증(ALS), 파킨슨병, 외상성 뇌손상(TBI)
- 노화로 인한 체중감소, 식욕 감퇴
- 인지장애 및 치매

일반 제품과 단백질이 가수분해되어 펩타이드 형태로 들어간 제품, 더 분해되어 아미노산 형태로 들어간 제품이 있다. 어떤 제품은 수용성과 불용성 식이섬유가 들어가기도 한다. 특정 질병에 특화된 제품도 판매되고 있는데, 신장 투석을 받는 환자에게 단백질이 적은 제품이나, 당뇨나 호흡기 질환이 있는 환자를 위한 지질 함량이 높은 제품, 간질환이 있는 환자를 위한 분지쇄 아미노산(branched-chain amino acids)의 함량을 높인 제품 등이 있다. 이러한 특수 경장영양 용액은 일반 경장영양 용액에 비해 가격이 더 비싸며, 환자의 상황에 맞게 정확하게 사용해야 한다. 수술 후 환자, 외상이나 화상 환자와 같이 특별한 상황에도 단기간의 경장영양을 공급할 수 있다.

정맥영양은 포도당, 아미노산, 비타민, 무기질, 전해질, 미량영양소, 수분이 포함된 정맥용 용액을 사용하여 영양을 공급하는 것이다. 지질 유화액도 정맥영양제에 포함할 수 있고, 지질 유화액은 따로 주입할 수 있다. 포도당과 지질은 환자의 대사요구량에 필요한 열량을 제공하고 아미노산은 일일 단백질 필요량을 맞추기 위해 제공한다.

정맥영양은 경장영양을 사용하지 못할 정도로 위장관기능이 떨어져 있거나 건강을 유지할 만큼의 적절한 영양소를 흡수하지 못할 때 사용한다. 정맥영양이 필요한 환자로는 중증의 염증성 장질환, 누공, 급성 췌장염이 있거나 장을 많이 절제했을 경우 등이다. 정맥영양은 중심정맥카테터나 터널 카테터(tunneled catheter), 말초혈관을 잡아 들어간 중심카테터, 혹은 이식한 관을 통해 주입한다. 대부분의 정맥영양 용액은 삼투압이 높은 고장성이기 때문에 큰 중심정맥으로 투여한다.

환자는 경장영양이나 정맥영양을 다양한 의료기관이나 집에서 받게 되는데, 간호사는 가정간호를 받는 환자에게 경장영양이나 정맥영양과 관련된 다양한 교육을 할 수 있다. 예를 들어, 경장영양이나 정맥영양에 사용되는 기구, 실제 용액을 주입하는 방법, 용액 주입에 사용할 수 있는 펌프, 이러한 특수 영양 지원을 사용할 경우 나타날 수 있는 다양한 문제를 관리하는 방법, 합병증의 증후와 증상 등이 있다. 이러한 특수 영양 지원은 전 연령의 환자에게 적용할 수 있지만 노인인 경우가 많다.

요약

음식은 사회적 의미를 지니므로 간호사는 환자의 식사를 잘 살펴봐야한다. 간호사는 환자의 건강과 약물력을 더 정확하게 파악하기 위해 환자의 전체 식단에서 비타민과 무기질 보충제의 역할에 대해 잘 이해하고 있어야한다. 노인의 인구비율이 계속해서 증가하고 있고 베이비붐 세대가 2030년에는 최고점에 달할 예정이다. 영양불량은 영양선별과 사정을 통해 진단할 수 있으며, 신체계측, 식이조사, 검사실 수치 등을 통해 영양사정을 수행한다. 경장영양이나 정맥영양과 같은 특수 영양지원은 음식을 섭취하고 소화하고 영양소를 흡수하기 어려운 환자들에게 제공한다. 간호사는 다학제팀과 함께 영양상태의 변화를 파악하고, 영양상태를 개선하기 위한 간호 중재 계획을 개발하는데도 매우 중요한 역할을 한다. 간호사는 의사, 임상 간호사, 영양사, 약사, 그 밖의 다른 헬스케어팀과 함께 환자의 영양수준을 높이기 위해 협력한다.

핵심내용

- 노인의 영양불량은 다면적이며 복잡한 이슈이다.
- 영양상태를 정확히 예측하는 단 하나의 도구나 임상 지표는 없다.
- 식품구성자전거와 같은 건강을 위한 식사지침에 따라 균형있는 식사를 한다면 영양상태를 개선할 수 있다.
- 1개월 내 원래 체중의 2% 이상이 줄거나, 3개월 내 5%이상이 줄거나, 6개월 내에 준다면 이는 임상적으로 매우 중요한 사안이다.
- 간호사는 환자의 영양상태를 사정하고 다른 헬스케어 전문가들과 종합적인 영양관리 계획을 수립하고 협력해야 하는 기회와 의무가 있다.

비판적 사고

01 68세의 만성폐쇄성폐질환을 갖고 있는 남성 환자가 약물복용지도와 호흡기 진단을 위해 가정간호서비스에 의뢰되었다. 간호사가 처음 방문했을 때 다음과 같은 정보를 얻을 수 있었다. 환자는 신장에 비해 약 13.6kg이 더 나가는 과체중 상태이며, 지난 2개월 동안 체중이 약 4.5kg이 줄었으며, 식사 중 숨찬 증상이 있고, 이웃의 도움 없이는 식료품을 구매하러 마트에 가기가 어렵다. 이러한 정보가 간호관리 계획을 수립하는 데 어떻게 활용할 수 있는가?

02 162.5cm의 신장과 68.9kg의 체중을 갖는 80세의 여성 노인이 있다. 전반적인 건강상태는 좋은 편이고 지난 24시간의 식품섭취는 다음과 같다.

- 아침: 오렌지주스 1잔, 통밀빵 2조각, 버터 1큰술
- 점심: 코티지치즈 1/2컵, 치즈과자 1봉지, 땅콩버터와 잼을 바른 샌드위치 1/2조각, 차 1잔
- 저녁: 시리얼 1컵, 무지방 우유 1/2컵
- 간식: 초코바 1개, 아이스크림 1컵

이 노인의 식사를 분석해보자. 이를 바탕으로 노인의 영양상태에 대해 어떤 결론을 내릴 수 있는가?

03 72세의 남성 노인은 채식주의자이다. 생선은 먹지 않고 달걀은 먹는다. 그의 주치의는 단백질 섭취를 늘릴 것을 제안한다. 간호사로서 어떤 조언을 할 수 있는가?

9

수면과 활동

Sleep and Activity

학습목표

1. 수면과 관련된 세 가지 연령 관련 변화를 확인할 수 있다.
2. 불면증의 특징을 기술할 수 있다.
3. 노년층의 수면에 영향을 미치는 요인에 대해 논의할 수 있다.
4. 두 가지 수면장애에 대해 논의할 수 있다.
5. 수면병력의 네 가지 요소를 열거할 수 있다.
6. 노인의 생활습관 변화가 수면과 활동에 미치는 영향을 기술할 수 있다.
7. 노인을 위한 신체활동의 이점에 대해 논의할 수 있다.
8. 치매가 있는 노인을 위한 의미 있는 활동의 세 가지 특성을 확인할 수 있다.

들어가기

다음과 같은 상황에 부딪친다면 당신은 어떻게 대처하겠는가?

- 병동으로 노인환자가 입원을 했다. 어느 날 이 환자가 당신에게 "저기 혹시 병원 바로 앞 약국에 가서 잠자는 약 좀 사다주실 수 있어요?"라고 묻는다. 이러한 상황에서 간호사는 어떻게 해야 하는가?
- 배우자와 사별한 68세의 노인환자가 일상생활을 잘 하기 위해 어떠한 운동이나 활동이 도움이 되냐고 묻는다. 노인 환자에게 어떤 대답을 해줄 수 있는가?

수면과 활동은 모든 인간의 보편적이고 이분법적인 기능이다. 수면은 몸과 마음에 자연스럽게 주기적으로 반복되는 생리적인 현상이고, 활동하지 않거나 활동을 계속하기 위해 필요한 휴식상태이다. 활동에는 개인위생, 일상업무, 운동 및 여가활동과 같이 깨어 있는 시간 동안 하는 일이 포함되며, 개인별로 활동의 유형, 양 및 강도는 개인의 선호도, 생활방식 및 건강상태에 따라 다르다.

수면과 노인

수면을 담당하는 뇌의 생물학적 기능

수면과 각성의 조절은 주로 수면작용와 각성작용을 모두 담당하는 시상하부에서 담당한다. 시상, 대뇌변연계, 망상체활성계(reticular activating system, RAS)는 시상하부에 의해 조절되며 수면과 각성에 영향을 준다. 시상 아래에 위치한 시상하부는 여러 핵덩어리로 구성되어 신경계의 다른 부분들과 상호 연결되어 있고 제3뇌실의 바닥과 측벽의 일부를 형성한다. 수면은 외부 자극에 대한 반응 감소와 함께 혈압, 맥박 및 호흡수 감소의 생리적 변화를 특징으로 하는 의식상태이다.

수면의 단계

정상적인 수면은 REM(rapid eye movement) 수면과 4단계의 NREM(non rapid eye movement) 수면으로 구성되어 있다. 이 중 NREM 수면은 전체 수면의 약 75~80%를 구성하고, 나머지 20~25%는 REM 수면이 차지한다. 수면은 4단계의 NREM 수면으로 시작되어, REM 수면으로 이어지는 주기를 거치는데, 이러한 주기를 통하여 수면 동안 NREM 및 REM 수면을 반복한다. 한 번의 수면주기는 70~120분이며, 밤에는 4~6회의 수면주기가 발생한다.

1단계 NREM 수면은 가벼운 수면이기 때문에 이 단계에서는 사람을 쉽게 깨울 수 있지만, NREM 2단계, 3단계와 가장 깊은 단계인 NREM 4단계에 이르면서 수면은 점차 깊어진다. 또한 이 중 NREM 4단계에서 근긴장, 맥박, 혈압, 호흡률이 감소하는 반면 REM 수면에서는 맥박, 혈압 및 호흡수가 증가하고 꿈을 꾸게 된다. 만약 REM 수면의 양이 줄어들면 다음날 집중하는 데 어려움을 겪거나 짜증이나 불안을 유발할 수 있다.

나이가 듦에 따라 REM 수면과 NREM 수면 단계가 변화한다. 야간에 자주 각성되어 REM 수면의 양이 감소하는 반면, NREM 1단계 수면의 양은 증가하고, NREM 3단계, 4단계 수면은 얕아진다. 나이가 많은 노인, 특히 남성 노인의 경우, 뇌파(electroencephalogram, EEG)를 찍어 보았을 때 서파 수면의 양이 크게 감소함을 확인할 수 있다.

수면과 일주기 리듬

수면과 각성의 주기를 일주기 리듬이라 부르며, 이는 대략 24시간의 리듬을 따른다. 시상하부는 수면 중 특정 호르몬(성장호르몬, 난포자극호르몬, 황체형성호르몬)의 방출을 포함하여 일주기 리듬을 조절한다. 이러한 일주기 리듬의 양상은 시간의 인식, 시간대의 이동, 빛의 노출, 계절의 변화, 생활습관, 스트레스, 질병 및 약물의 사용 등과 같은 많은 요소의 영향을 받아 점차적으로 강화되거나 약화될 수 있다. 또한 야간 수면의 감소와 주간 낮잠의 증가는 정상적인 노화와 함께 나타날 수 있고, 수면을 조절하는 일주기 리듬의 변화에서 비롯될 수 있다.

불면증

불면증 또는 수면불능은 복잡한 현상이다. 연구에 따르면 불면증은 잠들기 어려움, 잠든 것을 유지하기 어려움, 빈번한 잠 깸, 아침 일찍 깸, 낮 시간의 졸음 등이 포함된다. 불면증은 일시적이거나 단기간 또는 만성적일 수 있다. 일시적인 불면증은 스트레스와 관련이 있으며 며칠 동안 지속되고, 단기간의 불면증은 보통 1개월 미만으로 지속되며 수술 후 통증과 같은 건강상태의 급격한 변화 또는 슬픔과 같은 심리적 상태와 관련된다. 만성 불면증은 한 달 이상 지속되고 연령의 변화, 질환 또는 심리적 상태 또는 환경적 요인과 관련된다. 또한 불면증은 낮 시간의 과도한 졸림, 주의력 및 기억력 문제, 우울한 기분, 야간의 낙상, 일반의약품 남용에 의해 초래되며 이로 인해 노인의 삶의 질에 영향을 줄 수 있다.

노화와 관련된 수면의 변화

많은 노인은 수면 변화를 경험하며, 이는 노화와 관련된 정상적인 변화로 간주된다(박스 9.1). 물론 이러한 변화를 경험하지 않거나 특별한 스트레스의 상황으로 생각하지 않는 노인도 있지만, 그렇지 않은 노인의 경우 이러한 변화가

박스 9.1 연령과 관련된 수면의 변화

- 수면 대기시간의 증가
- 수면의 질 감소
- 야간 각성 증가
- 새벽 각성 증가
- 낮잠의 증가

문제로 여겨질 수 있다. 많은 노인이 겪는 수면 변화로는 수면 대기시간의 증가, 수면 질의 감소, 야간 수면 중 빈번한 각성, 새벽에 깨어남, 낮잠의 증가 등이 포함된다.

수면의 지연과 불면은 나이가 들수록 증가한다. 연구에 따르면 여성의 30% 이상이 30분 이상, 남성의 경우 15% 미만이 잠드는 데 30분 이상 소요된다고 보고되었다. 노인의 경우 밤중에 잠에서 깨어난 후에 다시 잠을 자는 데 걸리는 시간이 처음 자는 데 걸리는 시간보다 더 오래 걸린다. 수면효율은 실제 총 수면시간과 침대에 누워 있는 시간의 비율을 나타내는데, 노인의 경우 야간 수면 중 잠에서 깨어 다시 자려고 노력하는 시간이 길어지므로 수면의 효율이 감소한다. 젊은 성인의 경우 수면효율은 약 90%이지만 노인은 약 75%로 감소한다.

야간 수면 중에 잠에서 깨는 것은 평균 수면시간의 전반적인 감소에 영향을 준다. 수면 중에 잠을 깨는 것의 빈도는 나이에 따라 증가하여 노인의 경우 야간 수면 중에 네 번 이상 깰 수도 있다. 수면의 중단은 수면의 양이 부적절하거나 질이 좋지 않음을 의미한다. 만약 밤중에 깨고 나서 다시 잠자는 데 거의 어려움이 없다면, 잠자는 시간의 양에는 별다른 변화가 없다고 봐도 무방하지만 일부 노인은 밤중에 잠을 깨고 난 후 계속 깨어 있는 시간이 길어진다. 저녁 수면 중 잠에서 깨는 이유는 화장실 사용, 호흡곤란, 가슴 통증, 관절염 통증, 기침, 코골이, 다리 경련, 하지불안증후군(restless legs syndrome, RLS) 및 소음 등이 있다. 또한 새벽에 잠에서 깨는 것과 깨면 다시 잠들기 어려운 것은 일주기 리듬의 변화 또는 밤중에 잠을 깨는 원인과 관련 있을 수 있다.

낮 시간의 졸음은 노인에게 흔하며 밤중에 잠을 빈번하게 깨는 것 또는 다른 수면장애로 인해 발생할 수 있다. 또한 일부 노인에 있어 낮 시간의 졸음은 근본적인 질병이 있음을 암시하기도 한다. 이러한 낮 시간의 졸음은 기능장애 및 우울증과 관련이 있으며, 자동차 사고 위험 증가의 원인이 되고, 인지기능장애를 동반한 낮 시간의 졸음은 사망률과

심혈관질환의 예측인자가 되기도 한다. 낮 시간에 졸음은 약물 부작용, 항부정맥제, 클로니딘(clonidin), 선택적 세로토닌 재흡수억제제(selective serotonin reabosrption inhibitor, SSRI) 및 항히스타민제과 같은 약물 부작용에 의해 발생할 수도 있다.

노년층이 겪는 수면 변화 중 일부는 노화와 연관되어 있지만 다른 수면 변화는 만성질환 및 기타 건강 문제와 관련이 있다. 수면의 패턴을 조사하였을 때, 깊은 수면이 감소함에 따라 가벼운 수면이 증가하는 것으로 보이며, 이러한 깊은 수면의 상실은 수면의 3단계 및 4단계와 관련이 있다(표 9.1). 이러한 수면장애는 뇌의 망상 형성(reticular formation, RF)의 변화에 의해 나타날 수 있는 노화의 정상적인 부분 일 수 있다. 노인이 이야기하는 수면 패턴의 변화는 간호사에게 유용한 정보를 제공한다. 자신의 상황에 대한 노인의 설명은 실제 또는 잠재적인 건강 문제의 발견과 안전 문제 및 수면의 질을 향상시킬 수 있는 결정적인 단서가 될 수 있다.

표 9.1 정상 수면의 단계

단계	수면	특성
NREM(non rapid eye movement) 수면 (4단계)		
1단계	얕은 수면	쉽게 각성
2단계	중간 수면	1단계보다 더 이완 안구운동이 느려짐 단편적으로 꿈을 꿈 쉽게 각성
3단계	중간 수면	이완된 근육 서맥 체온 감소 적당한 자극으로 깨어남
4단계	깊은 수면	깊게 잠 몸 움직임이 적어짐 큰 자극으로 각성
REM(rapid eye movement) 수면		
	활성 수면	안구운동이 빠름 심박수, 혈압, 호흡수 증가나 변동 꿈을 꾸는 단계

Touhy, T. & Jett, K. (2012). *Ebersole & Hess' Toward healthy aging* (8th ed.). St. Louis, MO: Mosby; and Beers, M. H. & Berkow, R. (2000). *The Merck manual of geriatrics* (3rd ed.). Whitehouse Station, NJ. Merck Research Laboratories.

수면 영향요인

적절한 수면은 사람의 안녕과 건강에 필수적이다. 수면은 종종 주관적으로 정의되고 깨어 있을 때에 대한 개인의 감정과 연결된다. 충분한 수면은 하루를 새롭게 하고, 복원하며 다음날의 활동을 위해 필수적이다. 야간의 수면이 만약 충분하지 못하다면, 다음날 피곤하고 정신이 맑지 못하게 되어 생활이 수동적이고 비생산적인 하루가 될 수 있다. 노년층의 수면에 영향을 미치는 요소에는 환경, 통증, 생활습관, 식이요법, 약물 사용, 건강상태, 우울증 및 치매 등이 있으며, 이는 단독 또는 복합적으로 영향을 줄 수 있다. 간호중재는 이러한 요인을 수정할 수 있고 숙면을 유도할 수 있다.

환경

환경은 수면의 질과 양에 긍정적 또는 부정적으로 영향을 줄 수 있다. 노인의 수면에 도움이 되는 환경으로는 낮은 수준의 자극, 희미한 불빛, 조용한 환경 및 편안한 잠자리가 있다.

가정환경

개인의 침대와 침구, 집 안의 사람 및 소음과 같은 친숙한 가정환경은 숙면을 유지할 수 있게 해준다. 또한 개인마다의 취침시간은 일상적이고 각기 다르다.

병원 및 장기요양시설

병원과 같은 건강관리기관의 환경은 수면의 질을 떨어뜨릴 수 있다. 병원 환경은 노인에게는 익숙하지 않을 뿐 아니라 병원의 밝은 조명, 시끄러운 사람과 기계, 제한된 사생활 및 공간, 불편한 매트리스 등이 수면에 영향을 줄 수 있다. 유치도뇨관 및 정맥주사라인의 삽입, 인공호흡기 및 산소마스크 등으로부터 신체적인 불편이나 통증이 발생할 수 있고, 석고붕대 또는 견인장치와 같은 장비로 인해 불쾌감 또는 통증이 발생할 수 있다. 입원 환자 또는 장기요양시설 거주자는 약물의 투여 및 치료를 받거나 활력징후 및 상태의 변화를 확인받기 위해 잠을 깨기도 한다. 요실금 치료 또는 피부보호를 위한 체위변경 같은 치료절차로 인해 수면을 방해받기도 한다. 노인이 예기치 않은 병원 및 장기요양시설에 입원할 경우 새로운 환경에 대한 지식 부족으로 인해 두려움이 생기기도 하는데, 이는 노인이 잠에 드는 것을 방해하게 된다. 이에 대한 간호중재는 (1) 불필요한 잠 깨우기를 피하기 위하여 절차 및 관리 활동의 일정을 가능한 낮에 배치하고, (2) 조용하고 따뜻하고 편안한 수면 환경을 조성하기 위해 환경요인을 수정하며, (3) 노인에게 병원 및 장기요양시설에 대해 충분히 설명한다.

소음

모든 의료현장에서 환경소음은 수면에 영향을 미칠 수 있다. 환경소음으로 초래되는 수면 부족, 불편감, 통증, 스트레스 또는 집중의 어려움은 낮 시간의 활동을 방해할 수 있다. 소음의 원인에는 같은 병실의 환자, 방문객, 장비 및 간호를 위한 일상적인 활동도 포함된다. 환경소음을 줄이기 위한 중재에는 가능하면 병실의 문을 닫고, 전화의 음량을 조절하고, 야간의 청소 절차를 피하고, 직원과 방문객이 조용히 말하는 것 등의 내용이 포함된다. 또한 필요시 노인에게 편안한 음악을 제공하고 늦은 밤 TV 시청과 같은 환경소음을 차단하기 위해 헤드폰을 착용시킬 수 있다. 또한 시설의 유지와 보수를 하는 직원에게 모든 카트에 있는 바퀴를 청소하고 윤활유를 바르도록 요청하여 카트에서 나는 소음을 감소시키는 것도 좋은 방법이 될 수 있다. 이렇듯 기관의 환경소음을 줄이려면 다른 부서의 직원, 방문객 및 간호사 모두가 협력해야 한다.

조명

대부분의 사람은 어두운 환경에서 자는 것에 익숙하기 때문에 병원과 같은 건강관리기관의 복도 및 간호사실의 조명은 환자의 수면을 방해할 수 있다. 따라서 간호사는 눈부심, 밝기 및 불균등한 조명 수준에 대해 사정해야 한다. 야간에 조명 밝기를 선택적으로 낮추면 더 나은 수면을 유도 할 수 있지만 안전 문제를 반드시 고려해야 한다. 이때 객실, 욕실 및 복도의 야간 조명은 밝은 빛의 눈부심을 줄임과 동시에 충분한 빛을 제공하기 때문에 절충된 안전방침이 될 수 있다.

온도

사람은 춥다면 잠을 잘 수 없고 잠들기도 어렵다. 노인의 경우 대사율과 근육활동 감소로 발생한 야간의 중추체온의 저하로 야간 수면 중 잠에서 깰 수 있다. 물론 너무 더워도 잠을 잘 수 없게 되지만, 일부 노인은 간단한 온도 조절을 통해 체온을 따뜻하게 유지하면 수면을 잘 취할 수 있다. 침실의 온도는 18℃ 이하로 내려가서는 안 되며, 경량의 보온담요로 따뜻한 잠자리를 만들 수 있다. 또한 플란넬(flannel) 잠옷 또는 나이트가운, 수면양말 및 수면모자는 잠자리를 따뜻하게 유지하는 데 도움이 된다. 수면양말을 착용한 경우, 카펫이 없는 바닥에서 미끄러지는 것을 막기 위해 슬리퍼를 신는 것이 안전하다. 난방패드나 온수병과 같은 것들은 발과 다리의 약한 피부에 화상을 입을 수 있으므로 피하도록 한다.

통증과 불편감

급성 또는 만성적인 통증은 잠에 드는 것뿐만 아니라 수면의 유지도 방해한다. 통증 경감을 위한 간호중재는 통증의 위치 및 강도, 통증의 시작 시각 및 지속기간, 양상, 악화 또는 경감 요인을 사정하는 것으로 시작한다. 또한 수면에 대한 사정 시 수면의 질과 함께 노인의 생활습관에 영향을 미치는 통증에 대해서도 사정해야 한다. 통증 완화를 위해 비약물학적 및 약물학적 중재 모두 사용될 수 있는데, 수면을 방해하는 통증이 있는 경우 진정제보다 진통제의 사용이 수면 촉진에 효과적이다. 그러나 마약성 제제를 복용하는 노인은 공통적으로 약동학의 변화가 발생하기 때문에 진통제 선택에 매우 주의를 기울여야 한다. 노인에게는 이러한 약제들의 반감기가 길기 때문이다. 진통제를 복용할 때는 적은 초기용량으로 시작하여 점차 증량하며 사용하여 통증을 조절할 수 있는 정도까지 늘리는 것이 좋다. 또한 진통제는 변비와 같은 부작용을 유발하므로 이에 주의를 기울여야 한다.

일부 노인은 통증이 없더라도 침대에 누워 있을 때 불편함을 느낄 수 있다. 침대에서 잠을 자는 데 불편함을 느끼는 노인의 경우 편안한 의자가 해결책이 될 수 있다. 부드러운 쿠션이 달린 의자에 기대는 것은 심부전이나 만성폐쇄성폐질환 환자에게 더 편할 수 있다. 흔들의자의 리듬 운동은 노인을 편안하게 할 수 있으며 수면을 촉진할 수 있다. 침대를 벗어나는 것이 힘든 와상 환자의 경우, 아픈 쪽 팔다리를 지탱하고 편안한 신체 위치로 조절하거나 또는 에어 매트리스나 워터 매트리스와 같은 특수 매트리스를 사용하기 위해 여분의 베개로 침대를 조정하는 것이 효과적 일 수 있다. 수면용 의류는 면과 같은 부드러운 소재로 만들어야 하고 몸을 자유롭게 움직일 수 있어야 하며 신체의 움직임을 제한하지 않아야 한다.

생활방식의 변화

배우자의 상실

노인에게 있어 배우자의 상실은 삶의 일반적인 사건이다. 노인은 배우자의 상실로 인한 심리적 부담감이 발생하고, 수면을 취할 때 역시 항상 같이 잠자리에 들던 배우자의 부재로 이상한 기분을 느끼게 된다. 이러한 심리적 변화는 노인의 수면을 방해할 수 있다. 만약 배우자를 잃은 노인이 우울증을 경험한다면 반드시 우울증을 치료해야 한다.

은퇴

은퇴는 일상생활과 활동을 변화시킨다. 수십 년 동안 직장생활을 하면서 개인의 일상생활은 근무일정의 영향을 받게 되지만, 은퇴로 인해 이러한 영향을 받지 않게 되며 하루 생활이 은퇴 전과는 크게 달라진다. 직장생활로 인한 피로가 사라지고 하루 동안 일에서 받은 스트레스를 빨리 회복한다. 또한 다음날의 직장생활을 위한 숙면을 취할 필요가 없게 된다. 은퇴 후 노인의 주 활동은 개인위생 활동, 집 주변 활동, 레크리에이션 활동 및 새로운 문화생활이 될 수 있으며, 이러한 일상생활의 변화는 수면에 변화를 초래한다. 퇴직 노인인구 중 일부는 지금껏 해온 것에 익숙함과 편안함을 느끼기 때문에 은퇴 전과 동일한 일정을 따를 수 있지만 보통 은퇴한 노인들은 틀에 박히지 않는 하루를 보낸다. 하지만 규칙적인 일과가 사라지면 수면은 방해받게 되고, 다른 활동이 직장활동을 대체하지 않는 한, 은퇴한 노인은 하루가 끝나면 피로감을 느끼지 않거나 취침시간에 졸리지 않을 수도 있다. 또한 은퇴에 따른 불확실성과 가족관계, 금전적 문제 및 미래 활동에 대한 생각도 수면을 방해한다.

이사

일부 노인은 자신의 집이나 아파트에서 자녀 또는 형제자매, 은퇴자 커뮤니티, 보조생활시설 또는 간호시설로 이사하거나 거주지를 변경하기도 한다. 익숙하지 않은 환경으로의 전환은 수면에 악영향을 미친다. 노인 스스로 적당한 환경을 선택하여 자발적으로 거주지에서 다른 거주지로 이사를 결정한 경우일지라도 이동 중 또는 새로운 거주지에 적응하는 시간 동안 스트레스가 발생한다. 새로운 환경은 수면을 방해한다. 노인이 새로운 거주지에 익숙해짐에 따라 수면의 질은 반드시 좋아져야 한다.

룸메이트

룸메이트(또는 파트너)가 있으면 수면을 방해할 수 있다. 장기요양시설에서 룸메이트와 관심사나 생활방식이 맞지 않아 서로 어울리지 못하는 경우 수면 관련 문제가 발생한다. 예를 들어, 어떤 노인이 TV를 보면서 잠을 자고 다른 노인은 조용해야만 잠에 잘 들 수 있다면 TV 시청이 다른 노인의 수면을 방해할 수 있다. 시설의 간호사는 거주 노인의 심리사회적 관심사를 검토하고 그에 따라 적합한 룸메이트를 선정하기 위한 노력을 기울여야 한다. 또한 이러한 과정을 통하여 이상적으로 공통 관심사를 공유하는 룸메이트를 선정할 수 있다. 만약 큰 소리로 코를 골거나, 몽유병이 있거나, 잠자는 동안 말을 하거나, RLS와 같은 문제가 있는 노인이 있다면, 같은 방을 쓰는 다른 노인의 불면증을 초래할 수 있다. 그러므로 이러한 문제들을 치료해야 하며 치료가 불가능하거나 비효율적인 경우에는 별도의 침실이 필요할 수 있다.

식이의 영향

수면은 우리가 먹고 마시는 것에 영향을 받는다. 일부 노인의 경우 많은 사람이 좋아하는 커피와 차, 탄산음료와 같은 카페인 함유 음료를 섭취하였을 때 잠들기 어려울 수 있다. 카페인은 불안, 긴장, 불면증, 떨림, 감소된 말초혈관 저항, 증가된 심박수 및 기관지 평활근의 이완에 영향을 준다.

따라서 카페인의 흥분효과가 잠드는 것과 잠을 유지하는 것을 방해하기 때문에 잠자기 전의 몇 시간 동안은 카페인 함유 음료를 피하는 것이 좋다. 카페인 대체식품으로는 핫초콜릿, 초콜릿 캔디, 처방전 없이 사는 진통제 및 감기약, 카페인 없는 차와 커피 등이 있으며, 일부 허브제품에는 카페인이 포함되어 있다. 늦은 저녁 마실 수 있는 음료의 종류로는 과일주스, 우유 및 물이 있다.

알코올은 수면에 영향을 미치는 음료 중에서 모호한 위치를 차지한다. 많은 성인이 저녁식사와 함께 와인이나 다른 칵테일을 마시는 등 일상생활의 일부로 알코올을 즐긴다. 소량의 알코올성 음료는 졸음을 일으키거나 몸의 이완을 일으켜 쉽게 잠들 수 있지만, 많은 양의 알코올은 REM 수면과 깊은 수면의 양이 줄어들게 하고 수면의 질을 전반적으로 저하시킨다. 또한 알코올로 인해 항이뇨호르몬 분비 억제가 일어나 밤에 자주 깨며 야뇨증이 유발된다. 노인과 알코올 사용에 관해 논의 할 때 간호사는 그 양에 대하여 정확하게 정의해야 한다. 또한 알코올 및 알코올 사용의 세부사항은 개인과 문화별로 다를 수 있음을 알고 있어야 한다.

저녁시간과 수면 직전의 음료 섭취는 야간 빈뇨와 관련이 있다. 따라서 양성 전립선비대증이나 심부전로 인한 이뇨 치료를 받는 사람에게는 음료의 제한이 강조된다. 하지만 일반적으로 성인은 탈수나 수분의 부적절한 섭취 때문에 음료를 마시는 것이 중요하므로 음료의 섭취를 줄이도록 권장하지 않는다.

배고픔이나 갈증이 불면증의 원인이 될 수 있다. 취침 전 간식과 소량의 음료는 수면을 유도하고 편안함을 제공할 수 있다. 단백질을 포함한 따뜻한 스낵은 차가운 스낵과 음료보다 취침 시간에 더 좋다. 우유, 셰이크, 크림스프 또는 향이 첨가된 젤라틴은 따뜻함과 열량을 제공하기 위해 모두 뜨거운 상태로 제공되는 것이 좋다. 당뇨병이 있는 노인의 경우, 당뇨식이에 맞춘 취침 간식을 제공해야 한다. 밤중에 마른 입 때문에 잠이 깬다면 잠자리 근처에서 물 한 컵을 미리 두고 이를 이용할 수 있다.

우울증

노년층의 우울증은 불면증과 빈번하게 동반되는 질환으로 치료 역시 가능하다. 환자는 새벽 일찍 잠에서 깨어나는데 다시 잠을 잘 수 없으며, 환자는 낮 시간 동안 심하게 졸림 현상을 호소할 수 있다. 우울증이 의심되는 경우 철저한 사정과 치료가 필수적이다.

치매와 수면장애

알츠하이머나 다른 치매를 앓고 있는 노인은 수면장애를 경험할 수 있으며 야간 혼동 증가, 야간 배회, 이상한 언어 및 초조의 증상이 나타날 수 있다. 치매 노인의 수면장애 원인은 노년층의 수면을 방해하는 기존의 원인과 다를 것이 없다. 그러나 노인의 인지손상은 사정, 중재 및 평가를 복잡하게 만들 수 있으며, 간호사는 수면이나 불면증에 영향을 미치는 조건에 관해 질문할 때 명확한 대답을 받지 못할 수 있다. 따라서 간호사는 치매 노인에게 어떠한 것이 필요한지를 올바르게 예상할 수 있어야 한다. 인지적으로 혼동이 있는 노인의 수면 중재로는 노인이 무엇을 기대하는지 (예: '지금은 수면시간'), 잠자는 장소 식별 (예: '이 곳은 당신의 침대'), 잠자리에 드는 것이 옳은지에 대한 설명 (예: '잠자기 위한 침상이 준비되어 있다.')을 줌으로써 혼란을 줄여야 한다. 치매 노인의 취침시간을 지키도록 도울 때에는 행동의 방향을 제시해주어야 한다. 야간 배회 행동은 배고픔, 갈증 또는 화장실에 가고 싶음과 같은 것들을 구두로 표현할 수 없어 나타날 수 있다. 또한 배회는 통증이나 운동의 필요성을 나타내는 표현일 수도 있다. 배회의 의미를 알 수 있다면 적절한 중재가 자연스럽게 이루어져야 한다. 진정제나 정신병 치료제와 같은 약물은 혼란을 악화시키거나 안전한 보행을 방해하고 수면주기를 변화시키는 부작용 때문에 사용을 피해야 한다.

수면 장애와 관련된 문제

노년층이 겪는 가장 흔한 수면장애는 수면무호흡 및 수면 중 주기적 사지운동(periodic limb movements in sleep, PLMS)이며, 두 질환 모두 과도한 낮 시간의 졸음과 불면증을 일으킨다. 이 중 PLMS는 양성 질환인 반면, 수면무호흡은 저산소 상태와 관련된 심각한 결과를 초래할 수 있다.

수면무호흡

수면 중 무호흡 상태에 있는 사람들은 호흡정지 증상이 반복적으로 나타난다. 이때 무호흡증은 10초에서 2분까지 지속될 수 있고, 무호흡의 발생횟수는 수면시간당 10회에서 100회 이상으로 다양할 수 있다. 수면무호흡의 발병률은 연령에 따라 증가하며, 여성보다 남성에서 더 흔하게 발생한다. 수면무호흡과 관련된 합병증으로는 심장질환, 고혈압, 뇌졸중, 비만, 두통, 과민, 우울증과 불안, 성기능장애, 낮 시간의 졸림, 기억력, 사고력 및 집중력 장애 등이 있다. 또한 수면무호흡 환자는 자동차 또는 직장 관련 사고 위험이 높다.

수면무호흡의 세 가지 주요 유형은 중추수면무호흡(central sleep apnea, CSA), 폐쇄수면무호흡(obstructive sleep apnea, OSA) 및 복합수면무호흡(complex sleep apnea)이다. CSA에서는 횡격막과 늑간의 호흡 노력이 멈추고, 보통 주간 피로, 야간 빈뇨와 수면 중 깸, 아침 두통, 기억력과 집중력 저하,

우울함의 증상이 동반된다. CSA와 관련된 위험요소에는 심부전, 갑상선기능저하증, 만성 신장질환, 신경질환 및 뇌간 손상이 있다. 치료는 근본적인 위험요인의 제거, 체중 감소, 술과 수면제 금지, 옆으로 누워 자기, 코와 기관 열어주는 스프레이 사용 등이 있다. 지속기도양압(continuous positive airway pressure, CPAP) 치료는 CSA 환자, 특히 심부전과 관련된 환자에게 유용할 수 있다.

노인의 경우 일반적으로 OSA가 CSA보다 더 흔하게 발생한다. OSA에서는 완전히 또는 부분적으로 기도가 막히기 때문에 공기 흐름이 중단되고, 기도를 열기 위해 호흡 노력이 증가한다. OSA와 관련된 요인으로는 비만, 짧거나 두꺼운 목, 턱 기형, 큰 편도선, 큰 혀 또는 구개수, 좁은 기도 및 비중격만곡이 있다. 또한 흡연, 고혈압 및 심장 위험인자는 OSA의 발생 가능성을 높인다. OSA 노인은 낮 시간 피로, 두통, 목의 통증 또는 구강건조, 혼란, 집중력 부족 및 과민반응, 성기능장애를 호소한다. OSA 노인은 수면 중에 큰 소리로 코를 골거나 질식하거나 헐떡거리는 소리를 낸다. 치료는 체중 감소, 술과 수면제 피하기, 베개를 사용하여 옆으로 몸을 받치기, 비강 통로를 유지하기 위한 코 스프레이 사용이 있다. CPAP는 수면 중에 기도가 막히는 것을 방지한다. 치료의 다른 방법으로는 혀가 목을 막지 못하게 하는 하악골 전방이동장치나 수술(고주파 가열수술, 목젖 입천장 성형술, 하악 또는 상악 전진 수술, 비강 수술)이 있다.

CPAP로 OSA를 치료하는 대상자가 치료 중 동시에 CSA도 발견되어 복합수면 무호흡증후군(complex sleep apnea syndrome, CompSAS)으로 진단받을 수 있다. CPAP의 사용에도 반응이 없을 경우 2차적 증상으로 과도한 피로, 졸음 및 우울증이 나타날 수 있다. 또한 위험 요인에는 심장혈관

간호계획

수면 패턴 장애

임상 상황

40년 넘게 영업 담당자로 근무하고 퇴직한 79세의 김씨는 OSA 때문에 기관절개술 후 간호병동에 입원하게 되었다. 입원하기 전에는 아파트 3층에 혼자 살고 있었다고 한다. 환자는 현재 호흡곤란 때문에 운전, 여행 및 요리와 같은 활동이 제한을 받고 있으며, 몸단장, 의복입고 벗는 것, 식사 챙겨 먹기 및 화장실 이용 등의 일을 하고 나면 몸이 피곤하다고 호소하였다. 환자는 저녁에 수면을 취할 때도 몇 번씩 잠에서 깨어 피곤했기 때문에 낮 시간 동안 종종 낮잠을 잤다.

김씨의 병력으로는 고혈압, 비만, COPD, 중증 하지정맥 궤양을 동반한 중증의 말초혈관질환이 있으며 최근에는 OSA로 인해 기관절제술을 받았다.

김씨가 움직이기 위해서는 도구나 사람의 도움이 필요하며, 이동 시 휠체어를 사용하고 있다. 김씨는 여러 사람이 모여 식사하는 요양시설의 식당에 가는 것을 거부하여 홀로 병실에서 모든 식사를 해결하고 다른 환자들이나 직원들과 교류를 하지 않고 있다. 또한 환자는 혼자 방에서 할 수 있는 게임을 하거나 TV 보는 것을 좋아한다.

김씨는 앞으로 1~2주 후 퇴원을 계획하고 있다.

간호진단

- 비만과 활동 수준 감소로 인한 수면양상장애

결과

수면양상장애를 경험하고 있는 환자에 대한 간호목표는 다음과 같다.

- 환자가 개인 생활습관 중 수면양상장애의 요인을 말할 수 있다.
- 환자가 일주일에 0.5kg 정도의 체중 감량을 달성한다.
- 환자가 음식 일지를 쓰고, 균형 잡힌 식이를 섭취한다.
- 환자가 하루에 한번 운동이나 활동에 참여한다.
- 환자가 매일 30m 걷기를 두 번 씩 하고 조금씩 거리를 늘린다.
- 환자가 수면 동안 중간에 각성 없이 잘 잤다고 이야기한다.

중재

- 체중과 수면 패턴 사이의 관계와 수면 패턴을 개선하기 위한 체중 감량의 중요성을 교육한다.
- 필요 시 체중 감량을 위해 환자에게 어떠한 동기부여를 제공할지 고려한다.
- 자가 모니터을 위한 음식 일지를 쓰도록 지도한다.
- 영양가 있는 음식을 간식으로 제공한다.
- 환자의 이동성을 높이고 동적인 활동에 적극적으로 참여하게 하여 환자의 활동 수준을 높이도록 한다.
- 환자와 함께 가능한 활동 목록을 검토한다.
- 상처 치유 및 체중 감량에 도움이 되도록 환자에게 하루에 두 번 이상 다른 사람과 함께 걷는 것을 권장한다.
- 비슷한 관심사를 갖은 사람을 환자에게 소개한다.
- 환자가 다른 환자들과 함께 활동을 하도록 용기를 북돋아준다.
- 환자가 좋아하는 것과 싫어하는 것, 이전의 취미 및 활동의 정도를 살펴본다.
- 환자의 일상활동 패턴을 살펴보고, 일상활동에 참여할 수 있도록 도와준다.
- 낮잠을 줄이고 그 시간에 활동을 할 수 있게 해준다.
- 환자의 맥박 및 활동 시 호흡곤란 증상을 모니터하며 호흡곤란이 발생하거나 심박수가 증가하는 경우 활동을 중지하도록 교육한다.
- 활동 및 체중 감량이 달성될 때마다 긍정적인 강화를 해준다.
- 수면 중 큰소리로 코를 골거나 무호흡과 같은 폐쇄성 무호흡 징후를 보이지 않는지 환자를 관찰한다.
- 낮 시간 피로와 졸음이 있는지 모니터한다.
- 환자가 옆으로 누운 자세로 잠을 자도록 권장한다.
- 퇴원에 대해 환자와 토론하고 환자가 이동이 불편한 경우 1층에 거주하는 것을 고려하는 등 환자의 생활계획과 활동을 점검한다.

근거기반수행

요양병원 거주 노인의 수면의 질과 자연 햇빛

배경
노인의 50%가 수면문제를 경험한다. 일반적으로 수면문제는 약물학적 또는 비약물학적 중재로 치료되며, 이 중 비약물학적 중재에는 자극 조절, 위생교육, 수면 제한, 이완기술, 인지행동요법 및 광선요법이 포함된다.

표본과 배경
터키의 사회보장기관 Narlidere Municipal Nursing Home에 거주하는 61명의 노인(실험군 30명, 대조군 31명)을 대상으로 수면에 대한 연구가 이루어 졌다. 연구 참여자의 연령은 75~84세의 노인이었으며, 이 중 63.3%는 여성, 53.3%는 미망인, 56.7%는 고졸학력이었다.
연구과정 중 연구 참여자들은 피츠버그 수면 질 지수(Pittsburgh sleep quality index, PSQI) 도구를 통해 수면의 질을 측정하였다. PSQI에는 18개 질문과 7개의 하위영역으로 나뉘며, 각 문항당 0에서 3점까지의 4점 척도로 구성되어 있다. 7가지 하위영역의 점수들은 더해져 0~21의 점수 범위를 나타내는데 이때 점수가 높을수록 수면의 질이 떨어짐을 나타낸다.

연구방법
연구를 시작하며 모든 연구 참여자는 PSQI를 측정하였다. 이후 실험군은 매일 아침 오전 8시에서 10시 사이, 5일 동안 자연 햇빛에 노출되도록 매일 정원으로 나가 120분이 넘지 않는 한에서 30분 이상 동안 매일 정원에서 햇빛을 쬐었으며 건강 수면습관에 관한 소책자를 제공받았다. 반면 대조군들은 같은 시각 각자의 방, 식당 또는 거실에 남아 있었으며, 그 후 건강 수면습관 소책자를 받았다. 5일 후, 모든 연구 참여자가 PSQI를 재측정하였다.

결과
PSQI의 대부분의 구성요소(주관적 수면 품질, 수면 대기시간, 수면 지속시간, 수면 활동, 수면장애 및 주간 기능)에서 실험군과 대조군 간에 상당한 차이가 발견되었다($p<0.001$). 또한 햇빛 노출시간과 수면시간, 규칙적인 수면 활동과 주간 기능 장애 사이에 강한 양의 상관관계가 발견되었다($p<0.001$). 그러나 햇빛에 노출된 시간에서 보면 노출 30분과 노출 100분에서는 유의한 차이가 나타나지 않았다.

시사점
자연 햇빛 요법은 수면의 질을 크게 향상시킬 수 있다. 이 비약물학적 중재의 적용은 불면증이 있는 요양원 거주자에게 효과적이며 더불어 불면증을 예방하는 데 도움이 될 수 있다.

Duzgun,G., & Akyol, A.D. (2017). Effect of natural sunlight on sleep problems and sleep quality of the elderly staying in the nursing home. *Holistic Nursing Practice*, 31(5), 295–302.

및 뇌혈관 질환뿐 아니라 아편유사제(opioid) 사용이 포함된다. 유병률은 나이에 따라 20%까지 증가할 수 있는데, 남성에서 발병 가능성이 더 높다. CPAP을 사용하고 8~12주 후에 CompSAS가 호전될 수 있으나 치료 초기 순응도가 좋지 않다는 문제점이 있다. 이를 보완하는 다른 방법으로는 CPAP에 산소를 추가하는 것, CPAP에 이산화탄소를 추가하는 것, 사람의 호흡에 자동으로 적응하는 적응형 양압기(adaptive servo–ventilation, ASV)의 사용이 있다.

주기성 사지운동(Periodic limb movement in sleep, PLMS)

노년층의 약 30%가 주기성 사지운동(Periodic limb movement in sleep, PLMS)을 경험한다. PLMS은 야간에 반복적인 발차기 움직임이 발생하는데, 이는 대부분 NREM 수면 중에 발생하며 5~90초마다 발생할 수 있다. 일부 고령자는 수면 동안의 PLMS를 인식하지 못하지만 이러한 증상은 대부분의 노인에게 수면을 방해하며, 일단 깨어나면 다시 잠에 들기 어렵게 한다. PLMS 노인은 불면증과 과도한 낮 시간의 졸음(excessive daytime sleepiness, EDS)을 겪는다. PLMS 치료를 위해 도파민 작용제(dopamine agonist, DAs), 항경련제(anticonvulsants), 벤조디아제핀(benzodiazepines) 및 마약제와 같은 약물을 약리학적 치료법으로 사용할 수 있다. 이 중 일차 약물치료는 도파민작용제이다. 환자는 해당 약물 복용 시 차, 초콜릿, 커피와 같은 카페인 함유 제품을 섭취하지 않는 것이 좋다. 이와 같은 약물들이 오히려 증상을 악화시킬 수 있으므로 항우울제 사용에 대해서도 헬스케어전문가와 상의할 수 있다. 또한 PLMS의 증상은 함께 잠자리에 드는 배우자에 의해 발견되곤 하는데, 만약 사지의 움직임이 빈번하다면 간호사는 배우자가 숙면을 취할 수 있도록 환자 홀로 자는 것을 제안할 수 있다.

수면 기록의 구성요소

수면 기록은 환자의 수면 패턴 및 수면 관련 문제에 대한 보고로 시작된다(박스 9.2). 수면의 질은 보통 나쁘고, 그럭저럭 하며, 좋을 수도 있고, 아주 좋을 수도 있다고 묘사된다. 수면의 양은 낮잠을 포함하여 24시간 동안의 수면의 양을 나타낸다. 수면의 양은 계산하기 어려울 수 있는데, 특히 밤에 자주 깨고 본인이 자주 깨는지를 알지 못하는 사람일수록 그렇다. 간호사는 환자가 잠자리에 드는 때, 완전한 잠에 빠져들 때, 그리고 깨어나는 때를 사정해야 한다. 야간에 깨어나는 횟수와 깨어 있는 시간은 환자의 수면 사정에 있어 중요하다. 환자가 밤 9시에 잠자리에 있으나, 잠이 들지 않아 깨어있다가 밤 11시에 잠이 들었고, 새벽 4시에 일어

박스 9.2 수면 기록의 구성요소

- 수면의 질
  - 나쁨, 보통, 양호 또는 우수로 묘사된 노인의 자기보고
- 수면의 양
  - 낮잠을 포함하여 24시간 동안 잠든 시간
- 취침 루틴
- 수면 장소
- 침대, 침구 및 침실 환경의 특성
- 저녁과 취침시간에 음식과 수분 섭취
- 알코올 및 카페인 함유 음료 사용
- 약물(처방 및 비처방)
- 수면장애의 특징
  - 잠들기 어려움
  - 잠을 유지하기 어려움
  - 야간에 잠에서 깸
  - 이른 아침 잠에서 깸
  - 낮 시간 졸음
- 수면을 방해하는 이유에 대한 노인의 설명

났으며, 매일 오후 4시부터 5시까지 낮잠을 잔다고 한다면, 이 환자의 총 수면 시간은 총 6시간이 된다. 또한 개별적으로 취침전의 습관이나 항상 해오던 사항들에 관한 정보도 얻어야 한다.

노인이 수면에 대한 만족감을 얻기 위해서는 부가적인 도움이 필요할 수 있다. 만약 노인이 너무 피곤하거나 피로하여 정상적인 활동을 수행하지 못한다면 수면 문제가 일상생활에 지장을 초래하는 것이기 때문에 추가로 이러한 부분에 대해서 사정해야 할 필요가 있다. 간호사는 노인이 낮에 낮잠을 자는지 또는 낮잠을 쫓기 힘든지 등에 관해 확인해야 한다.

환자의 취침 전 운동 및 활동 패턴은 수면습관에 대한 추가 정보를 제공한다. 일반적으로 적어도 취침 2시간 전 격렬한 활동은 피해야 한다. 간호사는 따뜻한 음료를 마시는 것, 책을 읽는 것과 같은 어떠한 특정 요소가 취침 전 환자의 긴장을 풀어주는지 사정해야 한다. 간호사는 취침 전에 알코올, 카페인 음료, 진정제, 수면제, 일반 의약품 및 기타 취침 전 어떠한 습관 때문에 잠들기 어려운지를 환자에게 질문해야 한다.

노인의 침대 또는 잠자리의 유형에 관한 질문도 중요하다. 환자는 매일 밤 같은 침대 또는 잠자리에서 잠을 자고 있는지, 침대 또는 잠자리는 편안한지, 매트리스나 침구가 적절한지를 사정해야 한다. 또한 질환으로 인한 문제 때문에 바로 누운 자세로 잠을 잘 수 없는 경우, 다리를 구부린 형태로 잘 수도 있고 소파 형식의 의자나 안락의자에서 반좌위로 잠을 잘 수도 있다. 바로 누운 자세로 잠들 수 없어 여러 개의 베개나 쿠션이 필요한 환자는 심부전, 폐질환 또는 근골격계에 문제가 있는지에 대하여 의학적 사정이 필요하다. 잠자리에서 통증과 불쾌감을 유발하는 일반적인 문제로는 COPD, 골다공증, 척추, 엉덩이 또는 목의 퇴행성 관절질환, 류마티스성 관절염이 있다. 밤중에 수차례 야간 빈뇨가 발생한다면 더 신중하게 환자를 사정해야 하며, 전립선비대증이 있는 남성 노인의 경우 야간의 빈뇨가 많이 발생한다. 울혈성 심부전 또는 요로감염이 있는 노인도 야간 빈뇨가 발생할 수 있다.

수면의 추가 사정

노인이 작성하는 수면일기는 수면시간, 취침시간 및 24시간 동안 방해받은 수면의 증상을 상기시키는 데 도움이 된다. 활동의 유형과 양과 같은 것들을 24시간 동안 일지에 기록하는 데 노인의 수면일기를 작성 시, 노인의 가족이나 간호사의 도움이 필요할 수 있다. 간호사는 환자가 시각장애가 있거나 또는 쓰는 데 어려움이 있다면 녹음기를 이용해서 기록하도록 함으로써 환자가 일기에 정보를 입력하는 데 도움을 줄 수 있다.

수면검사실은 일차성 수면장애 환자의 치료를 전문으로 한다. 환자의 수면을 사정할 수 있도록 하룻밤을 수면검사실에서 지내도록 하는데, 이때 수면과 호흡의 단계에 대한 데이터를 제공하는 수면다원검사와 뇌의 전기적 힘의 변화를 그래픽으로 추적하기 위한 뇌파검사를 진행하게 된다. 수면장애에 대해 특별히 훈련받은 의사는 진단 및 치료 계획에 도달하기 위해 기본적인 수면위생에 대한 검토를 포함해 환자의 과거력 및 객관적인 자료를 사정한다.

수면에 대한 추가 정보는 설문지를 사용하여 수집할 수 있다. 한국형 주간졸음 척도(Epworth Sleepiness Scale, ESS)는 졸음이나 피로감을 측정하는 도구이다(그림 9.1). ESS는 졸음을 측정하는 동시에 수면 성향, 어떤 시간에 잠드는지에 대한 가능성도 측정한다. ESS를 측정을 완료하고 나면, 어떤 특정 상황에서 잠들 수 있는 가능성이 높은지 낮은지를 판단할 수 있다. 또 다른 도구로는 피츠버그 수면품질지수(Pittsburgh Sleep Quality Index, PSQI)가 있는데, 이 도구는

Korean version of Epworth Sleepiness Scale : KESS (한국형 주간졸음 척도)

	문항	졸리운 정도			
		전혀 0	조금 1	상당히 2	매우 많이 3
1	앉아서 책(신문, 잡지, 서류 등)을 읽을 때				
2	TV 볼 때				
3	공공장소(모임, 극장 등)에서 가만히 앉아 있을 때				
4	정처 없이 1시간 동안 운행 중인 차(자동차, 버스, 열차)에 승객으로 앉아 있을 때				
5	오후에 주위 상황이 허락되어 쉬려고 누워 있을 때				
6	앉아서 상대방과 이야기할 때				
7	반주를 곁들이지 않은 점심식사 후 조용히 앉아 있을 때				
8	교통 혼잡으로 몇 분 동안 멈춰선 차 안에서				

단순한 피곤함과는 다르게 다음의 상황에서 얼마나 깜박 졸거나 혹은 잠들어버릴 것 같습니까? 이것은 최근에 일상생활을 참고하시기 바랍니다. 비록 최근에 이런 상황에 처하지 않았다 하더라도, 그 상황에서 얼마나 영향을 받을지 생각해 보십시오. 각 상황에서 가장 적절한 숫자를 선택하여 한 개씩만 √ 표시 하기 바랍니다.

[점수결과]
- 1~6점 : 충분한 수면
- 7~8 점 : 평균
- 9점 이상 : 매우 졸립거나 의학적 조언을 받아야 함

그림 9.1 한국형 주간졸음 척도: KESS (Johns, M. W. (1991). A new method for measuring daytime sleep iness: The Epworth Sleepiness Scale. Sleep, 14(6), 540–545. Cho, Y. W., Lee, J. H., Son, H. K., Lee, S. H., Shin, C., & Johns, M. W. (2011). The reliability and valdity of the Korean version of the epworth sleepiness scale. Sleep and Breathing, 15(3), 377–384.

주관적인 수면의 질을 측정하고 배우자에게도 5가지 추가 질문을 하는 도구이다. 이 외에도 수면에 관한 질문을 하는 다른 도구가 사용될 수 있다.

좋은 숙면을 취하는 방법

수면이 환경, 식이, 약물, 생활습관 변화 또는 수면장애에 의해 방해받는지 여부에 관계없이 수면의 양과 질을 개선하기 위한 중재의 첫 번째 단계는 수면기록을 철저하게 작성하는 것이다. 수면기록은 수면의 질과 양, 잠자는 노인의 직접 관찰, 수면일지와 함께 뇌파 모니터, 수면검사평가와 같은 검사 및 도구 등을 통해 이루어질 수 있다. 이러한 사정이 이루어진 후 수면을 개선하기 위한 중재는 대개 기본적인 수면위생을 조사하는 것으로 시작된다.

수면위생

기본적인 수면위생에는 수면을 도울 수 있는 개인의 일상적인 활동이 포함된다. 수면위생의 목표는 정상적인 수면을 취하는 것이다. 다양한 수면위생은 습관, 일상 및 태도를 강화하여 수면을 촉진하고 숙면을 방해하는 습관과 일상습관을 바꾸게 한다. 수면위생은 안정된 일상과 매일 동일한 취침시간, 수면에 친숙한 환경, 수면을 방해하는 물질 피하기, 잠자기 직전 시간을 피한 규칙적인 운동 및 스트레스 감소를 강조한다. 매일 밤 같은 시간에 잠자리에 들고 매일 아침 같은 시간에 잠자리에서 일어나는 것은 규칙적인 일상을 유

지하는 데 도움이 된다.

환자가 시간이 지남에 따라 규칙적인 일상에 적응할 수 있듯, 잠자는 시간에만 잠자리에 들게 한다면 규칙적인 수면 패턴을 성립할 수 있다. 잠은 항상 소파나 의자가 아닌 침실의 잠자리에서 자도록 하는데, 이는 차츰 수면습관으로 발전하여 수면의 일상으로 자리매김하게 된다. 만약 잠자리에 들어서도 잠들지 못하면 잠이 들 때까지 다른 곳으로 이동하며 잠을 가장 잘 잘 수 있는 장소를 찾아야 한다. 소음을 제거하고 어두운 환경을 조성하면 수면을 촉진하는 환경이 될 수 있다. 낮잠을 제한하고 잠자기 전에 따뜻한 음료와 영양가 있는 가벼운 간식을 먹는 것도 좋은 방법이다. 카페인 함유 음료, 수면제 및 알코올을 피하면 수면 관련 호흡기 질환(sleep−related breathing disorders, SBDs)의 가능성을 줄일 수 있다. 수면무호흡증을 줄이기 위한 기본 중재로는 체중 감량, 옆으로 자거나 엎드려 자기, 진정수면제 및 알코올과 같은 중추신경계 억제제 피하기, 비강 또는 상부기도 질환 치료 등이 있다.

칩거노인의 정상적인 수면 증진

간호사는 칩거노인의 수면장애를 초래하는 환경, 통증, 유치도뇨와 같은 위험요소를 사정하는 것이 중요하다. 또한 노인이 복용하고 있는 모든 약물을 검토하고 수면 패턴에 방해가 될 수 있는 약물을 확인해야 한다. 또한 돌봄제공자는 물론 건강문제로 집안에서만 지내는 노인에게 정상적인 수면을 돕는 활동은 어떤 것이 있는지 알려주고, 카페인 함유 음료와 술을 피하기 등 수면을 위해 금해야 할 행동에 대하여 교육을 제공해야 한다. 흔들의자를 사용하는 것이나 따뜻한 목욕 등은 일반적으로 수면을 촉진한다. 또한 신체적인 안전과 의식주에 대한 걱정과 불안이 수면을 방해 할 수 있다. 따라서 혼자 사는 노인에게는 외부 사회와 연결시키는 알림 및 모니터 시스템을 설치한다면 노인에게 자신이 안전하다는 감정을 갖는 데 도움이 될 수 있다.

수면 촉진을 위한 비약물치료

수면위생과 더불어 수면을 촉진하기 위해 비약물적 중재를 권장한다. 이러한 중재 중에는 이완요법, 자극조절요법, 수면제한요법 및 인지행동요법이 있다. 이완요법은 신체적 또는 인지적으로 각성되는 것을 떨어뜨린다. 신체적 각성을 줄이기 위한 치료의 한 예로 근육이완을 들 수 있으며, 인지적 각성은 이미지화 시키기 또는 명상과 같은 주의집중 치료로 감소할 수 있다. 자극조절요법은 침실의 환경을 재정비하여 식사를 하거나 텔레비전을 보는 것 등과 같은 숙면에 방해가 되는 요소나 활동을 금지하는 것이다. 이러한 자극조절요법은 쉽게 수면에 빠지지 못하는 불면증(sleep onset insomnia) 환자에게 도움이 될 수 있다. 또한 수면제한치료는 잠자리에서 보내는 시간을 제한하는데, 평균 수면시간과 더불어 15분을 더한 추정 시간 동안만 침대에 머물러 있도록 하는 것이다. 마지막으로 인지행동치료의 경우 불면증을 앓고 있는 사람이 스트레스와 같은 수면 방해요인이 있다면 해당 요인을 해결하는 데 도움이 될 수 있다.

수면 촉진에 사용하는 약물

비약물치료와 더불어 단기간에 사용하는 약물치료도 필요할 수 있다. 수면을 촉진시키기 위해 전통적으로 사용된 대부분의 신경안정제 및 진정수면제 약물은 현재 새롭게 제시된 노인의 부적절한 약물 사용에 기준에서 피해야 할 약물로 평가되고 있다. 기존에 사용하던 신경안정제 및 진정수면제는 노인에게 잠재적으로 신체적 의존성, 인지손상 위험 증가, 정신착란, 낙상과 같은 위험을 불러일으킬 수 있는데, 예를 들어 비벤조디아제핀 수용체 작용제 수면제(nonbenzodiazepine receptor agonist hypnotics)는 정신착란의 위험이 높고 응급실 방문 및 입원 증가로 노인에게 피해야 하는 약물이다. 수면 보조제의 하나로 디펜히드라민(diphenhydramine)을 수면제로 사용하여 내성이 생길 때 혼돈의 위험이 증가하고, 제거율 감소로 독성이 발생할 수 있으므로 피해야 한다.

또한 항콜린성 제재인 독세핀(doxepin)은 기립성 저혈압의 위험이 높아 하루 6mg 이상의 용량의 사용을 금지해야 하며, 미르타자핀(mirtazapine)과 트라조돈(trazodone)과 같은 약물 역시 환자를 극심한 저나트륨 혈증에 빠트릴 수 있으므로 사용에 있어 신중을 기해야 한다. 불면증 치료를 위한 약물들은 단기간 사용해야 하며, 최대 2주를 넘기지 않아야 한다.

보완대체의학

여러 가지 보완대체의학(complementary and alternative

환자/가족 교육

불면증의 약물적 치료

- 모든 저녁 활동이 완료되고 취침 준비가 되면 수면제를 복용해야 한다.
- 밤새 수면을 취할 수 있는 경우에만 수면제를 복용해야 한다(7~8시간).
- 부작용에 주의해야 한다. 낮에 졸리거나 현기증이 나면 의료종사자에게 보고한다.
- 술과 수면제를 절대로 함께 복용하지 않는다.

Mayo Foundation for Medical Education and Research. All rights reserved. (2018). Prescription sleeping pills: What's right for you? Retrieved February 20, 2018, from https://www.mayoclinic.org/diseases-conditions/insomnia/in-depth/sleeping-pills/art-20043959.

medicines, CAM)이 좋은 수면을 확보하기 위한 보조치료로 추천되고 있다. 하지만 처방약과는 달리, 이들 CAM은 쉽게 이용 가능하지 않으며, 부작용이나 일반의약품과 함께 사용했을 때 나타나는 상호작용이 어떤 것들이 있는지 정확히 알지 못하는 단점이 존재한다(박스 9.3). 일부 허브는 일반의약품과 유사한 활성성분이 들어 있어 약물 상호작용의 위험이 증가할 수도 있다.

CAM으로 많이 알려진 멜라토닌은 과학적 연구를 거쳐 건강한 성인에게 효과가 있음을 입증하였고 3개월 미만으로 사용하면 수면대기 시간이 감소하고 수면시간이 길어지게 된다. 그러나 다른 CAM들과 마찬가지로, 이 약물에 대한 규제가 없으므로 해당 약물을 사용하는 데 주의를 기울여야 한다.

박스 9.3 허브 및 유사요법을 사용하는 노인을 위한 팁

- 비처방 제품으로 증상을 치료하기 전에 치료가 필요한 상태인지 확인한다.
- 비처방 제품의 사용에 대해 의사 및 헬스케어제공자와 상의한다.
- 허브나 유사요법 제품을 처방된 약 대신 사용하는 것에 주의한다.
- 단일 성분의 제품을 사용한다.
- 사용했을 때 약효가 있는지, 부작용은 없는지 관찰한다.
- 발생 가능한 부작용을 의사에게 이야기하고 평가한다.
- 홍보 자료 및 패키지 정보에 의존하기보다는 객관적인 출처에서 정보를 찾는다.
- 라벨 또는 패키지의 경고를 확인하고 추가적으로 정보를 수집하고 확인한다.
- 허브나 유사요법 제품은 안전성 및 효능에 대한 표준을 충족시킬 필요는 없는 보조제라는 사실을 고려한다.
- 효과가 너무 과장되어 있다면 의심하는 태도를 취한다.

Miller, C. A. (1996). Alternative healing products. *Geriatric Nursing, 17*(3), 145–146.

활동과 노인

활동에는 보편적인 일상활동, 대체활동 및 신체 운동이 포함된다. 노인이 급성 또는 만성 질환을 겪거나 나이가 들어감에 따라 추구하는 활동에 변화가 생긴다. 은퇴, 이사 또는 배우자 상실과 같은 주요 생활습관 변화에 반응하면서 활동의 변화가 발생하기도 한다. 알츠하이머병 또는 다른 치매가 있는 노인의 요구를 충족시키기 위해서는 특별 활동이 제공될 수 있다. 노인이 치매를 앓고 있다면 집 또는 장기요양시설에서 전환활동 및 ADL의 독립성을 증진시키는 활동 프로그램에 참여할 수 있다. 노인이 추구하는 활동은 자신의 선호, 상황 및 건강에 의해 영향을 받는다. 이 중 운동은 모든 노인에게 건강증진 효과가 있기는 하지만 노인의 신체 활동수행 시에는 특별한 주의를 기울여야한다. 노인 활동에 대해서는 여러가지 고려사항이 존재하므로 간호사는 노인의 활동계획에 참여하고 노인의 현재 상황에 맞게 활동을 조정하며 활동이 건강에 미치는 영향을 평가해야 한다.

ADL

ADL에는 대부분의 성인이 매일 수행하는 일상적인 일이 포함된다. 일상적인 목욕, 옷 입기, 식사 또는 배변을 하는 데 특별한 요구가 필요하기 전까지는 노인이 활동을 본인이 할 수 있지만, 나이가 들어감에 따라 그리고 건강 및 환경의 변화로 인해 활동에 도구나 다른 사람이 도와주는 것이 필요할 수 있다. 간호사는 노인이 ADL을 유지할 수 있도록 직접적인 지원을 제공할 뿐만 아니라 노인의 일상생활을 위해 사용하는 보조기구의 올바른 사용과 방법에 대해 알려줄 수 있다. 간호사는 노인뿐만 아니라 가족과 친구를 지지하고 조언을 해줄 수도 있다.

기본 ADL에는 위생, 영양 및 배변과 관련된 일상적인 개인활동이 포함된다. 이러한 활동을 독립적으로 수행하는 노인은 일상생활에 큰 어려움이 없지만, 만약 노인이 이러한 기본 ADL을 하는 것에 의존적이라면 장기요양시설 또는 가족과 함께 생활해야 하는 집으로 이사를 할 확률이 증가한다. 기본 ADL을 독립적으로 유지하기 위해 노인은 보조장치를 사용하고 본인이 일상적으로 하던 생활 패턴의 수정이 필요하다. 끈이 긴 샤워기, 양변기 시트, 욕실의 튼튼한 손잡이 막대, 음식이 접시 밖으로 나가지 않도록 돕는 가드 및 손잡이 달린 칫솔 및 조리기구 보조장치, 단추 대신 벨크로(테이프)가 달린 옷, 타이는 묶는 것보다는 클립으로 고정하는 것, 신발은 끈 달린 것보다는 슬립온 신발이 그 예가 될 수 있다. 그러나 일부 노인의 경우 가족이나 친구의 도움을 받거나 보조기구를 쓰더라도 개인 관리에 필요한 지원이 역부족일 수 있다. 이러한 경우에는 가정 간호사가 방문하여 가족 및 친구에게 간호를 보충할 수 있으며, 만약 이로도 충분하지 않을 경우 장기요양시설로 가야 할 수도 있다.

IADL에는 운전, 쇼핑, 요리, 가사 및 전화사용과 같은 활동이 포함된다. 노인은 체력 감소, 시력장애 또는 청각장애와 같이 노화에 따른 일반적인 변화로 인해 IADL 접근방식을 바꾸어야 하는데, 이때 보조장치를 사용하면 요리 또는 가사 작업을 보다 쉽고 안전하게 수행할 수 있다. 운전은 익숙한 지역과 낮 시간만으로 제한될 수 있고 가족, 친구 또는 돌봄제공자가 노인의 쇼핑 및 기타 업무를 도울 수 있다. 또한 노인은 급성질환이나 입원으로 인한 회복 중에도 도움이 필요해진다. 만약 가정에서 노인에게 IADL에 대한 충분한 지원이 있다면, 장기요양시설로의 입원은 필요하지 않다.

신체활동

신체활동은 노인이 건강을 유지하고 ADL 수행능력을 유지하며 일반적인 삶의 질을 향상시키는 데 중요하다. 신체활동의 장점에는 심장병 및 당뇨병 예방, 고혈압 감소, 골다공증 위험 감소, 적절한 체중 증가, 우울한 기분 감소, 암 위험 감소 및 보다 편안한 수면 촉진이 포함된다. 운동은 근력과 관절 유연성을 촉진하여 운동성을 유지하고 낙상 위험을 줄인다.

노인은 다양한 이유로 운동을 한다. 노인은 그저 재미를 위해서, 친구나 이웃과 어울려 놀기 위해, 또는 단순히 기분이 좋아지도록 하기 위해 운동을 할 수 있다. 운동은 스트레스를 줄이고 이완을 촉진하며 좋은 영양 프로그램과 함께 체중 조절도 할 수 있다. 질병관리예방센터(CDC, 2015)는 일주일에 150분 동안 적당한 강도의 유산소 운동을 권장한다. 이때 활동은 최소 10분씩으로 나누어 할 수 있다. 보행 중 적절한 강도를 측정하기 위해 'talk test'를 사용할 수 있다. 운동을 하는 사람은 걷는 동안 대화를 계속할 수 있어야 한다. 호흡이 약간 힘들 수 있지만 여전히 대화가 가능해야 한다. 또한 근육 강화는 일주일에 2일 이상 실시해야 한다. 의학적 상태로 인해 능력이 제한된 노인은 신체활동을 한계 내에서 수행해야 한다.

만약 지금 노인이 매일 운동을 하지 않았다면 매일 5분 운동하고 그것을 하루에 20~30분이 될 때까지 점차 늘리며 운동하는 것이 적절하다. 걷기가 힘들어 대부분 앉아서 생활을 하는 노인을 위한 운동 프로그램은 점진적으로 강도를 높이는 식의 진행이 권장된다. 60세 이상의 노인에게서 일어나는 신체활동과 좌식활동에 대한 연구에 의하면 노인에게 있어 신체활동은 하루 평균 10~106분을 하는 것으로 보고되었다. 나이가 들수록 활동이 감소하는데, 80세 이상의 사람은 하루 평균 5~60분의 적당한 신체활동을 했으며, 여성이 남성보다 활동적인 것으로 나타났다. 또한 노인은 하루에 평균 8.5시간 동안 앉아 있으며, 80세 이상의 노인이 가장 오래 앉아 있는 것으로 보고되었다.

간호사는 규칙적으로 운동을 하지 않은 노인의 운동시간을 점진적으로 늘리는 것 외에도 다른 안전요령을 알려줄 수 있다. 운동 중 수분 손실이 발생하므로, 운동 전과 운동 후에 물을 마시는 것이 중요하다. 운동복을 입는 옷은 쉽게 움직이고 땀을 잘 흡수할 수 있는 옷이어야 한다. 운동화는 발을 지지하고 보호하는 기능을 모두 제공해야 하며, 덥거나 추운 날씨에는 야외운동을 피해야 한다. 건물 안의 쇼핑몰은 극심한 날씨나 주변 안전에 대한 우려가 있을 때 걷기 좋은 장소이다. 파트너와 함께 운동하면 운동을 함과 동시에 더 안전할 수 있다. 간호사는 노인이 가슴 통증이나 압박감, 호흡곤란, 현기증이나 어지럼증 또는 운동 중 심계항진을 경험할 경우 운동을 중단하고 도움을 청하도록 교육해야 한다.

생활방식의 변화와 노인의 활동

퇴직, 이사 및 배우자 상실은 노인의 활동 수준과 그들이 추구하는 활동 유형에 영향을 미친다. 노인은 이러한 생활방식의 변화를 직접 경험하거나 또는 배우자가 은퇴하거나 장기요양시설에 입원할 때 간접적으로 경험할 수 있다.

은퇴

은퇴는 노인의 주요 생활방식에 변화를 준다. 대부분의 삶에서 노인들은 일하러 가거나 배우자가 매일 출근하는 것을 보았지만, 퇴직하면 이러한 일정이 변경되어 직장으로 출근

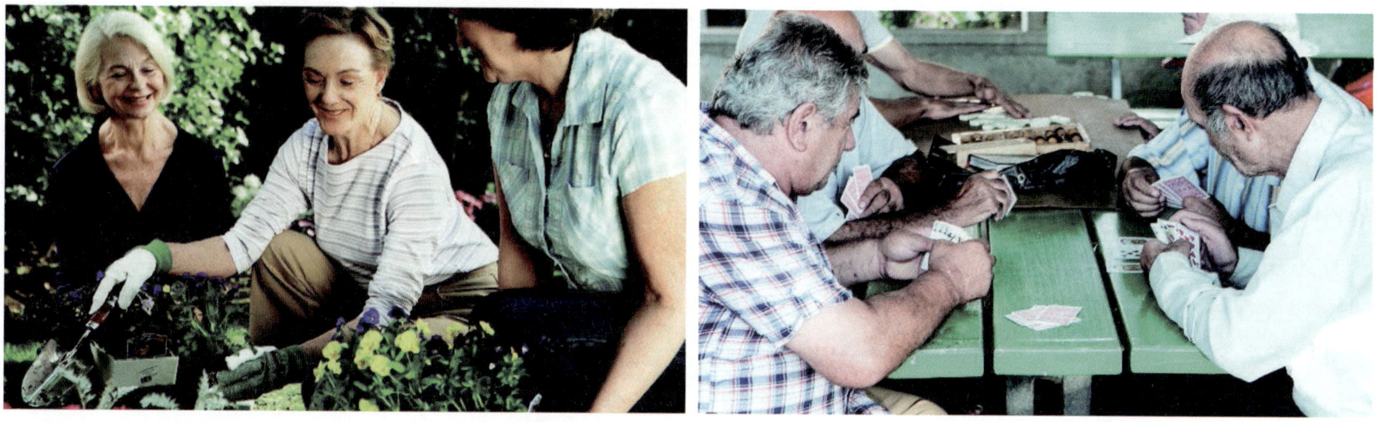

그림 9.2 노인에게 여가활동은 중요하다. (A, © Liz Gregg/Photodisc/Thinkstock. B, © Michal Osmenda from Brussels, Belgium/CC-BY-2.0, via Wikimedia Commons.)

하는 데 소요되던 시간이 없어진다. 남편만 일한 부부의 경우 아내의 일상은 남편이 집에 있는 데 영향을 받게 되며, 남편이 은퇴했지만 아내가 여전히 집 밖에서 일하는 경우 남편은 집에서 혼자 있게 된다. 또한 미혼인 경우 은퇴로 인해 북적거리던 직장 환경에서 외로운 빈 집으로 주 생활환경이 바뀌게 된다. 은퇴 한 노인의 중요한 사안은 해왔던 업무를 의미 있는 활동으로 바꾸고 직장동료 대신 새로운 지인으로 환경을 대체하는 것이다. 활동은 의미 있고 인간의 사회화 요구를 충족시키기 위해 선택될 수 있으며, 이때 과거에 관심 있던 것들이 은퇴 후의 활동에 대한 선택에 영향을 미치게 된다.

은퇴한 노인이 새로운 관심 분야를 개발하지 않고 과거 관심사가 직무 관련 주제에만 초점을 둔 경우 관심종목 선택이 제한될 수 있다. 재정상태 또한 활동 유형에 실질적인 제한을 줄 수 있으며, 이동성 제한, 지구력 제한 또는 감각 부족과 같은 건강상태 문제도 활동 선택을 제한할 수 있다. 하지만 노인의 은퇴는 시간과 에너지 제약으로 인해 할 수 없었던 활동에 참여할 수 있다.

이주

이주는 한 거주지에서 다른 거주지로의 이동이다. 추운 기후의 집에서 더 따뜻한 지역의 집으로 이주할 수 있으며, 노인의 경우 자녀나 손자의 집으로 이사하거나 퇴직 커뮤니티나 장기요양시설로 이사할 수 있다. 목적지와 상관없이, 이주는 일상생활에 큰 변화를 준다. 불쾌하거나 안전하지 않은 상황에서 더 좋은 곳으로 이주하더라도 이주 자체가 노인의 웰빙에 부정적인 영향을 미칠 수 있다.

이주는 일반적인 활동 패턴을 방해한다. ADL에서 독립성을 유지하게 하는 적응이 어려워져 운동을 위해 친숙한 동네를 걷는 것이 더 이상 불가능할 수 있다. 하지만 이주 지역에서도 사회 또는 장기요양시설 등 다양한 활동이 있으므로 새로운 환경에서 또 다른 사회적 관계망을 구축 할 수 있다. 간호사의 역할은 이러한 새로운 상황과 기회에 익숙해지는 노인의 노력을 지원하고 이주로 인한 스트레스가 건강에 미치는 영향을 모니터하는 것이다.

장기요양시설에서의 활동 프로그램은 운영하는 책임자가 있고, 시설에서 사는 노인은 다양한 활동을 선택할 수 있다. 시설 거주 노인은 다양한 활동의 참여가 권장되지만, 이러한 프로그램을 결정할 권리는 노인에게 있다. 각 거주 노인의 활동 선호도는 시설에 들어오는 순간부터 결정할 수 있다. 개별화된 치료계획에는 거주 노인에게 적합한 활동이 포함된다(그림 9.2). 개인(일대일 활동), 소규모 그룹 및 대규모 그룹 활동이 일반적으로 제공되며, 일부 시설은 노인이 향후 활동계획에 참여하고 노인의 가족과 친구가 참여할 수 있는 프로그램을 제공한다(박스 9.4).

배우자의 상실

배우자 상실은 같이 하던 활동 또는 배우자의 지원이 필요했던 활동 등에 모두 영향을 미친다. 만약 배우자가 사망 전 질병이 있었다면, 배우자의 사망 훨씬 이전부터 활동에 영향을 받았을 것이다. 슬픔의 시기에는 활동이 줄어들 수 있다. 하지만 슬픔과 슬픔에서 회복하는 과정은 새로운 삶의 패턴에 적응하는 과정이 될 수 있다. 따라서 배우자의 부재로 인해 활동이 변경이 될 수도 있으며 새로운 활동을 할 수

박스 9.4 장기요양시설에서 할 수 있는 활동의 예

운동
- 걷기 프로그램(실내, 실외)
- 댄스(볼룸댄스, 라인댄스 등)
- 태극권(또는 타이치)

관중활동
- 텔레비전 시청

참여활동
- 카드놀이, 빙고, 보드게임
- 노인용 볼링이나 노인용 배구
- 게임
- 마당에서 할 수 있는 놀이(크로켓, 미니골프 등)
- 여행(박물관, 스포츠 관람, 식당, 쇼핑몰, 공원 등)
- 소풍
- 낚시

창조적 활동
- 그림그리기
- 조각, 바느질
- 정원가꾸기, 분재
- 요리
- 악기연주
- 글쓰기

세대 간의 활동
- 자녀 방문
- 학교봉사

애완동물
- 개, 고양이, 토끼, 앵무새, 금붕어, 닭, 오리 등
- 일상에서 보기 힘든 동물 관찰(동물원 가기 등)

도, 이전 활동의 재개할 수도 있다.

간호사는 주의 깊게 듣고 새로운 활동의 발달을 지원함으로써 배우자 상실을 경험한 노인을 도울 수 있다. 이러한 새로운 활동으로는 재정 관리, 요리, 세탁, 차 관리와 같은 새로운 기술의 습득과 새로운 친구 사귀기 등이 있다. 간호사는 이용 가능한 프로그램이나 서비스에 대한 정보를 제공할 수 있고, 새로운 기술 습득과 사회적 관계를 형성하는 데 도움을 줄 수 있다. 노인이 배우자를 잃은 후 새로운 환경에 적응하는 기간 동안 스트레스로 인해 건강에 영향을 받을 수 있으므로 혼자 남은 노인의 신체적 · 정신적 건강을 자세히 모니터해야 한다.

알츠하이머병 및 기타 치매로 인해 영향을 받는 활동

중앙치매센터(2019)의 통계에 따르면 우리나라 치매 인구는 약 75만 명이며 치매 유병률은 약 10.1%로 65세 이상 인구 10명 중 1명은 치매 환자이다. 알츠하이머병이 진행됨에 따라 인지장애가 증가하는데, 이는 일상활동을 시작하고 참여하는 능력에 악영향을 미친다. 치매가 진행되는 노인은 다양한 활동이나 이전에 즐기던 활동을 할 수 있는 능력을 상실한다. 돌봄제공자는 노인 환자의 행동을 모니터하는 것, 기본적인 개인 일상활동의 수행, 신체활동, 인지 자극 및 즐길 것에 대한 기회의 제공에 대한 책임이 점차 커진다. 치매 노인을 위한 활동계획의 핵심은 잔존하는 신체적 · 인지적 능력을 보존하고 독립성을 증진하는 것이다. 활동은 부족한 부분을 채우려는 방식이 아닌 잔존하는 기능이나 능력을 활용하고 극대화해야 한다. 활동을 계획 할 때 간호사 또는 돌봄제공자는 인지장애의 정도, 노화 또는 기타 질병으로 인한 신체적 제약 및 안전 문제를 고려해야 한다.

치매 노인을 위한 활동은 반드시 의미가 있어야 하고, 이러한 의미 있는 활동에는 목적과 목표가 있어야 한다. 의미 있는 활동은 자발적으로 이루어져야 하기 때문에 참여하도록 강요하지 않고 이를 대신하여 활동 참여를 격려하고 설명하며 초대할 수 있다. 의미 있는 활동은 참가자에게 건강한 삶을 유지하도록 권장한다. 치매 노인이 활동에 의해 스트레스를 받거나 불편함을 나타내는 경우, 활동을 중단하거나 하지 않도록 해야 한다. 활동은 또한 노인의 사회적 지위와 일치해야 하며 존엄성을 지원해야 한다. 노인은 유치해 보이는 활동에 참여한다고 여겨 참여를 거부할 수도 있다. 활동은 당혹감, 고난 또는 실패감이 아닌 좋은 느낌을 촉진해야 한다. 치매 노인을 위한 활동을 성공적으로 계획하고 구현하려면 간호사와 돌봄제공자가 유연하고 인내하며 환경에 민감해야 한다.

간호사나 다른 돌봄제공자가 노인에게 이야기할 때 다른 성인과 대화할 때와 마찬가지로 노인이 이해할 것으로 가정하고 의사소통을 해야 한다. 노인이 이해하지 못하는 경우, 반복이나 다른 쉬운 표현이 필요할 수 있지만, 처음부터 노인이 이해할 것이라는 긍정적인 기대로 시작하는 것이 가장 좋다. 꾸짖거나 어린아이에게 하듯 지시하거나 '하지 말 것'과 같은 부정적인 지시를 하는 것을 피해야 한다.

인지장애가 증가함에 따라 치매 노인의 목욕, 옷 입기, 손질, 화장실, 구강위생 및 식사와 같은 개인간호활동에 대한 더 많은 감독과 도움이 필요하다. 개인간호활동은 간단한 일부터 단계적으로 실시해야 하고 시각적으로 단서를 주어야 활동이 잘 수행된다. 환경은 조용하고, 어수선한 것이 없고, 주위에 잡다한 물건이 없으며, 주변에서 서두르지 않아야 한다. 독립성을 증진하고 기능적 능력을 유지하기 위해 간호사는 치매 노인이 자신의 능력에 맞는 자기관리 또는 작업의 일부를 수행하도록 권장해야 한다.

치매 노인의 신체운동은 신체 건강에 중요한 역할을 하며 이 밖에도 노인의 초조행동이나 배회를 줄이는 효과가 있다. 흔들의자의 리듬 운동은 초조행동을 줄일 수 있고, 산책을 하면 배회를 줄일 수 있다. 갑작스러운 일상의 변화, 강한 자극은 멀리하고 걷기와 같이 신체적으로 긍정의 영향을 주는 것들이 노인을 더 편안하게 만든다. 운동은 근력, 유연성 및 걷기의 기능을 유지하는 데 중요한 역할을 하는데, 이러한 신체운동을 돕는 다른 활동으로는 댄스, 제자리 걷기 또는 음악에 맞춰 팔 흔들기 운동 및 정원 가꾸기 등이 있다.

치매 노인은 활동을 할 수 있는 능력을 점차 잃지만, 자신이 즐기고 할 수 있는 정도의 활동에 참여할 수 있다. 치매 노인을 위한 활동은 간단한 게임부터 댄스, 조류 관찰에 이르기까지 다양하다. 수건 접기와 같은 간단한 작업도 활동에 포함될 수 있다. 또한 활동은 돌봄제공자와 함께 산책하는 것과 같은 일대일 활동이거나 교회 예배 참석과 같은 그룹활동일 수 있다.

노인의 과거 생활 경험과 관심사를 활용하는 활동은 기억을 자극할 수 있다. 치매노인은 치매의 초기 단계에서 장기기억이 보존될 수 있기 때문에 그룹 또는 개별적으로 회상을 즐길 수 있다. 물건을 만들거나 화초를 키우는 활동은 자아와 성취에 자존감을 높인다. 치매의 후기 단계에서도 어떠한 대상이나 노래가 기억을 불러일으킬 수 있다. 노래 가사나, 요리, 그림 그리기 또는 피아노 연주와 같은 익숙한 동작은 다른 많은 기억을 상실했을 때에도 기억될 수 있다.

건강증진을 도모하고 독립성을 보존할 수 있기 때문에 고령자를 위한 활동은 매우 중요하다. 간호사는 노인이 나중에 발생할 수 있는 상황에 적응하도록 활동의 범위를 미리 알려주어 나중에 발생하는 상황에 적응하도록 돕는다. 또한 노인과 협력하여 새로운 활동을 찾아내야 하고 일상활동, 신체운동, 또는 기분전환활동에 있어 노인과 상의하여 노인의 삶의 질을 향상시키는 활동을 디자인하고 선택하기 위해 협력해야 한다.

가정간호

1. 칩거노인의 수면장애를 유발하는 위험요소(예: 환경, 통증 또는 우울증)를 사정한다.
2. 모든 약물을 검토하여 칩거노인의 수면 패턴을 방해할 수 있는 약물을 확인한다.
3. 돌봄제공자와 칩거노인에게 카페인 음료 및 알코올 섭취를 피하는 등 수면을 촉진하는 활동에 대해 교육한다.
4. 흔들의자를 사용하거나 따뜻한 목욕을 하는 등 수면을 촉진하는 방법을 돌봄제공자와 칩거노인에게 교육한다.
5. 안전과 복지에 대해 불안하다면 그로 인해 숙면을 할 수 없다는 것을 기억해야 한다. 안정감을 증진시키기 위해서는 독거 노인의 집을 지속적으로 모니터하고 즉각 보고 시스템의 설치가 중요하다.

요약

수면과 활동은 인간의 하루를 구성하는 요소이다. 잠을 자지 않으면 전날의 피로에서 회복되지 않고 오늘의 활동이 피로로 느려지며, 반면 활동이 없으면 휴식의 필요성을 느끼지 못한 채 잠자리에 들게 된다. 적절한 휴식과 활동의 균형이 없다면 건강에도 좋지 않으므로, 간호사는 나이와 건강 상태의 변화를 인식함으로써 노인의 수면과 활동 요구에 도움을 줄 수 있다.

핵심내용

- 노인이 겪는 수면 변화에는 수면 대기시간 증가, 수면효율 감소, 밤에 깨어남 증가, 이른 아침에 깨어남 증가, 낮잠 시간의 증가 등이 있다.
- 노인이 겪는 수면 변화 중 일부는 만성질환 및 기타 건강문제와 관련이 있다.
- 수면의 질에 영향을 미치는 요인에는 환경요인, 통증, 생활습관 변화, 식이요법, 약물 사용, 건강상태, 우울증 및 치매가 있다.
- 수면무호흡증과 PLMS는 수면 부족과 불면증을 유발할 수 있는 두 가지 흔한 수면장애이다.
- 수면기록은 수면의 양과 질을 향상시키기 위해 중재를 개발하는 첫 단계이다.
- 수면기록에는 수면 양과 질, 취침시간, 수면 환경, 활동, 식이요법

및 약물에 관한 질문이 포함된다.

- 수면 중인 노인을 직접 관찰, 룸메이트 또는 배우자의 보고서, 수면 일기, 수면의 질과 양을 사정하는 측정도구 및 수면검사실의 진단 연구를 통해 수면기록을 보완할 수 있다.
- 수면위생에는 수면을 촉진하는 활동, 안정된 일정, 취침시간, 수면 친화적 환경, 수면을 방해하는 물질의 회피, 운동 및 스트레스 감소가 포함된다.
- 특정 노인이 추구하는 활동은 개인의 선호, 생활양식 및 건강에 의해 영향을 받는다.
- 건강 및 생활환경의 변화에 따라 ADL을 수행하려면 수정된 접근 방식이나 다른 사람의 도움이 필요할 수 있다.
- 신체운동은 노인이 건강을 유지하고 ADL 수행능력을 유지하며 일반적인 삶의 질을 향상시키는 데 중요하다.
- 운동을 하지 않은 노인이 안전한 운동을 하려면 운동 전후 충분한 수분 섭취, 적절한 의복 및 신발을 착용해야 하며 운동량을 꾸준히 점진적으로 증가시켜야 한다.
- 퇴직, 이사 및 배우자 상실은 노인이 활동하는 방식과 추구하는 활동 유형에 영향을 미친다.
- 알츠하이머병 및 기타 치매가 있는 노인의 활동목표에는 신체 및 인지 능력의 보존 및 독립성 증진이 포함된다.

비판적 사고

01 한 요양시설 거주자가 자신이 숙면에 취하지 못했다고 말하고 의사에게 수면제를 처방해줄 것을 요청했다. 해당 환자의 수면의 질과 양을 평가하기 위해 어떤 질문을 할 수 있는가? 또한 진정제와 수면제 사용의 단점을 알고 있는 간호사는 수면을 개선하기 위해 어떠한 중재법을 제안할 수 있는가?

02 아내와 동행한 노인이 클리닉에 방문하였다. 아내는 남편이 매일 밤 큰 소리로 코를 골며 낮에는 항상 낮잠을 오래 잔다고 말했고 노인은 코골이 하지 않는다고 말하지만 낮에는 종종 졸린다고 하였다. 남성 노인에게 어떤 수면장애가 의심되는가? 또한 환자에게 어떤 권유를 할 수 있는가?

03 현재 당신은 노인건강박람회에서 혈압을 체크 중이다. 여성 노인의 혈압을 확인한 후 운동 프로그램 시작에 대해 질문하였다. 여성 노인은 지인들이 규칙적인 운동을 권장하고 있다고 말했지만 현재 운동을 하고 있지 않다고 하였다. 그녀에게 어떤 운동을 추천할 수 있는가? 또한 예방책을 포함한 어떠한 교육을 제공할 수 있는가?

10 안전

Safety

학습목표

1. 노인의 안전증진을 위한 간호사의 역할을 확인할 수 있다.
2. 노인을 위한 다양한 지역사회 자원을 확인할 수 있다.
3. 법적분쟁과 연관된 헬스케어 환경의 안전위험을 확인할 수 있다.
4. 노인 낙상의 내적 원인과 외적 원인을 구분할 수 있다.
5. 노인에서 낙상의 일반적인 치료 가능한 원인을 식별할 수 있다.
6. 낙상을 경험하는 환자를 위한 간호진료 표준을 구현할 수 있다.
7. 가정안전 수칙을 사용하여 지역사회에 거주하는 노인 사이에서 화상, 우발적 중독, 연기 흡입 및 식품매개성 질환을 예방할 수 있다.
8. 저체온증과 고열증, 그리고 각각의 간호요구를 구별할 수 있다.
9. 재난계획 자원을 식별할 수 있다.
10. 다양한 유형의 노인학대를 구분할 수 있다.
11. 노인을 손상시키고 도로에서 안전위험을 초래할 수 있는 임상 증후군 및 상태를 나열할 수 있다.

들어가기

다음과 같은 상황에 부딪친다면 당신은 어떻게 대처하겠는가?

- 귀하의 75세 요양원 거주자는 바닥에서 침대 발 근처에 앉은 자세로 발견되다. 거주자가 두부 외상이나 정신상태의 변화 또는 명백한 휴식을 유지하지 않았다고 판단한 후 다음 단계는 무엇인가?
- 80세의 환자가 방문하였는데, 바퀴가 달린 보행기를 사용하고 있다. 그는 평소처럼 간병인을 동반하지 않았다. 당신은 그가 자신의 약속장소로 운전을 했다고 판단했다. 그가 운전하기에 안전한지 어떻게 판단할 것인가? 그가 운전해서는 안 된다고 결정했다면 어떻게 하겠는가?

생활환경에서 안전하고 안정감을 느끼는 것은 모든 사람에게 중요하다. 노화가 진행되더라도 일상활동에 참여하면서 마음의 평화를 유지해야 한다. 일상적인 작업을 수행하는 자신감은 인식된 보안 및 안전에 영향을 받는다. 안전은 보안 및 사고 또는 부상 예방을 나타내는 광범위한 개념이다. 노인을 간호할 때 간호사는 안전을 증진하고 예측 가능한 사고나 부상을 예방하는 동시에 개인의 의사결정 자율성을 존중하는 간호표준을 제공해야 한다. 이 간호표준은 노인과 간호사의 건강관리관계의 모든 측면에 적용되어야 한다.

안전을 보장하는 간호사의 역할 중 하나는 노인이 정보에 입각한 선택을 할 수 있도록 교육하는 것이다. 교육을 통해 이점과 위험을 비교하고 상황에 가장 적합한 조건을 선택할 수 있다. 환자가 정보에 입각한 선택을 할 수 없는 상황에서는 환자의 옹호자로 가족이나 중요한 다른 사람을 찾아야 한다. 환자가 정보에 입각한 선택을 할 수 없고 가족구성원이 없는 경우 간호사는 간호판단을 사용하고 허용되는 치료표준을 따라 안전과 보안을 증진해야 한다.

이 장에서는 환자의 안전을 위협하고, 사고, 부상, 심지어 사망까지 이어지는 일반적인 문제를 설명한다. 여기에는 낙상, 제약, 우발적 부상, 범죄 및 희생, 노인학대, 온도변화에 대한 취약성, 재난 및 가정환경의 위험이 포함된다. 부상 예방을 위한 안전수칙 및 중재에 초점을 둘 것이다.

낙상

문제의 개요 및 규모

65세 이상 노인 중 1년간 낙상을 경험한 비율은 7.2%이며, 85세 이상에서는 13.6%로 발생률이 2배이상 증가한다(이윤경 등, 2020). 낙상은 노인의 치명적 부상 및 비손상 부상의 주요 원인이다. 치명적 낙상은 모든 연령대에서 발생하지만, 노인 인구는 허약함의 발생률이 높고, 75세 이상에서 이환율과 사망률이 높아진다. 심각한 부상 측면에서 낙상은 고관절 골절의 주요 원인으로, 노인 인구에서 낙상의 30~50%는 타박상, 찰과상, 열상과 같은 부상을 초래하지만 약 10%는 외상성 뇌손상(TBI)과 같은 더 심각한 부상을 초래할 수 있다. 여성은 남성에 비해 낙상으로 인한 고관절 골절 가능성이 3배 더 높다.

낙상에는 식별하고 관리할 수 있는 수많은 선행 결과가 있다. 대부분의 임상연구에 따르면 위험요인을 수정하기 위한 중재전략의 결과로 낙상 빈도가 감소하는 것으로 나타났다. 고위험 노인을 대상으로 하는 임상 프로그램은 약물 수정, 환경 개선 및 행동 수정을 목표로 하는 중재전략을 통합했다. 임상연구 결과는 이러한 중재의 효과가 달라질 수 있음을 보여준다. 모든 낙상을 예방할 수 있는 것은 아니다. 따라서 자주 낙상하는 개인의 목표는 낙상 감소, 심각한 부상 예방 및 낙상을 경험하는 중요한 위험요인을 수정하는 것이다.

낙상은 다양한 요인으로 발생하기 때문에 모든 사람이 동일한 선행조건의 결과로 낙상하는 것은 아니라는 점에 유의하는 것이 중요하다. 예를 들어, 노인 여성은 전화를 받으려고 서두를 때 균형을 잃고 낙상하고, 다음날 아침 너무 빨리 일어나면서 두 번째 낙상이 발생할 수 있다. 이 예시에서는 두 가지 뚜렷한 낙상 원인이 존재하며, 둘 다 교육과 행동수정을 통해 수정할 수 있다. 따라서 낙상은 이 연령대에서 다원적인 경향이 있기 때문에 낙상한 개인에 대한 포괄적인 평가를 수행하도록 주의를 기울여야 한다. 여기에는 자세한 병력과 신체검사가 포함된다.

환자 교육은 낙상 예방 및 관리의 기초가 된다. 노인 간호사는 낙상에 대한 환자의 믿음과 오해를 확인해야 한다. 노인은 낙상이 노화과정의 정상적인 부분으로 간주할 수 있다. 이러한 고정관념을 가진 사람은 질병 및 약물의 부작용과는 다른 정상적인 노화과정에 대해 교육을 받아야 한다. 낙상의 원인은 낙상 평가에 전문성을 갖춘 헬스케어전문가가 가장 잘 판단할 수 있으며, 낙상은 몇 가지 간단한 중재를 통해 감소하고 예방할 수 있음을 노인에게 알리는 것이 중요하다(박스 10.1). 낙상의 치료 가능한 원인은 모든 건강관리환경의 지속적인 교육 및 직원 개발 프로그램에서도 강조되어야 한다. 환자와 직원의 낙상에 대한 지식이 향상되면 치료를 위해 낙상 보고가 개선될 수 있다.

박스 10.1 일반적인 낙상 예방지침

일반 관리
- 작은 웨지 플랫폼이 있는 굽이 낮은 신발을 신는다.
- 가죽 또는 고무 밑창이 있는 신발을 신는다.
- 밤에는 야간조명을 켜둔.
- 무리하지 않도록 물건을 손이 닿는 곳에 보관한다.
- 지팡이와 보행기의 끝이 균일한지 확인한다.
- 실내와 실외에서 계단의 가장자리를 다른 색으로 칠한다.
- 일어날때 천천히 일어난다.
- 알코올 사용을 피한다.
- 서두르지 않는다.
- 도움 없이 사다리에 서 있는 것과 같은 위험한 행동을 피한다.

계단 및 바닥 표면
- 미끄러운 바닥과 닳은 카펫을 피한다.
- 계단을 내려갈 때 계단의 끝을 주의한다.
- 계단을 오르내리는 동안 걸음 수를 센다.
- 계단 양쪽에 튼튼한 난간을 설치하여 사용한다.
- 러그를 바닥에 단단히 고정하거나 완전히 제거한다.
- 지나가는 길에 있는 장애물을 제거한다.
- 바닥과 색상 대비가 있는 카펫을 사용한다.

화장실
- 욕조와 샤워실, 변기 근처에 손잡이를 설치한다.
- 작은 러그를 피하고 카펫을 설치한다.
- 비누를 사용하지 않는다. 샤워기에 장착된 디스펜서의 액체비누를 사용한다.

낙상의 정의

노인을 간호하는 간호사는 노인이 낙상을 여러 가지 방식으로 정의하고 노화와 질병에 대한 인식, 상황의 맥락에 영향을 받는다는 것을 인식해야 한다. 예를 들어, 노년층은 바닥에 넘어지는 미끄러짐을 실제 "낙상"으로 인식하지 못할 수 있다. 오히려 미끄러짐, 발을 헛디딤 또는 사고라고 할 수 있지만 넘어지는 것은 아니다. 박스 10.2는 노인이 낙상을 설명하는 몇 가지 일반적인 이유를 보여준다. 사람이 가장 낮은 수준(즉, 지면)으로 떨어졌는지 여부를 결정하기 위해 낙상사고를 자세히 검토해야 한다. 또한 개인이 낙상을

박스 10.2 낙상에 대한 노인의 일반적인 설명

- "미끄러진 것 같습니다."
- "무슨 일이 있었는지 기억이 나지 않습니다."
- "나는 서둘렀습니다."
- "내가 걸려 넘어졌습니다."
- "균형을 잃었습니다."

정의하는 방식이 낙상 보고에 영향을 미칠 가능성이 높다. 낙상은 사람이 의도하지 않게 한 수준의 평면에서 다른 평면으로 이동하는 원인이 될 수 있다. 이에 대한 예는 좌석이나 바닥에 똑바로 서서 갑자기 예기치 않게 떨어지는 경우이다. 멍, 염좌, 긴장 또는 골절과 같은 부상은 최소한의 높이에서 낙상하여 발생할 수 있다.

초기 평가의 주요 초점은 의식 수준(의식상실이 발생한 경우 결정), 순환, 기도 및 호흡이다. 필요한 경우 신속 대응팀에 알려야 한다. 환자가 안정되면 기립성 활력징후를 포함한 모든 신체계통을 포함한 머리부터 발끝까지 평가를 수행해야 한다. 검사관이 낙상으로 이어지는 세부사항을 구상하고 상세한 약물 검토를 통합할 수 있도록 상세하게 사정해야 한다.

노인에게 낙상의 의미

넓은 의미에서 낙상은 하락 또는 낮은 수준으로의 하강과 관련이 있기 때문에 부정적인 의미를 지닌 개념이다. 특히 낙상 환자와 관련하여 낙상의 중대한 부정적인 결과를 제시하는 수많은 연구에서 입증된 바와 같이 낙상을 부정적 의미로 보고한다. 그러나 환자에게 낙상은 완전히 다른 것을 의미할 수 있다. 낙상이 지면과 같은 더 낮은 수준으로의 실제 낙하가 아니라, 지위의 상실을 의미할 수 있다. 지역사회에 거주하는 노인의 낙상진술에 대한 연구조사에서 노인이 낙상을 환경보다는 자신의 한계에 의한 것으로 여기는 정도는 노인이 자신의 건강을 어떻게 평가하느냐에 따라 달라졌다. 따라서 낙상의 의미는 몇 가지 관련 변수를 포함하며 일상생활에서 낙상이 얼마나 심각한지에 대한 개인의 인식에 따라 결정될 가능성이 높다.

낙상에 기여하는 정상적인 연령 관련 변화

나이와 관련된 수많은 변화에 따라, 특히 이러한 변화가 기능적 능력에 영향을 미치고, 감각장애 또는 보행장애를 일으키며, 균형 불안정을 유발할 때 노인이 낙상하는 경향이 있다. 여기서는 낙상을 방지하기 위해 이러한 변화의 영향을 수정하기 위한 간호중재와 함께 낙상과 관련된 현저한 연령 관련 변화를 알아본다. 신체기능의 정상적인 연령 관련 변화는 낙상위험에 영향을 미칠 수 있다.

시각

눈 모양의 구조적 변화와 수정체 유연성은 눈의 노화에 동반한다. 수정체의 비유연성은 계단을 오르내릴 때와 같이 깊이 변화에 대한 눈의 조절능력을 감소시키는 노안을 유발한다. 노인이 노안을 경험하는 경우, 높이 변화를 나타내는 문 가장자리, 연석 및 착지 계단을 주의 깊게 관찰하도록 교육해야 한다. 또한 수정체는 나이가 들수록 흐려지고 백내장을 형성하는 경향이 있기 때문에 눈부심이 발생하여 일시적인 시각장애를 유발할 수 있다. 이 효과는 밝은 빛이 반짝이는 바닥에 반사되기 때문에 맑은 날 야외나 실내에서 특히 두드러진다. 백내장 문제가 있는 노인에게는 눈부심으로부터 눈을 보호하기 위해 챙이 넓은 모자나 선글라스를 착용하고 일광의 영향을 최소화하기 위해 커튼이나 블라인드로 실내 창문을 가려야 한다.

청각

내이에 영향을 미치는 연령과 관련된 변화는 내이의 소골 위축으로, 노년 난청이라고하는 고음 주파수의 손실을 포함하여 소리 전도의 변화를 유발한다. 다른 연령 관련 변화로는 배경소음 증폭 및 방향성 청력 감소가 있다. 전정 시스템은 균형을 유지하는 데 없어서는 안될 부분이며 대부분은 온전한 청력에 의존한다. 따라서 청각장애가 있는 노인은 뇌에 대한 피드백이 변경 될 때 낙상에 더 취약하다.

심각한 청력 소실이 있는 경우, 안정을 유지할 수 있도록 발과 몸이 공간에있는 위치를 알리기 위해 대체 형태의 시각적 신호를 사용해야 한다. 예를 들어, 청력 소실을 교정할 수 없는 경우, 청력 문제 관리의 한 가지 목적은 청력 소실을 보상하기 위해 진동 또는 시각적 신호를 사용하는 것이다. 신발 끈에 벨을 사용하면 발바닥을 디딜 때 노인이 느낄 수 있는 진 동감이 발생한다. 간호 중재에는 고령 환자에게 문자 그대로 "발자국을 관찰"하여 바닥에 발이 배치되는 것을 관찰하고 특히 바닥 표면과 같은 환경 조건을 인식하도록 지시하는 것이 포함된다.

심혈관 요인

노인들이 겪는 가장 일반적인 문제 중 하나는 동맥에 영향을 미치는 조직 탄력의 상실이다. 이러한 탄력성 부족은 조직 반동을 감소시켜 위치 변화에 따른 혈압 변화를 초래한다. 앙와위로 누워있다가 빨리 일어나는 노인은 혈압이 떨어지고 현기증이 느껴질 때 조직 탄력이 부족한 영향을 경험할 가능성이 높기때문에, 자세를 천천히 변경한다. 노인은 자세변경을 하는 동안 기다렸다가 현기증이 발생하는 경우 침대 옆이나 다른 가구를 잡도록 권장해야 한다. 이동용으로 특별히 제작된 싱글 베드 레일을 사용하면 노인이 침대에 들어가고 나올 때 도움을 준다.

근골격계 요인

노화된 개인의 뼈, 특히 체중부하 관절은 지지 연골의 손실을 유발하는 "마모"를 겪는다. 결과적으로 관절이 불안정 해지고 "무너져" 넘어질 수 있다. 많은 경우에, 골관절염은 체중을 견디는 관절에서 발생하여 체중부하시 통증을 유발하고 관절 안정성을 더욱 악화시킨다. 중재는 이러한 문제를 식별하고 항염증제 사용, 처방된 활동 및 운동, 보조기, 관절 교체 또는 이러한 모든 조치를 통해 문제를 해결하는 데 사용된다. 관절통이 발생하여 치료를 받지 않으면 노인이 앉아 있거나 움직이지 않고, 이러한 불용 및 근육 위축 현상은 근육 약화에 기여한다. 통증, 이동성 감소, 사용 불능 및 위축은 국소 또는 전신 약물 사용을 통한 규칙적인 이동성 및 통증 조절로 치료하지 않는 한 악순환이 될 수 있다. 간호중재는 정기적인 보행을 장려, 감독 또는 지원하는데 있다: 보행보조기의 적절한 사용, 관절운동범위, 물리치료와 같은 양식이다.

또 다른 정상적인 연령 관련 근골격 변화는 계단 높이의 감소로, 특히 문 가장자리가 보이지 않거나 카펫이 닳은 경우 노인이 걸려 넘어 질 위험이 있다. 노인 간호사의 역할은 이러한 변화를 파악하고 원인에 따라 개선을 위한 제안을 제공하는 것이다. 어떤 경우에는 이동을 돕고 추가 관절 손상을 방지하기 위해 보조 장치를 사용해야 할 수도 있다.

신경계 요인

신경계에 영향을 미치는 가장 보편적인 연령 관련 변화 중 하나는 반응 시간이 느려지는 것이다. 노인이 위치 변화에 구두 및 신체적으로 반응하는 데 더 오랜 시간이 걸린다. 균형을 잃은 노인은 엉덩이, 발목 및 어깨의 근골격 강도가 적절하다면 똑바로 설수 있다. 그러나 기능 장애 및 질병, 근육 약화 또는 약물 부작용이있는 사람들은 자세 안정성을 잃고 넘어 질 수 있다. 이러한 경우 계단, 인도 및 연석과 같은 환경의 고르지 않은 표면은 낙상으로 이어진다. 자율성을 높이기 위해 노인 환자가 일상적인 활동을 독립적이고 안전하게 계속 수행하는 것이 중요하다.

독립적인 활동이 더 이상 불가능한 경우, 노인은 곧은 지팡이, 고정식 보행기 또는 후방 보행기 같은 보행 보조기 사용에 대한 사용 평가가 필요하다. 간호중재는 도움이 필요함을 알리기 위해 의자 또는 침대 경보기, 목에 두르는 통화 버튼 사용이 포함된다. 신발은 굽이 낮고 웨지스타일의 튼튼한 굽인지 점검해야 한다. 노인 환자의 걷는 능력을 관찰하는 것이 중요하다. 예를 들어, 보행로가 직선인가, 아니면 환자가 이탈하는가? 부적절한 신발 때문에 걸을 때 환자가 넘어지는가? 보행 장애가 있는 일부 노인의 경우, 긴 솜털 카펫(high-pile carpet)이 있는 것은 방해가 될 수 있으며 걷는 동안 걸림돌이 될 수 있다.

낙상 위험

낙상으로 이어지는 관련질병(예: 뇌졸중, 섬망, 치매 또는 요실금)이 명확하게 정의되어 있지만(박스 10.3) 낙상 위험은 질병의 수와 종류에 의해서만 결정되는 것이 아니다. 낙상의 위험요소는 이동성 및 가동 가능한 영역, 이동 및 환경 영역에서 노인의 기능적 능력에 어떤 영향을 미치는지에 따라 결정된다.

박스 10.3 노인 낙상의 치료 가능한 원인

- 기립성 저혈압
- 탈수
- 심한 빈혈
- 심장 부정맥 (예: 서맥 부정맥, 빈맥, 동부전증후군(sick sinus s.))
- 약물 또는 알코올 과다 복용
- 요로 감염
- 비타민 B_{12} 결핍
- 골다공증
- 저혈당증
- 발작
- 경동맥 과민증
- 경동맥 협착
- 섬망*

* 정신 상태는 낙상 위험의 중요한 결정 요인이다. 섬망과 같은 정신 상태의 변화로 인해 노인이 환경 내에서 협상하는 데 어려움을 겪을 수 있기 때문이다. 섬망은 개인이 환경의 자극과 물체뿐만 아니라 감각 입력을 오인하게 만든다.

낙상 위험은 이동에 대한 관찰을 통해 가장 잘 결정된다. 낙상 위험은 내적(질병 또는 질병 관련) 또는 외적(환경적) 위험에 따라 분류될수 있다. 이러한 범주에 따른 낙상 위험은 낙상의 내적 또는 외적 원인과 다르다. 위험은 환자에 대한 철저한 평가, 알려진 낙상 위험 및 예측 가능한 사건을 기반으로 판단하는 용어이다. 길 가장자리의 색상 대비 부족, 조명 부족, 닳은 카펫, 불안정한 가구 등 낙상에 대한 수많은 외부 위험이 존재한다. 낙상의 내적 위험에는 기립성 저혈압, 실명 또는 진행성 치매와 같은 상태가 포함된다. 그러나 이러한 위험 요소가 있다고 해서 노인 환자가 실제로 낙상한다는 것이 아니라, 특정상황에서 낙상할 개연성이 있다는 것이다. 노인의 낙상으로 이어질 수 있는 상황에는 불안정한 걸음걸이 또는 균형 불안정, 불안정을 유발하는 약물로 인한 섬망이나 부작용, 실족하거나 균형이 불안정하여 바로 서지 못하는 것 등이 있다.

앞서 언급했듯이 낙상 위험은 낙상의 내적 또는 외적 원인과 다르다. 후자의 경우 실제로 낙상이 발생했으며 내인성 질환, 환경의 외적 원인 또는 이 둘의 조합의 결과이다. 이러한 낙상은 "낙상 위험"으로 간주되는 사람들 사이에서 발생할 가능성이 높다. 정밀 검사는 근본적인 원인을 확인하여 치료할 수 있도록 하여 궁극적으로 반복적인 낙상을 예방하거나 줄이는 것이다. 낙상 관리의 한 가지 목표는 환자의 자율성을 존중하면서 안전을 증진시키기 위해 위험 요소를 줄이는 것이다.

내적 위험

낙상에 대한 내적 위험은 정상적인 연령 관련 변화와 동시 질병의 결합된 효과를 말한다. 내적 위험에 대한 가장 두드러진 관찰은 보행, 균형, 안정성 및 인지와 관련이 있다. 이를 위해서는 노인 간호사가 노인의 보행과 균형을 관찰 및 분석하고 장애가 있는지 여부를 판단해야 한다. 걸음걸이와 균형을 모두 평가하기 위해 측정 도구가 개발되었다. 이 도구는 걸음 길이 및 높이, 걸음 대칭 및 경로와 같은 보행의 주요 구성요소를 식별한다. 균형 평가의 중요한 영역에는 앉기 및 서기 균형, 돌아서기, 균형을 잃지 않고 앉을 수 있는 능력이 포함된다. Tinetti 균형 및 보행평가 도구는 보행과 균형을 정량적으로 평가하는 측정 도구이다. 이러한 도구는 임상 연구를 통해 시험 되었으며 허용 가능한 유효성

지침: 대상자는 딱딱하고 팔걸이가 없는 의자에 앉아 있게 한뒤, 다음의 방법으로 테스트 한다.

1. 앉은 자세의 균형
   0 구부리거나 의자에서 미끄러짐
   1 균형적이고 안전함

2. 일어선 자세
   0 도움 없이는 불가능
   1 가능하지만 팔을 사용
   2 팔을 사용하지 않고 가능

3. 일어나려는 자세
   0 도움 없이는 불가능
   1 가능하지만 한 번 이상 시도
   2 한 번의 시도로 일어나기 가능

4. 일어선 직후의 균형(처음 5초)
   0 불안정 (예: 비틀거림, 발 움직임, 표시된 몸통 흔들림)
   1 안정적이지만 보행기나 지팡이를 사용하거나 지탱하기 위해 다른 물체를 잡음
   2 보행기, 지팡이 또는 기타 지지없이 안정적으로 유지

5. 일어난 자세에서의 균형
   0 불안정
   1 안정적이나 넓은 자세(예: 뒤꿈치 안쪽이 10cm 이상 간격) 또는 지팡이, 보행기 또는 기타 지지대 사용
   2 지지 없이 좁은 자세

6. 슬쩍 밀기(대상자를 최대한 가까이 두고 발을 최대한 가깝게 유지한다. 검사자는 손바닥으로 대상자의 흉골을 세 번 가볍게 민다.)
   0 넘어지기 시작
   1 비틀거림, 움켜 잡기, 하지만 스스로 잡기
   2 안정적

7. 눈 감음(6번과 같은 자세)
   0 불안정
   1 안정

8. 360° 회전
   0 불연속적인 스텝
   1 연속적인 스텝
   0 불안정 (예: 잡기, 비틀 거림)
   1 안정적

9. 앉기
   0 안전하지 않음(예: 거리 판단 오류, 의자에 주저앉음)
   1 팔을 사용하거나 부드러운 동작을 사용하지 않음
   2 안전하고 부드러운 동작

_______ / 16 균형 점수

그림 10.1 Tinetti 균형 및 보행평가. (이창형 외(2013). 뇌졸중 환자의 한국판 Tinetti-균형 척도의 신뢰도와 동시타당도. 특수교육재활과학연구, 52(4), 435-452.)

표 10.1 보행 및 균형 문제에서 치료 가능한 원인

신체검사 결과	보행 및 균형 장애 관련 가능성
말초신경병증	바닥에서 발을 느낄 수 없음
신경병관절병증	발 불안정성, 발 통증 또는 둘 다
고유감각 상실	바닥에 발 배치 변경
편마비	한쪽으로 기울어짐; 보행 불안정
망치발가락	체중부하 시 발 통증
걸음높이 감소	땅을 끌면서 걸음; 취한 듯한 걸음

및 신뢰성 등급을 보이고 있다(그림 10.1). 또한 다른 평가도구는 걸음걸이, 균형, 전정 평가 및 기능 수행과 같은 측정 조합을 사용한다. 보조기구 또는 물리 치료로 보행 또는 균형 장애를 관리하기 전에 노인은 보행 및 균형 이상의 치료가능한 원인을 확인하기 위해 의료 정밀검사가 필요하다(표 10.1).

외적 위험

실내와 실외의 수많은 환경적 위험으로 인해 개인이 낙상을 경험할 수 있다. 기능 장애에 직면한 위험한 행동을 수정하면 집 안팎에서 우발적인 낙상을 방지 할 수 있다. 낙상 10개 중 6개가 가정에서 발생하기 때문에 가정 안전 요령에 대한 교육이 낙상을 겪는 노인과의 건강모임에 포함되어야 한다.

환경 위험 요소의 수정은 낙상 예방에도 중요하다. 환경 위험은 우발적인 낙상에 기여하는 것이다. 연구에 따르면 낙상의 약 30 %는 환경 수정을 통해 예방할 수 있다. 안전 평가가 필요한 주요 영역은 계단, 바닥 표면, 가장자리 및 연석, 조명 및 손잡이 레일이다. 간호중재는 이러한 주요 영역의 실내 생활 공간에 대한 환경 평가에 대한 것이다. 가능하면 고르지 않은 계단을 수리하거나 최소한 지지를 위해 붙잡을 수 있는 견고한 난간이 있어야 한다. 바닥 표면은 손질이 잘된 짧은 솜털 카펫(low-pile carpet)으로 한다. 신발 뒤꿈치가 걸리지 않도록 찢어진 곳을 꿰매야 한다. 작은 러그는 걸려 넘어질 위험이 있으므로 제거해야 한다. 연석과 시멘트 계단 착지면은 대비되는 색상으로 페인트하여 가장자리를 윤곽을 그려야한다. 조명은 교통량이 많고 조명이 어두운 지역에서 적절해야 한다. 보다 세계적인 규모로 지역 주택위원회에 개선이 필요한 지역을 알리기 위한 지역사회의 노력은 노인에게 안전한 미래 주택 설계의 중요한 단계이다.

걸음

집에서 낙상이 발생하는 가장 일반적인 장소는 계단의 마지막 단계이다. 마지막 단계는 주로 시각 변화 또는 기능 장애로 인한 문제 영역이다. 난간은 계단의 양쪽 또는 전반적으로 걷는 곳에 있어야 한다. 중재는 개인의 필요에 맞는 난간 재설치가 포함된다. 계단과 관련된 또 다른 문제는 계단이 고르지 않은 것인데(그림 10.2), 이 현상을 관찰하고 교정하는 것이 가정에서 낙상 방지를 위한 첫 걸음이 될 수 있다.

바닥 표면

왁스 칠하거나 광택을 낸 바닥은 일반적으로 미끄러운 표면으로 노인, 특히 시각 장애가 있는 사람에게 안전 위험이 있다. 닳거나 찢어진 카펫에 발 뒤꿈치가 끼일 수 있다. 작은 러그는 걸려 넘어지거나 미끄러질 수 있으므로, 찾아내어 제거하는 것이 좋다. 어수선한 바닥 표면은 발을 헛디디거나 돌발적 낙상으로 이어질수 있다.

모서리와 연석

대비되는 색상이 부족한 테두리는 표면이 서로 섞이는 경향이 있기 때문에 낙상이 발생할 수 있다. 집 내부에 계단과 계단 착지면에 동일한 색의 카펫이 깔려 있거나, 집의 외부에 동일한 색의 콘크리트 계단이 있으면, 낙상이 발생할 수 있다. 옥외 포장이 고르지 않거나, 색상 대비가 뚜렷하게 표시되지 않은 연석도 낙상이 발생할 수 있다. 실외 계단을 착지 표면에 대비되는 색상으로 칠하고 카펫 테두리를 대비되

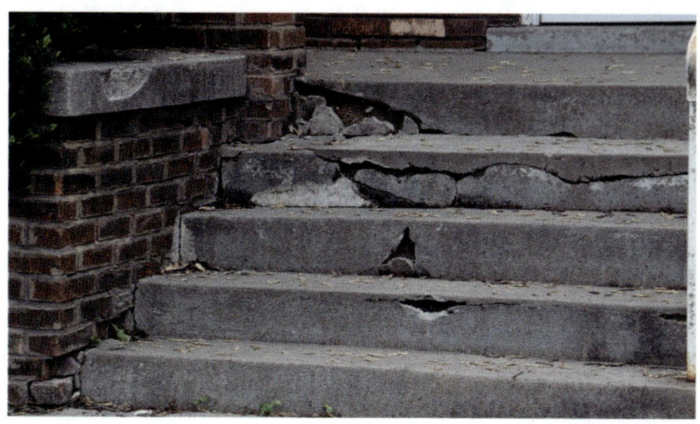

그림 10.2 난간이 없는 고르지 않은 계단. (© SBSArtDept / iStock.)

는 색상 (또는 접착 테이프)으로 구별한다.

조명

조명이 어두운 방은 눈의 노화를 유발하고 시력이 낮거나 시력이 손상된 사람에게도 문제가 된다. 밝은 조명은 눈부심 및 일시적인 시각장애를 유발할 수 있다. 조명은 이상적으로 고르게 분포되어야 하고 밝기가 일정해야 한다. 하나의 밝은 조명 보다는 머리위에서 퍼지는 조명이 더 낫다.

손잡이 또는 난간

손잡이와 난간은 기능 장애가 있는 사람들을 돕고 욕조나 샤워실에서 실수로 미끄러지는 사람들에게 도움이 된다. 안정적인 균형을 위한 손잡이는 변기 주위, 샤워실 또는 욕조 위에 놓아야 한다. 손잡이는 적절한 장소에 설치되어야 한다. 노인의 손에 닿는 손잡이가 잘못된 곳에 설치되면 실제로 낙상을 유발시킬 수 있다. 욕조와 샤워실에는 접착 매트가 있어야 하고 조명이 밝아야 하며, 비누 사용은 샤워 중 미끄러지거나 실수로 넘어질 수 있으므로 피한다.

중증 손상 위험

낙상 노인 중 소수는 심각한 신체적 상해를 입을 위험이 가장 크다(박스 10.4). 심각한 부상을 예방하기 위해 노인이 식별하고 노인 간호사가 내적 위험요소를 가지고있는 노인을 식별하는 것이 중요하다. 또한 이러한 개인을 인정하고 치료하는 것은 예측 가능한 사고를 예방하는 노인 간호사 역할의 일부이다. 고관절 골절, 두부 외상 및 내부 출혈과 같은 심각한 부상은 낙상 노인의 상대적으로 적은 비율에만 영향을 미친다. 낙상이 고관절 골절의 주요 원인으로, 낙상 노인의 약 5~6%가 이에 해당한다. 높은 사망률은 고관절 골절과 관련이 있으며 치료 비용은 재활 및 기타 보조 서비스를 위해 사회에 큰 경제적 부담을 준다.

또한 신체적 억제를 사용하면 심각한 부상의 위험이 높아

박스 10.4 중증 손상의 가장 큰 위험과 관련된 상태

- 정신 상태 변화 (예: 섬망 및 치매 관련)
- 골다공증
- 보행 또는 균형 불안정
- 동시 골절 (예: 엉덩이, 골반, 상완골 또는 척골)
- 억제대 사용

질 수 있다. 신체적으로 억제된 개인은 억제장치를 제거하려고 시도할 때 부상을 입을 수 있다. 목이 졸리거나 질식하는 사고의 발생이 신체적 억제 사용의 이차적 문제로 보고되었다. 양쪽 사이드 레일이 올라가 있으면, 치매나 섬망이 있는 노인이 사이드레일 위로 올라가려고 시도하면서 낙상이 발생할 수 있다. 낙상 높이로 인해 심각한 부상을 입을 위험이 있으므로 사이드 레일을 높이지 않은 경우보다 위험요인의 영향이 더 크다. 신체적 억제 사용은 낙상을 방지하지 않으므로 "안전 예방 조치"로 사용해서는 안된다.

중증 손상 위험 감소

행동 수정은 긍정적인 결과를 얻기 위해 행동을 변경하는 간호중재에 적용되는 광범위한 용어이다. 노인 간호사는 노인, 특히 낙상으로 인한 중증 손상 위험이 있는 사람들에게 낙상 예방 조치에 대해 교육하는 중추적인 위치에 있다. 노인의 지식 기반과 변화하는 행동에 대한 수용력은 노인 간호사가 교육 프로그램을 시작하기 전에 평가해야 하는 중요한 측면이다. 구체적인 교육 포인트는 개별적으로 다를 수 있지만, 고위험 유해환경을 그림으로 표시하거나 교시점이 포함된 유인물을 발행하여 낙상 방지 및 가정 안전에 대한 일반적인 지침을 설명할 수 있다. 심각한 부상을 초래할 가능성이 가장 높은 조건과 관련이 있기 때문에 간호중재가 강화 될 수 있다(표 10.2).

행동 수정 및 지시 (예: 기립성 저혈압이 있는 고령 환자에게 천천히 일어나도록 교육하거나 너무 빨리 움직여 어지럼증이 있는 노인에게 속도를 줄이도록 교육하는 것)가 보기만큼 쉽지 않을 수 있다. 행동 수정은 먼저 노인 환자가 문제에 기여하는 행동을 인식하도록 요구한다. 종종 이러한 행동의 원인과 결과를 명확하고 간결한 방식으로 환자에게 지적해야 한다. 그러나 환자가 자신의 행동을 수정하려고 하는 동안 낙상이 발생하지 않을 수 있기 때문에 이것은 언제나 사용할 수 있는 방법은 아니다. 따라서 환자의 초기 행동은 부정적으로 강화될 수 있으며 동일한 행동을 계속하는 것이 정당하다고 느낄 수 있다. 행동 수정은 노인 환자가 행동이 수행될 때마다 이를 변경하거나 변경하기 위해 의식적인 시도를 해야 한다. 간호사가 가르치는 내용의 대부분은 추후 조치를 위해 기억되어야 한다.

낙상으로 인한 중증 손상의 위험을 줄이기 위한 질병 또는

표 10.2 중증 손상을 예방하기 위한 행동 중재

조건	환자 개입
골다공증	골밀도를 높이기 위해 처방 된 약을 복용한다. 비타민 D와 칼슘 보충제를 복용한다. 칼슘 함량이 높은 균형 잡힌 영양가 있는 식사를 한다. 정기적으로 적당한 체중 부하 운동을 수행한다. 흡연을 피한다. 과도한 알코올 섭취를 피한다. 척추에 부담을 주지 않는다(예: 무거운 물건 들기, 구부림).
보행 불안정	미끄럼 방지 밑창이있는 신발을 착용한다. 처방에 따라 이동 보조 장치와 보조도구를 사용한다. 위험 가능성을 찾기 위해 걷는 동안 환경을 신중하게 스캔하려고 시도한다. 근육 강화 및 보행 훈련이 포함 된 운동 프로그램에 참여한다. 필요에 따라 환경을 수정한다.
균형 불안정	천천히 조심스럽게 자세를 바꾼다. 움직이기 전에 자세를 안정화한다. 처방에 따라 이동 보조 장치를 사용한다. 목욕이나 옷입기와 같은 고위험 활동 중에 앉은 자세를 취한다.

상태 수정에는 실제 질병의 적절한 치료가 포함된다. 골다공증의 경우, 뼈 탈회를 방지하고 골량을 늘리는 약제를 처방하고 칼슘 및 비타민 D 보충제와 함께 사용한다. 간호사는 골다공증 환자에게 칼슘이 풍부한 식품의 중요성과 이러한 식품을 매일 식이 요법에 통합하는 방법에 대해 가르치는 데 중요한 역할을 한다. 골다공증 발병과 관련된 위험 요인에 대한 교육도 중요하다.

섬망의 경우 상태 수정에는 근본적인 병인을 결정하는 것이 포함된다. 원인을 확인하고 치료하지 않으면 상태가 해결되지 않으며 낙상으로 인한 중증 손상 위험이 증가한다. 병인이 대부분 다인성이라는 사실을 간호사가 인식하는 것이 필수적이므로 확인된 원인에 따라 다양한 중재가 필요하다. 섬망이 해결되는 동안 사이드 레일 패딩, 감시 강화, ADL 지원, 평온하고 안심할 수 있는 환경을 조성하기 위한 조치 등의 간호중재를 통해 부상을 예방할 수 있다.

낙상의 속성과 낙상 분류

낙상은 환자의 결과에 따라 심각하거나 심각하지 않은 것으로 간주 될 수도 있다. 넘어지지만 가장 낮은 수준 (지면)에

박스 10.5 낙상 분류

- 다인성 요인
- 외적 (환경적)
- 내적 (질병 또는 질병 관련)
- 의도적
- 고립성
- 군집성
- 사전 모니터링
- 전구적

도달하지 않은 사람과 스스로를 잡는 사람은 "근접 낙상"을 경험 한 것으로 간주된다. 실제로 땅에 떨어지는 사람들은 진성 낙상을 경험하고 있다. 낙상은 낙상의 원인(내적, 외적 또는 다인성), 낙상 빈도 및 다른 질병과 관련된 낙상시기에 따라 분류 될 수 있다. 노년층의 낙상 대부분은 병인에 있어서 다인성, 즉 내적, 외적 요인의 모든 조합에서 연관된다. 매우 다양한 상황이 노인의 낙상으로 이어지기 때문에 분류 체계에 따라 낙상 유형을 결정하는 것이 중요하다 (박스 10.5).

고립성 낙상(isolated fall)은 순전히 우연한 일회성 사건을 의미한다. 대부분의 낙상은 우연이 아니라 특정 질병 과정이나 상태를 나타내기 때문에 지난 10년 동안 문헌에서 우발적 낙상(accidental fall)이라는 이라는 용어는 사용하지 않는다. 보상부전의 특정 질병이 있는 대상자에게 군집성 낙상(cluster fall)이 관찰될 수 있다. 대표적인 예는 울혈성심부전 노인이 과잉노력과 관련된 산소불포화나 뇌관류저하의 발병과 함께 낙상하는 경우이다. 일반적으로 단기간에 여러 번의 낙상이 발생하며 이는 건강 저하의 지표이다.

사전 모니터링 낙상(premonitory fall)은 특정 의학적 질병으로 인해 발생하는 낙상이다. 이러한 유형의 낙상은 문진에서 중요한 증상을 누락할 수 있으나, 신체검사 결과나 진단검사에서 확실시할 수 있다. 사전 모니터링 낙상의 전형적인 예는 뇌졸중, 발작 활동, 저혈당증 또는 체위현기증의 새로운 발병이 있는 개인의 경우이다.

전구적 낙상(prodromal fall)은 급성 의학적 문제를 예고하는 빈번한 낙상의 시작을 의미한다. 따라서 낙상은 나중에 질병이 발병하는 전조이다. 감염병은 일반적으로 이러한 유형의 낙상을 유발한다. 낙상은 또한 쓰러짐발작(drop attack)이라는 임상 증후군과 관련이 있다. 쓰러짐발작은 의식을 잃지 않고 갑자기 다리가 약해지는 것으로, 다른 모든 의학

박스 10.6 낙상의 다원적이고 상호 작용하는 원인

내적 위험요인
- 보행 및 균형 장애
- 말초 신경증
- 전정 기능 장애
- 근육 약화
- 시각 장애
- 질병
- 고령
- ADL
- 골다공증
- 치매
- 약물

외제적 위험요인
- 환경적 위험 (조명이 어둡거나 부적절함, 계단 난간 없음, 미끄럽거나 고르지 않은 표면, 가로대 없음, 어수선한 환경 또는 보행 장애물)
- 부실한 신발
- 억제

촉발원인
- 발을 헛디디거나 미끄러짐
- 쓰러짐발작
- 실신
- 어지럼

Modified from Rubenstein, L. Z. & Josephson, K. R. (2006). Falls and their prevention in elderly people: What does the evidence show? Medical Clinics of North America, 90, 807–824; and Centers for Disease Control (CDC) (2017). Risk factors for falls. Retrieved from http://www.cdc.gov.

적 질병과 환경 조건이 배제되고 환자가 계속 넘어질 때 진단된다.

따라서 낙상 분류는 낙상의 선행원인을 결정하는 데 도움이 된다. 박스 10.6은 다양한 유형의 낙상과 관련된 위험 요소를 보여준다. 대상자가 이러한 유형의 낙상 중 하나를 단독으로 또는 조합하여 경험할 수 있다는 점에 유의하는 것이 중요하다. 노인 거주자가 한 번에 사전 모니터링 낙상을 경험하는 경우 다음 가을은 완전히 다른 원인에서 발생할 수 있다. 낙상은 종종 예측할 수 없고 따라서 항상 예방할 수 있는 것은 아니기 때문에 치료가능한 낙상을 확인 및 관리한다는 목표를 가지고 평가를 시작한다.

낙상 결과

신체적 손상

낙상 관련 부상의 발생은 피부 찢어짐 및 염좌와 같은 사소한 외상에서 고관절 골절, 내출혈 또는 경막하 혈종과 같은 중증 부상에 이르기까지 다양하다. 매년 수천 명의 노인의 집에서 낙상이 발생하는데, 그들 중 많은 사람들이 중증 부상을 입었고 일부는 장애가 있다. 한 연구에 따르면 노인의 평균 낙상 경험은 평균 1.6회, 낙상 후 병원 치료율은 72.5%로 나타났다(이윤경 등, 2020). 연구 조사에 따르면, 인지 장애, 보행 및 균형 장애, 낮은 체질량 지수 및 최소 두 가지 만성 질환이 낙상 중 심각한 부상과 관련된 요인이다. 노인은 낙상으로 인한 대부분의 부상을 경미한 것으로 간주하고, 낙상을 보고서나 의학적 평가가 필요한 문제로 인식하지 못한다.

낙상으로 인한 중증 부상은 골다공증 환자에서 발생할 가능성이 더 높다. 골다공증에 의해 약해진 뼈, 특히 대퇴골과 같은 체중부하 뼈는 파손되기 쉽다. 예를 들어, 노인 환자가 지면에 떨어질 수 있는 거리를 줄이고 고관절의 뼈 돌출부에 패딩을 사용하는 등 낙상 충격을 줄이기 위한 부상 예방 조치가 필요하다. 고위험 뼈 돌출부에 패딩이 있는 거들과 속옷을 여성 노인에게 적용할 수 있다. 골다공증 환자는 시간이 지남에 따라 골밀도와 강도를 높이기 위해 약물을 처방 받아야 하고, 운동은 골량 증가에 도움이 될 수 있다.

심리적 외상

낙상 노인은 낙상 후 심리적 외상을 경험할 수도 있고 경험하지 않을 수도 있다. 성격, 우울증, 불안 및 스트레스 관련 증후군을 포함한 많은 요인들이 낙상 후 외상 발생에 영향을 미친다. 전반적으로 낙상 후 심리적 외상의 발생률, 유병률 및 발생을 설명하기 위한 연구는 거의 수행되지 않았다. 낙상의 한 가지 중요한 결과는 다시 낙상하는 것에 대한 두려움이나 낙상 후 독립적으로 일어날 수 없다는 두려움일 수 있다. 낙상에 대한 두려움은 노인 인구에서 다양하게 발생하고, 낙상에 대한 두려움이 활동을 피하고, 신체적으로 의존하게 할 수 있다.

노인 간호사의 역할은 낙상 후 낙상에 대한 두려움이나 심리적 외상이 발생했는지 확인하는 것이다. 이 정보를 도출하기에 가장 좋은 시기는 낙상 노인을 문진하는 것이다. 간호사는 노인의 활동수행에 대한 자신감이 낙상에 취약하게 한다는 것에 주의한다. 그러나 고려해야 할 한 가지 예외는 침대에서 낙상하는 경우와 같이 보행이 없을 때 낙상하는 노인이

박스 10.7 낙상에 대한 두려움(Fear of Falling : FOF) 문제

1. FOF는 남성보다 여성에서 더 높다.
2. 노화가 진행됨에 따라 FOF가 증가한다.
3. FOF는 지역 사회에 거주하는 노인에게서 더 많이 발생한다.
4. FOF는 혼자 사는 노인에게서 더 많이 발생한다.
5. 사회적 지지가 일관되면 FOF가 감소한다.
6. FOF는 낙상에 대한 수정 가능한 위험 요소이다.
7. 균형 장애가 있을 때 보행 장치 (지팡이, 보행기)를 지속적으로 사용하면 FOF가 낮아진다.
8. 거주자(다중약물요법, 균형 부족, 낙상 이력, 시각 장애, 나이 증가 및 특정 만성 질환)에게 주택 개조(예: 레일, 가로대)를 수행하면 FOF가 감소한다.

다. 이 경우 자신감은 이동 중에 영향을 받지 않을 수 있다. 낙상 공포와 관련된 문제는 박스 10.7에 제시되어 있다.

낙상에 대한 두려움을 정의하고 측정하기

노인의 낙상에 대한 두려움은 여러 가지 방법으로 평가될 수 있다. 간단한 방법은 단순히 노인에게 "낙상에 대한 두려움을 어떻게 정의하고 그것이 당신에게 어떤 의미가 있는가?"와 같은 개방형 질문을 하는 것이다. 응답은 낙상에 대한 환자의 인식에 대한 통찰력을 제공하고 중재 방향을 제공한다.

낙상 노인을 면담하는 동안 간호사는 환자가 얼마나 두려운 지에 대한 인식을 측정하는 시각적 아날로그 척도 (100 밀리미터 [mm] 선)를 사용하여 두려움을 정량화하도록 응답자에게 간단히 요청하여 보행할 때 낙상 두려움을 평가할 수 있다. Tinetti Falls Efficacy Tool은 사람들이 걷거나, 캐비닛에 손을 뻗거나, 전화를 받기 위해 서두르는 등의 활동 중에 얼마나 자신감이 있는지와 관련된 일련의 질문을 라이커트 척도로 나열했다. 이 도구는 Bandura의 자기 효능감 이론을 기반으로 하며 낙상 두려움의 자기효능감이나 자신감을 측정하는 것이다.

낙상 환자 평가

과거력

대부분의 경우 낙상의 근본 원인은 건강력 조사 중에 확인된다. 증상을 과소보고하는 경향이 있기 때문에 노인과 간호사는 치료 가능한 원인 또는 낙상 원인과 관련될 수 있는 주요 증상에 대해 반드시 질문해야 한다. 인터뷰를 시작할 때 노인은 낙상이 정상적인 노화의 결과가 아니므로 낙상 발병, 위치, 낙상과 관련된 활동 및 기타 세부 사항에 대한 정보가 평가에 필수적이라는 사실을 알려야 한다. 낙상을 둘러싼 상황에 대해 환자 자신의 말을 이끌어내는 것이 중요하다. 낙상빈도와 낙상 직전에 일반적으로 일어나는 일에 대해 문의해야 한다.

- 낙상 당시 증상
- 과거 낙상
- 낙상 위치
- 낙상 당시 활동
- 낙상 시간
- 낙상 후 외상

낙상의 과거력은 낙상 회상과 온전한 기억에 달려 있다. 낙상 환자가 치매 또는 섬망을 앓고 있는 경우 목격자나 중요한 다른 사람에게 추가 정보를 구하는 것이 좋다. 종종 낙상 일기는 개인이 잊었을 수 있는 낙상에 대한 자세한 정보를 검색하는 데 유용할 수 있다. 문의해야 할 주요 증상은 낙상을 유발하는 것으로 알려진 질병과 관련이 있다. 낙상의 근본 원인을 추가로 식별하는 데 도움이 되는 일련의 주요 증상에 대해 질문한다. 이러한 증상이 낙상 시 발생했거나 낙상을 촉진했다면 치료 가능한 원인이 존재할 가능성이 높다 (표 10.3).

표 10.3 낙상 환자의 병력으로 알 수 있는 주요 증상

증상	관련 건강상태
시각 또는 청력 상실의 갑작스러운 발병	뇌졸중
갑작스러운 다리 약화 (일방적)	뇌졸중
하지 쇠약 (양측)	관절염
현기증	현기증, 내이염
서있을 때 어지러움	기립성 저혈압
떨림 또는 혼란	저혈당증, 저산소증
의식 소실	실신
낙상 직후 비뇨기 또는 장 기능의 불수의적 소실	발작
호흡 곤란 또는 숨참	부정맥
두근거림	부정맥

신체 검사

낙상한 대상자를 위한 신체 검사에는 감각, 심혈관, 근골격 및 신경계 외에도 환자의 증상호소를 기반으로 한 집중 검사가 포함된다. 낙상의 많은 치료 가능한 원인은 신체 검사에서 확인할 수 있다. 감각 입력은 시각, 청각, 촉각, 심혈관 및 운동 반응 시스템에서 비롯된다. 시각과 청각의 감각 입력, 하지말단의 고유 수용 감각, 말초 감각 시스템은 모두 균형 유지와 관련하여 뇌가 처리할 수 있는 자극을 제공한다. 혈압 조절이 항상성에 도움이 되기 때문에 심혈관 시스템도 중요하다. 서맥, 빈맥 또는 불규칙한 리듬과 같은 정점 심장 박동수의 변화는 대뇌 관류를 변화시켜 균형에 영향을 미칠 수 있다. 특히, 환자가 누워있다가 일어설 때 혈압이 떨어지면 하지에 혈액이 고이는 대뇌 관류 저하로 인해 낙상할 수 있다.

운동 반응 시스템의 평가에는 근력 검사가 포함되며 엉덩이와 무릎 신전, 발목 발등굽힘에 특별한주의를 기울여야 한다. 여러 연구에서 발목 배측 굴곡 불량이 낙상 단계에서 자신을 바로 잡는 능력에 영향을 미친다는 사실이 밝혀졌다. 수동 근력 검사는 특정 근육군의 약점을 확인한 다음 운동을 목표로 할 수 있다. 보행 분석에는 신발, 지지대, 사지 안정성 및 간격 평가가 포함된다. 신경 학적 검사는 위치 감각과 진동 감각에 초점을 맞추고 Romberg 검사와 뇌신경 평가를 포함한다. 노인 검진에 대한 자세한 내용은 건강사정 교과서를 참조하도록 한다.

신체 검사는 환자의 증상을 설명할 수 있는 모든 결과를 식별해야 한다. 예를 들어, 환자가 아침에 일어나면서 어지럼증을 호소하면 간호사는 기립성 혈압을 확인해야 한다. 노인의 현기증의 다른 원인으로는 경동맥 과민증, 경부 관절염, 경동맥 협착증 및 위치 현기증이 있으며, 모두 머리 움직임으로 현기증을 유발할 수 있고 신체 검사 중에 확인할 수 있다.

특별 테스트

몇 가지 테스트를 통해 걸음 걸이와 균형을 더 잘 평가할 수 있다. 정적 균형에 대한 유용한 테스트 중 하나는 흉골 슬쩍 밀기 (sternal nudge)이다. 이것은 올바른 반사의 테스트이며 두 사람과 환자를 대상으로 한다. 한 명의 검사관이 환자 앞에 서 있고 다른 한 명은 뒤에 서 있는다. 앞의 검사관이 환자의 흉골을 밀어서 환자를 이동시킨다. 환자가 넘어지기 시작하면 검사는 "양성"으로 간주된다. 환자가 밀었음에도 불구하고 균형을 유지할 수 있는 경우 테스트 결과는 "음성"으로 간주된다. 동적 균형 테스트에는 환자의 보행 관찰 및 자세 변경이 포함된다. 균형에 대한 추가 테스트에는 Tinetti 균형 및 보행검사 평가도구가 포함된다(그림 10.1 참조). "타임 업 앤 고 (TUG) 테스트"는 앉은 자세에서 일어나고, 걷고, 앉을 수 있는 환자의 능력을 측정하는 것이다. 검사시간을 측정하고, 검사결과는 낙상 위험의 예후와 상관 관계가 있다. 20 초 미만의 결과는 30 초 이상에 비해 좋은 예후를 보인다.

낙상 간호 관리

낙상 관리는 특히 노인이 여러 번 또는 반복적인 낙상을 경험할 때 간호사에게 어려운 일이다. 이러한 경우 낙상에 대한 패턴을 식별하는 것이 도움이 된다. 낙상 또는 특정 증상으로 이어지는 유사한 선행요인들도 근본적인 원인을 식별하는 데 도움이 될 수 있다. 관리의 목표는 근본적인 원인을 파악하고, 반복적인 낙상 발생을 줄이고, 심각한 부상을 예방하는 것이다.

낙상을 모니터링하고 예방하기 위한 몇 가지 보조 도구를 사용할 수 있다. 낙상 일지는 낙상 발생, 부상 및 패턴을 모니터링하는 데 도움이 된다. 지역 사회에 거주하는 노인 환자는 낙상 일지를 사용하여 낙상에 이르렀거나 낙상이 발생했거나 낙상 이후에 발생한 모든 중요한 정보를 기록할 수 있다. 이 정보는 낙상의 선행 및 결과를 결정하는 데 매우 유용하다. 낙상 일지는 저렴하거나 단순히 펜, 종이, 자를 사용하여 간호사가 만들 수 있다 (박스 10.8).

침대나 의자에서 넘어져 심각한 부상을 입을 위험이 있는

박스 10.8 낙상 일지 작성하기

1. 가장 긴 여백에 "날짜", "낙상 시간", "낙상 당시 활동", "증상"및 "부상"이라는 제목을 쓰거나 입력한다.
2. 환자에게 각 제목 아래의 공간에 낙상이 발생한 직후 각 낙상에 관한 정보를 쓰도록 지시한다.
3. 낙상 일지 하단에 낙상으로 인해 심각한 손상을 입을 경우 환자가 전화할 수 있는"긴급 연락처"를 포함한다.
4. 낙상을 경험한 환자에게 낙상 사건의 기록을 보관하고 다음 예정된 약속 시간에 의료 제공자의 사무실로 가져오도록 지시한다.

간호계획

부상 위험 : 낙상

임상 상황

B 씨는 대동맥 협착증과 새로 발병한 폐렴으로 인한 급성 울혈성 심부전으로 병원에 입원한 82세 여성이다. 그녀의 병력에는 3년 전 골다공증과 고관절 골절이 있었다. 그녀는 최근의 이뇨와 4.5kg의 감소에도 불구하고 숨참을 보인다. B 씨는 이뇨제와 항생제를 정맥 주사하고 있다. 활력 징후로는 36.7℃(98℉)의 체온, 휴식 시 분당 100회 박동, 휴식 시 분당 26회 호흡, 90/60mmHg의 혈압이 있다. 2 리터 (L)의 산소를 적용하는 동안 그녀의 맥박 산소 측정기는 90 %를 보였다. 그녀는 "독립을 유지하기 위해" 혼자 화장실에 걸어 가야한다고 주장한다. 이뇨제의 결과로 B 씨는 요실금을 예방하기 위해 화장실로 달려 가야한다. 그녀는 처음 일어날 때 어지러움을 호소한다.

간호 진단

손상 가능성 : 이동성 변화, 요절박, 골다공증 및 호흡기 손상에 따른 치료 방식으로 인한 낙상 위험.

결과

환자는 입원 기간 동안 낙상을 피하면서 자율성과 독립성을 유지한다.

중재

- 기본 ADL을 하는 동안 환자를 관찰하고, 여전히 독립을 장려하면서 에너지를 보존하는 방법에 대해 지시한다.
- 기립성 저혈압이 있는지 확인하기 위해 혈압과 맥박, 앙와위 및 서기를 확인한다.
- 장애물이 없는 즉각적인 환경을 유지한다.
- 환자가 도움을 요청하도록 손이 닿는 곳에 전화 조명을 놓는다.
- 독립을 장려하면서 운동 활동을 제한하기 위해 침상 옆 이동식 변기를 임시로 사용한다; 안전한 이동절차를 교육한다.
- 약물로 인한 탈수의 근거로 전해질, 혈액 요소 질소 및 혈청 크레아티닌 수치를 모니터링한다.
- 체액 상태를 모니터링하기 위해 매일 환자의 체중을 측정한다.
- 섭취와 배설량을 모니터링한다.
- 미끄럼 방지 슬리퍼를 제공한다.
- 투명관 튜브에 걸려 넘어지는 것을 방지한다.
- 데크, 모래 및 고르지 않은 표면과 같은 실외 위험을 확인한다.

시설 노인의 경우, 침대 또는 의자 알람을 사용하면 움직임이 시작될 때 간호사에게 알리는데 도움이 된다. 센서는 길고 가는 와이어를 통해 환자와 의자 또는 침대에 부착되어 환자가 일어나려고 하면 와이어가 센서에서 떨어져 알람을 울린다. 이러한 알람은 비침습적이며 어떤 방식으로든 자발적인 움직임을 제한하지 않는다. 알람은 상당히 크고 노인을 놀라게 할 수 있으므로 알람이 울릴 때 예상되는 소음에 대해 환자와 가족에게 알리는 것이 중요하다. 병원과 요양시설의 복도에서 비디오 감시 카메라는 직원이 모퉁이 또는 먼 곳에서 외래 환자를 볼 수 있도록 도와준다. 그러나 이러한 카메라는 개인 정보 보호법으로 인해 병실과 같은 개인 공간에서는 금지된다.

낙상 위험이 있는 환자와 낙상으로 인해 중증 손상의 위험이 있는 환자의 경우 낙상으로 인한 중증 손상 가능성을 줄이는 방법에 대해 논의하는 것이 좋다. 환자는 중증 손상의 위험이 있음을 알고 중증 손상을 예방하거나 보행을 계속하기 위해 이동성을 줄이는 선택을 해야 한다. 환자의 자율성은 존중되어야 하고, 환자가 치명적이거나 정보에 입각한 선택을 할 수 없는 경우 가족 또는 보호자와 논의해야 한다. 어떤 경우든 노인과 간호사의 목표는 안전을 증진하는 것이다. 낙상을 줄이기 위해 박스 10.9 및 간호 계획에 제시된 권장 사항을 따르는 것이 좋고, 응급 치료 박스는 낙상 환자를 치료하기 위한 권장 사항을 제공한다.

박스 10.9 낙상 및 손상 예방 전략

물리적 수정
- 착륙면을 완충한다.
- 뼈 돌출부에 쿠션을 적용한다.
- 고위험 뼈 돌출부 주위에 패딩을 사용한다.
- 체중을 증가시킨다(해당되는 경우).
- 바닥 표면까지의 거리를 줄인다.
- 낮은 침대를 사용한다.
- 바닥에 요 이불 세트 또는 매트리스를 사용한다.
- 가능하면 옷을 입거나 면도하는 동안 앉아 있는다.
- 욕조에서는 서있는 것 보다는 샤워 의자에 앉아 있는다.
- 하이힐을 피하고, 플랫 슈즈를 사용한다.

행동 수정
- 활동 속도를 늦춘다.
- 불안정하다고 느끼면 사다리를 오르는 위험한 행동을 피한다.
- 자세 변경을 천천히 한다.
- 환경, 지형, 고르지 않거나 미끄러운 표면에 주의한다.

환경 안전
- 연석과 가장자리를 다른 색상으로 칠한다.
- 병원 환경에서 정맥관을 제거한다.
- 유치 도뇨관과 배액 주머니를 제거한다.
- 가로대 또는 레일을 설치한다.

응급 치료

J 씨는 거주보호시설의 침실 바닥에 누워 발견 된 84 세 남성이다. 그는 "그냥 넘어졌지만 괜찮아요."라고 말한다. 자세히 살펴보면 오른쪽 측두엽쪽에 큰 혈종이 있고 오른쪽 발목과하지의 부종이 나타난다. J 씨의 우측 발등 원위부 맥박이 부종으로 인해 모호하게 느껴지고, 오른쪽하지 골절이 의심된다. 환자를 안정시키기 위해 간호사는 다음과 같은 중재를 수행한다.

1. 부목 또는 유연한 붕대로 골절 의심 사지를 고정한다.
2. 우측 하지 및 우측 측두엽 쪽에 얼음찜질을 적용한다.
3. 부정맥이 발생하여 낙상을 유발했는지 확인하기 위해 정점 맥박을 즉시 확인한다; 활력 징후, 특히 혈압과 정점 맥박 모니터링
4. 낙상 후 두통에 대한 신경학적 평가 및 조사
5. 낙상으로 이어질 수 있는 유출물 또는 위험에 대한 환경 점검
6. 실신, 발작 또는 현기증과 같이 낙상으로 이어질 수 있는 의학적 상태의 증상에 대한 병력 수집
7. 방사선 촬영 및 평가를 위해 응급 수송 기관에 연락

안전 및 가정 환경

노년층 가정의 환경 위험은 모든 생활 공간과 지역 사회에 사는 노인의 집 입구에서 발견된다. 노인에게 연령이 제한되어 있거나 노인을 염두에 두고 리모델링 또는 설계한 주택에서는 위험이 덜하다. 특히 해로운 위험은 온도 조절 장비 및 가정용 화학 물질과 관련된 위험이다. 장비에는 화재, 열 및 환기 원이 포함되며 화학 물질에는 가정용 세제, 제초제 및 살충제가 포함된다.

가정에서의 화상 손상

화상

주택 화재는 신체 화상으로 인한 노인 사망 증가와 직접적인 관련이 있다. 뜨거운 음식이나 음료는 종종 화상을 유발하지만 화상으로 인한 사망의 대부분을 차지하지 않는다. 주택 유지 관리는 필요한 수리를 위한 자원이 제한되어 화재 위험이 있는 노후된 주택에 거주하는 노인과 관련이 있다. 화상의 주요 원인은 수도꼭지에서 나오는 뜨거운 물의 온도이다. 목욕이나 샤워로 인한 화상의 원인이 60℃(140℉)를 초과하는 온수 탱크 온도로 인해 발생하므로, 화상은 가정용 온수기의 온도 조절기를 48.9℃(120℉)로 낮추면 예방할 수 있다. 60℃(140℉)의 온도에서는 민감한 피부에 3초 노출되면 3도 화상을 입게된다.

간호사는 노인에게 육류용 온도계와 패드 또는 안전 손잡이가 있는 용기를 사용하여 부엌과 욕실의 온수 온도를 확인하도록 교육한다. 증기가 보일 때 까지 물이 흐르도록 하여 용기를 채우고, 온도계가 안정된 온도를 보이면, 그에 따라 온수를 조정한다. 온도는 48.9℃(120℉)를 넘지 않아야 한다.

담배 흡연

가정 화재는 밤에 더 자주 발생하며 사망은 화상보다 연기 부상으로 인한 것이고, 흡연 물질은 가정 화재의 원인이 된다. 침대나 의자에서 흡연은 의도하지 않은 가정 화재로 수많은 노인들이 사망하는 결과를 낳았다. 담배 흡연의 환경적 위험에는 담배를 천 표면(예: 봉제 가구, 커튼, 카페트 및 의류)에 떨어뜨려 부주의하게 처리하는 것이 포함된다. 다수의 부상과 사망은 흡연 중 잠이 든 노인으로 인해 발생했다.

간호사는 흡연하는 노인에게 제공할 교육 계획을 준비하고, 집에서의 흡연과 관련된 안전 단계를 수정하기 위해 분기별로 자료를 검토하는데, 다음 지침이 포함된다. (1) 침대에서 절대 담배를 피우지 않는다. (2) 잠들 가능성이 있는 경우 의자에서 담배를 피우지 않는다. (3) 정신에 영향을 미치는 약물(예: 수면제, 진정제 또는 마약성 진통제)을 복용한 후 담배를 피우지 않는다. (4) 모든 가연성 품목(예: 커튼, 가구, 의류 및 쓰레기)에서 벗어나 용기에 흡연 잔해물을 넣는다. 사용할 수 있는 소화기를 준비한다.

주방 위험

주방 화재는 주로 사람이 없는 상태에서 팬이나 주전자에서 물이 끓다가 발생한다. 간호사는 독거 노인에게 화재의 가능성을 알리고, 경증 치매환자는 안전하게 요리할 수 있는 능력을 평가해야 한다. 노인에게 세 가지 기본 규칙을 기억하도록 지시한다.

1. 잠재적인 위험에 주의한다.
2. 올바른 방법으로 일을 하면 사고를 예방할 수 있다(간단한 방법 피하기).
3. 필요할 때 보호 장비를 사용한다(예: 냄비 홀더, 오븐 장갑 등).

실내 난방기

실내 난방기가 우연히 전복되어 집을 완전히 태우기 전에 눈에 띄지 않는 화재가 발생할 수 있다. 모든 실내 난방기

에는 위치가 변경되는 즉시 (예: 앞이나 뒤로 넘어짐) 꺼지는 안전 장치가 있어야 한다. 이 안전 장치는 히터를 차단하고 카펫, 커튼 또는 실내 장식의 화재 점화를 방지 할 수 있다.

간호사는 노인에게 주택검사를 받도록 권장해야 한다. 실내 난방기를 사용하는 경우 비상 차단을 작동 할 수 있어야 한다. 주택 장비와 전기 코드는 손상되지 않아야 한다. 코드는 사용중인 전기 콘센트에 적합해야 한다(예: 3구 플러그를 2구 어댑터에 꽂는 것은 접지된 콘센트를 고장나게 한다).

화재 안전 수칙

박스 10.10에는 화재 위험으로부터 집을 보호하기 위한 안전 수칙이 나열되어 있다. 비상구를 파악하는 것은 독립적인 노인이나 개인 주택에 사는 부부에게 필수이다. 간호사는 노인과 가족에게 예방 조치에 대해 교육해야 한다. 가정의 일반적인 화재 위험은 인화성 액체 (예: 가솔린, 아세톤 및 페인트 희석제), 가연성 액체 (예: 라이터 유체, 테레빈유 및 등유), 과부하 또는 마모된 전기선, 열기구 근처에 쌓인 쓰레기, 닳았거나 단열이 불량한 크리스마스 트리 및 조명, 천연 가스 누출 등이다.

박스 10.10 화재로부터 집을 보호하기 위한 안전 수칙

- 화재 경보기를 유지한다.
- 화재 대피 계획을 개발하고 실행한다.
- 가정 화재 스프링클러를 설치한다.
- 침대에서 담배를 피우지 않는다.
- 텔레비전을 보거나 책을 읽는 동안 담배를 끈다.
- 깊은 재떨이를 사용하고 담배를 완전히 꺼야한다.
- 불이 붙은 담배 및 기타 흡연 물질을 두고 나가지 않는다.
- 요리중에 사람없는 상태로 내버려두지 않는다.
- 요리할 때는 항상 짧거나 꼭 맞는 소매를 착용한다. 수건, 냄비 홀더 및 커튼을 화염으로부터 멀리한다.
- 집을 난방하기 위해 요리용 레인지나 오븐을 사용하지 말아야 한다.
- 잠자리에 들거나 집을 나서기 전에 부엌을 재확인한다.
- 난방기에는 공간이 필요하다. 가연성 물질은 히터에서 최소 91cm 떨어진 곳에 두어야 한다.
- 실내 난방기를 구입할 때 난방기가 넘어지면 자동으로 전원을 차단하는 제어 기능을 찾는다.

Adapted from United States Fire Administration. (2018). Fire safety outreach materials for older adults. Retrieved February 14, 2018, from https://www.usfa.fema.gov/prevention/outreach/older_adults.html.

박스 10.11 일산화탄소 중독 : 예방 지침

- 매년 전문 기술자가 난방 시스템, 온수기 및 기타 가스, 오일 또는 석탄 연소 장치를 정비하도록 한다.
- 집에 전지식 일산화탄소 (CO) 감지기를 설치하고 매년 봄과 가을에 배터리를 확인하거나 교체한다. 탐지기가 울리면 즉시 집을 떠나 119로 전화한다.
- 일산화탄소 중독이 의심되고 현기증, 어지러움 또는 메스꺼움을 느끼면 즉각적인 치료를 받는다.
- 발전기, 숯불 그릴, 또는 기타 가솔린 또는 숯을 태우는 장치를 집, 지하실 또는 창문 근처에서 사용하지 않는다.

From Centers for Disease Control and Prevention. (2017). Prevention guidelines: You can prevent carbon monoxide exposure. Retrieved February 14, 2018, from https://www.cdc.gov/co/guidelines.htm.

가정의 기타 부상

일산화탄소 중독

난방유나 천연 가스 사용으로 인한 일산화탄소 독성은 겨울철에 발생할 수 있다. 추운 날씨에 정전이 되면 의도하지 않은 일산화탄소 중독의 위험이 높아진다. 정전이 주로 추운 겨울날씨에 발생하는데, 이로 인해 대체 난방 방법이 필요할 수 있다.

간호사는 모든 가정 안전 프로그램에 일산화탄소 감지기 설치에 대한 권장 사항을 포함해야 한다. 박스 10.11에는 가정에서 일산화탄소 중독을 예방하는 방법을 나열하였다.

식품매개 질병

식중독과 관련된 식품 취급, 준비 및 소비 행동은 노인 가정에서 흔히 발생한다. 음식 준비를 시작하기 전에 과일, 채소 및 손을 씻는 것은 식품매개질병을 예방하는 데 필수적이다. 다짐육이나 가금류는 대부분의 음식보다 더 부패하기 쉽다. 4℃(40℉)에서 60℃(140℉) 사이에서 박테리아가 빠르게 번식한다. 박테리아를 보거나 냄새 맡거나 맛볼 수 없기 때문에 다진 고기는 안전하게 보관하기 위해 차갑게 보관해야 한다. 다짐육이나 가금류를 준비 할 때는 안전한 취급과 안전한 보관이 필수이다.

식품을 준비하는 도구를 깨끗하게 유지하는 것은 날 음식에 흔히 나타나는 박테리아와 곰팡이의 확산을 방지하는 데 필수적이다. 수돗물로 희석한 일반 가정용 표백제는 비누와 물로 세척 한 후 뿌려서 준비 표면을 닦아 낼 수 있다.

계절에 따른 안전 문제

노인은 환경 온도 유발 질병에 특히 위험하다. 다양한 약물로 인한 의학적 상태와 부작용으로 인해 노인은 쇠약, 어지러움, 피로에서 탈진, 혼수 및 사망에 이르는 열 또는 감기 관련 증상에 취약해질 수 있다.

급성, 아급성 및 장기요양을 포함한 의료 시설은 안전한 환자 치료와 생활을 위해 환경 조건을 감독해야 한다. 환자 옹호자 역할을 하는 간호사는 의사 및 의료 시설 관리자와 협력하여 환자 웰빙에 도움이 되는 환경 온도 및 습도 수준을 유지해야 한다.

노인의 저체온증 및 고열

노화와 함께 체온 조절 메커니즘은 생리적 변화를 겪으며, 노인은 극한의 온도를 관리할 수 없는 위험에 처하게 된다. 시상 하부는 체온 조절을 담당하는데, 이 기관에는 노화와 관련된 중요한 변화가 없지만 감각 정보를 전달하는 감각 기능에 의존한다. 감각 기능은 노화에 따라 변화하며 체온 변화를 효과적으로 관리하지 못할 수 있다.

저체온증

저체온증은 35℃(95℉) 미만의 심부 체온으로 정의된다. 저체온증의 두 가지 범주는 일차 및 이차 저체온증이다. 일차 저체온증 또는 저체온증 노출은 온도 조절이 그대로 유지된 상태에서 저온 또는 침수 사고에 노출 된 후 발생한다. 이차 저체온증은 만성 질환, 알코올 또는 약물 남용, 고령의 환자에서 가장 흔하게 나타난다.

휴식 시 체표면적 $1m^2$ 당 40~60 킬로 칼로리 (kcal)의 열을 생성한다. 움직임에 따라 열 생산이 증가하고, 떨림은 열 생성 속도를 2~5 배 증가시킨다.

신체는 다양한 메커니즘을 통해 열을 잃는다. 건조한 상태에서는 복사열을 통해 열이 손실된다 (55 %~65 %). 그러나

근거 기반 실무

가정 배달 식사 프로그램의 사회적 효과

배경

노인은 영양 실조의 위험이 높다. 노인의 약 8 %가 적절한 영양 섭취에 제한이 있다. 가정 배달 식사 프로그램은 재가노인의 전반적인 웰빙에 필수적이다.

샘플 / 설정

이 연구는 사전 및 사후 전화 인터뷰를 완료한 플로리다 중부의 Meals on Wheels 프로그램의 새로운 수혜자인 61명의 영어 사용 노인 (55세 이상)을 조사했다. 참가자들은 서비스에서 주당 최소 세 끼의 식사를 받았다. 참여한 사람들 중 66%가 여성이고 58%가 백인이었다.

방법

30분간의 전화 인터뷰에서 참가자들은 서비스 시작 전과 서비스 시작 2개월 후 다시 영양 상태, 식이 섭취, 정신 건강, 외로움, 식량 안보와 관련된 질문을 받았다. 영양 상태는 MNASF (Mini Nutritional Assessment Short Form)를 사용하여 결정되었다. 이 양식은 체질량 지수, 음식 섭취, 식욕, 체중 감소, 이동성 및 심리적 웰빙을 포함한 6가지 질문을 기반으로 영양 위험을 평가한다. 식이 섭취량은 24시간 음식 회상을 사용하여 평가되었다. 식량 안전을 측정하기 위해 Six-Item Food Security Scale이 사용되었다. 정서적 웰빙은 세계 보건기구 -5 설문지를 사용하여 측정되었다. 이 설문지는 5 점 라이커트 유형 척도로 삶의 질을 평가한다. 외로움과 사회적 고립에 대한 주관적인 감정은 3 점 라이커트 유형 척도인 Three-Item Loneliness Scale을 사용하여 측정되었다.

결과

본 연구결과 MNA-SF로 측정하여 참가자의 58.1 %는 "영양 위험에 처해"있었고 33.9 %는 프로그램 시작시 "영양 실조"였다. 배달 식사 2개월 후 참가자의 51 %가 영양 상태가 개선되었다. 24 시간 회상으로 결정된 칼로리 및 단백질 섭취는 연구 과정에서 66 % 향상되었다. 일반적인 정서적 건강, 외로움 및 웰빙은 모두 2 개월 동안의 연구를 통해 크게 개선되었다. 마지막으로 참가자의 41.2 %가 식량 안보가 개선되었다고 보고했다.

시사점

이 연구는 칩거 노인들이 영양학적 위험과 영양 실조의 위험을 증가시킨다는 이전 연구결과를 지지한다. 집으로 배달 된 식사를 제공하면 전반적인 영양 상태가 향상된다. 또한 가정 배달 식사로 제공되는 사회적 접촉은 전반적인 웰빙과 외로움을 개선했다. 이 연구의 결과는" 노인 건강을위한 영양 프로그램의 가치에 관한 강력한 공공 정책 시사점"을 제공한다 (p. 226).

From Wright, L., Vance, L., Sudduth, C., & Epps, J. B. (2015). The impact of a home-delivered meal program on nutritional risk, dietary intake, food security, loneliness, and social well-being. Journal of Nutrition in Gerontology and Geriatrics, 34 (2), 218-227. doi: 10.1080/21551197.2015.1022681.

증발은 신체의 의학적 변화로 인한 열 손실의 지배적인 메커니즘이다. 특히 땀을 흘리는 약물을 복용하는 경우 더욱 그렇다. 전도와 대류가 열 손실의 약 15 %를 차지하고 호흡이 나머지를 차지한다. 환경의 변화는 열 손실 방식에 큰 영향을 미친다. 시상 하부는 체온 조절 메커니즘을 조절하며 중추 신경계 (CNS)의 변화는 이 메커니즘을 손상시킬 수 있다.

위험 요소

일차 저체온증은 환경 노출로 인해 발생하고, 근본적인 의학적 상태가 이 과정에 기여하지 않는다. 이차 저체온증은 신체가 정상적인 체온 조절을 수행하지 못하게 하는 근본적인 의학적 상태와 관련이 있다. 원인과 위험 요소는 다음과 같다.

- 저온 노출
- 환경 온도의 급격한 변화
- 알코올 및 약물 남용
- 과도한 열 손실 또는 생산 장애
- 열 손실에 기여하는 화상, 건선 또는 기타 피부박리 상태
- 수술 및 외상, 특히 심장 수술
- 영양 결핍
- 패혈증
- 변온성을 동반한 척수손상
- 뇌졸중
- 무산소증
- 요독증
- 저혈당증
- 부신 기능 부전 및 갑상선 기능 저하증
- 약물 (벤조디아제핀, 아편제제, 알코올, 바르비투르산염, 클로니딘 및 리튬)

임상 증상

초기 단계에서 저체온증은 노인의 다른 상태와 마찬가지로 비특이적인 방식으로 나타난다. 결과에는 피로, 무감동, 혼란, 무기력, 떨림, 무감각, 불분명 발음, 조정 장애 및 혼수 가능성이 포함된다. 심부체온이 35℃(95℉) 이하로 떨어지면 질병이 있는 것처럼 보이기 시작한다. 이러한 이유로 간호사는 노인의 저체온증의 임상 증상에 익숙해져야 한다. 저체온증의 초기 징후로는 혼돈, 보행 장애, 피로, 무기력 및 호전적임이 있다. 심부체온이 떨어지면 징후와 증상이 악화되는데, 노인의 체온이 34℃(93℉) 이하로 떨어지면 심장 부정맥, 특히 서맥 부정맥이 발생하고 평평한 T파나 P파와 심방세동이 발생한다. 저체온증과 함께 발생하는 말초 혈관 수축은 신장 관류의 증가와 추후 냉이뇨(cold diuresis)와 같은 소변량의 증가로 이어질 수 있다.

진단 소견

저체온증 진단을 위한 가장 객관적인 소견은 35℃(95℉) 이하로 측정된 심부체온과, 이외에도 산-염기 균형의 변화를 나타낼 수 있다. 처음에는 개인이 과호흡하여 호흡성 알칼리증으로 이어진다. 저체온증이 진행됨에 따라 대사율이 떨어지고 대사성 및 호흡성 산증이 발생한다. 이러한 신체 스트레스의 결과로 포도당과 백혈구 수치가 높아진다. 응고병증은 장기간의 저체온증의 결과로 보일 수 있다. 갑상선자극 호르몬과 부신겉질자극 호르몬도 평가해야 한다. 독성 검사는 원인 인자로 아편제 또는 불법 물질의 존재를 배제하기 위해 수행된다. 흉부 방사선 촬영은 반점형의 침윤이나 폐렴의 징후를 배제하기 위해 필요하다.

관리

저체온증의 치료적 관리는 심부온도에 따라 다르다. 저체온증이 경미한 경우 절연덮개가 있는 수동적가온법을 사용하고, 노인을 따뜻한 환경으로 이동시킨다. 능동적가온법은 심장 증상이 없는 경증에서 중등도의 저체온증에 유용하다. 이 가온법은 보온 담요, 머리 덮개, 가열 램프 및 온수 침수(담금법)가 포함된다. 중등도에서 중증의 저체온증에는 따뜻한 정맥 수액, 따뜻한 가습 산소, 따뜻한 위 및 방광 세척과 같은 심부 능동적가온법 기술이 필요하다. 복막 투석과 흉막 세척은 심장이 불안정한 경우를 위해 사용할 수 있다. 동반 질환이 있는 고령 환자의 경우 중등도에서 중증의 저체온증 후 사망률은 증상의 심각도와 기저 질환에 따라 일반 인구보다 높을 수 있다(50 % 이상).

고열

고열은 환자의 심부체온이 40.6℃(105℉)를 초과하는 체온 조절 메커니즘에 영향을 미치는 장애로 정의된다. 고열은 심각한 중추 신경계 기능 장애와 뜨겁고 건조한 피부를

유발한다. 노인에게서 가장 심각하고 생명을 위협하는 열병은 열사병이다. 이 상태는 쇠약해진 개인에게 가장 자주 나타나며 일반적으로 젊은이에게서 나타나는 운동성 열사병과는 다르게 나타난다.

심부온도의 균형을 맞추기 위해 신체는 열을 생성하고 발산 할 수 있어야 한다. 심부 열은 세포 대사의 결과로 발생하는데, 환경 온도가 심부 온도를 초과하면 신체의 온도 조절 메커니즘이 소산(dissipation)을 통해 열 손실을 활성화한다. 소산은 체온 조절에서 가장 중요한 요소 중 하나 인 피부를 통해 발생한다.

심부 온도 상승에 반응하여 시상 하부는 자율 신경계의 원심 신경섬유를 활성화하여 피부 혈관의 확장을 자극하여 땀을 흘린다. 이러한 형태의 열 방출은 대류 및 증발 메커니즘을 통해 이루어지고, 신체의 열은 근육계에서 발생하는 활동에 의해서만 생성될 수 있다. 체온이 상승하려면 열 생성 속도가 열 손실 속도를 초과해야 한다. 결과적으로 고열은 과도한 열의 대사 생성, 과도한 주변 열 또는 열을 발산할 수 없는 것이 체온 조절 메커니즘을 압도할 때 발생한다.

위험요소

고열질환으로 이어지는 위험요인은 생리학적 또는 환경적 요인이지만 대개 복합적으로 작용한다. 노년층은 열 소산을 위해 심장 출력을 증가시킬 수 없고, 이러한 상태는 폭염 시 에어컨이 부족한 환기 불량 가정에서 열사병 발병 확률을 높인다. 환경 조건과 좌식 생활, 장애, 수분공급 불량 및 열 허용 능력을 손상시키는 처방 약물(예: 이뇨제, 항고혈압제, 신경이완제 및 항콜린작용제)을 복용하면, 열사병이 촉진된다.

노인의 고열질환을 유발시키는 추가 요인은 다음과 같다:

- 과도한 열 생성을 초래하는 장애
- 마취와 관련된 악성고열증
- 갑상샘항진증(호르몬고열증)
- 살리실산 중독
- 진전, 섬망증
- 탈수증
- 뇌혈관사고(CVA)
- 알코올 남용(에탄올 [EtOH])
- 열 실신 및 열 소진

임상 증상

무한증(발한 부족)은 40.6℃(105℉) 이상의 심부체온 이외의 고열에서 가장 흔한 증상이다. 대부분의 임상 소견은 CNS 기능이 변경된 결과로 발생하며 혼돈에서 혼수상태에 이르기까지 다양하다. 고열병의 추가적인 신경학적 징후로는 환각, 호전성, 이상한 행동, 실신 등이 있다. 이러한 현상에 기여하는 가능한 정신과적 변화를 배제하기 위해서는 광범위한 평가가 필요하다.

관리

고열 노인의 경우 심부 체온을 모니터링하고 신경 및 신체 평가를 완벽하게 수행하는 것이 중요하다. 주요 목표는 즉시 체온을 낮추는 것이고, 체온을 낮추는 데 사용되는 치료법은 다음과 같다.

- 시원한 물로 분무 또는 스펀지 목욕 (32℃[약 90℉])
- 환자 근처에 선풍기를 배치하여 시원한 공기를 순환
- 실내 온도 감소
- 서혜부와 겨드랑이에 냉각담요와 얼음찜질을 적용

간호사는 노년층에게 보호 크림을 발라 냉각 담요로 인한 피부 손상을 방지하고 가벼운 가운과 침대 커버를 제공해야 한다. 근육의 활동과 그 이후의 열 생성을 줄이기 위해 침상 안정을 유지시키고, 환자의 편안함을 위해 처방지시에 따라 해열제를 투여한다. 또한 적절한 수분을 유지하기 위해서는 경구 및 정맥 수액을 투여하는 것이 필수적이다.

고열병 치료에 사용되는 보다 침습적인 의학 기술로는 얼음물을 이용한 복막세척과 위세척이 있고, 이러한 처치를 수행하기 전에 예방 조치를 먼저 취한다. 기도를 보호해야 하고, 수술 일정을 잡아서는 안되며, 벤조디아제핀은 떨림 관리를 위해 사용할 수 있다. 간호사는 체온조절 장애의 발생에 대한 위험요인을 이해함으로써 노인의 이러한 변화를 예방하기 위해 전략을 개발하도록 준비한다.

가정 내 의약품 보관

대부분의 노인들은 정기적으로 약을 복용한다. 가정에서 약품을 보관하는 것은 안전 및 약물 효과 문제가 될 수 있다. 가정 내 일부 저장공간은 약물 보관에 안전하지 않은데, 대부분의 약물은 과도한 열과 무관하게 직사광선을 쬐면 분해된다. 열은 약물 내 특정 화합물의 화학적 구성을 변화시키며, 습기는 정제형태의 약제와 같은 고형기반 약물에 바람직하지 않다.

간호사는 가정 조건을 검토하고 환자에게 의약품 보관을 위해 바람직하지 않은 장소(예: 주방, 욕실, 세탁실, 지하실 및 창문턱)를 확인하도록 교육한다. 환자에게는 새 처방전이 작성될 때 오래된 처방전을 적절히 폐기하도록 교육한다. 오래되거나 사용하지 않는 약물을 처리하는 것은 가능한 가까운 약국에 가져다주어 폐기한다. 가정 환경에서 의료 서비스를 제공한 경우 치료가 끝난 후에도 상처치료 물품 및 기타 의약품이 남아 있을 수 있다. 환자에게 사용한 상처 드레싱과 바늘 또는 주사기를 규정에 따라 처리하는 방법을 지시해야 한다.

독거

범죄에 대한 두려움은 노인들의 주관적인 행복을 감소시키는 동시에 이웃의 이동성을 감소시킨다. 가정 내 범죄에 대한 두려움은 가정 밖 범죄에 대한 두려움과 다소 다르다. 두려움에 대한 인식에 영향을 준 요인으로는 이전 피해경험, 언론 노출, 이웃에 대한 신뢰, 이웃 거주 기간 등이 있다.

독거 노인을 보호하기 위한 전략에는 다음의 것들이 포함된다.

- 통화 목록에 있는 특정 인물과 매일 전화통화
- 특정인이 모니터링하는 낮과 저녁의 특정 시간에 창문 차양이나 커튼을 올리고 내린다.
- 노인이 등록된 우편함에서 매일 우편물을 가져가지 않는지 우편배달원이 확인한다.

자동차 안전

노인의 안전 운전 능력 감소는 노안, 암순응 감소, 깊이감각 감소, 눈부심에 대한 민감성, 반사 및 인지 처리의 일반적인 둔화의 결과일 수 있다.

운전은 신속한 인지·정신운동 조율이 수반되는 복잡한 기술이고, 많은 노인들이 나이와 관련된 변화를 겪거나, 질병에 걸리거나, 도로 상황에 대한 반응을 늦추는 약을 복용하고 있기 때문에 결국 자동차 안전이 문제가 된다. 뇌졸중을

박스 10.12 보행자 사고에 가장 흔한 이유

- 좌회전 차량이 우회전 차량보다 더 위험하다. 보행자는 좌회전하는 차량들에 의해 목격되기 전에 도로변에 발을 들인다.
- 운전자나 보행자가 반응할 수 있는 시간이 줄어들기 때문에 보행자는 연석으로부터 처음 발을 뗄 때 가장 취약하다.
- 교차로를 빠져나가는 차량은 속도를 내고 있기 때문에 더 위험하다.
- 보행자 또는 차량은 처음에는 서로의 시야에서 안보일 수 있다.
- 보행자의 갑작스런 행동은 차량이 교차로에 있는 동안 신호등이 청신호나 보행신호로 변경되면서 발생하는 경우가 많다.
- 보행신호나 청신호 시간은 노인이 안전하게 건너기에 충분하지 않다.

From National Highway Traffic Safety Administration. (2010). Pedestrian safety workshop: A focus on older adults. Retrieved February 14, 2018, from https://www.nhtsa.gov/sites/nhtsa.dot.gov/files/ pedsafetyworkshop-02.pdf.

앓았던 운전자의 경우 안전운전에 필수적인 시력과 주의가 손상되는 경우가 많고, 이러한 결손의 심각성은 운전 행태에 영향을 미칠 수 있다.

특히 위험한 도로 조건에서 자동차 운전을 하려면 빠른 반사 및 반응 시간이 필요한 경우가 많다. 나이가 들수록 응답 시간이 줄어들면 의료 전문가와 운전 안전 문제를 의논한다. 치매 의심 노인에게 운전평가는 필수이나, 치매 노인의 상당 비율은 운전평가에서 좋지 않은 결과를 보이면서도 계속 주행한다. 치매가 언어 기능에 영향을 줄 경우 도로 표지판과 신호가 잘못 해석되거나 무시될 수 있으므로, 조기(경증) 치매가 의심되는 사람은 안전운전 지속능력을 판단할 수 있는 운전평가를 받아야 한다.

박스 10.12에는 보행자 사고의 일반적인 이유가 나열되어 있다. 경증에서 중등도의 파킨슨병을 앓고 있는 노인들이 운전 수행이 저하되나, 치료가 효과적일 경우 증상이 완화되면서 운전기능이 향상될 수 있다.

운전 능력에 악영향을 미칠 수 있는 기타 장애는 다음과 같다.

- 현기증
- 발작 장애
- 뇌졸중 후유증
- 황반변성 또는 망막출혈
- 불안정한 심장 부정맥

노인 환자의 간호 평가 및 지침은 기능 평가의 개별적이고 독립적인 구성 요소로서 운전에 대한 조사를 포함해야 한다. 기능적 평가가 운전 안전 문제를 나타내는 경우, 운전 중지

와 관련된 논의가 필요할 수 있다. 운전이 노인에게 중요한 삶의 질 문제이고 계속 운전하기를 원하는 경우, 간호사는 안전한 이동을 위해 다음과 같은 지침을 제공해야 한다.

- 이동 경로를 미리 계획한다.
- 운행을 도와줄 다른 사람을 동행한다.
- 자신과 전방 차량 사이의 간격을 유지한다.
- 야간 운전은 피한다.
- 운전 중에는 적절한 보청기와 안경을 계속 착용한다.
- 나쁜 날씨 조건(예: 얼음, 눈, 비 또는 안개)에서는 운전을 피한다.
- 자동차의 정비 기록을 최신 상태로 유지한다.
- 약물의 영향을 받는 동안 운전을 피한다.

70세 이상 운전자가 지속적으로 증가함에 따라 자율성을 지지하면서 안전운전을 평가하는 새로운 방법이 필요하다.

학대 및 방치

학대의 징후가 명백할 경우 간호사는 노인의 배우자, 룸메이트 또는 보호자의 약물 남용, 가족 폭력, 의존욕구 또는 스트레스의 위험 요소를 검사해야 한다. 신체적 또는 정신적 허약 노인은 독립적인 노인들보다 학대와 방치에 더 취약하다. 노인들이 목욕, 옷입기, 화장실사용, 식사 등 기본적인 ADL을 수행하기 위해 도움이 필요할 때, 간병인이 스트레스를 과도하게 느낄 수 있다. 경제적, 가족적 책임이 무거운 노인 배우자나 성인 자녀에게, 돌봄 업무의 스트레스와 부담은 초기 학대나 방치의 원인이 된다. 일부 학대하는 가족 구성원들은 학대를 초래한 이유를 짜증나는 감정이나 끊임없는 질병과 피로로부터 해방되지 못한 것으로 보고 있다. 학대하거나 방치하기 전에 돌봄 기술 및 보호자 구제를 제공할 수 있는 지역사회 자원에 대한 지식이 부족한 경우가 많다.

노인 학대는 아래의 6가지 학대 또는 방임 영역으로 구분할 수 있다.

- 방치: 보호자 또는 기타 책임자가 노인의 기본적인 신체적, 정서적 또는 사회적 요구(예: 영양, 위생, 의복, 피난처 및 의료 서비스 접근)를 제공하지 못하거나 이를 위해로부터 보호하지 못함(예: 안전하지 않은 활동 및 환경에 노출되는 것을 예방하지 못함)
- 심리적 또는 정서적 학대: 노인이 위협적인 행위나 강압적인 술책(예: 굴욕이나 당혹감, 행동 통제, 사회적 고립, 필요 무시, 재산 파괴)에 노출된 후 트라우마를 경험할 때 발생
- 재정적 학대 또는 착취: 금전적 또는 개인적 혜택, 영리성이거나 이득을 위해 노인의 자원을 무단으로 또는 부적절하게 사용(예: 금전적 또는 소유물의 위조, 오용 또는 도난, 재정 또는 재산 포기를 강요 또는 기만 사용, 보호자 또는 위임자의 부적절한 사용)
- 신체적 학대: 노인이 다치거나, 폭행하거나, 흉기로 위협받거나 부적절하게 구속되었을 때(예: 긁히거나, 물리고, 빰을 때리거나, 밀거나, 때리거나, 화상을 입거나, 또는 칼, 총 또는 다른 물건으로 해를 입힐 위험이 있음) 발생함
- 성적 학대: 노인의 의사에 반하는 성적 접촉(예: 성기, 항문, 사타구니, 유방, 입, 허벅지 안쪽 또는 엉덩이를 직접적으로나 옷을 통해 의도적으로 만짐)
- 유기: 보호자 또는 기타 책임자에 의한 고의적인 유기

학대·방치 사례의 90% 정도가 가족 구성원이 가해자로 지목되었고, 학대받거나 방치된 노인의 배우자나 성인 자녀가 돌봄 부실의 65% 이상에 해당하는 것으로 파악되었다. 간호사들은 법적 시스템을 위해 범죄의 증거를 수집하고 보존하면서 피해자의 부상과 정서적 고통을 돌본다. 법의학 간호는 빠르게 변화하는 의료 환경과 의도적 및 의도하지 않은 상해를 입은 피해자와 가해자를 돌보는 과제이다.

가정간호

1. 칩거노인의 낙상발생 여부와 위험요인을 확인하기 위해 가정환경을 평가한다.
2. 낙상 위험요인(즉, 발, 걸음걸이, 시각, 자세, 근육 조절 및 기억과 관련된)에 대해 칩거노인의 신체적 상태를 주의 깊게 평가한다.
3. 보호자와 칩거노인에게 도구와 기술에 대해 지시하여 독립적인 기능을 최대화한다.
4. 확인된 위험 요인에 기초하여 노인을 위한 안전한 환경을 계획할 때 보호자와 칩거노인을 돕는다.
5. 가정 환경을 평가할 때 물리 치료의 가치를 강조한다. 칩거노인들이 더 안전하고 쉽게 사용할 수 있도록 어떤 환경적 적응을 해야 하는지 교육한다.
6. 노인에게 처방된 약물의 효과를 교육하고, 낙상관련 잠재적 위험에 초점을 맞춘다. 예를 들어 천천히 일어나고, 1~2분 기다렸다가 일어서는 등 기립성 저혈압의 영향을 줄이는 교육은 낙상 예방에 중요하다.
7. 허약 노인의 경우, 비상 전화 번호가 가정 전체에 걸쳐 접근 가능한 위치에 있는지 확인한다. 비상 통화 버튼 또는 상자 및 알람을 확인한다.
8. 화재 및 열, 화학 물질, 식품 취급, 의약품 보관, 총기관련 재가노인의 위험을 평가하고, 안전한 환경을 도모하기 위해 교육한다.
9. 온도가 매우 높거나 낮은 계절 동안 가정 환경의 온도를 평가한다. 노인에게 지역 에너지 지원 프로그램 또는 난방 및 냉방 지원을 제공하는 다른 지역사회 기관에 문의한다.
10. 노인들의 학대나 방치의 징후에 주의한다. 학대 또는 방치가 의심되는 경우 규정에 따라 보고한다.

요약

안전의 개념은 노인의 내부 및 외부 환경의 많은 측면을 포함한다. 고령 환자를 돌보는 간호사의 과제는 개별화된 안전성 평가를 수행하고, 안전에 영향을 미치는 연령 관련 위험 요소를 확인하며, 위해 및 부상 방지를 목적으로 하는 중재를 개발하는 것이다.

낙상과 관련된 부상은 노인들에게 흔하다. 간호 중재나 예방 조치를 계획하기 전에 보다 일반적인 위험요소를 확인하는 것이 필수적이다. 위험 요소에는 환경 문제와 기존 건강 상태가 포함된다.

간호사는 화상, 일산화탄소나 농약 중독, 고열 · 저체온증이 있는 계절적 안전 문제, 재난, 자동차 사고, 범죄 · 학대, 자살 등 낙상과 관련없는 사고도 고려해야 한다. 간호사는 간호중재를 개발하고 독립적인 노인들의 안전 문제를 강조하는 연구 기회를 모색하는 지도적 위치에 있다. 안전 문제에 관한 환자 평가 및 교육은 모든 퇴원 계획에 통합되어야 하며 일차 진료의 경우 각 진료소 또는 사무실 방문에 통합되어야 한다. 노인들의 가정 안전을 도모하기 위한 가장 어려운 단계는 환경 위험으로부터 부상과 질병을 예방하는 것이다.

핵심내용

- 노인의 행복감에 있어 안전과 위해로부터의 자유는 필수적이다.
- 노인의 자율성과 개인의 안전의식 사이에는 직접적인 상관관계가 있다.
- 노인의 낙상에 기여하는 위험 요인에는 감각 장애, 인지 장애, 안전하지 않은 생활 환경(예: 열악한 조명, 계단 및 핸드레일이 없는 보행로, 욕실의 가로대 부족, 안전하지 않거나 마모된 러그 및 불안정한 가구) 및 낙상 이력 등이 포함된다.
- 낙상과 관련된 위험요인의 철저하고 정확한 평가가 필수적이다.
- 노인의 낙상 예방을 위한 방법에는 운동 프로그램, 경보 및 안전한 환경 조건이 포함될 수 있다.
- 노인의 주요 사고 원인으로 목욕, 조리, 벽난로 위험, 공간 난방기 사용 및 가정 내 부주의한 흡연과 관련된 화상이 포함된다. 화학 화상이나 손상은 살충제와 제초제를 포함한 가정용 화학물질이 혼합되거나 저장될 때 발생할 수 있다.
- 일산화탄소 중독은 가정 내 난방원 유지 및 보수와 적절한 위치에 배치된 일산화탄소 검출기를 통해 예방할 수 있다.
- 식품매개 질병은 조리 전, 조리 중, 식사 준비 후 모든 식품을 주의 깊게 세척하고 음식준비 공간을 청소함으로써 예방할 수 있다.
- 노화 시 온도 조절 메커니즘은 생리학적 변화를 겪으며, 노인은 극한의 온도를 관리할 수 없게 된다.
- 저체온증은 35℃(95℉) 미만의 심부체온으로 정의된다.
- 일차 저체온증은 환경 노출에 의해 발생하며, 의학적 질환과 관련이 없다.
- 이차 저체온증은 신체가 정상적인 열 조절을 하지 못하게 하는 근본적인 의료 조건과 관련이 있다.
- 고체온은 심부체온이 40.6℃(105℉) 이상인 열조절 메커니즘에 영향을 미치는 질환으로 정의된다.
- 무한증(발한 부족)은 40.6℃(105℉) 이상의 심부 온도 이외의 고열에서 가장 흔한 증상이다.
- 자동차를 운전하는 것은 노인의 독립성에 있어 기본적인 요소이다. 그러나 주로 시력과 주변 시야의 감소로 인해 사고 위험이 증가한다.
- 많은 노인들이 보통 친척으로부터 학대의 피해자가 된다. 위험 요소에는 건강 악화, 신체적 또는 정신적 의존성, 그리고 고령화가 포함된다.
- 자살은 노인의 주요 사망 원인이다. 그것은 신체적 또는 심리적 건강 악화, 알코올 또는 약물 남용, 자살 시도 이력, 사회적 고립과 관련이 있다.
- 간호사는 노인의 안전 위험 및 상해와 관련된 위험 요소를 파악하고, 부상을 방지하기 위해 필요한 방법을 구현해야 한다.

비판적 사고 해보기

01 77세의 한 여성이 당뇨 관리를 위해 입원했다. 그녀는 기능적 요실금과 당뇨병으로 시력이 나빠졌다. 간호사들은 그녀가 화장실로 가는 밤마다 여러 차례 침대 사이드레일 위로 올라가는 것을 관찰한다. 그녀는 이 시간 동안 상당히 초조하다. 간호조무사는 그녀가 침대에서 떨어지는 것을 막기 위해 밤에 당신에게 신체구속에 대한 의시자시를 받아달라고 요구한다. 부상을 방지하기 위해 이 환자에게 restraint을 적용해야 하는가? Restraint 적용을 요청할 것이라면 왜 적용하는가? Restraint 적용을 요청하지 않을 것이라면 왜 적용하지 않는가? 이 사례와 관련하여 필요한 정보는 무엇인가? 구속을 고려하기 전에 어떤 간호 중재를 시도할 수 있는가?

02 75세의 한 여성이 내외과 병동에 입원하여 다른 노인과 방을 같이 쓰고 있다. 당신은 그녀가 침대 가장자리에 앉아있는 것을 볼 수 있다. 그녀의 발은 바닥에서 60cm정도 떨어진 곳에 있다. 그녀는 정맥주사 두 개와 폴리 카테터를 삽입하고 있다. 폴리 카테터가 침대 끝에 앉으면서 발 밑 바닥에 매달려 있다. 그녀의 침대는 보통 열어둔 창문 옆에 있다. 한밤중에 침대에서 일어나기 위해 옆 난간을 넘어 맨발로 9m 정도 떨어진 화장실로 걸어간다. 그녀는 균형을 잡기 위해 정맥주사대에 매달려 폴리 카테터 백을 나란히 끌고 다닌다고 말한다. 어떤 환경적 위험을 확인할 수 있고, 어떤 환경적 수정을 통해 그녀의 안전을 개선할 수 있는가?

03 동상으로 발가락 두 개가 절단된 후 퇴원한 뒤 2층 작은 아파트에 사는 71살 A씨를 찾아오는 가정간호사이다. 처음 방문했을 때, 당신은 그가 방 두 개 희미하고 곰팡이 냄새가 나는 아파트에 살고 있는 것을 확인하였다. 두 방에는 신문과 오래된 우편물이 쌓여 있다. 온도는 벽 온도계의 20℃(68℉)로 표시되어 있다. 침실의 큰 창문 주위에는 차가운 외풍이 느껴진다. 이 아파트의 안전 위험 요소를 나열하고 환자의 생활 환경을 개선할 수 있는 간호중재를 확인한다.

11

성과 노화

Sexuality and Aging

11장

학습목표

1. 노인의 성 건강에 대해 설명할 수 있다
2. 간호사가 노인의 성과 친밀감에 대해 적극적인 중재를 제공하지 못하는 이유를 확인할 수 있다
3. 노화에 따른 비뇨생식기계의 정상적인 변화를 기술할 수 있다
4. 노화에 따른 비뇨생식기계의 병리학적 문제를 기술할 수 있다.
5. 치매가 있는 노인의 성적 이슈를 확인할 수 있다.
6. 노인의 성과 친밀감에 대해 적절한 중재를 제공할 수 있다.

들어가기

다음과 같은 상황에 부딪친다면 당신은 어떻게 대처하겠는가?

- 76세 여성 노인이 온라인 데이트 서비스를 통해 만난 다른 도시의 남성 노인과 연애를 시작하였다고 고백했다. 그녀는 비행기를 타고 그의 집에 가고 싶어 한다. 당신은 어떻게 하겠는가?

노인의 성과 친밀감

성은 건강과 안녕, 나아가 삶의 질 측면에서 중요한 요소이다. 노인에게 건강한 성생활은 생활의 활력소가 되고 은퇴 후 감소되기 쉬운 자존감 유지에도 도움이 된다. 그러나 노인은 질병, 약물치료, 사회적 분위기 등으로 건강한 성생활 유지에 어려움을 느낄 수 있다. 따라서 배우자와 건강한 성생활을 위해 충분한 이야기를 나누고 서로를 배려하는 것이 필요하다.

노인의 건강한 성생활을 위해 선진국에서는 다양한 간호중재가 제공되는 반면 우리나라에서는 노인의 성이 중요함에도 불구하고 이와 관련된 간호중재는 거의 제공되지 못하는 실정이다. 이는 우리나라에서는 성과 관련된 이슈가 폐쇄적으로 다루어지기 때문이며, 노인은 이와 관련된 문제나 궁금증을 자연스럽게 의료진과 나누지 못한다. 또한 장기요양시설에서 노인의 성적 표현은 문제행동으로 보일 수 있다. 그러나 장기요양시설 입소 노인의 재원기간이 길어지고 있어 요양시설 내에서 손을 잡거나 포옹을 하는 수준의 다정함을 자연스럽게 표현할 수 있는 환경이 마련되어야 한다.

노화에 따른 비뇨생식기계의 병리학적 변화

노화와 호르몬 변화는 연구 결과가 일관되지는 않으나 성욕상실, 근육량과 근력 감소, 기억력 변화, 에너지 감소, 수면장애, 골밀도 감소에 따른 골다공증 가능성을 증가시킨다는 결과가 보고되었다.

특히 여성 노인은 완경 후 순환하는 테스토스테론 수치 감소, 양쪽 난소 호르몬과 부신 안드로젠이 감소하고 이로 인해 에너지 부족, 골량 감소, 성욕 감소 또는 소실을 경험한다. 또한

비뇨생식기 변화를 경험하여 윤활제 감소, 질벽 탄력 감소와 질 주름 감소, 통증과 성교 중 출혈이 발생하기도 한다. 질 점막이 얇아지고 질 조직의 상해 발생 시 HIV를 포함한 감염 위험도 높아진다. 비뇨기계 증상으로는 긴급뇨, 배뇨장애, 재발성 요로감염 등이 있다.

노화와 함께 남성 노인은 안드로겐 감소(androgen decline in the aging male, ADAM)를 경험하여 성관계 시 지속시간과 사정액이 감소하고 사정 지연, 조루, 성 불감증 등을 경험할 수 있다.

노인의 성생활에 영향을 미치는 병리학적 상태

질병, 수술 및 약물

성기능은 신경계, 내분비계 및 혈관계에 따라 달라지는 과정으로 가족 및 종교적 신념, 성 파트너, 개인의 자존감 등 심리사회적 요인의 영향을 받는다. 노인에게 흔한 만성질환이 성기능에 영향을 미칠 수 있다(박스 11.1). 수술은 노인의 성적 반응에 영향을 미칠 수 있고 관상동맥우회술, 자궁절제술, 유방절제술, 전립선절제술, 고환절제술 및 항문과 직장 제거 수술이 포함된다. 또한 많은 약물이 성기능에 악영향을 미친다(표 11.1).

인간면역결핍바이러스

인간면역결핍바이러스(HIV)를 가진 사람들의 45%는 50세 이상이다. 2015년에 새로 HIV 진단을 받은 사람의 17%가 55세 이상이었다. 노인이 HIV 양성일 경우 나중에 질병으로 진단되는 경향이 있다. HIV 양성 노인은 비 HIV 양성 노인보다 심혈관질환, 신장 및 간 질환, 골감소증, 내분비 및 대사장애 발생률이 더 높다.

연령과 관련된 변화는 또한 HIV 감염 위험을 증가시킨다. 예를 들어, 노화와 관련된 면역기능 저하뿐만 아니라 노화와 관련된 질 점막의 얇아짐과 그리고 질조직 파괴로 노인은 HIV 감염위험이 높아진다. HIV에 감염된 노인은 질병이 늦게 진단될 가능성이 더 높고 진행속도는 더 빠르다. AIDS로 인한 사망은 젊은 환자보다 진단 후 더 빨리 발생한다.

악성 종양

여성 노인에게 영향을 미치는 주요 암 중 하나인 유방암은 자존감과 성생활에 부정적인 영향을 미친다.

전립선암은 남성에게 흔한 암 중 하나로 나이가 들면서 전립선암 발병위험이 증가한다. 암이 전립선 외부로 퍼지지 않은 경우 근치전립선절제술을 시행할 수 있다. 전립선과 일부 주변 조직을 제거하여 주변 신경, 정맥 및 동맥 일부도 절제한다. 근치전립선절제술을 받은 남성의 25~90%가 발기부전을 경험하고, 약 50%가 실금을 경험한다.

박스 11.1 성기능에 영향을 미치는 상태

심장 상태
울혈성 심부전
심근경색
협심증
부정맥
고혈압

내분비 상태
당뇨병
갑상선기능저하증

비뇨생식기 상태
전립선염
방광염 및 요도염
만성신부전
실금

면역 상태
인간면역결핍바이러스(HIV) 감염 및 후천성 면역결핍증후군(AIDS)
암

근골격 상태
관절염
만성 통증

신경학적 상태
파킨슨병
치매
뇌졸중
우울증

호흡기 상태
만성 폐기종
기관지염
수면 무호흡증

수술
자궁적출술
유방절제술
전립선절제술

Merghati-Khoei, E., Pirak, A., Mansoureh, Y., & Rezasoltani, P.(2016). Sexuality and elderly with chronic diseases: A review of the existing literature. Journal of Research in Medical Sciences, (21), 136.

대장암 생존자는 상당한 성기능장애를 경험하는데, 남성은 자율신경계 손상으로 인한 발기부전과 사정 시 어려움을

표 11.1 성기능에 영향을 미치는 약물

약품	종류	성기능에 미치는 영향
이뇨제	Thiazide 이뇨제 Potassium 보존 이뇨제	성욕 감소 발기부전 질분비물 감소
항히스타민제	Diphenhydramine Chlorpheniramine	발기부전
히스타민 억제제	Cimetidine Ranitidine	성욕 감소 발기부전
항정신성 약물	Phenothiazines 1세대 항정신성 약물 기타 항정신성 약물	성욕 감소 발기부전
항우울제	삼환계 항우울제 선택적 세로토닌 재흡수 억제제 모노아민산화효소억제제	성욕 감소 사정 감소 사정 지연
항고혈압제	알파억제제 베타억제제 중추신경 작용제	성욕 감소 발기부전 오르가즘 감소 사정 감소
음주(알콜)		발기부전 여성 성반응 감소
항불안제	Benzodiazepines	성욕 감소 발기부전
항경련제		성욕 감소 발기부전
호르몬	성선자극호르몬방출호르몬유사제 에스트로겐	성욕 감소
흡연		발기 부전 질 분비물 감소
의료용 마리화나		발기부전
전립선비대 치료제	Finasteride	성욕 감소 발기 부전 비정상 사정
마약		성욕 감소

Data from Cleveland Clinic. (2017). Medications that affect sexual function.

겪고, 여성은 질건조증, 성교통 및 성욕 감소 등을 경험한다.

치매

노인이 치매 진단을 받은 후 치매가 진행되고 인지 및 판단 능력이 저하되는 과정에서도 대부분이 노인들은 신체적 접촉과 친밀감을 좋아한다. 그러나 요양시설과 같이 사생활 보호가 어려운 환경에서 노인이 신체적 접촉을 시도할 경우 간호사나 직원들은 이를 부적절한 행위로 판단할 수 있다. 치매로 인해 성욕이 감소할 수 있으나 반대로 성욕을 억제하는 기능이 약해져 공공장소에서 타인의 옷을 벗기거나 신체접촉을 시도하는 갑작스런 행위를 할 수도 있다. 이에 대해 간호사 등 직원들은 다음과 같이 자연스럽게 대처하는 것이 필요하다.

- 주변환경 중 과도한 자극을 줄인다.
- 노인의 갑작스런 행동을 촉발하는 요인이 되는 사람과 분리시킨다.
- '안 돼요'라고 단호하게 말한다.
- 산책이나 게임에 참여하는 등 주위를 분산시킨다.
- 갑작스런 행동을 한 공간이나 방을 떠난다.

성 건강에 대한 심리사회적 장애

성기능 장애는 우울, 섬망, 치매 등과 같은 다른 심리사회적 문제를 나타내는 신호일 수 있다. 특히 우울이나 불안 증상을 경험하는 노인이 증상 완화를 위해 흡연과 음주, 기타 물질남용, 기분전환 약물 등을 전문가와 상의 없이 스스로 구입하여 복용하는 경우 성기능 장애를 포함하여 노인의 안전을 위협한다.

이외 치매로 인해 인지기능이 저하된 노인은 배우자와의 성생활에 동의 유무를 표현하기 어려워 이와 관련된 돌봄 이슈는 앞으로 풀어야 할 문제로 남아 있다.

요약

한 사람의 인생 전반에 걸쳐 성과 친밀감에 대한 요구는 계속된다. 노인이 건전한 성생활을 누릴 수 있도록 성과 노화에 대한 올바른 정보를 제공하는 것이 간호사의 역할이다. 비뇨생식기 계통의 노화와 관련된 정상 및 병리학적 변화를 평가하고 관리한다. 노인의 성건강 유지는 이들의 삶의 질에 영향을 미친다.

핵심내용

- 한 사람의 인생 전반에 걸쳐 노년기까지 성과 친밀감에 대한 관심이 지속된다.
- 노화와 관련된 비뇨생식기 계통의 변화는 노인의 성적 표현을 방해할 수 있다.
- 노인의 성관련 문제는 질병 및 약물과 관련되어 있을 수 있다.
- 치매가 있는 노인은 부적절한 성적 행동을 보일 수 있다.
- 가정과 장기요양시설에서 노인이 건전한 성생활을 영위할 수 있는 방안을 모색해야 한다.

비판적 사고

01 73세 여성 환자는, 그녀의 75세 남자친구가 왜 발기에 어려움을 겪고 있는지 알고 싶고 그와 함께 이 문제를 해결하고 싶어 한다. 이 민감하지만 중요한 문제를 다룰 때 어떤 제안을 할 수 있는가?

02 부부가 장기요양시설에 거주하고 있다. 남편은 일상생활에 문제가 없지만 그의 아내는 일상생활에 많은 도움이 필요하다. 어느 날 오후 투약을 위해 그들의 방에 들어갔고 부부가 함께 침대에 누워 있는 것을 발견하였다. 그들이 성관계를 시도하고 있는데 당신은 어떻게 대응해야 하는가? 이 상황에 대한 당신의 감정은 어떠한가?

12

통증

Pain

12장

학습목표

1. 통증의 개념, 종류, 원인을 정의할 수 있다.
2. 노인의 해결되지 않는 통증의 결과를 기술할 수 있다.
3. 노인의 통증관리 목표를 토의할 수 있다.
4. 노인의 통증을 사정 및 관리하는 데 장애물을 확인할 수 있다.
5. 통증이 노인의 삶의 질에 미치는 영향을 기술할 수 있다.
6. 노인의 통증 경험에 영향을 미치는 요인을 확인할 수 있다.
7. 환자의 통증 강도 사정을 위한 도구를 사용할 수 있다.
8. 노인의 통증을 관리하기 위해 약물적 요법과 비약물적 요법을 기술할 수 있다.

들어가기

다음과 같은 상황에 부딪친다면 당신은 어떻게 대처하겠습니까?

- 13명의 기억손상 환자 병동에서, 모든 환자가 조용하고 식사와 음료를 금일 잘 섭취하고 있는 것으로 인계를 받았다. 저녁식사 중, 한 환자가 병실에서 나와 울기 시작하고, 걸어다니면서 더 심해지고 있다. 어떻게 할 것인가?
- 16명이 거주하는 요양시설에서, 무릎치환술을 받은 노인이 혼돈을 보이고 정상적인 각성상태와 다른 모습을 보인다. 시간이 지남에 따라 혼돈의 증가와 섬망을 보인다. 노인은 검사를 거부하고 병실로 가지 않으려 한다. 어떻게 할 것인가?
- 당신은 매일 어머니를 체크하는데, 매일 다르게 보인다. 금일, 어머니는 공원에 같이 가지 않으려 하고, 식기를 개수대 안에 두고 있으며, 침대가 정돈되지 않고, 어제 친구와의 게임을 취소하였다. 어머니는 걸음을 주춤거리면서 걷고 있고, 통증이 있는지 물었을 때 '약간' 이라고 답한다. 어떻게 할 것인가?

통증은 많은 노인이 일반적으로 경험하는 것으로, 국내 노인 인구에서도 급격히 증가하고 있다. 노화는 통증의 위험요인을 증가시키고 급 · 만성 질병의 위험을 초래한다. 질병관리청(2021) 역학관리보고서에 따르면 국내 65세 이상 노인의 95.3%가 만성질환을 가지고 있고, 이들 중 71%가 2개 이상의 복합 만성질환을 가지고 있으며, 평균 4.1개의 만성질환을 가지고 있는 것으로 나타났다. 1990년대 중반 이전에는 임상현장에서 노인의 통증에 대한 관심이 낮았으나, 이제는 노인의 통증 사정 및 관리를 개선하기 위해 중요한 노력을 기울이고 있다. 통증을 사정 및 관리하는 것은 모든 헬스케어전문가의 중요한 역할이고, 간호실무의 범위와 표준에 포함되어야 한다.

통증은 '다섯 번째 활력징후'로서 환자 치료, 간호 및 서비스를 적용할 때는 물론, 비약물요법을 적용하거나 적절한 약물 용량을 처방할 때 우선으로 고려하는 것이다.

모든 신체기관이 적절하게 작용할 때에는 통증이 느껴지지 않는데, 통증이 노화에 따라 발생하는 것이라 보는 것은 근거 없는 믿음이다. 만성 통증은 노후에 일반적이고, 비용이 많이 들고, 장애를 유발한다. 노인의 통증을 관리할 때 헬스케어전문가는 환자의 치료목표와 기대, 동반이환, 인지 및 기능 상태, 유용한 지역사회자원을 명확하게 이해하기 위해, 그리고 통합적 통증 관리 접근을 강화하기 위해 유용한 가족 지지체계와 소통한다.

노인의 통증은 매우 일반적이고, 인식되거나 치료되기 어려운데, 특히 인지기능 손상 환자에게 더욱 그렇다. 통증 발생 비율은 60세 이후 2배에 달한다. 대부분의 헬스케어전문가가 노인을 접하는 상황은 병원이나 응급실에서 발생하는데, 응급실에서는 흔지 않는 의학 및 간호학적 치료를 제공하므로, 이러한 상황을 노인의 정상 노화과정의 대표적인 예로 보는 것은 적절하지 않다. 그러나 노인은 생애주기에서 통증을 유발하는 고위험 상황에 노출되어 있고, 이들의 퇴행적 변화, 근골격계 변화, 질병과 사고로 인한 병리학 및 동반이환 상태가 통증과 관련된다.

통증의 이해

정의

McCaffery(2000)는 통증을 '그것이 무엇이든 언제 발생하든 환자가 말하는 경험'으로 정의하였다. 조절되지 않는 통증은 노인이 입원하는 주요 원인이다. Aronoff(2002)는 통증을 '신체, 조직 손상과 관련되거나 관련되지 않는 감각과 인지를 포함하는 주관적, 개인적, 만족스럽지 않은 경험'으로 정의한다. 통증은 만족스럽지 않은 감각과 정서적 경험으로, 감각적 자극이나 신경적 손상으로부터 도출된 복잡한 현상이고 개인의 기억, 기대, 감정에 의해 변화한다. 통증은 종합하자면 개인적이고, 같은 질병이나 사고라도 사람마다 매우 다르게 나타난다.

통증 분류

통증은 급성이나 만성으로 분류된다. 급성 통증은 갑자기 빠른 발생이나 짧은 기간 동안 보이는 통증으로, 진단이나 진통이 필요한 건강문제가 새롭게 나타나는 증상이다. 급성 통증의 치료는 기저질환이나 손상을 치료하고, 진통제를 단기간 사용한다. 반대로 만성 통증은 치료 후에도 계속되거나, 치료할 수 없는 통증으로, 어떤 자율신경적 증상이 없고, 기능 및 심리적 장애가 장기간 지속되는 것과 관련된다. 노인은 급성 통증보다는 대부분 만성 통증 혹은 지속통으로 고통받는데, 미국노인의학회(American Geriatrics Society, AGS, 2009)에서는 부정적 이미지와 관련된 만성 통증보다는 지속통(persistent pain)이라는 단어를 사용하도록 강조한다.

지속통에 대한 AGS 패널은 대부분의 증상을 포함하는 통증의 4개 항목을 확인하였다(박스 12.1)(AGS, 2009).

1. 침해성 통증(nociceptive pain)은 내장(내장기관) 혹은 신체(근골격조직과 피부), 통증수용체 자극의 결과이다. 침해성 통증은 조직 감염, 기계적 결함, 지속적 손상, 조직 파괴로 발생하고, 일반적인 진통제와 비약물요법에 잘 반응한다.
   - 신체통증(somatic pain)은 보통 잘 정의된다. 운동이 신체통증을 악화시키고, 노인의 관절장애(예: 압박성 골절, 골반 골절, 근육 긴장, 염좌)에서 가장 일반적인 통증이다. 환자는 이러한 통증을 심부 통증, 쑤시고, 예리한 통증으로 묘사한다.
   - 내장통증은 장기 신장(stretch), 감염, 허혈로 인한 것으로, 광범위하고 잘 정의되지 않으며, 오심, 구토를 동반한다. 내장통증은 연관통이고 떠도는 통증으로, 격렬한 압력, 심한 압축, 둔함(예: 췌장염, 담낭염, 충수돌기염, 게실염)으로 정의된다.
2. 신경병증성 통증(neuropathic pain)은 말초신경 혹은 중추신경계를 포함한 병태생리학적 기능장애(예: 당뇨 말초신경병증, 대상포진 후 신경통, 좌골신경통) 과정에서 기인한다. 이러한 형태의 통증은 침해성 통증과 달리 진통제에 대해 예상대로 반응하지 않는다. 신경병성 통증에는 감각이상(저림, 날카로운 감각), 작열통, 난자통(lancinating)(천자통, 절단통, 전격통(shooting))이 포함된다. 신경병성 통증은 삼환계항우울제(tricyclic antidepressants, TCAs), 항경련제, 항부정맥제와 같은

박스 12.1 만성통증의 병태생리학적 분류

침해성 통증
- 관절병증(예: 류마티스관절염, 골관절염, 통풍, 외상후 관절병증, 기계적 경부와 등부 증상)
- 근육통(예: 근막통증증후군)
- 피부와 점막 궤양
- 비관절성 감염장애(예: 류마티스성 다발성 근육통)
- 허혈성 장애
- 내장 통증

신경병증성 통증
- 대상포진 후 신경통
- 삼차신경통
- 당뇨 다발신경병증
- 뇌졸중 후 통증(중추신경통)
- 절단 후 통증
- 척수증성 혹은 신경근병증 통증(예: 척추관협착, 지주막염, 근소매섬유증)
- 비전형적 안면통
- 복합부위통증증후군 유형 1: 반사교감신경이상증
- 복합부위통증증후군 유형 2: 작열통

혼합 미결정 병태생리
- 만성 재발성 두통(예: 긴장성 두통, 편두통, 혼합된 두통)
- 혈관병 통증증후군(예: 통증 있는 혈관염).

심리적-통증 증후군
- 신체화 장애
- 히스테리 반응

비통상적 진통제에 반응한다.

3. 혼합통증 혹은 비특이적 통증은 혼합된 잘 알려지지 않은 기전이다. 치료는 예측할 수 없고 다른 접근이나 복합된 접근의 시도가 필요하다.
4. 다른 형태의 통증은 전환반응이나 심리적 장애와 같은 드문 경우로 인해 발생한다. 이러한 장애를 가진 사람은 특정한 정신과적 치료가 도움이 되지만, 진통제와 같은 전통적 의학치료가 바람직하지 않다.

통증 문제의 범위

통증이 정상적인 건강한 노화과정의 일부가 아니라 하더라도, 노인에게 일반적으로 나타나는 문제이고, 특히 신체의 지속통은 노인에게 보편적으로 나타난다. 지역사회 노인의 25~50%가 유의미한 통증 문제를 경험하고 있다. 65~85세 노인은 지속통으로 발전되는 고위험군으로, 특히 심각한 급성 통증의 경우 그러하다. 이러한 위험은 초점식 사정(focused assessment)과 예방, 즉각적 치료가 중요하다. 치료는 너싱홈에서도 더 많이 발생하고 70~80%가 실질적 통증을 경험하고 있고, 충분한 치료를 받지 못한 상태이다.

노인의 통증 수준이 낮다는 고정관념이 통증사정의 빈도를 감소시키고, 결과적으로 적절하고 효과적인 통증치료를 감소시킨다. 노인은 일반적으로 불평하는 사람이 되고 싶지 않고, 검사나 의학적 치료를 추가하거나 독립성을 잃게 될까 두려워 통증 호소를 덜하게 된다. 또한, 노인은 연령에 따라 언젠가는 통증을 경험한다 생각하고, 통증 경험을 감수한다. 통증이 독립적인 삶을 포기하는 원인이라고 생각하고 가족 외 구성원에게 통증을 자유롭게 표현하는 것을 주저한다. 노인은 통증에 대한 처치가 어떤 혜택을 받는 것처럼 느낄수 있는데, 노인의 이러한 반응은 '그 나이에 무엇을 기대하나요?'라며 노인의 통증을 제거하거나 조절할 수 없다고 믿는 헬스케어전문가의 잘못된 신념과 관련될 수 있다.

복합적 문제는 노인이 진통제 투약으로 인해 더 많은 부작용을 경험함에도 불구하고, 진통제 임상시험에서 배제되어 왔다는 것이다. 연구자들은 단일 약물이나 치료 결과를 교란시키는 동반이환의 상태(comorbid conditions)를 원하지 않는다.

완화되지 않는 통증의 결과

Arnstein(2017)은 "지속적으로 강한 통증은 개인의 마음, 신체, 영혼, 사회적 관계에 해를 끼치고, 장애, 재정적 어려움, 절망, 기능적 단점, 절망, 의학적 허약함을 유발한다"라고 하였다. 지속통의 결과는 다양한데, 우울, 불안, 사회화 감소, 수면장애, 이동 감소, 회복기간 지연, 건강자원 이용 감소, 조기사망, 의료서비스 이용 및 비용 증가가 노인 통증과 관련이 있다. 완화되지 않는 통증(unrelieved pain)은 너싱홈 거주자의 보행 감소, 자세 손상, 수면장애, 불안, 식욕장애로 이어진다. 통증으로 인해 욕실 이동이 어려워지면 요실금을 유발한다. 지속통으로 인해 식이요법의 계획이 변하고, 활동이 감소하며, 욕실 이동이 어려운 경우 변비가 발생할 수 있다. 노인의 통증이 치료되지 않으면 자가간호 활동이나 건강증진 활동에 참여하기가 어렵다. 인지기능 손상 환자의 통증은 다른 사람을 힘들게 하는 것처럼 느껴지고, 장애인의 통증은 자살을 고려하거나 시도하게 할 수 있다. 환자가 치매나 인지기능 손상이 있다면, 통증이 치료되지 않을 수 있다.

노인의 통증 사정과 관리는 헬스케어전문가에게 특별한 도전이고, 노인의 통증을 간호하는 간호사는 다양한 인구의 특별한 요구를 이해해야 한다. 노인이 만성질환 위험군에 해당하나, 통증이 제대로 인지되거나 치료되지 않아 부족한 성과를 초래하므로, 정확하고 지속적인 사정이 효과적인 통증관리에 중요하다. 노인의 통증관리 목표는 다음과 같다.

- 노인에게 귀를 기울이고 집중한다.
- 통증을 완화한다.
- 통증을 유발하는 만성질환 상태를 조절한다.
- 운동성과 기능상태를 유지한다.
- 자가간호 증진과 독립성을 최대로 유지한다.
- 삶의 질을 개선한다.

이와 같은 목표는 환자, 가족, 헬스케어전문가의 교육과 좋은 간호를 통해 달성된다.

노인 통증의 병태생리

통증은 신체적 심리적 기능에 영향을 미치는 다양한 요소를 가지고 있다. 노인이 노화하면서 많은 만성질환을 경험하더라도, 노인의 통증이 정상적 노화의 결과는 아니다. 그러므로 노인의 통증 생리와 이론을 이해하는 것이 효과적인 통증관리에 중요하다.

통증 감각과 인지를 일으키는 신경계 주요 3개의 요소는 (1) 구심성 경로(수용), (2) CNS 지각, (3) 원심성 경로(반응)이다. 구심성 경로는 피부에 위치한 통각수용기가 있고, 파치니 소체(pacinian corpuscle)는 피부에 분포된 신경종말(nerve endings)로서, 통증, 압력, 가려움을 포함한 감각을 중개한다(mediate). 마사지나 음파의 진동에 의한 신경종말의 자극은 만성 류마티스 관절염과 같은 상태에서 통증 지각을 감소시킨다. 통각수용기의 자유신경종말은 기계, 열, 전기, 화학적 자극에 민감하고, 감각통증 정보를 전달하는 역할을 하며, 이러한 자극은 말초감각신경(구심성 경로)을 통해 척수까지 전달된다. 통증 자극(예: 바늘로 찌르는)은 척수의 회색질(gray matter)로 들어가는 말초신경섬유를 따라 통각수용기(통증자극의 수용기)에 자극을 보내고, 통각수용기는 척수에서 종료된다. 통각수용기 자극은 연계된 신경세포(relay neurons)를 통해 뇌로 전달된다.

통증 자극이나 신호가 CNS에 도달하면, 변연계, 망상체, 시상, 시상하부, 연수, 대뇌피질에서 평가되고 해석된다. 뇌의 해석은 신체적 심리적 요인에 바탕을 둔다. 통증 자극의 조정(modulation)은 척수의 후각(dorsal horn), 회색질에서 발생하고, 통증 전달은 통각수용기에서 척수시상로 신경세포로 이어진다. 신경전달물질인 서브스탠스 p(substance p)는 구심(말초)신경에서 시냅스를 통해 척수시상로 신경세포로 자극을 전달한다. 약물이나 다른 방식으로 제한하지 않은 경우, 통증 자극은 통증의 질을 해석하고, 통증과 연관된 과거 경험을 처리하며, 통증 지각과 관련된 지식 및 문화적 연관성을 처리하는 대뇌피질로 이동한다. 통증 해석은 망상체, 중뇌, 아교질을 연결하는 섬유로 구성된 말초신경계(원심) 경로로 전달된다. 통증 조정은 원심신경로에서 발생하고 신경펩티드(neuropeptide)의 화학적 요소를 포함하는데, 구심통증수용기의 민감성을 유해자극으로 증가시킨다. 이러한 경로는 통증의 감각과 지각으로 나타난다.

노인의 통증 지각

노인의 통증 지각은 성인과 다른데, 노화에 따른 통증경로의 변화가 말초신경의 밀도를 감소시키면서, 감각신경세포의 퇴화, 노르에피네프린과 세로토닌 감소, 대뇌피질 신경세포의 감소를 동반하나, 이러한 변화가 통증 지각에 어떠한 영향을 미치는지는 아직 논의되고 있다. 통증 한계치는 통증과 함께 증가하지만, 통증 지각에 있어서 유일한 변화는 열 자극(표피조직의 통각)으로, 이러한 변화는 노인을 멍듦, 손상, 화상에 취약하게 만든다.

노인의 효과적인 통증관리 장애요인

질병관리청(2021) 역학관리보고서에 따르면 65세 이상 노인의 95.3%가 만성질환을 경험하고 있고, 만성질환은 통증을 유발한다. 노인의 통증을 사정하고 관리하는 데에는 많은 장애요인이 있고, 이러한 장애요인은 간호, 처방자의 노력, 통증과 노화에 대한 노인의 신념과 관련이 있다. 노화의 정상적 부분을 고려하더라도, 노인 환자와 가족을 비롯해 헬스케어전문가는 통증이 노화와 만성질환의 자연스러운 발생이라고 믿는다. 이러한 신념은 통증을 과소보고하고, 정확한 통증 사정과 적절한 통증 완화방법을 방해한다. 노인의 조절되지 않는 통증은 면역기능 변화, 기능 감소, 수술 후 합병증, 인지기능장애, 우울, 수면장애를 초래하므로, 노인의 통증을 효과적으로 치료하는 것은 매우 중요하다(그림 12.1)

통증의 정확한 사정과 관리는 노인 환자가 통증을 과소보고할 때 저해된다. 노인 환자는 통증 표현을 금기시하는 것이 적절한 행동과 태도라고 믿기 때문에 통증을 과소보고한다. 노인 환자가 다른 사람을 방해하고 싶지 않아 통증을 과소보고하는 것도 통증 사정을 방해한다.

노인 암환자는 통증을 질병의 악화나 죽음으로 보고 두려워한다. 암과 관련된 통증을 경험하는 환자는 통증을 암의 자연적인 결과로서 조절할 수 없다고 믿는다. 이러한 환자와 가족은 환자의 통증 경험으로 인해 불필요한 고통을 받게 된다. 진단 서비스에 부적절하게 접근하는 것은 요양시설 거주자와 지역사회 허약노인을 위한 적절한 통증 사정의 장애요인이 된다. 예약이나 이송을 위한 일정이 어려워 가족과 헬스케어전문가는 진단검사기관에 환자와 동행한다. 또한, 노인은 도움을 받을 수 있는 자녀나 사회적 연결망이 주변에 없을 수 있다.

정확한 통증 사정에 대한 간호사의 지식결핍도 장애요인으로 볼 수 있다. 간호사는 사정기술, 기술적용 방법, 노인 통증사정 시 표준화된 도구 사용방법에 대해 숙지해야 한다. 간호사가 통증 사정도구를 사용할 때, 환자가 해당 도구에 정확하게 반응하는지 기능을 평가한다. 노인간호 하트포

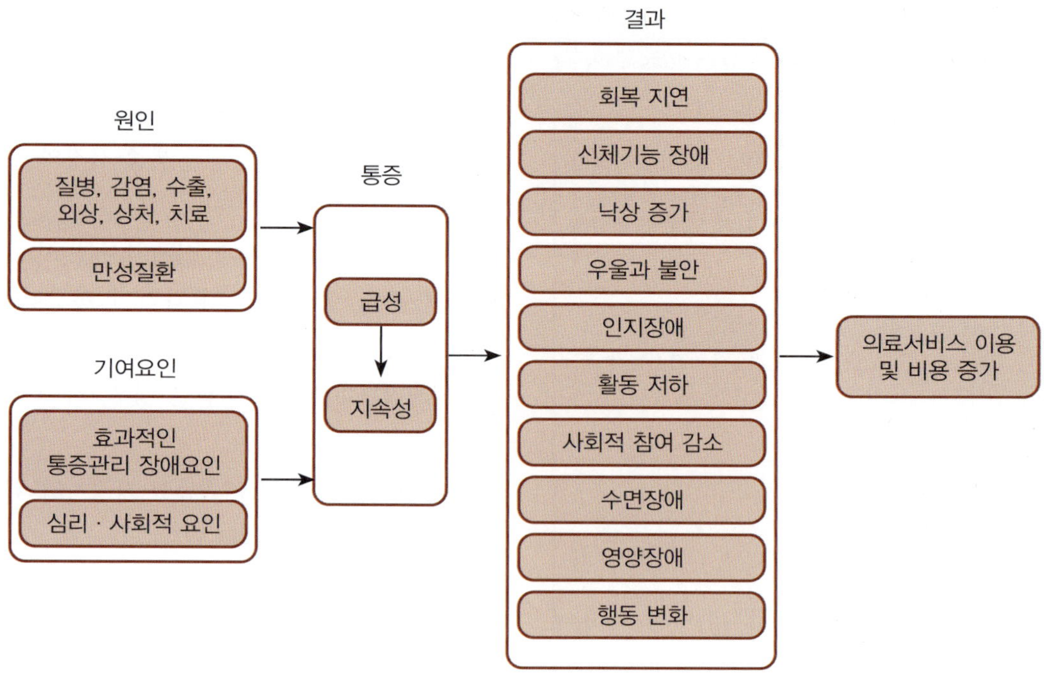

그림 12.1 노인 통증의 원인과 결과에 대한 개념 모델. (From Horgas, A. L. [2017]. Pain assessment in older adults. Nursing Clinics of North America, 52[3], 377).

드 기관(Hartford Institute for Geriatric Nursing)은 얼굴통증 척도(Faces Pain Scale–Revised, FPS–R)와 같이 일반적으로 사용되는 통증 사정도구를 개발하였고, 이 도구는 노인, 경증~중등 인지손상 환자에게 사용하는 타당하고 신뢰할 만한 도구이다. AGS는 통증 강도와 경험의 가장 정확하고 신뢰할 만한 지표는 환자의 자가보고(self–report)라고 하였다.

그러나 중등~심각한 치매 환자의 손상된 기능이 통증에 대해 명확하고 일관되게 보고하는 것은 매우 어려운 일

표 12.1 중증 치매환자의 통증 사정도구(Pain Assessment in Advanced Dementia, PAINAD)

항목	0점	1점	2점	점수
호흡양상	정상	• 가끔 힘겹게 호흡함 • 짧은 시간 과호흡을 보임(hyperventilation)	• 힘든 소리를 내며 호흡함 • 오랜 시간 과호흡을 보임 • Cheyne stokes(체인스토크스)호흡을 보임	
부정적 음성 표현	없음	• 가끔 앓는 소리나 신음 소리를 냄. 투덜대거나 비난하는 낮은 어조의 불평	• 불안감과 불편감으로 인한 반복적으로 호출함 • 크게 신음소리나 앓는 소리를 냄 • 큰 소리로 움	
얼굴표정	미소를 짓거나 무표정함	• 슬픈 표정 • 겁먹은 표정 • 찡그린 표정	• 우거지상을 보임 • 험악한 표정	
신체언어	편안함	• 긴장됨 • 가만히 있지 못함 • 안절부절 못함	• 강직을 보임 • 주먹을 불끈 쥠 • 무릎을 끌어안아 웅크림 • 잡아당기거나 밀쳐냄 • 주먹을 휘두름	
위안(진정)	진정시킬 필요가 없음	• 말이나 접촉만으로 안심시키거나 주의를 딴 데로 돌릴 수 있음	• 진정시키거나 주의를 딴 데로 돌리거나 안심시키기가 불가능함	

From Warden, V., Hurley, A. C., Volicer, L. (2003). Development and psychometric evaluation of the Pain Assessment in Advanced Dementia (PAINAD)scale. Journal of the American Medical Directors Association, 4(1), 9–15.
병원간호사회(2018). 근거기반 임상간호실무지침. 통증간호

환자/가족 교육

협동치료를 통한 통증 조절

통증조절을 위한 최상의 방법은 환자, 가족, 간호사 및 의사를 포함한 협동치료를 통한 것이다. 장기요양시설의 경우 사회복지사와 치료부서를 포함하는 것이 거주자에게 유용하다. 또한, 통증의 범위를 말하는 환자는 아래의 질문에 답하도록 한다.

- 통증의 위치는 어느 부위인가?
- 통증이 언제부터 시작하였는가?
- 통증을 기술한다. 통증이 날카로운가, 둔한가, 욱신거리는가, 타는 듯 한가?
- 통증이 불안정한가, 지속적인가?
- 무엇이 통증을 악화시키는가?
- 무엇이 통증을 완화시키는가?
- 통증을 위해 어떤 약물을 복용하는가?
- 통증 완화를 위해 이완, 전기담요, 냉찜질과 같은 다른 방법을 사용하는가? 이러한 것들이 도움이 되는가?

노인을 검사할 때 항상 통증 여부를 묻는다. 기능이나 보행의 변화, 혼돈 증가, 회피(withdrawal)와 같은 새로운 행동, 새롭거나 증가하는 초조행동을 포함한 통증의 비정형적 표현에 대해 환자, 가족, 직원과 함께 협동한다.

이고, 치매노인은 지속적으로 부족한 처방을 받게 된다. Warden(2003) 연구진이 개발한 중증 치매환자의 통증사정도구(Pain Assessment in Advanced Dementia; PAINAD)는 간단하고, 타당하고 신뢰할 만한 도구로, 지역사회나 병원에 거주하는 치매 환자 모두의 통증을 사정할 수 있다(표 12.1). PAINAD는 2018년 국내 병원간호사회 근거기반임상간호실무지침에서 '중증 치매환자의 통증 사정도구'로 번역하여 다음과 같이 항목을 제시하고 있고, 0~10점 척도이다.

1. 호흡양상
2. 부정적 음성표현
3. 얼굴표정
4. 신체언어
5. 위안(진정)

또한, 간호사가 치매 환자의 통증을 사정할 때, 가족의 행동이 관례적인지 혹은 어떤 변화가 있는지도 가족에게 묻는다. 행동의 변화도 통증을 의미할 수 있다.

통증 사정

통증 사정은 간호사가 환자의 통증 호소를 받아들이고 심각하게 여기는 것으로 시작된다. 통증 사정 시 생명을 위협하는 급성 통증을 오래된 만성 통증과 구별하는 것이 중요하고, 그렇지 않으면 질병 악화나 급성 손상을 인지하지 못해 기존 질환(preexisting disease) 때문인 것으로 간주하게 된다. 표 12.2는 노인의 임상적 통증 사정의 구성요소를 나타낸다.

통증 사정 시 가족력과 신체검사를 시행하고, 이는 노인에게 특히 중요한데, 효과적인 통증관리는 기저질환(underlying disease)의 적절한 치료에 따라 달라지기 때문이다. 기저질환이 알려지지 않은 경우, 다학제간 협진이 필요하다.

다음 내용은 노인의 지속통을 사정하기 위해 AGS(2009) 패널이 제시한 일반적 원칙이다.

- 통증을 나타내는 생리학적 표지자(biologic markers)는 없다.
- 환자의 호소는 통증과 그 강도를 사정하는 데 가장 정확하고, 신뢰할 수 있는 근거이다.
- 경증~중등도의 인지손상 환자는 간단한 질문과 선별도구를 사용하여 사정할 수 있다.
- 노인은 실질적 장애에도 불구하고 통증 호소를 주저할 수 있다.
- 노인은 노화에 따른 통증을 기대할 수 있다.
- 노인은 통증보다는 불편감, 쑤시는, 비통함과 같은 단어를 사용한다.
- 노인은 통증을 심각한 질환이나 죽음에 대한 비유로 볼 수 있다.
- 노인은 통증을 신의 뜻이나 악행의 결과로 느낄 수 있다.
- 만성 통증의 근거를 사정한다.
- 기능과 삶의 질에 중요한 영향을 미치는 통증을 인지한다.
- 인지나 언어 장애 환자의 비언어 통증 행동, 최근 기능 변화, 발성(예: 신음소리, 울음)을 관찰한다.
- 인지나 언어 장애 환자를 위해 돌봄제공자의 보고와 정보를 구하고, 정신과적 문제, 물질남용 문제, 난치성 통증 환자를 위해 전문가의 자문을 구한다.
- 통증 강도, 약물 사용, 반응, 관련 활동을 통증일지에 기록하여 만성 통증 환자를 모니터한다.
- 치료로 인한 개선 및 악화 사항, 약물의 긍정적 · 부정적 영향, 부작용을 포함하여 만성 통증 환자를 정기적으로 재사정하고, 각 환자 방문 시 동일한 통증도구를 사용한다.

표 12.2 노인 통증 사정

이력	신체 검사	변수 사정
병력	**정기 검사**	**검사실 검사**
급성질환 만성질환 이전 수술 현재 통증 호소를 유발하는 사건		Depression scale Beck Depression Inventory Zung Self–Rating Scale 노인우울척도(Geriatric Depression Scale)
	근골격검사	**인지 사정**
	신경근육: 허약 통각과민 무감각	Mini–Mental State Examination Short portable mental status questionnaires Philadelphia Geriatric Center MSQ
통증 병력	**외상 징후**	**기능 검사**
강도 특성 빈도 양식 위치 촉진요인 완화요인 경감요인	멍듦 염증 압통 경련 부종	Katz Activities of Daily Living Lawton Instrumental Activities of Daily Living Stanford Health Assessment Questionnaire Barthel Index Fulmer SPICES
외상 기록	**기능 수행**	**심리적 사정**
최근 낙상 다른 손상	운동 범위 Up–and Go test Tinetti Gait and Balance test	재정 사회 연결망 역기능적 관계(dysfunctional relationships)
약물 기록		**통증 사정 측정**
처방 비처방 허브 부작용		시각통증척도 Word descriptor scale 수지통증척도 얼굴척도
통증 약물		**삶의 질 측정**
효과적인 약물 비효과적인 약물 처방 혹은 비처방 자연 치료법 부작용		Dartmouth COOP Project Profile of Mood States Pain/Quality of Life Scale
이전 통증 경험		

From American Geriatrics Society. (2001). The management of persistent pain in older persons. Journal of the American Geriatrics Society. 50(6), S205–S224.

통증 사정과 문화

통증은 개인의 경험으로, 환자의 통증 강도와 고통은 문화, 통증 이전 경험, 개인의 특성, 통증 한계치와 같은 요인들과 관련이 있다. 간호사는 통증 사정 및 관리 시, 각 환자에게 개별적으로 접근하고, 환자의 문화적 신념과 실무를 통합한다. 통증 사정을 문화적으로 민감하게 수행하는 것이 중요하고, 통증 관리도 문화적으로 능숙한 방식으로 제공한다. 내외국인 인구전망(2019)는 2017년 기준 국내 다문화인

박스 12.2 간호사가 통증에 관한 문화적 규범을 결정하는데 도움을 주는 자가 사정 문항

당신이 어렸을 때, 돌보는 사람이 당신의 통증에 대해 어떻게 반응하였는가?
- 당신이 경한 손상이 있을 때, 그들은 당신의 행동을 어떻게 기대하였는가?
- 당신이 심각한 통증이 있을 때, 그들은 당신의 대처를 어떻게 격려하였는가?
- 주사를 맞거나 처치를 하는 동안, 당신의 행동을 어떻게 격려하였는가?

어린 당신이 통증이 있어 돌봄을 받을 때, 그들은 어떻게 반응하였는가?
- 그들은 통증을 어떤 단어로 기술하였는가?
- 그들은 그들의 통증에 대해 어떻게 대처하는가?
- 당신은 그들의 실례를 따르는 경향이 있는가?

성인으로서 경험한 출산, 골절, 시술과 같은 통증의 경험을 고려한다.
- 당신은 통증을 어떻게 표현하였는가? 혹은 표현하지 않았는가?
- 통증은 공포를 유발하였는가? 어떤 것이 두려웠는가?
- 당신은 통증에 어떻게 대처하였는가?
- 당신이 통증이 있을 때, 다른 사람이 어떻게 반응하기를 원하였는가?

환자가 통증에 반응하는 혹은 반응하지 않는 방법에 대해 '불편함'을 느낀 적이 있는가?
- 환자가 당신을 걱정시키는 어떤 행동을 하였는가?
- 당신은 왜 그렇게 느꼈는가?

당신은 아래와 같은 통증환자에 대해 어떻게 느끼는가?
- 유사한 상황에서 당신보다 통증을 더 참거나 표현하는 환자
- 통증 약물을 빈번하게 요구하는 환자
- 효과적이라 믿지 않는 약물을 선택하는 환자
- 당신과 다른 문화(인종, 언어, 종교, 사회경제)에 속한 환자

통증 반응에 대해 '맞다', '틀리다'와 같은 반응을 느끼는 경향이 있는가? 왜 혹은 무엇이 그렇게 생각하게 하는가?
- 통증에 대한 어떤 표현과 말이 '맞다', '틀리다' 에 해당하는가?
- 통증에 대한 어떤 묘사?
- 통증에 대한 어떤 치료?

From Narayan, M.C. (2010). Culture's effects on pain assessment and management: cultural patterns influence nurses' and their patients' responses to pain. American Journal of Nursing, 110(4), 38–47.

구는 3.5%에 해당하고, 이는 2040년 6.9%에 달할 것으로 보고하였다. 언어와 의사소통의 미묘한 차이를 이해하는 동안 통증 사정과 관리의 어려움을 직면하기 때문에, 통증 관리의 문화적 측면이 제공자, 간호사, 환자에게 영향을 미친다. 박스 12.2의 질문은 간호사가 통증과 관련된 문화적 기준(cultural norms)을 정하는데 도움을 준다.

문화는 통증의 경험에 영향을 미치는데, 어떤 문화적 신념은 통증의 위치나 질에 관해 금기시하고 터놓고 말하지 않게 한다. 약한 사람으로 지각되는 것은 통증을 부정하게 되고, 어떤 문화는 통증에 대처하기 위해 소리를 지르게 한다. 통증을 기술하는 것이 문화마다 다르므로, 통증 관리에 관한 문화적 차이를 인식하는 것이 중요하다. 이러한 신념과 행동은 통증을 직면하려는 의지가 결핍된 것이 아니라 사회 · 문화적 맥락에 의한 것으로 인지해야 한다.

박스 12.3. 통증 사정에 대한 설명모델 인터뷰

- 무엇이 통증을 유발한다고 생각하는가?
- 통증이 언제 시작하는가? 왜 통증이 그때 시작한다고 생각하는가?
- 통증에 대해 무엇이 가장 두려운가?
- 통증이 당신에게 어떤 문제를 유발하는가?
- 통증을 위해 무엇을 사용하고, 그것은 어떤 도움을 주는가?
- 통증을 위해 누구와 상담하는가? 가족? 전통적 치료자?
- 어떤 치료가 통증에 도움이 되는가?
- 통증이 있을 때 누가 어떻게 도움을 주는가?

Compiled from Lasch, K. E. (2000). Culture, pain, and culturally sensitive pain care. Pain Management Nursing, 1(3 Suppl 1), 16–22; and Kleinman,A., & Benson, P. (2006). Anthropology in the clinic: The problem of cultural competency and how to fix it. PLOS Medicine, 3(10), e294. In Narayan,M. C. (2010). Culture's effects on pain assessment and management: Cultural patterns influence nurses' and their patients' responses to pain. American Journal of Nursing, 110(4), 38–47.

사정도구는 환자의 통증 경험에 관한 문화적 표준(cultural standard)의 영향을 이해하는 과정으로, 설명적 모델접근법(explanatory model approach)으로 설명할 수 있으며, 인터뷰 질문의 목록은 박스 12.3에서 제시한다.

헬스케어전문가는 특별한 문화집단과 협력하여 개발한 통증 교육자료를 가지고 있고, 문화적으로 민감하고 언어적으로 적절한 것의 차이를 이해해야 한다. 문화적으로 민감하다는 것은 문화의 미묘한 차이를 고려하는 것으로, 단순한 통역 그 이상을 의미한다.

통증 사정도구

통증 사정도구는 헬스케어전문가가 통증에 대한 환자의 보고, 통증 완화 및 변화를 객관적이고 정확하게 측정할 수 있도록 돕는다. 통증 사정도구는 수지통증척도(numeric pain rating scales)(0점은 통증 없음, 10점은 가장 큰 통증), 시각통증척도(visual analog scales), 기술적 통증강도척도(descriptive pain intensity scale)(무통증, 거의 없는 통증, 많은 통증, 가장 큰 통증), 통증일지 등이 있다. 통증일지의 예

FORM 3.58 Pain Control Record: Patient Example

This is a record of how your pain medicines are working. Please keep this record until you and your nurse/doctor find the dose and frequency of medicine that provides satisfactory pain relief for you most of the time. After that, you only need to keep this record when you have problems related to your pain medicines.

Name: *Martin* Date: *Friday*

GOALS Satisfactory pain rating: *3* Activities: *Sleep through the night; walk around the house*

My pain rating scale:

0 1 2 3 4 5 6 7 8 9 10

No pain — Moderate pain — Worst possible pain

Directions: Rate your pain before you take pain medicine and 1 to 2 hours later.

Time:	Pain rating:	Medicine I took:	Side effects (drowsy? upset stomach?)	Other:
12:15 am	*6*	*30 MS IR*	*No*	
3	*6*	*30*		*can't sleep*
5:15	*5*	*30*		
8:30	*6*	*30 + ibuprofen + MS Contin*		*staying in bed*
10:30	*4*			*MS IR 45 8 p.m. MS Contin 150 mg*
11	*6*	*45*		
12	*3*			

If pain is greater than *5*, or if you have other problems with your pain medicine, call:

Nurse: Name/phone *C. Adams 555-1234*

Doctor: Name/phone *Jones 555-4321*

그림. 12.2 통증일지. (From McCaffery, M., & Pasero, C. [1999]. Pain: Clinical manual [2nd ed.]. St. Louis,MO: Mosby.)

는 그림 12.2에서 설명한다. 통증에 대한 환자의 보고는 불편함의 강도와 양으로 평가한다. 통증강도는 환자가 경험하는 통증의 양을 측정하는 것으로, 0~10점과 같이 숫자로 제시하는 수지통증척도를 사용하여 평가할 수 있다. 수지통증척도는 통증에 대한 환자의 보고를 헬스케어전문가에게 객관적인 숫자로 보여준다. 통증 치료 후 통증 점수가 낮아졌다면, 통증이 완화된 것을 의미하고, 이러한 변화를 통증일지나 차트에 기록한다.

노인의 통증을 사정할 때, 특히 인지손상 노인의 경우 표준화된 도구를 사용함으로써 통증 관리를 위한 일관된 접근을 할 수 있다. 통증 사정도구의 사용은 간호사가 노인의 통증 형태와 심각 정도에 따라 적절한 간호중재를 계획하고, 안위를 즉각적으로 개선하는 데 도움이 된다.

표 12.3 기능적 통증척도

점수	환자 기능에 따른 통증 기술
0	통증 없음
1	견딜 만함(그리고 어떤 활동도 제한하지 않음)
2	견딜 만함(그러나 어떤 활동은 제한 함)
3	견딜 수 없음(그러나 전화 사용, 텔레비전 보기, 책 읽기가 가능함)
4	견딜 수 없음(전화 사용, 텔레비전 보기, 책 읽기가 불가능함)
5	견딜 수 없음(통증으로 인해 구두로 의사소통할 수 없음)

From Gloth, F. M., Scheve, A. A., Stober, C. V., Chow, S., and Prosser,J. (2001). The Functional Pain Scale (FPS): Reliability, validity, and responsiveness in a senior population. Journal of the American Medical Directors Association, 2(3), 110 – 114.

처치 후 통증 사정도구를 사용할 때, 환자의 주관적 통증 점수보다 활동 수준을 확인하는 것이 통증의 수준과 중재의 효과를 측정하는 데 도움이 된다(표 12.3). 노인이 통증 이외의 다른 단어를 사용하는 것을 볼 수 있고, 이는 노인이 불편감이나 통증을 어떻게 바라보는지를 정확하게 반영한다.

병력

간호사는 환자의 통증에 대해 조심스럽게 질문하고 철저히 사정해야 하는데, 이는 노인의 통증이 복잡한 만성 문제로 인한 다양한 원인에 의해 발생하므로 특히 중요하다. 급성 통증이 만성질환에 의해 발생하기도 하지만, 노인의 급성 통증은 '조용한' 심근경색이나 '무통'의 복강내 응급상황과 같이 변화된 양상으로 나타날 수 있다는 지식을 가지고 평가한다. 만성 통증은 가변적 강도와 특성을 보여 간과되기 쉽다.

통증의 시작, 위치, 기간, 강도, 특성, 악화 및 완화 요인, 자가치료 방법, 도움이 되는/되지 않는 처방 등에 대해 질문한다. 또한, 통증의 양상, 질, 완화방법, 유발요인, 시간, 기간, 빈도, 시도한/하지 않은 방법, 시도했으나 효과 없는 방법 등을 질문한다.

신체검사

대부분의 노인이 통증이 있는 외상과 퇴행성 문제를 경험하기 때문에, 이들의 통증사정 시 신체계통을 포괄적으로 검사하도록 한다. 또한, 철저한 신경학적 사정을 위해 신경병성 상태나 신경손상을 의미하는 자율, 감각, 운동의 손상 평가, 우울 및 인지 선별검사를 시행한다.

기능장애 평가

기능장애는 노인의 중요한 문제로, 운동성과 독립성을 극대화하기 위해 기능 수준을 평가하는 것이 중요하다. 기능상태를 평가하기 위해 일상생활능력, 보행, 심리사회적 안녕, 전반적인 삶의 질에 대한 사정을 시행한다. 표준화된 도구는 기능적 상태를 사정할 때 유용하고 노인에게 효과적이며, 일반적으로 Katz의 일상생활능력척도를 사용한다. 기능적 활동은 통증의 출현과 강도에 따라 제한되고, 기능성 평가에는 통증 완화요인의 사정도 포함된다. 기능상태는 통증관리를 철저히 하여 개선될 수 있다. 통증의 새로운 다른 원인을 사정하는 것이 중요한데, 통증 증가를 이전 질환의 악화로 가정하지 않아야 한다. 간호사는 노인 통증 호소의 원인을 사정하는 것이 중요하다. 노화가 통증을 유발하는 것이 아니라, 질병 및 사고가 통증을 유발하는 것이다.

삶의 질 평가

통증은 독립된 현상이 아니라, 삶의 질의 모든 측면에 영향을 미치는 경험으로, 통증 사정에는 통증이 삶의 질에 미치는 영향에 대한 평가도 포함된다. 실무자는 환자의 삶의 질을 사정하기 위해 '당신의 삶은 어떤가요?', '하고 싶은 것을 즐겁게 하고 있나요?', '최근 당신의 활동에 변화가 있나요?'와 같은 질문을 한다. 이러한 질문은 개발된 과학적 측정도구를 일상 실무에서 사용하는 데 비현실적일 때, 효과적이고 정확하게 사용할 수 있다.

우울 평가

노인의 통증 사정에는 우울의 평가도 포함되는데, 우울의 발생은 만성 통증과 관련이 있다. 지속적인 우울은 통증 대처능력에 영향을 미치므로 반드시 치료되어야 한다. 특히 만성적 문제의 결과가 불확실한 경우, 불안이 만성 통증관리에 영향을 미친다. 노인우울척도(geriatric depression scale)는 노인의 우울을 감별할 때 사용하는 타당하고 신뢰할 만한 도구이다.

노인 통증의 간호중재

약물치료

간호사는 노인의 통증이 안전하고, 효과적이며, 효율적인 방법으로 치료되도록 매우 중요한 역할을 한다. 간호사는 노화의 생리학적 변화가 약물 흡수, 대사, 배설에 미치는 영향을 숙지하고 있어야 한다. 이러한 변화는 다음 내용과 같은 변화를 나타내고, 환자의 약물(처방약물 용량, 투약간격)에 대한 반응을 지속적으로 사정해야 하는 이유이다.

- 위산 생성과 위장관 운동의 감소와 같은 생리학적 요인의 변화
- 총체액량, 체질량, 혈중 단백질의 감소와 신체지방 증가와 같은 체성분의 변화
- 간혈류흐름과 사구체여과율의 감소와 같은 장기기능의 변화

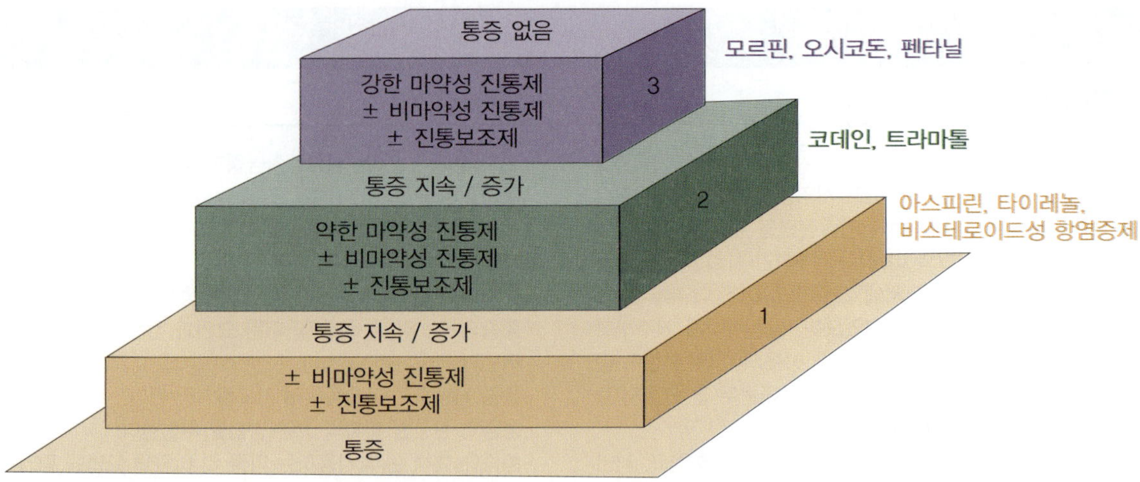

그림. 12.3 WHO의 3단계 접근법. (From World Health Organization. WHO's pain relief ladder. Retrieved from http://www.who.int/cancer/palliative/painladder/en/.).
대한의학회(2020). 통증이완 단계

이러한 간과 신장 기능의 변화는 펜타닐(fentanyl)과 같은 지용성 약물의 축적 위험을 증가시키고, 작용시작(onset of action)을 지연시키며, 통증 조절에 이용되는 물질의 축적위험을 증가시킨다. 연령 관련 변화가 약물의 흡수, 분포, 대사, 배설에서 발생하므로, 약물처방을 연령보정용량(age-adjusted dose)에 따라 보수적으로 수행한다. 진통제는 비아편유사진통제(nonopioid analgesics)와 아편유사진통제(opioid analgesics)의 두 영역으로 구분되고, 그 외 많은 보조약물이 노인 통증관리에 유용하다.

세계보건기구(World Health Organization, WHO)와 대학의학회(2020)에서는 암환자 통증의 약물요법으로 3단계 접근법을 권고하고, 간호사는 노인의 통증 사정 후 약물을 제공하는 데 도움을 준다. 통증이 발생하면 없어질 때까지, 약물을 다음 순서에 따라 즉각적으로 경구복용한다: 비아편유사제; 필요 시 가벼운 아편유사제(코데인), 마지막으로 모르핀과 같은 강한 아편유사제(그림 12.3). 환자가 불안하거나 이완을 원하면 보조약물을 추가한다. 통증약물 가이드라인은 환자가 원할 때가 아니라 통증이 발생할 것으로 기대되는 시간에 약물을 미리 제공하도록 한다. 이러한 3단계 접근법에 따라 정확한 약물, 정확한 용량, 정확한 시간에 제공하는 것이 비용절감의 효과와 최고의 효과를 가져온다.

비아편유사진통제

진통제는 통증 관리에서 가장 중요한 접근방법이다. 아세트아미노펜(acetaminophen), 이부프로펜(ibuprofen), 나프록센(naproxen)은 비아편유사진통제의 예로서, 국소부위에서 통증 지각을 방해하여 차단한다. 이러한 약물을 노인에게 적용할 때 지속적으로 관찰해야 한다. 아세트아미노펜은 노인에게 잘 맞고 혈소판 기능에 영향을 미치지 않으며, 경도~중등도 근골격 통증을 이완하기 위해 선택하는 약물이다. 사용 가능한 최대 용량이 24시간 이내 3,000mg으로, 대부분의 사람에게 부작용이 거의 없는 가장 안전한 비아편유사약물이다. 아세트아미노펜은 진통이나 해열의 측면에서는 아스피린과 동일한 효과를 보이나, 항염제로는 아스피린보다 효과가 적다. 아세트아미노펜은 신장이나 위장 문제와 관련이 없으나, 알코올 남용 병력이 있거나 고용량을 지속적으로 복용한 후에는 간독성을 초래할 수 있다. 노인은 감기약이나 수면보조제의 비처방약물에 포함된 '숨겨진(hidden)' 아세트아미노펜을 인식하도록 주의해야 한다.

비스테로이드성 소염제(nonsteroidal antiinflammatory drugs, NSAIDs)는 특별히 경도~중등도 관절통을 치료할 때 효과적이다. NSAIDs는 노인의 위궤양, 신기능부전, 출혈경향과 같은 다양한 부작용과 관련이 있다. NSAIDs와 관련된 가장 일반적인 불편함은 소화불량으로, 제산제를 복용하거나 음식과 같이 복용하면 감소한다. 그러나 헬스케어전문가는 위장관계 문제가 어떤 증상 없이 발생할 수 있고, 심각한 궤양이 천공이나 광범위한 출혈로 이어지는 것을 주의해야 한다. NSAIDs는 비정상적 신기능 환자나 궤양 및 출혈 병력이 있는 환자의 경우 고용량을 장기간으로 사용하는 것을 피한다.

간호계획

골전이를 동반한 전립선 암

임상 상황

77세 남성 K씨는 전화기 회사를 퇴직하고 지역병원의 가정간호 프로그램에 참여하였다. K씨는 2년 전 전립선암 진단을 받기 이전까지는 좋은 건강상태를 유지하였다. 그와 아내는 적극적인 사회활동을 즐겨왔고, 그의 자녀 4명은 국내 여러 도시에 거주하고 있다. 이 부부는 교회활동을 하지 않고, 결혼한 지 10년 되었으며, 이동주택에 거주하고 있다. 이들은 도시에 콘도를 소유하고 있으나, 이웃의 어떤 지원도 받고 있지 않다. 3년 전 멕스라는 강아지가 생겼고, 지난 두 달 반까지 강아지와 함께 아침 · 저녁으로 공원에서 걸었다.

지난 2개월 동안 K씨가 다리와 등의 심한 통증을 호소하였고, 지난 달에 체중이 약 15kg 감소하였다. 쉽게 피곤하고, 집 밖으로 걸어 나가기나 어려우며, 휴식 없이 25걸음 정도도 걸을 수 없었다. K씨는 첫 아내가 20년 전 유방암으로 사망하였고, 항암과 극심한 통증으로 인해 얼마나 고통받았는지 기억한다. 그는 호르몬 치료를 시작한 6개월 전까지, 암 치료를 위한 모든 것을 거부하였고, 의사가 처방한 지속작용 아편유사진통제를 약물중독에 대한 염려로 거부하였다. K씨는 자신의 통증을 0점(통증 없음)에서 10점(최악의 통증) 중 9점으로 평가하고, 자신을 돌보는데 어려움을 겪고 있으며, 임박한 죽음으로 다루고 있다.

간호진단

- 통증관리에 대한 부적절한 지식과 관련된 만성 통증
- 진통제 사용과 관련된 잠정적 변비
- 통증과 관련된 이동 감소

결과

- 환자는 자가보고로 휴식과 활동 시 0~3 정도의 통증 감소를 보고할 것이다.
- 환자는 매일 부드럽고 정형화된 변의 일상적 장 배설양상을 지속할 것이다.
- 환자는 가능한 한 일상생활능력과 다른 신체적 활동을 유지할 것이다.

중재

- 환자와 아내와 함께 일반적인 통증 정보를 토의한다.
- 통증의 질, 위치, 촉발 및 이완 요인과 같은 통증에 대한 묘사를 끌어낸다.
- 통증 사정도구를 사용하여 강도를 확인한다.
- 통증과 관련된 환자의 고통 경험을 확인한다.
- 통증에 대해 현재 사용하는 약물 및 비약물 요법을 평가한다.
- 중독에 대한 두려움, 삶을 조절하고, 각성 및 기능을 유지하고자 하는 욕구를 토의한다.
- 통증척도를 포함하여 자가통증관리기록을 사용한다.
- 진통제의 24시간 일정을 환자와 아내에게 교육한다.
- 의사와 함께 현재 통증 관리계획과 추가적 치료를 토의한다.
- 환자의 변 배설양상을 확인하고 변연화제를 위한 의사의 처방을 설명한다.
- 장운동이 2일 동안 없다면, 가벼운 완화제 사용을 토의한다.
- 매일 적어도 물 8컵의 수분 섭취를 격려한다.
- 고섬유 음식의 섭취 증가를 위해 식단을 수정한다.
- 장 배설에 영향을 미치는 진통제를 토의한다.
- 변비는 아편유사진통제의 예측되는 부작용으로, 예방할 수 있다는 것을 강조한다.
- 진통제를 규칙적으로 복용할 것을 교육한다.
- 환자가 유지하고 싶은 중요한 활동을 확인한다.
- 강아지와 함께 짧게 걷고, 식사를 위해 식사공간에 앉도록 격려한다.
- 자가관리 기록을 사용하도록 격려한다.
- 에너지 보존과 휴식시간을 포함한 활동 공간의 필요성을 교육한다.
- 이동과 활동에 필요한 것을 결정하기 위해 환경을 평가한다.

아편유사진통제

아편유사진통제는 보통 비아편유사진통제로 적절히 관리되지 않는 경도~중등도의 통증을 보이는 환자에게 처방한다. 노인은 통증의 정점(higher peak)이 높고, 통증의 이완시간이 길어, 아편유사진통제의 효과에 민감하다.

노인은 아편유사진통제에 더 민감하기 때문에, 임상의는 '저용량으로 시작하고, 천천히 투여하라'는 원칙을 따르고, 통증 완화를 위해 적정 용량을 사용하면서 환자를 관찰한다. 아편유사진통제의 문제는 메타돈(methadone)이나 레보르파놀(levorphanol)과 같이 반감기(half-lives)가 길다는 것이다. 아편유사진통제의 반감기는 약물이 최초 혈장 농도에서 반으로 감소하는 데 걸리는 시간을 의미하는 것으로, 혈장의 약물 수준은 최초 투여 후 며칠에 걸쳐 천천히 증가한다. 따라서 이러한 약물은 반감기가 짧은 약물에 비해 지연된 독성 위험이 훨씬 더 크다. 코데인(codeine), 하이드로모르폰(hydromorphone), 모르핀(morphine)은 통증이 있는 노인에게 안전하게 적절한 용량으로 사용할 수 있다(간호계획 박스 참조).

중등도~심각한 통증은 하이드로코돈(hydrocodone), 옥시코돈(oxycodone), 하이드로모르폰, 옥시모르폰(oxymorphone), 속효성 모르핀(immediate-release morphine)과 같은 아편유사진통제로 완화된다.

부작용

아편유사진통제의 일반적인 부작용은 오심, 구토, 변비, 요정체로서 전립선비대 환자의 경우 특히 그러하다. 노인은 약물의 분포와 배설의 변화로 인해 진정과 호흡억제에 더 민감하다. 부작용은 아편유사 미투여 환자(opioid-naive patients; 이전에 아편유사진통제에 노출 경험이 없는 환자)에게 더 심하게 나타난다. 펜타닐 패치(fentanyl patches)는 아편유사 미투여 환자의 경우 심각한 반작용의 고위험군에 해당하므로 처방하지 않는다. 아편유사진통제가 효과가 없고, 고용량도 성공적이지 않다면, 펜타닐을 적은 용량으로 정확한 용량이 결정될 때까지 단계적으로 증량하는 전략(upward titrations)을 시도할 수 있다. 적정 용량이 정해진 후 간호사는 환자의 통증반응을 사정한다.

변비는 아편유사 진통제 사용의 부작용으로 특히 대부분의 노인이 변비를 기존의 장 문제로 가지고 있으므로, 아편유사진통제 치료를 시작할 때 장 건강 프로그램을 시작하는 것이 좋다(환자/가족 교육 박스 참조). 아편유사진통제를 사용하는 경우, 변연화제나 완하제의 사용과 고섬유질 음식 식단을 포함한 장습관을 주의 깊게 사정하는 것이 중요하다. 헬스케어전문가는 환자와 가족에게 변비 발생 이전에 주도적으로 예방하는 방법의 중요성을 강조한다. 변비의 부작용을 다루기 위해 종양간호협회(Oncology Nursing Society)는 다음 내용을 권고한다.

- 수분 섭취를 증가시킨다.
- 식단을 수정한다–고섬유질 음식을 추가한다(영양적 측면 고려 박스 참조).
- 활동 수준을 유지하거나 증가시킨다.
- 위결장반사가 가장 활동적일 때 장운동 일정을 매일 유지하기 위해 노력한다.
- 변유연제, 증량제, 자연혼합완하제(natural laxative mixtures)와 같은 것을 투약하고, 가능한 한 제약적 변완하제를 피한다.

아편유사진통제로 인한 오심과 구토가 며칠 후 사라지더라도, 의사는 부작용을 다루기 위한 예방적 접근을 시도하는 것이 중요하다. 진토제가 오심과 구토를 조절하는 데 효과적인지 평가하고, 진정과 같은 부작용을 평가한다. 간호사는 환자와 가족에게 진토제로 인해 진정과 같은 부작용이 있을 것이라 교육한다. 오심이 며칠 이상 지속되면, 새로운 아편유사진통제를 시도해야 한다.

아편유사진통제를 시작할 때 진정과 인지수행손상을 예측한다. 진정은 1~3일 이내 감소하지만 드물게 그렇지 않은 경우, 헬스케어전문가에게 보고한다. 진정은 해결되지 않는 통증으로 인한 수면박탈과 관련될 수 있고, 중요한 것은 진정이 통증의 적절한 이완 없이도 발생할 수 있다는 점이다. 간호사는 호흡억제 증상(분당 호흡수 8회 미만이나 산소포화도 90% 미만)을 관찰하고, 특히 약물을 고용량으로 갑작스럽게 증가시킬 때 주의한다. 표 12.4에 노인이 피해야 하는 진통제를 제시하였다.

환자/가족 교육

변비를 어떻게 할 것인가?

아편유사진통제는 대부분의 경우 변비를 유발하므로, 다음 제안이 변비로 인한 불편감 발생을 예방하는 데 도움이 된다.

- 요리하지 않은 과일, 채소, 통밀빵, 통밀 시리얼과 같은 고섬유질 식이를 섭취한다.
- 음식에 가공처리되지 않은 밀기울(bran) 1~2 테이블 스푼을 추가한다.
- 매일 8~10컵의 물을 섭취한다.
- 과거에 변비를 감소시키는 데 도움이 되었던 음식을 섭취한다.
- 가능한 한, 매일 같은 시간에 장운동을 계획한다.
- 변 배설을 위해 병상 이동좌변기(bedside commode)를 사용한다.
- 장운동을 위해 계획된 시간 30분 전에 따뜻한 음료를 마신다.
- 팽창성 하제(bulk laxative)나 변연화제의 사용에 대해 의사와 상의한다.

Modified from American Cancer Society and National Cancer Institute. (2014). Pain control: Support for people with cancer. Retrieved fromhttps://www.cancer.gov/publications/patient-education/pain-control.

영양적 측면 고려

변비완화를 위한 고섬유식이

- 오트밀, 밀기울, 통밀, 호밀
- 사과, 배, 딸기, 복숭아, 자두
- 콩, 건조 콩
- 완두콩, 양배추, 근채류, 신선한 토마토, 녹두, 당근

보조제 투약

보조제 약물(adjuvant medications)은 본질적으로 진통제의 특성이 없는 약물을 의미하는 것으로, 만성 통증을 다루는 데 도움이 된다. 보조제 약물에는 항경련제, 항우울제와 진정제 일부도 포함된다. 잠정적인 우울이나 기분장애를 치료하는 것은 통증 관리전략을 증진시킨다.

항경련제는 주로 발작을 치료하기 위해 사용하지만, 대상포진 후 신경통, 당뇨병신경병증, 환상사지통증과 같

표 12.4. 노인의 통증 관리에서 피해야 하는 아편유사제

약물	주의	잠재적 해결책
메페리딘 (Meperidine)	대사산물(normeperidine)이 축적되어 혼돈, 초조, 경련을 유발하고 특히 신장손상 환자에게 위험하다.	경구나 비경구로 투여된 메페리딘은 다른 아편유사제 약물 이상의 장점이 없다.
펜타조신 (Pentazocine)	혼합형 아편유사작용제(mixed opioid agonist)나 길항제(antagonist)의 작용은 중추신경계 흥분, 혼돈, 환각을 유발할 수 있다.	허약노인에게 모든 사용을 피한다.
레보르파놀 (Levorphanol)	진통제 적정 용량은 환자마다 매우 다양하고, 통증 치료와 예방을 위해 적정 용량으로 투여한다. 모르핀, 하이드로코돈, 하이드로모르폰, 옥시코돈, 옥시모르폰에 과민반응을 보이는 환자에게 주의하여 사용한다.	중등 · 심각한 통증 이완을 위한 사용한다.

Modified from American Geriatrics Society. (2015). American GeriatricsSociety 2015 Updated Beers Criteria for Potentially Inappropriate Medication Use in Older Adults. Journal of the American GeriatricsSociety, 63, 2227－2246. doi: 10.1111/jgs.13702.

은 통증상태를 조절하는 데 도움이 된다. 노인 치료를 위해 사용하는 항경련제로 부작용이 거의 없는 것은 가바펜틴(gabapentin)이다. 가바펜틴에 포함되는 약물은 zonisamide, tiagabine, pregabaline, milnacipran이다. 항경련제는 혈액질환(blood dyscrasias)을 유발할 수 있어, 검사실 검사를 주기적으로 수행해야 한다. 노인의 경우 진정제나 신경안정제 일부가 혼돈이나 변비의 증가를 유발할 수 있으므로, 이러한 약물을 노인에게 적용하는 경우 지속적으로 관찰해야 한다. 삼환계항우울제(Tri－Cyclic Antidepressants, TCAs)는 신경병성 통증을 치료하는 데 유용하나, 근골격계 통증에는 효과적이지 않고, 암 통증 치료에 추가로 사용할 때 고용량을 사용한다. 데시프라민 하이드로클로라이드(Desipramine hydrochloride)는 아미트리프틸린(amitriptyline)에 비해 항콜린성 부작용이 거의 없어서 노인에게 훨씬 더 수용적이다.

그러나 항우울제는 변비, 흐린 시력, 구강건조, 요정체, 진정을 유발할 수 있고, 녹내장과 전립선비대 환자는 피해야 한다. 항우울제는 부정맥, 인지기능 변화, 기립성 저혈압, 낙상을 일으킬 수 있고, 선택적 세로토닌 재흡수억제제(Selective serotonin reuptake inhibitors, SSRI)는 상대적으로 부작용이 낮다. 선택적 노르에피네프린 재흡수억제제(Selective norepinephrine reuptake inhibitors, SNRI)와 SSRI의 새로운 조합은 통증 전달경로를 차단하여 통증 완화와 항우울에 효과적이다.

보조제 약물은 통증의 인지를 조절하고, 단독으로 사용하거나 다른 통증 약물과 같이 사용한다. 이러한 약물을 환자의 통증을 치료하기 위해 사용할 때 환자와 가족에게 알리는 것이 중요하다. 임상적 경험에 따르면, 환자가 보조제 약물을 추가할 때, 진통제를 중단할 수 있다. 환자가 항우울제와 같은 보조약물을 사용하면서도, 항우울제가 진통제와 같이 통증 치료의 역할을 하는 것을 모를 수 있다. 모든 진통제를 사용할 때, 간호사는 환자의 통증 호소, 보조제 약물의 효과와 부작용을 지속적으로 사정해야 한다.

약물요법과 비약물요법을 병행하는 것이 노인의 통증 관리요법에 효과적이다. 비약물요법은 경도의 통증에서만 효과가 있고, 중등도 통증에서는 다른 요법과 약물치료를 병행해야 한다. 임상적 경험에 따르면, 이러한 요법의 효과가 환자마다 다르기 때문에 반응을 개별적으로 평가해야 한다.

보완대체의학

보완대체의학(Complementary and alternative medicine, CAM)은 통합의학과 마찬가지로 보건관리에서 새로운 영역을 확보하고 있다. 보완대체의학은 통합의학과 다른 의미를 가지고 있으나 서로 혼용되어 사용되기도 한다. 보완대체의학 국립센터(National center for CAM)는 천연물(natural products)과 심신시술(mind and body practices)의 2개 항목으로 분류한다. 천연물은 허브(herbal)나 비타민과 미네랄과 같은 식물을 포함한다. 고추(Capsicum)는 통증 조절을 위해 일반적으로 사용되고, 특히 크림 형태로 사용되며, 환부에 직접 적용한다. 심신시술에는 침술, 마사지 요법, 명상, 운동요법, 이완요법, 척추도수교정, 타이치 운동, 치료적 접촉과 요가 등이 있다. 간호사는 이러한 요법을 인지하고, 환자가 사용하는 것과 그 효과를 사정한다.

냉온요법

냉온요법은 통증과 불편감을 감소시키는 데 유용하다. 온요법은 피부와 표피조직으로 혈액의 흐름을 증가시키고, 산소와 영양소의 이동을 증가시키며, 근육의 탄력을 증가시켜 관절 강직을 감소시킨다. 온요법은 뜨거운 물병, 열패드, 찜질(compress), 통목욕, 담그기, 가열 등을 사용하여 열을 전달한다. 온요법 사용 시, 환자와 돌봄제공자는 열화상에 유의하고, 사용 전 온도와 사용시간을 정하는 것이 중요하다.

냉요법은 감염, 부종, 통증을 감소시키고, 특히 낙상과 같은 급성 손상 후에 그러하다. 냉요법은 온요법으로 해결되지 않는 근연축(muscle spasm)을 감소시킬 수 있다.

가시화나 상상

가시화(visualization)나 상상(imagery)은 마음속에 생생한 그림을 형성하여 발생하는 만족스러움과 평온함의 상태이다. 이 그림은 일몰, 고요한 숲, 출렁이는 파도가 될 수 있고, 가시화는 과거를 회상하거나 새로운 경험을 상상하는 것이 될 수 있다. 이러한 경험은 환자를 다른 장소로 이동시키는 효과가 있고, 오 감각을 사용하게 된다.

점진적 이완

점진적 이완은 다양한 근육을 번갈아서 수축 및 이완시키는 것으로, 주로 조용하고 어두운 곳 바닥에 누워 수행한다. 배경음악으로 부드러운 음악을 사용할 수 있다.

전환

전환은 통증을 잊게 하는 어떤 것도 해당되며, 라디오, TV, 비디오, 음악, 추억, 애완동물치료(pet therapy), 게임과 퍼즐과 같은 것이 포함된다. 전환은 주로 경증 통증에 적용되나, 통증 약물과 병행하여 적용될 수 있다.

운동

운동과 물리치료는 강직을 예방하고, 기능을 유지하며, 근육경축을 감소시키고, 웰빙을 증진시킨다. 물리치료를 수행하기 전 의학적 자문을 구하고, 대부분의 환자는 운동이나 물리치료 직전에 진통제 투약이 필요하다.

경피신경자극

경피신경자극(transcutaneous electrical nerve stimulation, TENS)은 전기 리드를 환자 통증부위의 피부에 두고 만성 통증을 관리하는 기술로서, 신경통, 편두통, 정형외과 통증과 같은 다양한 통증을 치료하는 데 사용한다. Kouroukli(2009)는 말초신경자극이 2~10년 동안 대상포진 후 신경통으로 고통받은 노인의 통증을 완화하는 데 효과적인 것으로 보고하였다.

음악요법

음악요법은 앞에서 제시한 많은 다른 요법과 병행하여 사용된다. 음악요법은 노인을 대상으로 한 임상실무에서 확대되어 사용된다. 환자가 좋아하는 종류의 음악을 사용하고, 소리 크기도 환자가 조절한다.

최면

최면은 집중, 상상, 호흡운동과 같은 인지적 양상을 포함하는 것으로, 자기최면과 상상은 이완상태를 발전시키고, 눈을 감고, 통증에 초점을 두며, 색, 형태와 크기를 가시화하는 것으로 시작한다. 통증은 공간으로 투영되고, 더 커졌다가 더 작아진 후 어느 정도의 크기가 된다. 색은 변하다가 다시 원래의 색으로 돌아간다. 최종적으로 눈을 다시 뜬다.

교육

교육은 환자에게 통증에 대해 교육하고 통증 인지의 기능을 교육하는 인지요법 중 하나이다. 환자는 통증을 추적하고, 통증의 발생을 기록하는 법을 배운다. 간호사는 환자가 통증에 동반하는 생각을 해석하도록 돕는다. 이완은 관심을 신체 통증으로부터 전환하는 것이다. 교육의 목적은 환자가 통증에 통달하고 지배할 수 있도록 돕는 것이다.

통증 완화계획

통증 완화방법을 선택할 때 주로 고려할 것은 개별화된 계획이다. 환자의 투약 필요량, 비약물중재 선택, 이전 통증 경험은 다양하다. 환자는 통증 관리방법을 선택할 때 포함되어야 하고, 통증 완화방법을 수행하는 데 책임을 갖게 된다. 환자와 가족 돌봄제공자가 성공적인 통증 관리 수행에 적극적으로 참여하는 것이 중요하고, 이는 약물과 비약물 통증 완화방법에 모두 해당한다.

요약

노인의 통증에 대한 지식과 관리의 급격한 증가에도 불구하고, 통증이 지속적으로 과소평가되고 있다. 요양시설 환자의 통증이 가장 큰 문제이다. 노인은 관절염과 암과 같은 만성질환으로 고통받는다. 간호사정을 수행할 때 노인의 통증을 찾고, 통증을 유발하는 만성질환에 유의한다. 최근 통증을 위한 약물학적 치료와 다양한 경로의 투약이 가능하므로, 각 환자의 개별화된 간호가 가능하다. 약리학이 대부분의 만성질환의 주요 치료법에 해당하나, 보완대체요법이 노인환자에게 유용하다.

가정간호

1. 칩거 노인을 돌보는 간호사는 노인의 통증이 기능상태와 삶의 질에 미치는 영향을 인지한다.
2. 가정간호 간호사는 매 방문 시 환자의 통증을 평가한다.
3. 칩거 노인의 효과적인 통증 조절에 미치는 영향요인을 사정한다(예: 운동, 인지, 기능 손상).
4. 가정간호 간호사가 통증 사정도구를 사용할 때, 칩거 노인의 통증 사정도구 사용능력을 평가한다.
5. 간호사가 칩거 노인의 통증을 사정할 때, 돌봄제공자는 간호사에게 중요한 정보 자원이다.
6. 간호사는 통증 관리 강화를 위해 진통제와 같이 사용할 수 있는 보조요법을 칩거 노인과 돌봄제공자에게 교육한다.
7. 간호사는 칩거 노인과 돌봄제공자의 통증과 관리의 장애요인을 사정하고 확인한다.
8. 간호사는 최적 통증관리(optimal pain control)를 제공하기 위해 항상 통증관리를 격려한다.

핵심내용

- 노인의 통증은 주로 노인 통증연구의 부족으로 인해 과소평가되고 과소치료된다. 따라서 간호사는 노인에 대한 특별한 이해를 갖추고, 노인의 통증 요구에 따라 정확하고 지속적인 사정을 수행한다.
- 노인 통증 관리의 목적은 통증을 유발하는 만성질환을 조절하고, 운동성과 기능상태를 유지하며, 독립성을 최대한 증진시키고, 삶의 질을 향상시키는 것이다.
- 노인의 효과적인 통증관리의 장애요인으로는 통증이 연령과 관련된 것이라는 잘못된 오해, 통증에 대한 과소평가, 진단 서비스로의 접근 부족, 인지 및 기능 손상, 비효과적인 통증 측정능력, 중독에 대한 두려움, 통증 교육의 부적절성 등이 있다.
- 통증의 생리에 대한 이해와, 정확하고 지속적인 사정은 노인의 효과적인 통증관리에 중요하다.
- 노인의 통증에 대한 간호사의 임상적 사정은 많은 중요한 요소를 포함한다: 병력, 통증 기록, 외상 기록, 투약, 이전 통증 경험, 신체검사, 외상증상 검사, 근골격계 검사, 운동범위 사정, 기능손상 사정. 다양한 도구와 척도가 이러한 사정에 이용된다.
- 삶의 질 사정은 노인의 통증 사정에 중요한 부분으로, 수면, 일상생활능력, 기능, 통증, 사회관계 사정을 포함한다.
- 약물 통증 관리 방법으로는 진통제, 아편유사진통제, 보조제 약물의 사용이 있다. 비약물요법에는 냉온, 이완, 전환, 상상, 말초신경자극, 최면 등이 있다. 효과적인 통증관리를 위해, 간호사는 이러한 방법을 적용할 때 통증에 대한 환자의 반응을 지속적으로 사정한다.
- 성공적인 통증 중재를 계획할 때, 노인 환자의 통증강도와 고통을 구별하는 표준사정척도가 유용하다.
- 이러한 도구를 지속적으로 사용하고, 정확하게 기록하는 것이 효과적인 통증 관리를 증진하는 데 도움이 된다.
- 가족구성원이 노인의 통증 관리에 중요한 역할을 한다. 가족구성원은 환자가 정확하게 제공하지 못하는 정보를 제공함으로써, 간호사에게 노인의 통증경험에 대한 통찰력을 제공한다.

비판적 사고

01 소장폐쇄 91세 여성이 장기요양시설에서 병원으로 입원한다. 환자는 치매 병력이 있고, 일관성 없는 표현을 한다. 환자의 통증 관리를 위해, 통증 사정과 평가 기술을 어떻게 수정할지 토의한다.

02 노인 환자의 통증관리에서 처방된 약물의 용량과 간격이 적절한지 혹은 변경이 필요한지 결정하기 위해 간호사는 어떤 기준을 사용하는가?

13

감염과 염증

Infection and Inflammation

학습목표

1. 노화와 관련된 면역체계의 변화를 설명할 수 있다.
2. 면역상태에 영향을 미치는 영양적 요인을 설명할 수 있다.
3. 면역상태에 영향을 미치는 심리사회적 요인을 설명할 수 있다.
4. 생활양식 요인이 면역상태에 미치는 영향을 설명할 수 있다.
5. 약물이 면역상태에 미치는 영향을 설명할 수 있다.
6. 병원 내 감염과 지역사회 획득 감염을 예방하기 위한 전략을 확인할 수 있다.
7. 영양적, 심리사회적, 생활양식 요인을 간호계획에 통합할 수 있다.

들어가기

다음과 같은 상황에 직면하면 당신은 어떻게 대처하겠는가?

- 노인시설에서 체중을 검토하던 중 72세 노인이 지난 6개월 동안 체중이 5% 이상 감소한 것을 알게 되었다. 체중 감소는 노인의 면역체계에 어떤 영향을 미치는가? 이것을 알게 되었을 때 어떻게 하겠는가?
- 환자를 집으로 퇴원시키고 인플루엔자 예방주사를 맞았는지 물어보았을 때 환자는 "아니요, 더 이상 맞지 않을 겁니다. 어차피 도움이 되지 않습니다."라고 대답을 한다. 어떻게 대응해야 하는가?

노인의 감염을 조사하는 것의 중요성은 아무리 강조해도 지나치지 않는다. 감염은 65세 이상 환자의 10대 사망원인 중 하나이다. 노인의 감염은 종종 증상이 가려져 치료가 지연될 수 있다.

면역체계는 인체가 질병을 유발하는 미생물 및 기타 이물질로부터 스스로를 방어할 수 있게 하며 인간 생존에 필수적이다. 그러나 면역체계는 노화에 따라 이러한 방어능력이 감소한다. 건강 유지에 대한 면역체계의 근본적인 중요성을 고려할 때 연령 관련 변화에 대한 명확한 이해가 중요하다.

면역체계에는 두 가지 주요 기능이 있다. (1) 자기와 비자기 구별 (2) 자기가 아닌 것으로 인식되는 것을 인체에서 제거하는 것이다. 이 시스템은 항체, 세포, 화학물질, 단백질뿐만 아니라 림프조직, 골수, 비장 등으로 구성된다. 또한 이 체계는 매우 복잡한 방식으로 신경계 및 내분비계와 상호작용하여 인간 면역반응을 조절한다. 면역기능은 심리적 및 행동적 요인에 의해 매개될 수 있다. 최적의 방어를 제공하는 면역체계의 능력에 관하여 정서효과에 대한 인식, 활동수준, 스트레스, 영양의 영향에 대한 인식이 증가하고 있다.

이 장에서는 면역체계의 연령 관련 변화와 노인의 면역 상태에 대한 심리사회적 및 영양 상태와 같은 다른 요인의 영향을 검토한다. 또한 암, 자가면역질환, 사람면역결핍바이러스(HIV), 중요한 병원균에 대해서도 논의한다.

감염의 전파

감염이 발생하려면 감염원, 저장소, 탈출구, 전파경로, 침입구 및 감수성이 있는 숙주가 있어야 한다. 감염성 질환의 원인은 저장소 또는 감염원을 획득한 물질이다. 감염원은 개인이 가지고 있는 미생물(내인성)이거나 물, 공기, 음식, 토양 또는 타인과 같은 환경(외인성)일 수 있다. 다른 동물종에서 인간에게 전염되는 감염병을 인수공통감염병이라고 한다(예: 고양이 할큄병, 광견병). 병원에서 획득한 감염을 병원감염(nosocominal infection)이라고 하였으나 최근에는 의료와 관련된 감염이라는 의미로 의료관련감염(Healthcare associated infection)이라고 하고 있으며, 의료시설 밖에서 획득한 감염을 지역사회 획득 감염이라고 한다. 감염원은 대변, 혈액, 체액 등이다. 감염은 감염된 체액으로 오염된 무생물적 물체(매개물)를 통해 사람 간에 전염될 수 있다. 이 기전을 통해 전염되는 감염의 예로는 화장실이나 기타 오염된 표면에서 발생하는 *Clostridioides difficile* 감염과 정맥 내 약물 사용자와 바늘을 함께 사용하여 획득되는 HIV 감염이 있다.

질병은 병원체가 침입구로 신체에 들어가 조직에 접근하여 증식함으로써 발생한다. 침입구로는 피부침투, 직접접촉, 섭취 또는 흡입 등이 있다. 피부와 점막의 통합성이 방해 또는 파괴는 경우 잠재적 침입구가 된다. 찰과상이나 화상 등과 같은 손상은 사고에 의한 것이며, 이는 수술이나 카테터 삽입과 같은 의학적 시술, 동물이나 절지동물에 물린 직접 접종(예: 라임병 또는 말라리아)의 결과일 수 있다. 병원균은 직접접촉으로 감염된 조직이나 분비물에서 노출된 점막으로 직접 전달되며 직접접촉 전염의 예로는 임질 및 클라미디아와 같은 성병(STD)이 있다. 구강과 위장관은 가장 효율적인 침입구이다. 병원균을 섭취하면 병원균은 정상균무리와 경쟁을 하고 감염을 유발한다. 콜레라, 식중독, A형 간염은 섭취를 통해 발생하는 질병의 예이다. 병원균은 낮은 pH와 위산 분비물의 효소에서 살아 남아야 감염을 일으킬 수 있다.

질병이나 약물로 인해 위 산도가 감소된 사람은 감염에 더욱 취약하다. 많은 병원균이 호흡기로 인체에 침입하여 인플루엔자, 감기, 세균성 폐렴과 같은 질병을 유발한다. 침입구는 감염 부위에 제한이 있지 않다. 섭취된 병원균은 점막을 관통하여 순환계를 통해 전파되며 다른 신체기관에 질병을 일으킬 수 있다. A형 간염과 반코마이신 내성 장알균(VRE)은 각각 간과 혈류에 감염을 일으키는 섭취된 병원균의 예이다. 숙주의 유전적 · 체질적 및 기타 비특이적 요인은 병원체가 감염 및 임상 질환을 일으키는 데 밀접한 영향을 미친다.

연령과 관련된 면역체계의 변화

노인에게 생기는 많은 질병은 세포매개와 항체매개 면역반응의 변화로 인한 직접적인 결과일 수 있다. 면역상태의 변화는 감염, 암, 자가면역 진행의 원인이 될 수 있으며, 이러한 것들은 모두 생명에 위협이 된다. 과학자들은 나이가 들어감에 따라 면역능력이 감소하여 면역세포 수가 감소하기 때문인지 아니면 단순히 세포기능이 감소하기 때문인지를 규명하려고 노력해왔다. 그러나 면역능력은 다른 여러

박스 13.1 연령과 관련된 면역체계의 변화

림프구
총 림프구 수에 변화 없음
B 세포 수의 변화 없음
T– helper 세포의 변화 또는 증가 없음
억제 T세포의 감소
T세포 반응성의 감소
CD4, CD8 세포 감소

다형핵 백혈구
이동능력 감소

항체
T세포 의존성 항체 반응성 감소
새로운 항원에 대한 1차 반응 감소
항원에 대한 2차 반응 유지
2차 반응 및 자가면역과 관련된 글로불린 증가
자가항원에 대한 항체 발생률 증가

림프조직
흉선의 침범
흉선 피질의 위축
일부 림프절의 위축 또는 비대

기계적 장벽
피부와 점막의 변화로 인한 물리적 장벽 효과 감소

요인의 영향을 받기 때문에 연령과 관련된 변화라고만 하기는 어려웠다. 노화와 함께 자연적으로 발생하는 흉선 위축은 T림프구 기능에 영향을 준다. 감소된 세포 (T–세포매개) 및 체액성 (B림프구) 면역은 모두 노화와 관련이 있다. 박스 13.1은 면역체계의 연령 관련 변화에 대한 요약이다.

세포매개면역은 숙주가 자기 자신과 비자기를 구별하는 능력이다. 노인의 세포매개면역 감소는 일반적으로 T세포 반응 감소와 관련이 있다. B세포는 노화와 함께 감소된 항체 반응을 나타낸다. 나이가 들어감에 따라 자가항체 생산도 증가한다. 이로 인해 노인의 자가면역질환이 증가하는 경향이 나타난다. 이 문제의 기초가 되는 기전은 T세포와 B세포 기능이 모두 변하는 것으로 생각된다. 피부는 신체의 가장 큰 면역활성시스템이며 신체의 1차 방어선이다. 피부의 정상균무리(예: Propionibacterium acnes, *Staphylococcus aureus*)는 병원성 세균의 증식을 방지한다. 노화와 함께 피부는 더 약해지고 손상되거나 벗겨지기 쉬워져 방어기전을 방해하고 세균의 침입구를 제공한다.

면역능력에 영향을 미치는 요인

영양적 요인

영양과 식이상태는 노인의 면역기능에 매우 중요한데, 65세 이상 노인 중 최소 1/3이 영양결핍이 있다. 의료관련감염의 발생과 관련된 위험에는 영양부족, 의도하지 않은 체중감소, 낮은 혈청 알부민 수치, 수분섭취 감소, 구강위생 불량 및 정신상태 변화가 있다. 부적절한 영양에 영향을 미치는 요인에는 미각의 변화, 사회적 고립, 음식을 준비할 수 있는 신체적 능력의 부족, 변화된 흡수, 빈곤 등이 있다. 노인은 건강관리제공자와 상담을 하고 영양보충제를 시작하기 전에 식이섭취를 철저히 평가받아야 한다. 적절한 양의 비타민과 무기질을 식사에서 섭취하면 보충제는 불필요하며, 오히려 독성을 유발할 수 있다.

영양실조

단백질, 칼로리 또는 기타 비타민과 무기질의 현저한 결핍은 면역기능을 변화시키는 것으로 나타났다. 면역체계에서 기타 연령 관련 변화와 함께 이러한 결핍은 감염성 질병에 대한 감수성을 증가시킨다. 영양균형을 회복하면 노인의 면역상태를 개선할 수 있다.

철분 및 미량영양소 결핍

철분 결핍이 면역능력과 감염에 대한 감수성에 미치는 영향은 아직 완전히 확인되지 않았다. 낮은 수준의 철분은 순환하는 T세포의 수를 감소시킨다. 철분 결핍은 호중구, 대식세포, B세포 및 T세포의 기능저하에 영향을 미친다. 또한 철분 결핍은 항원에 대한 반응을 지연시키는 원인이 된다. 아연은 면역기능과 관련이 있는 것으로 생각된다. 장기간의 아연 결핍은 세포매개면역, 상처치유 및 단백질 합성의 손상으로 이어진다. 아연 수치가 감소한 환자는 감염횟수가 증가하고 치유에 필요한 시간이 증가한다.

정신사회적 요인

면역상태에 대한 정신사회적 요인의 잠재적 영향에 대한 인식이 커지고 있다. 이러한 요인에는 급·만성 스트레스, 우울증, 사별 및 사회적 관계 등이 있다. 이러한 요인이 면역상태에 영향을 미친다는 인식은 비교적 최근에 이루어졌으며, 이러한 관계의 본질에 대한 우리의 이해는 끊임없이 변화하고 있다. 노인은 잠재적으로 면역상태에 영향을 미치는 많은 정신사회적 변화를 경험하므로 이를 반드시 고려해야 한다. 노인은 가족과 친구를 잃거나 사별을 겪으며 사회적 관계 영역의 축소를 경험하고 이로 인해 우울증 발생률이 높다.

우울

우울도 면역 감소와 관련이 있다. 이는 지역사회에 거주하는 노인의 약 6%가 우울증 진단을 받기 때문에 중요하다. 또한 65세 이상의 성인은 우리나라 전체 인구의 13.8% 정도이지만(통계청, 2017), 2017년 기준 노인의 자살은 인구 10만 명당 58.6명으로 OECD 국가 중 가장 많은 것으로 보고되었다(보건복지부, 2019). 일부 보고에 따르면 우울이 면역체계에 미치는 부정적인 영향은 나이가 들면서 증가한다. 따라서 우울증이 있는 노인은 우울증이 있는 젊은이보다 면역결핍의 위험이 더 클 수 있다.

약물

면역억제제 및 면역증강제 등의 다양한 약물이 면역체계에 영향을 미칠 수 있다. 치료목적으로 투여되는 많은 약물에는 면역 억제효과가 있다. 이러한 약물 중에는 코르티코스테로이드, 사이클로스포린, 항암제가 있다. 프레드니손과 같은 코르티코스테로이드는 자가면역질환(예: 류마티스 관절염[RA])의 치료를 포함하여 여러가지 이유로 투여된다. 코르티코스테로이드를 투여받는 사람, 장기 거부 위험을 줄이기 위해 이식 후 사이클로스포린을 복용하는 사람, 항암제를 복용하는 사람은 면역반응이 변화되어 감염위험이 더 높다.

보완대체약물

일부에서는 면역체계를 강화하기 위해 보완대체약물(complementary and alternative medications, CAM)을 복용한다(예: 에키나시아(Echinacea; 에키나시아 꽃 추출물), 마늘, 생강, 세인트 존스 워트(St. John's wort)). 그러나 CAM 제품은 철저히 검증이 되지 않았으며 재배조건과 수확방법에 따라 변화가 매우 크다. 또한 일부 CAM은 유해하고 면역체계(예: 시호(Bupleurum; 미나리과 식물), 글루코사민, 붉은 효모 쌀, cascara sagrada)에 부정적인 영향을 주거나 처방약과 상호작용할 수 있다. 환자에게 모든 허브 보충제에 대해 건강관리제공자와 의논하도록 조언을 해야 한다.

일반적인 문제 및 상황

노인에게서 자주 나타나는 면역 결핍으로 인해 노인은 감염과 암에 더욱 취약하다. 나이가 들어감에 따라 혈청에서 자가면역항체가 발견될 가능성이 증가하여 자가면역 과정의 가능성이 높아진다. 그러나 이러한 자가면역 과정이 연령과 관련이 있는지 여부는 여전히 논쟁 중이다.

면역기능이 저하된 개인은 여러 감염에 취약하다. 노년층에서 가장 흔한 감염은 인플루엔자, 폐렴, 결핵, 요로감염(특히 여성), 대상포진 등이다. 감염의 의학적 관리는 주로 감염의 원인을 파악하고 적절한 항생제 또는 항바이러스제를 처방하는 것이다.

인플루엔자와 폐렴

폐렴과 인플루엔자는 노인 사망의 일곱 번째 주요 원인이다(Administration on Aging, AOA, 2012). 인플루엔자로 인한 사망은 다른 어느 연령대보다 65세 이상에서 더 많이 발생한다. 주요 침입구는 재채기, 기침 또는 말하기를 통해 전달되는 작은 비말의 흡입이다. 장기요양시설과 같이 폐쇄된 집단은 인플루엔자가 확산되기 쉬운 환경을 제공한다. 이러한 기관의 사회적 환경에서 그룹활동, 공동식당 사용과 재활활동을 통해 인플루엔자 전파가 촉진된다.

인플루엔자를 통제하는 가장 효과적인 방법은 고위험군의 예방접종이다. 우리나라는 2013년부터 보건소에서 연중 폐렴알균 무료 예방접종을 시행하고 있고, 2015년 11월 기준으로 58.4%가 폐렴알균 예방접종을 완료한 것으로 나타났다(보건복지부, 2015). 65세 이상의 모든 성인은 이전 예방접종에 대해 심각한 반응을 보이거나 계란에 알레르기가 있는 경우를 제외하고는 매년 인플루엔자 예방접종을 받아야 한다. 인플루엔자의 병원 내 확산을 통제하기 위한 또 다른 전략으로는 감염된 환자의 조기발견 및 코호트, 세심한 손 씻기, 신체 물질, 특히 호흡기 분비물을 다룰 때 격리주의 조치 적용 등이 있다.

지역사회 획득 폐렴은 여러 병원균에 의해 발생하며, 가장 흔한 병원체는 *Streptococcus pneumoniae, Haemophilus influenzae*, 비정형 박테리아(즉, *Chlamydia pneumoniae, Mycoplasma pneumoniae, Legionella* spp.) 및 바이러스이다. 항생제 내성이 문제가 되고 있지만 세균성 폐렴의 조기발견과 치료는 회복을 촉진한다. 폐렴알균 백신은 모든 65세 이상에게 권장된다. 흡연, 과도한 알코올 섭취, 만성 폐질환, 최근 바이러스성 상부호흡기 감염병력 및 신경질환(구강인두에서 분비물의 미세 흡인이 될 수 있음)이 또 다른 원인이다. 노화에 따른 폐기능의 변화로 인해 흡입된 미생물이 생존하고 증식할 수도 있다. 공동주택, 공동식당, 교회, 붐비는 쇼핑센터, 주간보호센터, 요양시설과 같은 사회적 환경은 노인을 감염과 감염 노출 위험에 처하게 한다. 그러나 사회적 격리는 부정적인 심리적 결과 때문에 권장하지 않는다. 노인에게 겨울 동안 감염위험이 낮은 활동을 하도록 권장해야 한다.

질병의 위험을 줄이기 위해서는 감염 관리방법이 마련되어야 한다. 손 씻기, 체액 및 영양 섭취 모니터링, 체액의 적절한 처리는 감염 시 전파 관리에 도움이 된다. 노인과 그 가족에게 감염을 의미하는 작은 변화를 교육하여 조기치료를 받도록 하여야 한다. 예를 들어, 폐렴은 다른 소견 없이 혼돈 또는 빈호흡을 보이는 것이 신호가 될 수 있다. 많은 노인이 비정형적이거나 감소된 징후와 증상을 보인다. 노인환자의 간호는 미묘한 변화를 조기에 발견하기 위해 세심한 주의를 기울여야 한다.

암

신생물은 노인에서 더 자주 발생하는데, 대표적으로 폐암, 유방암 및 전립선암 등이 있다. 그러나 수많은 다른 암의 가능성을 간과해서는 안 된다. 암의 존재는 감소된 면역반응을 나타낸다. 암세포는 일반적으로 면역계에 의해 비정상 세포로 인식된 후 제거된다. 암은 면역체계가 이 기능을 수행하지 못할 때에만 발생한다. 그러나 암과 암치료는 추가적인 면역결핍을 유발할 수 있다. 예를 들어, 암은 종종 식욕 감소를 동반하여 영양실조 가능성을 높인다. 또한 항암제는 면역세포를 감소시키고 면역체계를 더 쇠약하게 만들 수 있다. 이러한 약물 중 많은 부분이 빠르게 분열하는 세포에 가장 큰 영향을 미치므로 빠르게 분열하는 면역계 세포는 암세포와 함께 공격을 받는다. 치료에 대한 각 환자의 반응은 개별적이며 치료에 대한 결정은 개별화되어야 한다. 암의 예후는 진단시기, 환자의 전반적인 건강상태, 암의 유형에 따라 매우 다양하다.

자가면역

노인은 RA와 같은 자가면역질환에 걸릴 수 있다. 그러나 이러한 것들은 연령과 관련된 것으로만 간주될 수 없다. 자가면역질환이 있는 노인은 치료로 면역억제제를 복용할 가능성이 더 높으며, 노화에 수반되는 면역결핍의 위험이 있다. 따라서 이러한 노인은 자가면역질환이 없는 노인에 비해 감염 위험이 더 높다. 자가면역질환을 확인하기 위한 기준에는 (1) 자가면역 반응의 증거, (2) 면역학적 결과가 다른 상태로 인한 이차적인 것이 아니라는 것, (3) 확인된 다른 장애 원인의 부족 등이 포함된다.

루푸스

루푸스(SLE)는 관절, 피부, 신장, 심장, 폐, 혈관 및 뇌를 포함한 신체의 많은 부분에 영향을 미칠 수 있다. 가장 흔한 증상은 극심한 피로, 통증, 관절부종, 불명열, 피부발진, 신장문제이다. 항핵 항체(antinuclear antibody, ANA) 검사는 SLE에 대한 특이적인 검사 중 하나이다. SLE에 대한 치료법은 없다. 관리목표는 증상의 심각성을 조절하고 재발을 예방하는 것이다. 재발의 경고징후는 피로 증가, 통증, 발진, 열, 위장장애, 두통, 현기증 등이다. 환자는 자신의 건강을 모니터링하고 질병 활동의 증상을 인식하는 방법을 배워야 한다. 햇빛을 피하고, 꾸준히 운동하고, 약물을 준수하며, 스트레스를 제한하고, 정기적인 건강관리 방문을 받는 것이 중요하다.

류마티스성 관절염

류마티스성 관절염은 원인이 알려지지 않은 염증성 다발성 관절염이 특징이다. 증상으로는 몇 시간 동안 지속되는 아침 뻣뻣함, 압통, 운동 시 통증, 제한된 운동범위 및 손과 발의 작은 관절의 기형 등이 있다. 관절 외 징후로는 폐(예: 흉막염, 폐렴), 심장(예: 심낭염, 심근염), 신장(예: 아밀로이드증), 안구(예: 공막염), 류마티스(피하) 결절 등이 있다. 류마티스성 관절염의 경과는 매우 다양하다. 사람들은 대부분 점진적 기능제한과 신체장애가 발생한다. 류마티스성 관절염 환자는 일반인에 비해 사망률이 더 높다. 물리치료 외에도 류마티스성 관절염에 대한 1차 약물은 비스테로이드성 항염제(NSAID)이다. 이 약물은 염증, 통증 및 부종을 감소시킨다. 관절염이 재발했거나 NSAID가 효과가 없을 때 환자는 코르티코스테로이드 단발성 치료를 할 수 있다. 코르티코스테로이드는 부작용 때문에 고용량으로 장기간 사용해서는 안 된다. 류마티스성 관절염 환자는 또한 관절 파괴를 늦추기 위한 약물이 필요하다. 이러한 2차 약물은 질병 조절 항류마티스 약물(DMARD)라고 하며 효과가 나타나는 데 수개월이 걸릴 수 있다.

노인의 사람면역결핍바이러스 감염

HIV 감염은 노년층에서 잘 인식되지 않는 문제지만 HIV에 걸린 사람의 31%와 새로 HIV 진단을 받은 사례의 17%가 50세 이상이다. 많은 사람이 노인의 후천성면역결핍증후군(AIDS)의 발생이 수혈 때문일 것이라고 잘못 생각하고 있다. 그러나 HIV와 AIDS의 확산은 여러 세대에 걸친 위기이다. HIV 감염에 대한 낮은 임상적 의심과 AIDS를 정의하는 감염에 대한 인식의 지연으로 노인의 HIV 감염은 예후가 좋지 않다. 노인의 경우 HIV 감염에서 AIDS 발병 및 사망까지 기간이 짧다. 노화된 면역체계는 대식세포, 림프조직 또는 뇌에 존재하는 HIV를 제거할 수 없다. 면역체계의 재생능력이 감소하고 모든 대체 세포가 완전히 기능하지 않기 때문에 질병은 더 빠르게 진행된다. 이성간 전파와 정맥 내 약물 사용으로 인한 노인의 에이즈 사례 비율은 1988년 이후 계속 증가하고 있다. 위험한 성행위를 하는 노인 중 극히 일부만이 콘돔을 사용한다. 이러한 사실은 간호실무에서 중요한 의미가 있다. 간호사는 노인을 평가할 때 성적 병력을 사정하고 HIV와 HIV에 감염될 수 있는 위험행동에 대해 논의해야 한다. 노인에게 적절한 콘돔 사용과 언제 어떻게 HIV 검사를 받아야 하는지를 교육해야 한다.

주요 병원성 병원체

클로스트리디오이디스 디피실 (*Clostridiodes difficile*)

*C. difficile*은 병원성 세균이다. *C. difficile*이 존재하는 것만으로 감염을 의미하는 것은 아니며, *C. difficile*이 존재하고 장내 정상상재균이 방해받을 때 질병이 발생한다. *C. difficile*

은 출혈과 세포 손상을 일으키는 독소를 생성하여 장에 체액을 축적시킨다. 근육수축을 자극하는 운동성 변화 요인에 의해 특징적인 설사가 발생한다. *C. difficile*은 주로 의료종사자의 손에 의해 사람 간에 전파된다. 또한 직장 탐침 및 직장 체온계와 같은 오염된 기구를 통해 간접적으로 전파된다. 환자 간 접촉 사이에 지속적으로 물과 비누로 손을 씻고 대변과 같은 신체 물질을 다룰 때 장갑을 반드시 착용한다. *C. difficile* 환자는 화장실이 있는 1인실에 배치해야 한다. 치료는 현재의 항생제 치료를 중단하는 것으로 시작하며, 경구용 반코마이신이나 fidaxomicin으로 치료한다. 항생제에 반응하지 않는 재발성 *C. difficile* 감염 환자는 대변 미생물군 이식(fecal microbiota transplant)을 고려한다.

반코마이신내성 장알균
(Vancomycin-Resistant Enterococcus, VRE)

여러 요인으로 인해 VRE에 감염되기가 쉽지만 대부분 집락이 감염보다 선행된다. 반코마이신 사용은 메티실린 내성 황색포도상구균(MRSA) 발생률 증가를 비롯한 여러 요인으로 인해 지난 20년 동안 크게 증가하였다. VRE 획득의 위험요소는 65세 이상의 연령, 항균요법, 만성신장질환, 심각한 질환, 장기입원 등이다. VRE는 의료종사자의 손을 통해 사람 간에 전달되고, 전자체온계, 유동화침대(fluidized beds), 환경표면을 포함한 오염된 의료기기에 의해 전파된다.

의료 종사자는 VRE의 전파를 막기 위해 손위생을 철저히 해야 한다. 감염된 환자에게는 의료기구(예: 청진기)를 개인 전용으로 사용하도록 한다. 급성치료환경에서 집락이나 감염된 환자는 1인실에 격리하거나 코호트한다. 환자 치료를 위해 격리주의, 장갑, 가운을 적용해야 한다. 항생제는 증상이 없지만 집락이 있는 사람에게는 사용하지 않으며, 증상이 있는 환자는 배양검사와 항생제감수성 검사를 하여 적합한 항생제로 치료해야 한다.

메티실린내성 황색포도알균
(Methicillin-Resistant *Staphylococcus aureus*)

페니실린이 처음 사용된 1940년대 초 *S. aureus*는 항생제 치료에 감수성이 매우 높았다. 1950년대 초까지 병원 내 *S. aureus*의 80%가 페니실린에 내성이 있었다. 메티실린(Methicillin)은 1960년대에 사용하기 시작하였는데 1970년대 중반이 되자 MRSA가 중요한 문제로 대두하였다. MRSA는 의료종사자의 손을 통해 환자 간에 전파되고 환자가 의료시설에서 다른 의료시설, 특히 요양원으로 옮길 때 전파되기도 하며, 오염된 기구, 특히 화상병동에서 전파될 수 있다. MRSA 획득의 위험요소는 인슐린 의존성 당뇨병, 만성 혈액투석, 불법 정맥 내 약물사용, 장기입원, 장기간의 항생제 치료, 중환자실이나 화상병동, MRSA가 집락되거나 감염된 환자 옆에 있는 병실 등에 입원한 경우이다. MRSA 관리는 전파를 줄이기 위한 의료종사자의 손위생에 중점을 둔다. 의료진은 집락 또는 감염된 환자와 접촉할 때 장갑을 착용해야 하고, MRSA 양성 환자는 1인실에 배치해야 한다. 항생제는 증상이 없지만 집락이 되어 있는 사람에게는 사용하지 않으며 증상이 있는 환자는 배양검사와 항생제감수성 검사를 하여 적합한 항생제로 치료해야 한다.

간호관리

간호사정

이러한 가능한 감염 범위로 인해 임상 사정은 매우 다양하다. 그러나 의료종사자는 노인의 감염 여부를 평가할 때 몇 가지 중요한 측면을 염두에 두어야 한다(박스 13.2). 면역기능이 저하된 노인은 전형적인 감염 증상이 나타나지 않

박스 13.2 감염위험이 높은 개인의 사정

주관적 자료
간호력 :
- 이전 감염
- 선행 질환
- 마약
- 예방접종
- 생활환경
- 생활습관 요인 (예: 흡연, 활동수준, 화학물질 노출)
- 사회지지 체계

객관적 자료
감염의 징후와 증상 사정 :
- 발열 : 높은 수준 또는 낮은 수준
- 염증 : 뚜렷하거나 약간
- 통증 : 경미 또는 중증
- 권태감, 피로
- 탁도, 냄새, 체액의 양
- 백혈구 감별검사를 포함한 CBC

을 수 있다. 염증반응의 감소는 질병 진단에 사용되는 피부 반응검사에서 위음성 결과를 초래할 수 있다(예: 결핵에 대한 정제 단백질 유도체(PPD) 피부 검사). 마찬가지로, 발적, 부종, 염증은 감염으로 감소될 수 있다. 이러한 감소된 면역반응 때문에 미열과 같은 경미한 증상도 심각하게 인지해야 한다. 미묘한 증상을 감지하려면 면밀한 관찰이 필요하다. 환자 행동의 변화(예: 특히 다른 증상과 함께 불쾌감 또는 피로 증가)는 감염의 시작을 의미할 수 있다. 열과 염증은 감소할 수 있지만 백혈구 수는 여전히 증가되어 있을 수 있다. 그러나 암이나 AIDS와 같은 질병에 대한 약물치료로 인해 면역저하가 있는 경우, 심한 감염이 있어도 WBC 수치의 상승이 나타나지 않을 수 있다.

관찰된 데이터 외에도, 감염된 노인을 평가할 때는 주관적 자료와 과거력이 중요하다. 특히 감염 시기, 종류와 중증도를 포함한 감염력이 중요하다. 노인의 감염은 자주 재발한다. 감염된 타인에 대한 노출에 관한 정보도 도움이 될 수 있다. 특히 병원균이 전파되기 쉬운 환경에 살고 있는 노인은 감염에 더 취약하다. 이러한 환경에는 철저한 위생 기준을 유지하기 어려운 요양시설, 병원, 혼잡한 환경 등이 있다. 또한 예방접종 기록은 중요한 정보를 제공한다.

환자가 현재 치료를 받고 있는 다른 질병 과정을 결정하는 것도 중요하다. 암환자는 질병과 치료로 인해 면역체계에 대한 공격을 받을 수 있다. 자가면역질환이 있는 노인은 항염증제와 면역억제제를 투여받을 수 있다. HIV 감염자는 면역체계에 대한 심한 공격을 경험한다. 이러한 것들은 노인이 다양한 감염에 걸리기 쉽게 만든다.

약물 관련 면역저하 가능성을 알기 위해서는 철저한 약물력 조사가 필요하다. 이 기록에는 처방약과 비처방약, 허브, 기타 식이보조제가 포함되어야 한다. 면역억제 효과가 있는 약물을 투여받은 환자는 감염에 더 취약하다. 또한 알코올, 담배, 기타 약물의 사용과 독성물질 노출에 대한 정보를 조사해야 한다. 환자의 생활방식에 대한 지식은 치료계획을 세우는 데 매우 중요한 정보를 제공한다. 환자 정보에는 상세한 영양기록과 활동, 운동습관을 포함시켜야 한다. 개인의 사회적 지지체계에 대해 이해하고, 생활 스트레스 요인의 지표를 도출해야 한다. 전통적인 삶의 스트레스 요인은 사별, 특히 배우자를 잃는 것이다. 그러나 친구와 다른 가족의 상실을 간과하지 않아야 한다. 가정을 잃거나 다른 지역으로 이사하더라도 상실감을 느낄 수 있다.

간호진단

몇 가지 간호진단은 감염이 있거나 감염발생 위험이 높은 노인 환자에게 적용할 수 있다. 사정 중에 결정된 위험요인은 잠재적인 간호진단을 나타낸다. 예를 들어, 많은 노인이 부적절한 영양을 공급받는다. 따라서 "부적절한 영양" 진단이 가능하다. 암환자는 식욕부진이나 약물로 인한 부작용으로 인해 영양부족이 될 수 있다. 영양부족은 음식을 준비하고 먹는 데 있어 자가관리 부족으로 인한 것일 수도 있다. 노인은 때때로 스스로 식사를 준비하는 데 어려움을 겪는다. 이러한 어려움은 시각장애, 관절염 또는 우울증과 같은 다양한 문제와 관련이 있다. 원인에 관계 없이 자가관리 결핍으로 영양부족이 발생하면 노인은 감염위험이 더욱 높아진다.

감염이 있는 것은 면역체계에 이미 문제가 있음을 나타내고, 이는 2차 감염의 가능성을 증가시킨다. 예를 들어, 바이러스성 인플루엔자에 걸린 사람이 나중에 2차 세균 감염으로 폐렴구균성 폐렴에 걸릴수 있다.

"건강교육 필요성" 진단도 가능하다. 지식결핍은 (1) 예방접종, (2) 영양 또는 (3) 자신이나 타인의 감염으로부터 보호 등의 영역일 수 있다. 환자는 자신의 영양요구 또는 영양상태와 면역상태 간의 관계를 인지하지 못할 수 있다. 노인에게 이러한 지식이 있다면 적절한 음식을 섭취할 가능성이 더 높다. 마찬가지로 노인은 이용 가능한 예방접종이나 이로 인한 혜택을 모를 수도 있다. 노인은 감염위험을 줄이는 방법에 대한 정보가 필요하다.

사회적 지지는 면역상태와 관련이 있으므로 "사회적 상호작용의 감소"는 감염위험이 있는 노인과 관련된 진단이 될 수 있다.

간호계획 및 간호결과

노인 환자의 치료를 계획할 때 의료팀과 환자는 함께 목표를 설정해야 한다. 목표는 현실적인 기대치와 환자가 원하는 결과가 일치해야 한다. 감염위험이 높은 개인의 목표에는 (1) 1차 또는 2차 감염 방지 (2) 면역상태 유지 또는 개선이 포함된다. 감염예방, 면역상태 유지, 건강실무와 관련된 범위에서 환자 지식에 대한 신중한 사정을 바탕으로 환자교육의 목표를 결정한다.

영양목표를 설정할 때 간호사는 영양사에게 자문을 구할 수 있다. 영양사는 환자의 식이 선호도와 식품 구매에 대한 재정적 능력을 고려해야 한다(시설 환경이 아닌 경우). 결과는 환자가 균형 잡힌 고칼로리 식단을 매일 섭취하는 것이다.

암환자는 훨씬 많은 영양이 필요할 수 있다. 이들은 체중을 안정화한 다음 3주마다 0.5kg(약 1파운드)의 비율로 점차 증가시킬 수 있다. 또 다른 기대되는 결과는 환자가 최소한의 에너지 소비와 손상위험 상태에서 자가관리활동을 할 수 있는 것이다. 활동이 부족한 환자의 적절한 목표는 1주일에 3번 15분간 적당한 운동을 하는 것이다. 운동의 목표는 주치의와 논의하여 설정하고, 가능하면 물리치료를 통해 달성해야 한다.

간호중재

면역이 변화된 노인의 간호관리는 감염 예방에 중점을 둔다. 이 목표에 대한 중재는 (1) 감염에 대한 노출 예방과 (2) 환자가 감염에 더 잘 저항할 수 있도록 면역체계 강화를 목표로 한다. 병원균에 대한 노출을 완전히 예방하는 것은 불가능한데, 특히 병원균의 원인 중 하나가 본인의 정상균무리인 경우에 그러하다. 그러나 면역능력이 저하된 사람은 노출을 최소화해야 한다. 인플루엔자 유행기간과 같은 시기에는 많은 사람이 있는 곳을 피해야 한다. 의료기관이나 가정환경에서 방문자는 호흡기 감염에 대한 선별검사를 받아야 한다. 접촉이 불가피한 경우 감염된 방문객에게 마스크를 착용하여 환자의 잠재적 오염을 최소화할 수 있다. 모든 카테터, 정맥 수액 또는 치료기구는 병원균이 성장하는지를 주의 깊게 사정해야 한다.

금기사항이 없는 한, 환자에게 하루에 최소 2,000mL의 수분을 섭취하도록 교육하면 요로감염과 변비를 예방하는 데 도움이 된다. 또한 면역체계 기능을 촉진하기 위해 스트레스 관리기술을 교육해야 한다. 일부 항암제 치료 후와 같이 면역이 저하된 환자는 위생 기준을 엄격하게 유지해야 한다. 목욕 외에도 구강 및 회음 관리에 세심한 주의를 기울여야 한다. 환자와 돌봄제공자 모두 감염의 발생을 인식하기 위해서 체액의 색, 농도, 냄새의 변화에 대해 주의를 기울여야 한다.

영양 중재

환자가 감염에 더 잘 저항할 수 있도록 면역체계를 강화하기 위한 또 다른 조치를 취할 수 있다. 앞서 언급했듯이 최적의 영양상태가 중요하다. 건강한 노인을 위한 모든 영양적 요구는 정상적인 식사를 통해 충족될 수 있지만, 많은 노인에게 식이 부족이 있다.

암 환자의 경우 영양결핍이 극심할 수 있다. 사정 후에는 발견된 결핍을 해결하기 위한 노력을 해야 한다. 시설에서는 식이보조제와 식사를 자주 제공할 수 있다. 음식은 환자의 취향과 요구에 맞게 준비한다. 지역사회의 노인에게는 음식 준비 지원 또는 노인센터의 영양부서 방문과 같은 서비스를 받는 것이 도움이 되며, 액상 식이보충제 또는 비타민 등이 대안이 된다. 감염을 의미하는 작은 변화를 교육하여 조기치료를 받도록 하여야 한다. 스스로 먹지 못하는 것은 적절한 영양에 대한 또 다른 장애요인이다. 가정이나 시설에서는 환자가 균형 잡힌 영양식이 요법을 받도록 해야 한다. 가족구성원 또는 돌봄제공자에게는 환자에게 이를 잘 수행할 수 있는 방법에 대한 특별한 지침이 필요하다.

정신사회적 중재

정신사회적 요인과 면역 사이의 관계에 기반한 다양한 양식을 사용할 수 있으며, 이를 사용함으로써 면역능력이 향상될 수 있다. 여기에는 (1) 이완과 시각화 (2) 사회적 지원 (3) 운동이 포함된다.

운동 프로그램은 개인의 능력에 맞게 조정해야 한다. 신체적 장애가 있는 환자의 경우 운동 프로그램은 특정 요구와 관심사에 맞게 조정해야 한다. 가능한 운동으로 걷기, 춤, 춤추는 동작, 수중운동, 수영 등이 있다. 노인에게 힘들지 않고 적당히 어려운 운동 프로그램을 개발하는 것이 중요하다. 면역상태와 정신사회적 변인 사이의 관계가 연구됨에 따라 새로운 치료방식이 개발되고 있다. 현재 연구 중인 방법에는 바이오피드백, 치료적 접촉 및 최면 등이 있다.

간호평가

성공적인 중재에 대한 확인은 환자의 목표와 결과 달성에 대한 반응에 기반한다. 평가 기준 중 하나는 환자가 다른 사람과의 접촉이나 자신의 정상 균무리에 의해 감염되었는지 여부이다.

면역체계와 노화에 수반되는 변화에 대한 이해가 불완전하기 때문에 일부 환자에게는 면역상태를 증진시키거나 유

간호계획

폐렴구균성 폐렴

임상 상황

80세 여성C 씨는 인플루엔자에 걸렸을 때 발병한 폐렴알균성 폐렴 치료를 위해 병원에 입원하였다. 그녀는 2년 전 남편이 사망한 후 이사하여 대도시의 임대주택에 혼자 살고 있다. 수입이 없었기 때문에 그녀는 임대료를 감당할 수 없었다. 그녀의 가장 가까운 가족인 조카는 120km 정도 떨어진 곳에 살고 거의 방문하지 않는다. 마을 건너편에 사는 그녀의 옛날 이웃은 먼 거리와 쇠약으로 인하여 방문을 할 수 없다. C 부인은 키에 비해 20% 저체중이며 빈혈이 있다. 그녀의 WBC 수치가 높다. 그녀의 혈액 수치는 다음과 같다.

적혈구 3.7/mL, 헤마토크릿 34%, 헤모글로빈 10.8, WBC 18,200/mL, 혈청알부민 2.6g/dL.

간호진단

- 손상된 면역 상태로 인한 감염 가능성
- 저소득, 교통 문제로 인한 부적절한 영양
- 친구의 상실과 제한된 가족과 접촉으로 인한 사회적 상호작용 감소
- 새로운 경험인 인플루엔자와 폐렴알균 예방접종으로 인한 건강교육 요구

결과

- 환자는 (1) WBC 수치가 정상범위로 회복되고, (2) 발열 상태, (3) 기타 활력징후가 정상범위 내에 있다는 근거로 추가 감염을 경험하지 않을 것이다.
- 환자는 감염예방 전략에 대한 지식을 말로 표현한다.
- 환자는 (1) 주당 약 0.2kg(0.5 파운드)의 체중 증가, (2) 헤모글로빈 수치 증가, (3) 혈청 단백질 수치 증가의 근거로 적절한 영양상태에 있을 것이다.
- 환자는 (1) 하루 최소 1,800칼로리의 섭취 (2) 단백질원, 빵, 과일, 채소, 유제품을 포함한 모든 식품군의 음식 섭취를 근거로 균형 잡힌 충분한 칼로리 식단을 섭취한다.
- 환자는 (1) 매주 다른 사람들과 시간을 보내고 (2) 사회적 접촉에 대한 만족도를 표명함으로써 이를 근거로 바람직한 사회적 접촉을 얻는다.
- 환자는 인플루엔자 및 폐렴알균 백신의 장점을 확인할 것이다.

중재

- 환자와 직접 접촉할 수 있는 모든 감염된 방문자를 선별한다.
- 가족과 방문객에게 감염 전파에 대한 정보를 제공한다.
- 환자에게 저하된 면역상태로 인해 추가 감염의 위험이 있으며 추가 병원체에 노출되지 않도록 해야 한다고 교육한다.
- 필요에 따라 4시간마다 또는 더 자주 체온이 증가하는지 관찰한다.
- 환자는 파악하기 어려운 감염 징후와 증상이 발생할 수 있으며 약간의 체온 변화가 매우 중요할 수도 있다.
- 호흡곤란이 증가하는지 관찰한다.
- 매 근무 시 환자의 폐를 청진한다.
- 인후통이 있으면 보고하도록 교육한다.
- 칼로리를 계산하여 식이 섭취를 모니터링한다.
- 단백질 함량이 높은 균형 잡힌 식단을 구성하는 방법을 교육한다.
- 식이요법이나 보충제를 통해 비타민과 미량 무기질을 적절히 섭취하도록 한다.
- 환자에게 비타민과 무기질뿐만 아니라 아연과 마그네슘과 같은 미량 영양소가 포함된 음식을 먹도록 권장한다.
- 필요 시 고단백 식단 외에 비타민과 무기질 보충제를 제공한다.
- 교회 또는 기타 조직에 연락하여 환자의 사회적 지원 시스템을 재구축하는 것을 돕기 위하여 사교모임에 환자를 참여시킨다.
- 환자의 스트레스 수준을 평가하여 쉽게 접근 가능하고, 운동강도가 낮은 이완 프로그램을 적용할 수 있는지 확인한다(이완 프로그램은 쉽게 접근할 수 있고 면역효과가 있는 낮은 운동강도 중재를 제공할 수 있다).
- 환자가 할 수 있는 정도에 맞게 설계된 단계적 운동 프로그램을 계획한다.
- 센터 활동 및 교통수단을 확인하기 위해 사회복지 서비스 또는 지역 노인센터에 문의한다.
- 활동에 대한 정보를 지역단체나 교회에 문의한다.
- 환자에게 정보를 제공하고 함께 활동계획을 세운다.
- 환자에게 인플루엔자 백신에 관한 정보를 제공한다. (1) 인플루엔자는 노인에게 심각하고 생명을 위협하는 상태를 초래할 수 있다. (2) 매년 예방접종(초가을에)은 인플루엔자에 걸리지 않도록 환자를 보호하는 데 중요하다. (3) 인플루엔자의 징후와 증상은 쇠약, 기침, 두통, 갑작스러운 체온 상승, 통증, 오한 및 간헐적인 구토이며, 흔한 합병증은 폐렴이다.
- 백신을 맞기 전에 회복시간에 대한 구체적인 조언을 위해 환자를 주치의에게 의뢰한다.
- 환자에게 폐렴구균 백신에 대한 정보를 제공한다. 일생에 한 번은 예방접종을 받아야 한다.
- 폐렴에 걸린 후 바로 백신을 맞으면 안 된다고 알려준다.
- 환자가 아픈 후 구체적인 백신 투여시기에 대해 주치의에게 의뢰한다.

근거기반수행

C. difficile 감염에 대한 프로바이오틱스 효과

배경

*Clostridioides difficile*는 감염성 설사의 주요 원인으로, 지난 10년 동안 발생률이 세 배로 증가하였다. *C. difficile* 관련 설사는 이환율, 사망률, 입원기간 연장 및 비용 증가를 초래한다.

표본과 배경

선정 및 제외 기준에 따라 5개의 연구가 체계적 문헌고찰에 포함되었다. 선정기준에는 60세 이상의 참가자, 항생제 치료를 받거나 시작할 예정인 급성 및 급성기 이후 치료시설의 환자가 포함되었다. 또한 참가자는 위약과 비교하여 프로바이오틱 캡슐 또는 프로바이오틱스 함유 식품을 복용하였다. 총 5건의 연구에는 평균 연령이 70세 이상인 참가자 3,461명이 포함되었다.

방법

두 명의 독립적인 연구자가 Joanna Briggs Institute (JBI)의 평가도구를 사용하여 선택된 실험설계연구에 대해 방법론적 질을 평가하였다. 통계 사정과 검토 도구의 JBI 메타분석으로부터 표준화된 데이터 추출 도구를 사용하여 논문에서 데이터를 추출하였다.

결과

5건의 연구 중 단 1건만이 프로바이오틱스를 투여받은 참가자와 위약을 투여받은 참가자 간에 통계적으로 유의한 결과가 발견되었고, 다른 연구에서는 *C. difficile* 감염 발생에 영향을 미치지 않는 것으로 나타났다. 그러나 연구 전반에 걸쳐 프로바이오틱 치료 종류과 세균 균주, 투여방법 및 용량이 일치하지 않았다.

시사점

프로바이오틱스는 입원한 노인에서 *C. difficile* 감염을 줄이는 데 위약보다 더 효과적이라고 밝혀지지 않았다. 용량, 빈도, 투여방법, 투여기간 및 투여된 세균 균주 수를 포함한 더 많은 연구가 필요하다. 간호사는 환자를 위한 최상의 근거를 가진 치료에 대해 잘 알고 있어야 한다.

지하는 것조차 어려울 수 있다. 또한 많은 사람이 면역체계에 대한 심각한 공격을 견뎌내고 있다. 암환자는 말 그대로 면역반응을 파괴할 수 있는 항암제를 투여받는다. AIDS 환자의 면역체계는 바이러스 공격의 직접적인 표적이 된다. 식이요법, 운동 및 정신사회적 증진과 같은 중재만으로는 이러한 위험을 극복하는 데 충분하지 않다. 대부분의 상황에서 면역력이 약한 개인이 정상 상태로 돌아올 것으로 기대하는 것은 비합리적일 수 있다. 그러나 면역상태의 개선 또는 유지 관리로 인해 노인 환자가 더 나은 삶을 살 수 있다(간호계획 박스 참조).

요약

이 장에서는 면역체계의 연령 관련 변화를 살펴보았다. 노인의 면역 상태에 대한 정신사회적 영향 및 영양과 같은 다른 요인의 영향도 논의되었다. 암, 자가면역질환, HIV 및 노인의 중요한 병원성 병원체에 대한 논의도 있었다. 모든 환경에서 노인을 돌보는 간호사의 핵심 역할은 감염 가능성을 인식하고, 감염을 예방하며, 조기 발견을 촉진하기 위한 치료계획을 개발하는 것이다. 이 연령대에서 감염과 관련된 이환율 및 사망 위험이 증가하기 때문에 감염에 취약한 것으로 확인된 사람들을 위한 예방접종과 다양한 신체 시스템에 맞춘 중재를 시행해야 한다.

가정간호

1. 칩거노인의 적절한 면역기능을 보장하기 위해 영양과 식이상태를 평가한다.
2. 노인과 간병인에게 균형 잡힌 영양식이의 필요성과 적절한 면역기능을 촉진하는 비타민 보충제의 역할을 교육한다.
3. 정서상태의 변화는 노인의 면역기능 저하로 이어질 수 있다.
4. 집에 있는 노인에게 백신접종은 필수적이다(예: 연간 인플루엔자 백신 및 폐렴 구균 백신[Pneumovax]).
5. 면역장애의 징후를 평가하고 보고한다(예: 발열 및 백혈구 수의 변화).
6. 칩거노인이나 면역이 저하된 노인은 감염위험이 높다. 노인과 간병인에게 자신과 타인의 감염으로부터 노인을 보호하는 방법을 교육한다.
7. 칩거 또는 와병 중인 노인을 위한 운동 프로그램을 조정하여 면역체계를 강화하고 감염을 예방한다.
8. 집에만 있는 노인이 개인위생을 관리하는 방법을 평가하고 손씻기의 중요성을 교육한다.
9. 가정간호에 관련된 가습기, 카테터, 호흡장비, 기타 기구를 적절하게 청소하고 관리한다.
10. 간병인이 감염될 경우 대체계획을 세워 놓는다.

핵심내용

노화와 함께 면역 반응이 감소한다.

- 감소된 면역 반응은 열과 같은 감염에 대한 정상적인 반응을 감소시켜 노인의 감염을 더욱 인지하기 어렵게 한다.
- 단백질, 에너지, 비타민, 미량무기질과 관련된 영양은 면역상태에 큰 영향을 미친다.
- 활동은 면역상태에 상당한 영향을 미친다. 적당량의 매일 운동조차도 면역상태를 향상시킬 수 있다.
- 감염 및 면역반응 감소를 다루는 중재는 영양, 운동, 기분, 스트레스, 신체보호를 다루어야한다.

비판적 사고

01 당신의 이웃은 작년에 남편이 사망한 72세 여성이다. 남편의 사망 후, 그녀는 비활동적이 되었고, 집에 틀어박혀 있다. 당신은 그녀에 대한 걱정을 느꼈고, 그녀에게 들러보기로 결심한다. 그녀는 지난 몇 주 동안 계속 아프다고 얘기하며 왜 계속 아픈지 이해하지 못하겠다고 한다. 그녀는 의사에 대한 신뢰를 잃고 있다고 말한다. 그녀의 우울증과 비활동적인 생활방식이 그녀의 면역반응을 변화시켰을 수 있음을 인식하고, 그녀를 돕기 위해 어떻게 중재할 수 있겠는가?

PART IV

Nursing Care of Physiologic and Psychologic Disorders

노인의 기능장애 간호

14

피부

Integumentary Function

학습목표

1. 피부의 1차기능을 설명할 수 있다.
2. 노화와 관련된 변화를 확인할 수 있다.
3. 노인이 경험하는 일반적인 피부상태, 문제에 대한 간호를 설명할 수 있다.
4. 노인에게 영향을 주는 일반적인 피부암을 기술할 수 있다.
5. 욕창 발생의 위험요소를 기술할 수 있다.
6. 미국욕창자문위원단(National Pressure Ulcer Advisory Panel, NPUAP)과 보건의료 연구 및 질 관리청(Agency for Healthcare Research and Quality, AHRQ)에서 승인한 5가지 욕창 예방전략을 확인할 수 있다.
7. 성공적인 상처치유를 위한 세 가지 원칙을 설명할 수 있다.
8. 피부통합성 장애가 있는 환자를 사정할 수 있다.
9. 소독제의 종류를 이해하고 적용시기를 결정할 수 있다.
10. 드레싱의 적응증, 금기사항, 장점, 문제점을 기술할 수 있다.
11. 동 · 정맥 하지궤양을 구별할 수 있다.

들어가기

다음과 같은 상황에 부딪친다면 당신은 어떻게 대처하겠습니까?

- 중환자실에서 노인 환자를 간호하고 있다. 제2형 당뇨병과 고혈압 병력이 있으며, 입원 시 진단은 심부전이었다. 환자는 보조를 받으며 보행 중이다.
  - 간호사는 어떻게 환자 욕창에 대한 위험을 확인할 수 있는가?
  - 환자의 욕창 위험요소는 무엇인가?
- 만성폐쇄성폐질환 병력이 있는 68세 여성 비만 환자는 폐렴으로 입원하였으며, 레보플록사신(Levofloxacin)과 프레드니손(Prednisone)을 처방받았다.
  - 환자는 어떤 급성 피부 문제가 발생할 위험이 있는가?
  - 간호사는 환자를 어떻게 치료해야 하나?

피부는 신체에서 가장 큰 기관이다. 피부는 인체에 유해한 박테리아와 기타 위험 요소의 장벽으로, 면역체계의 첫 번째 방어선 역할을 담당한다. 그 외 (1) 체액 손실과 탈수 방지 (2) 자외선(Ultraviolet, UV)과 기타 외부 환경 위험으로부터 신체 보호 (3) 손상으로부터 기저기관을 보호하는 주요 기능을 담당하고 있다. 또한, 체온을 조절한다. 피부의 신경 말단의 감각은 복사, 전도, 대류, 증발을 인지한다. 피부는 피부 혈류, 염분과 수분 대사의 국소 조절을 통해 혈압 조절을 돕는다. 또한, 피부조직을 붉게 만드는 혈관 확장을 통해 분노, 두려움, 당혹감과 같은 감정이 나타난다. 자외선은 피부의 비타민 D 합성을 유도하고 비타민 D는 신체의 다른 부분에서 사용된다. 가장 기저부에 위치한 피하지방은 열량 저장고로서 단열의 기능을 수행하며, 머리카락은 단열재 역할을 하고 다양한 질감, 음영, 패턴, 색상을 통해 독특한 신체적 특성을 제공한다.

피부에 대한 신중하고 철저한 간호사정은 필수이다. 피부 사정으로 수분 상태, 감염 가능성, 감염, 개인의 기타 정보(태양 노출 정도, 외모에 관한 관심, 흉터 등)를 파악하는 데 도움이 되며, 피부 촉진으로 압통 부위, 결절, 종괴 등을 확인한다.

한편, 광범위한 화상은 피부의 모든 기능을 손상시켜 피부 질병 이환율과 높은 사망률을 초래한다. 체온조절장애, 체액상실, 장벽보호장애, 외모, 기능의 치명적인 변화 등은 신체적 · 정신적인 건강상태에 영향을 준다.

노화에 따른 피부 구조와 기능 변화

연령의 증가로 흰 머리카락 증가, 주름 수와 깊이 증가, 탄력 상실, 손톱의 변색과 비후 등이 나타난다. 박스 14.1은 노화에 따른 피부 변화를 기술하고 있다.

14 장

박스 14.1 노화에 따른 피부의 변화

- 두께 · 탄력 · 혈관 · 강도의 손실은 치유과정을 지연시켜 열상과 타박상 위험을 증가시킴
- 흑색점의 증가(갈색 색소 반점 또는 검버섯)
- 피부의 주름과 처짐을 유발하는 피하조직 손실은 자존감, 체온조절, 약물 효능에 영향을 줌
- 머리카락이 가늘어지고 희어짐을 동반하는 모낭의 손실
- 코와 귀의 모발 밀도 증가(특히, 남성의 경우 외이도를 막고 청력을 손상시킬 수 있음)
- 세로선이 있는 두꺼운 손톱 · 발톱
- 체온조절에 영향을 미치고 발한을 감소시키는 피지선과 땀샘 활동 감소
- 양성 · 악성 종양의 높은 발생률

표피

표피는 피부의 가장 바깥쪽 층이다. 표피의 첫 번째 층인 각질층의 대체율은 나이가 들어감에 따라 50% 정도 감소한다. 이러한 감소로 인해 치유속도가 느려지고 장벽보호가 감소하며 피부의 약물 흡수가 지연된다. 표피와 진피 사이의 접촉면적은 나이가 들어감에 따라 감소하여 피부의 층이 쉽게 분리된다. 만약, 노인 환자의 경우 붕대를 제거하거나 침대에서 신체를 끌어올리는 것과 같은 활동으로 피부가 찢어질 수 있다. 이러한 피부 변화로 인해 멍이 더 쉽게 발생한다. 표피가 얇아지면 더 많은 수분이 빠져나가고 이미 존재하는 피부 문제와 복합적으로 작용할 수 있다. 색소와 모발색을 나타내는 멜라닌세포의 감소에 따라 피부가 창백해지고 흰머리가 증가하며 자외선 보호 수준을 감소시킨다. 멜라닌 세포는 또한 부분적으로 색소침착을 일으켜 검버섯 또는 기미라고 알려진 흑색점(Lentigines) · 태양 흑색점(Solar lentigos, Lentigines)을 유발한다.

진피

진피는 노화에 따라 두께가 약 20% 감소한다. 진피는 땀샘, 혈관, 신경종말을 포함하는 강력한 결합조직으로 구성되어 있다. 노화로 인해 땀샘, 혈관, 말단신경종말의 수가 감소한다. 이러한 변화는 체온조절기능 감소, 염증반응 감소, 촉각 감각 감소, 통증 인지 감소, 기저조직 손실로 인한 주름과 피부 처짐 등을 유발한다. 진피 내에서 인장강도를 제공하는 섬유질 단백질인 콜라겐은 뻣뻣해지고 용해기능이 감소한다.

피하지방

노화로 피하조직의 양이 감소하고, 지방이 복부와 허벅지로 재분배된다. 유방조직도 과립화되고 위축된다. 피하조직에 의해 공급되는 패딩의 손실로 인해 저체온증, 피부 전단, 둔상 손상의 위험이 증가한다. 이 보호 패딩의 손실로 압력지점의 취약성이 증가한다. 또한, 피하조직의 변화로 인해 국소 약물과 피부 약물 패치 흡수가 증가할 수 있다.

피부 부속물

노화로 인해 외분비선(손바닥, 발, 이마의 땀샘)과 아포크린땀샘(겨드랑이, 두피, 얼굴, 생식기 부위의 땀샘)이 적게 존재하여 발한 감소로 체취가 감소하며, 증발열 손실이 감소한다. 또한, 냉각기전이 노화되어 열사병의 위험이 증가하기 때문에 습도가 높은 곳에서 오랜 시간 열 노출은 피해야 한다. 따라서 야외에서는 챙이 넓은 모자와 시원하고 가벼운 옷을 착용해야 한다. 수분을 유지하기 위해 적절한 수분을 섭취하는 것이 중요하지만, 현재 노인에게 적용 가능한 정확한 수분 섭취 지침은 없다. 피지는 피부를 윤활하게 하며 항균성을 제공한다. 피지선과 모공은 노화와 함께 커진다. 피부가 건조해져 면역반응장애가 발생하고 이로 인해 감염 위험이 증가한다.

머리카락이 얇아지고 성장이 감소한다. 멜라닌의 점진적 손실은 모발을 흰색으로 변하게 하며, 유전은 모발색이 변하는 과정의 시작에 영향을 미친다. 또한, 머리, 겨드랑이, 회음부의 체모가 얇아지는 동안 입술과 턱의 털이 증가할 수 있다. 남성은 머리카락과 턱수염이 감소하고 눈썹, 귀, 콧구멍의 털이 증가하며, 귀 안의 증가한 털 안에 귀지가 매복되어 청각장애가 일어나기도 한다.

나이가 들어감에 따라 나타나는 모발의 성장과 분포 변화는 호르몬과 관련된 것으로 여겨진다. 손톱은 나이가 들어감에 따라 더 천천히 자라며 두껍고 부서지기 쉽고 둔해져 융기 부분이 있는 세로줄 무늬가 생긴다. 이러한 변화는 신체상과 자아개념에 영향을 줄 수 있다(문화인식 박스 참조).

피부다공증

노인의 약 35%가 만성적 피부 허약을 경험한다. 이렇게 허약한 피부를 피부다공증(dermatoporosis)이라고 한다. 피부다공증은 아토피성 피부로의 변화, 광선자반증, 백색 가

문화인식

어둡게 착색된 피부 사정

간호사정 우선순위:
- 체온
- 부종
- 주변 조직과 관련된 조직 일관성의 변화

피부 국소 통증 사정
- 자연광, 할로겐, 형광등을 적용한다.
- 창백한 부분을 구별할 수 없을 수도 있으며, 이런 경우 주변 피부보다 더 어둡거나 팽팽하고 윤기 있고 단단한 부분을 찾는다.
- 카메라 플래시 빛은 자세하게 사정하는 데 도움이 될 수 있다.
- 피부 촉감과 체온의 국부적 변화를 확인한다.
- 홍반은 붉은색이 나타나지 않는 과다색소침착을 유발할 수 있다.
- 짙은 자주색으로 보일 수 있다.
- 국소 염증 부위의 열을 감지할 수 있어야 한다.

From Goldberg, M. (2015). 예방적 피부관리. National Pressure Ulcer Advisory Panel. Retrieved from https://www.npuap.org/wp-content/uploads/2015/02/2.-Preventive-Skin-Care-M-Goldberg.pdf.

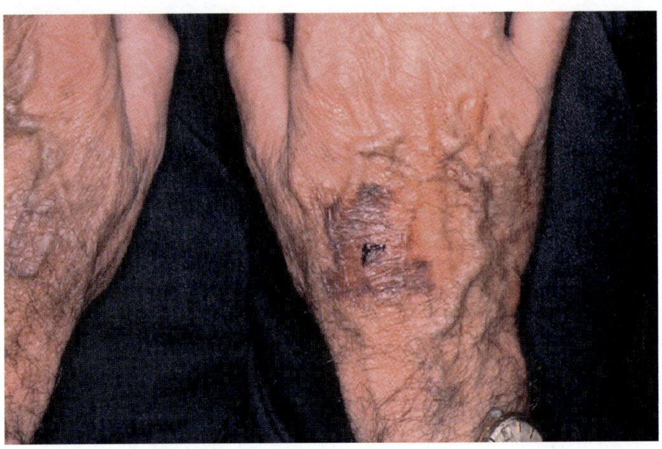

그림 14.1 피부다공증(From Wallach, D. [2013]. Dermatologie pour les geriatres. NPG Neurologie - Psychiatrie - Geriatrie, 13[78], 303-315.)

성 흉터로 확인할 수 있다. 피부가 거의 반투명하게 보이며, 태양에 노출된 사지 부위에 발생한다. 환자는 출혈 증가와 치유 지연과 관련된 피부 열상을 자주 경험한다.

일반적 문제와 피부 상태

양성 피부종

버찌혈관종

버찌혈관종(Cherry angiomas)은 흔하다. 선홍색으로 1~5mm 크기의 표재성 혈관병변으로 30세 전후에 발견되

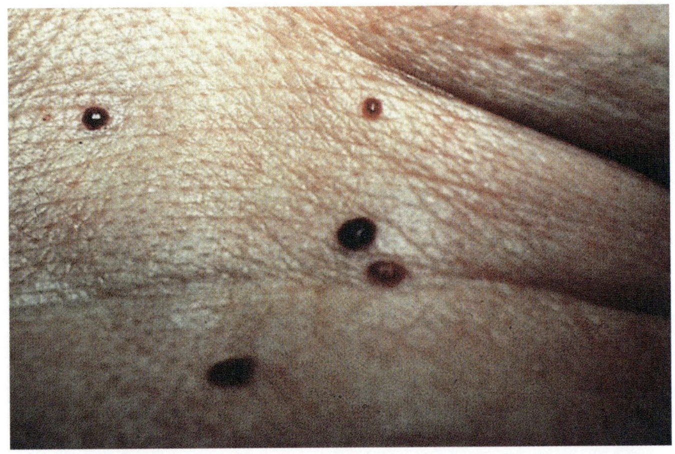

그림 14.2 버찌혈관종. (From Ignatavicius, D. D., Workman, M. L., & Rebar, C. R. [2018]. Medical-surgical nursing: Concepts for interprofessional collaborative care [9th ed.]. St. Louis, MO: Elsevier.)

고 나이가 들면서 증가하며, 병의 원인은 밝혀지지 않았다. 빨간색 또는 짙은 자주색의 반구형 모양의 구진이다(그림 14.2). 몸통에서 가장 흔하게 발견되지만, 신체의 어느 곳에나 발견될 수 있고 수는 다양하다. 버찌혈관종을 진단받은 환자에게 이는 진피의 혈관 증가로 인한 양성 증식 상태로, 일반적으로 발생할 수 있다는 것을 설명해야 한다.

지루성 각화증

지루성 각화증(seborrheic keratoses)은 노인에게서 더 흔히 볼 수 있는 양성 병변이다. 황갈색에서 갈색, 검은색까지 다양한 색상이 나타나며, 고착되어 부스러지기 쉬운 인설 모양의 형태로 증식한다. 병변은 융기할 수 있으며, 직경은 2~3mm 정도이다. 천천히 증식하는 것이 특징으로, 병변

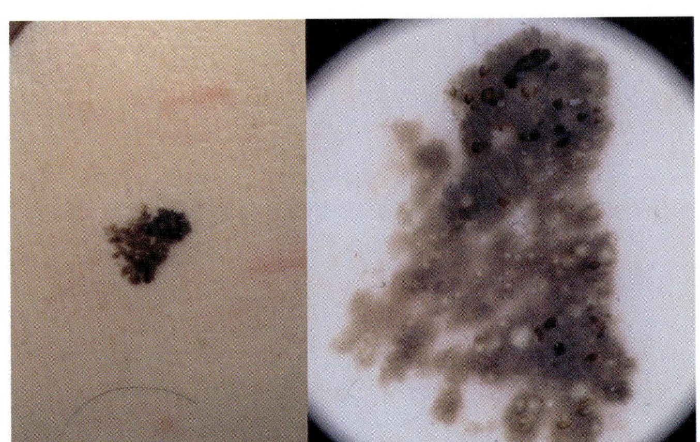

그림 14.3 지루성 각화증. (From Bolognia, J. L., Schaffer, J. V., Duncan, K. O., & Ko, C. J. [2014]. Dermatology essentials. Philadelphia, PA: Elsevier Saunders.)

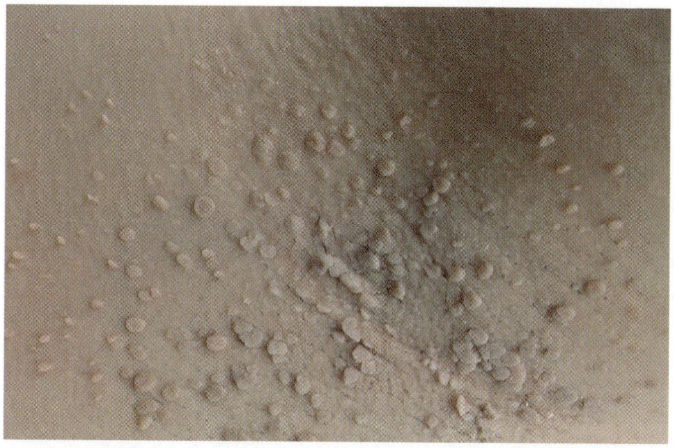

그림 14.4 쥐젖. (From Bolognia, J. L., Schaffer, J. V., Duncan, K. O., & Ko, C. J. [2014]. Dermatology essentials. Philadelphia, PA: Elsevier Saunders.)

은 나중에 드러난다. 테두리는 둥글고 매끄럽거나 불규칙하고 패임이 있다. 이러한 병변이 짙은 갈색이나 검은색인 경우 악성 흑색종으로 착각할 수 있다. 기름기가 많이 느껴지거나 햇빛에 노출된 부위(얼굴, 목, 몸통)에서 자주 발생하지만, 신체 어느 곳에 나타날 수 있다. 만약 자극이 있다면 제거할 수 있지만, 뜯어내면 재발하므로 의사가 제거하도록 한다. 냉동요법이 효과적이며 병변은 보통 몇 주 안에 사라진다. 이렇게 증식하는 것은 양성이며, 일반적으로 발생할 수 있다는 것을 환자에게 설명해야 한다.

피부연성섬유종

피부연성섬유종(Acrochordons)은 일반인들에게 쥐젖(skin tags)이라고 불리기도 한다. 일반적으로 줄기 모양이며, 목, 겨드랑이, 눈꺼풀, 서혜부에서 주로 발생하지만, 신체 어느 곳에서나 발생할 수 있다(그림 14.4). 빠르면 20세부터 시작하는데, 아주 작고, 살색 또는 갈색으로 길고 좁은 줄기(최대 1cm) 형태로 이상 증식한다.

염증성 피부병

지루성 피부염

지루성 피부염(Seborrheic dermatitis)은 피부의 흔한 만성 염증이다. 두피, 외이도, 눈썹, 속눈썹, 팔자 주름, 겨드랑이, 가슴, 가슴, 사타구니에 흔하다(그림 14.5). 일반적인 분포 유형은 두피에서 시작하여 눈썹을 향해 아래로 이동하고 양측 대칭적으로 가슴까지 진행된다. 파킨슨병이 있거나 뇌졸중 환자에게 더 흔하다. 비듬(dandruff)

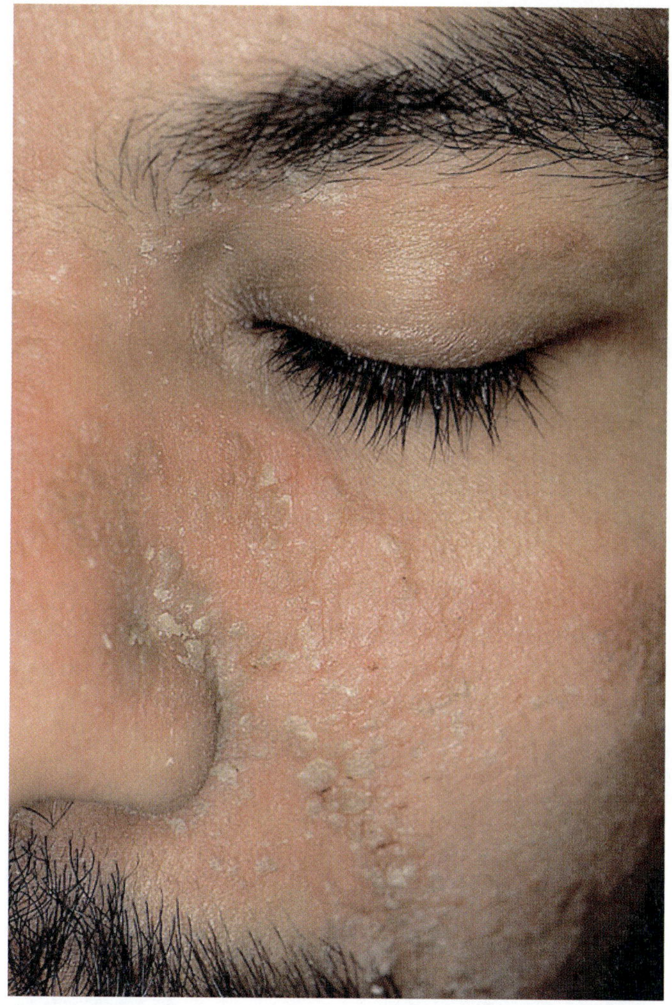

그림 14.5 지루성 피부염. (From Bolognia, J. L., Schaffer, J. V., Duncan, K. O., & Ko, C. J. [2014]. Dermatology essentials. Philadelphia, PA: Elsevier Saunders.)

과 지루성 피부염 구분 시 비듬은 염증 없이 인설이 떨어지고 지루성 피부염은 때때로 인설과 관련해 염증 반응이 발생한다는 점이 다르다. 부적절한 관리로 비듬은 지루성 피부염으로 진전될 수 있다. 지루성 피부염은 막이 있는 흰색 또는 노란색 비늘과 같은 모양으로 발현된다. 홍반성 붉은 바탕의 색은 염증이 진행되는 상태를 나타내며, 항상 관찰할 수 있다. 가벼운 가려움증이 있을 수 있다. 케토코나졸(Ketoconazole), 시클로피록스(Ciclopirox), 황화셀레늄(Selenium sulfide), 피리티온 아연(Zinc pyrithione), 콜타르(Coal tar), 살리실산(Salicylic acid)이 포함된 약품 제제의 샴푸는 두피의 지루성 피부염에 효과적이다. 하이드로코르티손(Hydrocortisone), 데소니드(Desonide), 모메타손 푸로에이트(Mometasone furoate)와 같은 저효능 국소 코르티코스테로이드(Corticosteroids)는 안면 지루성 피부염에 효과적이다(Gomez, 2017).

간찰진

간찰진(Intertrigo)은 수분, 마찰, 환기 부족으로 인해 밀접하게 마주하는 피부 표면에서 발생하는 표재성 염증성 피부염이다. 땀, 소변, 대변을 포함한 신체 분비물은 피부 염증을 악화시킬 수 있다. 일반적으로 겨드랑이, 허벅지 안쪽, 가슴의 피부 주름, 복부 주름에서 발견되며 홍반이 있고 가려울 수 있다. 비만이거나 당뇨병이 있는 노인 환자에서 더 자주 발생한다. 항균제, 항진균제, 저효능 국소 스테로이드 등이 처방되며 환자는 피부를 깨끗하고 건조하게 유지해야 한다.

건선

건선(Psoriasis)은 자가면역질환으로 성인 초기에 발현되는 경우가 많지만 모든 연령에서 발생한다. 종종 심혈관질환, 대사증후군, 고혈압, 이상지질혈증, 크론병과 같은 다른 질환과 관련이 있다. 비만과 흡연은 건선 발병의 독립적인 위험요소로 작용한다. 건선 환자의 친척 약 3분의 1이 건선을 앓고 있고, 40세 이전에 발병하는 사람은 더 강한 유전적 요소가 있다(WHO, 2016). 건선이 시작되면 다양한 정도의 강도로 완화와 재발 기간이 있다. 현재 알려진 치료법은 없다. 임상적으로 건선 병변은 일반적으로 은백색의 느슨하게 부착된 인설이 있는 잘 둘러싸인 분홍색 막처럼 보인다. 이 인설 모양의 막은 신체의 특정 부분에 걸쳐 진피와 표피의 복제가 가속화되어 발생한다. 건선은 종종 팔꿈치, 무릎, 두피, 요추부, 둔부 틈새, 생식기의 피부에 영향을 미친다. 손발톱의 변화는 환자의 약 30%에서 발생하며, 패임, 움푹 들어감, 손톱이나 발톱이 밑바닥에서 분리되어 들뜸(조갑박리증), 두꺼워짐, 부서짐 등이 동반된 황갈색 변색이 나타난다. 건선은 반응성 장애로, 감염, 흡연, 기후, 호르몬은 이러한 양상을 촉발하고, 햇빛은 이러한 현상을 감소시켜줄 수 있다. 손발톱건선, 물방울모양의 건선, 홍색피부건선, 적혈구 건선, 건선 관절염 등 다양한 형태의 건선이 있다.

간호관리

간호사정

염증성 피부염을 파악하고 위치, 홍반 정도, 가려움, 인설을 사정한다. 피부염일 경우 노란색, 흰색, 은빛 인설, 막이 있는 홍반성 기저부를 사정해야 한다. 간호사는 환자에게 가려움, 일반적인 위생습관, 인설, 홍반성, 관리에 대해 질문해야 한다. 침대에 누워 있는 환자는 지루성 피부염에 걸리기 쉬우며, 피부, 모발, 피부를 철저히 씻는 것이 예방방법이라 할 수 있다.

간호진단

염증성 피부염 환자의 간호진단은 다음과 같다.

- 건선: 면역 결핍과 관련된 피부통합성 감소
- 지루성 피부염: 침상안정 상태와 관련된 피부통합성 감소
- 간찰진: 생리적 질병 과정과 관련된 피부통합성 감소
- 건선 병변과 관련된 왜곡된 신체상

간호계획 · 간호결과

간호관리의 목표는 의사의 처방대로 국소제제와 샴푸를 사용하여 염증 과정을 조절하는 것이다. 처방에 따라 의학적인 치료를 적용할 때 환자의 안위는 증진된다. 예상되는 간호결과는 다음과 같다.

1. 피부병변은 감염되지 않는다.
2. 환자는 염증 과정이 회복을 경험할 것이다.
3. 환자는 다음과 같이 상태에 대한 지식이 증가할 것이다.
    - 규칙적이고 일관된 피부관리의 근거를 말한다.
    - 국소 약물의 정확한 적용을 보여준다.

간호중재

아연 피리온(zinc pyrithione), 황화 셀레늄(selenium sulfide), 케토코나졸(ketoconazole)이 함유된 지루 방지 샴푸의 적절한 사용이 것은 중요하다. 모발, 가슴, 겨드랑이, 감염 부위에 수분과 샴푸를 적용한 후, 목욕이나 샤워를 한다. 감염된 부위를 닦은 후, 처방된 스테로이드 크림을 바르면 피부의 염증이 완화되고 자극된 붉은 피부의 색이 호전된다. 염증과 인설이 나아지면, 환자는 예방요법으로 매주 두 번 두피에 셀레늄(selenium) 샴푸를 계속 사용해야 한다.

환자의 질환을 특유하게 촉발하는 요인을 확인하여 치료를 최적화하여야 한다. 건선은 유형과 중증도에 따라 처방약품과 일반의약품(OTC)이 적용될 수 있다. 지루성 피부

염과 마찬가지로 건선 치료에 사용되는 일반적인 치료법은 국소 스테로이드이다. 국소 스테로이드나 처방된 고농도의 스테로이드 크림은 얼굴에 바르지 않는다. 콜타르는 경미한 건선의 가려움과 인설을 완화하기 위해 수년 동안 국소적으로 사용되었다. 이들 화합물은 자외선과 햇빛에 더 민감하게 할 수 있다. 국소 비타민 D_3가 포함된 칼시포트리엔(calcipotriene) 연고는 중등도의 건선을 치료하는 데 사용되며, 현재까지 알려진 부작용은 거의 없다. 칼시포트리엔 연고는 광과민성이 있을 수 있기 때문에 얼굴에 사용해서는 안된다. 타자로틴(Tazarotene)은 비타민 A와 관련된 레티노이드(retinoid)계 약물로, 감염된 부위에만 바르며, 눈, 눈꺼풀, 입에는 닿지 않게 한다. 약물이 광과민성을 유발할 수 있으므로 햇빛에 노출되지 않도록 한다. 의사의 처방에 따라 자외선 B 광선을 사용한 광선요법을 적용하기도 한다. 현재는 소랄렌계(Psoralen)계 약물과 함께 사용되는 자외선 A 광선요법이 선호된다(Photochemotherapy, PUVA). 총 노출 시간에 설정에 있어 한계가 있기 때문에 자외선 노출량은 신중하게 모니터링해야 한다. 자외선 A 광선요법을 적용할 경우 피부암 발생의 잠재적 위험을 인식하는 것이 중요하다. 선행연구에 따르면 음식은 건선 발작을 유발할 수 있다. 따라서 환자는 모든 치료법에 대해 의료진과 상의하여야 한다. 간호사는 노인 환자와 돌봄제공자에게 염증성 피부염의 원인을 설명하여 불안을 감소시키고 질병에 대해 잘못 이해하지 않도록 해야 한다. 치료과정과 치료종결에 대한 설명은 치료순응도, 참여, 삶의 질 향상을 보장한다.

간호평가

간호사는 치료과정과 치료에 대한 반응에 대한 설명과 함께 병변에 대해 매주 사정하고 기록해야 한다. 또한, 간호사는 환자와 돌봄제공자의 치료순응도를 확인하기 위해 교육한 내용을 확인한다.

가려움증

환자가 피부를 강하게 긁는 경우 가려움증(Pruritus, Itching)이라고 한다. 가려움증의 가장 흔한 원인은 건성 피부 또는 건조증이다. 아토피 습진, 접촉, 기타 형태의 피부염, 두드러기, 건선, 수포성 천포창 등은 가려움증을 유발하는 요인이 되며, 감염과 약물 반응도 원인이 될 수 있다.

가려움증의 정확한 기전이 완전히 밝혀지지 않았지만, 히스타민은 가려움증의 매개체로 알려져 있다. 열, 급격한 온도 변화, 발한, 의복, 비누, 세제와 같은 세척용품, 피로, 정서적 스트레스는 가려움증을 유발할 수 있으며, 겨울에는 더 심할 수 있다. 가려움증은 피부질환 또는 전신질환과 관련이 있을 수 있다. 따라서 환자의 증상 호소를 무시하지 말고 최대한 사정해야 한다. 가려움증은 다른 피부질환, 당뇨병, 간, 신장, 혈액, 갑상선 질환 등과 같은 전신질환에서 발생할 수 있다.

간호관리

간호사정

환자가 가려움증을 호소하면 전체적인 피부 사정을 해야 한다. 가려움증의 위치, 강도, 발병 여부를 확인한다. 간호사는 가려움증을 유발하는 행동 유형(불안, 환경 노출, 수건으로 피부를 문지르는 마찰, 목욕 습관, 사용된 비누, 세제, 피부 제품의 종류에 대한 정보 등)도 확인해야 한다. 또한, 발진, 소포, 인설, 홍반도 확인해야 하며, 이는 피부질환을 암시한다.

간호진단

가려움증 환자의 간호진단은 다음과 같다.

- 찰과상과 관련된 피부통합성 저하 가능성
- 지속적인 작열감과 가려움과 관련된 통증
- 역할 긴장, 가족의 위기, 기타 다른 요인과 관련된 불안
- 피부통합성 손상과 관련된 감염 가능성

간호계획 및 간호결과

간호관리의 목표는 찰과상 없이 가려움을 해결하는 것이다.

환자와 돌봄제공자에게 병의 원인과 긁지 않도록 설명할 충분한 시간을 계획해야 한다.

1. 피부는 손상되지 않는다.
2. 환자는 긁는 증상 없이 적절한 휴식시간을 갖는다.
3. 환자는 편안함과 통증 완화를 말로 표현하며, 통증 완화를 경험할 것이다.

간호중재

간호중재는 가려움 정도에 따라 이루어진다. 건조하고 병변이나 홍반이 없는 인설(건조증)이 존재할 경우, 간호사는 라놀린과 오일이 포함된 루브리덤(Lubriderm) 혹은 유세린(Eucerin)과 같은 유성피부유연제를 적용하도록 한다. 피부유연제는 보습을 위해 목욕 직후와 하루에 2회 적용한다. 환자는 피부를 부드럽게 두드려 건조시키고 빠르게 건조하지 않도록 한다. 환자가 로션을 바를 수 없는 경우 간호사는 돌봄제공자가 환자에게 적용하도록 교육한다. 환자는 목욕 또는 샤워 횟수를 격일로 최대로 줄여야 한다(환자/가족 교육 박스 참고). 항히스타민(Antihistimes)제는 가려움증을 완화하고 긁어서 조직이 파괴되는 것을 방지하기 위해 필요하지만 노인에게 부작용이 발생할 수 있으므로 주의해서 사용한다.

지속적인 소양증의 전신 원인(암, 당뇨병 등)을 확인하기 위해 진단검사를 수행할 수 있다. 불안이나 스트레스가 가려움의 원인이 될 수 있으며, 간호사는 환자의 자존감과 대처방안을 평가하고 가족이나 역할 부담, 불안을 유발할 수 있는 기타 요인을 사정해야 한다. 환자의 스트레스 관리전략을 논의하여야 하며, 환자가 지역사회나 기타 자원의 도움을 받을 수 있도록 한다. 노인 환자, 돌봄제공자에게 가려움증 관리를 설명하고, 환자가 가려운 곳을 긁어 상처가 나지 않도록 예방한다. 치료의 순응도와 참여도를 높이기 위해 치료과정도 설명해야 한다. 하지만 가려움증의 원인을 파악하기 어려울 수 있으며, 노화된 피부에 적용되는 약물의 흡수 지연으로 인해 국소 약물 적용 후 예상되는 효과가 낮게 나타날 수 있다.

환자/가족 교육

건성 피부 (건조증) 예방 및 치료

- 매일 짧은 시간의 목욕(5분~10분)이나 미지근한 물로 목욕이나 샤워를 한다.
- 순한 무향의 세정제를 사용한다.
- 문지르기보다는 가볍게 두드려 피부를 건조한다.
- 건조 직후 피부 보습제를 바른다. 로션보다는 연고나 크림으로 된 보습제를 사용한다.
- 피부보호 제품은 향이 없고 알코올이 없는 제품을 사용한다.
- 필요한 경우 가습기를 사용하여 집안의 습기를 조절한다.
- 야외에서는 자외선 차단제를 바른다.
- 피부에 공기가 통하는 면 소재의 옷을 착용하고, 저자극성 세탁 세제를 사용한다.
- 금기(심부전, 신장 질환 등)가 아니라면 매일 최소 8잔의 물을 마시면서 수분을 유지한다.

Modified from Terrie, Y. C. (2013). 가려움증, 긁힌 피부: Preventing and managing xerosis. Retrieved February 12, 2018, from http://www.pharmacytimes.com/publications/issue/2013/june2013/itchy-scratchyskin-preventing-and-managing-xerosis

간호평가

간호평가는 증상 완화와 2차 합병증 예방, 가려움증의 원인 파악에 중점을 둔다. 병변, 두드러기, 발진이 없는 홍반, 치료에 대한 환자의 반응, 환자교육에 대한 이해 등으로 간호중재가 정확히 이루어졌는지 평가할 수 있다.

칸디다증

칸디다증(Candidiasis)은 곰팡이인 칸디다 알비칸(Candida albicans)에 의해 발생하는 표피의 염증 과정이다. 칸디다균은 입, 질, 내장 등 습한 곳에서 서식하는 정상상주균이다. 그러나 임신, 경구피임, 항생제, 당뇨병, 국소스테로이드제, 흡입 스테로이드제, 피부 짓무름, 면역 저하 상태 등에서는 칸디다균이 성장한다. 칸디다증은 기저귀를 착용한 영아, 실금 환자, 침상안정 중인 환자, 신체의 습한 부위(피부 주름, 겨드랑이 등)에 발생하며, 따라서 실금 환자의 엉덩이, 회음부, 겹친 피부는 진단적으로 중요하다. 칸디다증은 일반적으로 위성 구진 혹은 위성 농포를 동반한 홍반, 박탈, 벗겨진 피부 등이 특징이다. 일반적으로 경계선에 인설이 나타날 수 있다.

간호관리

간호사정

지방이 분포한 습기가 있는 주름 아래를 사정해야 한다. 칸디다증의 특징은 위성 구진이나 농포가 동반된 빨간색 홍반이다. 환자가 감염되었거나 허약하면 피부가 더욱 손상될 수 있으므로 환자의 상태를 보고해야 한다. 간호사는 항생제, 스테로이드 등과 같이 감염을 유발할 수 있는 약물을 확인해야 하고, 환자에게 당뇨병이 있으면 고혈당이기 때문에 식이를 평가하고 혈당을 확인한다. 2형 당뇨인 경우 칸디다 감염이 고혈당 증상으로 발현될 수 있다. 따라서 칸디다 감염이 존재한다면, 환자의 병력을 정확히 사정해야 한다.

간호진단

칸디다증 환자의 간호진단은 다음과 같다.

- 수분 조절 장애와 관련된 피부통합성 감소
- 부적절한 배변 · 배뇨 관리
- 부적절한 소변 제거

간호계획 및 간호결과

칸디다증의 예방과 치료가 간호관리의 목표이며, 결과적으로 환자 안위가 증가한다.

예상되는 간호결과는 다음과 같다.

1. 피부 병변은 감염의 흔적이 없이 치유될 것이다.
2. 환자는 피부를 건조하고 깨끗하게 유지하기 위해 자가관리를 수행한다.
3. 피부에 칸디다균이 존재하지 않고 이전의 피부상태로 회복될 것이다.

간호중재

주요 간호중재는 해당 부위를 건조하게 유지하는 것이다. 목욕이나 땀을 흘린 후 피부가 겹친 주름을 포함하여 피부를 건조하고, 실금 후 최대한 빨리 시트를 갈아주는 등 예방적 간호수행은 환자의 불편함, 비용을 감소시킨다. 린넨을 교체한 후 환자의 피부를 깨끗이 씻고 건조한 후 엉덩이와 회음부에 아연 성분이 포함된 데시틴(Desitin) 혹은 카모셉틴(Calmaseptine) 크림을 바른다. 옥수수 전분이나 가루는 뭉치기 때문에 사용하지 않는다. 크림은 효과적이고 효율적이다.

간호사는 동료, 환자, 돌봄제공자에게 건조한 피부를 두드려 관리하게 하고 직원에게 린넨 교환, 감염 부위의 세정, 아연 성분의 데시틴(Desitin) 적용을 통한 수분 차단에 대한 과학적 근거를 교육한다. 실금 후 즉각적인 간호는 중요하다. 치유까지 감염부위에 국소 항진균제를 적용하는 것이 중요하며, 약 2~3주가 소요될 수 있다. 감염이 개선되지 않을 경우 의료진은 이를 대체 · 보완할 수 있는 치료를 제공해야 한다.

칸디다증이 의심될 경우 즉시 관리할 수 있도록 개발 · 승인된 기관의 프로토콜이 있어야 한다. 이를 통해 간호의 질 향상, 환자 안위, 팀 접근 간호 등이 향상이 이루어질 것이다. 간호관리는 칸디다증 감염을 해결하는 데 중요하다.

간호평가

치료 효능과 재발률에 초점을 맞춰 평가한다. 간호사는 치료가 환자의 피부가 건조하게 유지되고 수분을 차단하는지 기록한다. 효과는 환자의 예방적 행동, 이해한 내용에 대한 표현을 통해 확인할 수 있다. 2주 동안 회복 양상이 나타나지 않으면 간호사는 수분 통제, 항진균제 크림이 적용되고 있는지 확인해야 한다. 치료에 대한 반응이 향상되지 않는다면 의사와 상담을 하여야 하고 이때 환자는 다른 처방을 받을 수 있다.

대상포진

대상포진(Herpes Zoster, Shingles)은 잠복성 수두 대상포진(Varicella zoster), 수두(Chickenpox) 바이러스의 재활성화로 발생한다. 일반적으로 어린 시절 수두를 앓은 경험이 있다면 바이러스는 등 신경말단에 남아 있다. 재발의 주된 원인은 면역력 감소이다. 고령, 스트레스, 분노, 피로, 방사선요법 등은 면역체계를 손상시킬 수 있고, 인체면역결핍바이러스(HIV), 림프종, 백혈병, 기타 악성 종양, 화학요법이나 스테로이드 사용과 관련된 면역 저하 상태 등으로 잠복한 바이러스가 활성화될 수 있다. 수두는 공기 중 바이러스이기 때문에 전염성이 높지만, 대상포진은 전염성이 없다. 하지만 개방성 궤양과의 직접적인 접촉을 통해 전염될 수 있다. 따라서 대상포진 환자를 격리할 필요는 없고, 수두에 걸렸었거나 혈청 수두 역가가 양성인 의료진만이 대상포진 환자를 치료한다(CDC, 2018). 일반주의(Universal precautions)를 적용하여 간호한다.

대상포진의 약 50%는 흉부, 15%는 두개 피부, 10%는 자궁경부와 요추에 영향을 미친다. 안과 대상포진은 각막 흉터로 인해 실명할 수 있으므로 안과 의사의 치료를 받아야 한다. 감염부위의 따끔거림, 감각과민, 압통, 작열감, 가려움증의 전구증상이 나타난다. 소포(vesicles)는 3~5일 이내에 기저부의 홍반을 동반하여 나타난다. 편측성으로 띠 모양, 홍반성, 황반 구진 발진은 관련 피부분절을 따라 처음 발생하며 드물게 신체의 중간선을 통과한다. 발진은 군집한 소포(홍반성 기저부에 있음)에서 화농성으로 변하여 파열되고 딱지로 변한다. 허약한 노인은 회복이 지연되고 어려운 상황에 놓일 수 있는데, 발진은 일반적으로 더 광범위하고 염증성이며, 때때로 출혈성 물집, 피부 괴사, 이차 세균감염,

광범위한 흉터가 생길 수 있으며, 비후성 또는 켈로이드성일 수 있다(CDC, 2018). 이 소포는 이차 세균감염에 취약하며 노인에게서 더 자주 발생한다. 단단한 병변이 치유되는 데 최대 1개월이 걸릴 수 있고, 경미한 경우는 7~10일이 소요되며, 평균 3주가 걸린다. 심한 경우, 흉터와 영구적 또는 일시적으로 색소가 변할 수 있다. 운동 뉴런과 중추신경계(CNS)가 관련되어 있을 때 감각이상과 뇌수막염이 2~4주 동안 발생할 수 있다.

대상포진의 발병률은 나이가 들어감에 따라 증가하는데, 면역기능 감소가 주요 원인으로 여겨진다. 또한 노인은 대상포진 후 분절통증(Postherpetic segmental pain)이 발생할 위험이 더 크다. 파종성 대상포진은 노인이나 면역억제 환자에게서 종종 볼 수 있으며, 환자의 2~5%에서 발생한다. 파종성 대상포진은 전신성이라는 점에서 더욱 심각하다. 초기 병소가 발생한 후 4~6일째에 영향을 받은 피부분절 바깥에서 나타나며 열, 림프절 병증, 두통, 경부 경직, 뇌염, 간염, 폐렴과 같은 심각한 합병증과 관련될 수 있다. 바이러스 감염의 주요 합병증 중 하나는 포진 후 신경통(postherpetic neuralgia)으로, 수포성 병변이 해결된 후에도 영향을 받은 피부분절을 따라 통증이 계속되며 통증이 거의 완화되지 않고 평생 지속될 수 있다. 40세 이상 환자 약 33%에 영향을 미치며 70세가 되면 위험이 74%로 증가한다. 포진 후 신경통은 삼차신경 침범이 있는 사람에게 더 흔하다(CDC, 2018).

간호관리

간호사정

간호사정은 환자에게 발진 전 피부분절을 따라 타는 듯함, 가려움, 따끔거림과 같은 전구증상이 있는지 확인하는 것으로 시작된다. 또한 간호사는 수두에 대한 과거병력, 약물, 당뇨병, 화학요법, 방사선요법, HIV, 기타 면역력이 약화된 상태를 확인해야 한다. 또한 감염의 위험이 있을 수 있어 수두 혹은 수두 백신을 맞지 않는 환자와 밀접하게 접촉한 사람을 확인해야 한다.

간호사는 편측성, 띠 모양, 홍반성, 황반 구진성 부위에 대한 환자의 불편감을 사정해야 한다. 소포가 나타나기 전에는 융기된 홍반성 발진으로 나타날 수 있다. 강렬한 통증은 발진과 관련 있고, 특히 노인에게 흔한다. 병변과 처방된 치료에 따라 간호사는 환자의 이동과 일상생활활동 (ADL) 능력에 미치는 영향을 파악해야 한다.

간호진단

대상 포진 환자의 간호 진단에는 다음이 포함된다.

- 면역 결핍과 관련된 피부통합성 장애
- 피부통합성 장애와 관련된 감염 가능성
- 손상된 피부통합성 혹은 통증과 관련된 수면장애
- 진통으로 인한 부적절한 통증 완화와 관련된 통증
- 질병 과정과 치료와 관련된 간호교육의 필요성

간호계획 및 간호결과

간호관리의 목표는 통증 완화와 이차 감염, 흉터 예방이다. 환자나 돌봄제공자에게 피부 관리요법을 교육할 수 있다. 간호사는 장기적인 통증(포진 후 신경통)의 가능성과 이와 관련된 우울증에 대해 주의를 기울여야 한다.

간호수행 후 예상되는 간호결과는 다음과 같다.

1. 피부 병변은 괴사조직과 감염이 없는 상태로 유지된다.
2. 환자는 편안하게 수면장애가 없다.
   - 밤 동안 진통제 요청을 하지 않는다.
   - 야간 숙면을 하고 아침에 일어난다.
3. 통증이 적절히 완화된다.
   - 환자는 진통제 복용 후 편안하고 통증이 완화되었다고 표현한다.
   - 이완 운동, 음악, 이미지 등 보완요법으로 통증이 경감된다.
4. 환자는 질병에 대한 지식을 습득한다.
   - 감염의 중요성, 의료진에게 보고할 징후와 증상을 말한다.
   - 진통제의 규칙적이고 일관된 사용 이유를 말한다.
   - 병변 관리, 드레싱 절차를 정확히 시행할 수 있다.

간호중재

특징적인 발진과 소포가 확인되는 즉시, 질병의 특징적 피부양상이 발견될 경우 의료진에게 알려야 한다. 의사의 진단 후에는 치료와 관리가 중요하다. 홍반, 압통, 화농성 분비물 등 2차 세균성 감염이 발생하는지 병변을 구체적으로 모

간호계획

대상포진

임상 상황

김 oo 은 72세 남성으로 류마티스 관절염과 고혈압 병력이 있고 이부로펜(Ibuprofen), 알로디핀(Amlodipine), 아토르바스타틴(Atorvastatin)을 복용 중이며, 5년전 양쪽 무릎관절치환술을 받았다. 현재 딸과 사위와 함께 살고 있다. 환자는 이틀 전 통증과 함께 작열감을 느꼈으며 오늘 아침 몸통 왼쪽에 군집한 소포가 등 중간에서 가슴 앞쪽의 중앙선까지 있는 것을 발견하여 병원을 방문하였다. 의사는 아시클로버(Acyclovir), 진통제(Analgesics)를 처방하고 이차 감염을 예방하기 위해 항생제를 처방하였다.

간호진단

대상포진과 개방 병변과 관련된 감염 가능성

간호목표

환자는 활력징후가 정상 범위에 있고 발열이 없으며, 이차 감염을 경험하지 않고 감염 위험을 줄이는 행동을 할 것이다.

간호중재

- 환자에게 감염된 부위를 긁거나 문지르지 않도록 교육하고, 2차 감염을 예방하기 위해 수포를 터트리지 않도록 설명한다.
- 감염 징후(고열, 빈맥, 홍반, 압통, 화농성 분비물, 혼돈 등)를 확인하기 위해 활력징후, 의식상태, 병변을 교대근무마다 확인한다.
- 환자가 열성 경련이 있을 경우, 고열로 인해 수분이 필요하며 수분이 충분히 제공되고 있는지 확인한다.
- 빈맥은 심장박출량 감소로 인한 심부전을 촉발시킨다. 따라서 호흡곤란, 수포음, 부종, 기타 심혈관 징후를 모니터링한다.
- 피부분절 바깥의 수포를 관찰하여 다른 부위로 전파되는지 확인한다. 만약 수포를 발견하였다면 의료진에게 즉시 알린다.
- 환자, 직원, 방문객에게 감염을 차단하기 위한 손위생, 드레싱, 치료제의 중요성을 교육한다.
- 수두 병력, 예방접종을 받지 않은 직원, 방문자를 확인하고 수두바이러스 면역(Varicella virus)이 형성되지 않았기 때문에 간호할 수 없다는 것을 알린다. 격리는 적용되지 않는다.
- 일반주의의 지침을 적용한다.

니터링해야 한다. 위성 병변이 피부분절 바깥에서 발생하는 경우, 환자가 두통, 경부경직, 폐울혈이 있는 경우는 감염의 전파를 나타내는 것이므로 의료진에게 즉시 알려야 한다.

간호사는 노인 환자, 돌봄제공자에게 대상포진의 원인을 교육하여 불안과 병에 대한 오해가 생기지 않도록 한다. 간호사는 치료순응도와 참여 수준을 높이기 위해 치료과정을 설명해야 한다. 환자는 매우 고통스러울 수 있으므로 진통제를 즉시 투여하는 것이 환자의 안위를 위해 중요하며, 최적의 통증 조절을 위해 처음에 통증이 시작할 때 간호사에게 알리도록 교육한다. 포진 후 신경통이 발생하면 항우울제가 통증 조절을 위한 보조제로 처방된다. 효과적인 통증관리는 환자의 삶의 질을 높일 수 있다.

간호평가

평가는 통증 조절에 초점을 둔다. 통증 정도에 따라 진통제, 보조요법을 제공하고 병소를 지속 확인하여 2차 감염을 예방한다. 노인의 경우 통증에 대한 인지가 부족하고 적절한 치료가 이루어지지 않을 수 있으므로 효과적인 통증관리가 쉽지 않다. 통증이 완화되지 않으면 의료진과 상의하여 대체 진통제 또는 보조약물요법을 적용해야 한다. 노인은 감염이 악화될 경우 염증반응이 감소할 수 있으므로 간호사는 경미한 감염 증상에도 주의를 기울여야 한다. 봉와직염(cellulitis) 양상이 나타나면 국소항생제 또는 경구항생제가 처방될 수 있도록 해야 한다. 간호사는 치료 후 반응, 환자 교육 등에 간호과정을 정확히 기록해야 한다(간호계획: 박스 참조)

전암성 피부 증식: 광선각화증

광선각화증(actinic keratosis)은 자외선에 장기간 노출되어 발생하는 표피의 전암성 병변이다. 이 전암성 병변은 옅은 얼굴색의 개인에게 더 흔하고 손, 두피, 외이, 얼굴, 팔 아래 부위에서 주로 발생한다. 집중 치료가 이루어지며 편평세포암종(squamous cell carcinoma, SCC)으로의 진행을 방지하기 위해 환자를 구체적으로 모니터링해야 한다(Spencer, 2017).

광선각화증은 가려움증과 불편감을 유발할 수 있는 거친 황갈색 인설이 있는 붉은 반점 또는 구진으로 혈관 부위에서 시작된다(그림 14.6). 간호사는 병변의 거친 표면과 부위에 적절히 대처하여 사정하며, 햇빛 노출부위에 의심스러운 병변이 발생하면 주의를 기울여야 한다. 환자는 오전 10시부터 오후 3시까지 햇빛을 피하고 보호될 수 있는 옷을 착용하고 자외선차단제를 사용하도록 한다. 광선각화증의 의학적 치료를 위해서 이미퀴모드(Imiquimod) 5% 크림, 3% 디클로페낙 젤(Diclofenac gel), 인제놀 메부테이트(Ingenol mebutate) 0.015% 또는 0.05 % 국소젤, 아미노레불린산(Aminolevulinic

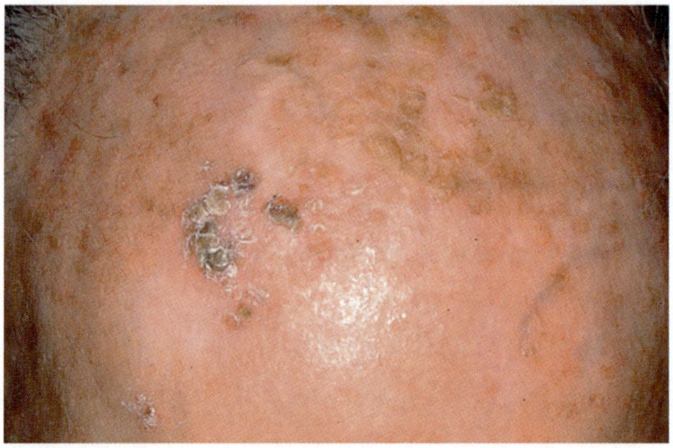

그림 14.6 광선각화증. (From Bolognia, J. L., Schaffer, J. V., Duncan, K. O., & Ko, C. J. [2014]. Dermatology essentials. Philadelphia, PA:Elsevier Saunders.)

acid) 10% 국소젤이 사용된다(Spencer, 2017).

간호관리

간호사정

햇빛 노출 활동의 빈도, 예방적 행동(모자 착용, 긴 소매 착용 등)을 사정하여 위험요소를 파악한다. 피부를 검사하고 거친 병변을 촉진하고 위치, 형태를 사정한다. 핸드로션을 자주 사용하는 환자는 거친 정도를 확인할 수 없으므로 홍반, 반점, 구진을 면밀하게 관찰해야 한다. 의심되는 양상이 있으면 의사에게 보고한다. 간호사는 환자에게 흉터와 피부변형의 최소화 등 피부암 조기치료의 장점을 설명한다.

간호진단

광선각화증 환자의 간호진단은 다음 같다.

- 병변 제거와 관련된 피부통합성 감소
- 피부손상과 관련된 감염 가능성
- 병변 제거로 인한 변형과 흉터와 관련된 왜곡된 신체상

간호계획 및 간호결과

전암성 병변 제거 후 간호관리의 목표는 2차 감염 예방과 신체상 장애에 대처하는 것이다. 예상되는 간호결과는 다음과 같다.

1. 병변 제거부위는 2차 감염 없이 치유된다.
2. 환자는 신체상 인식에 변화가 없다.
3. 환자는 예방적 피부관리 행위를 할 것이다.

간호중재

환자와 돌봄제공자와 함께 치료요법을 강화하고, 치료부위를 모니터링하여 2차 감염을 예방하며, 예방법을 교육한다. 환자의 불안을 감소시키고 신체상 변화를 돕기 위해 홍반과 딱지가 일시적이라고 설명한다. 얼굴의 병변 치료는 신체상의 왜곡을 초래하여 환자를 고립시킬 수 있다. 간호사는 환자의 두려움을 확인하고 개방적이고 안심할 수 있는 태도로 대화하여야 한다. 화농성 분비물, 고열 등 치료부위의 압통 증가를 사정하여 세균 감염 진행을 평가한다. 항생제 연고는 예방적으로 사용할 수 있다. 간호사는 노인 환자와 돌봄제공자에게 재발 방지를 위한 방안을 교육하여야 하며, 햇빛으로부터 피부를 보호하기 위한 챙이 넓은 모자와 긴 소매 셔츠를 착용할 것을 강조하여 설명해야 한다. 환자는 햇빛이 비치는 야외에서 자외선차단지수(SPF)가 15 이상인 자외선차단제를 사용해야 한다(Habif, 2004).

간호평가

신체, 교육정보 이해, 신체상 장애 인지와 대처가 포함된 간호과정을 기록하고 평가한다.

악성 피부종양

기저세포암

기저세포암(basal cell carcinoma, BCC)은 가장 흔한 피부암이며, 햇빛 노출, 밝은색의 피부, 금발머리, 빨간머리를 가진 사람에게 발생할 경우가 많다. 여성보다 남성의 유발률이 높지만 최근 몇 년 동안 성별의 차이는 감소했다. 기저세포암은 얼굴과 두피에서 가장 흔하게 발생하며, 몸통에서 발생빈도가 낮고 손에서 드물게 발생한다. 특히 오랫동안 햇빛에 노출된 노인에서 흉터나 화상으로 발생할 수 있다. 기저세포암은 일반적으로 전이되지 않지만 치료하지 않으면 뼈, 폐, 림프절로 전이될 수 있다. 일반적으로 기저세포암은 원형 안에 움푹 들어간 진주 구진(Pearly papule)이 발현하고 병변 주변에 모세혈관 확장증이 있는 도넛 모양의 병변이 나타난다(그림 14.7). 기저세포암은 짙은 남청색의 진주 결절(착색된 기저세포) 또는 적색, 인설 모양, 습진으로 보이는 황반(표

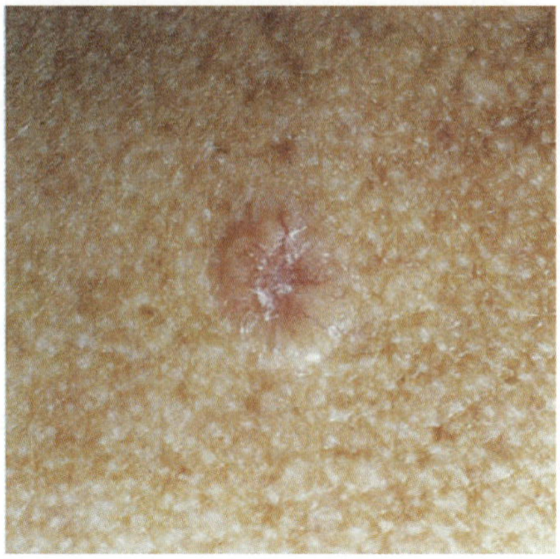

그림 14.7 기저세포암. (FromIgnatavicius,D. D.,&Workman,M.L. [2018]. Medical-surgical nursing: Concepts for interprofessional collaborative care [9th ed.]. St. Louis, MO: Elsevier.)

면에 확산된 기저세포암)이 흉부에 나타날 수 있다.

편평세포암

편평세포암(squamous cell carcinoma, SCC)은 두피, 외이, 아랫입술, 손등에서 가장 흔히 발견되는 표피에서 발생하는 피부암이다. 편평세포암은 만성 하지궤양, 개방 골절에서 발생할 수 있으며, 일반적으로 국소림프절 전이율은 20%이다. 편평세포암은 입술 병변의 90%를 차지하고 아랫입술의 주홍색 경계를 따라 발생하며, 자외선, 화학적 발암 물질, X-ray 등이 원인이다. 남성과 노인에서 더 흔하며 지리적으로 적도에 근접한 장소에 거주할수록 발병률이 증가한다. 흑인에게 흔하지 않지만, 햇빛에서 보호받는 부위에서 종양 발생 가능성이 더 크기 때문에 진단이 지연되어 사망률은 더 높다. 일반적으로 단단하고 융기된 덩어리로 보인다. 궤양이나 딱딱한 중심이 있는 두껍고 부착된 인설이 있을 수 있다(그림 14.8). 언뜻 보기에 사마귀(wart)처럼 보일 수도 있다. 기저부에 염증이 생기고 붉어질 수 있고, 출혈이 쉽게 발생한다. 편평세포암은 조기발견과 병변의 제거가 가능한 광선각화증에서 발생할 수 있다. 종양이 방치되면 종양이 커져 외과 절제 후 심각한 손상을 일으킬 수 있다.

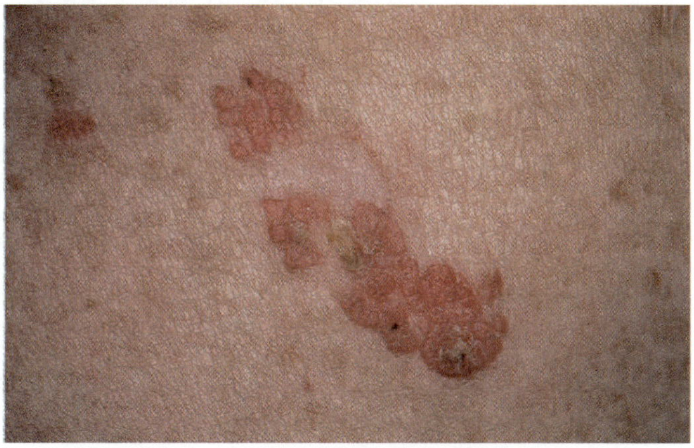

그림 14.8 편평세포암. (From Bolognia, J. L., Jorizzo, J. L., & Schaffer, J. V. [2018]. Dermatology [4th ed.]. St. Louis, MO: Saunders. © Yale Residents' Slide Collection.)

흑색종

흑색종(melanoma)은 병변이 발견되기 전에도 신체의 모든 기관으로 전이될 수 있는 색소 형성 악성 신생물이다. 따라서 조기발견이 중요하다. 침윤성 흑색종은 남성에서 다섯번째로 흔한 암이고, 여성에서 여섯번째로 흔한 암이다. 림프절로 퍼지기 전에 발견하고 치료하면 5년 생존율은 99%이다(American Academy of Dermatology [AAD], n.d.).

흑색종 발병률은 최근 몇 년 동안 두 배로 증가했다. 흑색종의 원인은 95%가 자외선 노출이며, 유전소인도 존재한다. 환자의 10%는 흑색종 병력이 있는 부모 또는 형제 · 자매가 있으며, 가족력이 있다면 정기검진을 하여야 한다.

흰 피부는 황갈색 피부보다 햇빛에 빨리 탄다. 또한, 빨간색 혹은 금색 머리이며, 여러 개의 모반이 있고 주근깨가 생기는 경향이 있다. 아프리카계 미국인, 아시아인, 어두운 피부의 백인은 흑색종 발병위험이 적다. 하지만 이러한 집단에서 발견되는 대부분의 흑색종은 태양에 노출되지 않은 피부영역, 특히 손발톱 주위, 손바닥, 발바닥 표면에서 발생한다. 흑색종을 가진 사람은 다른 흑색종이 있을 위험이 있다.

흑색종의 임상적 특징은 색이 변한 불규칙한 모양의 모반(mole), 구진, 플라크 등이다. 악성 흑색종의 특징은 대부분 ABCD로 언급된다. 비대칭(asymmetry), 불규칙한 경계(border irregularity), 색상 변화(color variation: 빨간색, 흰색, 파란색), 지름(diameter: 6mm 이상). E는 융기(elevation) 또는 진전(evolution)을 표현하기 위해 추가로 사용되기도 한다(그림 14.9). 병변은 가렵거나 출혈이 있을 수 있지만, 나중에 나타난다. 테두리가 불규칙하고 색이 일반적으로 더 어둡게 변한 점이나 병변을 검사해야 한다.

네 가지 유형의 흑색종 중 가장 흔한 것은 표재확산흑색종(superficial spreading melanoma)으로, 성장속도가 느리다. 표재확산흑색종은 모든 흑색종의 70%를 차지하며, 남성의 경우 몸통, 여성의 사지, 양측성으로 등 위에서 가장 흔하게

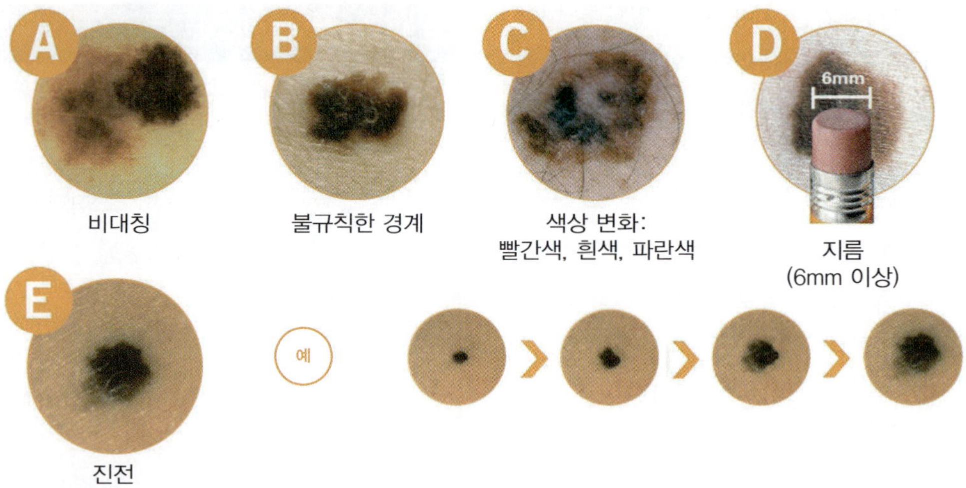

그림 14.9 흑색종의 ABCDE. (Reprinted with permission from the American Academy of Dermatology, 2018. All rights reserved.)

발생하며, 평균 40대 중반에 진단되는 경우가 많다. 표재성 흑색종은 천천히 성장하고, 편평하고 약간 높고 착색된 구진, 병변 내에서 불규칙한 경계와 다양한 색상이 있는 반점(patch)을 볼 수 있다.

결절성 흑색종

결절성 흑색종(nodular melanoma)은 흑색종 환자의 10~15% 정도 발생하며 일반적으로 진단 전까지 침습적이기 때문에 예후가 나쁘다. 결절성 흑색종은 몸통, 다리, 팔에서 가장 많이 발견되며, 남성의 두피에 발생한다. 평균 진단연령은 50~60세이다. 결절성 흑색종은 기존의 모반에서 발생하는 단단하고 어두운색의 결절이다.

악성흑색점

악성흑색점(lentigo maligna)은 노인에게 많이 발생한다. 다양한 색소침착과 매우 불규칙한 경계를 가진 황갈색 황반 병변이며, 만성적으로 햇빛에 노출된 얼굴, 귀, 팔, 몸통 상부 피부에서 가장 흔하다. 침습이 이루어지기 전 얼마 동안 표면에 존재한다.

말단흑자흑색종

말단흑자흑색종(acral–lentiginous melanoma)은 일반적으로 손바닥과 발바닥뿐만 아니라 손톱·발톱 아래에서도 발생한다. 평균 진단 연령은 60세이며, 흑인과 아시아인에게서 발견되는 가장 흔한 흑색종이다. 흑인과 아시아인 환자의 경우 손바닥, 발바닥, 손, 발을 주의 깊게 확인해야 한다. 말단흑자흑색종은 편평하고 불규칙한 경계선이 있는 악성흑자흑색종과 유사하다. 침습적으로 진행되기 전 표면에 전이된다.

간호관리

간호사정

병변이 얼마나 오랫동안 존재했는지 확인하고 만성 햇빛 노출, 가족력과 같은 가족력을 사정한다. 간호사는 전이를 확인하기 위해 의심스러운 병변, 주변 조직, 림프절을 사정하여야 하는데, 확대경은 병변을 정확히 검사하는 데 유용할 수 있다. 의심스러운 병변이 있으면 즉시 주치의에게 보고한다. 환자에게 조기치료가 흉터를 감소시키고 전이 전 중재가 가능하다는 것을 설명해야 하고, 암에 대한 환자의 감정과 두려움에 대해서 함께 이야기하여야 한다.

간호진단

피부암 환자의 간호진단은 다음과 같다.

- 암성 병변 제거와 관련된 피부통합성 감소
- 암성 피부 병변과 관련된 암, 통증, 사망과 관련된 두려움
- 피부통합성 손상과 외과적 상처와 관련된 감염 가능성
- 병변 제거로 인한 변형, 흉터와 관련된 왜곡된 신체상

간호계획 및 간호결과

간호관리의 목표는 의심스러운 병변의 제거와 치료, 2차 감염과 전이 예방, 암과 관련된 두려움과 감정을 해결하는

것이다. 간호사는 지역사회자원을 이용할 수 있도록 해야 한다. 간호사는 지역사회자원이나 교육자료의 필요성에 대해 인지할 수 있도록 환자와 가족의 감정을 함께 이야기해야 한다.

예상되는 결과는 다음과 같다.

1. 절제 부위는 감염 없이 치유된다.
2. 환자는 진단에 대한 두려움을 말로 표현하고 적극적으로 정보와 설명을 요청한다
3. 환자는 지원과 정보 제공이 가능한 지역자원들을 확인한다.
4. 환자는 치료계획에 대해 이해한 내용을 말로 표현한다.
5. 환자는 예방법을 알고 실천할 수 있다.

간호중재

간호관리에는 홍반, 압통, 화농성 분비물 동반된 2차 감염에 대한 모니터링을 통해 치료를 강화하고 환자와 가족의 감정을 함께 이야기하여 돌봄을 강화하는 것이 포함된다. 간호사는 암 변이에 대한 환자와 가족의 감정을 확인하고 함께 이야기해야 하며, 환자가 대처하는 데 어려움이 있거나 심한 불안을 보이면 지역사회자원을 이용할 수 있도록 한다. 간호사는 전이 위험이 있다는 것을 환자에게 설명하고 환자와 돌봄제공자에게 드레싱 관리, 감염징후를 교육해야 한다. 특히 병변이 큰 경우 제거하면 흉터가 생길 수 있다. 편안함, 교육, 정서적 지원 등을 통해 환자를 안심시키고 신체상 변화와 관련된 감정을 함께 이야기하여야 한다. 환자와 돌봄제공자에게 챙이 넓은 모자 착용, 긴 소매 착용, 자외선차단제 사용 등과 같은 예방법을 교육한다. 환자와 가족은 암 유전적 소인이 있으므로 정기검진을 받아야 한다.

간호평가

간호중재의 평가는 감염 모니터링, 통증 조절, 환자 교육의 이해, 신체상 변화, 암에 대한 두려움에 초점을 맞춘다. 통증이 조절되지 않고 감염이 진행되는 경우는 의사에게 보고해야 한다. 간호사정 기록, 치료 조치에 대한 반응, 환자의 교육 이해 등 간호과정을 평가한다.

하지궤양

만성 하지궤양(chronic leg ulcers)은 주로 동맥기능부전, 정맥 고혈압, 당뇨병성 신경병증의 세 가지 원인으로 인해 노인에게 흔히 발생한다(표 14.1). 정맥 궤양(venous ulcers)은 노인에게 흔하며, 만성질환이기 때문에 주의가 필요한다.

표 14.1 하지궤양의 구분

유형	일차간호	특성
동맥 궤양	동맥부전; 말초혈관 질환	발가락, 발, 하지 1/3에 위치; 불규칙한 모양의 상처; 청록색 색조의 얇고 반들반들한 차가운 피부, 탈모, 두꺼운 발톱; 활동, 휴식 혹은 밤 중의 통증
정맥 궤양	정맥 고혈압	하지 1/3의 내측면에 위치; 불규칙한 모양의 상처; 편평하거나 얕은 함몰; 변색, 정맥류, 부종, 삼출물; 활동으로 통증 완화
당뇨병성 발병변	신경병증	발바닥에 위치; 원형, 종종 깊은 상처; 진동 감각의 감소 또는 부재; 통증; 감각 이상

동맥 궤양

동맥 또는 허혈성 궤양(arterial or ischemic ulcers)은 동맥부전으로 인해 발생한다. 동맥부전은 말초혈관질환(peripheral vascular disease, PVD)이라고도 한다. 동맥벽이 두꺼워지고 굳어지는 동맥경화증(Arteriosclerosis—thickening)은 혈류 감소의 주요 원인이며, 결국 허혈과 조직 괴사를 초래한다. 비만, 당뇨병, 고지방단백혈증, 고혈압 등 여러 위험요인이 동맥 궤양을 유발할 수 있다. 운동, 야간, 휴식 중 통증은 동맥부전의 가장 흔한 징후이다. 휴식 중 통증은 동맥혈류가 심하게 제한되고 있다는 것을 나타낸다. 일반적으로 통증이 있는 부위에 인접한 혈류의 제한이 있다. 측부순환으로 인해 말초맥박 제한이 나타날 수 있고, 환자는 경련, 화끈거림, 통증을 호소할 수 있다. 질병이 진행됨에 따라 사지에 청색증이 나타나며 차가워진다. 혈액 공급 감소로 모든 피부는 얇고, 반들거리며, 건조하고, 모발이 손실되고, 손발이 두꺼워진다. 조직 무산조증(tissue anoxia)은 괴사를 일으키고 치유에 영향을 미친다. 궤양 부위는 안에 구멍이 뚫린 듯(punch out)해 보이며 병변을 둘러싼 가장자리가 명확히 나타나 있다. 산소와 영양소를 제공하여 괴사성 상처를 치유하기 위해서 원인을 파악해야 한다. 혈관 재형성을 위한 외

과적 치료가 적용되며, 질병이 진행될 경유 병변 부위를 포함한 관련 조직을 절단할 수 있다.

정맥 궤양

정체 궤양(venous ulcers, stasis ulcers)은 만성 정맥기능부전이 원인이라고 보고 있다. 정맥 궤양은 일반 인구의 약 1%에 영향을 미치며, 노인에게서 발병률이 높다. 만성 정맥하지궤양은 일반적으로 성인 초기에 발병하지만, 70대 노인의 발병률이 가장 높은데, 남성보다 여성에서 발생률이 높다. 역학연구에 따르면 모든 하지 궤양의 57~80%는 정맥기능부전과 관련이 있으며, 10~25%는 정맥과 동맥 기능부전의 복합적 원인이 영향을 끼친다고 보고 있다.

정맥 고혈압은 정맥 궤양의 주요 원인이다. 대부분 정맥 궤양의 경우 하지의 깊고 천공된 정맥의 판막부전이 나타난다. 정맥 고혈압은 구불구불한 모세혈관을 형성하여 혈관 안에 섬유소원, 백혈구, 적혈구가 축적된다. 조직에 적혈구가 축적되면 헤모글로빈 방출로 인한 갈색 피부 변색이 발생한다. 정맥 고혈압의 첫 징후로 종종 피부의 변색과 비후(지방피부 경화증; lipodermatosclerosis)가 나타난다. 백혈구 포획으로 인한 모세혈관 폐색은 단백질 분해효소를 방출하고 섬유소원 누출을 촉진한다. 피브린 커프(fibrin cuff)는 산소와 기타 영양소의 교환을 막거나 지연시켜 세포 사멸을 초래하는 장벽을 만든다. 무산소증과 성장인자의 포획은 궤양과 치유에 영향을 미치는 주요 원인이다. 피브린 커프는 비가역적으로 재발을 유발하여 정맥 궤양을 만성으로 만든다.

일반적으로 임상양상을 근거로 정맥 궤양을 진단한다. 정맥 궤양은 일반적으로 하지의 내측면에 있고, 편평하거나 얕은 분화구와 불규칙한 경계가 있으며, 정맥류, 지방피부경화증, 헤모시데린 침착(적갈색 색소침착), 가려움증을 동반한다. 정맥 궤양 시 삼출물이 많이 발생하고 보통 홍반과 부종으로 둘러싸여 있다. 구별이 어려울 수 있지만, 정맥 궤양과 봉와직염을 구별해야 한다. 정맥 궤양이 있는 다리를 상승시켜 치유할 수 있지만, 쉽지는 않다. 발목과 사지말단에서 피브린 커프에 최소 30~40mmHg의 압박을 가하면 부종을 감소시킬 수 있다. 외래 환자가 이러한 요법으로 압박을 하지 않으면 재발한다. 원발성 정맥질환이 아닌 의존성 부종이 있는 노인은 이러한 압박을 잘 견디지 못한다. 압박요법은 동맥부전에 대한 선택사항이 아니다. 순환장애가 심해지면 통증과 청색증이 발생한다.

당뇨병성 발 병변

당뇨병성 발 병변(diabetic foot lesions)의 위험요인은 말초신경병증, 발기형, 말초동맥질환, 이전 병력 등이다. 하역용 신발(offloading footwear)을 적절하게 착용하면 발을 보호할 수 있다. 독거노인이나 지남력이 낮은 노인은 당뇨병 발 병변을 인지하거나 적절한 치료를 받을 수 없기 때문에 문제가 된다. 하지 절단의 위험요소는 신경병증으로, 당뇨성 발 병변의 약 90%와 관련이 있다. 감각상실이 있다면 상대절단 위험이 15.5% 정도 크다.

당뇨병과 신경병증의 경우 하부사지병변이 발생하여 절단이 필요할 수 있다. 일반적으로 신경병증의 영향을 받는 첫 번째 감각은 통증과 체온이다. 말초감각 피드백 기전 이상은 환자가 조직 손상, 염증, 부상을 인지하는 능력 손상으로 이어진다. 당뇨병성말초신경병증으로 인한 병변은 좌우대칭이며, 주로 발바닥 표면에 위치한다. 걷기로 완화되는 통증은 신경병증의 진단근거 중 하나이다. 신경병성 병변은 일반적으로 잘 관류되지만 당뇨병 환자는 동맥부전으로 치유능력이 떨어진다.

치료방법은 병의 원인과 상처 상태에 따라 다르다. 우선 화학적 · 열적 · 기계적 외상 위험을 최소화하도록 환자를 교육해야 한다. 신경병 검사와 압력식별 검사를 해야 한다. 신경병증을 확인하기 위해 베이스라인 터치 테스트(Semmes–Weinstein monofilament)를 한다. 5.07 모노 필라멘트를 느낄 수 없다면 환자에게 병변 발생의 위험이 있다고 판단되어 압력을 줄이기 위한 보조기가 필요하다. 이 보조기는 궤양을 예방하고 체중을 재분배하여 굳은살 형성을 줄이기 위해 설계된 신발이며, 환자에게 유용하게 적용될 수 있다. 간호사는 당뇨병 환자, 특히 말초신경혈관병이 있는 환자에게 하퇴, 발목, 발 등의 외상은 병변과 절단으로 이어질 수 있다는 것을 강조해야 한다. 적절한 신발과 발 관리로 발과 다리를 보호해야 한다. 보조신발은 기계적 외상 예방에 도움이 될 수 있다. 궤양이 있는 경우 전체 접촉 캐스트를 적용하여 체중을 재분배하고 외상을 최소화할 수 있지만 봉와직염이 있거나 과도한 삼출물이 있는 환자는 적용하지 않는다. 환부에 산소 공급을 증가시키기 위해 고압산소 공급을 사용하지만, 당뇨병성 족부 병변과 같이 순환에 문제가 있는 병변에 대한 효과는 밝혀지지 않아 적용 여부에 논란이 있다. 즉, 이 방법은 손상 부위에 순환의 양에 따라 효과가 달라진다.

간호관리

간호사정

하지궤양, 병변 위치, 특성을 사정한다. 상처의 크기, 깊이, 삼출물의 양을 파악해야 한다. 급성 치료를 받는 경우 매일 슬와맥박을 촉진하여야 하며, 피부의 색이 변했는지 부종이 있는지 확인해야 한다. 또한, 통증, 가려움증에 대해 사정하고 어떻게 관리하고 있는지 확인한다. 체중, 24시간 식이력 조사, 저작능력, 음식 준비 등을 사정하여 환자의 영양관리 상태를 확인하고 음식 제공을 위한 서비스가 필요한지 평가한다.

간호진단

하지궤양과 병변이 있는 환자의 간호진단은 다음과 같다.

- 순환 변화와 관련된 피부통합성 감소
- 개방성 만성 상처와 관련된 감염 가능성

간호계획 및 간호결과

간호관리의 목표는 치료순응도를 높이고 질병과정과 치료에 대한 교육을 수행하여 감염 없이 치유를 촉진하는 것이다. 간호사는 환자에게 만성질병이라는 것을 설명해야 한다. 환자를 위해 교육할 시간이 필요하다.

예상되는 결과는 다음과 같다.

1. 피부 병변은 괴사 조직과 감염 없이 유지된다.
2. 하지의 부종은 조절된다.
3. 피부 병변은 최소한의 흉터로 치유된다.
4. 환자는 최소 6개월 동안 치유 상태를 유지할 수 있다.

간호중재

환자의 다리를 상승시키고, 압박요법을 시행하며 상처를 치료해야 한다. 또한, 환자에게 하지궤양과 병변의 원인, 압박요법, 상처간호에 대한 방안을 구체적으로 교육한다. 간호사는 정맥 궤양의 치유를 촉진하고 더 이상의 손상을 예방하기 위해 압박요법을 유지할 것을 강조하여 설명한다.

하지궤양과 병변은 종종 경화된 홍반성 기저로 감염을 확인하기 어려울 수 있다. 따라서 환자가 상처 부위에 열과 압통을 호소하면 의사에게 즉시 보고한다. 간호사는 식사, 식료품 구입 지원, 기타 지원서비스 등 지역사회서비스를 사정한다. 또한, 만성질환, 신체상 변화에 대한 환자의 감정을 함께 이야기해야 한다. 정맥 궤양이 있는 환자에게 다량의 삼출물과 관련 드레싱 수행을 교육한다.

간호평가

상처 악화 예방과 감염 예방, 환자교육에 대한 효과를 평가한다. 환자에게 압박요법을 적용하고 상처간호를 하는 것을 수행하도록 한다. 치료반응, 환자교육, 간호기록 등을 통해서 간호평가를 한다.

욕창

압력 손상(pressure injuries)은 오래전부터 욕창(pressure ulcers)이라고 불리며, 치료방안이 모색되어 왔다. 히포크라테스는 2차 봉합에 의한 괴사조직제거술(debridement)과 2차 봉합치료법(secondary closure)을 고안했고, 16세기 외과의사 Ambroise Pare는 상처에 뜨거운 기름을 붓는 기존 관행 대신 영양, 활동, 괴사조직제거술, 드레싱 등이 포함된 새로운 피부 상처 치유방안을 제시했다.

20세기에 와서 욕창의 원인과 원인에 따른 관리방안이 연구되었고 1930년 Landis는 허혈 발생 전 평균 모세관압력이 32mmHg 미만이라고 하였다. 1950년대 Kosiak(1958)는 토끼의 귀에 2시간 이상 압력을 가하면 궤양이 발생한다는 사실을 발견하고, 2시간마다 체위를 변경하라는 보편적 권고안을 마련하였다. 최초의 욕창 위험 평가도구는 1950년 후반 Doreen Norton(1989)에 의해 고안되어 시도되었지만 1962년 연구결과를 발표하기 전까지 사용되지 않았다.

1962년 밀폐 드레싱(occlusive dressings)과 함께 도포된 수분이 상피화(치유과정)를 증가시킨다는 것이 검증되었다. 1972년에 플라스틱 밀폐 드레싱이 상피화 시간을 절반으로 줄인다는 것이 알려져 필름 드레싱(film dressings)이 적용되고, 이어 하이드로 콜로이드 드레싱(Hydrocolloidal dressings)이 고안되었다.

그 결과 욕창 관련 전문가들은 예방과 관리 교육, 입법, 병기 기준의 표준화, 연구를 위해 1987년 NPUAP를 구성했다. NPUAP는 1988년 5월 회의에서 미국장루전문가협회(International Association for Enterostomal Therapists)와 AHRQ가 승인한 표준화된 욕창 단계 기준을 제시하였다. 또한 욕창 용어의 표준화와 욕창의 원인을 정확하게 반영하는 용어는 욕창(pressure ulcer, decubitus)보다 압력 손상(Pressure injury)이 정확한 용어라고 공표하였다.

AHRQ의 요양원 안전 프로그램에서는 욕창 예방과 관리를 부작용 비용 지출이 큰 영역으로 확인하여, AHRQ는 요양원에서 임상 의사결정 과정을 개선하고 부작용을 예방하도록 설계된 전자건강기록이 가능한 도구를 개발했다(https:// www.ahrq.gov/professionals/systems/long-term-care/resources/index.html.)

욕창의 역학

욕창의 역학(Epidemiology of pressure injuries)은 표본 크기, 용어 정의, 시설 유형에 따라 다르기에 정량화하기 어렵다. 이러한 한계에도 발생률, 유병률은 상당히 높고, 특히 사지마비 환자, 고관절 골절이 있는 노인 환자, 움직이지 못하는 정형외과 환자, 중환자실 환자가 입원 중 욕창 발생률이 높다고 보고되었다.

욕창의 원인

뼈 돌출부, 단단한 표면 위 연조직 압력은 욕창 형성의 주요 원인이다. 하지만, 질병, 개인특성 등을 포함한 다른 원인이 작용할 수 있다. 예를 들어, 어떤 환자는 같은 자세로 30분 이상 누워 있으면 조직이 손상되기 시작하지만, 어떤 사람은 몇 시간이 지나도 손상되지 않는다. 욕창은 연조직과 뼈와 같이 단단한 부분이 접촉하는 면에서 시작되며, 역원뿔 모양의 상처가 나타나고 가장 큰 손상은 뼈 근처에서 발생한다. 욕창 발생에 취약한 뼈 돌출부는 일반적으로 천골, 의자나 침대에 똑바로 앉았을 때 닿는 궁둥뼈 결절, 외측 복사골, 대퇴돌기, 발 뒤꿈치 등이다(그림 14.10).

압력은 모세혈관을 폐쇄시키고, 이러한 압력은 지속시간, 조직 내성과 함께 복합되어 조직 무산소증, 허혈, 부종을 유발하여 결국 조직 괴사를 초래한다. 부동, 활동 감소, 감각지각 감소로 인해 압력이 완화되지 않으면 조직 허혈을 초래하거나 사망에 이를 수 있다. 조직 내성은 수분, 마찰, 전단과 같은 외부 요인과 영양 부족, 고령, 저혈압, 정서적 스트레스, 흡연, 체온과 같은 내재적 요인의 영향을 받는다. 예방을 어렵게 하는 복잡한 시너지 현상이 일어나 압력 손상이 발생한다(그림 14.11).

모세혈관 압력은 모세관 막을 통한 혈액의 이동을 하게 하고, 산소와 조직 영양교환을 하게 한다. 모세혈관 허혈은 장기간의 압력으로 발생하며, 모세혈관 허탈은 조직 무산소증, 허혈, 반응성 충혈(홍반), 간질 조직으로의 혈장 누출, 미세혈관 출혈을 일으킨다. 압력이 지속되면 조직이 괴사한

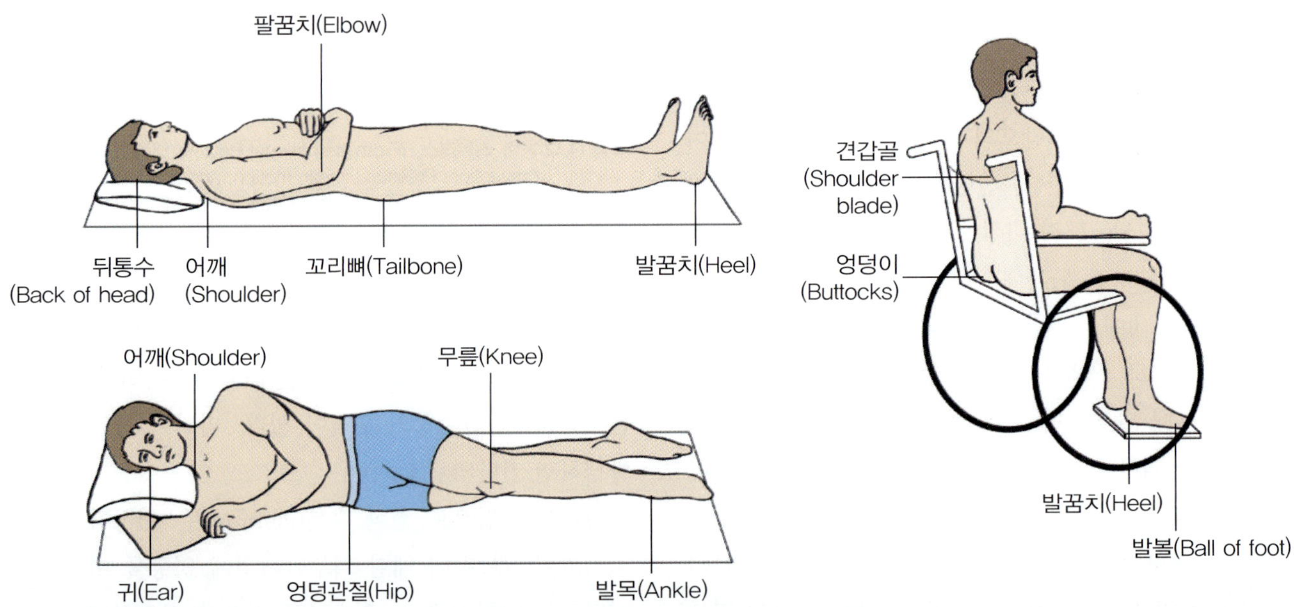

그림 14.10 욕창이 자주 발생하는 압박 부분. (Adapted from deWit, S. C., & O'Neill, P. [2014]. Fundamental concepts and skills for nursing [4th ed.]. St. Louis, MO: Saunders.)

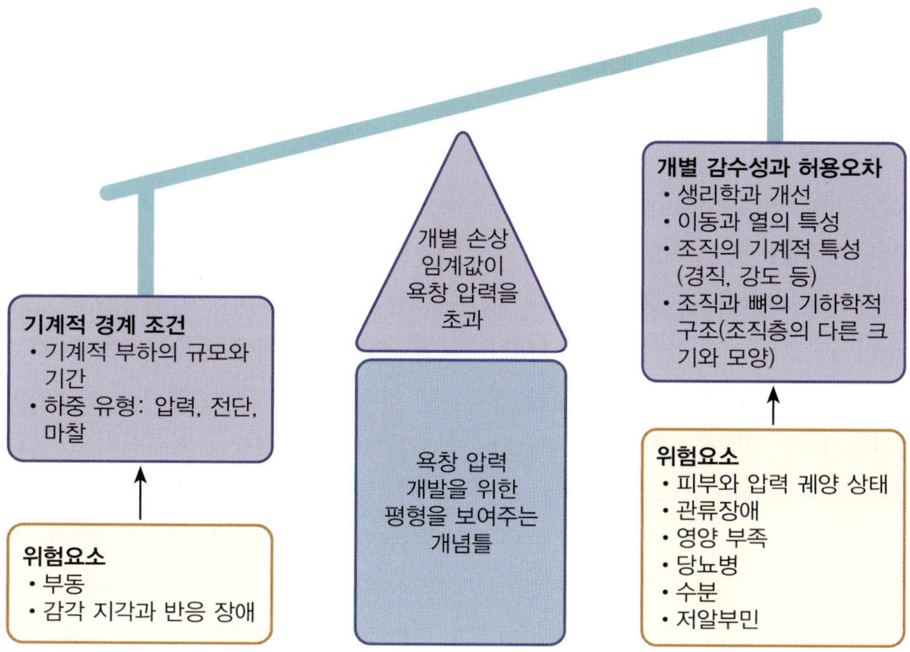

그림 14.11 욕창의 개념적 틀. PU, Pressure ulcer. (From Coleman, S., Nixon, J., Keen, J., et al. [2014]. A new pressure ulcer conceptual framework. Journal of Advanced Nursing, 70[10], 2222–2234.)

다. 압력의 위치와 개인차에 따라 다르지만 33mmHg 정도의 외부 압력은 순환을 방해하는 데 충분하다고 본다. 마비, 진정상태와 같은 감각장애가 있으면 보호반사가 없다. 혈관 폐색과 조직 무산소증에 대해 불편감으로 반응하며 자세를 변경한다. 이러한 과정은 마비 환자, 장기간의 수술을 받는 환자의 높은 욕창 발생률을 뒷받침해준다. 치매, 약물 등으로 인해 의식상태가 변하는 환자도 통증과 조직 무산소 인지가 감소하여 욕창 발생위험이 크다.

조직 내성은 욕창 발생의 주요 원인으로, 압력의 영향을 견디는 피부와 지지구조 능력으로 정의된다. 따라서 조직 내성이 좋지 않으면 압력 강도와 지속시간에 더 취약하여 압력에 대한 반응이 증가한다. 전단, 마찰, 피부의 노화, 저혈압, 영양상태는 모두 조직 내성에 영향을 미친다.

전단(shearing)은 어떤 물체에 대해서 동시에 서로 작용할 때, 그 대상 물체 내에서 면을 따라 평행하게 작용하는 것을 말하며, 일반적으로 근막과 근육에 동맥 공급이 폐쇄되고 신장이 일어날 때 발생한다. 전단력은 혈액 공급을 감소시켜 조직 허혈과 괴사를 일으킨다(그림 14.12). 전단은 일반적으로 침대머리가 올라가서 몸이 아래로 미끄러지는 경우에 발생한다. 중력이 몸을 침대 아래쪽으로 당기는 동안 피부는 제자리에 있을 때 저항이 발생한다. 다른 표면에 피부를 문지르는 마찰(friction)은 주로 표피층과 진피층에 영향

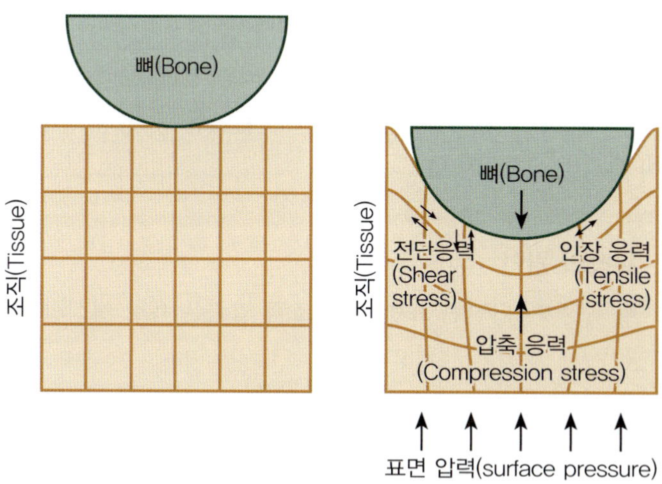

그림 14.12 응력 스트레스. (FromInternational Review. [2010]. Pressure ulcer prevention: Pressure, shear, friction, andmicroclimate in context. A consensus document. London, UK: Wounds International. Retrieved from http://www.woundsinternational.com/media/issues/300/files/content_8925.pdf.)

을 미쳐 시트 화상(sheet burn)과 같은 표면 찰과상을 유발한다. 안절부절못하며 움직이는 환자나 지속적인 움직임이 있는 환자는 마찰손상의 위험이 있다. 마찰이 중력과 동시에 발생하면 전단의 결과이다.

실금이나 땀으로 인한 수분(moisture)은 인장강도를 감소시키고, 외부 힘에 대한 피부탄력성에 영향을 미쳐 마찰과 전단력을 악화시킬 수 있으므로 피부를 건조하게 유지해야 한다.

영양상태도 욕창 발생에 영향을 미친다. 단백질 결핍은 피부 표면과 뼈 돌출부 사이의 탄력성 등과 같은 조직 내성을 감소시키고 지속되는 압력은 연조직의 파괴를 유발한다. 저단백혈증은 삼투압 불균형을 일으켜 부종을 유발한다. 단백질 결핍은 조직 내성을 약화시켜 압력 강도가 길어지면 연조직이 파괴되기 쉽다. 저단백혈증은 삼투압 평형을 변화시켜 부종을 유발하는데, 결과적으로 느린 산소 운반과 공급은 조직 파괴를 파괴하고 치유에 영향을 미친다.

3.5g/dL 미만의 혈청 알부민 수치는 욕창 발생과 상처 치유 장애와 관련된다. 단백질은 콜라겐 형성, 육아조직 형성, 면역반응에도 필요하다. 70세 이상의 노인에게 욕창 발생이 증가하는데, 노화에 따라 표피가 얇아지고 탄력이 감소하며 혈관이 퇴화하여 혈류가 감소하기 때문이다. 또한, 중요한 조기 면역반응이 지연되어 치유과정에 영향을 미쳐 욕창을 유발한다.

저혈압과 탈수는 특히 미세혈관에서 순환을 감소시켜 결국 조직 허혈을 유발할 수 있다. 90mmHg 미만 수축기 혈압은 말초순환 감소와 일련의 허혈을 일으키는 욕창 형성의 위험요소이다. 특히 노인이 체온이 상승할 경우, 무산소 조직의 산소요구량이 증가하여 욕창의 위험성이 높아진다. 간호사가 통제할 수 있는 많은 변수(압력, 전단, 수분 등)와 간호사가 통제할 수 없는 변수(영양실조, 저혈압, 마비 등)가 복잡한 과정을 통해 욕창이 유발한다. 손상의 주요 기전은 미세혈관 압력을 통한 미세순환 손실과 혈액 공급 손실에 더 취약한 연조직의 내재적 요인이다.

위험 평가도구

욕창 예방의 성공 여부는 위험에 대한 조기확인으로 결정된다. AHRQ 임상지침은 신뢰성과 타당성이 검증된 연구기반평가도구를 사용할 것을 권고한다. 일관성과 정확성이 보장되기 위해서 평가도구 사용방법, 사용시기, 적용하는 의료팀 구성원에 대한 서면 프로토콜이 있어야 한다. 위험 평가는 억제대 적용, 실금, 허약, 장애, 영양 부족, 의식상태 변화가 있는 모든 환자에게 수행해야 한다. 실금이 있거나, 허약하거나, 장애가 있거나, 영양이 부족하거나, 정신상태가 변경된 모든 대상자에 대해 수행해야 한다(AHRQ, 2014). 상급종합병원, 재활병원, 요양시설 등 의료시설에 입원한 환자를 평가하고, 이동이나 활동에 장애가 있는 고위험 환자는 정기적으로 위험 평가를 반복하고 환자의 상태가 변경될 때마다 치료계획을 수정해야 한다. 환자의 이동 감소, 식사량 감소, 혈청 알부민 수치 변화, 기타 비정상적인 검사 결과, 의식 변화 등 환자의 상태가 변화할 때 평가를 다시 하고 치료계획을 수정해야 한다.

욕창 위험을 사정하기 위해서 많은 도구가 개발되었다. 그러나 많은 도구의 신뢰성, 유효성이 검증되지 않았다. Braden 욕창 사정도구(the Braden scale)과 Norton 욕창 사정도구(Norton risk assessment scale)는 타당도와 신뢰성이 입증된 도구이다.

Norton 욕창 사정도구는 병원에서 노인 간호 문제를 사정하기 위해 최초로 개발된 도구이다. 1950년대 후반에 개발되었지만, 당시 욕창은 부족한 간호의 결과라고 생각하여 1962년까지 활용되지 않았다. 하지만 이후 욕창은 복잡한 과정으로 발생한다는 것이 밝혀졌다. Norton 척도는 5개의 평가범주로 구성되어 사용이 간편하다. 원 도구에서는 영양상태를 평가했지만, 환자의 전반적인 상태가 영양을 반영한다고 생각하여 포함하지 않았다. Norton(1989)은 식습관을 포함한 영양상태가 포함해야 할 중요한 매개변수가 되었을 것이라고 보았고, Norton 척도에서 16점 이하면 환자는 욕창 발생위험이 있다고 평가한다(그림 14.13).

Braden 욕창 사정도구는 간호사가 사용할 수 있는 가장 신뢰성과 타당도가 높은 도구로 평가된다(AHRQ, 2014). Braden 척도는 의식상태보다 감각지각을 평가한다. 감각지각 평가는 손상에 대한 정확한 위험지표로 간주 된다. 감각이 손상되면 환자는 자세변경에 대한 필요성을 감지하지 못하여 결국 압력 강도가 감소할 수 있다. 일반적으로 Braden 척도에서 18점 미만의 점수를 받은 환자는 욕창 위험이 높다(그림 14.14).

예방법안

예방은 압력 손상을 방지하기 위해 중요하며 의료비용과 환자의 삶의 질에도 영향을 준다. 전문간호사는 욕창 위험을 파악하고 근거기반의 예방법을 마련해야 한다. 간호사는 환자가 충분히 먹지 않거나 비백색성 홍반(nonblanchable erythema)으로 발전될 때 영양사와 상담하고 의사에게 보고한다. 의료기관에서 승인한 예방 프로토콜은 취약상태를 파악하는 즉시 간호중재를 하도록 한다. 위험군으로 평가된

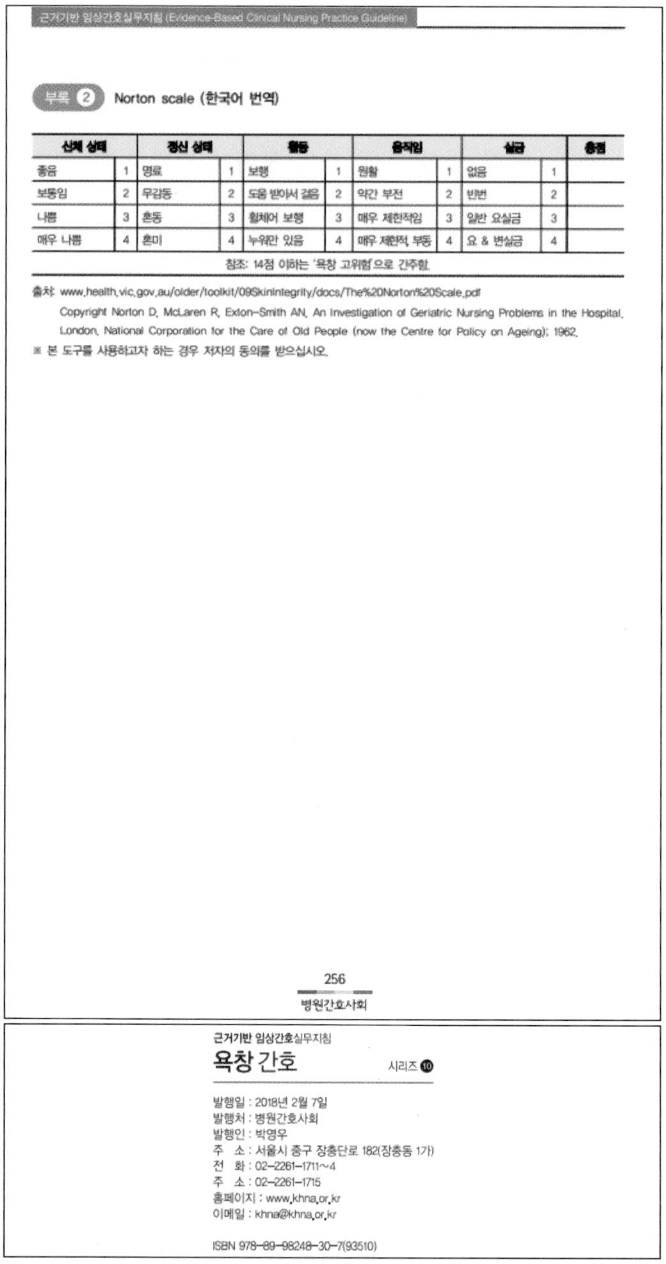

부록 2 Norton scale (한국어 번역)

신체 상태		정신 상태		활동		움직임		실금		총점
좋음	1	명료	1	보행	1	원활	1	없음	1	
보통임	2	무감동	2	도움 받아서 걸음	2	약간 부전	2	빈번	2	
나쁨	3	혼동	3	휠체어 보행	3	매우 제한적임	3	일반 요실금	3	
매우 나쁨	4	혼미	4	누워만 있음	4	매우 제한적, 부동	4	요 & 변실금	4	
참조: 14점 이하는 '욕창 고위험'으로 간주함.										

출처: www.health.vic.gov.au/older/toolkit/09SkinIntegrity/docs/The%20Norton%20Scale.pdf
Copyright Norton D, McLaren R, Exton-Smith AN, An Investigation of Geriatric Nursing Problems in the Hospital, London, National Corporation for the Care of Old People (now the Centre for Policy on Ageing); 1962.
※ 본 도구를 사용하고자 하는 경우 저자의 동의를 받으십시오.

근거기반 임상간호실무지침
욕창 간호 시리즈 10
발행일 : 2018년 2월 7일
발행처 : 병원간호사회
발행인 : 박영우
주 소 : 서울시 중구 장충단로 182(장충동 1가)
전 화 : 02-2261-1711~4
주 소 : 02-2261-1715
홈페이지 : www.khna.or.kr
이메일 : khna@khna.or.kr
ISBN 978-89-98248-30-7(93510)

그림 14.13 Norton 위험 평가도구(한국어판 병원간호사회). Total score over 18: low risk; between 14 and 18: medium risk;between 10 and 14: high risk; less than 10: very high risk. (From Norton, D., McLaren, R., Exton-Smith, A.N. [1962]. An investigation of geriatric nursing problems in the hospital. Center for Policy on Ageing. Reproduced with permission from the Centre for Policy on Ageing [formerly NCCOP], London, UK.)

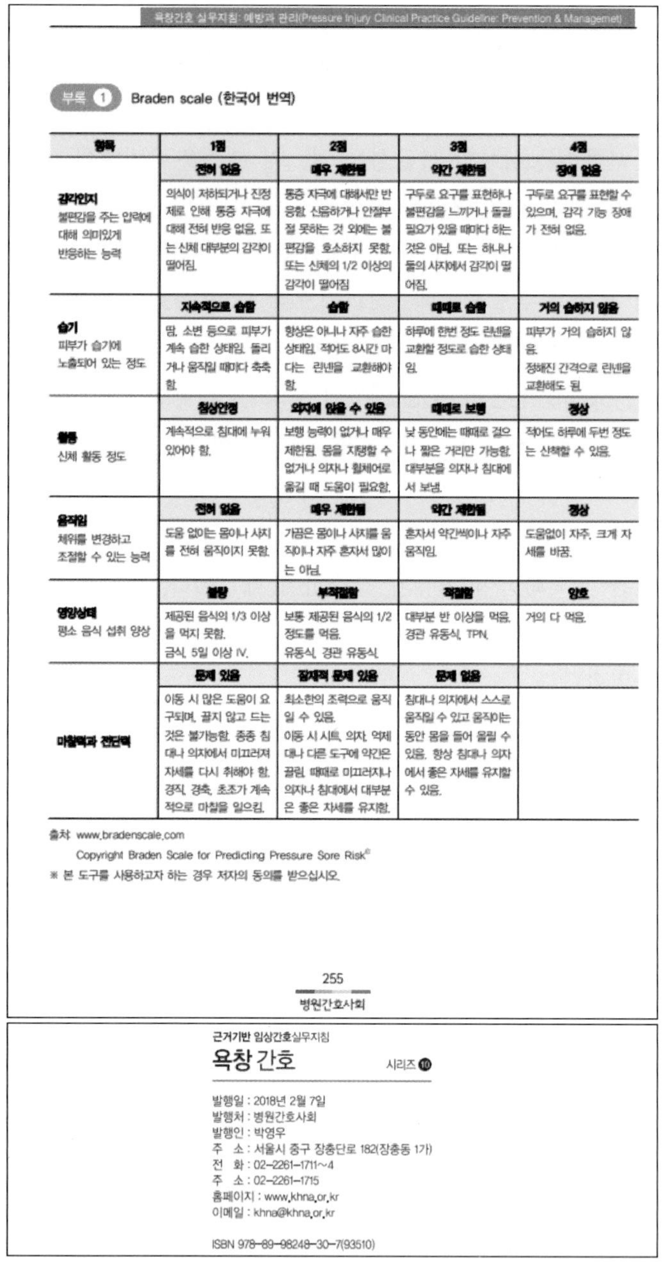

부록 1 Braden scale (한국어 번역)

항목	1점	2점	3점	4점
	전혀 없음	매우 제한됨	약간 제한됨	장애 없음
감각인지 불편감을 주는 압력에 대해 의미있게 반응하는 능력	의식이 저하되거나 진정제로 인해 통증 자극에 대해 전혀 반응 없음. 또는 신체 대부분의 감각이 떨어짐.	통증 자극에 대해서만 반응함. 신음하거나 안절부절 못하는 것 외에는 불편감을 호소하지 못함. 또는 신체의 1/2 이상의 감각이 떨어짐	구두로 요구를 표현하나 불편감을 느끼거나 돌릴 필요가 있을 때마다 하는 것은 아님. 또는 하나나 둘의 사지에서 감각이 떨어짐.	구두로 요구를 표현할 수 있으며, 감각 기능 장애가 전혀 없음.
	지속적으로 습함	습함	때때로 습함	거의 습하지 않음
습기 피부가 습기에 노출되어 있는 정도	땀, 소변 등으로 피부가 계속 습한 상태임. 돌리거나 움직일 때마다 축축함.	항상은 아니나 자주 습한 상태임. 적어도 8시간 마다는 린넨을 교환해야 함.	하루에 한번 정도 린넨을 교환할 정도로 습한 상태임.	피부가 거의 습하지 않음. 정해진 간격으로 린넨을 교환해도 됨.
	침상안정	의자에 앉을 수 있음	때때로 보행	정상
활동 신체 활동 정도	계속적으로 침대에 누워 있어야 함.	보행 능력이 없거나 매우 제한됨. 몸을 지탱할 수 없거나 의자나 휠체어로 옮길 때 도움이 필요함.	낮 동안에는 때때로 걸으나 짧은 거리만 가능함. 대부분을 의자나 침대에서 보냄.	적어도 하루에 두번 정도는 산책할 수 있음.
	전혀 없음	매우 제한됨	약간 제한됨	정상
움직임 체위를 변경하고 조절할 수 있는 능력	도움 없이는 몸이나 사지를 전혀 움직이지 못함.	가끔은 몸이나 사지를 움직이나 자주 혼자서 많이는 아님.	혼자서 약간씩이나 자주 움직임.	도움없이 자주, 크게 자세를 바꿈.
	불량	부적절함	적절함	양호
영양상태 평소 음식 섭취 양상	제공된 음식의 1/3 이상을 먹지 못함. 금식, 5일 이상 IV.	보통 제공된 음식의 1/2 정도를 먹음. 유동식, 경관 유동식.	대부분 반 이상을 먹음. 경관 유동식, TPN.	거의 다 먹음.
	문제 있음	잠재적 문제 있음	문제 없음	
마찰력과 전단력	이동 시 많은 도움이 요구되며, 끌지 않고 드는 것은 불가능함. 종종 침대나 의자에서 미끄러져 자세를 다시 취해야 함. 경직, 경축, 초조가 계속적으로 마찰을 일으킴.	최소한의 조력으로 움직일 수 있음. 이동 시 시트, 의자, 억제대나 다른 도구에 약간은 끌림. 때때로 미끄러지나 의자나 침대에서 대부분은 좋은 자세를 유지함.	침대나 의자에서 스스로 움직일 수 있고 움직이는 동안 몸을 들어 올릴 수 있음. 항상 침대나 의자에서 좋은 자세를 유지할 수 있음.	

출처: www.bradenscale.com
Copyright Braden Scale for Predicting Pressure Sore Risk©
※ 본 도구를 사용하고자 하는 경우 저자의 동의를 받으십시오.

근거기반 임상간호실무지침
욕창 간호 시리즈 10
발행일 : 2018년 2월 7일
발행처 : 병원간호사회
발행인 : 박영우
주 소 : 서울시 중구 장충단로 182(장충동 1가)
전 화 : 02-2261-1711~4
주 소 : 02-2261-1715
홈페이지 : www.khna.or.kr
이메일 : khna@khna.or.kr
ISBN 978-89-98248-30-7(93510)

그림 14.14 Braden 욕창 위험 평가도구(한국어판: 병원간호사회). IVs, Intravenous feedings; NPO, nothing by mouth; TPN, total parenteral nutrition. (Copyright by Barbara Braden and Nancy Bergstrom, 1998. All rights reserved. Printed with permission.)

환자는 신뢰할 수 있는 기관에서 제안하는 임상지침의 권고에 따라 뼈 돌출부위를 정확히 사정하고 구체적인 검사를 받아야 한다. NPUAP 지침에서는 국부 열, 부종, 경화에 대해 사정할 것을 권고한다. 피부가 붉어지는 것은 일반적이지 않기 때문에 짙은 색의 피부는 욕창 경고징후이다. 이러한 일상적인 사정 결과는 기록되어, 예방 평가의 근거가 된다. AHRQ 지침에서는 실금 환자의 피부 자극과 건조를 최소화하기 위해 뜨겁지 않은 따뜻한 물을 사용하여 순하고 자극이 없는 세정제를 사용하여 피부를 깨끗이 유지하는 것을 권고하고 있다. 피부 건조와 갈라짐을 방지하기 위해 완화 로션과 같은 보습제를 적용한다. 피부에 흡수되는 수분을 증가시키기 위해 목욕 직후 로션을 바르는 것이 가장 좋다. 만약, 이미 손상을 의미하는 홍반이 있는 경우, 피부 심부조직 손상을 일으킬 수 있으므로 뼈 돌출부 위의 피

근거기반수행

욕창 예방과 병기 결정과 관련된 중환자 간호사 지식

배경
욕창은 허약한 환자에게 발생하며 전단력, 뼈 돌출과 관련되며 중환자 간호에서 중요하게 다루어진다.

표본과 배경
의료기관에서 근무하는 32명의 간호사
미국 중서부의 재향군인병원의 심혈관 중환자실과 외과 중환자실

연구방법
임상경력 2년 이상의 간호사는 72문항으로 구성된 Pieper–Zulkowski 욕창 지식 테스트(Pieper–Zulkowski Pressure Ulcer Knowledge Test, PZ–PUKT)를 하였다. PZ–PUKT는 예 · 아니오에 표시하도록 되어 있고 상처 설명, 예방 · 위험 사정, 욕창 단계 결정에 관한 지식을 습득하였다.

결과
참여자의 평균 연령은 44.8세였고 대부분 여성이었다. 욕창 단계 결정과 관련된 항목의 총 평균은 81이었고 예방 척도 평균은 70으로 총 평균은 72였다. 5~10년 경력의 참여자는 20년 이상 경력의 참여자보다 높은 점수를 나타냈으나 통계적으로 유의하지 않았다.

시사점
연구에 참여한 간호사들은 욕창 위험 평가 사정과 예방 점수보다 욕창 단계 결정항목에서 높은 점수를 보였다. 따라서 간호사의 경력 전반에 걸쳐 간호지식의 격차를 줄이기 위한 지속적인 교육이 필요하다고 본다.

From Miller, D. M., Neelon, L., Kish–Smith, K., Whitney, L., & Burant, C. J. (2017). Pressure injury knowledge in critical care nurses. Journal of Wound, Ostomy, and Continence Nurses, 44(5), 455–457. doi:0 10.1097/WON.0000000000000350.

부를 문지르거나 마사지하지 않아야 한다(AHRQ, 2014; NPUAP, 2014).

적절한 자세변경과 배치는 압력의 영향을 줄이지만 강도는 줄이지 않는다. AHRQ 임상지침에서는 최소 2시간마다 환자의 자세를 변경할 것을 권고하고 있다. 하지만 모세관 폐쇄 압력은 개인마다 차이가 있으므로, 허혈에 선행될 수 있는 홍반 형성을 기반으로 자세변경을 계획해야 한다. 발뒤꿈치의 압력을 줄이려면, 침대에서 환자의 발과 뒤꿈치를 들어올리기 위해 종아리 아래에 베개를 놓아야 한다. 손상 위험성이 있는 환자의 경우 압력 강도를 줄이기 위해 압력을 낮추는 장치를 적용해야 한다. 매트리스 커버(mattress overlay), 의자 쿠션, 의자 커버, 특수 침대는 넓은 영역에 조직표면 압력을 감소시킨다. 조직–경계 압력(tissue–interface pressure)은 피부와 매트리스 등의 표면 사이의 총 압력으로, 32mmHg 이하이면 모세혈관 폐쇄가 발생하지 않는다고 본다. 하지만 모세혈관 폐쇄 압력은 개인마다 다르므로 논란의 여지가 있다.

매트리스 커버는 압력을 줄이고, 충전이 가능하여 경제적이고 대부분의 장소에서 적용할 수 있다. 매트리스 커버는 젤, 물, 공기 등으로 고정된 커버(static overlay)와 공기 교류 등이 있는 동적인 커버(Dynamic overlay)가 있다. 매트리스 위에 커버를 놓기 때문에 침대의 높이가 높아져서 환자가 침대에 들어오고 나가는 것이 불편할 수 있다. 또한, 일부 커버는 습기와 열을 가두기 때문에 불편할 수 있다. 발포성 커버(foam overlay)는 바닥에서 주름의 시작까지 최소 10cm의 높이와 압흔 하중 변형 25%를 견디는 견고함이 있어야 한다(AHRQ, 2014). 발포성 커버는 처짐 등이 없어야 지속적인 효과가 있으므로 정기적으로 검사해야 한다. 움직임이 없는 공기와 물 커버는 적절히 팽창되어 있는지 정기적으로 점검하고, 청결하게 유지해야 한다.

특히 공기유동 침대, 공기 소실이 적은 침대는 욕창 3단계, 욕창 4단계에 해당하는 환자, 후방 피부이식(posterior grafts procedures), 피부 판 수술(psterior grafts procedures)을 하는 환자에게 적용된다. 이 침대는 실제로 환자를 과열시키므로 적절히 조절하지 않으면 체온을 상승시킬 수 있다. 여러 형태의 공기유동 침대와 공기 손실이 적은 침대가 있으므로 환자에게 적합한 침대를 제공할 수 있다. 또한, 환자의 자세를 지속적으로 변경하고 피부를 사정하며 깨끗하고 건조하게 유지시켜야 한다.

소변, 대변, 땀, 상처 삼출물로 인해 수분이 생기지 않도록 해야 한다. 필요한 경우 피부 표면을 건조하게 유지하기 위해 흡수성 속옷이나 패드를 사용할 수 있지만, 흡수성 속옷과 패드도 자주 확인하여 상당히 젖거나 오염이 되었다면 신제품을 적용하여야 한다. 산화아연(zinc oxide)과 같은 국소 피부장벽제는 깨끗이 닦고 부드럽게 건조시킨 후 적용될 수 있다(AHRQ, 2014). 유치도뇨카테터는 단기간에만 사용

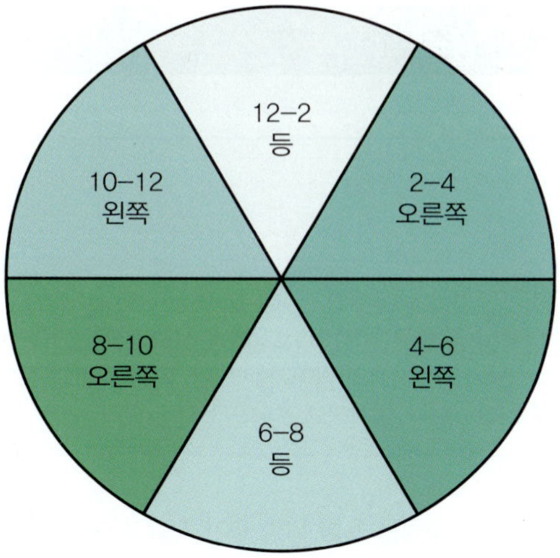

그림 14.15 욕창 예방 및 치료를 위한 체위변경 계획. (From Bryant, R., & Nix, D. [2016]. Acute and chronic wounds: Current management concepts [5th ed.]. St. Louis, MO: Elsevier.)

하고 요로감염 위험성이 있으므로 가능한 한 피해야 하며, 카테터 삽입의 이점이 감염위험성보다도 높은지 평가한 후 적용해야 한다. 대부분 2시간마다 자세를 변경하지만 2시간 전 시행하기 위해서 주치의에게 보고할 수도 있다. 피부를 깨끗하고 건조하게 유지하기 위해 정기적인 사정, 흡수패드, 국소 피부장벽제를 사용한다.

마찰이나 전단력으로 인한 피부손상은 적절한 변경기술(turning technique)과 배치를 통해 피할 수 있다. 적절한 이동기술(transfer techniques)과 침대시트를 사용하면 마찰손상을 예방할 수 있다. 윤활제, 국소 장벽크림, 필름, 하이드로콜로이드 드레싱(hydrocolloid dressings), 보호용 패딩(protective padding)을 사용하면 거칠거나 단단한 표면을 이동할 때 피부손상을 줄일 수 있다. 신체가 아래로 이동하고 미끄러질 때 전단이 발생하기 때문에 적절한 배치로 전단손상을 예방할 수 있다. 예를 들어, 침대머리를 30° 이상 올리지 않고 머리를 올릴 때, 무릎을 약간 올리면서 침대에서 미끄러지는 것을 방지할 수 있다. 환자가 의자에 앉을 때 발을 의자에 올려놓으면, 아래로 미끄러지는 것을 방지할 수 있다(AHRQ, 2014).

음식 섭취량, 체중, 근육량, 피하지방 저장량, 국소 · 전신의 체액 축적, 악력을 평가하여 영양상태를 사정한다. 손상 발생 전에 영양학적으로 위험에 처한 환자를 확인하기 위해 음식 섭취를 정기적으로 사정한다. 탈수는 욕창을 악화시킬 수 있으므로 수화상태(Hydration status)는 영양을 평가하기는 중요한 요소이다. 심부전, 신부전 등 수분 섭취에 대한 금기사항이 없다면 노인의 경우 하루에 8잔의 물을 마셔야 한다.

공기유동 침대, 공기 손실이 적은 침대를 사용하면 불감성 상실(insensible loss)이 증가하기 때문에 하루 수분 요구량이 증가한다. 음식이나 수분 섭취량 감소 양상을 발견하면 전문간호사는 음식 선호도, 치열, 저작곤란 등을 구체적으로 사정한다. 또한, 식욕을 감소시키는 변비 또는 분변매복을 평가한다. 영양사 상담, 작업요법, 치과 의뢰 등 포괄적인 영양평가가 필요할 수 있고, 영양보충제가 필요할 수도 있다. 사람의 체중은 일반적으로 천천히 변하기 때문에 매달 환자의 체중을 측정하며, 심혈관 상태를 사정하는 환자는 자주 측정한다. 5~10%의 체중 감소는 중요한 정보이며, 체중 감소는 사망 위험 증가와 관련이 있다.

2009년에는 영양 및 영양학 아카데미(Academy of Nutrition and Dietetics)와 미국 비경구 및 장 영양학회(American Society of Parenteral and Enteral Nutrition)가 협력하여 성인의 영양장애 특성을 확인한 바 있다. 혈청 단백질은 성인의 영양 부족 지표가 아니다. 단백질의 혈청 수준은 영양소 섭취 변화에 반응하여 변하지 않는다. 합의 패널은 성인의 영양 장애 진단을 위해 다음 기준을 제시하였고 다음 중 적어도 두 가지가 포함되어야 한다(Marcason, 2017).

- 불충분한 에너지 섭취
- 체중 감량
- 근육량 감소
- 피하지방 감소
- 체중 감소 사정을 어렵게 하는 국소적 · 전신의 체액 축적
- 악력 평가에 근거한 기능상태 감소

욕창의 여러 위험요소는 예방의 중요성을 반영한다. 간호사는 위험한 환자를 사정하고 예방법을 즉시 수행하여 더 이상의 손상을 차단해야 한다. 무엇보다도 예방을 통한 양질의 일차간호 제공이라는 간호목적을 달성할 수 있을 것이다.

욕창 관리

간호사는 상처 사정을 통해 상처의 변화를 처음 발견하는 의료진이기 때문에 간호사정은 중요하다. 또한, 의료진은 간호사를 장기입원환자의 욕창 관리자로 생각한다. 간호사는 치유과정을 이해하고 치료방법과 치료계획을 이해하며 최신 지식을 습득해야 한다. 치유과정의 생리학과 치료방안

의 근거를 이해하고 간호수행 권한을 부여받아 성공적으로 간호중재를 제공하는 것은 중요하다.

욕창 관리의 생물리학 기전

욕창 관리에 다양한 에너지 적용에 연구가 수행되었다. 괴사조직을 제거하고 감염 상처를 치료하기 위한 초음파(ultrasound)와 박테리아 군집화를 줄이기 위한 보조요법으로서 자외선 광선요법이 적용되었다. 음압요법은 괴사조직이 없는 욕창 3단계 후기와, 욕창 4단계에서 삼출성 압력 손상에 대한 초기 보조요법으로 적용될 수 있다. 마지막으로, 흡인이 가능한 진동세척요법은 상처 세척과 치유 촉진을 위한 보조요법으로 적용될 수 있다(NPUAP, 2014).

간호계획

욕창

임상 상황

M씨는 80세 여성으로 최근 폐렴으로 입원하면서 천골 부위와 오른쪽 좌골에 욕창 4단계를 진단받았다. 식욕 감소, 음식 섭취 부족, 4.5kg 감소, 계란 판 모양의 매트리스에 눕지 않은 상태에서 욕창이 발생했다. 환자는 퇴원 후 가정간호를 받는 중이다. 천골과 좌골 욕창은 깨끗하고 과립화가 시작되었으며 하이드로겔을 적용하고 짓무름을 줄이기 위해 폼 드레싱을 점용하고 투명 드레싱을 격일로 교환한다. 현재의 영양 상태와 예방이 유지된다면 약 6~8개월 후 치유될 것으로 예상한다.

간호진단

영양 변화, 순환 이상, 부동과 관련된 피부통합장애

간호목적

환자는 피부순환이 원활하고 진단검사 결과가 정상 범위에 있으며, 상처가 치유되고 피부손상이 없을 것이다.

간호중재

- 치유를 촉진하고 궤양의 추가 발생을 예방하는 간호계획을 수립한다.
- 침대 위에 매트리스 커버를 적용하고 좌골 압력을 줄이기 위해 적절한 압력 완화 의자 쿠션을 놓는다.
- 환자와 돌봄제공자에게 환자를 30°로 눕게 하고 침대에 누울 때 팔다리를 베개로 지지하여 대퇴돌기 압력을 줄이도록 교육한다.
- 환자와 돌봄제공자에게 뜨거운 목욕과 독한 비누 사용을 피하고, 건조한 피부에 보습제를 사용하며 뼈 돌출부위를 문지르지 않도록 교육한다.
- 전단력을 최소화하기 위해 환자에게 침대나 소파에 있을 때 45°~90°로 앉지 않도록 교육한다.
- 실금을 사정하고 오염된 피부를 깨끗이 닦고 치료한다. 건조한 표면을 유지하고 추가적인 피부손상 위험을 줄이기 위해 국소 수분장벽과 필요한 경우 흡수성 속옷을 적용한다.
- 가정방문 중에 피부를 검사하고, 홍반이나 피부 쇠약으로 보이는 압력지점을 사정한다.
- 욕창 1단계 또는 욕창 2단계 손상이 있으나, 상처 부위가 감염되지 않았다면 추가 손상을 보호하기 위해 필름 또는 하이드로콜로이드 드레싱을 적용한다.
- 드레싱을 교체할 때 욕창을 평가하고 상처부위, 경계 색상, 분비물, 일반적인 상태를 기록한다.
- 매주 간호사정과 간호평가를 하고 기록한다.
- 상처 부위가 감염되었거나 홍반, 압통, 창백한 육아조직, 화농성 분비물 등을 동반한 봉와직염이 발생한 경우, 적절한 소독제와 습식-건조로 드레싱으로 변경한다. 단, 상처가 개선되고 생존 조직의 손상을 최소화하기 위해 5~7일까지만 적용한다.
- 3~6주 동안 상처가 정체된 경우 다른 드레싱 전략으로 변경하는 것이 좋다.
- 피부통합성과 치유과정에 영향을 주는 영양상태를 사정한다.
- 매월 체중 증가와 감소를 사정한다.
- 방문마다, 24시간 식단 회상을 통해 식습관과 영양 섭취량을 사정한다.
- 환자와 가족에게 치유, 일반적인 건강상태, 영양 관련성을 설명하여 영양의 중요성을 교육한다.
- 체중 감소가 발생하면 환자와 상당하여 원인을 파악한다.
- 구강을 검사하고 필요한 경우 의치를 적용한다.
- 치유를 촉진하기 위해 깨끗하고 상처부위에 촉촉한 환경을 유지한다.
- 괴사조직이 있는 경우 의사, 전문간호사에게 의뢰하여 전문 치료를 받게 하고 성공적인 치료를 위해 치료과정을 돕는다.
- 소량의 괴사조직만 존재하는 경우 화학적 괴사조직절제술 또는 기계적 괴사조직절제술을 적용한다.
- 상처 부위에 습기를 제공하기 위해 하이드로겔 또는 하이드로콜로이드 드레싱과 같은 가장 효율적인 드레싱을 적용한다.
- 드레싱 간호 시 내과적 무균술을 적용한다. 상처가 오염되어 있으므로 외과적 무균술은 적용하지 않는다.
- 생리식염수로 부드럽게 상처를 씻고 손상 부위를 깨끗이 하고 평가하고 손상 정도를 매주 측정한다.
- 환자와 돌봄제공자에게 드레싱 관리과 새로운 기술을 교육하고 치료에 참여시켜 자가관리를 촉진한다.

요약

욕창은 의료비용, 간호시간, 삶의 질에 영향을 미친다. 따라서 예방이 가장 중요하다. 간호사는 욕창 위험을 사정하고 메트리스 커버를 적용한다. 직원에게 예방, 관리, 영양 관리 등 예방에 관련된 교육을 수행한다. 간호사는 욕창에 대한 폭넓은 지식을 습득하고, 권위 있는 기관의 지침을 준수해야 한다. 보건의료전문인과 협업을 통해 환자를 간호해야 한다. 성공적인 치유 사례를 공유하며 치유에 대한 통찰력을 가지고 환자에 적합한 근거기반의 간호를 수행해야 한다.

가정간호

1. 욕창 발생 위험이 많은 노인의 피부 쇠약 징후와 증상을 정기적으로 사정한다.
2. 돌봄제공자에게 욕창을 촉발하는 요인을 설명한다.
3. 예방은 욕창 간호를 위한 첫 번째 전략이다. 돌봄자에게 마찰과 전단 방지, 체위변경, 영양 관리 등 욕창 예방방법을 교육한다.
4. 욕창 관리 전문의료인의 관리가 요구된다.

핵심내용

- 노화로 인해 정상적인 피부가 변화되고 피부가 얇아져 피부가 찢어지고 멍이 쉽게 든다.
- 노인은 피하조직 감소로 저체온증, 전단, 압력 손상, 둔상 외상 등의 위험이 더 크다.
- 노화에 따른 지방조직과 진피의 혈액 공급 감소는 약물 흡수에 영향을 준다.
- 발한 감소로 냉각 기전이 손상되어 열사병의 위험이 많다.
- 지루성 피부염(seborrheic dematitis)는 두피 가장자리에서 시작하여 눈썹, 속눈썹 기저부, 나비 모양, 코 주변으로 진행하여 귀와 흉골까지 나타나는 전형적인 특징이 있다.
- 건선(proriasis)은 일반적으로 표피와 진피에 영향을 미친다. 홍반, 인설, 가려움 증상이 동반되며, 많은 요인이 상태를 악화시킨다.
- 가려움증(pruritus)은 질병, 약물 반응, 암 가능성을 암시할 수 있으므로 전반적인 피부 사정을 한다. 위치, 강도, 완화와 악화 사건, 시작, 환자의 조절방법 등을 사정한다.
- 칸디다증(candidiasis)은 불처럼 붉고, 위성 반점 또는 농포가 있는 벗겨진 피부가 나타나며, 피부 겹쳐 축축한 부위에서 발생한다.
- 대상포진(herpes zoster)은 피부분절을 따라 가려움증이나 타는듯한 전조증상이 나타나고, 이후 정중선을 거의 통과하지 않는 편측성 띠 모양의 황반 구진 발진과 소포가 나타난다.
- 광선각화증(actinic keratosis)을 사정하며 BCC, SCC, 흑색종 등의 의심되는 병변이 발견되면 의사에게 보고한다.
- 동맥 궤양(arterial ulcers)은 일반적으로 발가락이나 발에 위치하며 활동, 야간, 휴식 중 통증이 일어난다. 궤양을 치유하려면 감소된 동맥 혈류의 원인을 치료해야 한다.
- 정맥 고혈압은 모세혈관 섬유소 커프를 형성하여 만성 부종, 혈액 순환 감소, 반복적인 내측 하지궤양을 유발한다.
- 당뇨병성 발 병변은 일반적으로 발바닥에 위치하며 발의 보호감각 상실로 인해 비정상적인 보행과 발 압력 증가를 유발한다. 뼈 기형이 발생하고 발 압력이 높아져 외상, 후속 궤양이 생길 수 있다.
- 욕창은 의료비용, 간호시간, 삶의 질에 영향을 미친다. 예방은 욕창 치료를 위한 첫 번째 방법이다.
- 간호사는 월별 체중과 검사를 확인하여 욕창 환자의 영양상태를 사정해야 한다.
- 마찰을 최소화하기 위해 간호사는 시트를 사용하여 환자를 침대에서 들어올려 당기고 환자의 팔꿈치, 미골, 발 뒤꿈치와 같은 취약한 부위에 필름 드레싱이나 로션을 바른다.
- 전단력을 최소화하기 위해 환자의 침대머리를 30~45° 이상 올리지 않는다.
- 소독액은 상처 감염 시 사용해야 한다. 세포 독성이 있고 조직을 파괴하기 때문에 깨끗하고 건강한 상처에 적용하지 않는다.
- 표면배양은 기저조직과 혈액배양과 다른 유기체를 증식시키므로 일상적인 상처배양은 적절하지 않다.

비판적 사고

01 노년층의 피부 건강을 유지하는 데 도움이 될 주요 교육내용을 설명한다.

02 78세의 스페인 남성은 SCC 병력이 있다. 3년 전 허리 부분의 병변을 제거한 후, 다른 피부 병변과 피부 변화에 대해 극도로 불안감을 나타냈다. 환자의 불안감을 줄이면서 피부암의 예방과 조기발견에 적극적으로 참여할 수 있도록 어떤 접근을 할 것인지 설명한다.

03 79세의 여성 환자는 6개월 전에 뇌졸중 진단을 받았고 동생의 집에서 치료를 받고 있다. 환자는 자세변경을 하고 있다. 자세를 바꾸어야 한다는 의사소통을 할 수 없고, 음식은 자가 섭취가 불가능하고, 천골 부위에 욕창 2단계로 사정되었다. 환자의 요구사항이 충족되도록 돌봄제공자의 교육계획을 개발한다.

15

감각기능

Sensory Function

학습목표

1. 노화와 관련된 감각의 변화를 기술할 수 있다.
2. 간호중재를 포함한 백내장과 녹내장의 차이를 구분할 수 있다.
3. 각 질환의 치료 및 간호를 포함한 망막장애를 구분할 수 있다.
4. 시력저하 노인의 간호중재를 확인할 수 있다.
5. 안약을 점적하는 방법을 기술할 수 있다.
6. 청각에 영향을 미치는 귀의 일반적인 변화를 기술할 수 있다.
7. 청각장애에 대한 간호중재를 확인할 수 있다.
8. 구강건조증이 있는 노인 환자의 간호중재를 확인할 수 있다.
9. 시각, 청각, 촉각이 저하된 노인의 안전 문제를 기술할 수 있다.
10. 감각계를 사정하고 정상 범위를 기술할 수 있다.

들어가기

다음과 같은 상황에 부딪친다면 당신은 어떻게 대처하겠습니까?

- 75세의 독거노인을 돌보고 있다. 노인은 읽는 것에 어려움을 느끼고, 비틀거리며, 최근 낙상을 하였다는 말을 들었다. 무엇을 할 것인가?
- 50세인 남편의 부인은 남편이 위축되어 있고, 모든 사람이 말할 때 중얼거려서 이해할 수 없다고 불평한다고 하였다. 또한, 부인은 텔레비전 소리가 너무 커서 방에 있을 수 없다고 불평한다. 무엇을 할 것인가?
- 90세 노인을 사정한 결과 저체중이었다. 그는 가족과 친구가 그의 식습관을 걱정한다고 이야기한다. 그는 음식에서 아무 맛도 나지 않고, 대부분 입이 마르기 때문에 먹는 것을 즐기지 않는다. 무엇을 할 것인가?

감각은 인체와 환경을 연결한다. 감각은 개인이 다양한 자극을 인식하고 해석할 수 있게 하여 환경과의 상호작용을 가능하게 한다. 감각 변화는 노인의 삶의 질에 영향을 미친다. 시각 및 청각 장애는 의사소통, 사회적 상호작용 및 이동성을 방해하여 사회적 고립을 초래한다. 후각, 미각 및 촉각의 결핍은 영양문제와 안전에 위험을 초래한다. 노인들이 가능한 한 독립적으로 적응하고 기능할 수 있도록 돕기 위해서는 노화와 관련된 감각의 변화를 이해하는 것이 중요하다. 이것은 특히 손상된 감각이 사망률 증가로 이어질 수 있다는 점에서 중요하다(Cachione, 2014; Boltz et al., 2016).

주요 감각 범주는 시각, 청각, 미각, 후각, 촉각의 다섯 가지이고, 일반감각과 특수감각은 부가적인 감각이다. 일반감각에는 촉각, 압각, 통각, 온도, 진동 및 고유 감각(위치)이 포함된다. 이 감각들은 비교적 단순한 수용체를 가지고 있으며, 신체 전체에 위치해 있다. 이러한 감각은 체성(몸과 환경에 대한 감각정보 제공) 또는 내장(내장에 대한 정보 제공)으로 분류된다. 특수감각에는 고도로 국소화된 장기와 특수감각 세포가 포함된다. 여기에는 시각, 청각, 미각, 후각, 균형감각이 있다.

감각은 외부와 내부의 자극에 대한 의식적 및 무의식적 의식이고, 지각은 의식적인 감각의 해석이다. 뇌는 신체 내외부로부터 자극을 받는다. 의식적인 감각은 대뇌피질에 도달하는 수용체에 의해 생성된 행동 전위를 통해 발생한다.

시각

시각(vision)은 생활에서 필수적인 부분이다. 옷 입기, 몸단장, 요리, 바느질, 운전, 독서 등 시력(명확히 보는 능력)을 수반하는 모든 작업은 일상생활활동을 수행하는 데 중요하다(그림 15.1).

노화와 관련된 구조와 기능의 변화

눈꺼풀의 탄력이 감소하고 느슨해져서 안검하수 및 눈꺼풀이 겹치며 변위가 발생한다. 눈썹은 회색으로 변하고 남

15장

근거기반수행

노인의 감각장애에 미치는 영향

표본/배경
이 연구의 표본은 지역사회에 거주하는 3,005명의 노인이다. 여성은 1,551명, 남성은 1,454명이다. 나이는 57세에서 84세 사이였다.

방법
면담을 통해 인구통계학적 · 사회적 · 심리학적 · 생물학적 측정 자료를 수집하였다. 감각기능이 상세하게 설명되었다.

결과
다음과 같은 모든 감각기능의 변화가 포함된다.
시각: 주간 운전(14%), 야간 운전(40%)의 어려움을 호소하였고, 전체 16%가 시력이 나쁘거나 적절하다고 하였다.
청각: 22%가 청력이 나쁘거나 교정 청력이 적절하다고 하였다. 20%는 가족과 대화하기 어렵다고 하였고, 18%는 다른 집을 방문할 때 힘들다고 하였다. 42%는 속삭이는 소리를 듣기 어렵다고 하였지만, 12%가 개인 또는 사회생활에 제한이 있음을 보고하였다.
촉각: 촉각 인식의 변화는 운동 같은 활동과 배우자와의 관계에 영향을 줄 수 있다.
후각: 면담 당시 8%의 응답자가 감기에 걸려 있어 잠재적 변화가 있었던 분야이다. 후각이 감소하면 악취를 감지할 수 없고, 건강의 다른 측면에 대한 통찰력을 제공할 수 있다.

적용
시각과 청각 장애는 노인에서 흔하며 개인적인 상호작용을 포함한 기능변화와 관련이 있다. 가족, 친구와의 관계, 운전 같은 중요한 활동에 영향을 미친다. 다른 영역에는 건강, 개인 안전, 의사소통 변화, 사회적 기능 및 삶의 질 저하 등이 포함된다. 이것은 사회적 고립, 우울, 불안을 초래할 수 있다.

From Pinto, J. M., Kern, D. W., Wroblewski, K. E., Chen, R. C., Schumm, L. P., & McClintock, M. K. (2014). Sensory function: Insights from wave 2 of the national social life, health, and aging project. Journals of Gerontology, Series B: Psychological Sciences and Social Sciences, 69(8), S144–S153. DOI:10.1093/Gerontology/gbu102.

성에서 더 거칠어지며, 남성과 여성에서 바깥표면이 얇아진다. 결막은 얇고 노랗게 변한다. 결막은 눈물 양과 질의 감소로 건조해진다. 공막에는 갈색 반점이 생길 수 있다. 각막은 노란색을 띠며 지방 침전물로 이루어진 각막 주변 고리가 발달하는데, 이를 노인환(arcus senilis)이라고 한다. 동공은 크기가 작아지고 수축력이 감소한다. 연령에 따라 동공의 크기가 감소하고 홍채에서는 눈으로 들어오는 빛의 양이 제한된다. 수정체는 밀도와 강도가 증가하고, 빛에 초점을 맞추고 전달하는 눈의 능력에도 변화가 생긴다. 주변시야는 감소하고, 야간시력이 약해지며, 눈부심이 증가한다(Boltz et al., 2016; Garrity, 2017). 당뇨병, 녹내장, 황반변성, 알츠하이머병, 파킨슨병 등 여러 질환에 따른 색 식별 이상과 함께 색을 구분할 수 있는 능력이 저하된다(American Optometric Association, 2017).

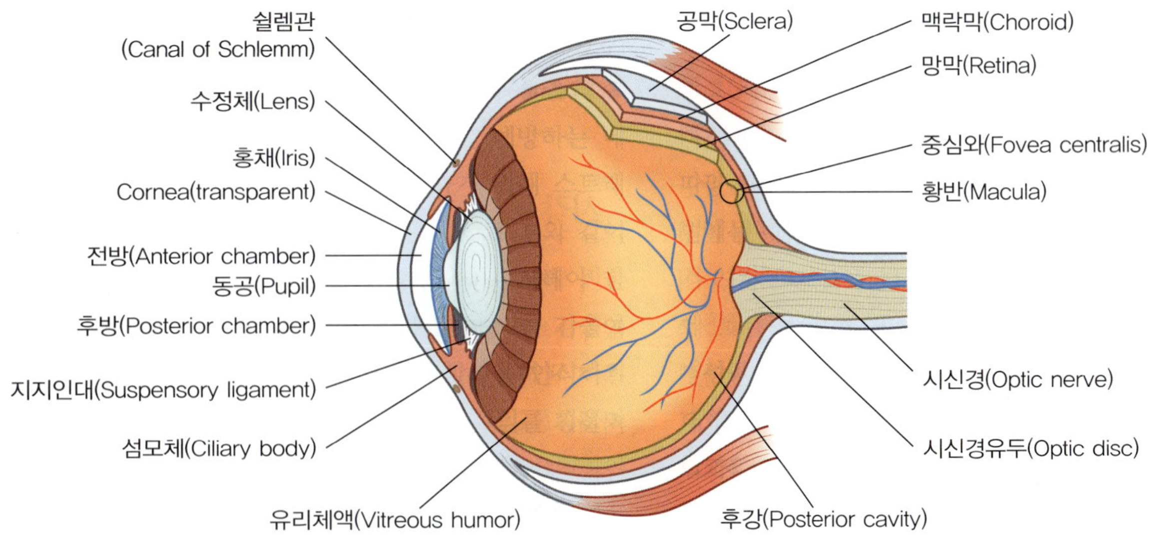

그림 15.1 눈의 해부학적 구조 (From Lewis, S.M., Bucher, L., Heitkemper,M.M., & Harding,M.M. [Eds.]. [2017]. Medical–surgical nursing: Assessment and management of clinical problems [10th ed.]. St. Louis, MO: Elsevier. Modified from Patton K. T. & Thibodeau G. A. [2013]. Anatomy and physiology [8th ed.]. St. Louis, MO: Mosby.)

망막의 변화는 다음과 같다. 혈관이 좁아지고 곧게 펴지며 동맥이 불투명하고 회색으로 나타난다. 국소 황반변성 부위인 드루젠(drusen)은 황반 근처가 회색이나 노란색으로 나타난다(Porter, 2017). 노인은 흔히 부유물과 안구건조를 호소하는데, 이는 다음 절에서 설명한다.

주호소

부유물와 섬광

부유물(floater)은 사람이 시야에서 움직이는 것을 볼 수 있는 점, 꿈틀거리는 선, 또는 구름으로 나타난다. 이것은 사람이 평지를 볼 때 더 뚜렷해진다. 부유물은 50세 이후에 더 자주 발생하는데, 망막 앞의 유리체액에 작은 겔 덩어리나 세포 잔해가 떠다니기 때문이다. 백내장 수술이나 이트륨 알루미늄 가넷(yttrium – aluminum – garnet, YAG) 레이저 수술을 받은 노인에게서 더 흔하다.

일반적으로 부유물은 정상적이고 무해하지만, 특히 부유물의 형태가 변화거나 횟수가 증가하면 심각한 상태를 나타내는 경고신호이다. 이러한 증상은 유리체 또는 망막의 찢김을 나타내고 이는 박리로 이어질 수 있다. 한편 환시는 뇌종양이나 피질의 허혈과 관련이 있으므로 이러한 모든 증상은 안과의사의 검진을 받아야 한다.

섬광(flasher)은 안구 내의 유리체액이 망막이 유리체액에 의해 눌리거나 당겨질 때 발생하고, 번쩍이는 불빛이나 번개가 치는 듯한 착각을 일으킨다. 섬광은 들쭉날쭉한 선으로 10~20분 지속되고, 편두통(migraine)이라고 불리는 뇌의 혈관 경련에 의해 양쪽 눈에 나타난다. 이러한 섬광은 나이가 들면서 흔하게 발생하나, 횟수가 증가하거나 새로운 섬광이 많이 나타나거나 부분 시력소실이 나타나면 신속하게 치료를 받아야 한다(Boyd, 2017).

부유물과 섬광에 대한 원인이 발견되지 않을 경우 간호사는 환자에게 이러한 상태에서 어떻게 해야 하는지 교육하여야 한다. 환자는 부유물을 시야 밖으로 내보내기 위해 위아래를 보는 법을 배워야 한다. 또한 간호사는 환자에게 부유물과 섬광에 대한 "노화와 눈" 자료를 제공해야 한다(Boyd, 2017)(박스 15.1).

박스 15.1 노화와 눈: 건강증진

1. 매년 안저검사를 시행한다. 이것은 증상이 있거나 증상이 시작되기 전에 흔한 눈질환을 발견하는 데 도움이 된다.
2. 업무 시 적절한 조명을 사용한다.
3. 자외선(UV)으로부터 눈을 보호하기 위해 선글라스를 착용한다. 챙이 넓은 모자를 쓰는 것이 좋다.
4. 과일, 채소, 통곡물 등 눈 건강에 좋은 음식을 선택한다. 비타민 C와 E, 아연, 그리고 제아잔틴(Zeaxanthin)은 눈 건강에 도움을 준다.
5. 백내장, 노화, 황반변성 등의 눈병 위험을 줄이기 위해 담배를 끊고 간접흡연을 피한다. 흡연은 안구건조증을 악화시킨다.
6. 활동적으로 생활하며, 체중을 유지한다. 매일 30분씩 운동을 하면 다른 건강 문제(당뇨병, 고혈압, 고지혈증)와 연계된 눈질환을 줄일 수 있다.
7. 만성질환을 관리한다. 혈압, 혈당, 콜레스테롤 수치를 정상으로 유지하는 것은 눈질환의 위험을 줄이는 데 도움이 된다.
8. 눈의 피로를 방지한다. 20분마다 눈을 깜박이고 컴퓨터 화면이나 다른 전자장치로부터 눈을 돌린다. 20초 동안 약 6m(20피트) 떨어진 곳을 보는 것이 도움이 된다.
9. 시력이 떨어지는 증상을 알아둔다. 일반적으로 조명이 충분히 밝지 않음, 일상적인 작업을 하기에 충분하지 않음 시력, 얼굴이나 도로 표지판을 인식하기 어려움 등이 있다.

Data from National Institutes of Health. National Institute on Aging (2017). Aging and your eyes. Retrieved from https://www.nia.nih.gov/health/aging-and-your-eyes; and Kern, D. (2014). Seven sight-saving habits for older adults to help maintain independence. American Academy of Ophthalmology. Retrieved from https://www.aao.org/eye-health/tipsprevention/seven-sight-saving-habits.

건강증진/질병 예방

눈

건강증진

- 눈질환 및 시력 문제에 대한 안과검진(녹내장 검사 포함)을 매년 시행한다.
- 바느질, 독서, 조리 시에는 밝은 조명을 사용하며 형광등은 피한다.
- 안경 렌즈 및 선글라스에 자외선 필터를 코팅하여 야외활동을 할 수 있도록 한다.

질병 예방 및 치료

- 통증, 분비물, 발적, 부종, 시력 상실이 있는 경우 의료기관/안과 의사에게 문의한다.
- 시력장애 및 눈질환(예: 백내장, 녹내장, 당뇨병성 망막증, 황반변성)의 발견 및 적절한 치료를 위한 조치를 취한다.
- 처방된 교정용 렌즈, 저시력보조기구(low-vision aids) 및 약물을 사용한다.

눈마름증(안구건조)

노화에 따라 눈물의 양과 질이 떨어지면서 안구건조(dry eyes)가 발생한다. 따끔거림, 화끈거림, 긁힌 느낌은 안구건조 대상자의 주호소이다. 과다한 찢김은 불편함, 건조함, 통증, 붉어짐, 눈의 분비물을 유발한다. 특히 시력이 흐려지고 눈꺼풀이 무거워짐을 느낀다(National Institute of Health[NIH], 2017b).

치료는 인공눈물과 보존적 요법으로 이루어진다. 눈을 윤활하고 수분을 대체하기 위해 일반의약품(Over-the-counter, OTC) 인공눈물을 사용할 수 있는데, 안구운동이 필요한 활동 전에 자주 필요하다. 하루 종일 윤활유를 점차적으로 방출하는 고형물(solid) 삽입제를 사용할 수도 있다. 안과의사는 눈물 배출시스템을 일시적 또는 영구적으로 막음으로써 자연적으로 생성된 눈물을 보존할 수 있다. 다른 보존방법으로는 난방 시 가습기 사용, 바람에 의한 눈의 수분 증발을 막기 위한 안경(wraparound glasses), 금연 등이 있다(NIH, 2017b).

일반적인 문제와 상태

노화로 인한 눈의 일반적인 문제로는 노안(presbyopia), 안검 외반(ectropion), 안검 내반(entropion), 눈꺼풀염(blepharitis), 녹내장, 백내장, 망막질환, 눈 외상, 시각장애 등이 있다. 노안은 노화에 따라 나타나는 정상적인 변화이다. 그 밖의 문제들은 노인에게 흔히 나타나는 눈 질환이다.

노안

40세 이상 성인의 주호소는 신문과 같은 가까운 물체에 명확하게 초점을 맞추는 능력이 떨어진다는 것이다. 노안(presbyopia)이 진행되면 가까운 물체에 눈의 초점을 맞추는 능력이 감소한다. 수정체는 두꺼워지고 탄력을 잃는다. 모양체근(ciliary muscle)은 수정체의 수축력을 약화시킨다. 치료는 독서용 안경이나 이중초점렌즈를 착용하는 것이다; 교정시력에 탁월하다.

착용한 안경에 잘 적응하도록 하고, 2년마다 안과를 방문하여야 한다. 시력 및 노화에 대한 환자 교육은 국립노화연구소(National Institute on Aging) 자료를 참고한다(박스 15.1).

눈꺼풀염

눈꺼풀염(blepharitis)은 노인에게서 흔히 볼 수 있는 눈꺼풀 가장자리의 만성 염증이다. 지루성피부염이나 감염으로 인해 발생할 수 있다. 항히스타민제, 항콜린제, 항우울제, 이뇨제 등은 건조효과가 있기 때문에 상태를 악화시킬 수 있다. 게다가 노화에 따른 눈물 생산의 부족은 감염으로 이어질 수 있다. 증상으로는 눈꺼풀이 빨갛게 부어오르고, 속눈썹 아래가 광택이 없고 딱딱하며, 작은 궤양이 발생한다. 또한, 통증, 가려움, 화끈거림, 찢어짐, 수명(photophobia)이 있다. 치료의 목적은 원인균을 제거하고 염증부위를 치료하는 것이다. 안과 의사는 국소적 항생제나 스테로이드를 처방한다. 간호사는 다음과 같은 중재들을 교육함으로써 치료에 중요한 역할을 수행할 수 있다.

환자에게 손 씻는 습관을 포함한 세심한 눈 위생방법을 교육해야 한다. 순한 비누(예: 아이보리, 뉴트로지나)를 사용해야 한다. 콘택트렌즈 착용자에게 눈, 렌즈, 렌즈 소독액, 렌즈 보관함의 오염을 방지하기 위한 세척과 보관방법을 교육해야 한다. 화장품은 세균 오염의 흔한 원인이므로 세균 성장을 막기 위해 3개월에서 6개월마다 교체해야 한다. 환자가 화장솜과 면봉의 사용과 폐기에 대한 중요성을 이해하는 것은 중요하다. 마스카라는 물에 강하고, 속눈썹을 길어 보이게 하는 섬유가 없어야 하며, 속눈썹 밑부분에는 바르지 않아야 한다. 아이라이너는 중간 정도의 단단한 연필이어야 하며 눈꺼풀 안쪽 가장자리에는 바르지 말아야 한다. 헤어스프레이는 눈에 자극을 줄 수 있으므로 사용을 피해야 한다. 눈꺼풀 염증은 앞의 위생방법을 일주일 정도 시행하면 개선될 수 있다.

녹내장

녹내장은 시력저하와 시신경 손상으로 실명을 일으킬 수 있다. 가장 흔한 형태인 개방각 녹내장은 증상이 거의 없으며, 진단받기 전에 부분 시력 소실을 일으킨다.

녹내장은 전방에 있는 방수의 배출구가 막혀 발생한다. 일반적으로 방수는 슐렘관(Schlemm canal)을 통해 배출되며 정맥계로 이동한다. 녹내장이 발생하면 방수가 제거되는 것보다 빨리 형성되며, 안압(IOP)이 증가하는데, 안압은 시신경으로 전달되고, 회복할 수 없는 손상으로 실명을 초래한다. 노인에서 발생하는 녹내장의 세 가지 형태는 만성 개방각 녹내장, 급성 폐쇄각 녹내장과 2차 녹내장이다.

만성 개방각 녹내장

가장 흔한 유형인(전체 녹내장의 90%) 만성 개방각 녹내장은 서서히 발병한다. 슐렘관의 퇴행성 변화는 방수의 배출을 막고 안압을 증가시킨다. 이러한 유형의 녹내장은 시력손상이 점차 진행되고, 통증이 없어 시신경이 손상될 때까지 잘 알지 못한다. 시력소실은 주변시력(peripheral vision)의 악화, 빛에 대한 민감성, 대비감도의 감소, 어둠에 대한 적응 장애로 시작된다(Boltz 등, 2016).

급성 폐쇄각 녹내장

급성으로 진행되는 폐쇄각 녹내장은, 방수구의 완전한 폐쇄로 갑자기 발생한다. 이는 응급상황이며, 심각한 시력소실과 실명을 피하기 위해서는 즉각적인 치료가 필요하다. 폐쇄각 녹내장의 증상은 다음과 같다.

- 심한 눈 통증
- 눈의 충혈
- 뿌옇거나 흐릿한 시야
- 오심과 구토
- 서맥
- 불빛 주변에 생기는 무지개 색의 달무리(halos)
- 동공 확대
- 각막부종

2차 녹내장

2차 녹내장은 다른 질환이나 특정 약물치료의 합병증으로 발생한다. 주로 조절되지 않은 당뇨병이나 고혈압, 백내장, 안구종양, 포도막염이나 다른 자극이나 염증으로 인해 발생한다. 스테로이드, 심각한 눈의 손상, 외과적 치료는 녹내장을 유발할 수 있다.

간호관리

간호사정

녹내장 환자는 둔한 눈 통증을 호소하거나 증상이 없을 수 있다. 시야검사에서 주변시력의 소실이 나타나고, 안압이 증가한다. 환자는 빛이 적거나 어두운 방에서 시력이 떨어지고, 광선에 대한 민감성이 증가한다.

간호진단

녹내장 환자의 잠재적 간호진단은 다음과 같다.

- 녹내장 원인과 치료와 관련된 지식부족
- 안압 증가와 관련된 통증
- 안약 점적과 관련된 감염 가능성
- 시각 장애와 관련된 자기돌봄 결핍

간호계획 및 간호결과간호계획 및 간호결과

녹내장 환자의 기대 결과는 다음과 같다.

1. 환자는 시력소실이 더 이상 발생하지 않는다.
2. 환자는 녹내장 관리지침을 매일 따른다.
3. 환자는 눈의 통증이 줄었다고 말한다.
4. 환자는 눈 감염이 없다.
5. 환자는 안전하고 독립적으로 일상생활활동을 수행한다.

간호중재

간호관리는 녹내장이 평생 치료가 필요한 만성질환이라는 것을 환자에게 설명하는 데 목적이 있다. 현재 모든 시력소실은 영구적이지만 박스 15.2의 지침을 준수하고, 시력소실

박스 15.2 녹내장 환자

1. 평생 추적조사와 안과 약물치료가 필요하다.
2. 안약은 증상이 없더라도 처방된 기간 동안 사용하여야 한다.
   a. 흐릿한 시력은 장시간 사용 시 감소한다.
   b. 축동제(miotics) 투여 후 1~2시간 동안 운전을 피한다.
3. 합병증 예방
   a. 빠른 전신 흡수를 방지하기 위해 안약 투약 후 1분 동안 누관을 누른다.
   b. 가정에 안약을 준비해 둔다.
   c. 여행 시 안약을 휴대한다(짐에 넣지 않음).
   d. 녹내장을 확인하는 카드를 소지하거나 의료경고 팔찌를 착용하고 안약을 처방받는다.
4. 밝은 빛과 어둠은 해롭지 않다.
5. 혈관성 고혈압과 안구성 고혈압 사이에는 뚜렷한 관계가 없다.
6. 증상이 다시 나타나면 즉시 안과 의사에게 보고한다.
7. 다른 질환으로 입원할 경우에도 처방받은 안약을 계속 사용해야 한다.
8. 동공을 확대시키는 산동제 또는 조절마비제 약물(예: 아트로핀) 사용을 피한다.

Data from U. S. Department of Health and Human Services (2017). Facts About Glaucoma. Bethesda, MD: Author.

이 더 이상 발생하지 않도록 예방해야 한다. 약물이 상승된 안압을 조절하지 못하면 외과적 중재가 필요하다.

섬유주성형술(trabeculoplasty)은 외래에서 시행된다. 수술 후 3~4시간 동안 안압을 확인해야 하는데, 수술 직후 갑작스러운 안압 상승이 발생할 수 있기 때문이다. 수술의 효과는 4~8주 후에 나타난다. 약물을 지속적으로 사용하여야 한다.

섬유주절제술(trabeculectomy)은 입원이 필요하다. 수술 후 간호는 (1) 회복기 간호 (2) 안대로 수술한 눈 보호, 반듯하게 혹은 수술받지 않은 쪽으로 눕는 적절한 체위, 콜벨이나 사이드레일 사용 (3) 진통제 투약과 냉찜질 적용 (4) 안압 상승, 출혈, 감염 감시 (5) 일상생활활동 수행 보조 및 교육으로 이루어진다(NIH, 2017a).

간호평가

평가는 시력소실이 더 이상 발생하지 않고, 독립적인 일상생활활동이 가능하다는 기대결과를 달성하였는지가 중요하다. 환자와 가족은 질병의 만성적인 특성과 치료를 반드시 이해하여야 한다. 환자는 처방된 안약의 약명과 용량을 정확히 알고, 여행이나 입원 중에도 사용하는 법을 설명할 수 있어야 한다. 환자는 주요한 증상이나 징후를 확인하고 안과의사에게 보고하여야 한다.

백내장

백내장(cataract)은 노인에서 흔하게 발생하는 질환이다. 백내장은 "노화 관련" 질환으로 간주되지만, 40~50대에 발생하고 일반적으로 시력에 큰 영향을 미치지 않는다. 백내장은 한쪽 눈에만 발생할 수도 있고 양쪽 눈에 발생할 수도 있다. 노화 외에도 백내장의 다른 위험요인으로는 흡연, 장시간 자외선 노출, 당뇨병이 있다.

수정체의 변화는 백내장을 일으킨다. 단백질은 수정체를 맑게 유지하고 빛이 통과하도록 하는데 시간이 지남에 따라, 수정체 뒤에 뭉치기 시작한다. 이것은 수정체의 일부 영역을 혼탁하게 만들고(cloud) 이를 백내장이라고 한다. 백내장이 진행될수록 망막에 도달하는 이미지의 선명도가 감소하여 시력이 더 떨어진다. 시간이 더 지나면 수정체 자체가 노란색/갈색으로 변화한다.

노화와 관련되지 않은 다른 종류의 백내장도 있다. 2차 백내장은 당뇨병과 같은 다른 건강 문제나 눈 수술과 관련이 있을 수 있다. 스테로이드제와 같은 일부 약물들도 관련이 있다. 외상성 백내장은 눈 부상 몇 년 후에 생길 수 있고, 방사선 백내장은 방사선 노출 후에 발생할 수 있다(NIH, 2015b).

백내장의 크기와 위치에 따라 시야를 흐리게 하는 정도가 달라진다. 수정체의 중심 부위에 위치한 백내장은 다음과 같은 눈에 띄는 증상을 유발한다.

- 흐릿한 시야
- 독서를 위해 밝은 빛이 필요
- 섬광과 빛의 민감성
- 조명 주위에 나타나는 후광(halo)
- 한쪽 눈에 복시 또는 다중 영상
- 색인식의 변화
- 안경 처방 변화

이 증상들은 각각 눈에서 천천히 그리고 다른 속도로 발생한다.

간호관리

간호사정

주관적인 호소는 독서 장애와 안경 세척의 필요성(더러운 안경을 시력장애의 원인이라고 생각)이다. 수정체의 불투명도는 안과검진에서 발견된다.

간호진단

백내장 환자의 간호진단은 다음과 같다.

- 불확실한 수술 결과에 따른 불안
- 백내장과 관련된 지식결핍
- 시력 변화와 관련된 손상 위험성
- 옷과 화장품으로 외모를 단장하기 위해 신체와 얼굴을 명확하게 볼 수 없는 것과 관련된 옷 입기 자기돌봄 결핍

간호계획 및 간호결과

백내장 환자의 기대결과는 다음과 같다.

1. 안과 의사의 권유로 백내장 수술을 받는다.
2. 수술 전 · 후 관리에 대한 질문을 하고 정보에 대해 만족한다.
3. 환자는 안압(IOP) 증가, 봉합부위 스트레스, 출혈, 감

염이 없다.

4. 백내장 수술 후 피해야 할 가정관리활동과 해야 할 활동을 말로 표현한다.
5. 환자는 안약을 올바르게 점적할 수 있다.
6. 환자가 넘어지거나 물건에 부딪히지 않도록 안전한 환경을 유지함으로써 부상이 없다.
7. 환자는 수술 전후 운전 시 안과 의사의 지시에 따라 주의한다.

간호중재

백내장 환자의 유일한 치료방법은 수술이기 때문에 간호관리는 수술 전후 관리에 주로 초점을 맞춘다. 그러나 무증상 환자는 의뢰가 필요 없다. 대부분의 백내장 수술은 국소마취로 외래에서 시행되는데, 환자가 수술 몇 시간 전에 병원에 오기 때문에 교육이 어렵다. 그러므로 수술 일주일 전 전화로 수술 전 사정과 교육을 한다. 수술 전 간호에는 처방대로 안약과 진정제를 투여하는 것이 포함된다. 수술 후 간호는 백내장 수술 후 환자 및 가족에게 가정간호를 설명하는 것이다(환자/가족교육 참조: 백내장 수술 후 가정간호). 또한 안약 점적 방법을 따르는 것이 중요하다(박스 15.3). 가정간호 지침에는 수술 유형에 따라 안과 의사가 권장하는 특정 주의사항이 있다. 렌즈 삽입술을 하지 않은 경우 콘택트렌즈나 백내장 안경을 착용해야 한다. 백내장 안경을 착용한 환자는 깊이를 인식하기 어렵고 주변시력과 색인식이 변화된다. 또한 물체가 25% 확대되기 때문에 실제보다 더 크고 가깝게 보인다는 것을 알아야 한다. 수술 후 가정에서 안전을 위한 지침을 지키고, 옷입기나 화장품 사용방법을 바꾸어야 한다(간호계획 참조).

간호평가

기대결과를 성취하였는지 평가한다. 백내장 수술을 성공적으로 마친 환자는 합병증이 없고 시력이 호전된다. 추가적으로, 환자는 렌즈 삽입술, 콘택트렌즈, 또는 교정안경 사용으로 일상생활활동을 할 수 있다. 환자의 가족은 수술 후 첫 24시간에서 48시간 동안 일상생활활동을 보조하여야 한다.

환자/가족 교육

백내장 수술 후 가정관리

백내장 수술 후 가정관리
- 수술 후 나타날 수 있는 증상(What to Expect)
- 최대 7일간 눈이 멍들거나 충혈될 수 있다.
- 며칠 동안 가려움증 또는 가벼운 불편함을 경험할 수 있다.
- 분비물이 발생할 수 있다.
- 빛에 대한 민감도가 있을 수 있다.
- 최대 2주 동안 눈이 긁히거나 모래가 있는 것처럼 느껴질 수 있다.
- 처음 24시간 동안 피로감을 느낄 수 있다.

활동 수준 및 간호
- 이틀 동안 또는 의사의 지시에 따라 운전하지 않는다.
- 이틀간 허리를 굽히거나 무거운 물건을 들지 않도록 한다.
- 최소 2~4시간 동안 알코올 섭취를 금지한다.
- 눈을 비비거나 누르지 않는다.
- 2일 동안 반듯하게 또는 수술하지 않은 쪽으로 눕도록 한다.
- 지시대로 붕대 또는 안대를 착용한다.
- 붕대 또는 안대를 착용하기 전에 손을 씻는다.
- 올바른 방법으로 안약을 주입한다(박스 15.3).
- 통증 모니터링 및 약물치료로 완화되지 않는 경우 보고한다.
- 감염 징후 및 증상을 인식하고 가능한 한 빨리 보고한다.
- 안과 추후관리를 하도록 권고한다.

Modified from Lewis, S. M., Bucher, L., Heitkemper, M. M., & Harding, M. M. (2017). Medical-surgical nursing: Assessment and management of clinical problems (10th ed). St. Louis, MO: Elsevier; and Fairview Health Services. (2017). Discharge instructions for cataract surgery. Retrieved from https://fairview.org/sitecore/content/Fairview/Home/PatientEducation/Articles/English/d/i/s/c/h/Discharge_Instructions_for_Cataract_Surgery_83388.

박스 15.3 안약 점적

안약을 정확하게 투약하려면 다음 단계를 따라야 한다.
- 손을 씻는다.
- 병을 거꾸로 잡는다.
- 머리를 뒤로 젖힌다.
- 한 손으로 병을 잡고 눈에 닿지 않게 가능한 한 가까이 위치하게 한다.
- 다른 손으로 아래쪽 눈꺼풀을 아래로 당긴다.
- 정해진 횟수만큼 눈꺼풀 아래 공간에 넣는다.
- 두 가지 이상의 안약을 투여할 경우 최소 5분 이상 간격을 두고 투여한다.
- 눈에 안약을 유지하기 위해 눈을 감거나 한 손가락으로 아래쪽 눈꺼풀을 1분 이상 가볍게 눌러주며, 누관으로 약물이 빠져나가거나 부작용의 위험이 증가하는 것을 예방한다.

Data from U.S. Department of Health and Human Services (2017). Facts About Glaucoma. Bethesda, MD: Author.

간호계획

백내장

임상 상황

은퇴한 간호사 78세 D씨가 오른쪽 고관절 골절 수술을 받고 재활치료를 받기 위해 병원에 입원하였다. 그녀의 딸이 그녀와 동행하였으며, D씨는 의학적 병력은 없지만, 집에서 낙상하여 고관절 골절이 발생하였다. 그녀는 시력 문제로 계단에서 넘어졌다고 말하였다. 입원 이후 시력검사에서 양쪽 눈에 백내장이 발견되었고, 회복된 후 수술을 권고받았다. D씨는 식사를 제외한 모든 ADL에 대한 도움을 필요로 하는 상태이다. 그녀는 오른쪽 다리에 체중을 지탱할 수 없기 때문에 화장실, 의자, 침대로 이동하는 데 도움이 필요하다. 또한 다리나 발에 손이 닿을 수 없기 때문에 하반신을 씻고 옷을 입는 데 도움이 필요하다. D씨는 낙상에 대한 두려움을 가장 걱정하고 있다.

간호진단

- 시력 변화와 관련된 손상 가능성
- 부동과 관련된 목욕 자기돌봄 결핍
- 부동과 관련된 옷 입기 자기돌봄 결핍
- 부동과 관련된 용변 자기돌봄 결핍
- 낙상 공포와 관련된 불안

결과

- 환자는 백내장과 권고된 백내장 치료에 대하여 질문과 근심을 말로 표현한다.
- 환자는 적절한 시기에 백내장 수술을 받는다.
- 환자는 넘어지지 않는다.
- 환자는 안전한 환경을 유지한다.
- 환자는 청결, 옷 입기, 배변에 대한 필요를 충족시키기 위해 가능한 자가관리를 보조한다.
- 환자는 백내장 수술에 대한 설명을 듣고 편안한 상태이며 불안감이 감소했다고 보고한다.

중재

- 환자에게 "노화와 눈", "백내장 수술 후 가정관리"의 인쇄물을 제공한다.
- 환자와 가족이 권고된 수술에 관하여 안과 의사와 면담하도록 격려한다.
- 수술 전후 절차를 설명한다.
- 안전한 환경을 제공한다(예: 침대 높이를 낮추고, 필요 시 사이드레일을 설치하고, 손이 닿는 곳에 콜벨을 놓음).
- 환자를 안전하게 이송할 때까지 보조한다.
- 시력 변화에 영향을 미치는 요소가 있는지 환자의 가정을 평가한다.
- 환자가 자가관리를 할 수 있도록 돕기 전에 필요에 따라 진통제를 투여한다.
- 환자의 자립심 회복에 도움이 되도록 환자를 최대한 격려한다.
- 필요한 경우 자가관리를 위해 보조장치를 사용하여 지원, 감독 및 교육을 제공한다. 환자 가정에서 자가관리를 지지하거나 방해하는 요인을 평가한다.
- 낙상두려움을 표현하도록 격려한다.
- 치료적 의사소통을 사용하여 환자의 두려움을 파악하고 현실적인 피드백을 제공한다.
- 환자가 불안감을 느낄 때 주의를 기울인다.

Modified from Gulanick, M., & Myers, J. L. (2013). Nursing diagnosis and intervention: Planning for patient care (8th ed.). St. Louis, MO: Mosby; Ackley, B. J., & Ladwig, G. B. (2014). Nursing diagnosis handbook: An evidence-based guide to planning care. (10th ed.). St. Louis: Elsevier.

망막장애

노인의 망막에 영향을 미치는 흔한 질환은 황반변성, 당뇨병성 망막병증, 망막박리이다.

노인성 황반변성

노인성 황반변성(age-Related Macular Degeneration, AMD)은 완전한 실명을 초래하지 않지만 중심시력을 상실하게 한다. AMD는 황반에 손상을 입혀 시야의 중심을 변화시키지만 주변시력은 변화되지 않는다. 황반 내 세포는 나이가 들수록 기능이 저하되고 손상된 세포의 대체가 감소하여 황반에 회복할 수 없는 손상을 입힌다(NIH, 2015a). 그 결과, 중심시력이 저하되어 근시가 필요한 일상적인 작업 수행이 거의 불가능해진다.

AMD 유형에는 다음이 포함된다.

- **건성 황반변성** 굴절성 황반변성(involutional macular degeneration)으로 알려진 이 질환은 노화로 황반 조직이 파괴되거나 얇아져서 발생한다. 시력소실이 점진적으로 나타난다.
- **습성 황반변성** 삼출성 황반변성(exudative macular degeneration)으로 알려진 이 질환은 비정상적인 혈관형태나 망막 출혈로 발생한다. 시력소실이 빠르고 심각한 상태로 진행된다.

가족력이 있는 대상자는 위험이 증가한다. AMD에 대해 권고하는 유전자검사는 없으나 눈질환의 발병위험에 영향을 줄 수 있는 약 20개의 유전자가 확인되었다. 흡연은 AMD의 발병위험을 두 배로 증가시키는 것으로 나타났다(NIH,

2015a). 생활형태의 변화가 AMD의 발병위험을 줄이는 데 도움이 될 수 있다. 예를 들어 금연, 규칙적인 운동, 녹색채소와 생선의 섭취가 많은 건강한 식단, 혈압과 콜레스테롤의 정상 범위 유지 등이 있다.

황반변성의 증상은 다음과 같다.

- 읽기, 바느질 등 근시가 요구되는 작업의 어려움
- 색인식 감소
- 중심암점(사물의 가운데가 검거나 빈 것처럼 보임)
- 선이 물결치듯 굽어 보임
- 단어가 흐릿하게 보임

당뇨병성 망막병증

시력소실은 당뇨병의 가장 흔한 합병증 중 하나이다. 눈의 혈액순환 변화로 망막부종, 퇴화, 박리 등이 발생하며, 특히 망막 모세혈관 순환에 영향을 미치는 당뇨병의 합병증이다. 작은 혈관들의 확장은 출혈, 반흔, 실명으로 이어지고, 망막 내부와 주변의 혈관 변화는 황반부종을 초래하고 망막 부종의 원인이 된다. 초기 망막변화의 증상은 없으며 망막증이 진행되어도 증상이 뚜렷하지 않을 수 있다. 조기진단을 위해서는 안과 정밀검사가 필요하므로, 당뇨병 환자는 매년 안과검진을 받아야 한다.

고혈압성 망막병증

망막병증의 또 다른 형태는 조절되지 않는 고혈압에 의해 발생한다. 만성 고혈압은 증상이 거의 없거나 무증상인 상태로 망막에 진행성 손상을 일으킨다. 비정상적으로 좁아진 동맥벽, 동맥경화, 혈관벽 확장이 나타난다. 혈압조절이 가장 중요한 치료이다. 시력소실에는 레이저 치료나 유리체 내 스테로이드 주사가 사용된다(Mehta, 2017).

망막박리

망막박리(retinal detachment)는 망막의 감각층이 색소층으로부터 분리될 때 발생한다. 외상, 노화(변성), 출혈 또는 종양으로 망막의 찢김이나 구멍이 생긴다. 찢어지는 현상이 발생하면 층 사이에 액체가 스며들어 분리가 일어난다. 일반적인 증상은 다음과 같다.

- 섬광
- 점, 벌레 또는 거미줄과 유사한 부유물
- 시력소실
- 시력을 방해하는 덮개나 막이 덮인 듯한 시야

간호관리

간호사정

당뇨병성 망막병증(diabetic retinopathy)이나 고혈압성 망막병증(hypertension retinopathy)은 초기 증상이 없으며, 망막병증이 진행되더라도 증상이 나타나지 않기도 한다. 황반변성 환자는 바늘에 실을 꿰지 못하거나 글자가 흐릿하게 보여 읽기가 힘들다고 호소할 수 있다. 망막박리 환자는 눈앞에 부유물과 섬광이 나타나고 시력이 점차 상실된다. 시력소실의 특정 영역은 분리 위치에 따라 달라진다. 분리가 빨리 일어나고 광범위할 때 환자는 눈 앞에 커튼이 쳐진 것처럼 느낄 수 있다. 지속적인 간호사정을 통해 시력 변화에 대한 환자의 주관적 자료를 확인하고 불안징후를 관찰해야 한다. 세 가지 망막질환 모두 검안경(ophthalmoscopy)으로 진단한다.

간호진단

간호진단은 환자사정으로 결정되고, 망막장애 환자의 가능한 간호진단은 다음과 같다.

- 당뇨병이 눈에 미치는 영향과 관련된 지식결핍
- 망막박리 상태, 수술, 수술 전후 관리, 수술 후 가정간호와 관련된 지식결핍
- 실명에 대한 두려움과 관련된 불안

간호계획 및 기대결과

망막장애를 가진 노인의 기대결과는 다음과 같다.

1. 환자는 저시력보조기구를 사용하여 시력 감퇴에 잘 적응한다.
2. 당뇨병이 눈에 미치는 영향을 직접 말로 표현한다.
3. 환자는 매년 안과검진을 받는다.
4. 전후 망막 수술 관리에 대한 질문을 하고, 정보에 만족한다.
5. 환자는 망막박리, 감염, 출혈이 없다.
6. 망막 수술 후 적절한 가정관리를 말로 표현한다.
7. 환자는 정확하게 안약을 점적한다.

8. 환자는 불안감이 줄었다고 말로 표현한다.

간호중재

황반변성 및 당뇨병성 망막병증 환자는 만성적이고 점진적인 시력 감퇴에 대처하는 법을 배워야 한다. 황반변성 환자에게 암슬러차트(Amsler chart)를 사용하여 중심시야를 자가 모니터링하도록 교육한다. 격자무늬(grid)에 파동이나 곡선이 증가하면 질병이 악화된 것이다. 환자에게 저시력보조기구를 구입하고 사용하는 방법을 가르쳐야 한다(박스 15.4). 매년 안과 진료를 받도록 하여 질병과 눈에 미치는 영향을 이해하도록 돕는다.

망막박리 환자는 수술할 때까지 적절한 자세와 안대를 하고 즉시 침상안정해야 한다. 이 상황에서는 안전을 위한 예방조치와 의사소통 수단이 가장 중요하다. 수술 후 간호에는 안약, 진통제 투여와 필요 시 항구토제와 진해제가 포함된다. 냉찜질은 부종을 감소시키고 편안함을 증진시킨다. 환자에게 기침, 재채기, 구토 같은 머리를 움직이는 행동을 피하도록 한다. 눈에 거즈 등이 붙어 있다면 콜벨, 사이드레일, 손이 닿는 곳에 필요한 물품을 보관하는 등 안전예방조치가 마련되어야 한다. 마지막으로, 일상생활활동과 보행을 위한 지원이 제공되어야 한다. 환자 및 가족을 교육하는 가정간호 지침은 다음과 같다. (1) 부유물 또는 섬광의 증가, 시력 저하, 분비물, 통증의 증가는 안과 의사에게 보고한다. (2) 안약을 투여한다. (3) 1~2주 동안 신체활동을 제한한다.

박스 15.4 저시력보조기구

- 돋보기: 안경, 스탠드 혹은 손 돋보기, 망원경, 비디오 돋보기(일부 조명 내장)
- 오디오북 또는 전자책
- 스마트폰, 컴퓨터 및 태블릿용 애플리케이션(예: AMagnify, DAISY Talk, TapTapSee, Seeing AI)
- 음성기능이 있는 장치: 시계, 타이머, 혈당기, 혈압커프, 처방된 약병
- 큰 글씨로 인쇄된 자료글자 및 대비 색상
- 증가된 밝기: 높은 전력의 전구 및 실내조명 수 증가, 실내의 눈부심을 줄이기 위한 조명 조정, 야외에서 선글라스 또는 넓은 챙 모자 착용, 집안에서 대비 색상 사용, 굵은 마커를 사용하여 목록이나 메모 작성
- 일상활동에 도움이 되는 많은 저시력보조기구와 장치를 조기에 의뢰한다. 많은 사람이 최상의 삶의 질을 달성하기 위해 시력재활이 필요하다.

활동적인 스포츠를 삼가고 무거운 물건을 들지 않도록 한다. (4) 안과 추후관리를 한다.

망막장애를 가진 환자들은 시력소실과 실명 가능성에 대한 불안감을 느낄 수 있으므로 자신의 걱정을 이야기할 수 있는 기회를 제공하여야 한다. 간호사는 사용 가능한 자원에 대해서도 잘 알고 있어야 한다.

간호평가

기대결과를 성취하였는지 평가한다. 황반변성 및 당뇨병성 망막병증 환자는 자신의 상태를 설명하고 저시력보조기구 사용을 보고한다. 환자는 매년 안과를 방문하여 추후관리를 받는다. 망막박리 수술을 받은 환자는 합병증이 없고, 시력이 점차적으로 좋아진다. 환자는 다른 가족들로부터 도움을 받는 1~2주 동안 신체활동을 제한한다. 황반변성 환자는 암슬러차트를 통해 중심시야를 모니터하고 안과 의사에게 변화 정도를 말한다. 망막질환 환자는 질병에 대처하는 능력을 배움으로써 불안이 감소하였다고 말한다.

시각장애

시각장애는 노인이 직면하는 가장 흔한 감각 문제이다.

장애인 복지법에 따르면, 시각장애인은 나쁜 눈의 시력이 0.02 이하인 사람, 좋은 눈의 시력이 0.2 이하인 사람, 두 눈의 시야가 각각 주시점에서 10도 이하로 남은 사람, 두 눈 시야의 2분의 1 이상을 잃은 사람, 두 눈의 중심 시야에서 20도 이내에 겹보임(복시)가 있는 사람을 말한다. 노인의 실명은 당뇨병성 망막병증, 녹내장, 백내장, 황반변성 등으로 나타나며 65세 이상의 성인에서 증가한다.

갑작스러운 시력소실은 응급상황이며, 즉시 검사를 받아야 한다. 망막박리와 눈의 외상이 원인일 수 있고, 안과의사가 가능한 한 빨리 평가해야 한다. 시력소실의 치료는 종류, 원인, 실무 경험에 따라 달라진다. 외상성 눈 부상은 부상의 종류에 따라 다르다(응급 치료 박스 참조).

교정렌즈나 수술로 개선될 수 없는 시각장애 환자는 안과 검진을 받아야 한다. 혈당검사기구, 큰글자도서, 음성시계 및 컴퓨터 부속품을 포함한 저시력보조기구를 사용할 수 있으며, 많은 건강 문제를 개선하기 위한 물품들이 개발되고 있다.

응급 치료

눈 손상

원인 확인
외상: 둔기손상, 관통상
화상: 화학약품(산성 또는 알칼리성), 열(직간접적 화상)
이물질 침투(유리, 금속, 목재, 플라스틱, 세라믹)

사정결과
- 통증
- 눈부심(수명, Photophobia)
- 국소적 또는 광범위한 홍조
- 종창, 반상출혈, 찢어짐
- 눈동자 움직임 결여
- 체액배출
- 이물질
- 시력소실, 시력 저하 또는 시야 결함

중재
초기:
- 손상 원인 파악(원인)
- 기도 확보, 호흡, 순환 사정
- 노출시간, 시력검사, 통증, 시력 변화를 고려한 손상 사정
- 눈에 압력을 가하지 않고 코를 풀지 않도록 환자에게 지시
- 화학물질 노출 시 응급요원이 도착할 때까지 눈 세척을 계속함.
- 이물질을 안정화시키되 제거는 시도하지 않음
- 건조하고 멸균된 패치 및 보호 도구로 눈을 가림
- 환자 머리를 45°로 올림
- 환자에게 음식이나 음료를 제공하지 않음
- 의료인의 지시에 따라 약물/진통제 투여

지속적인 모니터링:
- 환자를 안심시킴
- 통증, 시력검사, 시력 변화를 고려한 손상을 모니터링함
- 필요 시 수술이 가능하도록 환자를 준비함

Modified from Lewis, S. M., Bucher, L., Heitkemper, M. M., & Harding, M. M. (2017). Medical-surgical nursing: Assessment and management of clinical problems (10th ed). St. Louis, MO: Elsevier.

간호관리

간호사정

시각장애를 가진 환자의 간호사정은 시력소실에 대한 환자의 반응을 이해하는 것이 필요하다. 갑자기 맹인이 된 노인은 장님(blind)으로 태어난 사람보다 맹인으로 적응하는데 보통 더 힘든 시간을 보낸다. 시력소실은 자존감 상실로 인한 사회적 고립을 초래할 수 있다. 자존감 상실은 자신감 저하로 이어져 타인과의 상호작용, 정상적인 일상생활활동 수행 능력, 직무수행 능력, 취미생활을 하고 싶은 욕구 등에 영향을 미칠 수 있다.

시력소실로 나타나는 슬픔과 애도는 부정, 분노, 죄책감, 절망, 우울증과 같은 죽음을 경험하는 사람들과 같은 반응을 나타낸다. 시력소실에 대처하는 환자의 능력은 환자의 지지체계와 대처형태뿐만 아니라 시력손상의 유형, 정도, 기간에 따라 달라진다. 시간이 지남에 따라, 시력소실을 가진 사람들은 청각, 미각, 촉각, 균형과 같은 다른 감각의 민감도를 증가시킴으로써 잃어버린 감각을 보상할 수 있다.

간호진단

시각장애(vision impairment) 환자의 잠재적 간호진단은 다음과 같다.

- 갑작스러운 시력소실과 관련된 자존감 저하
- 의사소통 장애와 관련된 사회적 고립
- 갑작스러운 시력소실과 관련된 부적절한 대처
- 시각장애와 관련된 음식 섭취/목욕/옷 입기/용변의 자기돌봄 결핍
- 시각장애와 관련된 기동성 장애
- 시각장애와 관련된 손상 위험성

간호계획 및 간호결과

시각장애 환자의 기대 결과는 다음과 같다.

1. 환자는 자신에 대해 긍정적으로 말함으로써 자신을 긍정적으로 인식하게 된다.
2. 환자는 다른 사람들과의 활동에 성공적으로 참여한다.
3. 환자는 문제를 해결하고, 의사결정을 하고, 요구사항을 말할 수 있는 객관성과 능력이 증가한다.
4. 저시력보조기구와 환경전략을 이용하여 안전하게 자가관리를 제공한다.
5. 환자는 적응장치의 안전하고 올바른 사용법을 보일 수 있다.

간호중재

상담은 시각장애 대상자의 걱정, 근심, 불안에 대해 이야기할 수 있는 기회를 제공한다. 이러한 감정이 확인되면, 환자들은 그들의 장점과 자원을 확인하는 데 도움을 받을 수 있다. 환자가 문제를 해결하기 위해 일상생활을 하고 레크리에이션 활동에 참여하도록 한다.

박스 15.5 시력 문제를 확인할 수 있는 징후와 행동

환자 보고사항*
- 눈의 통증
- 어둠에 대한 적응 장애
- 복시 또는 왜곡된 시야
- 갑자기 시력을 잃거나 시야가 흐려짐
- 섬광
- 주변 광선

주변에서 확인할 수 있는 사항
- 길을 잃음
- 물체와 부딪힘
- 읽기/읽지 못하는 것에 대한 긴장
- 옷에 음식을 흘림
- 사회적 위축
- 눈 마주침이 덜함
- 동요 없는 얼굴표정
- 근거리에서 텔레비전 보기
- 균형감 저하
- 일치하지 않는 옷

*이러한 문제는 즉시 해결해야 한다.

Data from U.S. Department of Health and Human Services. (2017). Aging and your eyes. Bethesda, MD: Author, and modified from McNeely, E., Griffin-Shirley, M., & Hubbard, A. (1992). Teaching caregivers to recognize diminished vision among nursing home residents. Geriatric Nursing, 13(6), 332.

시각장애 환자와 상호작용하는 간호사는 대상자와 의사소통할 때 다양한 기술과 방법을 사용한다. 자세한 내용은 박스 15.5 및 15.6을 참조한다. 이러한 방법들은 가정간호, 급성기 간호, 장기요양 환경에서 이용된다.

일상생활에 대한 적응을 높이기 위한 전략으로는 (1) 환경 구성, (2) 음성시계 사용, (3) 보행을 보조하기 위한 시각 안내 사용(박스 15.7)이 있다. 환경 구성에는 옷을 특정 서랍 또는 옷장에 넣어 선택을 용이하게 하고 가구를 특정 위치에 배치하여 이동하기 편리하게 한다. 또한 색 대비 및 색 분류 시스템(color-coding schemes)을 사용하면 환자가 물품을 찾는 데 도움이 된다. 밝고 선명하게 대조되는 색상으로 가구와 개인물품을 시각적으로 구별한다. 예를 들어, 밝은 빨간색 칫솔은 하얀 싱크대에서 잘 보인다. 독립적인 생활을 위한 분류시스템에는 조명 스위치, 온도 조절기 및 열쇠구멍 주위에 형광테이프 적용 등의 방법이 있다. 색종이, 사포와 같이 질감이 있는 종이 또는 고무밴드로 분류하면 환자가 약물용기를 구별하는 데 도움이 될 수 있다.

접시 위의 음식 위치가 시계 면(예: 접시 상단의 콩은 12

박스 15.6 요양시설에서 시각장애인을 위한 의사소통과 간호
- 항상 자신에 대해 분명하게 밝힌다.
- 퇴실 시에는 명확하게 말한다.
- 대화를 시작하기 전에 시각장애인이 주의를 기울이도록 한다.
- 방해요소를 최소화한다.
- 가능한 한 대조되는 밝은 색상의 옷을 선택한다.
- 가능한 한 최상의 조명을 사용할 수 있는지 확인한다.
- 시각장애인에게 당신의 위치를 알린다. 시각장애인의 한쪽 눈과 귀가 다른 쪽보다 시력이나 청력이 더 좋을 수 있다.
- 시각장애인의 방에서 물건을 옮기지 말고, 당신의 행동에 대해 말한다.
- 시각장애인을 창문과 당신 사이에 있게 한다. 그렇지 않으면, 당신이 어두운 그림자로 보인다.
- 시각장애인이 알 수 있도록 몇 가지 도구를 사용한다.
- 시각장애인이 물체를 찾을 수 있도록 시계 방법을 사용한다.
- 옷 구매 시 색상과 질감을 유의한다.
- 시각장애인이 혼동할 수 있으므로 라벨 부착에 주의한다. 그들은 시력이 나빠서 실수를 할 수 있다.
- 저시력보조기구의 사용을 권장한다.

Modified from McNeely, E., Griffin-Shirley, M., & Hubbard, A. (1992). Teaching caregivers to recognize diminished vision among nursing home residents. Geriatric Nursing, 13(6), 332; and Adams-Wendling, L., & Pimple, C. (2008). Nursing management of hearing impairment in nursing facility residents. Journal of Gerontological Nursing 34(11), 9–17.

박스 15.7 시각 안내
1. 보조를 위해 노인에게 허락을 구한다.
2. 도움이 필요한 경우 팔꿈치나 팔을 제공한다. 노인은 팔꿈치 바로 위에서 당신의 팔을 잡아야 한다. 필요하다면, 당신의 팔이나 팔꿈치를 노인쪽으로 대주면서 신체적으로 도와준다.
3. 당신은 노인 옆에서 반걸음 앞으로 간다. 노인의 어깨는 당신의 어깨 바로 뒤에 있어야 한다(만약 노인이 허약하다면 당신의 팔에 손을 올려놓는다. 잡을 수 있다면, 노인을 당신 옆에 있게 한다)
4. 노인을 이완시켜 주고 편안한 장소를 걷게 한다. 출입구나 좁은 공간에 접근할 때, 노인에게 이야기한다. 노인은 당신 뒤에 바로 따르게 하고, 허약한 노인이라면 안전하고 편안하게 주변 환경을 정리하여야 한다.
5. 거동이 불편한 노인에게 주변 환경을 설명한다.

Modified from McNeely, E., Griffin-Shirley, M., & Hubbard, A. (1992). Teaching caregivers to recognize diminished vision among nursing home residents. Geriatric Nursing, 13(6), 332; and Sight Connection. (2011). Sighted guide technique. Retrieved from http://www.sightconnection. org/wp-content/uploads/ sighted-guide.pdf

시 위치, 접시 하단의 감자는 6시 위치)으로 설명하는 시계 방법은 환자의 식사를 도울 수 있다. 시각장애를 가진 대상자들을 위한 보조는 환자가 자신 있게 걸을 수 있도록 돕는다(박스 15.7 참조). 특히 환자가 낯선 환경에 있을 때 지팡이나 보조견(seeing-eye dog)이 이동을 도울 수 있다.

시각장애인을 위한 서비스로는 상담, 이동훈련, 직업재활, 자가관리능력훈련, 특수교육, 대출(financial assistance) 등이 있다. "음성책(talking books), 테이프, 테이프 플레이어"와 같은 저시력보조기구는 공공 도서관에서 이용할 수 있다.

간호평가

자가관리와 사회적 활동에 능동적으로 참여하여 기대결과를 성취하는지 평가한다. 우울과 사회적 고립의 증상과 징후를 보이는 환자는 자신의 감정, 장점, 자원에 대한 상담이 필요하다. 또한, 시각 보조기와 전략들이 자가관리와 의사소통을 향상시키기 위해 필요하다.

청각과 균형

청각(hearing)과 균형(balance) 기관은 외이, 중이, 내이 세 부분으로 나뉜다. 외이와 중이는 청각에만 관여하고 내이는 청각과 균형에 모두 관여한다. 외이는 외부로부터 고막(eardrum)으로 이어지는 통로인 귓바퀴와 외이도로 구성된다. 중이는 고막, 귓속뼈를 포함하는 공기로 가득 찬 공간이다. 내이는 청각과 균형을 위한 감각기관이 들어 있다. 이 기관들은 상호 연결되어 있으며, 액체로 채워진 관과 측두골의 바위부분(petrous portion)에 있는 방으로 구성되어 있다(그림 15.2).

균형기관은 내이 안에 위치하며 두 부분으로 나뉜다. 첫 번째 부분인 전정에는 타원낭과 주머니로 이루어진 막미로가 있다. 이 부분은 중력에 따른 머리의 위치나 선형 가속 및 감속을 평가한다. 두 번째 부분은 반고리관으로 운동미로라고 하며, 머리의 움직임을 평가한다.

노화에 따른 구조와 기능의 변화

외이의 노화에 따른 변화를 살펴보면 연골 형성이 계속되고 피부탄력성이 떨어지기 때문에 귓바퀴가 크게 보인다. 귓불은 주름진 모양으로 가늘고 길어진다. 귓바퀴의 주변은 거칠고 철사 같은 털로 덮여 있다. 여성에 비해 남성은 측면으로 외이에 위치한 더 큰 이모(tragi, 외이 전방의 연골성 돌출)가 있다. 이것은 나이가 들수록 점점 더 커지고 굵어진다. 외이도는 안쪽으로 허탈되어 좁아진다. 외이도의 섬모는 더 거칠고 뻣뻣해진다. 귀지선이 위축되어 귀지가 훨씬 건조해진다. 중이에서 고막의 노화에 따른 변화를 살펴보면 윤기가 없어지고, 수축되며 회색으로 보이며, 중이에 있는 이소골의 퇴화와 석회화가 나타난다. 마지막으로, 내이는 전정의 민감성이 감소된다.

노화와 관련된 균형 감소는 감각입력 감소, 운동반응 둔화, 근골격계 제한이 복합적으로 작용한다. 건강한 젊은 성인과 나이 든 성인을 비교한 많은 연구는 자세흔들림의 증가를 보고하였다. 노인의 자세 변화가 많음에도 불구하고,

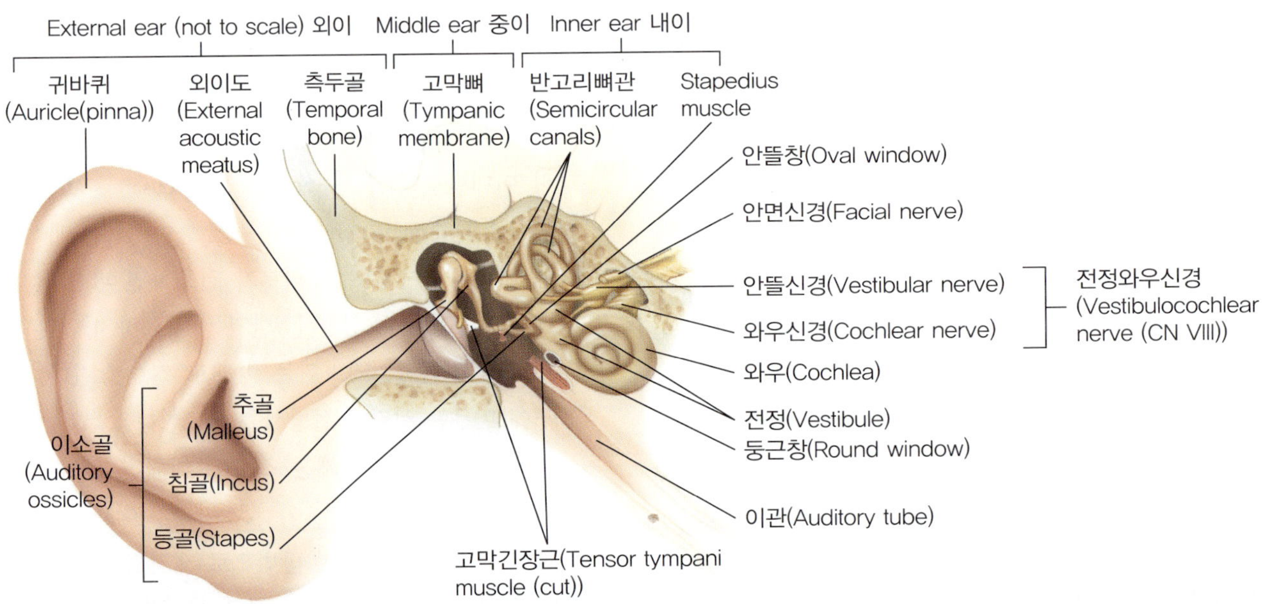

그림 15.2 귀의 해부학적 구조 (From Patton K. T., & Thibodeau G. A. [2013]. Anatomy and physiology [8th ed.]. St. Louis, MO: Mosby.)

건강한 노인 대부분은 자세 제어를 유지할 수 있을 만큼 감각기능이 충분하다. 그러나 하나 이상의 시스템 문제는 균형의 역치를 낮출 가능성이 높다. 계단이나 오르막길을 오르내리고 욕조에 오르내리는 등 최대 스트레스를 받는 상태에서는 균형을 유지하기가 더욱 어렵다.

주호소와 상태

가려움증

외이도내의 가려움증(pruritus)은 피부 노화와 관련된 아토피성 변화이다. 표피와 피지선의 위축이 건조를 유발한다. 종종 귀의 만성적인 가려움증은 건조한 피부에서 시작하여 가려움–긁음–가려움의 순환으로 이어진다. 이 문제는 건조한 귀지의 축적을 지연시키고 귀지를 제거하려는 노력에 의해 악화될 수 있다. 매일 이도에 글리세린이나 미네랄오일 몇 방울을 주입하면 외이도의 건조함을 완화할 수 있다.

이구전색(귀지막힘)

전도성 난청의 원인이 되는 이구전색(cerumen impaction)은 가역적이나 종종 간과된다. 나이가 들어감에 따라 피지선과 부분분비선의 아토피성 변화는 귀지를 더 건조하게 한다. 이구전색은 좁은 귀길과 귀길의 뻣뻣하고 거친 섬모와 함께 귀지의 변화로 발생한다. 귀지가 막히면 외이도에서 중이와 내이를 통한 음의 진동경로를 방해한다. 이러한 의사소통의 장애는 사회적 고립과 우울증으로 이어진다.

이구전색의 일반적인 증상은 난청, 이충만감, 가려움, 이명이 있다. 이구전색이 제거되었는지는 청력이 회복되고 증상이 완화되면 확인할 수 있다. 노인에서 귀지 생산이 감소하면 귀지가 더 건조하고 단단해져 이구전색 위험이 증가한다(Schwartz et al., 2017).

간호관리

간호사정

귀지가 축적된 환자는 귀충만감, 가려움, 청력장애를 호소한다. 외이도가 귀지에 의해 막혔는지, 고막이 보이는지 여부를 이경 검사로 확인할 수 있다.

간호진단

이구전색 증상이 있는 환자의 잠재적 간호진단은 다음과 같다.

- 가족 및 친구와의 의사소통 어려움과 관련된 사회적 고립

간호계획 및 간호결과

이구전색이 있는 환자의 기대결과는 다음과 같다.

1. 환자는 이구전색이 없다.
2. 환자는 연화제를 적절하게 주입한다.
3. 환자는 가족과 친구와의 만족스러운 관계를 보고한다.

간호중재

간호사는 (1) 구어 이해의 어려움, (2) 라디오 및 텔레비전 소리가 큼, (3) 사회 활동 회피와 우울, (4) 혼란과 편집증 등 이구전색으로 인한 청력 손상의 증상을 사정한다. 이경검사에서 이구전색을 확인하고, 간호사는 귀지 제거를 위한 프로토콜을 따른다. 청력 감소, 통증, 울림, 잡음이 들리면 헬스케어전문가에게 알리도록 교육한다.

이구전색의 관리는 다음과 같다.

- 귀지를 제거하기 전에, 고막 협착, 고막천공술 튜브(tympanostomy tubes), 최근 귀 수술의 건강력을 확인한다. 이런 경우는 귀지 제거가 금지되고 헬스케어전문가와 함께 확인해야 한다.
- 이구전색은 귀관에 약물을 넣어 제거한다. 이는 일반의약품이다[카바마이드 퍼옥사이드(carbamide peroxide)가 유일한 치료약제이다]. 다른 방법으로는 베이비 오일이나 미네랄 오일, 도큐산 나트륨(docusate sodium), 과산화수소(hydrogen peroxide) 사용 등이 있다. 과산화수소는 가려움증이 있거나 피부가 건조하면 피한다. 액체는 매일 3~5회에 주입한다. 환자는 치료하지 않는 쪽으로 머리를 젖히고, 귓바퀴는 아래로 잡아당긴다. 액체가 귀에 머무는 시간은 설명서를 참고한다.
- 주사기를 이용하여 체온 정도로 데워진 물이나 생리식염수로 귀를 세척한다. 이것은 귀지가 이관에 깊이 위치해 있거나 앞서 언급한 방법으로 제거되지 않을 때 이용한다. 세척을 위해 환자는 치료하는 쪽으로 머리를 젖히

고 기울여 세척액이 수건이나 작은 대야로 배출되도록 한다. 귓바퀴를 가능한 똑바로 세운 상태에서 세척액이 고막으로 가지 않도록 귀 위쪽으로 주입한다.

- 액체가 금기이거나 문제가 해결되지 않는 경우 귀지개 또는 큐렛이 적절하다. 이 방법을 사용하기 위해서는 시술 중에 환자가 움직이지 않아야 한다. 귀지는 외이도의 측면 3분의 1에 위치해야 보인다. 의사나 숙련된 전문 간호사가 이러한 절차를 수행한다.

간호평가

환자는 이구전색이 없고 귀의 충만감이 줄며 청력이 좋아졌다고 말한다. 귀지 제거 후에는 세척방법, 제거되는 이물질의 양과 형태, 환자의 반응을 기록한다. 환자는 연화제를 주입하는 적절한 방법을 시범 보일 수 있다. 또한 환자는 헬스케어전문가에게 귀의 증상을 설명할 수 있다.

이명

이명(tinnitus)은 전도성 난청과 감각성 난청이 혼합된 만성적 상태이며, 귀에서 울림, 윙윙, 쉭쉭하는 소리로 정의되는 주관적인 소음의 감각이다. 어느 연령대라도 이명이 나타날 수 있지만, 이명의 유병률은 나이가 들수록 증가한다. 이명은 귀찮고 괴로운 상태이며, 일부 사람들에게는 영구적인 난청이나 종양의 징후이다.

이명의 가장 일반적인 원인은 소음이나 청신경 섬모수용체의 독소에 의한 손상과 청력과 균형기관의 노화에 따른 변화이다. 이명은 질병이 아니라 많은 질환, 환자 상태, 의학적 치료와 관련된 증상이다. 이명은 자각과 타각으로 분류된다. 자각이명(subjective tinnitus)은 환자만 들을 수 있으며, 울림, 윙윙, 또는 웅웅거리는 소리로 특징지어진다. 타각이명(objective tinnitus)은 드물지만 환자와 검사자 모두에게 들리며, 주파수가 낮고 근육경련이나 혈관 및 근골격계 두개골 질환과 같은 확인 가능한 원인과 관련이 있다. 또 다른 중요한 이명 분류는 양측인지 편측인지이다. 편측이명은 메니에르병, 종양 또는 혈관 문제와 같은 더 심각한 질병과 관련이 있으며 광범위한 연구가 필요하다.

박스 15.8 이명 검사: 이비인후과 의사와의 인터뷰

지난 1년 동안:

1. 2~3분 이상 지속되는 이명 현상을 경험해 본 적이 있나요?
   아니오 – 여기서 중지 – 이명 없음
   예 – 2번으로 이동
2. 적어도 6개월 동안 이명 증상이 있었나요?
   아니오 – 급성 이명
   예 — 만성 이명
3. 조용한 방에서 이명이 들립니까?
   항상 – 여기서 중지 – 지속된 이명
   보통 – 여기서 중지 – 지속된 이명
   가끔/때때로 — 4번으로 이동
4. 지난 해 이명이 들렸을 때, 최근에 발생한 사건 때문인가요?
   (예: 시끄러운 콘서트, 코감기, 알레르기, 약물)
   아니요 – 6번으로 이동
   예, 때때로 – 5번으로 이동
   예, 항상 – 여기서 중지 – 일시적 이명
5. 최근 사건으로 인해 생긴 것 외에, 이명이 있다가 없다가 하나요?
   아니오 – 여기서 중지 – 일시적 이명
   예 – 6번으로 이동
6. 이명 증상이 있습니까?
   매일 또는 주 기준 – 여기서 중지 – 간헐적 이명
   월 또는 연 기준 — 여기서 중지 – 특정 이명

National Center for Rehabilitative Auditory Research. (2017). Tinnitus Screener: Interview-by-clinician. Retrieved June 12, 2018 from https://www.ncrar.research.va.gov/Education/Documents/TinnitusDocuments/TinnitusQuestionnaires.asp.

간호관리

간호사정

이명 선별검사로 환자의 이명 유무와 수준을 평가할 수 있다(박스 15.8). 또한, 환자는 이명이 일상생활에 미치는 영향에 대한 질문에 답해야 한다. 이명 및 청각 선별검사 도구로 이명, 청력 소실 및 음향을 확인할 수 있다.

간호진단

이명 환자에 대한 잠재적 간호진단은 다음과 같다.

- 이명 예방 중재에 관한 지식부족과 관련된 비효과적 건강 유지
- 귀 울림의 만성적 상태와 관련된 불안

간호계획 및 간호결과

이명 환자에 대한 기대결과는 다음과 같다.

1. 환자는 이명 예방 중재를 따른다.

2. 이명을 완화하기 위해 가정에서 차폐(home masking) 기구와 보청기를 사용한다.
3. 환자는 이완기술을 사용하여 스스로 불안감을 극복한다.

간호중재

간호중재는 박스 15.9에 제시되어 있다. 환자에게 (1) 이명을 유발하는 교정 가능한 문제(예: 이구전색 및 귀 감염), (2) 소음 개선을 통한 시끄러운 소리 완화, (3) 보호용 귀마개 이용, (3) 이독성 물질이 포함된 식품, 음료 및 약물을 피하는 등의 예방법을 가르친다. 환자에게 주의를 산만하게 하는 소리를 내는 물품들에 대한 다양한 가정에서의 차폐방법을 알려준다.

이완 훈련, 바이오피드백 및 상담과 같은 불안과 스트레스를 완화하는 극복 전략을 가르친다.

간호평가

만성적인 이명에 대한 극복전략과 중재로 기대결과를 성취한다. 이명장애지수(The Tinnitus Handicap Inventory)는 1996년에 이명을 가진 개별 대상자의 문제를 확인하기 위해 개발되었다. 25개 문항으로 이루어진 이 도구는 생활을 방해하는 것을 조사한다(America Tinnitus Association n.d.). 일상생활을 방해하는 것으로는 집중력, 좌절, 스트레스, 수면 문제 등이 있다. 증상의 개선이 없는 환자는 청각사, 이비인후과 의사, 정신과 의사로 구성된 다학제 팀(이명 전문팀)에 의뢰해야 한다. 약을 복용하는 환자는 부작용이 없어야 한다. 부작용을 보이는 사람은 용량 조정, 약물 대체 또는 약물 중단에 대해 헬스케어전문가에게 보고해야 한다.

난청

연령과 난청 사이에는 강한 상관관계가 존재하지만, 난청(hearing loss)은 노화 과정의 정상적인 부분이 아니며 적절한 치료를 위해 정밀검진을 받아야 한다. 우리나라의 2012~2017년 건강보험 빅데이터 분석 결과 난청질환으로 진료를 받은 인원은 연평균 4.8%씩 증가하고 있으며, 2017년 기준 70대 이상이 34.9%로 가장 많았다.

청각장애는 전도성, 감각신경성 또는 혼합성으로 분류된다. 전도성 난청은 외이도와 중이를 통한 소리전달의 중단으로 인해 발생한다. 전도성 난청으로 이어질 수 있는 상태는 이구전색, 중이염, 이경화증이다.

감각신경성 난청은 내이, 청신경, 뇌간, 피질 청각경로가 제대로 기능을 하지 않아 음파가 정확하게 해석되지 않을 때 발생한다. 혼합성 난청은 감각신경성 난청에 겹쳐진 전도성 난청이다.

최근 감각신경성 난청이 있는 노인이(cochlear implant) 수

박스 15.9 만성 이명 중재

가벼운 이명(ADL에는 영향을 주지 않음)
- 노인에게 이명은 생명을 위협하지 않는다고 안심시킨다.
- 이독성이 있는 식품, 음료, 약물을 피하도록 한다.
- 퀴닌(quinine), 아스피린(aspirin) 및 항염증 약물은 피한다.
- 카페인, 나트륨, 초콜릿, 차, 알코올을 피한다.

중정도 이명(수면과 ADL 방해)
- 이명을 완화하기 위한 간단한 가정에서의 차폐(masking) 방법을 교육한다.
  - 주파수 사이의 라디오 소음
  - 시끄럽게 똑딱거리는 시계
  - 부드럽고 유쾌하며 산만한 음악
  - 수면 시 약간 머리를 올린 자세
- 보청기를 권장한다. 난청이 경미한 경우에도 이명을 완화시킬 수 있다.
- 보다 정교하고 상업적인 이명 차폐기구를 사용하면 이명이 발생하는 개별적인 음높이를 맞출 수 있다.
- 이명재훈련(습관화 치료)(착용 가능한 소음 발생기에서 발생하는 저수준 소음에 환자를 노출)을 적용한다.
- 약물[예: 아미트립티린(amitriptyline) [엘라빌(Elavil)], 졸피뎀(zolpidem) [엠비엔(Ambien)], 알프라졸람(alprazolam) [자낙스(Xanax)], 로라제팜(lorazepam) [아티반(Ativan)], 항히스타민제)을 사용할 수 있으나 졸음과 혼돈을 초래할 수 있으므로 주의해야 한다.

심각한 이명
- 다양한 상담 및 교육을 제공한다.
- 중정도의 이명 중재를 적용한다.
- 스트레스 대처 및 수면 촉진을 위한 이완방법을 교육한다: 바이오피드백을 결합한 방법이 장기간의 이명 환자에게 도움이 되었다.
- 전기자극을 준다.
- 침술을 시행한다.
- 수술을 시행한다(드뭄: 객관적 이명이 있거나 청각 기능이 없고 기능하지 않는 귀에서 이명이 비롯된 것으로 인식하는 환자들에서 시행)
- 자조그룹과 연결한다.

Data from Ross, V., Echevarria, K. H., & Robinson, B. (1991). Geriatric tinnitus: Causes, clinical treatment and prevention. Gerontological Nursing, 17(10), 6; Seidman, M. D., & Jacobson, G. P. (1996). Update on tinnitus. Otolaryngological Clinics of North America, 18(3), 455; and Ruppert, S. D., & Fay, V. (2012). Tinnitus evaluation in primary care. The Nurse Practitioner, 37(10), 20–26.

술을 받는 경우가 증가하고 있다. 전극을 달팽이관 내에 삽입하여 전기적인 에너지를 가함으로써 잔존하는 청신경을 자극해 대뇌에서 소리를 인식하는 방법이다.

노인성 난청

노인성 난청(presbycusis)은 노인에게 가장 흔한 형태의 감각신경성 난청이다. 일반적으로 듣는 데 양측성이며, 높은 음색과 대화를 듣는 데 어려움을 겪는다. 여성보다 남성에게 더 많이 발생하며, 원인은 명확하지 않다. 난청을 진단할 때는 다른 원인들로 인한 것은 배제한다.

- 소음에 의한 난청(즉, 소음에 대한 장시간 노출)
- 감염
- 머리 손상
- 대사 질환 (췌장 또는 신장)
- 혈관질환
- 심장질환
- 유전적 요인

증상과 징후는 다음과 같다.

- 텔레비전 또는 라디오 소리 증가
- 말하는 사람 쪽으로 고개를 기울임
- 한쪽 귀를 손으로 막음
- 상대방의 입술을 관찰함
- 큰 소리로 말함
- 통화 시 응답하지 않음

간호관리

간호사정

난청이 있는 노인의 주관적 자료에는 난청 시작, 유형 및 진행, 가족력, 귀의 통증이나 압박감, 귀의 울림, 어지럼증, 머리 손상 또는 소음 노출, 이독성을 가진 약물의 복용 같은 증상의 유무가 포함된다(박스 15.10). 정확한 귀의 검진이 이루어져야 한다.

간호진단

난청환자에 대한 간호진단은 다음과 같다.

- 의사소통의 어려움과 관련된 사회적 고립
- 난청과 관련된 만성적 자존감 저하

간호계획 및 기대효과

난청 환자의 기대효과는 다음과 같다.

1. 환자는 청력 재활기술을 효과적으로 사용한다.
2. 환자는 다른 사람들과의 만족스러운 사회적 접촉과 활동을 유지한다.
3. 환자는 긍정적인 자기 대화와 행동을 보이며, 자신을 긍정적으로 인식한다.

간호중재

청각장애가 있는 환자를 위한 중재는 청각 재활과 의사소통의 촉진이다. 환자는 종종 난청을 부인하므로 청력을 향상시키기 위한 다양한 방법을 사용하도록 많은 격려와 지원이 필요하다. 간호사는 환자에게 난청에 대한 정보들을 제공해야 한다(박스 15.10).

청각 재활(aural rehabilitation)은 청각 훈련, 음성 및 독서 훈련, 보청기 등을 이용한다. 청각 훈련은 청력장애가 있는 사람이 큰 소리(gross sound)를 구별할 수 있도록 돕는다. 음성 및 독서 훈련은 독순술(입술 읽기)과 말하기 기법을 이용한다. 독순술(lip reading)은 입술 움직임, 얼굴 표정, 몸짓, 그리고 환경적인 단서들을 통합함으로써 언어적 의사소통을 이해하는 것이다. 이 과정은 청각적 단서가 없으면 매우 어렵다. 청각장애가 있는 환자는 청각 피드백이 감소되므로

박스 15.10 노인의 청각

1. 노인성난청(Presbycusis)은 노화와 관련된 정상적 난청이다. 이것은 나이와 관련된 난청이라고도 불리며 점진적으로 나타난다. 내이와 청신경의 변화로 인해 발생한다. 다른 사람들이 말하는 것을 듣고 큰소리를 내는 것을 참는 것이 어렵다. 노인성 난청은 양쪽 귀에서 나타나며 점차적으로 발병하기 때문에, 개별적으로 난청을 인식하지 못할 수도 있다.
2. 이명이나 귀 울림은 노인에게 흔한 문제이다. 이것은 일반적으로 귀에서 울리는 것으로 질환이 아닌 증상이다. 이관의 막힘을 유발하는 귀지, 건강상태(고혈압, 알레르기), 약물 부작용이 원인이 될 수 있다. 이명은 한쪽 또는 양쪽 귀에서 발생하며, 울림, 굉음, 딸깍, 쉿쉿, 윙윙거리는 소리로 설명된다. 지속적이거나 간헐적일 수 있으며, 다른 형태의 난청을 동반할 수 있다.

Data from National Institutes of Health. National Institute on Aging (2017). Hearing loss: A common problem for older adults. Retrieved from https://www.nia.nih.gov/health/hearing-loss-common-problemolder-adults.

말하기 기술을 보존해야 한다. 청각 장애가 있는 노인은 의사소통이 비효율적이고 언어능력이 감소하므로 더 효율적으로 일하는 법을 배워야 한다.(환자/가족교육 참조: 난청 시 의사소통 개선전략)

보청기는 소리를 증폭시킬 뿐 듣는 능력을 향상시키지는 못한다. 최근에는 기술의 발달로 환자에게 적합한 다양한 증폭을 제공한다. 환자와 가족에게 보청기 사용방법 및 기본적인 관리사항을 교육해야 한다(환자/가족교육 참조: 청각보조장치). 모든 간호사와 간호조무사는 보청기를 사용하는 방법을 기본적으로 이해하여 보청기를 잘 관리하지 못하는 환자를 도와야 한다. 환자와 가족에게 보조청취기구를

환자/가족 교육

난청 시 의사소통 개선전략

- 분명하고 정상적인 음색으로 말한다. 빨리 말하지 않는다.
- 상대방과 가까이 다가가서 눈을 마주친다.
- 소리치지 않는다. 소리를 치면 상대방이 이해하기 더 어려워진다.
- 말하기 전에 상대방의 주의를 끌어야 한다.
- 손을 입에 대지 않는다.
- 대화장소로는 조용한 곳을 선택한다.
- 대화 사이에 휴식시간을 갖는다. 오랜 시간 동안 귀를 기울이는 것은 상대방을 피곤하게 할 수 있다.

American Speech-Language-Hearing Association. (2015). Age-related hearing loss. Retrieved from http://www.asha.org/uploadedFiles/AIS-Hearing-Loss-Age-Related.pdf.

환자/가족 교육

청각보조장치(Assisted-Listening Devices)

보조장치 또는 보조기술은 첨단기술을 통해 보다 쉽게 접근하여 사용할 수 있게 되었다. 이러한 시스템을 통해 청각장애인은 보다 효과적으로 의사소통하고 독립적으로 기능할 수 있다.
청각보조장치(ALD)는 소리 전달을 개선한다.

- 청각 루프 시스템
- 주파수 변조 시스템(FM)
- 적외선 시스템
- 개인 증폭기

경보장치는 초인종, 전화, 연기 감지기 또는 기타 알람과 같은 음향장치와 연결되어 깜박이는 불빛과 더 큰 소리를 추가할 수 있다.
증폭 및 대체 통신 장치에는 자막이 있는 텔레비전 및 전화 등이 있다.

Data from National Institutes of Health. National Institute on Deafness and Other Communication Disorders. (2016). Quick statistics about hearing. Retrieved from www.nidcd.nih.gov/health/statistics/quickstatistics-hearing.

어디서 구해야 하는지, 어떻게 사용하는지 가르쳐야 한다(환자/가족교육 참조: 세척, 삽입, 문제 해결을 위한 보청기 사정도구 참조; 건강증진/질병예방 참조: 귀).

환자/가족 교육

보청기 관리 및 문제 해결

일반 관리:

- 매일 소리를 점검한다.
- 배터리를 점검하고, 예비 배터리를 보관한다.
- 부드럽고 마른 천을 사용하여 보청기를 정기적으로 청소한다.
- 수분 노출을 최소화한다; 배터리를 제거하고 건조한 용기에 보관한다.
- 보청기 피드백을 피한다(삐 하는 소리를 피한다). 보청기는 귀에 잘 맞아야 한다.

보청기 소리가 약하거나 작동하지 않는 경우:

- 전원이 켜져 있는지 확인한다.
- 배터리의 위치가 올바른지 확인한다.
- 귀지 또는 기타 이물질로 수신기 또는 환기구 개방부에 막힘이 있는지 확인한다.
- 모든 튜브가 제대로 연결되었는지, 구부러지거나 비틀리지 않았는지 확인한다.
- 마이크 막힘 여부를 확인한다.

소리가 왜곡되거나 간헐적인 경우:

- 습기를 점검하고 송풍기로 제거한다.
- 보청기 또는 기타 보조장치를 연결하는 튜브 및 모든 코드를 확인한다. 이러한 내용을 청각사에게 알린다.
- 배터리를 교체한다.

American Speech-Language-Hearing Association. (2015). Daily care and troubleshooting tips for hearing aids. Retrieved from https://www.asha.org/uploadedFiles/AIS-Hearing-Aids-Troubleshooting.pdf.

건강증진/질병예방

귀

건강증진

- 통증, 분비물, 발적, 종창, 어지러움, 귀울림 또는 난청을 의사에게 알린다.
- 청력장애 및 귀질환(예: 이구전색, 이명, 노안 및 현기증)의 조기 발견 및 적절한 치료를 위해 의사의 진료를 받는다.
- 처방된 보청기, 청력 보조기구를 잘 사용하고, 처방약물을 잘 투약한다.

질병예방

- 귀질환 및 청력 문제에 대해 정기적인 귀 검진을 받도록 한다.
- 유해소음에 노출되지 않도록 한다.
- 고위험 직업 및 활동 시 보호용 귀마개를 사용한다.

간호평가

환자가 청각 재활기술과 의사소통을 강화하기 위한 장치를 사용하여 기대결과를 성취하는지 평가한다. 환자와 가족은 보청기를 적절히 사용 및 세척하고, 문제를 해결한다. 노인 환자는 다른 환자나 환경에 적극적으로 개입하여야 한다. 우울증과 사회적 고립의 징후와 증상을 보이는 노인 환자들은 청력을 개선하기 위한 다른 방법을 사용하도록 많은 지지와 격려가 필요하다.

어지럼증과 균형장애

어지럼증과 균형장애(dizziness and disequilibrium)는 노인의 일반적인 주호소이다. 전정의 민감성이 노화에 따라 감소할지라도, 어지럼증과 균형장애의 증상이 노화의 정상적인 부분이라고는 할 수 없다. 균형장애는 노인의 정상적인 ADL(일생활활동)을 수행하는 것을 방해하고 보행장애를 일으킨다. 대표적인 연령 관련 불균형 상태 5가지는 다음과 같다.

1. 양성 체위성 돌발 현훈(Benign paroxysmal positional vertigo): 머리위치 변화에 따른 심각한 현기증
2. 팽대부 균형장애(Ampullary disequilibrium): 머리 회전에 따른 현기증과 균형장애
3. 황반 균형장애(Macular disequilibrium): 중력에 따른 머리 위치의 변화에 의해 발생하는 현훈(예: 침대에서 일어날 때 심한 현기증)
4. 노화의 전정성 운동실조(Vestibular ataxia of aging): 보행 시 균형장애
5. 메니에르병(Meniere's disease): 노년층 여성에게서 흔히 발생하며, 심한 현훈이 동반되고 이명과 진행성 저주파 감각신경성 난청이 선행됨

내이의 전정계가 어지럼증과 균형장애의 가장 흔한 원인이지만, 다음 원인도 고려해야 한다.

- 시각장애
- 근골격계 장애
- 신경기능장애
- 대사이상
- 심혈관질환
- 약물

증상 및 징후는 각 장애에서 다양하지만 다음 중 하나가 포함된다.

- 머리가 특정 위치에서 움직였을 때 빙빙 도는 어지럼증
- 머리가 오른쪽, 왼쪽, 위쪽 또는 아래쪽으로 빠르게 움직일 때 어지럼증 또는 균형장애
- 보행 시 지속적인 균형장애

메니에르병

메니에르병(Meniere disease)은 내이 미로안의 압력에 의해 발생하며, 내림프액의 과다로 달팽이관의 수종을 유발한다. 내림프액 과다의 원인은 불분명하다. 3가지 주요 증상은 현훈, 이명, 청력상실이다. 다른 증상은 균형장애, 오심과 구토, 안구진탕이다.

간호관리

간호사정

주관적 자료에는 현훈 증상(빈도와 지속시간 포함), 오심과 구토, 난청, 이명이 포함된다. 객관적 자료에는 청각과 균형감의 사정이 포함된다.

간호진단

현훈과 메니에르 질환을 가진 환자의 잠재적 간호진단은 다음과 같다.

- 갑작스러운 현훈과 관련된 손상 위험성
- 현훈의 원인, 치료와 관련된 지식부족
- 메니에르 질환의 수술 전후 간호와 관련된 지식부족
- 현훈발작 재발과 관련된 불안

간호계획과 간호결과

환자에게 기대되는 결과는 다음과 같다.

1. 처방된 약물과 운동을 정확히 따른다.
2. 어지럼증 감소와 낙상예방 조치를 안전하게 따른다.
3. 현훈의 원인과 치료를 설명한다.
4. 메니에르 질환의 수술 관리에 대해 질문한다.
5. 정상적인 식욕, 수면 및 활동 같은 자기관리를 할 수 있다.

간호중재

약리학적 치료에는 메클리진(meclizine)이나 디펜하이드라민(diphenhydramine) 같은 어지러움에 사용하는 약물을 사

용한다. 메클리진을 복용하면 졸릴 수 있으며, 약물을 먹는 동안 알코올 섭취를 피해야 한다. 천식, 녹내장, 전립선 비대 환자는 항콜린성 작용 때문에 메클리진 복용 시 주의 깊게 관찰해야 한다. 항히스타민제인 디펜하이드라민은 노인에서 어지러움증, 진정, 저혈압을 일으킨다. 하이드로클로로티아지드(hydrochlorothiazide, HCTZ)와 저염식이는 내림프액 과다에 도움을 준다.

전정재활운동(vestibular rehabilitation therapy)은 전정기능장애로 발생하는 문제들에 대처하며 다른 감각들을 사용하도록 훈련하기 위해 설계된 운동 프로그램으로 물리치료사가 시행한다(Farrell, 2015).

메니에르병에서는 추가 손상과 감각신경성 난청을 예방하기 위해 수술을 실시한다. 귀 수술을 하는 노인은 국소마취를 한다. 수술 전 간호 시에는 수술 후 관리와 환자 수면마취에 대한 지시사항을 알려준다. 수술 후 간호는 (1) 수술 후 4시간 동안 수술한 귀를 위쪽으로 위치 (2) 통증 및 현훈 약물 사용 (3) 안전 예방(예: 사이드레일 올리기, 손 닿는 곳에 콜벨 설치, 보행 시 보조) (4) 청각의 변화, 현훈, 신경증상(예: 두통) 또는 안면마비 모니터 (5) 재채기, 기침 시 입을 벌리도록 하는 것이다.

현훈의 치료법은 없다. 어지러움증을 줄이기 위해 (1) 천천히 움직인다. (2) 밝고 눈부신 불빛은 피한다(조용하고 어두운 방이 좋다). (3) 보행 중 현훈이 발생하면 눕거나 머리를 움직이지 않는다. 현훈이 있는 환자에게는 현기증의 원인과 약물, 전정 운동, 급성 발작 시 안전을 유지하고 현훈을 감소시키는 방법을 교육한다.

간호평가

처방된 약물과 운동 중재를 정확하게 따른다는 기대결과를 성취하였는지 평가한다. 부작용이 있는 환자는 약물 변경을 위해 헬스케어전문가에게 보고한다. 환자는 현훈 감소 방법을 잘 지켜 넘어지지 않아야 한다. 낙상을 보고한 환자는 낙상 사정도구로 평가하고, 예방조치를 교육한다.

미각과 후각

미각과 후각(taste and smell)은 미적인 부분과 환경의 안전을 감시한다. 미각과 후각은 연령 증가에 따라 감소한다. 미각과 후각의 감소는 음식 선택과 섭취에 영향을 주고, 영양과 면역상태를 손상시켜 질환을 악화시킨다. 냄새에 대한 민감도가 감소한 노인은 유해한 화학물질과 독극물에 대한 잠재적 위험이 있다(예: 연기 냄새 혹은 누출가스를 감지하지 못함).

연령에 따른 구조와 기능의 변화

후각과 미각의 연령 관련 변화는 구강점막과 혀의 변화, 그리고 비강의 병리학적 상태에 의해 발생한다. 해부학적 및 생리학적 변화(예: 세포 수 감소, 세포 손상, 신경전달물질 감소)가 노화에 따라 발생한다. 건강한 노인의 후각 손상은 정상적인 노화, 약물, 바이러스 감염, 독성 가스에 장기간 노출, 머리 손상 등으로 인해 발생한다. 대부분의 연구는 노화로 인해 공기 중 화학자극에 대한 민감도가 급격하게 감소하였음을 보여준다. 냄새에 대한 인식은 나이가 들수록 급격히 감소한다.

정상적인 노화에서 미각 변화의 원인은 명확하지 않다. 노인의 미각에서 해부학적 소실에 대한 연구들은 상반된 결과를 보였다. 미각소실은 신경계 및 내분비계의 질병상태, 영양상태, 상부호흡기 상태, 바이러스 감염, 약물로 발생한다. 미각 변화의 가장 흔한 원인은 다음에 논의되는 구강건조증 때문으로 여겨진다(Boltz et al., 2016).

공통문제와 상태

구강건조증

구강건조증(xerostomia)은 '드라이 마우스(dry mouth)'로 흔히 불리며, 비정상적인 구강 건조상태에 대한 주관적인 감각이다. 노인은 흔히 침 분비 감소를 호소한다. 종단적 연구들에서 이하선에서의 침 분비는 나이가 들어감에 따라 변화하지 않는 것으로 확인되었다. 구강 건조를 야기하는 요인은 질환(예: 알츠하이머병, 우울증, 쇼그렌 증후군), 환자 상태(예: 머리와 목의 방사선 치료, 구강호흡), 약물(예: 진정제, 항히스타민제, 항우울제, 이뇨제, 항암화학요법 또는 항콜린제) 등이 있다.

노인들의 구강건조는 심각한 호흡기 감염의 위험 증가, 영양 상태 불균형, 의사소통 능력 저하로 이어질 수 있다. 비정상적인 미각, 구강과 혀의 작열감, 입술 균열이 흔하다. 구강점막은 건조하고 얇고 매끄러우며, 혀는 두껍고, 악취가 나는 백태가 있다. 침 분비 감소는 씹거나 삼키는 것을 방해한다. 틀니를 사용하는 환자는 잇몸이 아프고 침 분비 감소로 틀니가 미끄러져 씹는 것이 어려워진다.

간호관리

간호사정

주관적 사정자료에는 침 분비 감소와 구강 문제를 유발하는 건강력이 포함된다. 구강건조증 환자 입술의 객관적 사정 자료는 붉고 염증이 있고 갈라지고, 건조하고 출혈이 있으며, 혀는 붉고 백태가 끼어 있다. 또한 혀의 구(groove)와 유두돌기와 함께 더 두꺼워 보인다. 구개(palate)과 잇몸의 점막은 건조하고, 붉고, 부어 있다. 침은 거의 없고, 끈적인다. 구강점막의 수분은 장갑을 낀 손가락을 구강점막 위에 올려 평가한다. 환자는 건조하고 탁한 목소리를 보이고, 정확한 표현이 어렵다고 호소한다. 미각 검사는 미각을 평가하기 위해 수행되며, 미각은 감소될 수 있다.

간호진단

구강건조증 환자의 잠재적 간호진단은 다음과 같다.

- 구강건조증과 관련된 구강점막 손상
- 구강건조증과 관련된 영양불균형

간호계획 및 간호결과

구강건조증 환자의 기대결과는 다음과 같다.

1. 미각의 향상을 말로 표현한다.
2. 촉촉하고, 분홍빛의 매끄러운 점막 표면의 구강점막 통합성을 보인다.
3. 구강의 불편감이 없다고 말한다.
4. 구강건조증의 원인, 증상, 치료를 설명한다.
5. 올바른 구강위생을 시범보일 수 있다.

간호중재

구강건조증을 가진 환자의 간호중재는 점막 통합성에 초점을 맞춘다. 침 분비의 감소를 유발하는 요인과 관련증상을 환자에게 교육하는 것이 구강건조증 치료에서 중요하다. 치료는 침 분비를 증가시키는 것이다. 환자에게 매일 치실뿐만 아니라 부드러운 칫솔과 불소 치약으로 매일 두 번씩 양치질을 하는 기본적인 구강 간호방법을 교육한다.

체액균형은 구강 내 수분 유지를 위해 필수적이다. 환자는 금기가 아니라면 하루 2~3L의 수분을 섭취해야 한다. 환자에게 침 분비를 증가시키기 위해 인공 침, 무설탕 캔디, 껌의 사용을 교육한다.

간호평가

중재에 대한 평가는 구강점막 상태, 환자의 증상 완화, 치료효과를 통한 안위 수준의 증가로 확인된다.

촉각

촉각(touch)은 출생 시 가장 발달하는 감각이다. 촉각에는 압력, 진동 및 온도에 대한 정보가 포함된다. 촉각, 압력, 진동은 일반적으로 별도의 감각으로 분류되지만, 동일한 유형의 수용체가 감지한다. 이 세 가지의 차이점은 (1) 촉각은 피부 또는 피부 바로 아래 조직의 수용체 자극에서 발생하고, (2) 압력은 더 깊은 조직에서 발생하며, (3) 진동은 빠르게 반복되는 감각 신호에서 비롯된다는 것이다.

가벼운 촉각에 대한 민감성은 노인에서 감소하는데, 이는 촉각에 대한 피부수용체(cutaneous receptor) 밀도가 감소하기 때문이다. 촉각 진동 역치는 나이가 들수록 점진적으로 증가하는데, 이는 주로 파치니소체(pacinian corpuscle) 수용체 변화 때문이다. 열 지각에 따른 연령의 영향을 평가하는 연구들은 상반된 결과를 보고하며, 온–냉 차이 역치는 나이가 들수록 증가한다.

가정간호

1. 감각의 변화는 재가노인들의 사회적 고립을 초래한다(예: 시각 또는 청각 장애로 인해 가족과 효과적으로 상호작용할 수 없다).
2. 감각의 변화는 재가노인들의 안전을 위협한다(예: 환재 또는 낙상).
3. 의료인은 재가노인들에게 연령과 관련된 감각의 변화에 따른 증상과 징후를 알려준다. 독립적인 기능을 방해하거나 안전의 위협을 초래하는 증상과 징후는 의사나 가정간호사에게 알리도록 교육한다.
4. 의료인은 재가노인들에게 처방된 치료와 외과적 절차에 대해 교육한다(예: 백내장 수술 전후 간호, 안약, 귀점적 약물, 항생제).
5. 의료인은 재가노인들이 감각 기능의 감소에 적응할 수 있는 환경을 만들도록 지원한다(예: 대조되는 색을 이용, 진한 글씨의 책자, 전화시 보조기구)

촉각에 영향을 미치는 가장 흔한 장애는 뇌혈관장애(CVA), 말초혈관질환(PVD), 당뇨병성 신경병증 등이 있다. 세 가지 조건 모두 신체의 다양한 부분의 혈류가 감소하는 혈관 시스템 변화와 관련이 있다. CVA의 증상과 징후는 뇌동맥에 따라 달라지며, PVD와 당뇨병성 신경병증에서 혈류흐름의 손상은 다리의 감각소실로 나타난다. 이러한 질환들의 공통점은 말초조직관류의 변화이다. 간호중재는 팔다리에 영향을 미치는 외상을 예방하는 것이다. 환자교육은 피부, 다리, 발 간호에 초점을 두어야 하고, 간호중재의 효과는 다리 손상이 없는 것으로 확인할 수 있다.

요약

노인의 감각은 환경과 상호작용하는 열쇠이다. 이러한 감각은 정상적인 노화나 병리학적 조건 때문에 감소하므로, 모든 환경에서 간호사는 노인이 최고 수준의 독립적 기능을 할 수 있도록 중재해야 한다.

핵심내용

- 연구들은 시각과 청각의 노화에 따른 변화에 대하여 설명하고 있다.
- 미각과 후각의 노화에 따른 변화는 명확하지 않다.
- 백내장은 수정체가 불투명해지는 것이며, 성공적인 치료를 위해 수술이 필요하다.
- 녹내장은 안압이 증가하여 발생하며, 압력을 낮추기 위해 평생 약물치료가 필요하다.
- 망막박리는 즉각적인 의학적 치료와 수술이 필요하다.
- 습식 황반변성 및 당뇨병성 망막병증은 레이저 수술이 필요하다.
- 적절한 보조로 안전한 환경을 만드는 것은 시각장애 노인이 독립성을 유지하고 손상을 예방하는 데 중요하다.
- 청력소실은 노인의 의사소통 능력에 영향을 미치며 우울증, 사회적 고립, 자존감 상실로 이어질 수 있다.
- 이구전색의 예방과 치료는 노인 간호에서 중요하다.
- 현훈 및 이명은 만성적 상태이다. 이는 노인의 관리와 안전 유지를 돕는 방법으로 치료되어야 한다.
- 구강건조증은 구강 점막, 잇몸, 혀에 통증을 유발하여 미각의 변화를 초래한다. 치료는 매일 구강간호와 침 생산을 증가시키는 것이다.
- 접촉 감각이 떨어진 노인은 특히 팔다리에 부상을 입을 가능성이 있다.

비판적 사고

01 69세의 한 여성은 이명과 균형장애를 가지고 있다. 가족들은 자녀들이 직장에 있는 낮 동안 노인이 혼자 있는 것을 걱정한다. 가정 내 안전 대책과 관련하여 가족에게 어떤 전략을 제안할 수 있는가?

02 노인들의 감각기능 상실이 자존감, 일상생활활동, 안전, 독립성, 그리고 다른 사람들과의 상호작용에 어떤 영향을 미치는지 토의하시오.

16

심혈관계

Cardiovascular Function

학습목표

1. 심혈관계 구조와 기능의 연령에 따른 변화를 설명할 수 있다.
2. 심혈관질환에 영향을 미치는 위험요소를 알 수 있다.
3. 심혈관 질환의 병태생리학적 기전과 치료법을 설명할 수 있다.
4. 심혈관질환의 간호중재를 나열할 수 있다.
5. 심혈관질환의 간호과정을 설명할 수 있다.

들어가기

다음과 같은 상황에 부딪힌다면 당신은 어떻게 대처하겠습니까?

- 이웃집에 살고 있는 노인이 자신의 혈압이 현재 154/89mmHg라며 옆집에 살고 있는 간호사를 찾아왔다. 노인은 식품을 사러 간 슈퍼마켓에 있는 혈압계를 보고 측정해본 것이라고 하였다. 이 이웃집 노인은 제2형 당뇨를 앓고 있지만 혈당 조절이 잘 되지 않았다. 이와 같은 상황에서 간호사는 무엇을 하겠는가?
- 어떤 노인이 하루에 맥주를 2,000cc 정도 마시고, 1.5갑 정도의 담배를 피운다. 이 노인은 또한 활동의 정도도 많지 않고 숨쉬기 힘들어 하는 경향을 보인다. 이 노인의 발을 보니 지난 15일간 계속적으로 많이 부어 있는 상태이다. 이러한 노인에게 간호사는 무엇을 할 수 있겠는가?

심장질환은 미국에서뿐만 아니라 우리나라에서도 첫 번째 주요 사망원인이다. 그중 관상동맥질환(Coronary heart disease, CHD)이 심장질환 중 가장 주요한 사망의 원인이다. 미국의 질병통제예방센터(Centers for Disease Control and Prevention, CDC)에 따르면 매년 미국에서만 80만 명 이상이 심장병으로 사망하고, 이는 미국 전체 사망자의 약 30%를 차지한다. 2012~2013년 직 · 간접적으로 심혈관질환과 관련된 의료비는 서비스 비용과 약값을 모두 합쳐 336조 원(3,000억 달러)에 다다른다. 심혈관질환(CVD)의 위험요인으로는 고콜레스테롤, 고혈압, 당뇨, 흡연, 운동 부족, 비만, 음주, 고령, 유전 등이 있다. 나이가 들수록 동반 질환의 가능성은 더 늘어난다. 현실적으로 흔히 볼 수 있는 죽상경화증과 같은 혈관질환을 가진 환자를 나중에 관찰해보면 심장마비나 협심증과 같은 심혈관질환이 생긴 것을 볼 수 있다.

연령과 관련된 심혈관계의 구조와 기능의 변화

노화는 심혈관계를 구조적으로 그리고 생리학적으로 변화시킨다. 그러나 생활습관이나 식습관으로 이러한 변화를 바꿀 수도 있다. 사람은 누구나 나이가 들어가고, 또한 변화를 겪는다. 사람의 심장 역시 마찬가지다. 예를 들면 나이를 들어감에 따라 심박수은 감소하고, 좌심실벽은 두꺼워지며 그 결과로 심장의 산소요구량은 늘어난다. 심장의 근육과 혈관벽의 콜라겐이 증가하고 엘라스틴은 감소한다. 좌심방의 크기는 증가하고 대동맥의 확장성과 정맥혈관의 긴장도가 감소한다. 이러한 변화는 심근의 수축력을 감소시키는 결과를 낳게 되고, 심박출량과 심장의 예비력을 감소시키게 된다. 이완기압과 이완기 혈액의 충족, 베타아드레날린 자극은 감소하고, 동맥압, 수축기압, 혈액분출의 속도, 이완기말 좌심실압은 증가한다. 또한 근육의 수축력 및 이완력, 심실의 이완은 더 늘어지게 된다. S4 심음은 노인에게서는 일상적으로 발생하며, 노인의 50%는 1~2등급의 수축기 잡음이 있다.

전도시스템

동방결절(SA node), 방실결절(AV node), 그리고 히스속은 나이가 들어감에 따라 섬유화된다. 아드레날린 자극에 대한 세포의 반응성이 낮아지는 결과로 동방결절에 위치한 심방조율기(pace maker)의 세포 수는 나이가 들어감에 따라 감소한다. 노화는 심전도에도 변화를 주는데, P파에 노치(notch)가 보이며 P–R의 간격은 넓어지고, QRS 복합체의 감소된 진폭, T파에 노치가 보이거나 흐릿해지는 T파를 보이기도 한다.

혈관

혈관은 석회화가 발생하여, 그 결과로 혈관이 구불구불해진다. 혈관벽의 탄력성이 감소하면 혈관은 두꺼워지고 딱딱해지는데 이러한 현상은 특히 관상동맥에서 자주 발생한다. 이로 인해 특히 생활습관이 나쁜 사람이 죽상동맥경화증에 이환될 확률이 증가한다. 노인에게서는 수축기 혈압이 상승하는 것을 볼 수 있는데, 이는 동맥의 탄력도가 떨어지기 때문이다. 이완기 혈압은 노인에게서 약간 높거나 정상 범위 내에 있는 경우가 많다. 그러므로 노년기에 맥압은 커지게 된다. 노인에게서는 압수용기 조절에 덜 민감해지는데, 이것이 노인의 혈압이 들쑥날쑥하게 하는 원인이 되며, 수축기압이 높게 만든다. 수축기 고혈압(ISH)은 노인에게서 흔히 볼 수 있는 질환이다.

스트레스와 운동에 대한 반응

심박출량의 감소와 심장예비력은 노인에게서 스트레스 반응을 감소시킨다. 스트레스 반응의 감소와 심장혈관의 변화는 신체의 반응에 영향을 미친다. 스트레스나 자극이 주어지는 동안에 심박동수는 서서히 증가하지만, 한번 올라간 혈압은 제자리로 돌아오는 데 더 많은 시간이 소요된다. 그렇다고 해서 노인이 운동 프로그램에 참여하는 것을 배제해서는 안 된다.

일반적인 심혈관 문제

심혈관질환(CVD)은 남녀 모두에서 사망원인이 되는 질환이다. 여성의 경우 CVD는 노인이 되어야 생긴다. 또한 다른 질환과는 다르게 CVD가 있는 환자는 입원이 필요한 경우가 대부분이다. 그 입원의 절반에서 또 다시 CHD(허혈성 심장질환)이나 뇌졸중, 고혈압, 심부전, 부정맥, 판막질환, 말초혈관질환을 초래하기도 한다.

노화의 과정은 개인마다 다르며, 이것은 유전요인 때문이다. 심혈관계의 변화는 단순히 노화에 의한 것이며, 생활습관 때문이라고 명확하게 설명할 수 있지는 않지만, 심혈관계의 구조와 기능은 노화와 심혈관계 질환의 유무, 생활습관 등의 영향을 받는다. 다양한 형태의 CVD는 건강하지 않은 생활습관, 예를 들면 흡연, 운동 부족, 다이어트, 비만, 스트레스, 호르몬 제제의 남용으로 이완될 확률이 증가할 수 있다. 고혈압이나 당뇨와 같은 만성질환 역시 CVD를 가속화시키는 요인이 될 수 있다.

박스 16.1 심장병 위험요인

수정 불가능 요인
- 성별
- 나이(남성 45세 이상, 여성 55세 이상)
- 인종
- 가족력(급성 심근경색이나, 50세 미만에서 돌연사한 가족구성원이 있는 경우)

수정 가능 요인
- 흡연
- 고혈압
- 운동
- 비만
- 당뇨
- 식이
- 콜레스테롤

심장병의 위험요인

심장병의 위험요소는 수정 가능과 수정 불가능 요인으로 분류된다(박스 16.1). 나이, 성별, 가족력과 같은 요인은 수정 불가능한 요인이며, 흡연, 고혈압, 고지방 식이, 비만, 운동 부족, 스트레스와 같은 요인은 수정 가능한 요인으로 분류된다. 연구에 의하면 건강한 생활습관은 허혈성 심장질환이나 뇌졸중으로부터의 사망률을 막거나 낮출 수 있다고 하였다.

식이

혈중 콜레스테롤 수치가 높다면 CHD에 이완될 가능성이 높다. 전체 콜레스테롤이 150mg/dL 이상이라면 죽상경화증이 시작된다고 본다. 여성의 경우 남성보다 고콜레스테롤이 많으며, 콜레스테롤이 서서히 증가하더라도 CHD의 이완률은 더 증가하게 된다. LDL(저밀도지단백)과 HDL(고밀도지단백)을 꾸준히 모니터링하는 것도 중요하다. LDL은 콜레스테롤을 동맥벽으로 이동시키고, HDL은 동맥벽에서 LDL을 제거하고 다시 간으로 돌아가게 한다. HDL은 60mg/dL 이상을 유지하도록하고, LDL은 100mg/dL 이하로 유지하여야 한다. 콜레스테롤 수치는 당뇨나 흡연과 같은 위험요인으로 인해 높아질 수 있음을 인식하여야 한다.

전체 콜레스테롤을 줄이는 첫 번째 방법으로 식단에서 지방을 줄여야 한다. 미국심장협회에서는 CVD의 위험을 줄이기 위해서 포화지방과 트렌스지방의 섭취를 6% 이하로 줄이라고 권장한다. 노인에게 CVD 질병의 이완율이 높기 때문에 작은 실천, 즉 식생활로 LDL 낮추기, 혈압 낮추기, 생활습관의 변화를 통해 질병의 이완율을 낮출 수 있다. 그러나 미국심장협회에서는 노인은 에너지 요구량이 감소하고 비타민이나 미네랄의 요구도는 조금 증가하기 때문에 어떠한 식품을 선택할지에 대한 상담을 통해 확인받을 것을 권고하고 있다.

흡연

흡연은 심장질환을 일으키는 주요원인 중 하나이다. 많은 금연 캠페인과 환경문제의 결과로 흡연인구가 감소하는 추세이기는 하다. 흡연은 뇌졸중의 위험을 높이며, 비흡연자보다 흡연자가 CVD에 걸릴 확률도 높다. 흡연은 혈소판의 응집을 증가시키고 관상동맥의 경련을 유발한다. 니코틴은 혈압을 높이고 심근의 산소요구량도 증가시킨다. 담배 속에 함유된 일산화탄소는 혈액의 산소 운반능력을 감소시킨다.

비록 하루에 몇 개비의 담배일지라도 심장질환의 이환율을 급격히 높이지만, 금연을 하면 심근경색의 위험을 낮출 수 있다. 10년 동안 금연한 사람의 심장질환 이환율은 비흡자와 같은 수준으로 낮아질 것으로 예측된다. 그러므로 금연의 중요성을 강조하고 금연을 장려해야 한다. 미국의 건강관리 정책 및 연구에서는 금연을 위한 권고사항을 만들고 장려하고 있다(20장 참고).

신체활동

비활동적인 생활습관은 심장질환의 또 다른 위험요소이다. 미국심장협회에서는 중등도 또는 약간 격렬한 유산소 운동을 일주일에 75~150분 이상 할 것, 그리고 중등도와 고강도의 근력운동을 최소 일주일에 이틀 이상 수행할 것을 권고한다.

유산소 운동 전에 10~15분 정도 준비운동을 해야 하는데, 이는 심장박동수와 가쁜 숨쉬기를 점차적으로 올린다. 걷기는 노인에게 가장 좋은 유산소 운동이다. 노인의 경우 자신에게 맞는 속도와 장소를 결정하고 부상을 입지 않도록 주의해야 한다. 헬스케어 전문가들은 노인이 운동하고 활동하는 것을 매일의 일상 속에서 할 수 있도록 방법을 알려준다. 예를 들어 주차장에서 먼 곳에 주차하기, 낮은 층의 건물은 계단을 이용해서 걷기 등이다.

비만

비만 역시 수정 가능한 심장질환 위험요소이다. 비만은 비활동적인 생활습관과 고지방 식이와 깊은 관련이 있다. 건강한 신체의 체중은 BMI가 18.5~25 정도이다. 과체중은 BMI 25~29.9이며, 비만은 BMI 30 이상을 의미한다. 미국의 경우 성인의 1/3이 비만이다. 2011−2014 국민건강영양 설문조사에 의하면 60세 이상의 성인 37%가 비만이었다. 과체중은 심혈관질환의 이환율을 높인다. 어떠한 운동이라도 하는 것은 도움이 되며 관절통, 근육통을 줄여주고, 수면패턴을 개선해주며, 2형 당뇨병 발병을 감소시킨다.

당뇨

고혈당은 CVD의 발병과 관련이 있으며, 심장질환, 뇌졸중, 말초혈관질환, 심근병증, 심부전 등에도 영향을 미친다. 당뇨병을 앓고 있는 사람은 심혈관질환으로 사망할 가능성이 그렇지 않은 사람에 비해 2~4배가량 더 높고 고혈압과 고지혈의 가능성도 더 높다. 증상이 없는 심근경색은 당뇨병 환자에게서 잘 발생하는 질병이므로, 노인이 당뇨를 앓고 있다면 CVD의 증상을 면밀하게 관찰해야 한다.

스트레스

각각의 사람은 각기 다른 방법으로 스트레스를 관리한다. 어떤 사람은 스트레스를 받았을 때 과식하거나, 흡연, 운동, 또는 음주를 하기도 한다. 스트레스 상황에서 어떠한 방식으로 대처하는가는 건강에 직접적인 영향을 미친다. 과도한 스트레스는 천식을 일으키기도 하고 고혈압이나 과민성 대장증후군을 유발하기도 한다. 또한 과도한 스트레스는 CHD와도 연결되어 있다. 우리의 몸은 교감신경 반응을 통해 스트레스 상황에 반응하며 아드레날린을 분비하고, 빈맥이나 빈호흡, 고혈압을 일으키기도 한다.

문헌에 의하면 이러한 스트레스는 여러 가지 방법으로 줄일 수 있다. 요가, 태극권, 명상, 휴식, 심상, 긍정적으로 자신과 대화하기, 즐거운 일 하기, 운동하기 등이 대표적이다. 간호사는 노인의 스트레스를 유발하는 환경을 찾아보고 스트레스를 관리하기 위한 방법을 찾아 노인을 도와야 한다.

완경(폐경)

완경 전에 에스트로겐은 우리 몸에서 적절한 수준의 HDL 콜레스테롤을 유지하고 동맥의 평활근을 이완시켜 정상적인 혈압을 유지하는 데 도움이 된다. 그러나 완경이 되면 호르몬의 감소로 이러한 것들에 부정적인 영향을 미친다. 여성에게 이러한 호르몬의 감소는 심장질환으로 인한 사망률을 높인다.

고혈압

고혈압으로 인해 생기는 질병이나 사망은 고혈압을 예방함으로써 줄일 수 있다. 미국에서 성인의 1/3이 고혈압을 가지고 있으며, 그중 50%만이 고혈압을 잘 관리하고 있다. 또한 2060년까지 미국 노인의 80%가 고혈압을 가지게 될 것으로 예상하고 있다. 고혈압은 CVD(예를 들어 동맥경화, 뇌졸중 등), 심부전, 다른 기관의 손상(예를 들면 신장질환)을 일으킬 수 있다. 고혈압은 '고요한 살인자'라고 알려진 것처럼 많은 사람이 고혈압으로 인한 증상과 징후를 느끼지 못하여 그 위험성을 인지하지 못하고 있다. 정상혈압은 수축기는 120mmHg 이하이고, 이완기는 80mmHg 이하로 유지해야 한다. 혈압은 정상, 위험단계, 고혈압단계(1단계, 2단계)로 나뉜다(표 16.1). 병원을 방문하여 측정한 혈압을 기준으로 고혈압을 평가한다.

노인 사이에서 ISH는 흔한 질병이다. 수축기 혈압은 이완기 혈압보다 더 중요한 심혈관질환 위험의 지표이다. 그러나 이완기 혈압 역시 중요한데, 예를 들어 낮은 이완기 혈압은 심장손상의 위험을 높이고 사망 위험 역시 높인다. 미국심장협회의 최근 고혈압 가이드북에 의하면 노인, 65세 이상인 사람들은 수축기 혈압이 130mmHg 미만, 이완기 혈압은 80mmHg 미만을 목표로 삼고 있다. 노인의 CVD 위험은 더욱 심층적으로 치료를 해야 감소한다. 적절한 고혈압의 관리와 예방은 심혈관계 질환, 신장질환, 또는 뇌혈관질환과 같은 합병성 질환을 감소시키기 위해 반드시 필요하다.

표 16.1 고혈압의 구분

구분	수축기압	그리고/또는	이완기압
정상	<120mmHg	그리고	<80mmHg
전고혈압	120–129mmHg	그리고	<80mmHg
고혈압			
1단계	130–139mmHg	또는	80–89mmHg
2단계	≥140mmHg	또는	≥90mmHg

미국심장협회에서 제시하는 일반인을 위한 CVD 예방을 위한 1차 방안은 다음과 같다. 수축기압이 140mmHg 이상이고, 이완기압이 90mmHg 이상일 때 약물요법을 시작하여야 한다. 만약 수축기압이 130mmHg 이상이고, 이완기압이 80mmHg 이상이라면 CVD의 이차적 예방을 위한 치료가 필

근거 기반 실무

노쇠함은 심부전과 크게 관련

대상자
미국의 피츠버그와 멤피스 지역에서 70세에서 79세 사이의 국가보험을 받는 백인과 지역에 살고 있는 흑인 참가자 2천8백25명을 무작위로 선택하여 신체적 성능 정도와 Gill지수를 살펴 보았다.

방법
참가자들은 입원경력에 대한 설문에 응답하였고, 6개월 마다 입원에 대한 정보를 계속적으로 추적하여 기록하였다. 신체적 기능 정도를 보기위해 보행속도, 반복적 의자에 앉고 서기, 눈감고 발란스 맞추기를 측정하였다. 신체적 기능 정도에는 하지의 지구력 또한 측정하였고, Gill 지수에서는 대상자들의 보행속도, 반복적 의자에 앉고 서기를 통해 대상자들의 노쇠하지 않음, 중등 노쇠, 매우 노쇠으로 분류하였다. 염증성 바이오마커(예: 사이토카인, 인터루킨-6 및 종양 괴사 인자-α)는 대상자들이 밤새 금식 후 측정하였다.

결과
중등도에서 중등 노쇠와 매우 노쇠로 분류된 참가자는 노쇠하지 않은 대상자와 비교하여 심부전의 발생 위험이 더 높았다. 이 결과는 나이, 성별, 인종에 따라 다를 수 있다. 평균 11.4년의 추적기간 동안에 466명의 참가가자 심부전을 일으켰다.

시사점
고령자는 규칙적인 운동을 하고 저항력 훈련을 통해 최적의 신체 기능을 유지하여 심부전의 발병 위험을 최소화해야 한다. 고령자는 심부전을 일으키는 위험요소들을 식별하기 위해 정기적인 검사를 받아야 한다. 개인의 신체 기능을 최대로 만들고 삶의 질을 개선하기 위해 위와 같은 조기 개입은 많은 긍정적인 효과를 가지고 온다.

From Khan, H., Kalogeropoulos, A.P., Georgiopoulou, V.V., Newman, A. B., Harris, T.B., Rodondi, N., … Butler, J. (2013). Frailty and risk for heart failure in older adults: The health, aging, and body composition study. *American Heart Journal, 166*(5), 887–894.

요하다. 기타의 치료에는 생활습관의 교정(예를 들어, 금연, 포도당 불내성 관리, 고지혈증 관리 등)과 신체활동의 증가를 들 수 있다.

고혈압을 진단하기 위해서는 병원을 2번 이상 방문하고, 방문 때마다 3가지의 각기 다른 방법으로 혈압을 측정하여야 한다. 처음 양쪽 팔에서 혈압을 측정하고, 양쪽 중 더 높은 혈압이 나온 팔에서 세 번째 측정을 시행한다.

고혈압은 본태성 고혈압과 이차성 고혈압의 두 가지 유형으로 분류된다. 본태성 고혈압은 가장 일반적인 형태로, 그 원인은 분명하지 않다. 그러나 가족력, 나이, 인종, 식이, 흡연 여부, 스트레스, 음주 여부, 약물의 사용, 운동 부족, 호르몬제제 투약 등과 같은 요소가 발생에 영향을 미친다.

이차성 고혈압은 신장동맥질환, 신장실질장애, 내분비 및 대사 장애와 같은 기저 질환, 중추신경계(CNS) 장애, 대동맥 협착 및 혈관 내 혈류량 증가와 같은 질환에 의한 고혈압을 말한다.

고혈압이 있는 노인을 간호하는 간호사는 환자가 혈압을 올리는 원인이 되는 약물을 복용하고 있는지 확인해야 하며, 암페타민이나 글루코코르티코이드 약물이 고혈압을 유발할 수 있음을 인지하고 있어야 한다. 또한 충혈 제거제, 페노바르비탈, 리팜핀 및 비스테로이드성 항염증제(NSAID)는 고혈압 약에 부작용을 일으킬 수 있다. 비스테로이드성 항염증제(NSAID) 역시 혈압을 높일 수 있으며, 노인 환자가 비스테로이드성 항염증제(NSAID)를 사용할 때 근골격계 문제를 유발하기도 한다. 그러므로 이러한 약을 복용하는 노인 환자를 면밀히 관찰하여야 한다.

비만과 고혈압 사이에는 양의 상관관계가 있다는 것이 밝혀졌다. 노화에 따라 근육은 손실되고 지방조직은 증가한다. 대사증후군을 유발시키는 상체의 과도한 지방 또는 허리둘레가 35인치 이상(여자), 40인치 이상(남자)을 넘는 경우 고혈압의 가능성이 높아진다. 1kg의 몸무게를 줄이면 혈압을 1mmHg 낮출 수 있다.

나트륨의 섭취는 고혈압과 밀접한 연관이 있다. 일일 나트륨의 소비를 1,000mg 줄이면 수축기압이 2~6mmHg 정도 낮아진다. 고혈압 식이(DASH)요법을 통해 수축기 혈압을 3~11mmHg까지 감소시킬 수 있다.

특히 노인에서 고혈압의 병태생리는 다양한 환경, 근골격, 신장, 호르몬 및 항상성 메커니즘 등으로 얽혀 있어 매우 복잡하다.

고혈압은 동맥 비후, 혈관 평활근 수축 및 혈관저항 상승과 관련이 있다. 나이가 들면 말초혈관저항이 증가한다. 혈관 평활근의 알파-아드레날린 반응은 나이에 따라 변하지 않는다. 그러나 베타-아드레날린성 반응은 나이가 들면서 감소하고 결과적으로 혈관 평활근의 이완이 감소한다. 신장 혈관저항이 증가하고 신장의 혈류량이 감소한다. 좌심실 비대는 오랜 고혈압에 대한 적응으로 발생하며, 이후 심부전으로 이어진다. 일단 이러한 심부전이 발생하면 심혈관 위험이 크게 증가하고 심실의 부정맥을 유발하거나 갑작스러운 사망을 초래할 수도 있다.

경증에서 중등도의 고혈압에서 환자는 증상이 없을 수 있다. 고혈압이 진행됨에 따라 환자는 피로를 느끼고 현기증, 두통, 현기증 및 심계항진을 경험한다. 심한 고혈압의 경우, 환자에게 욱신거리는 두통, 혼란, 시력상실, 초점 부족, 비출혈 및 혼수가 발생할 수 있다. 고혈압은 장기손상 및 장기부전을 초래할 수 있다. 고혈압으로 인한 장기손상 및 장기부전은 아래와 같다.

- **심장:** 심부전, 심실 비대, 협심증, MI, 급사
- **중추신경계:** 일과성 허혈 발작, 뇌졸중
- **말초신경계:** PVD, 동맥류
- **신장:** 혈청 크레아티닌 133mmol/L (1.5mg /dL), 단백뇨, 미세알부민뇨
- **눈:** 유두 부종이 있거나 없는 출혈 또는 삼출물

헬스케어제공자는 환자의 생활습관에 영향을 미치는 요소들을 정확하게 사정하고, 심도 깊은 신체검진을 시행하여야 한다. 신체검진을 할 때에는 목(경동맥, 경정맥의 팽창 또는 비대), 심장(심박수와 잡음, 제3, 4심음) 폐(비정상적인 폐음), 복부(대동맥 맥박, 덩어리 감지), 그리고 사지(말초 맥박, 부종)를 잘 관찰해야 한다.

진단검사는 고혈압이 말단 장기에 미치는 영향을 결정하는 데 도움이 된다. 빈혈과 적혈구증가증을 확인하기 위해 헤모글로빈과 헤마토크릿을 관찰하고, 혈청 나트륨, 칼륨, 크리아티닌과 요검사를 통한 단백뇨는 신장의 부전을 확인하기 위해 관찰해야 한다. 고혈압 요법이 당뇨에 영향을 미치는지 여부를 확인하기 위해 공복혈당 수치를 관찰해야 하고, 혈청 토탈-콜레스테롤과 HDL은 고지혈증을 확인하기 위함이다. EKG, 흉부 방사선 촬영과 심초음파 검사를 통해

좌심실의 기능과 좌심실의 비대를 확인할 수 있다.

약물치료

약물치료에서 가장 주요한 고려사항 중 하나는 노인에게서는 저용양의 단일약제로 시작하여, 혈압을 천천히 낮추어야 한다는 것이다. 노인의 고혈압을 치료할 때는 다음 사항을 명심해야 한다.

1. 치료목표는 130/80 mm Hg 미만으로 한다.
2. 고령자는 젊은 성인보다 기립성 혈압 강하를 경험할 가능성이 더 높다. 혈압은 항상 환자가 앉거나 서고 양팔로 측정해야 한다.
3. 노인에게 약물요법을 사용하는 경우에는 젊은 성인에게 권장되는 용량보다 낮은 용량을 사용해야 한다.
4. 비약물적 중재와 생활습관 수정을 모두 사용해야 한다. 노인은 약간의 나트륨 감소에도, 그리고 약간의 체중 감소에도 민감하게 반응한다.
5. 동반질환을 고려하여 적절한 약물을 선택하여야 한다. 노인에게는 이뇨제와 안지오텐신 전환효소억제제(ACEI)의 사용은 1차 요법으로 사용할 수 있으며, 베타차단제는 심박출률이 감소한 심부전 환자에게 사용할 수 있다.
6. 첫 번째 약물의 용량을 늘린 다음 다른 등급의 두 번째 약물을 추가하거나 다른 등급의 약물로 대체한다.
7. 안지오텐신 전환효소억제제(ACEI)와, 안지오텐신 II 수용체 차단제(ARB) 및 레닌억제제는 동시에 사용하는 것을 권장하지 않는다.
8. 계속적으로 다른 계열의 고혈압 약물을 추가해나가며, 심장전문의에게 의뢰를 하여야 한다.

항고혈압 약물의 사용은 노인에게 효과적이고 잘 적응이 된다. 노인에게 항고혈압 약물을 처방할 때에는 '천천히, 그리고 면밀히 관찰하면서 복용'할 수 있도록 하고 약의 부작용이 있는지를 잘 관찰해야 한다. 이러한 원칙을 잘 고수해야만 노인에게 약의 부작용이 발생하는 것을 최소화할 수 있기 때문이다. 표 16.2는 고혈압 약제의 종류와 그 부작용, 그리고 간호에 대한 설명이다.

이뇨제

thiazide diuretics, hydrochlorothiazide, chlorthalidone계열의 이뇨제가 노인에게 가장 많이 쓰는 약물이다. 처음에는 12.5~25mg/day으로 시작해야 한다. 고리형 이뇨제(furosemide)는 환자가 신장질환이나 심부전이 아닌 경우는 사용하지 않는다. 이뇨제 치료를 하면서 면밀히 관찰해야 하는 것은 저혈압과 저칼륨혈증이다. 환자에게 나타날 수 있는 저칼륨혈증을 주의 깊게 모니터링해야 한다. 만약 칼륨 보충에도 불구하고 저칼륨혈증이 계속되는 경우, 스피로놀락톤과 같은 칼륨 보존성 이뇨제를 처방할 수 있다. 그러나 칼륨 보존 이뇨제를 사용하면 고칼륨혈증이 발생할 수도 있으므로, 긴밀한 칼륨 모니터링은 여전히 필요하다. 또한 저마그네슘혈증, 저나트륨혈증, 고혈당증, 요산 증가도 발생할 수 있다. 적은 용량의 thiazide 계열의 이뇨제를 사용할 때 혈당의 증가는 일반적으로 미미하다.

베타차단제

베타차단제(BB)는 심박출이 감소되는 심부전이 있는 성인에게 선호되는 약물이다. 노인에게 베타차단제는 이환율과 사망률을 낮추는 데 효과적이다. Beta-adrenergic blockage는 심박동수와 수축성을 감소시킨다. 또한 이것은 심장의 작업량을 감소시키고 심장을 보호해준다. atenolol과 metoprolol과 같은 베타차단제는 심장선택성 베타차단제이다. 비심장선택성 베타차단제로는 carvedilol이 있다. 심장선택성 베타차단제는 폐질환 또는 말초혈관질환이 있는 노인에서 더 잘 받아들여진다. 그러나 carvedilol은 심장구출률이 떨어지는 심부전 환자에게 더 선호되는 약물이다.

안지오텐신 전환효소억제제

안지오텐신 전환효소억제제는 안지오텐신1이 알도스테론을 분비하게 자극하여 강한 혈관 수축을 일으키는 안지오텐신 Ⅱ로 전환하는 과정에서 필요한 전환효소를 억제한다. 이 약물은 당뇨로 인해 신장기능이 더 나빠지지 않도록 유지시키고 좌심실의 기능이 떨어진 노인의 사망률을 감소시킨다. 이 약물의 부작용으로는 발진, 기침, 미각장애, 중성구감소증, 단백뇨 등이 있으며, 안지오텐신 전환효소억제제는 급성 신부전이나 양쪽 신동맥협착이 있는 환자에게는 사용하지 않는다.

칼슘채널차단제

칼슘채널차단제(CCB)는 혈관 평활근의 세포막을 가로 지

표 16.2 항고혈압제

약물	부작용	주의
이뇨제 *Thiazide Diuretics* Chlorothiazide Chlorthalidone Hydrochlorothiazide Indapamide Metolazone	• 고혈당 • 저칼륨혈증 • 저마그네슘혈증 • 저나트륨혈증 • 고요산혈증 • 고콜레스테롤혈증 • 성기능장애 • 감광성 • 설폰아미드(sulfonamides)에 과민증	• 당뇨병 환자는 인슐린 증가가 필요할 수 있다. • 환자에게 나트륨 섭취를 제한하고 포타슘이 높은 음식을 섭취하도록 권장한다. • LDL 및 HDL, 콜레스테롤 및 중성지방의 기준선 및 수치를 계속적으로 확인한다. • 전해질 불균형으로 인해 구강건조, 근육 약화, 경련, 졸음 및 식욕 부진이 생길 수 있으며 이러한 증상이 나타나면 보고하도록 교육한다. • 햇빛에 주의한다.
고리형 이뇨제 Bumetanide Furosemide Torsemide	• 유체 전해질 불균형 • 저혈량, 저혈압 및 쇼크로 이어지는 이뇨 • 고령 환자에서 혈전색전증을 유발할 수 있음	• 탈수 및 산-염기 불균형의 징후를 관찰한다. • 쇼크의 징후와 증상을 감지하기 위해 혈압을 모니터링한다. • 혈전색전증의 징후와 증상을 관찰한다.
포타슘 보존 이뇨제 Amiloride Triamterene	• 고칼륨혈증 • 여성에게 유방 통증과 무월경을 일으킬 수 있음 • 신장 결석을 유발할 수 있음 • 발기부전, 성기능 장애	• 혈청 칼륨 수치를 모니터링한다. • 트리암테렌은 인도메타신(indomethacin)을 복용하는 환자에게 주의해서 투여한다.
알도스테론 수용체 차단제 Eplerenone Spironolactone	• 고칼륨혈증 • GI 출혈 또는 궤양	• 전해질을 모니터링한다. • NSAID를 투여하지 않는다.
베타차단제 Atenolol Betaxolol Bisoprolol Metoprolol Metoprolol extended release Nadolol Propranolol Propranolol long-acting Timolol	• 서맥 및 심장 차단을 포함한 심장 영향 • 현기증 및 실신 • 피로, 쇠약, 혼수, 우울증, 방향 감각 상실 및 환각 • 성기능 장애 • 메스꺼움, 구토 • 천식 환자의 기관지 경련 • 저혈당을 가릴 수 있음 • 말초혈관 기능부전을 악화시킬 수 있음	• 서맥과 현기증 및 실신과 같은 증상을 즉시 보고한다. • 심부전 또는 방실차단 환자에게 약물을 투여하지 않는다. • 환자의 신체적 · 정신적 상태에 변화가 있는지 관찰한다. • LDL과 HDL, 중성지방, 콜레스테롤 수치를 확인한다. • 환자에게 약물의 갑작스러운 중단을 피하도록 지시한다.
베타차단제(내제적 교감신경 활성) Acebutolol Penbutolol Pindolol	• 피로, 현기증, 두통, 빈뇨 • 저혈당이나 갑상선 기능 항진증을 가릴 수 있음 • 변비, 설사 • 불면증 • 낙상 • 서맥, 부종, 체중 증가, 저혈압, 실신, 방실 차단 • 설사, 메스꺼움, 고혈당, 이상시력, 호흡곤란	• 약물의 갑작스러운 중단을 피하도록 한다. • 체중, 혈당 및 활력징후를 모니터링한다.

(계속)

표 16.2 항고혈압제(계속)

약물	부작용	주의
안지오텐신 전환효소억제제		
Benazepril Captopril Enalapril Fosinopril Lisinopril Moexipril Perindopril Quinapril Ramipril Trandolapril	• 목이 간지럽거나 기침 • 고칼륨혈증 • 발진 • 단백뇨 또는 신동맥협착증 환자의 가역적 신부전 • 현기증, 두통, 설사 및 피로 • 드물게는 미각 장애 및 성기능 장애	• 환자의 기침을 관찰한다. • 칼륨의 증가가 있는지 전해질을 확인한다. • 발진을 관찰한다. • BUN 또는 혈청 크레아티닌 수치의 증가를 확인한다. • 현기증, 두통 및 설사의 징후를 관찰한다.
안지오텐신 II 길항제		
Azilsartan Candesartan Eprosartan Irbesartan Losartan Olmesartan Telmisartan Valsartan	• 현기증, 기침, 상부 호흡기 감염, 설사, 피로, 두통 • 부종, 홍조, 심계항진 • 심각한 반응에는 혈관부종, 아나필락시스, 중증 저혈압, 고칼륨혈증, 신장 기능 장애, 횡문근 융해증	• 신장 기능을 모니터링한다. • 환자에게 알코올, 바르비투르산염(barbiturates) 및 마약성 제제를 피하도록 지시한다. • 두통 및 현기증 • 두통 및 현기증을 일으키는 인슐린 및 항당뇨병 약물을 조정한다. • 자몽주스는 약의 효력을 강화시키므로 마시지 않는다. • 베타차단제, 디기탈리스 및 이뇨제를 함께 투약하지 않는다. • 약을 부수어 복용하지 않는다. • 고령 환자의 간 수치를 모니터링한다.
칼슘채널차단제		
Nondihydropyridines Diltiazem extended release Verapamil immediate release Verapamil extended release Verapamil–COER	• 두통, 현기증, 홍조 및 쇠약 • 서맥 • 부종 • 구역질 • 변비(특히 베라파밀 사용 시) • 치은 증식	• 심박수를 모니터링한다. • 용량 조절 중 혈압을 모니터링한다. • 간 및 신장 기능을 평가하기 위해 피검사를 한다.
Dihydropyridines Amlodipine Felodipine Isradipine extended release Nicardipine sustained release Nifedipine long–acting Nisoldipine	• 부종, 피로, 두근거림, 현기증, 복통, GI 문제, 홍조 • 졸음	• 간기능장애, CVD 및/또는 대동맥협착증을 모니터링한다.
알파차단제		
Doxazosin Prazosin Terazosin	• 첫 투여 시 실신, 현기증, 피로, 부종, 비염, 이명, 코피, 성기능장애, 다뇨, 요실금, 운동실조, 백혈구감소증, 호중구감소증, 부정맥, 졸음, 발진, 충혈된 눈, 구강건조	• 혈압을 모니터링한다. • 기립성 혈압을 확인한다. • 알코올 섭취를 제한한다.
중심 알파2 작용제 and 기타 중추 작용 약물		
Clonidine Methyldopa Reserpine Guanfacine	• 구강건조, 졸음, 현기증, 허약, 변비, 발진, 근육통, 두드러기, 메스꺼움, 불면증, 불안, 기립성 저혈압, 발기부전, 부정맥	• BP를 모니터링하고 초기에 기립성 저혈압의 위험이 있으니 보행을 감독한다. • 체액 및 전해질 상태를 모니터링한다. • 약의 복용을 갑자기 멈추지 않는다.

(계속)

표 16.2 항고혈압제(계속)

약물	부작용	주의
혈관확장제		
Hydralazine	• 두통, 빈맥, 협심증, 두근거림, 메스꺼움, 구토, 설사. 심각한 반응에는 MI, 중증 저혈압, 호중구감소증, 혈액장애, 루푸스양증후군, 말초 신경염 및 과민 반응.	• BP와 심박동수를 모니터링한다. 장기적으로 사용할 경우 루푸스의 징후 및 증상을 모니터링한다. 주기적 BUN, 크레아티닌, 요산, 칼륨 포도당 및 ECG를 모니터링한다.
Minoxidil	• 다모증, 부종, 빈맥, 유방 압통, 체중 증가, 감각 이상, 두통 및 ECG 이상. 심각한 반응에는 심낭염, 심낭 삼출, 심장 압전, HF, 협심증, 스티븐스-존슨 증후군 및 독성 표피 괴사	• 혈압과 맥박을 모니터링한다. 심근경색이나 CVA를 유발할 수 있으므로 약물을 갑자기 중단하지 않는다. 체액과 전해질 균형을 주기적으로 모니터링한다. 체중을 측정하고 1일 동안 약 1kg의 체중 증가가 있다면 보고한다. 심부전이나 이상맥박을 보기 위해 부종을 모니터링한다.

르는 칼슘의 내부 이동을 억제하여 말초혈관, 관상동맥 및 신장동맥의 혈관 확장을 초래한다. 이 약물은 노인에게 기립성 저혈압을 유발할 수 있다. 이러한 약물은 일반적으로 혈관 확장효과가 있어 두통, 홍조, 현기증 및 쇠약과 같은 현상을 유발할 수 있다. 또한 변비도 발생할 수 있다. 칼슘 채널차단제는 이뇨제 사용이 금기인 환자에게 유용하게 사용되는 약물이다.

진단

만약 고혈압을 미리 발견하지 못하고 치료하지 않는다면 관상동맥질환, 심장 및 신부전, 뇌졸중의 위험을 상당히 증가시킨다. 고혈압의 위험은 흡연, 포도당 불내성, 고지혈증, 좌심실 비대, 남성, 흑인 인종 및 연령 증가에 따라 증가한다. 약물요법과 비약물요법 프로그램은 심혈관계 질환 위험, 뇌졸중 및 뇌졸중으로 인한 심혈관 관련 사망의 위험을 낮출 수 있다. 말단 장기의 손상 정도는 전반적인 이환율과 사망률에 영향을 끼친다.

간호관리

간호사정

고혈압 환자의 대부분은 무증상이다. 그러므로 환자로부터 주관적인 데이터를 얻을 때는 심도 있는 문진을 해야 한다. 발생하는 증상은 표적장기의 질병 진행에 따라 다양하다. 초기의 증상으로는 막연한 불편감, 피로, 두통, 비출혈, 현기증이 있을 수 있다. 심한 고혈압의 경우 욱신거리는 두통(특히 아침에 만연하지만 몇 시간 후에 사라짐)과 혼돈, 시력상실, 초점 결핍 및 혼수상태를 유발할 수 있다. 또한 호흡곤란과 같은 심부전 증상이 나타날 수 있으며, 신장이 영향을 받으면 혈뇨 또는 야간뇨가 발생할 수 있다.

객관적인 데이터는 얻기 위해서는 환자에게 세 번의 혈압을 측정해야 한다. 혈압을 측정할 때는 환자가 앉아서 양쪽 팔에서 측정하고, 또한 서서 양팔에서 측정하여 기록한다. 또한 측정할 때는 환자의 옷을 걷어 맨팔을 드러내고, 심장 높이에서 측정해야 한다. 간호사는 환자에게 혈압 측정 30분 전에는 카페인을 섭취하거나 담배를 피우지 말라고 지시하여야 한다. 또한 혈압계의 커프는 환자에게 적당한 크기를 사용해야 한다. 커프의 공기주머니가 최소 팔의 80%를 감쌀 수 있어야 한다. 많은 노인은 대개 큰 커프가 필요하다. 만약 이러한 모든 필요요소가 갖추어지지 않는다면 혈압은 부정확할 수 있다. 만약 양쪽 팔의 혈압이 다르다면 더 높은 쪽의 혈압을 고혈압을 진단하는 데 사용해야 한다.

간호진단

고혈압이 있는 노인 환자의 간호진단은 다음과 같다.

- 부상 가능성
- 고혈압의 새로운 진단, 자가관리 및 수행으로 인한 환자 교육의 필요성
- 진단의 이해 부족에서 오는 잘못된 대처 양상
- 고지방, 열량, 나트륨 섭취 및 미각 변화로 인한 부적절한 영양 섭취

간호계획 및 간호결과

노인 고혈압 환자에게서는 다음과 같은 결과를 기대할 수

있다.

1. 환자는 스스로 위험요소를 판단할 수 있다.
2. 환자는 질병의 과정과 고혈압이 건강과 웰빙에 미치는 영향을 설명할 수 있다.
3. 환자는 비약물적 치료 조치를 일상생활에서 사용할 수 있다.
4. 환자는 고혈압에 처방된 약물의 목적, 용량, 작용, 중요한 부작용을 말로 표현할 수 있다.
5. 환자는 사회적 상호작용을 증가시킬 필요성을 말로 표현할 수 있다.
6. 환자는 저지방, 저콜레스테롤 및 저염 식이요법이 포함된 식사계획을 세울 수 있다.

간호중재

지식 수준은 개인에 따라 다르다. 교육계획에는 질병에 대한 과정과 약물요법, 비약물요법 같은 치료방법 등을 포함시켜야 한다. 신체검진이나 고혈압을 위한 검사가 있다면 그에 대한 불안을 감소시키기 위해 미리 충분한 정보를 제공하여야 한다. 만성질환이 있는 사람은 불안, 우울, 부정, 두려움과 같은 감정을 가지기 때문이다. 비록 이러한 감정들은 질병이 조절되면서 줄어들기는 하지만 이러한 감정들 때문에 환자가 정보를 받아들이는 것을 방해하기도 한다. 이때 심장협회나 기타 지역사회 기반의 프로그램을 환자에게 연결해 주는 것이 도움이 되기도 한다. 또한 고혈압을 위한 처치는 노화의 생리적 변화를 고려하는 것이 중요하다. 예를 들어 큰 활자체를 가진 인쇄물을 사용하여 교육하고, 환자의 문화와 교육 정도에 맞추어 환자교육을 시행해야 한다.

환자교육에는 질병의 과정, 고혈압의 증상과 징후, 치료방법, 약물과 그 부작용, 성기능의 장애, 그리고 혈압의 지속적 관찰과 위험요소들을 포함시켜야 한다. 간호사는 저염, 고칼륨, 저지방, 저칼로리 식단을 설명하고 그 중요성을 알려주어야 한다. 또한 필요하다면 체중 감량을 권장해야 한다. 영양사는 식사계획, 식사준비 및 식료품에 붙어 있는 라벨 읽기 등을 교육할 수 있다. 음식은 굽거나 데치거나 찜으로 준비하는 것이 더 적절할 수 있다. 간호사는 또한 금주, 금연의 중요성에 대하여 설명하고, 이러한 요소들과 스트레스, 불안, 분노, 고혈압과의 관계를 알려주어야 한다. 또한 가정에서나 직장에서 스트레스가 많은 상황을 확인하고 그러한 상황에 처했을 때 어떻게 이완을 할 수 있는지 여러 가지 이완요법을 설명해줄 수 있다. 운동은 체중 조절과 스트레스 조절에 유익하다. 운동에는 격렬한 유산소 및 고강도 근육 강화 활동이 포함되어야 한다. 처음에는 환자가 하루에 10~15분 걸어야 하며, 점차 일주일에 서너 번 1시간씩 걸을 수 있도록 교육한다. 그 밖에도 백화점으로 산책을 간다던지 수중 에어로빅을 하는 것도 노인에게 유용하다. 환자에게 금연 프로그램을 소개해주고 금연을 할 수 있도록 유도한다. 금연을 위해 처방전을 받거나, 비처방약 및 기타 지원을 이용할 수 있다. 또한 금연을 위해 최면술이나 행동요법을 사용할 수도 있다. 또한 이러한 것들에 대하여 가능하다면 긍정적인 보상이 주어져야 한다.

간호평가

간호평가는 환자의 예상 결과 달성 여부를 결정하는 것으로 구성된다. 환자는 혈압이 감소하고, 정상 범위로 돌아와야 한다. 환자는 처음 계획한 약물의 사용에 부작용이나 합병증이 없어야 한다. 고혈압의 만성적 특성 때문에 삶의 질과 관련된 결과 측정도 중요하다. 간호사는 처방된 약으로 인해 생길수 있는 삶의 질에 변화가 있는지를 파악하여야 한다. 환자의 혈압, 체중, 운동 및 패턴, 24시간 식이력, 콜레스테롤 수치, 그 밖에 혈압과 관련 있는 모든 혈액검사 수치를 문서화하여 기록하여야 한다.

관상동맥질환

관상동맥질환(CAD) 또는 허혈성 심장질환은 심장근육으로의 혈류를 부분적으로 또는 완전히 차단하는 광범위한 질환 그룹이다. 관상동맥 폐쇄는 심근의 허혈(산소 공급과 심장 수요 간의 불균형) 또는 경색(사망 또는 괴사)을 유발할 수 있다. 허혈과 경색이 있다면 심장이 요구하는 만큼의 산소가 공급될 수 없다. 죽상경화증은 관상동맥질환의 일반적인 원인이다. 협심증, 심근경색 및 갑작스러운 사망이라는 결과를 초래할 수 있는 질환이다. 죽상경화증은 일반적으로 어린 시절에 시작되며 동맥 내막을 따라 지방과 섬유조직이 국소적으로 축적되는 것이 특징이다. 지방이 혈관의 내피에 축적되어 그 부위에 융기된 섬유질 플라크를 형성한다. 결국 플라크는 석회화되어 혈관은 탄력과 확장 능력을 잃게 된다. 동맥에는 점진적인 협착이 발생하여 그 부위에 혈류가 공급되지 못하고, 그 부위의 심근이 손상된다. 관상동맥질환의 진행 단계에서 출혈, 혈전의 형성, 색전의 발생, 관상동맥의 연축 등이 더 큰 합병증을 초래하기도 한다. 죽상경화증의 발병률은 나이가 들면서 증가하는데, 이 과정에서 흡연, 운동 부족, 비만, 부적절한 생활습관과 더불어 콜레스테롤의 상승, 고혈압, 당뇨와 같은 질환들이 관상동맥질환을 가속화시킬 수 있다. 성인의 건강한 생활습관 장려는 관상동맥질환의 예방에 중요한 요소이다. 오랜기간 습관이 들어버린 노인에게 생활습관을 바꾸는 것은 어렵지만 건강한 생활습관이 질병의 진행을 늦추거나 멈추게 할 수도 있다는 것을 인식할 필요가 있다.

관상동맥질환은 노인 인구의 이환율, 장애 및 사망률의 주요 원인이다. 노인에게 심장기능의 변화는 미래에 대한 두려움과 불확실성을 유발하기도 한다. 이러한 두려움이 재활이나 건강 유지를 방해할 수 있다. 안정형 협심증은 심근으로의 불충분한 혈류의 공급에서 기인한다. 가장 특이적인 증상은 휴식이나 니트로글리세린으로 완화되는 활동 중 흉통이다. 반면 심근경색은 심근 부위로의 혈류가 완전히 중단되어 발생한다. 그것은 안정형 협심증보다 더 오랜 시간 동안 더 심한 흉통이 있다는 것이 특징적이다. 심근경색으로 수반될 수 있는 다른 증상으로는 오심, 발한, 숨가쁨, 어지러움, 허약 등이 있다. 그러나 대부분의 노인에게서는 특이적인 증상이 나타나지 않을 수도 있다. 심근경색이 있는 노인 환자에게서 나타나는 비전형적인 증상으로는 피로, 쇠약, 현기증, 메스꺼움, 혼란 및 기능적 상태 저하와 같은 모호한 증상이 포함될 수 있다. 노인의 경우 흉통보다는 숨쉬기 힘든 것을 더 자주 호소한다(박스 16.2). 비전형 증상이 나타나는 이유는 연령과 관련된 생리적 변화 및 생리적 예비력 상실, 급성 및 만성 질환과의 상호작용, 증상을 호소하지 않는 것 등이 있다. 특히 나이가 많은 여성은 관상동맥질환의 특이적인 징후를 보이지 않을 수 있으며, 간호사는 여성 환자를 적절하게 평가하기 위해 이를 인지해야한다. 급성 관상동맥증후군(ACS) 또는 심근경색의 증상은 모호하고 비전형적인 증상일 수 있기 때문에 노인은 자신의 심각성을 인식하지 못하고 필요한 즉시 치료를 받지 못할 수 있고, 이로 인해 치료 지연이 발생할 수 있다. 인식되지 않는 ACS 또는 심근경색은 영구적인 심장손상을 일으키고 심부전 및 폐부종의 합병증을 유발할 수 있다.

박스 16.2 관상동맥질환을 가진 노인에게서 나타나는 비전형적인 증상

• 숨쉬기 힘듦	• 어지러움이나 정신잃음
• 피로감	• 혼돈
• 쇠약	• 기능적 상태 저하
• 메스꺼움	• 복부나 허리 통증

진단적 검사와 과정

진단은 환자의 병력, ECG의 변화, 혈청 심장효소 수준을 기반으로 한다.

- 12-리드 ECG를 활용하여 정보를 수집한다. 심장의 속도, 리듬, 비대 및 심근 손상(허혈 또는 경색)을 평가하고 Q파, ST 세그먼트 상승, ST 세그먼트 하강 및 T 파 역전을 평가한다.
- 심장 바이오마커/효소: 미국심장협회에서는 심근경색이 의심될 때 심장 트로포닌을 확인해야 한다고 권장한다. 트로포닌(심근이 괴사될 때 방출되는 수축성 단백질)은 경색이 세포막 투과성을 변화시킬 때 증가한다. 심장 트로포닌 T는 심근경색 후 3~5 시간 동안 증가하고 14~21일 동안 혈중에서 상승된 상태로 유지된다. 심장 트로포닌 I는 3 시간 이내에 상승하고 14~18 시간에 최고점에 도달하며 5~7일 동안 상승된 상태로 유지된다.
- 협심증이 빈혈로 인한 것인지 확인하기 위한 전혈구(CBC) 검사를 실시한다.
- 혈청 전해질, 특히 나트륨, 칼륨 및 칼슘을 모니터링하기 위해 포괄적인 대사 패널 검사를 실시한다. 이러한 전해질이 높거나 낮으면 체액 불균형이나 심실 부정맥이 발생할 수 있다.
- 혈청 젖산 탈수소효소(LDH) 수치는 심근경색 발생 후 24시간 이내에 상승하고 3~6일 내에 최고조에 달하며 8~12일 내에 기준선으로 돌아간다.
- 흉부 방사선촬영은 심비대, 폐부종 또는 심부전의 기타 징후를 확인하기 위해 실시한다.
- 흉부초음파 또는 심초음파 검사를 사용하여 심벽운동 및 심실기능을 평가하고 판막질환이나 심낭삼출이 있는지를 검사한다.
- 관상동맥조영술은 관상동맥에서 병변의 존재, 위치 및 범위를 감지하기 위한 검사이다.

- 활동 내성을 결정하기 위해 운동 스트레스 검사를 시행한다. 스트레스 검사는 운동 중 심근관류의 변화를 확인하기 위해 시행하며 심근 영상과 연결하여 확인할 수 있다. 심근경색과 같은 급성 심장 사건이 없는 경우 운동 스트레스 검사는 관절염, 말초혈관질환 및 만성폐쇄성폐질환(COPD)을 가지고 있는 노인에게는 문제가 될 수 있다.

약물치료

관상동맥질환 치료는 심근의 산소요구량과 산소공급량 사이의 균형을 회복하는 것이다. 이때 약물요법은 중요한 역할을 한다. 노화에 따른 정상적인 변화(예를 들어 체질량, 수분, 간 크기, 신장기능 및 혈장 단백질 농도)는 많은 약물의 신진대사와 배설에 영향을 미치므로 일반적으로 노인에게는 적은 용량이 처방된다.

질산염 계통 약물

질산염은 협심증의 예방과 심근 허혈과 관련된 통증을 줄이는 데 사용한다. 이 약물은 심장의 전부하 및 후부하를 감소시켜 심근에 대한 산소요구량을 줄인다. 이는 질산염이 관상동맥과 말초혈관을 확장시켜주기 때문이다. 정맥, 설하 및 에어로졸 제제는 효과가 나타나며(1~3분) 협심증을 예방하거나 없애는 데 유용하다. 경구 및 경피 제제는 장기간 효과가 있으며, 협심증을 예방하는 데 사용된다. 경구 및 경피 질산염 제제에 대한 내성은 약물효과를 감소시킨다. 8~12시간 질산염을 투여하지 않고 몸에서 질산염을 배출한다면 내성을 감소시킬 수 있다. 두통, 홍조, 현기증, 저혈압, 실신 및 빈맥은 혈관 확장효과로 인한 부작용이다. 질산염은 노인에게 효과적이다. 그러나 전부하와 후부하를 줄이기 위해서 너무 공격적인 치료를 하면 반사성 빈맥이나 심한 기립성 저혈압을 유발할 수 있다. 그러므로 노인은 낙상을 예방하기 위해 앉은 자세 또는 누운 자세로 빠르게 작용하는 질산염을 복용하여야 하며, 일어날 때는 누군가의 도움을 받아 천천히 일어나야 한다.

베타차단제

베타차단제는 안정형 협심증 환자에게 협심증의 빈도를 줄이거나 경색의 크기와 심근경색의 합병증을 줄이기 위해 사용한다. 심장에서 베타-아드레날린성 수용체가 막히면 교감신경 자극이 감소하여 심장박동수, 1회 심박출량 및 수축성을 감소시킨다. 이는 심근의 산소요구량을 감소시킨다.

부작용으로는 서맥, 저혈압, 호흡곤란, 현기증, 실신, 보행장애, 성기능장애, 심부전, 심장 차단, 기관지 수축 및 우울증이 있다. 폐질환 환자의 경우 metoprolol과 atenolol은 심장 선택성이므로 더 안전하게 사용할 수 있는 약물이다. 치료를 갑작스럽게 중단하면 심근 허혈이 유발될 수 있다. 노인은 심박수 감소에 더 민감하여 운동 성능이 저하되고 실신이 발생할 수 있다.

칼슘채널차단제

칼슘채널차단제는 안정형 협심증 및 변이 협심증을 치료하고 관상동맥의 관류를 증가시키고 심근경색증이 있는 환자에게 심근수축력을 낮추고 압력을 완화한다. 칼슘채널차단제는 심장을 통한 전기전도를 늦추고, 심장수축력을 감소시키며, 칼슘 이온이 혈관 평활근 세포로 들어가는 것을 차단하여 혈관을 확장시켜 심근의 산소요구량을 줄이고 관상동맥 관류를 증가시킨다. 부작용으로는 서맥, 변비, 저혈압, 홍조, 현기증, 실신, 두통, 호흡곤란, 심계항진 및 말초 부종이 있다. Verapamil과 diltiazem은 심장을 통한 전기전도를 매우 느리게 하고 심박수를 감소시키며 심장 차단 발생을 증가시키기 때문에 노인에게 권장되지 않는다. Amlodipine은 심장의 전기전도를 늦추지 않기 때문에 노인에게 권장된다.

섬유소 용해제, 항응고제 및 항혈소판제

이 약물은 혈액응고 메커니즘을 변형시켜 죽상경화성 플라크 주위의 혈전을 예방, 감소 및 용해하는 데 사용된다. 섬유소 용해성 또는 혈전 용해성 약물은 증상이 시작된 후 6시간 이내에 정맥으로 투여해야 한다. 이와 같은 약물을 투여받은 환자는 출혈, 부정맥 및 알레르기 반응을 관찰해야 한다. 노인의 경우 섬유소 용해제로 출혈 위험이 증가하므로 면밀한 관찰이 필요하다. 헤파린과 와파린과 같은 경구 항응고제를 섬유소 용해요법 후에 투여하는데 이는 2차 응고 형성을 방지하기 때문이다. 헤파린과 와파린은 심근경색 이후 기존에 존재하던 혈전이 커지는 것과 새로운 혈전 형성을 방지하는 데 사용되는 항응고제이다.

헤파린의 치료효과는 부분 트롬보 플라스틴 시간(PTT)을 체크하여 몸속의 일정한 농도를 확인해야 하며, 헤파린의

해독제는 프로타민 설페이트(protaimine sulfate)이다. 와파린의 경우에는 트롬보 플라스틴 시간/국제 정규화 비율(PT/INR)을 모니터링해야 하며, 해독제는 비타민 K이다. 항응고를 위해 처음에는 헤파린을 투여하고, 항응고의 유지를 위해 경구 항응고제를 사용한다. 환자의 혈액 수준을 일정하게 유지하기 위해 일반적으로 헤파린과 와파린을 3~5일 동안 모두 복용한다. 혈전 용해제와 마찬가지로 항응고제제의 합병증 역시 출혈이다. 환자는 어디서 생겨났는지 알 수 없는 타박상, 어두운 색의 변, 15분 이내에 조절되지 않는 출혈과 같은 출혈의 징후와 증상이 생겨났을 때 즉시 의료진에게 알려야 한다는 것을 교육받는다.

항혈소판 제제인 아스피린은 급성 심근경색으로부터의 사망률을 감소시킨다. 아스피린은 혈소판 응집을 억제하고 섬유소 용해를 촉진한다. 아스피린을 복용한 후 20분이면 혈소판에 영향을 미치는 효과가 발생한다. 아스피린은 여러 가지 종류가 있고 복용량은 1일 81mg 또는 325mg이다.

지질 강하제

지질 강하제는 콜레스테롤 흡수를 방지하고 분비를 촉진하여 혈청 지질 수치를 낮추는 데 사용한다. 모든 지질 강하제의 공통적인 부작용으로는 설사, 변비, 메스꺼움, 복통 및 간 기능 상승이 있다. 심근경색과 뇌졸중의 위험을 줄이기 위해 지질 강하제를 투여한다. 식이나 일상생활의 변화로도 콜레스테롤, 트리글리세리드 및 LDL을 낮추는 것이 효과가 없는 경우 지질 강하제를 처방해야 한다. 비록 일부 노인에게 지질 강하제는 많은 효과가 있지만, 이것은 만 65세 이상의 노인에게만 적용된다. 75세 이상의 노인에게는 오히려 더 많은 부작용을 유발한다. 노인과 그 가족은 이러한 문제에 대하여 충분한 숙고가 필요하다. 지질 강하제를 복용할 때 CAD 및 뇌졸중 예방과 관련된 이점이 약물요법과 관련된 잠재적 위험보다 분명히 커야 한다.

비약물치료

건강관리를 위해 노인은 금연하고, 간접흡연 역시 피하며, 건강하게 먹고, 일상적인 운동을 하고, 건강한 체중을 유지하고, 스트레스를 관리하도록 한다. 이러한 각 요소의 개선이 CAD의 진행을 줄일 수 있다.

경피적 관상동맥성형술

경피적 관상동맥성형술(PTCA)은 막힌 관상동맥을 개방하기 위해 수행된다. 이 시술은 최소한의 침습적인 시술로 풍선 팁 카테터가 대퇴동맥을 통해 형광 투시하에 삽입되고 폐쇄된 관상동맥에 도달할 때까지 전진한다. 이후 풍선을 팽창시켜 커져 있는 플라크를 풍선으로 눌러 압축하면 혈관 내강이 커지고 심근으로의 혈류가 개선된다. 이때 혈관을 개방하고 관상동맥의 혈류를 유지하기 위해 스텐트를 삽입할 수 있다.

관상동맥우회술

관상동맥우회술(CABG)은 허혈성 심근으로의 혈류를 보내기 위해 시행하는 수술이다. 수술 중 복재 정맥 또는 내부 유선 동맥의 일부를 채취하여 폐쇄된 관상 동맥의 위와 아래 부위에 이식하는 방식이다.

여성의 관상동맥질환

CAD는 노인 여성의 주요 사망 및 장애 원인이 된다. 미국의 55세 이상의 여성이 1분마다 심장병으로 사망한다. 여성의 관상동맥은 더 쉽게 막히는 작은 사이즈의 관상동맥이다. 여성은 헤마토크릿과 혈액량이 낮아 혈액의 산소 운반 능력이 감소한다. 또한, 여성은 남성에 비해 휴식 시 심박동수가 높고, 휴식 시 1회 심박출량이 더 많으며, 좌심실 확장기말 압력이 낮다. 여성의 CAD와 관련된 증상은 상복부 통증 및 숨가쁨과 같은 비전형 증상이다.

CAD를 가진 여성과 남성의 치료 차이는 다음과 같다. 여성의 경우 응급실에 도착해서 ECG를 찍는 시간이 남성의 보다 더 길다. 여성은 중환자실(ICU)에 입원할 가능성과 혈전용해요법을 받을 가능성이 적다. 여성은 PTCA 후에 다시 막힐 비율이 더 높다. 여성은 PTCA 후 CABG 발생률이 증가한다. 여성은 심근경색 후 더 많은 재발성 협심증, 심부전, 재발성 경색 및 뇌졸중을 경험한다. 여성은 심장재활을 덜 받는다. 심장재활을 받더라도 여성은 재활치료에 덜 참석한다. 여성은 심장질환을 진단받았을 때 일반적으로 남성보다 10세 더 많으며, 남성보다 결과가 더 나쁘다.

예후

나이와 관련된 생리적 변화, 오랫동안 비건강한 생활방

식, 만성질환 등은 노인에게 CAD의 진행과 치료를 복잡하게 만들 수 있다. 그러나 CAD의 의학적 · 외과적 치료의 발전과 더 건강한 생활방식이 노인의 질병 결과에 긍정적인 영향을 미친다.

간호관리

간호사정

CAD가 있는 노인의 사정은 완전한 건강기록 및 신체검사로 시작된다. 호흡곤란, 피로, 실신, 현기증 및 혼란에 대한 호소가 있다면 추가 사정이 필요하다. 다음과 같은 경우 주관적인 자료는 활력 징후가 안정적이고 불편함이 없을 때 수집해야 한다(박스 16.3).

사정하면서 특정 건강 질문(예: "식료품을 구입할 수 있습니까?")은 개방형 질문(예: "가정에서 어떤 유형의 활동이 당신에게 어렵습니까?")보다 더 자세한 답변을 이끌어 낼 수 있다. 노인에 대한 객관적인 자료를 수집할 때 간호사는 느린 심박수, 불규칙한 심장리듬, 세 번째 또는 네 번째 심

박스 16.3 흉통이 있는 환자의 사정

주관적 자료
- 흉통(위치, 강도, 방사선, 발병 및 기간)
- 촉진요인(활동, 감정, 휴식, 뜨겁거나 차가운 노출, 식사)
- 관련 증상(발한, 호흡곤란, 구토, 쇠약, 심계항진, 소화불량)
- 증상 완화(휴식 및 질산염)
- 이전 입원(협심증, MI 및 기타 장애의 경우)
- 약제
- 가족력(50세 이전에 CAD 발병이 있는 부모 또는 형제자매)
- 수정 가능한 심장 위험요인(흡연, 고콜레스테롤 수치, 고혈압, 당뇨병, 비만, 신체활동 부족)
- 심리사회적 상태(부정, 불안, 두려움 또는 분노)
- 활동 수준
- 지원 시스템

객관적 자료
- 행동(긴장감, 무기력, 가슴 문지르기, 찡그린 표정)
- 활력징후의 변화
- 심장리듬의 변화
- 관련 증상(발한, 창백 또는 차갑고 축축한 피부)
- 말초동맥 촉진(요골, 대퇴골 및 족배)
- 심장소리와 비정상적인 심음
- 호흡수와 호흡음
- 경정맥 팽창
- 진단검사 결과(심장효소, ECG, 흉부방사선 촬영, CBC 및 전해질)

장소리의 여부, 수축기 박출 잡음, 더 높은 SBP 및 더 넓은 맥압이 허혈성 심질환이 있는 것이 아니라 노화의 결과일 수 있다는 것을 알고 있어야 한다.

간호진단

고령 CAD 환자에게 흔히 나타나는 간호진단은 다음과 같다.
- 산소 필요와 공급 사이의 불균형으로 인한 흉부 불편감
- 비효율적인 심박출로 인한 심장의 수축능력 감소
- 심박출량 감소로 인한 활동 수준 감소
- 생각과 현실의 불일치 가능성
- 죽음에 대한 두려움으로 인한 불안

간호계획 및 간호결과

모든 환자와 마찬가지로 CAD가 있는 노인도 치료계획에 포함되어야 한다. 가족도 계획 과정에 포함되어야 하지만 가족 참여 정도를 결정하기 위해 노인과 상의해야 한다. 퇴원계획은 입원 시 시작되어야 하며 퇴원 후 가정에서 필요한 지원서비스에 특별한 주의를 기울여야 한다.

노인 CAD 환자의 예상 결과는 다음과 같다.
1. 환자는 통증이 완화되었다고 말한다.
2. 환자는 안정된 활력징후, 명료한 의식, 30mL/hr 이상의 소변배출량, 정상 ECG, 깨끗한 호흡음과 같은 적절한 신체리듬을 유지한다.
3. 환자는 흉부 불편이나 호흡곤란에 대한 호소 없이 활동을 견딜 것이다.
4. 환자는 CAD의 원인과 위험요소, 협심증의 증가, 완화인자, 약물의 이름, 복용량, 약물의 효과와 부작용 등을 포함한 질병 과정과 치료법을 설명할 수 있다.
5. 환자는 흉통 발생 시 취해야 할 조치를 설명할 수 있다.
6. 환자는 두려움을 말로 표현하고 불안을 감소시킬 수 있다.

간호중재

CAD가 있는 노인을 위한 중재는 통증 완화, 심근혈류 개선, 심근 작업량 감소 및 환자 교육에 중점을 두게 된다. 질병의 진행 상황을 확인하기 위해 심혈관, 호흡기, 신장 및 신경학적 사정을 정기적으로 수행해야 합병증을 예방할 수 있다. 진단검사, 특히 노인 환자는 고칼륨혈증에 걸리기 때

문에 칼륨 수치를 매일 체크하고 사정해야 하며 어떠한 이상적인 변화는 의사에게 보고해야 한다.

노인과 그 가족은 응급소생 또는 생명유지와 같은 응급조치에 대한 것을 표현할 수 있다. 간호사는 이러한 요구에 민감해야 하며 환자, 가족 및 의료팀과 논의를 시작하여 행동계획을 수립해야 한다. 노인은 신체 및 정신 건강을 최고 수준의 기능으로 회복하기 위해 심장재활 프로그램에 참여하도록 권장받는다. 심장재활은 회복, 질병의 영향을 감소시키고 최적의 신체적 · 심리적 · 사회적 기능을 할 수 있도록 한다. 심장재활은 세 단계로 구성된다. 1단계는 병원에서 시작되며 조기 보행과 환자 및 가족 교육이 진행된다. 2단계는 약 12주 동안 진행되며 외래에서 이루어진다. 3단계는 무기한 지속되는 유지관리 단계로 상담, 운동, 교육 및 사회화가 진행된다.

회복하는 동안 운동을 점차 늘려야 한다. 노인은 운동에 대한 내성을 평가하기 위해 맥박수를 모니터링하도록 교육해야한다. 노인의 경우 지속 시간과 빈도가 점진적으로 증가하는 걷기를 권장한다. 무거운 리프팅은 피해야 한다. 운동은 대체적으로 낮 시간 동안에 하는 것이 좋다. 노인의 점진적 운동계획은 종이에 작성하여 이행하는 것이 좋다. 노인을 위해 적절하게 설계된 운동 프로그램에는 운동 후 안정 시 심박동수로 복귀하는 데 걸리는 시간도 포함된다. 기립성 저혈압은 압력수용체 민감도가 감소하기 때문에 노년층에서 더 흔하게 발생한다. 노년의 체온조절중추가 제대로 작동하지 않는 경향이 있다. 따라서 덥고 습한 환경에서 운동할 때는 주의를 기울여야 한다. 노인의 운동 강도를 사정할 시 운동 중 불편함 없이 최대 심박동수의 50~70%의 심박동수까지 도달할 정도까지의 운동을 권장한다.

또한 노인이 지구력을 키우고 자기관리 수준을 높이며 삶의 질을 향상시키는 활동을 장려해야 한다. 제안할 활동에는 걷기, 수영, 수중 에어로빅, 볼링, 춤 등이 있다. 노인에게 불안정 협심증이 있다면 운동은 금기이다. 재활 중 심장 모니터링이 필요한 사람으로는 심박 구출률이 39% 미만인 사람, 휴식 중인 복합 심실부정맥 또는 운동 중 혈압이 감소한 사람이 있다. 또한 심근경색으로 인해 심각한 합병증(예: 심부전 또는 쇼크)을 경험하는 사람, 신체적 또는 인지장애로 인해 심박동수를 스스로 모니터링할 수 없는 사람도 해당한다. 심장재활의 여러 가지 이점에도 불구하고 재활 이행율은 여전히 낮다. 약 50%의 환자가 프로그램을 완료하기 전에 도중하차한다. 그 이유에는 다른 의료문제, 교통수단 부족, 개인적 및 재정적 요인, 작업일정이 안 맞음 등이 있다. 여성은 재활 프로그램에 대한 순응도가 낮다. 다학제간 팀은 이러한 문제를 인식하고 이러한 문제가 있는 환자를 돕기 위해 모든 노력을 기울일 필요가 있다.

성생활은 삶의 질에 중요하다. 성생활에 대한 것을 노인과 상의해야 한다. 노인이 일상적인 활동 중에 증상이 없는 한 일반적으로 심근경색 발생 후 4~6주 이내에 성생활을 재개하는 것이 안전하다. 성생활을 위한 운동의 정도는 계단을 오르거나 건물 한 블록을 돌면서 걷는 데 필요한 에너지와 동일한 에너지가 필요하다. 상담 시 심장병과 성생활을 설명한 유인물을 사용할 수 있으며, 만약 노인이 재가노인이라면 방문간호사에게 교육과 지지를 받을 수도 있다. 가정간호서비스는 일반적으로 노인 환자의 일상생활수행능력(ADL)을 지원하기 위해 제공된다. 이러한 가정간호서비스를 위해 의사의 진단이 필요하다. 지역 심장협회는 CAD에 대한 학습자료 및 지역사회 프로그램을 위한 자원이다. 일부 심장협회는 CAD 또는 수술에서 회복 중인 환자를 위한 교육 및 지원 프로그램을 제공하며, 위험인자 감소, 심폐소생술(CPR) 및 쇼핑몰 걷기에 대한 정보를 알려준다.

간호평가

CAD가 있는 노인 환자의 질병 진행 상황에 대한 평가 및 과정은 목표 달성에 중점을 두게 된다. 노인은 적절한 혈액순환, 일상생활수행능력 및 증상 조절능력이 있어야 한다.

기록은 노인의 위험요소와 질병의 진행 현황에 초점을 맞춰야 하며, 인식하고 있는 위험요인과 관련된 행동을 줄이면 이환율과 사망률이 줄어들기 때문에 위험을 줄이는 것을 목표로 해야 한다.

부정맥

부정맥은 자동성, 전도성, 수축성 또는 이 세 가지의 조합의 장애로 발생하는 비정상적인 심장리듬을 의미한다. 부정맥은 심방, 방실 접합부, 심실, 히스다발, 또는 푸르킨예섬유에서 발생할 수 있으며 심박출량의 감소 및 관상동맥 관류장애를 초래할 수 있다. 노인은 모든 유형의 부정맥이 발생할 수 있다. 그러나 심방세동, 동기능부전증후군 및 심장

간호계획

심근경색

상황

S 부인은 피로, 쇠약, 현기증을 주소로 요양 시설에서 병원에 입원한 84세의 남편 없이 홀로 사는 여성이다. S 부인은 실신이 두 번 했었고, 요양 시설의 직원들은 환자를 예의주시하고 있다. S 부인은 4년 전 뇌졸중으로 왼쪽 팔과 왼쪽 다리에 전혀 힘을 쓰지 못하고 있다. 환자는 집에서 자신을 돌볼 수 없었기에, S 부인의 딸은 S 부인을 요양 시설에 들어가도록 설득하였다. S 부인은 포화 지방과 콜레스테롤이 적은 식단을 이행하고 있으며 매일 아스피린과 갑상선 기능저하증으로 인해 레보티록신을 복용하고 있다. 또한 S 부인은 이동시 보행기를 사용하여 이동을 하고 있다.

ECG는 병적 Q파를 보였고, 심장 효소를 테스트를 수행하였다. 크레아티닌 포스포키나제(CPK) 수치는 정상이었지만 LDH는 상승했다. 모든 결과를 종합하여 심근경색을 진단 받았다. 이 환자의 경우 섬유소 용해 요법의 기준에는 부합하지 않았기 때문에 의사는 매일 경구용 항응고제(와파린)를 처방함으로써 심장에 더큰 문제가 생기지 않도록 예방조치를 취했다. 또한 S 부인은 간헐적인 심실 조기 수축과 주기적인 심방 세동 발작을 일으켜 주치의는 Atenolol과 nitroglycerin을 추가로 처방하였다. 그녀는 관상 동맥 치료실에 입원하는 것이 두려웠고, 더불어 가족에게 부담이 되는 것이 싫어 '소생금지(DNR)'를 한다고 했다. 간호사는 의사, 딸, 환자와 불안에 대해 논의했으며 "소생술 금지" 서류를 작성하였다. 이후 의사는 필요에 따라 하루 세 번 Lorazepam 1mg(mg)을 추가하여 처방하였다. 현재 환자는 흉통이 없으며 보행기로 짧은 거리를 걸을 수 있다. 환자는 저콜레스테롤, 저포화 지방 식단을 하고 있으며 곧 심장초음파 검사를 받을 예정이다. 혈압은 저혈압에서 정상 범위이고 맥박은 분당 102회(beats/min)로 불규칙한 상태이다.

간호진단

사망의 위협과 건강 상태의 변화로 인한 불안
병리학적 Q파와 상승된 심장 바이오마커, 심장 조직 손상에 의한 심장 조직 관류를 감소
조기 심실 수축 및 심방 세동으로 인한 부정맥
심근 산소 공급과 수요의 불균형과 왼쪽 말초 사지 약화로 인한 근력 감소
질병 과정 및 치료 계획에 대한 노출 부족으로 인한 불순응 가능성

결과

환자는 서맥, 감소된 불안 및 자가 관리 참여로 감소된 불안을 말로 표현한다.
환자는 말로 통증이 완화되었다고 표현한다.
환자는 안정적인 활력 징후, 의식의 명료, 깨끗한 폐음 및 시간당 30 밀리리터(mL/hr) 이상의 소변 배출과 같은 현상으로 보아 적절한 순환을 유지할 것이다.
환자는 안정적인 활력 징후를 보이며 통증, 쇠약, 피로 및 현기증의 증상 없이 일상활동을 견딜 것이다.
환자는 정확한 맥박 측정법을 시행할 수 있다.

중재

환자에게 적용되는 장비, 절차 및 병동의 일과를 설명한다.
느끼는 감정을 언어로 표현 할 수 있도록 격려한다.
불안을 완화하기 위해 이완 기술과 명상 등을 교육한다.
환자의 방문객을 제한 할 수 있음을 설명한다.
필요에 따라 로라제팜을 투여한다.
치료 참여를 장려하고 건강 상태의 개선을 강조한다.
간호사에게 통증이 있다면 이야기 하라고 설명한다.
피로감, 쇠약감, 현기증은 허혈의 증상임을 인지하고 이러한 증상을 간호사에게 보고해야 함을 설명한다.
흉통이 시작되거나 허혈이 느껴질 때 니트로글리세린을 복용하도록 환자에게 교육한다.
흉통이 발생하는 동안 활력 징후를 얻고 약물이 효과가 없으면 의료진에게 즉시 연락한다.
필요한 경우 산소를 제공한다.
저혈압을 관찰하면서 질산염과 아테놀롤의 치료 효과를 관찰한다.
4시간마다 혈압, 맥박, 리듬을 측정한다.
8시간마다 심장과 폐를 청진한다.
정상 리듬으로의 복귀, INR 수치, 디곡신 및 전해질 수준과 더불어서 ECG를 모니터링한다.
와파린과 아테놀롤의 효과를 관리하고 평가한다.
출혈, 쇼크, 심부전 및 색전의 징후를 관찰한다.
필요에 따라 ADL을 지원한다.
환자에게 매시간 다리 운동과 가동 범위 운동을 수행하도록 교육한다.
항색전 스타킹을 착용한다.
환자가 보행하기 전에 다리 운동을 하도록 격려하고 5분 동안 침대 옆에 앉아 있다가 일어서도록 한다.
걷는 거리와 빈도를 점차적으로 늘린다.
활동 전후에 활력 징후를 모니터링한다.
호출 벨과 보행기가 손이 닿는 곳에 있는지 확인한다.
환자가 지지력이 좋은 신발을 신고 밝은 곳에서 걷도록 격려한다.
활동과 휴식의 균형을 맞춘다.
환자에게 자신의 맥박을 세도록 가르친다.
환자가 허혈의 감각을 인식하고 발생할 때 활동을 중단하도록 교육한다.
교육에 환자의 딸(보호자)을 포함시킨다.
그림, 모형 및 대형 인쇄물을 사용하여 MI의 질병 및 치유 과정을 설명한다.
환자의 상태를 설명하고 허혈 감각, 질산염 및 휴식의 적절한 사용을 교육한다.
와파린, 디곡신 및 아테놀롤에 대한 약물 복용량, 목적, 부작용 및 특별 예방 조치에 대한 정보를 제공한다.
활동의 점진적인 증가를 격려한다.
감정변화를 평가하고 환자에게 우울증이 흔히 발생할 수 있다는 것을 설명한다.
환자에게 요골 맥박을 측정하는 방법을 교육하고 활동 전, 중, 후에 수행할 수 있도록 한다.

차단은 노인에게서 더 많이 발생하는데, 이는 노인은 심장박동 조율세포의 손실과 전도시스템의 일부 경로에 발생하는 지방 및 섬유질 조직의 침착 때문이다. 또한 노인은 심장근육을 손상시키고 부정맥의 위험을 높이는 기저질환을 가지고 있다(예: 고혈압 또는 당뇨병). 심방세동의 발생률은 나이가 들어감에 따라 증가하며, 노인의 허혈성 뇌졸중에 가장 흔한 원인이 된다. 미국심장협회에 따르면 50~59세의 사람들의 심방세동으로 인한 뇌졸중 발생률은 1.5%인 반면 80~89세는 23.5%에서 뇌졸중이 발생했다. 심방세동의 경우 뇌졸중은 대뇌 혈관을 막는 심장의 색전으로 인해 발생한다. 심방세동은 심방 내의 혼란스럽고 빠른 탈분극과 불규칙한 심실반응이 특징이며, 심근경색과 관상동맥우회술의 흔한 합병증으로 발생하기도 한다. 노인은 심장 내의 구조적 변화를 보상하고 심장의 출력을 유지하기 위해 큰 확장기 충전 압력이 필요하므로 심방 내에서 빠르고 떨리는 탈분극은 필요한 심방 킥을 감소시키거나 적절한 심실의 충전을 일으킨다. 심방세동은 정서적 스트레스, 알코올 사용, 카페인, 담배 및 각성제에 의해 유발되거나 악화될 수 있다. 만성 심방세동은 HTN, CAD, 류마티스성 심장질환, 심장판막질환, HF, 심낭염, COPD 및 천식, 심근병증, 갑상선기능항진증, 비만, 당뇨병, 수면 무호흡증 및 바이러스 감염 환자에서 발생하는 경향이 있다. 동기능부전증후군은 심방세동의 발생위험을 증가시킨다. 서맥(분당 60회 미만), 정상 동리듬(분당 60~100회), 빈맥(분당 100회 이상), 그리고 심방이나 심실을 자극하지 못하는 긴 동정지와 같은 형태로 나타나기도 한다. 동기능부전증후군은 CAD나 류마티스성 심장병, 고혈압 환자에게서 더 많이 발생하는 경향이 있다. 심장차단은 심방과 심실 사이의 지연 또는 차단 된 자극을 특징으로 하며, 1도, 2도 또는 3도 심장차단으로 분류하는데, 각각의 분류에 따라 심각도가 증가한다. 1도 차단은 CAD가 있거나 없는 노인에게 흔하며, 심근경색의 일반적인 합병증이다. Digitalis는 1도 차단을 유발할 수 있다. 2도 및 3도 차단은 전도계의 퇴행, 허혈, 미주신경계 강화, 전해질 불균형 및 약물(예: 디곡신 및 베타차단제)의 효과로 인해 발생할 수 있다. 부정맥의 증상은 심장박출량 감소와 관련이 있으며, 쇠약, 피로, 심계항진, 현기증, 숨가쁨, 혼돈, 흉통 및 실신이 포함된다. 노인 환자는 실신으로 인해 넘어져서 부상을 입기도 한다. 1도 차단 환자와 동기능부전증후군 환자의 증상으로는 무증상, 또는 빠른 심실반응과 관련된 심방세동의 증상이 있을 수도 있다.

진단검사

부정맥의 진단은 ECG 평가, 홀터 모니터 또는 환자 활성화 이벤트 녹화기와 함께 신체사정을 통해 이루어진다. 부정맥이 진단되면 다양한 원인을 알아내기 위한 검사를 수행할 수 있다.

치료

치료는 심각한 부정맥의 증상이 있는 환자만 한다.

심방세동

심방세동의 치료에는 세 가지 목표가 있다.

1. 근본 원인의 조절
2. 심방수의 감소 및 정상적인 리듬으로의 변환
3. 항응고 치료를 통한 뇌졸중의 예방

칼슘채널차단제(CCB)는 장기적으로 쓸 수 있는 1차 약물이다. Diltiazem과 verapamil은 선택적으로 사용될 수 있는 약물이다. 베타 아드레날린성 수용체 차단제(B-blockers)는 장기적으로 사용하기에 효과적인 약물이다. 그 밖에도 Atenolol 및 metoprolol (심장선택성 약물) 및 propranolol (비선택성 약물)을 사용할 수 있다. 만약 환자에게 심부전이 있다면 디곡신이 효과적이다. 디곡신의 사용 시 약물 수치와 신장기능을 면밀히 모니터링해야 한다. 선택적 심장 전환은 급성 심방에 적합하다. 만약 약물치료가 효과적이지 않거나 좌심실의 비대가 없다면 전기 심장전화술이 급성 심방세동에 적합하다. 심방세동의 기간이 48시간 이상이거나 기간이 불확실한 경우, 색전증의 위험을 줄이기 위해 항응고제가 처방된다.

동기능부전증후군

영구박동조율기는 서맥이 있는 환자를 위한 치료법이다. 환자에게 빈맥이 있는 경우 BB 또는 CCB가 효과적일 수 있다. BB 또는 CCB가 용인되지 않거나 효과적이지 않은 경우 빈맥 환자는 영구박동조율기가 필요하다.

심장차단

1도 차단 치료에는 원인 요인(예: 전해질 불균형 또는 약물 독성) 교정이 포함된다. 중증 서맥 또는 고차 차단으로 진행될 가능성이 있는 환자의 경우 이중 챔버 심박조율기를 사용할 수 있다. 증상이 있는 2도 및 3도 차단의 경우 근본 원인을 교정해도 심장차단이 반전되지 않는다면, 영구 심장박동조율기가 선택 치료가 될 수 있다.

예후

노인의 경우 부정맥은 예후가 좋은 편이다. 심방세동 환자는 허혈성 뇌졸중과 같은 합병증의 위험이 높다.

간호관리

간호사정

노인은 CAD, 심부전, HTN, 심장판막질환 및 현재 약물(예: 심장 약물, 이뇨제 및 보충전해질)이 부정맥의 유발원인이 되기 때문에 면밀한 병력 사정이 필요하다. 심박출량 감소로 인한 증상으로는 쇠약, 혼돈, 심계항진, 현기증, 숨가쁨, 흉통 및 실신이 있으며, 이러한 증상의 처음 발생시기, 기간, 빈도, 악화와 완화요인, 가정에서 투약하는 약물 등을 사정해야 한다. 객관적 자료에는 의식 수준, 지남력, 심박동수 및 리듬, 혈압, 말초맥박 및 소변 배출량 등이 포함된다. 심첨맥박을 잴 때에는 60초 동안 측정하면 가장 정확한 심박동수를 측정할 수 있다. 심첨맥박과 요골맥박을 동시에 측정하여 비교하면 말초관류를 사정할 수 있다. 전해질, 헤모글로빈 및 헤마토크릿을 사정하면 빈혈의 여부를 알 수 있다.

간호진단

부정맥이 있는 노인 환자의 간호진단은 다음과 같다.

- 변경된 심박동수와 리듬으로 인한 심장관류 감소
- 심박동수 변화와 심박출량의 변화로 인한 체력 감소
- 잠재적 혈전과 색전의 가능성으로 인한 부상 가능성
- 질병 과정, 약물 및 치료에 대한 정보 부족으로 인한 불일치 가능성

간호계획 및 간호결과

부정맥 환자의 전반적인 목표는ADL 및 적절한 심박수, 심박출량 유지, 합병증을 예방하는 것이다. 예상되는 결과는 다음과 같다.

1. 환자는 정상 범위 내의 심박동수 및 리듬, 안정된 혈압, 적절한 말초맥박, 명료한 정신상태, 30mL/hr의 소변 배출량 및 깨끗한 호흡음 등과 같은 상태를 유지하여 적절한 심박출량을 유지할 것이다.
2. 환자는 안정된 활력징후와 현기증, 피로 또는 실신에 대한 증상이 없으며 일상활동을 하는 데 불편감을 갖지 않을 것이다.
3. 환자는 부상의 위험이 없을 것이다.
4. 환자는 자신의 진단, 치료계획 및 건강유지 행동에 대해 자신이 알고 있는 것을 말로 표현할 수 있을 것이다.

간호중재

만약 환자의 상태가 급성이라면 활력징후를 15~60분 마다 모니터링해야 하며, 환자의 상태가 안정된 경우라면 4시간마다 모니터링해야 한다. 심박동수와 리듬도 지속적으로 모니터링해야 한다. 환자는 허약감, 현기증 및 심계항진의 증상이 있다면 이런 증상이 심전도와 어떤 상관이 있는지를 파악할 수 있게 의료진에게 보고하여야 한다. 심혈관, 호흡기 및 신경계, 활력징후, 산소포화도 및 섭취/배설 측정은 정기적으로 사정하여야 하며, 처방약의 치료반응과 부작용을 파악해야 한다.

노인 환자가 느리거나 빠른 심방세동, 오랫동안 가지고 있는 동기능부전증후군, 또는 2도, 3도 차단이 있다면 갑작스럽게 사망할 수도 있기 때문에 항상 응급조치를 위한 준비를 해두어야 한다.

허약감, 피로, 현기증 또는 호흡곤란과 같은 증상은 환자의 활동에 영향을 미친다. 간호사는 환자의 활동을 증가 또는 감소시키는 요인을 식별하도록 지원하고 적절한 휴식공간이 있는 활동패턴을 개발해야 하며, 활동을 할 때의 생리적 변화를 모티터링해야 한다.

빈맥, 서맥 및 장시간의 동정지는 심박출량을 감소시키고 환자를 실신하게 하거나 그로 인한 낙상의 위험을 높인다. 부상을 방지하기 위한 중재는 다음과 같다.

(1) 환자가 활동하기 전에 3~5분 동안 앉아 있게 한다.
(2) 거실공간을 재배치하거나 환자의 환경을 사정하여 모서리가 날카롭거나 튀어나온 물체를 동그란 모양의 것

환자/가족 교육

인공심박동기

- 인공심박동기의 기능이 잘 유지될 수 있도록 의료인과 계속적인 후속 치료를 계속적으로 할 것.
- 절개 부위의 감염 징후(예: 발적, 부기 또는 진물 남)가 있다면 의사에게 보고 할 것.
- 인공심박동기에 직접적인 타격을 줄 수 있는 활동을 피할 것. (예:몸을 부딪히는 운동이나 총을 사용하는 운동)
- 고출력 발전기나 대형 자석(자기장을 사용하는 기계)을 가까이 하지 말 것. (예:자기공명영상(MRI)). 자기장의 영향으로 프로그램이 재부팅 될수 있음.
- 전자레인지는 사용하여도 무방하며 인공심박동기의 기능에 영향을 주지 않음.
- 제한 없이 여행이 가능. 작은 이식형 인공심박동기는 공항의 금속탐지기에 탐지되어 보안 경보를 울릴 수 있음.
- 매일 같은 시간에 손목에서 맥박을 측정 할 것. 만약 세팅된 심박동수 보다 적게 측정이 된다면 의사에게 문의 할 것.
- 인공심박동기 삽입 환자라는 신분증을 항상 휴대할 것. 그 내용으로는 인공심박동기의 유형, 회사명, 심장질환명, 세팅된 숫자들이 적혀 있어야 함.
- 성행위는 허용되는 범위 내에서 건강의 지시에 따라 재개될 수 있음.
- 정상적인 일상생활 활동에는 아무런 문제없음.
- 모든 약(한약, 처방전 및 비처방약을 포함한 모든 약)에 대해 의사와 논의 할 것.
- 가솔린 엔진이나 모터에 몸을 기대지 말 것. 인공심박동기에 전기제품의 발전기와 직접적인 접촉을 피할 것.

From Blach, D. A. (2013). Management of clients with problems of the cardiovascular system. In Ignatavicius, D. D. & Workman, M. L. (Eds.). Medical surgical nursing: Patient centered collaborative care (7th ed.). St. Louis, MO: Saunders; Lewis, S. L., Heitkemper, M. M., Dirksen, S. R., et al. (2014). Medical surgical nursing: Assessment and management of clinical problems (9th ed.). St. Louis, MO: Mosby.

으로 감싸 환자를 보호한다.

모든 약물은 질병 과정과 용량 및 부작용을 환자와 함께 검토해야 한다. 항응고제를 복용하는 노인 환자는 맨발로 돌아다니지 않고, 부드러운 칫솔을 사용하며, 전기로 면도하여 베이는 것 등의 부상을 예방하는 방법을 배워야 하며, 매일 같은 시각에 약을 복용해야 하는 것을 알아야 한다.

노인 환자가 가정에서 어려움이 있다면, 가정간호기관에 문의할 수 있다. 심장협회의 정보 및 커뮤니티 프로그램을 사용할 수도 있다. 가족이나 환자에게 중요한 사람들은 CPR 프로그램에 참석하도록 권유할 수 있다. 모든 환자는 어떠한 부정맥이 있는지, 복용하는 약물을 식별하기 위해 의료용 팔찌를 착용하도록 권장해야 한다.

간호평가

부정맥이 있거나 심박조율기를 삽입한 노인은 적절한 심박출량을 지원하는 심장리듬을 유지해야 한다. 이식형 심장제세동기(ICD)도 사용할 수 있다. 환자가 장치에서 충격을 받으면 즉시 앉거나 누워서 의료진에게 연락해야 한다. ADL 재개능력, 치료계획에 대한 지식 및 기대효과는 노인 간호에 있어 독립적으로 자신을 생활을 영위할 수 있음을 의미한다. 기록은 치료계획에 대한 환자의 반응과 증상이 얼마나 잘 조절되는지에 초점을 맞춰 작성할 수 있다. 환자의 활력징후 경향을 파악하는 것이 중요한데, 그 이유는 활력징후가 혈역학적 안정을 반영해주기 때문이다.

기립성 저혈압

기립성 저혈압은 노인의 실신이나 낙상의 주요 위험요소이다. 기립성 저혈압이란 기립 시 수축기압이 20mmHg 이상 감소하거나 이완기 혈압이 10mmHg 이상 감소하는 것을 말한다. 이와 같은 급격한 혈압 감소는 혈액이 하지로 이동하기 때문에 발생한다. 혈압 강하와 관련된 증상으로는 어지러움, 두통, 혼란, 흐린 시력 등이 있다. 기립성 저혈압은 자율신경기능장애, 낮은 심장박출량, 저혈량증과 같은 특정 위험요인이 있는 사람들에게 훨씬 더 흔하다. 진정제, 항고혈압제, 혈관확장제 및 항우울제와 같은 특정 약물을 사용하는 노인에게서 기립성 저혈압이 더 흔하게 발견된다. 수축기 혈압의 저하는 장기간 누운 후 압력수용기 기능이 감소하기 때문에 아침에 더 두드러지게 발생한다. 노인의 기립성 저혈압은 좌식활동의 증가와 자율반사의 둔화로 인해 발생할 수 있다.

간호관리

간호사정

노인 환자에 대한 사정은 철저한 과거병력을 확인과 신체검사에서 시작된다. 더불어 실신, 낙상 및 낙상할 뻔한 것들까지도 철저히 조사해야 한다. 평가할 것들에는 약물(처방전, 처방전 없이 사는 약, 한약 및 보충제), 환경요인 및 식사와의 시간적 관계를 모두 고려해야 한다.

CBC 및 혈청 포도당 수치와 함께 탈수상태를 평가해야한다. 탈수, 빈혈 및 저혈당증은 실신과 낙상을 일으킬 수 있다. 기립성 혈압 변화를 사정하려면 환자를 5분 이상 앙와위로 눕힌 후 혈압과 심박동수를 측정해야 한다. 그런 다음 간호사는 환자가 발을 침대 아래로 향하거나 발이 바닥에 닿게 앉히고 난 후 혈압과 심박동수를 1분, 그리고 3분 후에 측정해야 한다. 그러고 나서 환자가 일어설 수 있는 경우 간호사는 세 번째로 환자의 혈압 및 심박동수를 확인하고 처음과 두 번째에서 잰 혈압과 심박동수의 차이를 기록하여야 한다. 환자가 두통이나 현기증을 호소하거나 수축기 혈압이 20mmHg 이상 떨어지거나 이완기 혈압이 10mmHg 이상 감소하면 그 결과는 비정상으로 판단된다. 환자의 모든 처방약물 및 처방전 없이 사는 약물 및 한약을 주의 깊게 사정해야 한다. 아미트립틸린, 항우울제, 브로모크립틴, 항부정맥제, 항히스타민제, 이뇨제, 인슐린, 모노아민 산화효소 억제제, 마약성 진통제, 진정제, 질산염 교감 작용제, 교감신경 작용제 및 혈관확장제와 같이 노인에서 저혈압을 유도하는 것으로 알려진 약물에 특별한 주의를 기울여야 한다.

간호진단

기립성 저혈압이 있는 노인의 일반적인 간호 진단은 다음과 같다.

- 심장관류 감소 가능성
- 부상의 가능성
- 체위 및 혈역학 변화로 인한 낙상 위험으로 건강교육의 필요성

간호계획 및 간호결과

기립성 저혈압이 있는 노인의 예상되는 결과는 다음과 같다.

1. 환자는 부상을 입지 않을 것이다.
2. 환자는 기립성 저혈압의 증상과 기립성 저혈압을 예방하기 위한 방법을 말로 표현하고 올바르게 보여줄 수 있다.
3. 환자는 두려움을 말로 표현하고 대처방법을 알 수 있다.

간호중재

간호사는 기립성 저혈압 위험이 있거나 기립성 저혈압이 있는 노인에게 기댄 자세에서 앉은 자세로 천천히 이동하도록 교육해야 한다. 환자는 일어나기 전에 몇 분 동안 앉아 있는 것이 좋다. 하지와 발목 운동은 정맥복귀를 촉진하고 혈압을 높인다. 탄력스타킹 역시 정맥복귀를 촉진하여 도움이 된다. 어떤 경우에는 높은 염분 식단이 혈액량을 증가시키고 기립성 변화를 개선할 수 있다. 간호사는 환자 및 의사와 협력하여 기립성 저혈압을 유발할 수 있는 불필요한 약물을 제거해야 한다. 또한 환자에게 알코올 섭취를 제한하고, 다량의 식사를 피하며, 말초자율신경 기능장애와 관련된 당뇨병을 모니터링해야 한다. 환자 주변 환경안전은 중요하다. 가로대, 미끄럼방지 표면 및 깔끔한 생활공간을 만들어 환자를 부상의 위험으로부터 최소화하여야 한다. 장기치료 환경에서는 기립성 저혈압 및 낙상 경험이 있는 인지장애가 있는 환자에게는 낮은 침대를 사용하는 것이 바람직하다. 낙상에 대한 두려움(낙상 후 증후군이라고도 함)은 노인이 활동을 제한하고 잠재적으로 두려움을 증가시키는 요인이 된다. 간병인 또한 노인의 부상을 두려워하고 노인의 자유를 제한해야 한다고 느낄 수 있다. 이로 인해 노인은 활동 회피, 허약함 증가, 낙상 위험 증가 및 삶의 질 저하가 생겨날 수 있다. 환자에게 이러한 두려움을 완화하는 데 도움이 되는 적절한 기립기술에 대해 교육해야 하며, 교육 시에는 격려와 지원도 두려움을 덜어주는 중요한 수단이 될 수 있다.

간호평가

평가는 기대효과의 달성과 안전한 ADL의 달성으로 평가한다. 누워서, 앉아서, 그리고 서서 혈압을 측정하고 그 혈압 경향을 문서화하면 평가에 도움이 된다.

실신과 심장질환의 원인

실신은 일시적인 의식상실로, 대뇌관류 감소와 관련이 있으며, 일반적으로 자연 회복이 된다. 실신의 원인은 크게 반사 또는 신경 매개(예: 미주신경), 심장(예: 부정맥), 기타 신경계(예: 심인성 및 뇌혈관), 기립성 장애로 분류된다. 미주신경 실신은 공포, 통증 또는 메스꺼움이 미주신경을 자극할 때 발생하며, 징후와 증상으로는 메스꺼움, 발한, 불안, 온기 등이 있다. 그런데 이러한 증상은 심근경색을 가진 노인에게서는 비정형적인 증상의 일부일 수도 있다. 미주신경 실신은 또한 배변 중 긴장하거나 도움 없이 침상에서 일어날 때 발생할 수도 있다. 미주신경 발작은 대개 꼿꼿하게 앉은 자세에서 발생하고 환자는 누우면 의식을 회복하는 경우가 많다.

심장부정맥은 종종 전조증상 없이 발생하는 의식상실을 보인다. 심실에서의 이소성 박동은 나이가 들면서 증가한다. 특정 부정맥에는 심실성 빈맥과 다양한 서맥이 포함된다. 심방세동은 심전도에 명확한 P파가 없고 불규칙한 심실전도로 인식되는 심방부정맥이다. 심방세동은 뇌색전증의 위험 증가와 관련이 있기 때문에 심방세동이 있는 노인에게 항응고제는 필수이다. 심실세동은 이완기 동안 적절한 심실충전을 위해 심실속도가 너무 빨라지면 실신을 유발할 수 있다. 또한 30%의 심실충만은 심방의 전기자극을 할 수 없게 만들고, 이로 인해 심박출량을 감소시켜 실신에 이르게 할 수 있다.

심실빈맥은 의학적 응급상황이다. 심실빈백은 심방의 활동성이 없고, 넓은 QRS 복합체, 120회/분 이상의 심박동수를 나타낸다. 문제는 이완기 동안 심실귀환 혈액량이 불충분하여 신속하게 치료하지 않으면 심박출량 감소와 실신을 불러일으킨다. 저혈압과 같은 혈역학적 불안정성과 관련된 심실빈맥은 즉각적인 전기적 심장전환술이 필요하다. 이러한 유형의 부정맥에 대한 장기적인 치료는 약물요법과 이식형 제세동기를 몸 안에 부착시키는 것이다. 서맥은 전도 시스템의 기능장애로 인해 노인에서 더 흔하게 나타난다. 만약 서맥이 증상이 있다면, 심장박동 조율기가 필요한데, 이와 같은 서맥의 종류는 AV 차단(Mobitz II), 3도 방실차단, 동기능부전증후군 등이 있다. 대동맥협착, 심근병증, 급성 심근세포 사멸과 같은 심장의 구조적 문제도 실신을 유발할 수 있다.

간호관리

간호사정

실신한 노인 환자를 사정하기 위해 환자의 병력과 신체검진을 해야 한다. 환자가 실신을 했다면 가족구성원 또는 기타 실신을 목격한 사람으로부터 환자가 의식을 잃기 직전에 환자가 무엇을 하고 있었는지 세밀하게 물어보아야 한다. 노인의 경우는 12-리드 ECG를 사용하여 급성 경색 및 부정백이 있었는지를 면밀히 살펴보아야 한다. 경동맥은 청진기로 세심하게 청진해서 혈액이 흐르는 소리를 반드시 확인해야 한다. 피검사는 전혈구검사, 전화학검사, 그리고 혈당을 반드시 확인하여야 한다.

간호진단

실신이 있는 노인의 간호진단은 다음과 같다.

- 불충분한 좌심실 충만, 부정맥, 기립성 저혈압 등으로 인한 심박출량의 감소
- 부상의 가능성
- 의식 잃음의 불안

간호계획 및 간호결과

심장질환이 있는 노인에게 실신은 종종 응급상황이며 중환자 치료가 필요하기도 하다. 이때는 의료진과 가족의 의사소통이 매우 중요하다. 만약 환자가 인지의 문제로 의사소통이 불가능하다면 의료 대리인제도를 사용할 수 있다. 실신한 노인의 예상되는 결과는 다음과 같다.

1. 환자는 활력징후가 안정되고 의식상태가 온전하며 정상 심박출량으로 회복할 것이다.
2. 노인과 가족은 실신의 원인과 그 치료계획에 대해 알고 있으며 말로 표현할 수 있을 것이다.

간호중재

CPR 및 제세동과 같은 응급조치는 필요한 경우 생명을 위협하는 부정맥을 교정하기 위해 사용한다. 산소를 계속적으로 투여하고 산소포화도가 어느 정도인지를 확인해야 한다. 간호사는 노인이 배변 중 긴장 때문에 실신할 수 있다는 것을 알고 있어야 한다. 변비는 노인에게 흔한 질환 중 하나이다. 변비를 예방하기 위해서는 식이섬유질 증가 식단, 적절한 수분 섭취 및 적당한 운동을 제안할 수 있다. 또한 노인이 어지러워 하거나 다른 전구증상이 나타날 경우 눕는 것이 가장 좋다는 것을 교육해야 한다.

간호평가

간호평가는 기대효과의 달성을 목표로 하여 긍정적인 변화가 있는지를 평가한다. 노인은 실신의 원인을 알고, 그에 적당한 예방법이나 실신으로 인해 발생할 수 있는 부상을 예방하는 방법 등에 대해 알고 있어야 한다.

판막질환

판막질환은 심장판막이 제대로 열리거나 (협착) 닫히지 않아 (역류, 부전) 발생하며, 이는 심장이 적절하게 혈액순환

을 하는 것을 방해하고 심근의 부하를 증가시킨다. 승모판 및 대동맥 판막질환은 삼첨판과 폐동맥 판막질환보다 더 흔하게 나타난다. 승모판의 협착은 이완기 동안에 혈류가 좌심방에서 좌심실로 흐르는 것을 방해한다. 시간이 지남에 따라 좌심방은 부피와 압력의 증가에 익숙해지고 이로 인해 좌심실의 비대를 유발한다. 대동맥판의 협착은 수축기 동안 좌심실에서 대동맥궁으로의 혈류를 방해한다. 시간이 지남에 따라 좌심실의 증가된 압력과 부피 때문에 비대가 발생한다. 이 두 가지 협착은 모두, 결국 폐혈관의 비대와 심박출량의 감소로 이어진다. 승모판 역류는 배출된 혈액이 수축기 동안 좌심실에서 좌심방으로 다시 흐르게 하여 좌심방과 심실의 팽창과 비대를 초래한다. 대동맥 역류는 이완기 동안 대동맥에서 좌심실로 혈액이 흘러 좌심실의 부피가 증가하며, 이 결과로 좌심실의 비대가 생겨난다. 승모판 탈출증(판막부전의 한 형태)은 심실수축 동안 하나 또는 두 판막이 좌심방으로 탈출할 때 발생한다. 이와 같은 탈출질환은 대개 양성질환에 속하지만 심실의 확장과 함께 심한 역류로 진행될 수 있다. 최근 항생제의 발달로 류마티스 열이 계속적으로 줄고 있기는 하지만, 류마티스 열은 판막질환의 가장 보편적인 원인이다. 다른 원인으로는 감염성 심내막염, 결합조직장애 및 죽상동맥경화증 등이 있다. 승모판 역류 및 대동맥 협착은 판막의 변성 또는 석회화로 인한 것일 수 있다. 대동맥 부전, 승모판 협착 및 승모판 탈출증은 노인보다 젊은 성인에서 더 흔하게 나타난다. 폐동맥 판막 및 삼첨판 판막장애는 노인에게서 자주 발생하지 않는다. 노인에서는 대동맥 협착증과 승모판 역류가 판막의 퇴화 또는 석회화로 인해 더 흔하게 나타난다. 판막질환이 있는 사람은 수년 동안 무증상일 수 있다. 그러나 판막질환의 악화와 심방 또는 심실의 비대 변화로 인해 증상이 이후에 분명하게 나타난다(박스 16.4). 운동성 호흡곤란이 처음에 자주 발생하며, 다른 증상들은 심박출량의 감소와 관련된 어지러움, 피로, 쇠약, 심계항진 등이 있다. 심방세동은 좌심방 팽창으로 인한 이차적 승모판 장애와 관련이 있을 수 있다. 협심증의 증상은 심박출량의 감소로 인해 대동맥 판막질환에서 더 흔하게 나타나게 된다. 사실, 판막질환의 증상은 CAD 증상과 비슷하기 때문에 노인 환자에게서는 분별이 어려울 수 있다.

박스 16.4 판막질환의 임상적인 증상과 징후

승모판 협착증
운동 시 호흡곤란, 기립성 호흡곤란, 피로, 크고 분명하게 들리는 열림 소리, 낮은 심음, 이완기 잡음이 정점에서 들림

승모판 역류
쇠약, 피로, 호흡곤란, 두근거림, 부드러운 S3가 자주 나타남, 거친 소리와 함께 높은 음조의 범수축기 잡음

대동맥 협착증
협심증, 실신, 심부전, 두드러게 부드러운 S4, 크레센도-디크레센도 경동맥으로 방사되는 방출 수축기 잡음

대동맥판막 역류
운동성 호흡곤란; 기좌호흡; 야행성 협심증; 부드럽거나 없는 S2, S3, 또는 S4; 부드러운 감소 높은 음조 확장기 잡음; 넓은 맥박

진단검사와 수술

흉부 방사선 촬영과 ECG는 판막질환이 있을 수 있음을 시사하거나 판막 문제로 인한 심장손상을 평가할 수 있는 초기 진단검사이다. 도플러 및 초음파 검사를 통한 ECG는 판막의 구조나 기능(비정상적인 판막 운동) 및 심장의 비대 등과 같은 세세한 정보를 제공할 수 있다. 심장 카테터 삽입술은 판막장애의 심각도(즉, 판막 크기, 심실 내의 압력의 변화 및 압력 구배), 다른 심장에 대한 추가 효과를 사정할 수 있는 검사이다. 운동 스트레스 테스트는 또한 환자의 운동 정도와 혈역학적 반응을 평가하기 위해 수행될 수 있는 검사이다.

치료

판막질환의 치료는 발생원인의 교정과 발현 증상의 관리를 하는 것이다. 판막질환으로 인해 심부전의 증상이 나타난다면 디곡신, 이뇨제, 혈관확장제, 제한된 나트륨 섭취 및 산소요법을 수행할 수 있다. 심방세동과 관련된 심박출량 감소의 증상은 심전도, 항응고제 또는 디곡신, BB 및 CCB와 같은 항부정맥제로 치료할 수 있고, 허혈과 관련된 심박출량 감소 증상은 혈관확장제로 치료할 수 있다. 전염성 심내막염을 예방하기 위해 판막장애가 있는 모든 환자에게 침습적 시술(예: 수술, 침습적 검사 및 치과 치료) 전에 예방 항생제를 써야 한다. 퇴행성 과정으로 인한 판막장애가 있는 환자의 경우, 시간이 경과함에 따라 의학적 치료가 실패하는 경향이 있으며, 판막 성형술이나 교체술과 같은 수술이 필요할 수 있다.

예후

판막 수술이 필요한 노인의 경우 이환율과 사망률이 더 높다. 노인의 경우 수술 시 여러 만성질환을 가지고 있을 수 있고 질병의 진행이 더 급격할 수 있다. 연구에 의하면 승모판성형술을 경험한 노인의 5년 생존율은 75%이고 10년 생존율은 55%였다(Zellner, 2012). 노인의 판막 수술은 지난 10년 동안 꾸준히 증가했으며 고령자의 삶의 질을 향상 시켰다.

간호관리

간호사정

사정을 할 때는 류마티스 열, 감염성 심내막염, 포도상구균 및 연쇄상구균 감염 및 심장질환의 가족력 등과 같은 이전의 모든 기록이 필요하다. 판막질환의 증상(예: 피로, 호흡곤란, 심계항진, 현기증, 쇠약, 실신, 말초부종, 팽창 된 목정맥, 기억상실 또는 혼란 및 흉통) 또는 관련 합병증(예: 부정맥, 협심증 및 심부전)과 환자의 피로 수준, 운동 정도 및 현재 복용약물 등을 모두 기록해야 한다.

객관적 자료는 주로 심혈관 및 호흡기 평가를 통해 얻는다. 심혈관 자료에는 혈압, 맥압, 심박수 및 리듬, 최근 체중 감소 또는 증가, 말초맥박, 말초부종, 목정맥의 존재 등이 있다. 판막장애마다 다른 심장소리가 들리며 이상이나 변화를 알아내기 위해 청진기를 사용하여 청진을 시행하는 것이 바람직하다. 호흡기 데이터는 호흡의 속도, 깊이, 소리 등을 통해 얻을 수 있다.

대동맥협착은 노화에 따른 판막의 석회화로 인한 노인의 가장 흔한 판막장애이다. 이 판막의 협착은 강제로 혈류가 흐르는 것보다는 판막을 통해 혈액이 흩뿌려지기 때문에 판막끼리 붙는 것이 없이 발생하는 경향이 있다. 신체검진 시 청진을 통해서 더 부드럽고 리드미컬한 심장잡음을 발견해 낼 수 있는데 이와 같은 잡음은 판막질환이기보다는 정상적인 노화로 인한 것일 수도 있다. 노인의 경우 판막질환 진단을 위해 진단검사가 필요할 수 있다.

간호진단

판막질환이 있는 노인 환자에게 이루어질 수 있는 간호진단은 다음과 같다.

- 심장을 통한 혈류 변화에 따른 심장박출량 감소
- 활동 수준 감소, 심박출량 감소에 이차
- 새로운 진단, 치료계획 및 불확실한 결과에 대한 이차적 불안
- 질병 과정, 약물 및 치료계획에 대한 정보에 대한 부족에 따른 건강교육의 필요성

간호계획 및 간호결과

판막질환이 있는 노인 환자는 질병의 심각성과 그 정도에 따라 예상되는 효과가 달라진다. 예상효과는 다음과 같다.

1. 환자는 안정된 활력징후, 인지적인 정신건강 상태, 30 mL/hr 이상의 소변 배출량, 깨끗한 호흡음 등의 정상적인 신체증상이 있고 적절한 심박출량을 유지할 것이다.
2. 환자는 안정된 활력징후와 활동 시 호흡곤란이 없으며 일상적인 활동 수준을 견뎌낼 수 있다.
3. 환자는 특정 불안을 말로 표현할 수 있으며, 불안이 점차 감소한다고 표현하는 것을 바탕으로 불안의 감소를 경험할 것이다.
4. 환자는 질병과정, 치료계획 및 예방방법을 바르게 설명할 수 있다.

간호중재

질병의 진행 상황을 감지하고 합병증을 예방하기 위해 심혈관 및 호흡기계 검진을 정기적으로 수행해야 한다. 간호사는 처방된 약물에 대한 치료 및 부작용에 대해 모니터링해야 한다. 혈압, 맥박, 호흡음, 심장 소리 및 리듬 등을 평가해야 하고, 환자가 합병증을 예방하기 위해 침대머리를 올리고 산소를 투여하는 등의 노력을 해야 하며, 와상 환자일 경우 침대에서 수동관절범위 운동을 수행하거나 적절한 운동을 하는 것을 장려한다. 간호사는 노인 환자의 활동 수준 정도를 평가하고 환자의 수준에 맞는 운동을 시키며 휴식시간을 제공하고 활동을 위한 치료를 제공해야 한다. 노인의 경우 기립성 저혈압으로 인해 어지러움과 현기증에 더 쉽게 걸리기 때문에 노인은 일어날 때는 천천히 일어나서 앉아 있는 자세를 몇 분간 유지하고 나서 서도록 해야 한다. 노인은 미끄럼 방지 신발을 신어야 하며, 낙상 방지를 위해 난간을 반드시 올려야 한다.

노인은 질병과정과 치료계획을 이해하고 심부전의 징후와 증상을 인식해야 하며 가족에게 자신의 상황과 이러한 정

보들을 언제 알릴 것인지 의논해야 한다. 자신의 질병의 정도에 따라 적절한 저염식이나 또는 건강식단을 짜서 음식을 섭취해야 한다. 항응고제 치료를 받는 환자의 경우 출혈에 대한 정보와 예방교육을 반드시 실시해야 한다. 환자는 외상 및 감염성 심내막염의 예방을 위해 적절한 구강위생의 중요성을 배워야 한다. 또한, 모든 치과치료뿐만 아니라 침습적인 치료에 앞서 예방적 항생제 치료가 필요함을 알아야 한다.

치료에 반응하지 않는 환자의 경우 심장기능을 향상시키기 위해 판막 수술이 필요할 수 있다. 고령 환자는 상태가 안정적이고 반드시 해야 하는 것이 아닌 선택적인 수술일 때 더 많은 이점이 있다. 환자는 판막 수술 전에 광범위한 진단검사 및 혈액검사가 필요하다. 환자와 가족은 또한 ICU 또는 관상동맥치료실(CCU)에 대한 정보 및 수술 후 사용할 장비에 대해 교육받고, 수술 후의 치료와 재활운동에 관한 것들을 교육받게 된다.

수술 후 심근경색, 심부전, 혈전색전증, 출혈, 부정맥, 감염 등과 같은 합병증을 면밀히 모니터링해야 한다. 노인 환자는 젊은 성인에 비해 합병증 위험이 더 크기 때문이다. 노인 환자는 시술의 스트레스, 약물요법 및 기타 치료방식, 환경 적 변화를 포함한 여러 요인으로 인한 수술 후 섬망이 자주 발생한다. 가족이나 친숙한 소지품 및 개인 보청기 또는 안경 사용 등은 섬망의 에피소드를 완화하는 데 도움이 될 수 있다.

일반적으로 심장판막 수술에서 6~8주면 회복이 다 되지만, 노인 환자의 경우 합병증 발생이 빈번하고 회복도 지연될 수 있다. 운동과 ADL은 회복 첫 6주 동안 점진적으로 재개되어야 한다. 환자는 활동에 대한 내성을 평가하기 위해 스스로 맥박과 호흡수를 재는 방법을 알아야 한다. 환자는 걷는 시간과 빈도를 점진적으로 높여야 하며, 너무 무거운 것을 드는 것은 피하는 것이 좋다. 항생제는 예방적으로 사용하는 것임을 환자에게 설명해 주고 인공판막이 있는 환자에게는 항응고제가 처방될 수 있다. 판막부전의 징후와 증상은 수술 후 판막의 재교체가 필요하거나, 수술 후 10~15년이 지나 판막의 교체가 필요한 경우 악화될 수 있다.

간호평가

판막질환이 있는 노인 환자의 평가는 기대결과의 달성에 중점을 둔다. 노인은 적절한 심박출량, 한계 내에서 ADL을 수행할 수 있는 능력, 증상이 없음 등으로 평가를 한다. 간호사는 또한 환자와 가족의 치료 요구사항을 파악하고 문제를 적절히 해결해야 한다. 기록은 수술 전 및 수술 후 기간 동안 제공되는 치료와 노인의 반응을 정확하게 반영해야 한다. 노인의 회복은 이전의 기능 수준으로 돌아가는 것이 목표이기 때문에 자기관리에 대한 진행 상황과 기능 능력의 정도에 대한 평가도 지속적으로 기록해두어야 한다.

심부전

미국의 경우 성인 중 약 650만 명이(2017년) 심부전을 앓고 있으며, 90만 명 이상 매년 심부전을 진단받는다고 한다. 2030년이 되면 심부전 환자는 46%에 육박할 것이라고 평가하고 있다. 심부전의 사망률은 감소하고 있지만, 심부전 진단을 받은 사람의 약 50%가 5년 이내에 사망하면서 사망률은 계속해서 높아지고 있는 실정이다.

심부전은 산소와 영양이 풍부한 혈액의 관류 불량을 특징으로 하는 증후군이다. 심부전은 심장이 제대로 기능하지 않아서 심박출량이 감소하면서 발생한다. 심부전은 시간이 지남에 따라 발생하며 오른쪽, 왼쪽 또는 둘 다에 발생할 수 있다. 좌심부전은 박출비율이 감소(수축기 부전) 또는 보존(확장기 부전)으로 발생할 수 있다(표 16.3). 우심부전은 산소가 부족한 혈액이 산소를 얻기 위해 폐에 도달하는 것을 방해하게 되고, 좌심부전은 산소가 풍부한 혈액이 심장을 떠나 신체의 나머지 부분에 도달하는 것을 방해한다. 수축기 심부전에서 좌심실은 산소가 풍부한 혈액을 순환시키기 위해 효과적으로 수축할 수 없고, 이완기 심부전의 경우 좌

표 16.3 좌심실 구혈률(EF; ejection fraction)에 근거한 심부전

분류	EF %	이완기압
감소된 EF가 있는 심부전(일명 수축기 심부전)	≤40	수축기 기능의 주요 감소. 또한 이완기 기능장애와 다양한 정도의 좌심실 확장이 있을 수 있음
보존된 EF가 있는 심부전(일명 이완기 심부전)	≥50 (41–49: 경계선 >40: 향상)	수축기 기능에 큰 감소가 없음. 환자는 일반적으로 심부전의 근본 원인에 대한 치료를 받게 됨. 위험요소에는 당뇨병, 비만, CAD 및 심방세동이 포함됨

표 16.4 심부전의 단계

분류	이완기압
A	무증상. 심부전의 위험이 높음. 구조적 심장병 없음.
B	무증상. 구조적 심장병이 있음.
C	증상이 있거나 증상의 병력. 구조적 심장병이 있음.
D	증상이 있음. 중재가 필요한 심부전.

심실이 이완되지 않아 심장이 산소가 풍부한 혈액으로 채워지는 것을 방해한다. 전신의 부종(예: 손, 발, 복부, 목정맥)은 우측 심부전으로 발생할 수 있고 폐의 체액축적(폐수종)은 왼쪽 심부전으로 발생할 수 있다. 좌측 우측 모든 심부전은 피로와 숨쉬기 힘듦을 유발할 수 있다.

심부전은 증상의 심각성 및 기능상태에 따라 분류된다. 심부전의 ACCF/AHA 단계는 심부전의 심각도를 기준으로 사용되고(표 16.4) 뉴욕심장협회(NYHA) 기능분류는 증상 및 운동능력에 초점을 맞추고 있다.

심부전의 가장 흔한 위험요인은 관상동맥질환, 고혈압, 당뇨병, 비만 및 흡연이다. 심부전 위험은 고혈압이 있는 남성의 경우 더 높으며, 노인에서는 현재 또는 과거 흡연 경력이 심부전 위험을 증가시킨다. 심부전의 유병률은 나이가 들수록 증가하게 된다. 임상실험에서 심부전 환자의 약 50%가 75세 이상의 노인이었고 심부전으로 인한 입원률 역시도 노인에서 더 높았다.

연령과 관련된 심장질환, 신장질환의 변화는 신장 및 전신 혈류 감소, 동맥 경직 및 말초저항 증가, 심실순응도 감소, 최대 유산소능력 감소 등의 치료에 대한 반응과 질병의 경과에 영향을 받는다. 보통의 사람들에게 이상적인 혈압은 130/80mmHg 미만이지만 심부전이 있는 노인이나 심부전 위험이 증가할 때 최적의 목표는 수축기압 120 mmHg 미만이다. 그러나 심부전이 있는 75세 이상의 노인 50%에서 이완기 부전을 가지고 있다.

진단검사

ACC 및 AHA 지침은 심부전 환자의 초기 및 연속적인 평가를 위해 진단 검사를 권장한다. 그 종류로는 B형 나트륨이뇨 펩티드, CBC, 소변검사, 혈청 전해질, 신장기능 검사, 갑상선 패널 및 지질 패널 등의 혈액검사, 12 리드 ECG, 심

근거 기반 실무

노인의 심부전

배경

허약한 노인들은 좋지 않은 신체 기능과 결과를 갖게 된다.

대상자

연구 참가자는 피츠버그와 멤피스에 거주하는 메디케어 수혜자와 연령 적격자의 무작위 표본에서 모집되 70세에서 79세 사이의 지역사회 노인 2,825명이었다. 참가자들은 CHD, 당뇨병 및 HTN과 같은 만성 질환을 가지고 있는 노인이었다. 참가자 중 48%가 남성이고 59%가 백인이었다. Gill 지수를 확인한 결과 연구 참가자의 17.5%에서 노쇠가 나타났다.

방법

노인의 노쇠를 평가하기 위해 건강 노화(Health ABC) 및 신체기능 Short Physical Performance Battery(HABC Battery) 및 Gill 지수를 확인하였다. Gill 지수에서는 대상자들의 보행속도, 반복적 의자에 앉고 서기를 통해 대상자들의 노쇠하지 않음, 중등 노쇠, 매우 노쇠으로 분류하였다. 신체적 기능 정도를 보기위해 보행속도, 반복적 의자에 앉고 서기, 눈감고 발란스 맞추기를 측정하였다. 참가자들은 입원 경력에 대한 설문에 응답하였고, 6개월 마다 입원에 대한 정보를 계속적으로 추적하여 기록하였다. 데이터를 통해 노쇠함, 의학적 상태, 연령, 성별 및 심부전을 분석하였다.

결과

노쇠는 성별과 인종의 두 가지 모두에서 심부전의 중요한 예측 인자로 결정되었다. 다른 변수들은 상관이 없었다.

시사점

심부전은 노인들이 병원에 입원하는 가장 흔한 심혈관 문제 및 원인 중 하나이다. 노쇠는 심부전 위험성을 증가시킨다. 노인에게 노쇠가 있는지를 미리 검사하는 것은 심부전의 위험을 방지하고 신체적 지구력을 향상시켜 삶의 질을 향상시킬 수 있다.

FromKhan, H., Kalogeropoulos, A. P.,Georgiopoulou, V. V.,Newman, A. B., Harris, T. B., Rodondi,…Butler, J. (2013). Frailty and risk for heart failure in older adults: The health, aging, and body composition study. American Heart Journal, 166(5), 887–894. https://doi.org/10.1016/j.ahj.2013.07.032

장의 크기나 심폐의 기형을 보기 위한 흉부 X-선 검사 및 심장기능을 평가하기 위한 심초음파를 검사한다.

치료

노인의 심부전을 치료하려면 촉진요인의 제거, 저염식이요법, 음료 제한 및 적절한 휴식과 운동을 신중하게 관리해야 한다. 심부전 치료에는 약물요법도 포함된다. 표 16.5는 심부전 치료를 위해 선택된 약물을 보여주며, 표 16.2는 부작용 및 간호에 대한 영향을 보여준다. American College of

표 16.5 울혈성 심부전 약물

약물	부작용	주의
안지오텐신 전환효소억제제 Captopril Enalapril Lisinopril Quinapril Ramipril Trandolapril	• 기침(공통), 피부발진, 저혈압, 미각장애, 혈관부종	• 신장 기능을 모니터링한다. • 갑작스러운 체위변경(예를 들어 갑자기 일어서기 등)을 피한다.
Aldosterone 길항제 Spironolactone	• 위장관출혈, 성기능장애, 발열, 두드러기, 착란, 운동실조	• 체액, 전해질 불균형 및 체중을 모니터링한다. • 신장 및 간 수치를 모니터링한다.
베타차단제 Bisoprolol Carvedilol Metoprolol Metoprolol extended release	• 서맥, 호흡곤란, 피로, 현기증, 우울증, 설사, 가려움증, 발진, 관절통 • 갑상선기능항진증 및 저혈당의 증상을 나타낼 수 있음.	• 심박수와 고혈당의 징후를 모니터링한다.
이뇨제 ***Thiazide 이뇨제*** Hydrochlorothiazide Metolazone	• 전해질 고갈, 저혈량, 고혈당, 위 자극	• 전해질, 특히 포타슘을 모니터링한다. • 소변량을 모니터링한다.
고리형 이뇨제 Furosemide Bumetanide Ethacrynic acid Torsemide	• 전해질 고갈, 식욕부진, 설사, 권태감, 정신착란, 이독성(청력문제 유발) • 소변량이 급격히 증가	• 전해질, 특히 칼륨을 모니터링한다. • 청력을 모니터링한다.
강심제 Digoxin	색 지각 변화, 시각 장애, 혼란, 두통, 근육 약화, 메스꺼움, 식욕 부진, 부정맥, 서맥	• 칼륨 수치를 모니터링한다. • 활력징후를 모니터링한다. • 반감기는 노인에서 더 길어질 수 있다.
교감신경작용제		
Dopamine	두통, 빈맥, 부정맥, 고혈압	• 아황산염에 민감한 환자에게는 금기이다.
Dobutamine	두통, 메스꺼움, 저혈압	• 메타중아황산염(sulfite, metabisulfite)에 민감한 환자에게는 금기이다.
Amrinone	두통, 식욕부진, 간독성, 혈소판감소증, 저혈압	• CAD 또는 최근 MI가 있는 환자에서는 주의하여 사용한다. • 메타중아황산염(sulfite, metabisulfite)에 민감한 환자에게는 금기이다.

Cardiology Foundation (ACCF) 및 미국심장협회(AHA)에서는 심부전 치료지침을 만들었고 치료의 기준이 되고 있다. 심부전의 중증도에 따라 치료는 비약물 및 약물치료로 나뉠 수 있다. 비약물적 치료에는 생활습관 수정(예: 규칙적인 운동, 나트륨 제한, 금연 및 알코올 섭취 감소)이 있고, 약물치료에는 여러 가지 약물이 포함되는데, 좌심실 구혈률(EF; ejection fraction)이 보존적인지 감소되는지에 따라 약물이 달라질 수 있다.

수축기 심부전(좌심실 구혈률(ejection fraction, EF) 감소)

이뇨제(furosemide, bumetanide, torsemide)는 신체의 체액량을 유지하는 데 중요하며, 폐수종 또는 전신 수종의 증상을 보이는 환자에게 처방된다. 나이가 들어감에 따라 신장 기능은 변화하기 때문에 노인에게는 신장의 기능과 전해질을 면밀히 모니터링해야 한다. ACEI는 좌심실 구혈률을 감소시킬 수 있어 수축기 심부전의 1차 요법으로 사용되고 이환율과 사망률을 줄일 수 있다. 초기 복용량은 적응 용량으로 시작하여 신장기능이 안정적으로 유지되면 용량을 조금씩 늘려야 한다. 만약 ACEI가 듣지 않는 경우 ARB가 처방되는데, 이 약물은 기침과 같은 부작용이 있을 수 있다.

베타차단제(bisoprolol, carvedilol, and metoprolol succinate)는 ACEI와 함께 처방될 수 있으며, 노인 환자의 입원율 및 사망률을 낮춘다. 베타차단제는 적은 용량에서 시작하고 2주마다 조금씩 증량하여 허용되는 최대 용량으로 증가시켜야 한다. 심부전 증상이 치료 첫 2주 동안 약간 악화되고 완전한 치료효과가 몇 달 동안 나타나지 않을 수 있다.

알도스테론 길항제(eplerenone, spironolactone)은 좌심실 구혈률이 35% 이하의 수축기 심부전이 있는 환자에게 입원율과 사망률을 감소시키기 위해 처방된다. 그러나 알도스테론 길항제는 생명을 위협하는 고칼륨혈증을 유발할 수 있다.

Hydralazine 및 isosorbide dinitrate는 ACEI 및 베타차단제가 듣지 않는 흑인 환자에게 유익할 수 있다. 이 약물은 함께 사용할 때 사망률을 낮춘다.

디곡신은 심부전이 진행되고 좌심실 구혈률이 감소한 환자의 입원을 줄인다. 디곡신 역시 저용량으로 처방된다.

항응고제(warfarin)는 심방세동이 있고 고혈압, 당뇨, 또는 75세 이상과 같은 색전의 위험이 있는 노인에게 처방된다. 입원 환자의 경우 교감신경운동제(dopamine, dobutamine)가 심근 수축의 힘을 증가시키는 데 도움이 될 수 있다. 좌심실 구혈률이 보존된 심부전 환자에게는 운동이 권장된다. 좌심실 구혈률이 감소된 심부전 환자에게는 Statin 계열의 약물이나 CCB는 권장되지 않는다.

이완기 심부전(좌심실 구혈률 보존)

목표는 심실충만 압력을 줄이고 증상을 조절하는 것이다. 좌심실 구혈률이 보존된 심부전의 치료는 CCB, ACEI 또는 ARB와 같은 약물로 고혈압의 관리하는 데 있고, 베타차단제와 디곡신으로는 심박수를 조절하고, 이뇨제로는 폐수종이나 전신수종을 관리는 것이 기본 목표이다. 그러나 이뇨제의 과다 사용은 노인에게 저혈압과 전해질 불균형을 유발하여 문제를 일으킬 수 있으므로 면밀한 모니터링이 필요하다.

예후

심부전을 가진 노인의 예후는 그다지 좋은 편은 아니다. 심부전이 있는 노인의 25%는 퇴원 후 30일 이내에 병원에 재입원하고 70%는 1년 이내에 재입원한다. 이완기 심부전이 있는 노인보다 수축기 심부전이 있는 노인의 사망률이 더 높은 것으로 알려져 있다. 전문요양시설로 퇴원한 노인의 사망률은 1년에 50% 정도이다. 사망률은 나이에 따라 증가하게 되며 80세 이상의 노인의 사망률은 5년 후 약 50%에 달하게 된다.

간호관리

간호사정

노인은 류마티스 성 CAD, 심장질환, HTN, 부정맥, 심장판막질환, 감염, 당뇨병, 신장질환 및 현재 약물 등에 대해 평가해야 한다. 심부전이 의심되는 노인의 초기 신체 검사에서는 혈압 측정, 양쪽 다리와 발목의 부종, 경정맥 팽창의 평가, 심장 및 폐 청진, 폐울혈 진단을 위한 타진을 해야 한다. 보조기구의 사용, 휴식 시 피로, 발작성 야행성 호흡곤란 및 야행성 배뇨에 대한 평가도 중요하게 사정해야 한다. 간호사는 어떠한 증상이 노인의 ADL에 어떤 영향을 미치는지 확인해야 한다.

간호진단

심부전을 가진 노인 환자의 일반적인 진단은 다음과 같다.

- 감소된 심장수축력으로 인한 감소된 심박출량
- 폐정맥 울혈로 인한 변화된 가스교환
- 나트륨 및 수분 재흡수 증가로 인한 체중 증가
- 질병에 대한 위협으로 인한 불안
- 심박출량 감소로 인한 체력 감소
- 지식 부족 및 불확실한 결과에 대한 두려움으로 인한 대처능력 감소
- 야간 호흡곤란 및 야행성 배뇨로 인한 수면패턴의 변화
- 질병 과정, 약물 및 치료계획에 대한 이전 노출 부족으로 인한 건강교육의 필요성

간호계획 및 간호결과

예상결과는 심근 기능을 극대화하고 생활방식의 변화와 정서적 지원을 목표로 한다. 심부전이 있는 노인의 예상결과는 다음과 같다.

1. 허용 가능한 범위 내의 활력징후, 부정맥 없음, 적절한 심박출량, 시간당 30mL/hr 이상의 소변 배출량 및 인지력을 지니며 심박출량이 최고에 다다를 것이다.
2. 호흡곤란 없음, 정상적인 호흡 수, 깨끗해진 폐 청진음, 신부나 말초의 청색증 없음, 적절한 운동 등의 관찰로 가스교환이 개선될 것이다.
3. 체중의 감소, 부종의 개선, 복부둘레 감소 등의 관찰로 체내 수분 볼륨이 줄어들 것이다.
4. 환자는 간호사에게 자신의 두려움을 말할 수 있고 대처기전의 사용에 대한 말할 수 있는 것들을 관찰함으로 인해 환자의 불안이 감소되는 것을 경험할 수 있을 것이다.
5. 환자는 일상활동을 하는 데 피곤함이 없거나 아주 조금이라고 말하는 것으로 관찰되고 이로 인해 활동이 이전의 수준으로 돌아온 것을 관찰할 수 있을 것이다.
6. 환자는 과거에 사용 된 대처기술이 무엇인지 알고, 미래에 대해 긍정적인 느낌을 갖는다고 보고하는 것을 관찰하여 적절한 대처를 경험할 것이다.
7. 환자는 수면 시 호흡곤란이다 깨어나서 쉬어야 하는 것과 같은 수면방해의 경험이 없었다고 하여, 적절한 수면양상을 경험할 것이다.
8. 환자는 질병의 과정을 제대로 알고 있고, 치료 계획 및 약물적응증, 복용량, 빈도 및 부작용을 잘 설명할 수 있는 것으로 관찰되어 환자는 질병에 대한 적절한 지식수준을 보여줄 것이다.

간호중재

간호사가 혈압, 심첨맥박, 심박동수, 심음 및 폐음, 말초부종을 사정하고 달라진 심박출 감소의 초기 징후와 증상을 반드시 감지해야 한다. 더불어 섭취량과 배설량, 체중을 매일 모니터링하고 기록해야 한다. 노인의 경우 체액 손실 또는 부종을 정확하게 모니터링하기 위해 매일 같은 시간에 체중을 측정하는 것이 중요하다. 노인의 활동은 허용되는 만큼만 해야 하며 적절한 휴식시간이 필요하고, 침대에 있는 동안 환자는 침대에 기대고 상체를 세운 자세를 유지해야 한다. 노인은 밤에 잠을 잘 때 상체를 세운 자세를 유지하기 위해 베개가 두 개 이상 필요할 수 있다. 간호사는 이뇨제를 복용하는 환자에게 아침에 이뇨제를 복용하도록 지시하여 밤에 소변을 보기 위해 깨지 않도록 해야 한다. 또한 호흡곤란 증상이 있는 노인 환자에게는 천천히 심호흡을 하고 차분한 환경을 만들어 주는 것이 좋다. 간호사는 노인에게 나트륨 제한 및 개인에게 맞는 적당한 양의 수분 섭취에 대해 알려줘야 한다. 필요하다면 영양사와 상담할 수 있도록 한다. 노인의 경우 나트륨 함량이 높은 통조림 식품이나 냉동식품은 피하고 소금의 사용은 절제하도록 교육해야 한다. 만일 환자의 체중이 48시간 동안 1.3kg 이상 증가하고 심근경색의 증상이 재발하면 즉시 헬스케어제공자에게 연락하여야 한다. 혈액검사를 통해 칼륨과 전해질 불균형의 증상과 징후를 면밀히 모니터링해야 한다. 간호사는 적절한 언어, 적절한 읽기 수준 및 문화적 배경을 고려하여 노인의 상태, 질병의 과정, 식이요법 및 위험요소에 대한 명확하고 간단한 지침을 제공해야 한다. 이러한 교육을 시킬 때 환경은 가능한 한 편안하고 조용해야 하며 모든 절차를 설명하고 질문에 명확하고 간결하게 답변해야 한다. 노인 환자와 가족에게 걱정하고 있는 바를 말로 표현할 수 있도록 격려하고 기회를 제공하는 것도 잊어서는 안 된다. 일상생활을 돕기 위해 가정간호사를 연결해줄 수 있으며, 노인은 안전한 환경에서 활동을 잘 견뎌낼 수 있는지 모니터링하기 위해 심장재활 프로그램에 참여하는 것을 권장해야 한다.

간호평가

개선된 심실기능은 힘들지 않는 호흡, 말초부종의 감소 또는 없음, 기침이 없거나 기좌호흡이 없을 정도의 개선된 호흡, 소변량의 증가로 알 수 있다. 환자는 본인의 수준에 맞추어 가능한 만큼(즉, 호흡곤란을 경험하지 않고) 활동 수준을 높이고 이전 수준의 ADL 기능으로 돌아가도록 해야 한다. 특히 평가 결과 및 치료 반응과 관련하여 심부전이 있는 노인의 변동추이에 대하여 문서로 작성해두는 것이 중요하다(간호 계획 : 박스 참조).

말초동맥질환

말초동맥질환(PAD)은 조직관류를 손상시키는 전신 동맥이 좁아지는 것을 의미한다. 말초동맥질환(PAD)은 PAD는 상당한 이환율 및 사망률과 관련이 있으며 치료하지 않고 방치하면 생명을 위협할 수도 있다. PAD의 가장 흔한 원인은 동맥경화증과 죽상경화증이다. 죽상경화증의 정확한 원

간호계획

울혈성 심부전

상황

혼자 생활하고 있는 86세 남성 H씨는 지난 일주일 동안 특히 밤에 메스꺼움을 동반한 호흡곤란이 있다고 호소하며 응급실을 찾았다. 그는 밤에 더 쉽게 숨을 쉴 수 있도록 베개 두 개를 깔고 자야 하지만 여전히 숙면을 취하지 못한다고 하였다. 또한 밤에 기침이 더 심해지는데 그 어떤 것으로도 기침이 수그러들지 않는다고 하였다. H씨는 혹시나 폐렴에 걸린 것은 아닌지를 걱정하고 있다. 다음은 H씨의 사정 결과를 보여준다.

- 활력 징후: 체온, 36.6° C; 심박수, 분당 86회 및 불규칙적; 호흡수, 36회/분 및 숨쉬기 힘듬; 혈압, 170/96 mmHg
- 피부 – 창백하고 차갑고 발한
- 계속적인 기침, 흡기 시 Crackle사운드 청진
- 청진 시 S3 심음
- 눈에 보이는 경정맥 팽창
- 3개 이상의 양측 발의 부종

12-리드 ECG와 흉부 방사선 촬영(CXR) 예정. 정맥으로 수액 30mL/hr 주입. 마스크를 통한 산소공급. 푸로세미드를 정맥 주사하고 H씨는 심부전 진단을 받고 입원하였다.

간호진단

비효율적인 심근 수축으로 인한 심장 관류 감소
감소된 심장 수축성으로 인한 체액 과부하
폐 혈관계의 체액 증가로 인한 가스 교환 감소
심부전에 대한 새로운 진단, 질병 진행 및 치료로 인한 환자 교육의 필요성

결과

허용 가능한 한도 이내의 활력징후, 조절된 부정맥, 깨끗한 호흡음, 호흡곤란 에피소드 감소, 부종 감소 및 지남력 있는 정신 상태에 의해 입증되는 바와 같이 심박출량이 최대화된다.
환자는 발과 하지부종 감소 및 안정적인 체중을 유지하여 정상적인 체액 균형을 보일 것이다.
환자는 처방된 나트륨 및 수분 제한을 정확하게 말로 설명한다.
활동 내성 증가, 숨가쁨 및 야간 호흡곤란 에피소드 감소, 더 깨끗한 호흡음으로 입증되는 바와 같이 가스 교환이 개선된다.
환자는 심부전과 제한 이유를 설명하고 질병의 위험요소를 알며 생활습관 변화가 필요한 이유를 설명한다.
환자는 치료 계획에 참여한다.

중재

필요에 따라 심박수, 리듬, 혈압, 호흡, 폐음 및 심음을 모니터링하고 기록한다.
2~4시간마다 부종과 경정맥 팽창을 사정한다.
매시간 섭취량과 배설량을 사정한다.
피부 온도와 색을 사정하고 정기적으로 발한 여부를 사정한다.
편안한 환경을 제공한다.
지시에 따라 심장약을 투여하고 환자의 반응을 기록한다.
매일 같은 시간에 같은 저울을 사용하여 몸무게를 체크한다.

간호계획

지시에 따라 이뇨제를 투여하고, 환자의 반응을 기록한다.
전해질, 혈액 요소 질소(BUN), 크레아티닌 수치와 불균형 증상을 사정한다.
앉을 때 팔다리를 높이도록 한다.
환자에게 나트륨 및 수분 제한에 대해 교육한다.
호흡 상태를 매시간 그리고 필요에 따라 사정한다(속도, 리듬, 부속 근육의 사용 및 폐음).
호흡을 돕기 위해 환자를 파울러 자세로 유지한다.
지시에 따라 산소를 투여하고 산소 포화도를 모니터링한다.
활동 증가의 이점에 대해 설명한다(예: 걷기 프로그램). 운동은 좋지만 환자에게 격렬하고 힘든 활동을 피하고 최대로 에너지를 끌어올린 후에는 충분히 쉬도록 알려준다.
심장의 정상적인 기능과 심부전이 심장 기능을 어떻게 변화시키는지 설명한다.
약물의 적응증, 부작용 및 특정 모니터링을 포함한 약물 요법에 대해 설명한다.
특정 위험 요인과 위험 요인을 낮추거나 제거하기 위해 할 수 있는 환자의 역할에 대해 논의한다.
즉시 의료인에게 보고해야 하는 징후와 증상을 설명한다.
환자가 감정을 말로 표현하고 질문할 수 있는 환경을 제공한다.
환자에게 지역사회 자원 및 지원 그룹을 안내해 준다.
매년 독감 예방 접종을 받도록 한다.

인은 불분명하나 몇 가지 위험요소가 있다. 고령, 흡연, 혈청 콜레스테롤 수치의 상승, 고혈압, 당뇨병, 운동부족, 비만 및 가족력이 위험요소에 포함된다.

죽상경화증은 동맥혈관의 내막층에 죽종성 플라크의 발생을 유발한다. 이러한 병변은 점진적으로 동맥 내강을 좁히고 혈전, 색전 및 동맥류를 형성한다. 내강이 좁아짐에 따라 부분적 또는 전체적인 폐쇄가 발생하여 병변 및 허혈을 넘어 부적절한 조직관류가 발생한다. 플라크 형성이 잘되는 부위는 대동맥혈관, 대퇴슬와 혈관 및 슬와-경골동맥이다. 동맥이 조직에 적절한 산소 혈류를 공급할 수없는 경우 증상이 나타나게 된다. 플라크는 오래 시간이 흘러 파열되거나 느슨해진 부위에서 떨어져 나가 동맥계를 통해 순환하여 심근경색 또는 뇌졸중을 유발할 수 있다. 색전은 또한 대퇴동맥과 슬와동맥의 분기점에서 동맥을 잘 막히게 한다. 혈류의 장애나 허혈은 폐색의 먼 곳에서 발생하는 경우가 대부분이다.

죽종성 플라크의 경우는 플라크의 축적이 진행됨에 따라 벽의 내층이 석회화되고 탄력성을 잃어 동맥벽이 약해지는 현상을 초래한다. 혈관벽이 약해지면 주머니나 동맥류가 형성된다. 특히 고혈압이 있는 경우 동맥 내 압력은 동맥류가 파열될 때까지 더 확장될 수 있다. 동맥류는 일반적으로 복부대동맥과 같은 큰 동맥에서 발생하며, 슬와동맥에서 다발성 동맥류가 발생할 수 있다. 혈전은 동맥류 내에서 형성되어 동맥계의 더 작은 원위혈관으로 순환할 수 있다. 동맥기능부전의 징후와 증상은 부위, 폐색 정도 및 측부순환 정도에 따라 다르다. 측부순환은 종종 플라크 형성으로 인한 점진적인 폐색으로 인해 발생한다. 간헐적 파행(운동 유발 가역 근육 허혈)은 죽상경화증 폐색증의 초기 증상 중 하나이다. 발이나 종아리의 통증은 운동으로 인해 많이 발생하고 휴식을 취하면 가라앉는다. 질병이 진행됨에 따라 통증이 더 자주 생겨나기 때문에 걷는 거리가 짧아지고, 휴식 중이나 수면 중에 발에 타는 듯한 통증이 있다면 질병이 많이 진행되었음을 의미한다. 냉감, 무감각 및 저림이 통증과 함께 나타날 수 있다. 발을 들어올렸을 때 발이 창백하고 기댄 자세에서 어스름한 붉은색을 띤다. 발의 건성피부, 두꺼워진 발톱, 발가락 털의 손실 및 차가운 피부는 혈액순환이 원활하지 않아 발생할 수 있다. 통증이 있는 동맥 궤양은 발가락, 발가락 사이 또는 발의 윗부분에 나타날 수 있다. 사지에 반점이 있는 경우, 모세혈관충만 지연, 발에 맥박이 없는 경우 급성 동맥부전을 나타내므로 즉시 치료해야 한다. 더불어 사정을 할 때는 비교를 위해 양쪽 사지를 검사해야 한다. 허혈이 진행되면 발가락의 괴사, 궤양 및 괴저로 이어진다. 동맥 색전의 통증은 갑작스럽게 아프고 아픈 정도가 매우 심하다. 영향을 받은 쪽의 사지는 창백하고 차가우며 원위맥박이 없다. 만약 운동기능이나 감각기능이 손상되었다면 확실한 색전을 의심할 수 있으며, 큰 동맥이 막히면 쇼크가 발생할 수도 있다.

진단검사와 수술

무증상의 말초동맥질환(PAD)을 가진 모든 환자에게 검사를 하는 것은 바람직하지 않다. PAD 위험이 증가한 환자는 임상증상에 대한 종합적인 병력 및 신체적 평가를 받아야 한다. 말초동맥질환(PAD) 환자에게서 수축기 혈압과 발목상완지수(ankle-brachial index)를 양쪽 사지에서 체크해야 한다. 발목상완지수(ankle-brachial index)가 0.9보다 낮다면 PAD를 진단할 수 있다.

- 경증(0.71 ~ 0.90)
- 중증(0.41 ~ 0.70)
- 심각(0.40)

PAD 환자를 위한 다른 진단에는 영상 연구가 있다. 도플러 초음파(duplex) 영상은 동맥 세그먼트를 통한 혈류의 속도를 감지하고 측정한다. 혈관조영술은 동맥 폐색의 정확한 위치와 범위를 결정하기 위해 하는 검사이다. 상완 또는 대퇴 동맥에 삽입된 특수 카테터를 통해 조영제를 동맥에 주입하고 조영제를 따라 동맥의 협착된 부분을 추적한다.

치료

PAD 치료에는 수영 또는 자전거 타기와 같은 운동요법을 채택하고, PAD 환자에게 중요한 금연과 같은 일상생활의 변화가 필요하다. 약물요법은 심혈관 및 사지에 발생할 수 있는 질환을 줄이기 위한 하나의 방법으로 활용될 수 있다. 아스피린 단독 또는 클로피도그렐(clopidogrel)과 병용하는 항혈소판 요법은 심근경색 및 뇌졸중과 같은 심혈관질환을 줄이기 위해 증상이 있는 환자에게 적극 권장된다. 항혈소판 약물은 손상된 혈관을 따라 혈소판의 부착과 응집을 억제한다. Dipyridamole과 cilostazol도 혈소판 응집을 억제하는 항혈소판 약물이다. 심바스타틴(simvastatin)과 같은 스타틴 약물은 또한 증상이 있는 PAD 환자에게 혈류를 개선하고 심혈관질환을 줄이며 사지 손실을 줄이기 위해 사용된다. 또한, 항고혈압제로 혈압을 조절하는 것은 심혈관질환을 감소시키는 데 필요하다.

외과적 수술

경피적 경막혈관성형술은 특수 풍선카테터를 사용하여 동맥에 접근하는 것을 말한다. 카테터는 형광 투시하에서 죽상경화성 병변에 도달하고 풍선을 부풀려 플라크를 압축하고 그곳의 혈류를 개선하기 위해 시행하는 수술이다. 경피적 경막혈관성형술을 하면서 동시에 스텐트를 삽입 할 수 있다. 혈전내막절제술은 동맥을 열고 플라크를 제거하는 것이다. 혈류를 증가시키기 위해 혈관 재형성(동맥 우회 및 재건)을 수행할 수 있다. 사지의 죽상경화증 및 괴저가 많이 진행된 상태라면 사지절단이 필요할 수 있다.

환자/가족 교육

말초동맥질환(*Peripheral Artery Disease, PAD*)

예방은 PAD 관리의 핵심이다.
위험 요소 제거한다: 금연, 다이어트, 고혈압 및 당뇨병 조절, 저지방, 저콜레스테롤 식단 섭취, 그리고 매일 걷기 운동을 한다.
앉아있는 동안 다리를 꼬지 않는다. 가급적 오랫동안 서 있거나 앉아 있지 않는다.
몸을 조이는 옷을 입지 않는다.
발 관리는 필수: 발을 매일 검사하고 깨끗하고 건조한 상태로 유지한다.
발을 오랫동안 물에 담그지 않는다. 순한 비누와 수건을 사용하여 씻고 건조한다.
물의 온도를 체크 할때는 온도계나 팔꿈치로 수온을 확인하되 발가락을 사용하지 않는다.
목욕 후 발가락 사이를 잘 말리고, 매일 로션을 발라 발을 매끄럽게 한다.
맨발로 걷기를 피하고, 유연하면서도 발을 잘 보호할 수 있는 적절한 신발을 착용한다.
발 부위의 피부색, 온도 또는 감각의 변화, 피부 손상의 경우 즉시 의료인에게 알린다.

FromBlach, D. A.& Ignatavicius, D. D. (2013). Interventions for clients with vascular problems. In D. D. Ignativicius and M. L. Workman (Eds.). (2013). Medical surgical nursing: Patient centered collaborative care (7th ed.). St. Louis, MO: Saunders; Black, J. M. (2009). Management of clients with vascular disorders. In J. M. Black & J. H. Hawks (Eds.). Medical surgical nursing: Clinical management for positive outcomes (8th ed.). St. Louis, MO: Saunders; Morton, P. G., Fontaine, D. K., Hudak, C. M., & Gallo, B. M. (2012). Critical care nursing: A holistic approach (10th ed.). Philadelphia: Lippincott Williams & Wilkins; Sieggreen, M. Y. & Kline, R. A. (2011). Vascular ulcers. In S. Baranoski & E. A. Ayello (Eds.). Wound care essentials. Philadelphia: Lippincott Williams & Wilkins.

예후

PAD 및 합병증의 진행을 예방하거나 중단하는 가장 중요한 요소는 건강한 식단, 운동 프로그램, 필요한 경우 체중 감량 및 금연을 통해 죽상경화증의 위험요인을 제어하는 것이다. 생활습관 변화가 효과가 없는 경우 약물요법이나 외과적 중재가 필요할 수 있다.

간호관리

간호사정

PAD가 있는 노인에 대한 사정는 병력조사 및 신체검사로 시작된다. 사정을 통해 수집된 자료는 급성 또는 만성의 동맥혈류순환의 부적절한 증상이 있는지 알아내야 한다. PAD 환자에 대한 주관적 · 객관적인 평가는 박스 16.5를 참고한다.

박스 16.5 말초동맥 폐쇄성 질환을 가진 노인 사정

주관적인 데이터
- 사지 통증(발병, 지속시간, 강도, 위치)
- 촉진요인(활동 또는 휴식)
- 완화요인(활동 또는 휴식, 자세)
- 간헐적 파행의 존재(빈도 및 거리)
- 수정 가능한 위험인자(흡연, 고콜레스테롤 수치, 고혈압, 당뇨병, 비만, 신체활동 부족)
- 개인 및 가족력(CAD 및 PAD)
- 심리사회적 상태(불안, 두려움 또는 우울증)

객관적인 데이터
- 피부 변화(색, 온도, 외양 및 감각)
- 손톱의 상태
- 순환(말초 맥박, 멍, 모세혈관 채움 시간)
- 근긴장도

간호진단

PAD가 있는 노인의 간호진단은 다음과 같다.

- 감소된 동맥혈류로 인한 말초조직관류 감소
- 조직 요구와 혈액 공급 사이의 불균형으로 인한 일상생활활동 감소
- 피부 문제의 가능성
- 질병과정, 약물 및 치료계획에 대한 이전 노출 부족으로 인한 건강교육의 필요성

간호계획 및 간호결과

PAD가 있는 노인 환자의 간호계획에는 환자와 그 가족 모두가 치료계획에 포함되어야 하며, 퇴원계획은 노인이 병원에 입원하자마자 시작해야 한다. 집으로 퇴원하는 경우 추가 지원서비스가 필요할 수 있다. PAD가 있는 노인 환자의 예상되는 결과는 다음과 같다.

1. 환자는 따뜻한 피부 온도와 같이 동맥기능부전의 감소된 징후와 증상을 나타내고, 영향을 받은 부위에 맥박이 있고 파행이 감소될 것이다.
2. 환자는 할 수 있는 범위 내에서 활동에 성공적으로 참여할 것이다.
3. 환자는 피부손상을 방지하기 위한 보호행동과 자가관리를 보여줄 것이다.
4. 환자는 약물작용, 복용량 및 부작용을 포함하여 질병과

정과 치료계획을 정확하게 설명할 수 있을 것이다.

5. 환자는 개인적 위험요소와 이러한 요소를 줄이기 위한 방법을 알고 실천할 수 있을 것이다.

간호중재

간호중재에는 정기적인 운동 프로그램의 시작이 포함된다. 환자에게 활동과 휴식의 균형을 맞추도록 교육해야 하며 환자 자신의 운동일정을 짜는 데 도움이 필요할 수 있다. 환자교육은 부상 예방에도 중요하다.

간호평가

PAD가 있는 노인 환자의 평가는 예상되는 결과의 달성에 중점을 둔다. 단기평가는 위험요소 감소를 목표로 한 중재에 초점을 둔다. 장기평가는 조직의 관류 및 생존 가능성을 개선하는 데 초점을 둔다. 노인과 그 가족이 치료계획에 참여하면 시간이 지남에 따라 성공적인 결과를 얻을 수 있다.

만성 정맥기능부전

만성 정맥기능부전(chronic venous insufficiency, CVI)은 조직관류를 손상시키는 장애이며, CVI로 인한 가장 흔한 장애는 (1) 정맥류, (2) 정맥 궤양 및 (3) 정맥혈전증이다.

정맥류는 특히 여성에서 발생하며 1차 및 2차 정맥류로 나눌 수 있다. 정맥류는 원발성 정맥류가 더 흔하며, 정맥벽에서 발생하는 정맥류는 벽의 약화, 대퇴골 접합부의 무능한 판막 또는 천공정맥과 관련이 있을 수 있다. 근본적인 원인에는 비만, 에스트로겐 호르몬, 그리고 노인의 경우 오랜 기간 서 있어야 하는 이전 직업 등이 관련 있다. 정맥류는 외관상으로 보기 좋지 않을 뿐이지 일반적으로 다른 심각한 혈관질환을 유발하지 않는다. CVI로 인한 원발성 정맥류의 합병증은 정맥 궤양이다. 피부조직은 높은 압력에 노출되어

간호계획

말초동맥질환(Peripheral Artery Disease, PAD)

상황

72세 여성 A씨가 걸을 때 오른쪽 다리의 통증 때문에 활동을 제대로 못 걷는 것을 호소하고 있다. 이것은 지난 몇 개월 동안 점점 악화되었으며 이제는 마당 앞의 우편함까지 걸어가는 것도 어려울 정도이다. A씨는 때때로 밤에 발가락이 따끔거린다고 말했지만 흉통이나 호흡곤란은 없다고 했다. A씨는 흡연을 하지 않는다고 했으며 고혈압약 암로디핀(Amldipine)을, 관절염약은 아스피린을 복용하고 있다. 아래은 A씨에 대한 사정한 내용을 보여준다.

- 활력 징후: 체온 36.8° C; 심박수 84회/분 및 규칙적; 호흡수 분당 16회 숨참호소 없음; 혈압 (왼팔) 160/84mm Hg, (오른팔) 143/80mm Hg
- 키: 167센티 ; 몸무게: 74.5킬로그램
- 피부: 따뜻하고 건조함
- 오른발이 왼발보다 창백하고 차가움
- 족배동맥: 오른발 1+; 왼발 2+
- 대퇴부 맥박: 2+ 양측
- 발가락을 동등하게 움직일 수 있음

펜톡시필린(Pentoxifylline)이 처방되고 운동 프로그램을 처방. 도플러 검사 예약.

간호진단

걸을 때 통증으로 인한 활동 감소
순환 감소로 인한 조직 관류 변화
피부 손상 위험
질병 및 치료 계획에 대한 지식 부족으로 인한 건강 교육의 필요성

결과

환자는 통증을 유발하는 요인을 식별한다.
환자는 활동을 늘리고 파행을 줄이기 위한 계획에 참여한다.
환자는 피부 손상의 징후나 피부 완전성의 손상을 나타내지 않는다.
환자는 질병의 위험 요소를 식별하고 생활 방식의 변화를 설명하며 치료 계획에 참여한다.

중재

걷기가 포함된 운동 프로그램에 참여한다.
환자가 통증이 있다면 간헐적 휴식 시간과 함께 매일 최대 30분의 걷기를 늘리도록 권장한다.
환자에게 이와 같은 운동이 아픈 곳에 해를 끼치지 않는다는 것을 알려준다.
환자가 위험 요소를 알고, 그것을 감소시키거나 제거하도록 지원한다(예: 체중 감소 및 고혈압 조절).
피부에 허혈성 궤양이 있는지 살펴본다.
환자가 피부의 궤양이나 검게 변한 부분이 있다면 의료인에게 보고하게 한다.
매일 발 점검, 순한 비누로 매일 씻기, 잘 말리기를 포함한 발 관리 방법을 알게 한다. 환자는 로션을 사용할 수 있지만 발가락 사이에 사용을 피해야 한다.
환자에게 적절한 손톱 관리를 가르치고 발에 꼭 맞는 신발을 신도록 한다.
부작용과 의료인에게 연락해야 하는 시기를 포함한 약물 요법을 설명한다.
사용 가능한 지역사회 기관을 알려준다.

하지의 조직 산소 공급이 불충분해진다. 정맥 궤양은 다리 아래쪽 내측에서 발생하는 경향이 있고, 일반적으로 심한 통증을 동반하고 쉽게 감염될 수 있으며 치료하지 않고 방치하면 다리 전체를 침범할 수 있다. 정맥 궤양의 관리는 침상안정, 말초부위의 상승, 압박 드레싱을 통한 고혈압의 관리와도 연관이 있다. 피부의 특징적인 갈색 변색은 멜라닌과 헤모시데린(hemosiderin)의 침전물로 인해 발생한다. 노인은 종종 다리가 무겁다는 표현을 하기도 한다. 정맥류의 징후와 증상은 다리의 정맥 돌출, 통증, 발목 부기, 야간 경련, 가려움증과 같은 피부 변화, 정맥류 습진 및 (극심한 경우) 출혈이 있다. 대부분의 정맥류는 압박 드레싱 또는 스타킹 사용, 수면 또는 휴식 시 하지의 상승, 규칙적인 운동 및 체중 감소와 같은 보존적 요법으로 치료할 수 있다. 심한 경우에는 경화요법, 결찰, 절제 또는 정맥절제술(정맥박리)과 같은 외과적 중재가 필요할 수도 있다.

이차 정맥류는 심부혈전증의 결과이며, 이후 판막 막힘과 함께 발생할 수 있다. Virchow Triad(정맥 정체, 과응고 및 혈관 내막 변화)로 인한 심부정맥혈전증(DVT)은 흔하지만 심각한 장애를 유발하는 질환이며, DVT 발생의 치명적인 합병증은 폐색전증(PE)이다. 원인으로는 부동, 고령, 비만, 호르몬 사용 및 흡연이 있다. DVT에 걸리기 쉬운 의학적 상태에는 혈액장애, 암, 전신감염, 탈수, 심장질환, 뇌졸중, 염증성 장질환 및 무능한 정맥 판막이 있고, 남성과 여성 모두 나이가 들면서 발병률이 크게 증가한다.

진단검사

폐쇄를 감지하는 간접 방법에는 도플러 초음파 촬영, 혈량측정법, 정맥 이중초음파 촬영 및 정맥 조영 촬영이 있다. 도플러 초음파 촬영은 음파의 주파수 변화에 의한 혈액의 정맥 폐쇄 및 역류를 측정한다. 혈액검사로는 CBC, Py/INR, PPT, D–dimer, CMP 등이 있다.

치료

심각한 CVI의 치료목적은 사지를 보존하는 것뿐만 아니라 그 기능도 보존하는 것이다. 중재는 증상 완화를 위한 완화조치부터 혈류를 개선하고 혈전 형성을 방지하기 위한 약물 및 수술에 이르기까지 다양하다. 편안함을 유지하기 위해 완화 조치가 적용될 수 있다. 피부 보존은 사지의 전반적인 건강을 유지하는 데 가장 중요하다. 약물 사용의 목적은 혈류를 증가시키고 혈전 형성을 예방하는 데 있고, 미리 이러한 질환을 예방하기 위해 enoxaparin sodium 같은 저분자량 헤파린(LMWH)이 항혈전 작용에 사용된다. 이런 종류의 약물은 출혈 위험이 낮고, 치료용량에 대한 피검사를 매번 할 필요가 없어 유용하며, 일반적으로 하루에 한두 번 피하로 투여된다. 헤파린 및 와파린과 같은 항응고요법은 추가 응고 형성을 방지하는 데 사용되고, CVI의 영향을 줄이기 위해 다양한 수술 절차를 수행할 수 있다.

간호관리

간호사정

CVI가 있는 노인의 평가는 병력 및 신체 검사를 시행하여야 한다. 주관적인 데이터에는 사지의 통증, 촉진 요인, 완화 요인, 수정 가능한 위험 요인, 개인 및 가족력이 포함된다. 객관적 데이터로는 피부색, 모발 분포, 위축, 부종, 정맥류, 점상 출혈, 병변 및 궤양의 유무 등을 볼 수 있다. 표

박스 16.6 빈혈이 있는 노인 사정

주관적인 데이터
- 병력(예: 위 수술, 간 또는 신장 질환, 최근 출혈 또는 외상)
- 현재 사용 중인 약물(예: 처방전, 비처방약, 비타민 및 미네랄, NSAIDs)
- 영양습관(예: 노인에게 24시간 식이를 회상하도록 요청)
- 알코올 섭취
- 배변습관의 변화(예: 색, 규칙성)
- 체중 감량
- 불편감(예: 피로, 심계항진, 호흡곤란, 감각이상, 혀 통증, 현기증, 두통 또는 이명)

객관적인 데이터
- 창백(예: 손톱 바닥, 결막 또는 구강 점막)
- 외모
- 빈맥
- 빈호흡
- 폐청진 시 비정상적인 소리
- 부종
- 졸도
- 수축기 잡음
- 착란
- 불안정한 보행
- 구염
- 활력징후(기립성 BP/P 포함)
- 피검사

16.6은 말초 동맥 및 정맥 질환의 평가에 대한 설명을 표로 표현한 것이다.

간호진단

CVI가 있는 노인의 간호 진단에는 아래의 사항이 포함 될 수 있다.

- 정맥 정체로 인한 피부문제의 가능성
- 정맥 흐름 중단으로 인한 말초 조직 관류 감소
- 염증 과정으로 인한 통증

간호계획 및 간호결과

CVI가 있는 노인 환자의 예상 결과는 다음과 같다.

1. 피부통합성이 유지되거나 개선된다.
2. 환자는 궤양이나 염증 과정의 징후를 보이지 않는다.
3. 부종이 감소하고 불편감이 적어지며, 조직관류가 개선된다.

간호중재

정맥질환이 있는 노인 환자를 위한 간호중재에는 피부통합성 평가(예: 피부 질감, 피부 온도, 통증, 색, 부종 및 맥박)가 포함되어야 한다. 간호사는 손으로 맥박이 확인되지 않으면 도플러 센서를 이용하여 다시 확인하여야 한다. 영향을 받은 사지는 정맥순환을 촉진하기 위해 올려야 하며, 영향을 받은 사지의 크기를 측정하고 적어도 매일 기록해야 한다. 정맥질환이 있는 사지에 탄력스타킹을 적용하는 것이 도움이 되는데, 환자가 탄력스타킹을 제대로 신고 벗는 능력이 있는지 세심히 사정하고 착용하는 법을 반드시 보여주고 환자가 잘하는지를 확인해야 한다. 필요한 경우 의료기기 회사에 신청을 해서 기기를 지원받을 수 있다. 스타킹은 쉽게 마모되고 탄력도가 점차 떨어지므로 3~6개월마다 교체하여야 한다.

DVT 환자를 침상안정을 시켜야 하는지 조기보행을 권장해야 하는지에 대해서는 둘 다 폐색전증의 위험 증가와 관련이 없는 것으로 나타났다. 침상안정뿐만 아니라 조기보행 또한 통증을 감소시키는 것으로 나타났다. 노인에게 걷기 전에 탄력스타킹을 착용하고, 너무 오래 서 있거나 부동을 하지 않도록 지시하여야 한다. 발 관리에 대한 교육은 정맥 궤양 예방계획의 중요한 부분이다. 피부를 매일 검사하고 미지근한 물에 중성비누로 부드럽게 씻은 다음 발가락 사이를 적절히 건시키도록 하고 말릴 때는 특별히 두드려 건조시키도록 교육한다. 풋 크림이나 보습제를 사용한 다음에는 면양말을 신어서 수분 유지에 도움을 주어야 한다. 발 관리는 전문가에게 맡기는 것이 좋고, 신발은 잘 맞는 것으로 고르고 발을 잘 지지해주는 것이 좋다.

간호평가

간호평가는 환자의 피부통합성 유지, 정맥순환 개선, 통증 및 불편 감소에 대한 진행 상황에 중점을 두어야 한다. 영향을 받은 사지의 측정뿐 아니라 다른 간호중재에 대한 노인의 반응을 포함하여 피부에 대한 평가를 정확하게 기록하는 것도 중요하다.

요약

CVD는 미국에서 여전히 주요 사망원인이다. 노년층에서는 CVD와 정상 노화를 명확하게 구분하기는 어렵다. CVD의 증상과 질병으로 인한 다른 영향은 사람마다 크게 다를 수 있다. 노인 환자는 종종 CVD의 비전형 증상을 나타내어 발견 및 치료가 시작되기도 전에 질병이 진행할 수 있다. 그러므로 간호사의 환자의 신체 및 심리사회적 치료를 계획하고 시작할 수 있도록 노인 환자에 대한 정확하고 완전한 사정을 해야 한다. 간호사는 노인 환자가 위험요소를 감지하고 그 위험요소를 피하며, 건강상태를 최적화하도록 돕는 데 초점을 맞춰야 한다.

가정간호

1. 재가 노인환자, 배우자, 가족, 그리고 간병인은 가정환경에서 간호 계획 과정의 모든 측면에 함께 포함되어야 한다.
2. 고령 환자는 재택 간호 환경에서 교육이 중요하며, 이는 병원에 입원을 한다고 해도 간호에서 중요하게 이루어져야 한다.
3. 만성질환 관리를 재가에서 하고 있는 노인환자는 종종 불안, 좌절 및 우울증을 경험한다. 이러한 것들을 가정간호에서 고려해야 할 부분이며, 적절한 기관에 의뢰하는 것이 필요하다.
4. 관상동맥질환(CVD), 특히 심부전(HF)이 있는 경우 죽음에 대한 두려움은 종종 재가노인들에게 나타난다. 이때에는 노인에게 상담 및 기관을 소개 해 주는 것이 필요하다.
5. 재가노인들은 도움이 필요하고 도움을 받을 수 없는 것에 대해 높은 불안 수준을 가지고 있다. 생명선 프로그램과 같은 긴급 커뮤니티 서비스와 연결을 설정하는 것은 불안을 완화할 수 있다.
6. 간호사는 재가노인들에게 심장의 해부 및 생리, 관상동맥질환(CVD)의 수정 가능한 인자, 약물 요법(특히 용량 및 부작용), 운동방법, 일일 체중 모니터링 및 식이 조절(예: 저염 및 저지방 다이어트 및 수분 제한)에 대해 알려주어야만 한다.
7. 재가노인의 간병인이나 보호자는 환자의 질병이 악화되었을 때 나타나는 징후에 대해 교육을 받아야한다.
8. 일상생활수행(ADL)에 대한 지원이 필요할 수 있으며, 특히 혼자 살거나 가사 일을 하는 재가노인의 경우 더욱 지원이 필요할 수 있다. 이러한 노인 환자는 도움을 요청하지 않을 수도 있기 때문에 간호사는 필요하다고 판단되는 경우 이러한 서비스를 제공해야 한다.
9. 가정 간호 간호사는 심장 재활 프로그램이나 걷기 또는 수영과 같은 활동에 참여하도록 권장해야한다.
10. 재가노인 환자에게도 환자의 상태와 약물을 식별하는 의료 경보 팔찌를 착용하도록 권장해야 한다.

핵심내용

- CVD는 남녀 모두의 주요 사망원인이다.
- 65세 이상 노인의 경우 CVD 사망률이 급격히 증가하며 노인 인구의 비율이 증가함에 따라 CVD로 인한 실제 사망자 수가 증가할 것으로 예상된다.
- 신체적으로 건강을 유지하는 노인은 앉아서 생활하는 노인보다 작업능력이 두 배가 높고 체지방이 적다.
- 노인의 금연은 금연 후 1년 이내에 관상동맥질환 및 심장 사망의 위험을 크게 줄인다. 그 후 수 년 동안 점진적으로 감소하게 된다.
- 흡연자는 비흡연자에 비해 CAD 발병확률이 2배, 급사 확률이 4배 높다.
- 65세 이상 인구의 45~50% 이상이 고혈압이 있으며, 고혈압은 심근경색, 울혈성 심부전 및 만성 정맥기능부전을 포함하여 이환율과 사망률의 가장 일반적인 원인이다.
- 노인은 오랜 습관 때문에 더 건강한 생활방식을 채택하는 데 어려움을 겪을 수 있다. 그러나 건강한 행동 변화는 질병의 진행을 늦추거나 멈출 수 있다.
- 고령자는 CAD의 비전형 징후가 더 많다.
- 노인은 허혈성 심장질환의 시작을 인식하지 못할 수 있다. 초기 증상은 갑작스러운 호흡곤란, 혼란, 피로, 쇠약, 현기증, 실신, 구토 및 심부전 악화 등이 있다.
- 심방세동의 발생률은 나이가 들어감에 따라 증가하며 노인의 허혈성 뇌졸중에 가장 흔한 원인이다.
- 심방세동, 동부전증후군 및 심장차단은 심박조율세포가 적고 전도계 전체에 걸쳐 지방 및 섬유 조직이 광범위하게 축적되기 때문에 노인 인구에서 더 자주 나타난다.
- 기립성 저혈압은 노인의 실신 및 낙상의 주요 위험요소이다.
- 노년층은 압력수용체의 민감도가 감소하여 위치 변화로 어지러움을 느끼기 쉽다.
- 심부전은 노년층 입원의 주요 원인이다.
- 노인은 노화과정이나 다양한 만성질환으로 인한 빈혈 증상을 보일 수 있다.
- 간호중재(예: 심혈관 위험요인의 역할에 대한 교육, 예방조치 및 치료요법)는 노인 환자의 삶의 질을 향상시키고 입원을 줄이며 심혈관 프로그램의 비용 효율성과 효율성에 긍정적인 영향을 미칠 수 있다.

비판적 사고

01 협심증 치료를 위한 니트로글리세린의 작용과 부작용에 대해 85세 여성에게 교육할 준비를 하고 있다. 환자의 나이를 감안할 때 교육의 어떤 측면을 강조하겠는가?

02 78세 여성이 심방세동의 오랜 병력을 가지고 있다. 그녀는 매일 디곡신 0.125mg과 와파린 2.0mg을 복용하고 있다. 그녀는 최근 아스피린 복용의 장점에 대해 읽고 매일 4정을 복용하기 시작했다. 이 상황에 어떻게 중재하겠으며, 그 이유는 무엇인가?

03 심부전 치료를 받는 노인 환자가 디곡신, 푸로세미드 및 혈관확장제 치료에 반응하지 않는다는 구체적인 결과는 무엇인가? 예상되는 부작용, 부작용, 독성 부작용을 어떻게 구분하겠는가?

17

노인의 호흡기능

Respiratory Function in Aging

학습목표

1. 정상적인 노화과정으로 인한 폐의 해부학적 변화를 기술할 수 있다.
2. 환기의 연령 관련 변화를 기술할 수 있다.
3. 다양한 호흡기 변화가 있는 노인을 위한 간호 중재 및 결과를 확인할 수 있다.
4. 금연방법과 중재에 대해 논의할 수 있다.
5. 노인의 결핵 발병에 대한 위험요인을 확인할 수 있다.
6. 만성폐쇄성폐질환이 있는 노인을 위한 호흡재활의 장점을 나열할 수 있다.

들어가기

다음과 같은 상황에 부딪힌다면 당신은 어떻게 대처하겠습니까?

- 72세 환자가 건강검진을 위해 병원에 왔다. 환자는 하루에 1갑 흡연을 해왔으며, 금연상담을 3번 받았다. 어떻게 해야 하는가?
- 수면 무호흡증으로 새로 진단받은 68세 환자가 수면 중에 CPAP을 착용하는 데 어려움을 겪고 있다. 수면 시 산소화를 돕기 위해 어떻게 해야 하는가?

호흡기계는 환경과 혈액 사이의 가스교환을 담당하며, 환기와 산소화라는 두 가지 과정으로 이루어진다. 환기는 공기가 폐 안팎으로 이동하는 것으로, 흡기와 호기로 구성된다. 흡기 동안 산소가 풍부한 공기가 폐로 이동하고, 호기 동안 이산화탄소(carbon dioxide, CO_2)가 풍부한 공기가 밖으로 배출된다. 산소화 과정에서 CO_2는 혈관계에서 폐로 전달되고, 산소는 혈색소에 의해 운반되어 폐에서 혈관계로 이동한다. 속도와 깊이를 포함한 호흡 과정은 연수, 대동맥궁, 경동맥에 있는 화학수용체에 의해 조절되며, 산소 수준과 pH에 민감하다. 호흡은 환기 중 공기 이동을 위한 적절한 구조, 산소와 CO_2가 이동할 수 있는 환경, 산소 및 pH 수준 유지에 민감한 화학수용체에 따라 달라진다.

구조와 기능의 연령 관련 변화

정상적인 노화는 늑골과 척추에 변화를 일으킨다. 늑골이 덜 움직이고 흉벽 순응도가 감소하고, 골다공증과 늑연골의 석회화는 흉곽의 경축과 강직을 증가시킨다. 척추후만증이나 척추측만증이 있는 경우 추간판의 퇴행이 발생하여 흉곽이 짧아지고 전후직경이 증가한다. 더 진행되면 골반뼈에 있는 흉곽 때문에 흉부 움직임에 현저한 제한을 초래할 수 있다. 흉벽의 이러한 변화는 호흡순응도를 손상시켜 호흡근에 가하는 부하를 증가시킬 수 있다.

폐실질의 탄성 반동과 기도 전도의 점진적 손실과 폐의 탄성 반동 감소 및 흉벽의 반대 힘도 나타난다. 폐포와 폐포관을 둘러싼 콜라겐 물질이 굳어지고 폐의 탄성 특성을 방해하는 가교를 형성함에 따라 폐의 탄력성이 떨어진다. 이러한 모든 구조적 변화는 노인의 환기를 더욱 어렵게 하여 호흡근에 가하는 부하를 증가시키고 에너지 소비를 증가시킨다. 표 17.1은 노인의 호흡기계통 변화를 요약한 것이다(McCance & Huether, 2014).

나이가 들어감에 따라 근력이 감소하고 호흡근이 약화됨에 따라 흡기 및 호기력을 발휘하는 것이 더 어려워진다. 단단해진 골격구조와 약한 근육으로 인해 호흡하는 데 추가적인 노력과 에너지가 필요해진다. 만성폐쇄성폐질환이 진행되는 환자에서 주요 호흡근인 횡격막이 편평해지고 효율성이 떨어진다. 이 때문에 노인은 복부, 흉쇄유돌근, 승모근과 같은 덜 효율적인 호흡보조근육을 사용한다. 복부근육이 노인에게 더 중요해짐에 따라, 노인의 호흡양상은 자세와 증

17 장

표 17.1 호흡기계통의 연령 관련 변화

호흡기계 기능	병태생리학적 변화	임상증상
호흡기전	흉벽순응도 증가 탄성 반동 손실 호흡근 질량 및 강도 감소	폐활량 감소 잔기량 증가 호기 유속 감소
산소화	환기-관류비 불균형 증가 심장박출량 감소 혼합정맥산소함량 감소 생리적 사강 증가 가스교환에 사용할 수 있는 폐포 표면적 감소 이산화탄소(CO_2) 확산능 감소	동맥산소분압(PaO_2) 감소 폐포동맥간산소분압차 증가
환기 조절	저산소혈증, 고이산화탄소혈증에 대한 중추 및 말초 화학수용체의 반응성 감소	일회호흡량(V_T) 감소 호흡수 증가 분당환기량 증가
폐 방어 기전	섬모 수 감소 점액섬모청소율 증가 기침반사 감소 체액성, 세포성 면역 감소 면역글로불린 A(Ig A) 생산 감소	분비물 제거능력 감소 감염에 대한 감수성 증가 흡인위험 증가
수면과 호흡	호흡능 감소 상기도근육 긴장도 감소 각성 감소	수면 중 무호흡, 저호흡 및 동맥산소불포화의 빈도 증가 흡인 위험 증가 코골이 폐쇄성 수면무호흡증
운동능력	근육 저하 근육량 감소 호흡근의 효율성 감소 예비력 감소	최대 산소소비량 감소 낮은 운동 수준에서 숨이 참
호흡양상	저산소혈증, 고이산화탄소혈증에 대한 반응성 감소 호흡기전의 변화	호흡수 증가 일회호흡량(V_T) 감소 분당환기량 증가

Pierson, D. J. & Kacmarek, R. M. (Eds.). (1992). *Foundations of respiratory care*. New York: Churchill Livingstone.에서 수정

가된 복압에 의해 더 많은 영향을 받는다.

호흡속도는 일반적으로 노인의 경우 더 빠르고 얕다(정상 속도: 16~25회/분). 이는 상대적으로 변하지 않는 동맥혈 이산화탄소분압(arterial CO_2 pressure, $PaCO_2$)을 초래한다. 그러나 얕은 호흡양상은 폐기저에 있는 폐포가 환기되지 않아 저산소혈증과 고이산화탄소혈증을 유발할 수 있으며, 이로 인해 결과적으로 환기-관류 비율과 폐포 가스교환의 효과가 감소한다. 심장박출량과 혼합정맥산소함량의 연령 관련 감소는 노인의 환기-관류 불균형에 영향을 미친다. 건강한 노인의 경우 폐포의 수는 상대적으로 변하지 않지만 구조가 변경될 수 있기 때문에 결과적으로 기능하는 폐포의 수가 감소한다. 나이가 들면 폐포 지지구조가 악화되어 폐포 내 중격이 점진적으로 손실된다. 폐포 중격벽이 얇아짐에 따라 근위 세기관지의 확장으로 인해 폐포가 커지지만 가스교환에 사용할 수 있는 모세혈관은 더 적어진다. 생리적 사강은 폐포를 둘러싼 모세관 구조가 감소함에 따라 증가한다. 그 결과 가스교환에 사용할 수 있는 표면적이 20세에 $80m^2$에서 70세에는 약 $65 \sim 70m^2$로 감소한다. 따라서 가스교환이 수행될 수 있는 표면적이 줄어들며, 이는 동맥산소분압(partial pressure of arterial oxygen, PaO_2)의 감소에 영향을 미친다.

노인은 기관기관지분지에서 섬모의 수와 효과가 감소하여 분비물을 제거하기가 어려워질 수 있다. 코 호흡기 점막 표면의 면역글로불린 A(immunoglobulin A, Ig A)가 노화로 인해 감소함에 따라 노인의 바이러스 중화능력이 저하된다. 감소된 Ig A와 손상된 점액 섬모 수송으로 인한 분비물 증가는 감염 위험성을 증가시킨다. 호흡기 감염이나 흡연이 반복되면 섬모작용의 효과와 섬모 수가 현저히 감소하여 점액섬모청소율의 효과가 감소한다.

호흡기계의 주요 기능 중 하나는 가스교환이다. 건강한 성인의 경우 정상 동맥산소분압은 80~100mmHg이다. 그러나 60세 이후에는 PaO_2가 매년 1mmHg씩 감소한다. 따라서 70세에서 PaO_2 70mmHg는 상대적으로 정상 수치이다. PaO_2의 감소는 일회호흡량과 폐포 표면적의 감소 및 잔기량의 증가에 의해 발생한다.

혈액의 산소 운반능력도 나이가 들면서 감소한다. 혈색소는 말초조직으로의 산소 운반을 가장 많이 담당하지만, 노인에서는 그 수치가 감소한다. 폐에서 혈액으로의 산소 전달효율을 측정하는 폐포동맥간산소분압차(alveolar-arterial (A-a) oxygen gradient)는 폐포 내에 있으면서 가스교환에 관여하는 공기의 산소분압(partial pressure of oxygen in alveolar air, PAO_2)을 PaO_2와 비교한다. 건강한 성인은 급속한 확산으로 폐포동맥간산소분압차가 0에 가깝지만, 노인의 경우, 대부분 환기-관류비 불균형으로 인해 이러한 차이가 증가한다.

노인의 동맥 pH는 급성질환이나 동반질환의 영향을 받지 않는 한 정상 성인범위인 7.35~7.45가 유지된다. RV의 증가에도 불구하고 $PaCO_2$는 환기의 증가로 인해 일반적으로 상승하지 않는다. 그러나 노인은 저산소혈증이나 고이산화탄소혈증의 변화에 빠르게 반응하지 않는다. 저산소혈증에 대한 정상적인 임상반응은 심박동수와 혈압의 증가, 호흡 속도와 깊이의 증가이다. 노인은 심박동수 증가가 적고 CO_2 증가에 대한 반응이 낮다. 저산소혈증과 고이산화탄소혈증에 대한 환기 반응은 교감신경계 반응이 감소한 결과로 20대 성인보다 50%까지 감소할 수 있다. 따라서 신중한 평가가 중요하다. 노인 환자의 저산소혈증과 고이산화탄소혈증에 대한 가장 민감한 임상지표는 달리 설명되지 않는 의식 수준 변화 및 후두통 또는 건망증이다. 마지막으로, 산소 요구량이 증가하면 증상이 있는 저산소증으로 빠르게 이어질 수 있으므로 운동 시 호흡곤란은 중요한 문제이다.

노인의 폐기능 변화의 대부분은 탄성 반동의 변화, 흉벽의 근골격 변화와 관련이 있다. 표 17.2는 측정된 폐용적, 정상적인 결과, 노화와 관련된 변화를 나열하였다. 노인 환자는 정확한 폐기능을 결정하는 검사를 빠르게 수행할 수 없기 때문에 헬스케어전문가의 인내심이 필요하며, 노인 환자에 대한 평가를 위해 충분한 시간을 확보해야 한다.

총폐용량(total lung capacity, TLC)은 상대적으로 변하지 않지만, TLC를 구성하는 개별 용적은 변한다. 노인은 V_T가 감소하며 폐활량(vital capacity, VC)도 흉벽의 이동성 감소와 흡기와 호기 기능의 변화로 감소한다. VC 감소율은 여성 노인에서보다 남성 노인에서 더 크다. 노인의 흡기능력은 심호흡능력의 감소에 영향을 받는다. 흉부의 순응도가 감소하면 RV, 예비호기량(expiratory reserve volume, ERV)이 증가하며 RV는 근력 감소와 얕은 호흡양상으로 인해 감소한다. 그 결과 생리적 사강 환기가 각 호흡의 1/3에서 1/2로 증가하여 가스교환에 참여할 수 있는 공기의 양이 감소한다.

기관기관지분지의 공기흐름은 기도의 크기, 기도의 저항, 근력 및 탄성 반동의 영향을 받으며, 노인 환자는 이러한 모든 지표가 감소한다. 1초간 강제호기량(Forced expiratory volume in 1 second, FEV_1)은 30세 이후 매년 25~30mL가 감소하는 것으로 보고되었다. 공기의 흐름 변화는 흉벽의 강직, 폐의 탄성 반동 상실과 관련이 있다. 흉부 근력의 감소는 공기의 이동하는 힘을 감소시키는 데 영향을 미치며,

표 17.2 노인의 폐기능 변화

	설명	평균값	
		성인 남성	노인 환자
폐용적			
일회호흡량(V_T)	숨을 들이마시거나 내쉬는 용적	5~10 (mL/kg)	감소
예비흡기량(IRV)	정상적인 일회호흡량 후 더 들이쉴 수 있는 용적	3,000mL	감소
예비호기량(ERV)	정상적인 일회호흡량 후 최대로 내쉴 수 있는 용적	1,200mL	감소
잔기량(RV)	최대 호기 후 폐에 남아 있는 용적	1,200mL	최대 25% 감소
폐용량			
기능잔기용량 (FRC)	정상 호기 후 폐에 남아 있는 용량 (RV+ERV)	2,400mL	증가
잔기량/총폐용량 (RV/TLC)	잔기량 대 총폐용량 비율(백분율)	33%	증가
폐활량(VC)	최대 흡기 후 내쉴 수 있는 용량 (IRV+VT+ERV)	4,800mL	최대 25% 감소
총폐용량(TLC)	최대 흡기 후 폐의 총 용량 (IRV+VT+ERV+RV)	6,000mL	변화 없음

30~90세의 최대 자발적 환기 및 강제호기량(FEV)을 최대 50% 감소시킨다.

낮은 V_T에서 작은 기도는 탄성 반동의 손실과 기도저항 증가로 인한 유속 감소로 인해 조기에 닫히는 경향이 있어, 공기가 폐포에 갇힌다. 가장 작은 기도가 닫히는 용적인 폐쇄폐공기량(closing capacity, CC)은 나이가 들면서 증가하여 65세가 되면 곧게 선 자세에서 기능잔기용량(functional residual capacity, FRC)을 초과하며, 조기기도폐쇄에 영향을 미친다. 조기기도폐쇄에 영향을 미치는 다른 요인으로는 앙와위 자세의 증가와 얕은 호흡이 있다.

젊은 성인의 경우 폐혈관순환은 높은 팽창성과 낮은 저항을 가진 저압계이다. 나이가 들면서 폐혈관은 덜 팽창하고 섬유질이 많아져, 폐동맥 직경이 증가하고 혈관벽의 두께가 두꺼워지며 폐혈관 저항과 폐동맥 압력을 증가시킨다. 폐포

모세혈관막도 두꺼워져 가스교환에 사용할 수 있는 표면적이 더 감소하며, 기능성 모세혈관의 수가 감소하여 폐포혈관이 감소하고 이는 심장박출량과 폐모세혈관 혈류를 감소시킨다.

폐기능에 영향을 미치는 요인

운동과 부동

운동은 호흡기, 심혈관계에 긍정적인 효과를 미친다. 그러나 노인 환자의 운동능력은 심장박출량, 골격근기능, 관절기능 및 전반적인 조정 변화에 영향을 받는다.

운동하는 동안 증가하는 산소요구량은 노인 환자의 능력을 훨씬 초과할 수 있으며, COPD 환자의 경우 활동지속성 장애가 악화된다. 또한, 노인 환자는 운동능력을 저해할 수 있는 심혈관, 호흡기계 관련 질환이 있을 가능성이 크다. 힘과 지구력도 감소하여 활동 시 부동이 증가하고 호흡곤란이 증가한다. COPD 노인 환자는 규칙적인 운동 프로그램을 통해 힘과 지구력을 높이고, 호흡근 훈련을 통해 호흡곤란을 줄일 수 있다(건강증진/질병예방 박스 참조).

흡연

흡연은 폐를 손상시킨다. 간접흡연에 장기간 노출되면 비흡연자의 폐가 손상되는 것으로 나타났다. 과다 흡연자는 FEV_1 감소가 정상적인 예상 감소보다 9배 증가하였다. 니코

> **건강증진/질병예방**
>
> ***호흡기계***
>
> - 흡연, 간접흡연 피하기
> - 환경 · 대기 오염물질 피하기
> - 알레르기 유발원 피하기
> - 건강한 식단 유지하기
> - 운동하기
> - 예방접종을 최신 상태로 유지하기
> - 지역사회감염 예방을 위해 마스크, 스카프, 필터를 사용하기
> - 일상생활에서 스트레스 관리 활동하기
> - 호흡기 감염의 조기진단 및 치료하기
> - 만성 호흡기질환에 대한 치료법 준수하기
> - 깨끗한 환경 유지하기(예: 정기적으로 먼지 털기, 3개월마다 에어컨 공기필터 교체하기, 3~4개월마다, 질병 발생한 후 칫솔 교체하기)
> - 충분한 수분 섭취하기(매일 최소 1.8kg 물 섭취)

틴에 의해 마비되는 섬모는 폐를 보호하고 청소할 수 없으며, 담배에 의해 유도된 배상세포의 점액 생성 증가와 함께 호흡기 감염 위험성을 증가시킨다. 담배연기는 기관지 수축, 기도저항 증가, 폐쇄용적 증가를 유발하고, 담배 부산물인 일산화탄소가 혈색소와 산소와 경쟁하기 때문에 가스교환을 방해한다. 많은 약물도 흡연의 영향을 받아 청소율을 낮추고 혈청 약물 수치를 높인다. 흡연시 나타나는 화학물질은 약물(항우울제, 프로프라놀롤(propranolol), 테오필린(theophylline), 인슐린(insulin), 클로피도그렐(clopidogrel), 메타돈(methadone), 와파린(warfarin), 에리트로마이신(erythromycin), 리도카인(lidocaine))을 변화시킨다.

사회적 행동 평가 시 흡연력에는 1년 동안 하루 한 갑씩 담배를 피웠을 때를 기준으로 하는 담배소비량(pack year, 갑년), 즉 하루에 피운 담뱃갑 수에 환자가 흡연한 연수를 곱한 값이 포함되어야 한다. 예를 들어 15세부터 40세까지 하루에 두 갑을 피웠지만, 62세에 담배를 끊을 때까지 세 갑으로 늘린 사람이 있다. 40에서 15를 빼고 2를 곱한 다음 62에서 40을 빼고 3을 곱하고, 두 숫자를 더하면 총 106갑년이다.

금연

노화와 동반질환으로 인한 폐기능 감소를 예방하기 위해서는 금연이 필수적이다. "Five A's"로 알려진 금연의 5가지 요소는 질문(asking), 조언(advising), 평가(assessing), 지원(assisting), 조정(arranging)이다(Agency for Health Care Research and Quality, AHCRQ, 2012). 헬스케어전문가는 매번 환자를 만날 때마다 흡연에 대해 질문하며, 이를 통해 건강상의 이점에 대해 조언 및 논의하고 금연을 장려할 수 있다. 노인과 대화할 때 간호사는 강력하고 명확하며 개별화된 언어를 사용해야 한다. 간호사는 노인의 금연 의지를 평가하고 얼마나 빨리 금연을 시작할 준비가 되었는지 결정한다. 간호사는 금연날짜 설정, 금연준비 검토(예: 재떨이와 같은 관련된 물건 제거), 니코틴 대체요법 권장, 성공적인 금연에 대한 조언 제공(예: 다른 흡연자 피하기), 교육자료 제공, 적절한 훈련과 지지 제공을 통해 노인을 지원한다. 마지막으로 간호사가 후속 조치를 조정한다.

노인 흡연자의 금연을 돕기 위해 많은 새로운 치료법을 이용할 수 있다. 대표적으로 부프로피온 염산염(bupropion hydrochloride), 바레니클린(varenicline), 니코틴 껌, 니코틴 패치 및 니코틴 흡입제를 사용한다. 부프로피온 염산염은 3일 동안 하루에 150mg으로 투여한 후 하루에 두 번 150mg으로 증량하고, 8시간 간격으로 복용하며, 첫 번째 투여는 아침에 한다. 노인 환자는 치료 첫 주 동안 담배를 피울 수 있으며, 치료 첫 14일이 끝나기 전에 금연날짜를 설정하는 것을 권장한다. 니코틴수용체 부분 작용제인 바레니클린은 금연날짜 1주 전에 시작하여 매일 0.5mg을 투여하고, 4일째에 하루에 두 번 0.5mg으로 증량한다. 실제 금연날짜에는 하루에 두 번 1mg으로 증량하여 12주 동안 복용한다. 바레니클린은 특히 행동접근방식과 함께 사용할 때 흡연에 대한 욕구를 완화하는 데 효과가 있는 것으로 나타났다. 니코틴 흡입제, 껌, 패치는 니코틴에 대한 환자의 요구를 대체하는 데 사용된다. 이러한 니코틴 대체제를 사용하는 동안 노인 환자는 담배를 피우지 않아야 하며, 6~8주 동안 사용빈도는 점차 감소한다.

비만

비만은 상대적으로 딱딱한 흉부와 복부 무게로 기계적 환기에 부정적인 영향을 미치고, 전반적인 신체 움직임에 교류저항을 생성하여 흉벽 순응도를 감소시키며, FRC, VC, ERV를 감소시킨다. 결과적으로 폐기능이 감소하고 호흡곤란이 증가하며, 심호흡능력 감소, 조기기도폐쇄, 부동 가능성 증가로 노인 환자는 무기폐와 상부와 하부 기도감염 위험성이 증가한다.

특히 과도한 체중은 고이산화탄소혈증을 동반하거나 동반하지 않는 저환기로 이어질 수 있으며, 적절한 호흡환기 및 관류를 방해할 수 있다. 비만은 폐쇄수면무호흡(obstructive sleep apnea, OSA)의 전구체로 잘 알려져 있으며, 수면 중 주기적인 호흡 감소 또는 중단으로 인해 상부기도가 좁아지거나 막힌다. OSA는 비만율 증가로 인해 유병률이 증가하고 있다. 세계보건기구는 과체중을 25kg/m² 이상의 체질량지수(body-mass index, BMI)로 정의하고, 비만은 30kg/m² 이상의 BMI로 정의한다. 세계보건기구 아시아태평양지역과 대한비만학회는 과체중을 23kg/m² 이상, 비만은 25kg/m² 이상의 BMI로 정의한다. 대한비만학회 비만진료지침 2018에서는 비만 전 단계(과체중 또는 위험체중)은 23~24.9kg/m², 1단계 비만은 25~29.9kg/m², 2단계비만은 30~34.9kg/m², 3단계 비만은 35kg/m² 이상의 BMI로 정의한다. 체중이 10%만 감소하더라도 노인의 VC와 호흡기 역학은 향상될 수 있다. 간호사는 비만과 체중 증가, 수반되는 질병과 관련된 수정 가능한 위험 요인을 노인에게 교육하는 필수적인 역할을 할 수 있다.

마취 및 수술

노화는 전체적인 폐보유량을 감소시킬 수 있으므로 노인은 수술 전후 호흡기 손상에 더 취약하다. 수술을 받은 노인 환자는 후두반사의 손실로 인해 흡인 위험이 증가한다. 응급수술을 시행한 경우 노인 환자의 위배출지연과 위팽만 가능성으로 인해 이러한 위험이 증가한다. 젊고 건강한 성인도 전신마취로 인해 수술 후 무기폐의 위험이 있으며, 절개, 통증, 졸음으로 인해 기침과 심호흡을 할 수 없거나 꺼린다. 노인의 경우 근력 감소, 기침반사 감소, 의식 변화 가능성 증가로 인해 이러한 위험이 증가한다. 수술 후 부동은 환기를 감소시키고 기도청결 문제의 위험을 증가시킨다. 건강한 성인 환자는 수술 후 약간 '건조'한 경향이 있고 목이 마른다는 감각이 감소할 수 있어서, 노인은 혈량저하증 위험이 증가하고 제거하기 어려운 끈적끈적한 분비물이 생긴다. 효과적인 통증 관리, 적절한 수분 공급, 자세변경, 조기이상을 위해 심호흡을 촉진하면 무기폐 발생 위험을 줄일 수 있다. 특히 수술 과정에서 사용하는 마취제는 호흡부전과 같은 수술 후 합병증뿐만 아니라 수술 전 고이산화탄소혈증, 저산소혈증의 위험을 증가시킬 수 있다. 이 위험은 심혈관질환 또는 호흡기질환이 있는 노인에서 더욱 심각하다.

노인 환자에게 흔히 나타나는 호흡기 증상

노인 환자에게 흔한 호흡기 증상으로는 호흡양상의 변화, 호흡곤란 및 기침이 있다. 노인 환자의 비정상적인 호흡양상은 대사질환, 호흡기계 질환을 나타낼 수도 있다. 호흡기 문제의 초기 징후는 의식 수준 변화이다. 저산소혈증과 고이산화탄소혈증에 대한 생리적 반응은 노인 환자에서 둔화되기 때문에 심박동수, 호흡수, 혈압의 보상적 변화가 지연되고 뇌관류가 악화될 수 있다. 의식 수준 변화로는 건망증과 과민반응의 미묘한 증가가 나타난다. 노인 환자는 수면에서 깨어날 때 후두통이나 혼동을 호소할 수도 있다. 이러한 징후가 지속되면 노인 환자의 호흡상태를 보다 심층적으로 평가해야 한다.

노인 환자의 호흡곤란에 대한 호소는 종종 호흡기 및 심장 기저질환과 관련이 있다. 호흡곤란은 노인 환자가 정량화하기 어려운 숨이 차는 증상에 대한 주관적인 인식이다. 따라서 호흡곤란은 임상적 증거가 없는 경우 간과될 수 있다. 노인 환자는 대부분 숨이 차는 것을 충분한 공기를 들이쉴 수 없는 느낌, 심호흡 곤란, 빠른 호흡, 질식 또는 질식하는 느낌으로 설명한다. 휴식 시 호흡곤란은 대부분 급성 호흡기 또는 심장질환과 관련이 있지만, 운동 시 호흡곤란은 부동, 비만, 호흡근기능 저하 또는 전반적인 상태 저하와 관련이 있을 수 있다. COPD 노인 환자는 초기에는 운동 시 호흡곤란을 경험하며, 질병이 진행됨에 따라 휴식 시 호흡곤란을 경험할 수 있다. 호흡곤란은 폐질환이 있는 노인 환자에게 흔히 나타나는 증상이다. 그러나 노인 환자는 일반적으로 일상생활활동(activities of daily living, ADLs)에 장애가 있기 전까지는 호흡곤란을 호소하지 않고 일상생활이 그들에게 중요한 경우에만 증상을 호소한다. 예를 들어, 계단 이용이 어려워졌을 때 노인 환자는 엘리베이터나 에스컬레이터를 이용하고 계단 오르기와 관련된 호흡곤란을 호소하지 않을 수 있다. 노인 환자가 참여하지 않는 ADLs와 그 이유를 확인하는 것이 중요하다.

노인 환자의 기침 기전은 탄성 반동의 손실과 호흡근 강도 감소로 인해 변화된다. 노인 환자의 기침 원인으로는 후비루, 만성 기관지염, 급성 호흡기감염, 흡인, 위식도역류질환(gastroesophageal reflux disease, GERD), 울혈성 심부전(congestive heart failure, CHF), 사이질폐질환, 암, 고혈압과 CHF 환자를 위한 안지오텐신 전환효소억제제(angiotensin-converting enzyme inhibitor, ACEI) 약물이 있다. 노인 환자의 기침 기전에 영향을 미치는 연령 관련 변화로 인해 기침억제제를 주의해서 추천하는 것이 중요하다. 기침을 억제하고 호흡기능을 억제하면 폐 분비물 정체, 기도 막힘, 무기폐, 흡인이 발생할 수 있다.

노인 환자의 호흡기 변화

만성 호흡기질환은 노인 환자뿐만 아니라 가족에게도 영향을 미친다. 호흡기질환이 있는 많은 환자는 운동과 휴식 시 숨참으로 인해 삶에 대한 통제력을 상실한다. 그들은 가족과 친구를 대할 때 까다롭고 통제적이 될 수 있다. 노인 환자의 삶의 질은 질병에 대한 감정과 통제력에 달려 있다. 미국폐협회(American Lung Association)와 지역병원이 후원하는 지원그룹은 환자와 가족이 분노, 통제력 상실, 절망에 대처하는 데 도움을 줄 수 있다. 가족 또는 중요한 사람은 호흡기질환이 있는 노인 환자를 위한 계획 및 관리의 모든 측면에 포함되어야 한다. 환자의 의료권고 준수에 대한 성공 여부는 병원에 가거나, 약국에 가거나, 약물을 복용하고, ADLs를 수행할 때 받는 지원에 따라 달라질 수 있다. 호흡기질환이 있는 노인 환자는 가족 지지체계와 자신과 가족 모두를 지원할 헬스케어팀이 필요하다(근거기반수행 박스 참조).

호흡기질환은 (1) 폐쇄성 폐질환 및 (2) 제한성 폐질환으로 나뉜다. 폐쇄성폐질환의 특징은 호기 기류속도의 변화와 기도폐쇄이다. 기도의 내강은 점액, 기도 내막의 부종, 기도

근거기반수행

민족-문화 공동체의 COPD 자가관리

연구대상
본 연구는 COPD 환자 30명과 가족 16명을 대상으로 한다.

방법
질적 자료는 인터뷰를 통해 수집되었다.

결과
다섯 가지 주제가 나타났다: COPD 자가관리에 대한 현재 지식과 실천, 신뢰할 수 있는 건강정보원, 의사의 불충분한 치료, 그들이 얻고자 하는 정보, 건강정보 접근에 대한 장벽

시사점
교육자료를 개발할 때 다양한 문화적 신념과 관행을 고려한다. 교육자료 개발에 환자와 가족이 참여하도록 한다. 교육이 환자와 가족의 민족적·문화적 신념과 관행에 적절하고 관련이 있는지 확인하고 이행을 촉진할 수 있다.

Shum, J., Poureslami, I., Vheng, N., & Fitzgerald, J. M. (2014). Responsibility for COPD self-management in ethno-cultural communities: The role of patient, family member, care provider, andsystem. *Diversity and Equality in Health Care, 11*, 201-213.

주변 근육의 수축으로 인해 감소하여 기관지 수축을 유발할 수 있다. 제한성 폐질환의 특징은 흉부 확장능력 감소, 흡기 장애, 폐용적 감소이다. 흉벽, 폐실질, 흉막강, 체질량과 같은 폐 이외의 요인 변화로 인해 제한성 폐질환이 발생할 수 있다. 이러한 질병의 예로는 기관지암과 결핵(tuberculosis, TB)이 있다. 노인 환자의 다른 호흡기질환으로는 기관지폐 감염, 폐부종 및 폐색전이 있다.

폐쇄성 폐질환

천식

천식은 기도에 영향을 미치는 만성 염증성 질환으로 가역적인 기도폐쇄, 기도염증, 다양한 자극에 대한 기도 반응성 증가를 특징으로 한다. 천식은 다른 연령대보다 노인에서 이환율과 사망률이 더 높다. 천식 노인 환자는 호기 유속이 낮고 증상이 없는 기간이 적다. 다른 동반질환으로 인해 천식 진단이 지연될 수 있다. 2018년 기준 60세 이상의 천식 진료인원은 약 45만 7000명(31.7%)으로 전체 진료인원에서 차지하는 비중이 높다(질병관리청, 2020).

기도염증은 기도 과민반응, 급성 기관지수축, 기도 부종, 점막 형성을 포함한 기류제한, 기도벽 재형성, 호흡기 증상, 질병 만성화에 영향을 미친다. 염증은 종종 밤이나 이른 아침에 천명, 숨참, 흉부 압박감, 기침을 반복적으로 유발한다. 혈관확장 및 모세혈관 누출은 기도점막의 염증으로 인해 발생하며, 이로 인해 조직이 부어오르고 점액 생성과 함께 분비물이 증가한다.

최신 근거에 따르면 폐기능의 지속적인 이상은 일부 환자에서 기저막하 섬유화와 관련이 있는 것으로 나타났다. 천식 환자, 특히 평생 질환을 앓지 않은 노인 환자는 자가관리, 악화 시 약물 조정방법, 알려진 유발요인에 대한 노출에 대한 대비를 포함한 세심한 교육이 필요하다.

천식 발작은 날씨, 냄새, 스트레스의 변화와 같은 알레르기 항원 또는 자극제에 노출되면 촉진될 수 있다. 노인 환자에서 천식은 바이러스성 호흡기 감염과 관련이 있을 수 있다. 징후와 증상으로는 호흡곤란, 가청 천명, 기침, 두근거림, 빈호흡, 빈맥, 보조호흡근 사용, 기이맥박, 발한, 저산소혈증이 있다. 초기에 환자가 과호흡을 하면 증가된 CO_2를 효과적으로 감소시킬 수 있다. 그러나 PaO_2 감소, $PaCO_2$ 증가를 동반한 pH 감소는 호흡부전을 의미한다. $PaCO_2$ 증가는 환자의 피로와 호흡부하가 증가함에 따라 과호흡을 할 수 없어 나타난 결과이다.

예후

천식 노인의 예후는 비교적 좋다. 처방된 약물을 적절하게 복용하고, 천식 유발요인을 피하며, 악화의 초기 징후를 확인하고, 건강한 생활습관을 유지하며 환자와 헬스케어전문가가 협력관계를 유지할 때 예후가 좋다.

치료

천식 치료의 목표는 (1) 낮, 밤 또는 운동 시 기침이나 호흡곤란과 같은 만성적이고 문제가 되는 증상을 예방하고, (2) (거의) 정상적인 폐기능, (3) 운동, 직장이나 학교생활을 포함한 정상적인 활동 수준 유지, (4) 흡입형 단기작용 베타-2 작용제(short-acting beta2-agonists, SABAs)의 드문 사용(주 2일 이하), 환자와 가족의 천식 치료에 대한 기대 충족, (5) 재발성 악화 예방 및 응급실 방문 최소화, (6) 부작용이 없거나 최소화한 최적의 약물치료 제공이다. Global Initiative for Asthma (GINA) 임상진료지침에서는 약물관리에 대한 단계적 접근방식을 권장한다. 특정 약물, 용량 및 빈도는 치료 초기에 천식발작의 중증도에 따라 결정되며, 필요한 최소한의 약물로 조절을 장기적으로 유지하기 위해 약물을 단계적으로 줄여나가야 한다. 약물은 (1) 장기조절 약물과 (2) 신속완화 약물로 분류된다.

장기조절 약물

장기 조절 약물은 매일 복용하며 항염증제, 장기작용 기관지확장제, 류코트리엔 조절제가 있다. 코르티코스테로이드(corticosteroids)는 경증, 중등증, 중증의 지속적 천식 치료에 가장 강력하고 효과적인 장기조절 약물이며, 권장복용량으로 사용하면 안전하다. 장점은 상대적으로 낮은 용량으로 효과가 나타나며, 용량에 따라 부작용 가능성이 증가한다는 것이다. 그러나 유지용량의 코르티코테로이드로 조절되지 않는 천식의 경우 두 가지 중 선택하여 사용할 수 있다. 첫 번째는 코르티코스테로이드와 장기작용 베타-2 작용제(long-acting beta2-agonists, LABAs)를 함께 복용하는 것이고, 두 번째로 가장 최근의 권고는 코르티코스테로이드를 증량하는 것이다. 코르티코스테로이드에 대한 임상반응은 기도 염증 감소, 최고호기유속(peak expiratory flow rate, PEFR) 개선, 기도 과민반응 감소, 악화 예방, 기도벽 재형성의 예방이다. 코르티코스테로이드는 일반적으로 하루에 두 번 흡입한다.

LABAs는 기도의 평활근을 이완시키고 베타-2 수용체를 자극하여 고리일인산아데노(cyclic adenosine monophosphate, cAMP)를 증가시킨다. 장기조절을 위한 단일요법은 권장되지 않으며, 대부분 코르티코스테로이드와 함께 처방된다. 작용기간은 단일용량의 경우 12시간이며, 운동으로 인한 악화를 예방하는 데 사용할 수 있지만, 급성 악화에는 해당하지 않는다. 그러나 베타-2 작용제를 운동 전에 장기간 사용하면 효과는 5시간에 불과하다. 이러한 약물의 예는 흡입된 살메테롤(salmeterol), 포르모테롤(formoterol) 흡입제이다.

류코트리엔 변형제는 비만세포, 호산구, 호염기구에서 방출되는 강력한 생화학적 매개체이다. 폐에 작용하여 기도 평활근 수축과 점액 분비를 증가시킨다. 또한, 기도의 염증세포를 끌어들이고 활성화시킨다. 류코트리엔 길항제는 폐 기능을 개선하고 증상을 완화하며 SABAs 요구를 감소시킨다. 선호되지는 않지만 경미하게 지속되는 천식 치료를 위한 대체요법이다. LABAs가 선호되는 보조제이지만, 류코트리엔 길항제도 코르티코스테로이드와 함께 사용할 수 있다. 류코트리엔 길항제의 예는 몬텔루카스트(montelukast) 또는 자필루카스트(zafirlukast)이다. 이 약물은 류코트리엔 수용체를 차단하는 반면, 질류톤(zileuton)은 류코트리엔 합성을 방지한다. 이러한 약물은 천식발작 중에 증상을 개선시키지 않기 때문에 구조 약물로 사용해서는 안 된다.

크로몰린(cromolyn)과 nedocromil은 비만세포를 안정시킨다. 선호되는 치료방법은 아니지만, 경미한 지속적 천식에 대한 대체요법이며 운동 전이나 유발요인에 노출되기 전에 사용할 수도 있다.

면역조절제는 IgE가 호염기구, 비만세포의 수용체 세포에 결합하는 것을 방지하는 단일클론항체이다. 특히 알레르기가 주요 원인일 때 중증 지속적 천식치료에 사용된다. 간호사는 아나필락시스 발생 시 대처할 수 있도록 준비해야 한다.

신속완화 약물

급성 증상 및 흉부 압박감, 기침, 천명과 같은 악화를 치료하기 위해 신속완화 약물을 사용한다. 이 약물군에는 SABAs, 항콜린제, 전신 코르티코스테로이드가 있다. SABAs는 30분 이내에 평활근을 이완시키는 기관지확장제이며 급성 천식 증상을 치료하고 운동으로 인한 악화를 예방하기 위해 선택하는 약물이다. 노인 환자가 한 달에 한 개 이상 사용하는 경우 적절하게 조절되지 않는 것이기 때문에, 추가적인 항염증요법이 필요하다. SABAs는 매일 사용하지 않는 것이 좋다.

이프라트로피움브로마이드(ipratropiumbromide)와 같은 항콜린제는 심각한 악화의 치료 시 베타-2 작용제 흡입제로서의 장점이 있다. 또한, SABAs에 적응하지 못한 환자에게 대안으로 사용될 수 있다. 전신 코르티코스테로이드는 단기작용은 아니지만, SABAs의 보조제로 중등도에서 중증의 천식 악화 치료에 사용될 수 있다. 작용시작은 4시간 이상이며, 악화의 진행을 예방하고 회복을 도모하며 조기재발을 예방하기 위해 사용된다.

천식 약물의 단계적 접근

1단계: 약을 매일 먹지 않으며, SABAs는 필요 시 사용(prn)한다. 일주일에 두 번 이상 사용하는 경우 장기조절요법을 고려한다.

2단계: 흡입형 저용량 코르티코스테로이드를 매일 사용한다.

3단계: 장기작용 기관지확장제와 함께 흡입형 저용량 코르티코스테로이드를 매일 사용한다. 장기작용 기관지확장제를 추가하지 않고 코르티코스테로이드 용량을 중간 수준으로 늘리는 것을 대안적으로 사용할 수 있다. 효과가 없으면 류코트리엔 조절제를 저용량 코르티코스테로이드에 추가할 수 있다. SABAs는 필요 시 사용(prn)한다. 매일 사용 또는 증량해야 하는 경우 장기조절요법을 추가한다.

4단계: 항염증제, 흡입형 코르티코스테로이드(중간 용량), 장기작용 기관지확장제를 매일 사용한다. 효과가 없다면 장기작용 기관지확장제를 류코트리엔 조절제로 대체한다. SABAs는 필요 시 사용(prn)한다. SABAs를 매일 사용하거나 증량해야 하는 경우 장기조절요법을 추가한다.

5단계: 흡입형 코르티코스테로이드(고용량), 장기작용 기관지확장제를 매일 사용한다. 알레르기가 있는 환자는 면역조절제를 고려한다. SABAs는 필요 시 사용(prn)한다. 매일 사용 또는 증량해야 하는 경우 장기조절요법을 추가한다.

6단계: 흡입형 코르티코스테로이드, 장기작용 기관지확장제, 경구용 코르티코스테로이드를 사용한다. 알레르기가 있는 환자는 면역조절제를 고려한다.

환자교육, 환경조절, 동반질환의 신속한 관리가 각 단계에서 필요하다. 천식 전문가는 3단계에서부터 고려되며, 4단계에서 개입해야 한다. 노인의 경우, 천식관리는 만성 기관지염 또는 폐기종 관리와 함께 수행할 수 있다. 전신 코르티코스테로이드 임상시험은 가역적 기류제한의 여부를 결정하는 데 유용하다. 노인은 천식 약물로 인해 심장질환과 골다공증이 악화될 수 있다. 허혈성 심장질환 노인은 진전, 빈맥과 같은 베타-2 작용제 부작용에 민감할 수 있으며, 복용량을 조정하거나, 보조제로 다른 약물을 추가해야 할 수 있다.

코르티코스테로이드는 노인에게 혼란, 초조, 포도당 대사 변화를 유발할 수 있다. 노인에게 흡입형 코르티코스테로이드를 사용하면 특히 기존 골다공증, 칼슘 이용에 영향을 미치는 에스트로겐 수치의 변화, 좌식 생활양식에서 골무기질 함량이 감소할 수 있다. GINA 지침은 에스트로겐 대체요법뿐 아니라 칼슘과 비타민 D 보충제 사용을 권장한다. 관절염에 대한 비스테로이드성 항염증제(nonsteroidal antiinflammatory drugs, NSAID), 순환을 위한 아스피린, 고혈압에 대한 비선택적 베타차단제, 베타차단제가 포함된 녹내장 점안액을 사용하면 약물 및 질병 상호작용에 대한 위험 증가로 천식이 악화될 수 있다. 마지막으로, 신체적(관절염, 시력) 또는 인지장애의 위험이 증가된 경우 노인이 처방된 약물을 적절하게 사용하고 장치를 올바르게 사용할 수 있는지 신중하게 평가해야 한다.

간호관리

간호사정

호흡기 증상의 사정으로는 ADLs에 대한 영향, 1~10 척도의 숨참 정도, 천식 유발요인 유무, 기관지확장제 치료요구 빈도가 있다. 신체사정 시에는 흉부 모양과 대칭성 시진, 호흡 수와 양상 결정, 자세, 호흡보조근 사용, 가래의 양과 색을 확인한다. 촉진과 타진을 시행하여 증가된 촉각진동감, 흉벽 움직임, 횡격막 운동을 평가한다. 흉벽을 청진할 때 노인이 어지러움 없이 편안하게 심호흡을 할 수 있는 충분한 시간을 주어야 한다. 천명 유무, 호흡 발생 단계, 강제적 호기의 조작 유무를 확인한다. 최대 호기유속 측정기(peak expiratory flow meter, PEFM)로 PEFR을 측정하는 것은 기도저항의 경향을 결정하는 데 중요하다(그림 17.1).

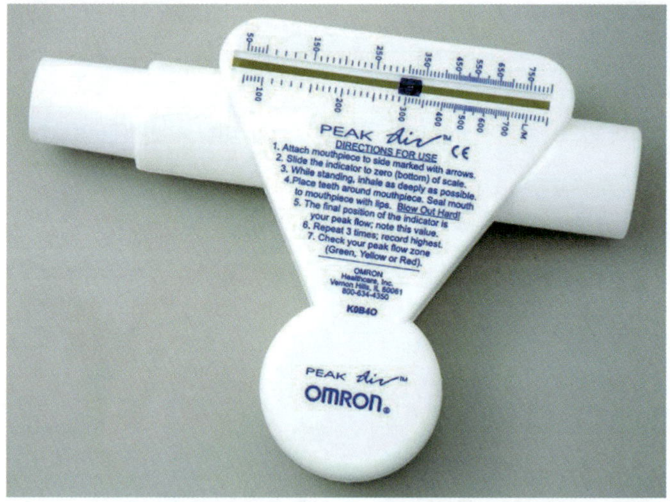

그림 17.1 최대 호기유속 측정기의 예시. 이 모델은 결과를 색으로 표시한다. 빠른 호기속도는 녹색, 감소된 호기속도는 노란색, 심각하게 감소된 호기속도는 빨간색이다. (From Aehlert, B. [2011]. *Paramedic practice today: Above and beyond.* St. Louis, MO: Mosby.)

간호진단

천식 노인 환자에게 흔히 나타나는 간호진단은 다음과 같다.

- 기관지 경련, 과도한 점액 생성, 끈적끈적한 분비물, 비정상 호흡음, 또는 모든 증상을 포함한 기도폐쇄
- 폐포-모세관막 변화로 인한 가스교환 감소
- 천식에 대한 정보 및 교육 부족으로 인한 환자 교육 필요

천식의 진단은 부분적으로 가역적인 기류제한의 일시적인 증상을 기반으로 한다. 천식 진단을 위한 주요 지표에는 (1) 천명, (2) 밤에 더 악화되는 기침, (3) 반복되는 호흡곤란, 흉부 압박감, (4) 20% 이상의 PEFR 변화 및 (5) 운동 중, 바이러스 감염, 동물 털, 먼지진드기, 곰팡이, 연기, 꽃가루, 날씨 변화, 공기 중 화학물질 또는 먼지와 같은 환경 자극 시, 월경 중 또는 강한 감정을 가진 상태에서 악화되는 증상이다.

표 17.3 치료 전 질병의 심각도에 따른 천식 분류

특성	경증	중등도	중증
악화 빈도	≤주 2회, 1시간 미만 지속	>주 2회, 며칠 지속될 수 있음, 자주 심하지 않음	빈번한 악화, 자주 심함
증상 빈도	최소	자주	지속
운동 지속성	최소	감소	나쁨, 운동제한
야간천식 빈도	≤2회/1달	>2회/1주	거의 밤마다, 아침에는 가슴 압박감
학교 출석 또는 직장 출근	좋음	보통	나쁨
폐기능: 최고 호기 유속(PEFR)	>80%	60~80%	<60%
PEFR 변이성	<20%	20~30%	>30%
폐활량측정	기도폐쇄 최소	낮은 폐용적에서 호기 흐름 감소를 동반한 분명한 기도 폐쇄	폐용적 증가를 동반한 상당한 기도폐쇄와 불균형한 환기

* 치료 후 중증도는 건강 유지에 필요한 최소한의 약물로 측정된다.
National Heart, Lung, and Blood Institute, National Institutes of Health (NIH). (2007). *Clinical practice guidelines: Guidelines for the diagnosis and management of asthma*. Retrieved April 2014 from https://www.nhlbi.nih.gov/files/docs/guidelines/asthsumm.pd.

폐기능검사(Pulmonary function tests, PFTs)는 기도 폐쇄의 유무와 양을 측정하는 데 사용된다. FEV_1–강제폐활량(forced vital capacity, FVC) 비율이 65% 미만이면 기류가 제한되었음을 나타낸다. 단기작용 기관지확장제를 흡입하기 전후에 FEV_1, FVC 및 FEV_1–FVC 비율을 측정하는 것이 좋다. 기타 진단 절차에는 메타콜린(methacholine), 히스타민(histamine), 운동능력, 흉부 방사선 촬영, 알레르기 검사, 비강 폴립 및 부비동 질환에 대한 귀, 코 및 인후 평가, 위식도역류에 대한 평가, PEFR의 일주 변동에 대한 1~2주 평가, 성대기능장애에 대한 평가가 있다.

노인 환자의 천식 진단과 관리는 젊은 환자보다 어렵다. 천식의 증상은 심근허혈 또는 폐색전과 같은 다른 상태와 유사하다. 천식은 80~90세 이후에 나타날 수 있으며, 천식 노인은 알레르기 피부반응검사에 나타나지 않을 수 있기 때문에 혈청 IgE 및 호산구 수치가 더 예측 가능할 수 있다. 기류제한의 불완전한 가역성은 일반적이다. 천식 노인 환자는 최적의 흡입형 기관지확장제를 처방받아 사용하더라도 FEV_1이 12%만 개선될 수 있다. 속쓰림, 기침, 이른 밤 발생하는 야행성 증상, 일상적 치료에 대한 내성이 있는 노인 환자의 경우 GERD를 고려해야 한다.

천식은 (1) 증상의 심각도, (2) 야간 증상의 빈도, (3) 폐기능에 따라 세 가지 범주로 분류된다(표 17.3). 천식은 계절성 천식, 기침형 천식, 운동유발 천식으로 나타난다.

간호계획 및 간호결과

천식 노인 환자와 가족은 치료계획에 포함되어야 한다. 천식 환자의 지속적인 관찰 및 유지에 필요한 ADLs의 변경사항을 통합하는 것이 중요하다. 예상되는 결과는 다음과 같다.

1. 환자는 기도개방성을 유지할 수 있다.
2. 환자는 동맥혈가스(arterial blood gas, ABG)값을 기준선으로 유지할 수 있다.
3. 환자는 PEFM의 적절한 사용을 보여줄 수 있다.
4. 환자는 호흡을 조절하기 위한 이완요법을 시연할 수 있다.
5. 환자는 중요하고 보고해야 하는 징후와 증상을 나열할 수 있다.

잘 조절된 천식은 일시적이고 가역적인 기도 변화를 초래한다. 만성 염증에 대한 천식 조절이 제대로 이루어지지 않으면 기관지 상피세포와 기관지 평활근의 손상과 증식을 유발할 수 있다.

간호중재

천식 환자를 위한 중재에는 건강유지, 생활습관 변화, 지정된 시간간격으로 약물투여, 운동, 수분 공급, 식이관리가 포함된다. 교육은 진단 시점에서부터 시작되며 치료의 모든 측면에 통합된다. 천식에 대한 지식, 약물의 역할, 환경통제, 흡입기, 스페이서, PEFM의 사용, 악화관리를 위한 계획을 포함하여 자가관리에 중점을 둔다. 추가로 금연, 체중 증가 또는 감소, 운동 요구사항, 호흡작용 재교육이 있다.

기본 중재 외에 노인 환자는 특별한 고려사항이 필요할 수 있다. 간호사는 감각변화, 미세운동 움직임 감소 및 기억상실과 같은 신경학적 변화를 고려하여 다음의 중재방법을 활용하여 관리해야 한다.

- 치료계획을 간단하게 수립
- 간단한 설명과 그래프 사용
- 글자가 큰 교육자료를 사용하고 색으로 구분된 PEFM 일지 사용
- 조명을 밝게 하고 저음의 선명한 음성으로 말하기
- 환자에게 지시사항을 읽게 하고 반복하기
- 교육, 시연, 반환 시연을 위한 충분한 시간 확보

간호평가

신체사정은 정상적인 호흡음과 분비물을 제거하고 정상적인 호흡속도로 기도를 유지하는 능력을 기반으로 한다. 자가관리의 평가는 환자가 계획을 성공적으로 수행한 경우를 기준으로 한다. 구조용 흡입기 사용빈도, 유발요인을 피한 빈도, 생활습관 변화를 관찰하고 해결할 수 있는 환자의 능력을 결정한다. 일시적인 적응보다 영구적인 변화를 만드는 것이 초기에는 노인에게 어렵겠지만, 철저한 교육을 받은 후에 성취될 가능성이 더 높다. 1차 진료 제공자와의 정기적인 후속 조치의 필요성을 계속 강조해야 한다.

만성 기관지염

만성 기관지염은 다른 원인이 배제된 환자에서 최소 2년 동안 연중 최소 3개월 동안 만성 또는 재발성 기침을 동반하는 과도한 점액 생성을 특징으로 하는 임상증후군이다. 반복적인 감염의 결과로 기관지 점액선의 비대, 배상세포 수의 증가, 점액 섬모 배출의 효과 감소가 발생한다. 흡연은 만성기관지염을 악화시키는 가장 중요한 요인이다. 만성기관지염은 우심부전, 폐성심, 적혈구증가증, 저산소혈증, 호흡부전과 관련이 있다. 임상증상에는 지속적인 기침, 운동 시 호흡곤란, 화농성 가래, 청색증, 청진 시 수포음, 빈맥, 페달 부종, 원인불명의 체중 증가, 정상 또는 상승한 $PaCO_2$를 동반한 PaO_2 감소 등이 있다.

폐기종

폐기종은 대개 60~70세 사이에 발생하며 폐포와 지지구조가 점진적으로 파괴되는 특징이 있다. 말단 세기관지에서 먼 폐포가 커지고 탄성 반동이 없어지면서 만성적인 기류제한이 발생한다. 폐포를 지지하는 결합조직의 손실은 말초기도의 영구적인 손실로 이어진다. 신체징후로는 술통가슴과 보조호흡근의 사용이 있다. 폐기종은 대부분 흡연력과 관련이 있다. 임상증상으로는 운동 또는 휴식 시 호흡곤란, 체중감소, 가래 생성이 거의 없는 만성 기침, 곤봉지, 타진 시 흉부 과다공명, 혈색소 수치 상승, 호흡음 감소, 청진 시 수포음과 천명, VC 감소, TLC 증가, FRC 증가, RV 증가, FEV_1 감소를 동반한 비정상 PFT가 있다.

만성폐쇄성폐질환

만성폐쇄성폐질환(COPD)은 완전히 가역적이지 않은 점진적인 기류제한이 특징이며, 질병이 진행되는 동안 폐조직에 비정상적으로 염증이 생긴다. 말초기도 염증, 기도섬유화, 평활근 비대, 배상세포의 증식 및 그에 따른 점액 과분비 변화가 나타나며, 결국 폐실질의 파괴가 발생한다. COPD의 두 가지 가역적 구성요소는 기도 직경과 호기 유량이다. COPD는 만성기관지염과 폐기종의 두 가지 폐쇄성 기도질환을 설명하는 광범위한 용어이다. 천식은 특히 기도 과민반응의 요소가 존재하는 경우 COPD에 포함될 수 있으나 흡연력이 있는 경우 두 가지를 구별하기가 어려울 수 있다.

COPD는 진행성이며 치명적인 질병이다. 국내의 만성폐쇄성폐질환 유병률은 2018년 기준 40세 이상 성인의 11.4%로, 여성(5.5%)보다는 남성(17.8%)에서 더 높고, 연령이 높을수록 유병률이 높았다(질병관리청, 2020). COPD의 위험요인에는 연령, 남성, 폐기능 저하, 대기오염, 간접흡연 노출, 가족 알레르기, 영양 부족, 알코올 섭취가 있다. COPD는 종종 폐렴 및 인플루엔자로 인한 사망의 동반요인으로, 의료기관 이용이 증가하였으며, 예방과 치료를 할 수 있는 것으로 나타났다.

징후와 증상

COPD의 특징적인 증상은 만성 및 진행성 호흡곤란, 기침, 가래이다. 만성 기침과 가래로 기류제한이 발생할 수 있으며, 이는 주요 건강문제가 되기 전에 중재해야 한다. 만성 기침이나 과도한 가래 없이 기류제한이 발생할 수도 있다.

진단검사 및 절차

COPD의 진단은 담배연기 또는 기타 직업적 자극제 노출, 진행성 호흡곤란, 만성 기침, 가래에 대한 건강력을 기

표 17.4 기류 수준에 따른 만성폐쇄폐질환 병기

병기	% 예측된 FEV1	설명
I : 경증	≥80%	경미한 기류제한. 기침과 가래가 있거나 없음. 환자는 폐 기능이 비정상적이라는 것을 인식하지 못할 수 있음.
II : 중등증	≥50% 그리고 〈80%	기류제한 악화. 특히 운동 시 숨참. 기침과 가래가 있을 수 있지만 항상 있지는 않음. 의학적 도움이 필요한 단계.
III : 중증	≥30% 그리고 <50%	심한 기류악화. 운동 시 숨참. 호흡곤란 증가. 피로. 삶의 질에 영향을 미치는 악화 반복.
IV: 고도중증	<30% 또는 <50% + 만성호흡부전	심한 기류제한. 호흡부전은 해수면압에서 대기로 호흡할 때 PaO2〈60mmHg로 정의됨. 심장 합병증이 발생할 수 있음(예: 폐심장증). 삶의 질에 상당한 영향을 미치고 악화가 빈번하며 생명 위협.

Rabe, K. F., et al. (2007). Global strategy for the diagnosis, management, and prevention of chronic obstructive pulmonary disease: GOLD executive summary. *American Journal of Respiratory Critical Care Medicine, 176*, 532–555.에서 수정

반으로 고려해야 한다. 그런 다음 폐활량측정 검사로 진단을 확인해야 한다. COPD는 예측된 FEV_1 값의 백분율을 기반으로 한다(표 17.4).

환자 대부분은 숨참과 불안으로 이어지는 진행성 호흡곤란 때문에 치료를 받는다. 만성 기침은 COPD의 첫 징후인 경우가 있지만, 기침이 없다고 배제되지는 않는다. 초기에, 만성 기침은 간헐적이며 환자는 "좋은 날과 나쁜 날"로 설명할 수 있다. 질병이 진행됨에 따라 매일 기침이 나타난다. 천명과 "가슴 압박감"은 날마다 다를 수 있으며 하루 중에도 다를 수 있다. 압박감이나 천명이 없다고 COPD가 배제되지는 않는다. 체중 감소, 식욕부진, 우울증, 불안은 종종 COPD의 폐 징후와 함께 나타난다.

치료

COPD 관리는 질병 중증도에 따라 치료한다. 기류제한이 있는 환자의 임상상태는 일반적인 지침을 제공한다. 치료는 질병에 대한 교육을 통한 증상관리와 치료관리에 대한 노인 환자의 적극적인 참여에 중점을 둔다. 관리 측면에서는 금연, 약물요법에 대한 단계적 접근, 독소와 대기오염에 대한 직업적 노출 제한, 규칙적인 운동, 체중 조절을 포함한 건강한 생활습관이 있다. COPD 환자는 호흡에 많은 칼로리와 에너지를 사용하기 때문에 효율적인 호흡근 활동을 촉진하기 위해서는 적절한 영양이 필요하다. 노인 환자에게는 폐렴구균과 연간 인플루엔자 예방접종을 권장한다. 인플루엔자 유행 동안 COPD 노인 환자는 인플루엔자에 걸릴 위험을 줄이기 위해 사람이 많은 공간을 피해야 한다.

가장 중요하고 비용 효율적인 중재는 금연이다. 금연은 FEV_1을 개선하고 증상을 완화하는 데 도움이 된다. 금연의 장점으로는 호흡기감염 수 감소, 폐점액 섬모의 청소기능 개선, 기침과 호흡곤란 감소, 식욕 증가, 가래 감소 등이 있다. COPD 노인 환자는 기관지 경련과 기침을 유발할 수 있으므로 간접흡연도 피해야 한다. 노인 환자의 금연을 돕기 위해 많은 약물요법을 이용할 수 있다. 니코틴 대체약물, 일부 항우울제(부프로피온(bupropion), 노르트립틸린(nortriptyline)), 바레니클린(varenicline))은 금연율을 높일 수 있지만, 전체 프로그램의 일부로만 사용해야 한다.

기도폐쇄의 정도와 환자의 증상에 따른 단계별 접근방식으로 폐 약물요법이 권장되고 있다. 어떤 약물도 환자의 장기적인 악화에는 효과가 없어 증상과 합병증을 줄이는 데만 사용되고 있다. 기관지확장제는 COPD의 증상을 관리하는 데 핵심적인 역할을 하며, 장기치료와 급성 악화 시 투여된다. 베타아드레날린성 약물, 항콜린제, 메틸잔틴(methylxanthines)이 있다. 환자가 3단계인 경우 흡입형 글루코코르티코스테로이드(glucocorticosteroids)를 추가하는 것이 적절하다. 그러나 환자가 심각한 천식 요소를 가지고 있지 않다면 전신 글루코코르티코스테로이드를 사용한 만성 치료는 권장되지 않는다.

기관지확장제

기관지확장제는 COPD의 증상을 관리하는 데 사용되는 주요 약물이다. 장기 유지 또는 단기 악화를 위해 처방될 수 있다. 흡입약물은 전신 합병증이 적고 빠르게 회복되기 때문에 선호된다. 그러나 흡입약물 사용은 적절한 훈련이 필수적이다. 사용되는 주요 기관지확장제는 베타-2 작용제, 항콜린제 및 메틸크산틴(methylxanthines)이 있다. 약물 선택

은 환자의 반응에 따라 다르다.

베타-2 작용제

이러한 교감신경계 약물은 폐의 베타-2 수용체를 자극하여 기관지확장, 점막청소율 증가, 횡격막 기능 증가를 유발한다. 약물은 스페이서가 있는 계량흡입기(metered-dose inhaler, MDI), 분말식 흡입기, 에어로졸 요법으로 투여할 수 있다. 베타-2 작용제는 허혈성 심장질환 노인 환자에게 주의해서 사용해야 한다. 베타-2 작용제는 알부테롤(albuterol), 메타프로테레놀 설페이트(metaproterenol sulfate), 피르부테롤 아세테이트(pirbuterol acetate)이 있다.

항콜린제

만성 기관지염을 치료하기 위해 흡입형 항콜린제(이프라트로피움 브로마이드(ipratropium bromide), 옥시트로피움 브로마이드(oxitropium bromide)가 사용된다. 폐의 미주자극을 억제하고 평활근의 수축을 방지하며 점액 생성을 감소시킨다. SABA와 항콜린제의 조합은 두 약물 중 하나를 단독으로 사용할 때보다 효과가 더 크고 지속된다. 오래 지속되는 항무스카린길항제(long-acting antimuscarinic antagonist, LAMA)인 티오트로피움(tiotropium)은 아세틸콜린의 기관지 수축 효과를 차단하며, LABA의 단독 사용보다 악화율에 더 큰 영향을 미치는 것으로 나타났다.

글루코코르티코스테로이드

흡입형 글루코코르티코스테로이드는 COPD 노인의 감소에 영향을 미치지는 않지만, 진행된 환자(3기 또는 4기)의 경우 악화 빈도를 줄이고 전반적인 건강상태를 개선하는 것으로 나타났다. 만성 경구 스테로이드 사용은 근육 약화, 호흡부전과 관련된 스테로이드성 근장애로 이어질 수 있으므로 권장되지 않는다. 노인 환자는 스테로이드 요법에 잘 적응하지 못할 수 있다.

백신

인플루엔자 백신은 COPD 환자의 이환율과 사망률을 모두 50% 감소시킨다. 사멸되거나 살아있는 불활성화 바이러스가 포함된 백신은 노인에게 권장되며, 폐구균 다당류 백신은 65세 이상에 권장된다.

산소요법

장기 산소요법은 생존율을 높이고 혈역학, 운동 및 폐용량, 의식 수준을 개선하며 만성 저산소혈증으로 인해 스트레스를 받은 심장에 장기적인 영향을 줄일 수 있다. 보충 산소요법은 휴식 시 PaO_2 55mmHg 이하 또는 동맥 산소포화도(saturation of arterial oxygen, SaO_2) 88% 이하인 고이산화탄소혈증이 있거나 없는 환자에게 적용된다. 환자의 PaO_2가 55~60mmHg, SaO_2가 88% 이하이거나, 폐고혈압, 말초부종, 적혈구증가증(헤마토크리트>55%)이 있는 경우에도 산소요법이 필요할 수 있다. 산소요법의 주요 목표는 기준선 PaO_2를 최소 80mmHg로, SaO_2를 최소 90%로 증가시키는 것이다.

맥박산소측정기는 혈색소 포화도를 인식하며, 정상수치는 95~100%이다. 맥박산소측정기는 적외선 광파와 환자의 손가락에 부착된 센서를 사용한다. 그러나 손가락을 사용할 수 없는 경우 산소 농도계 프로브를 발가락, 귓불, 코에 부착할 수 있다. 맥박산소측정기를 조금 검은 피부, 창백한 점막, 창백한 손발톱 바닥에 부착하면 불포화로 감지될 수 있다.

항생제

예방적 항생제의 장기 사용이 긍정적인 효과가 있다는 근거는 없다. 항생제는 세균감염이 있는 경우에만 사용해야 한다.

수술

수술은 이전에 압축된 폐조직이 확장되도록 하여 호흡곤란을 줄이고 폐기능을 향상시키는 기낭절제술이 있다. 또 다른 수술은 폐용적감소술로, 상엽 폐기종과 운동능력이 낮은 환자에게 시행된다. 폐이식은 최종적으로 선택할 수 있는 수술이며 삶의 질을 향상시킨다. 세 가지 모두 비용이 비싸고 논란의 여지가 있다.

간호관리

간호사정

호흡곤란은 COPD의 특징적인 증상이다. 환자가 치료를 받는 주된 이유이자 장애와 불안의 주요 원인이기 때문에 폐활량계는 COPD의 중증도와 병기를 결정하는 주요 도구로 사용되고 있다. 호흡기 증상의 평가로는 ADLs에 미치는 영향 평가, 호흡곤란을 1~10 척도로 정량화한 평가, 증상에 영향을 미치는 환경 및 사회적 요인 확인이 있다. 간호사는 또한 갑작스러운 증상의 발병 유형과 운동, 체온 변화, 스트레스와 같은 촉진요인을 확인해야 한다. 신체사정에는 흉부의 모양과 대칭성, 호흡 속도 및 양상, 맥박산소 측정, 자세, 호흡보조근 사용, 사지의 색깔, 온도, 모양, 가래의 색깔, 양, 점도, 냄새에 대한 평가를 한다.

간호사는 피부색이 어두운 노인의 청색증을 평가하기 위해 적절한 조명을 사용해야 한다(예: 오버 베드 조명, 자연광 사용). 간호사는 환경(예: 냉방기, 안개 텐트) 및 환자 행동(예: 흡연 및 혈관 수축을 유발하는 약물 복용)을 포함하여 혈관수축을 유발하여 청색증에 영향을 주는 요인에 주의를 기울여야 한다. 청색증이 발견되는 일반적인 부위, 즉 입술, 손톱, 입 주변, 광대뼈 및 귓불을 검사한다. 더 어두운 피부는 청색증을 가릴 수 있으며, 지중해 지역의 사람은 입 주변이 더 어두워지는 경우가 많다. 청색증이 의심되면 약간의 압력을 가하여 창백함을 유발한 후 확인한다. 청색증에서는 조직의 색이 주변에서 중앙으로 천천히 돌아온다. 일반적으로 색은 창백한 지점 아래와 주변부에서 1초 안에 돌아온다. 사지의 높이가 변경되면 사지의 청색증이 더 잘 인식될 수 있다.

간호사는 뇌의 산소화 감소로 나타나는 다른 임상증상을 관찰해야 한다. 여기에는 의식 수준의 변화, 호흡수 증가, 호흡보조근의 사용, 비강 확장, 자세변화, 기타 호흡곤란 증상이 있다.

간호사는 촉진 및 타진을 시행하여 증가된 촉각진동감, 흉벽 움직임 및 횡격막 운동을 평가한다. 흉벽을 청진할 때 노인이 어지러움 없이 편안하게 심호흡을 할 수 있는 충분한 시간을 주어야 한다.

간호진단

COPD 노인 환자에게 흔히 나타나는 간호진단은 다음과 같다.

- 잔류 분비물로 인한 기도폐쇄
- 변경된 산소 공급으로 인한 가스교환 감소
- 부적절한 영양
- 불안, 호흡곤란, 우울증, 저산소혈증 또는 고이산화탄소혈증 또는 둘 다, 발작성야간호흡곤란, 좌위호흡으로 인한 불면증
- 불충분한 1차, 2차 방어 및 만성질환으로 인한 감염 위험성

간호계획 및 간호결과

모든 환자와 마찬가지로 COPD 노인 환자도 치료계획에 포함되어야 한다. 계획 과정에 배우자 또는 중요한 사람, 가족 및 돌봄제공자를 포함하는 것이 중요하다. 퇴원계획은 노인 환자가 병원에 입원하자마자 시작해야 한다. 노인 환자가 추가 산소요법 또는 에어로졸 요법과 같은 가정간호를 위한 특수장비가 필요한 경우 환자와 가족은 급성간호 환경에 필요한 기술을 배우는 것이 좋다. COPD 노인 환자의 예상결과는 다음과 같다.

1. 환자는 기도개방성을 유지할 수 있다.
2. 환자는 안정된 체중을 유지할 수 있다.
3. 환자는 ABG 값을 기준선으로 유지할 수 있다.
4. 환자는 섭취량과 배설량의 균형을 유지할 수 있다.
5. 환자는 분비물을 효과적으로 제거할 수 있다.
6. 환자는 횡격막 호흡, 입술 오므리기 호흡을 시연할 수 있다.
7. 환자는 호흡을 조절하기 위한 이완요법을 시연할 수 있다.
8. 환자는 분당 16~25회의 호흡속도를 유지할 수 있다.
9. 환자는 중요하고 보고해야 하는 징후와 증상을 나열할 수 있다.

간호중재

COPD 환자를 위한 중재에는 기관지확장제 요법의 효과 극대화, 지정된 시간간격으로 약물투여, 수분 공급, 식이관리, 운동성 증가가 있다. COPD 환자를 위한 간호 대부분은 광범위한 교육을 포함한다. 주제로는 정상 호흡기계 구조, 질병과 관련된 변화, 검사 및 약물을 포함한 의학적 중재, 금연, 체중 증가 또는 감소, 운동, 호흡작용 재교육과 같은 생활습관 변화가 있다(간호계획 박스 참조).

호흡재활

모든 단계의 COPD 환자는 자가관리 및 운동 훈련을 위

간호계획

만성폐쇄성폐질환

임상 상황

80세의 은퇴한 트럭 운전사 W씨는 COPD 악화로 중환자실(intensive care unit, ICU)에 입원하였다. 그는 78세인 아내와 함께 살고 있다. W씨는 15세부터 하루에 한두 갑의 담배를 계속 피우고 있다.

지난주 W씨는 자신의 활동 수준과 집중력이 감소한 것을 확인했다. 그는 끈적끈적한 가래가 나오고 젖은기침을 하는데, 하루 평균 1컵의 양이며, 지난주부터 가래가 노랗게 변했다. 식욕이 감소하고, 밤에 잠을 잘 자지 못하고, 종종 깨어나 숨을 헐떡였으며, 목욕과 옷 입기가 점점 어려워지고 있다.

신체검사 결과 체중이 62.6kg으로 마른 체형이었다. 그는 술통가슴을 가지고 있으며, 호흡을 위해 보조호흡근을 사용하였다. 청진 시 양측에 거친 수포음을 동반한 감소된 호흡음이 나타났으며, 천명은 없었다. W씨의 혈압은 138/68mmHg, 맥박은 92회/분, 호흡수는 35회/분, 구강 온도는 38.3° C이었다.

검사상 동맥혈가스(ABG)검사 결과, pH 7.40, $PaCO_2$ 68mmHg, PaO_2 58mmHg, SaO_2 80%, 중탄산염(bicarbonate, HCO3) 28이었다. W씨의 백혈구 수는 12,000이었으며, 가래에서는 인플루엔자균이 배양되었고, H. 인플루엔자 폐렴 진단이 내려졌다.

W씨는 호흡곤란이 증가하고 산소화가 감소하여, 기관내삽관을 하고 환자 본인과 아내의 동의하에 기계환기를 시작하였다. 정맥 항생제 요법과 기관지확장제 요법을 시작하여 기도저항을 줄이고 폐 청결을 촉진하였다. W씨는 병실로 전동할 때까지 6일간 기계환기를 적용한 후 성공적으로 제거하였다.

그는 추가로 10일 동안 병실에 있었다. W씨는 퇴원 시 산소요법과 기관지확장제를 처방받았고, 금연에 대한 교육을 받았다.

간호진단

- 근력과 지구력 감소로 인한 체력 감소
- 잔류 분비물로 인한 기도폐쇄
- 폐포 과소환기로 인한 가스교환 감소
- 감염으로 인한 자발적 환기 감소 및 호흡근 지구력 감소
- 기관내삽관으로 인한 의사소통 불능
- 개념에 대한 경험 부족으로 인한 가정 산소요법 및 금연에 대한 환자 교육 필요

결과

- 환자는 ADLs를 안전하고 편안하게 수행할 수 있다.
- 환자는 기침이나 흡인을 통해 분비물을 효과적으로 제거할 수 있다.
- 환자는 기계적인 도움 없이 자발적인 환기를 유지할 수 있다.
- 환자는 돌봄제공자, 가족과 효과적으로 의사소통할 수 있다.
- 환자와 가족은 가정용 산소장비의 사용을 시연할 수 있다.
- 환자와 가족은 산소 안전관리방법을 말할 수 있다.
- 환자와 가족은 금연의 필요성과 성공을 위한 기술을 말할 수 있다.

중재

- 이동성 유지를 위해 능동적 및 수동적 관절가동범위 운동과 조기이상을 제공한다.
- 활동 내성 향상을 위해 보충 산소의 요구도를 평가한다.
- 물리치료, 작업치료 상담을 준비한다.
- 휴식을 제공하고 호흡곤란과 피로를 줄이기 위해 활동속도를 유지한다.
- 분비물 제거, 흉부 확장 촉진을 위해 흉부물리치료(chest physiotherapy, CPT)를 허용범위 내에서 제공한다.
- 체액상태 유지, 분비물의 점도 감소를 위해 수분을 공급한다.
- 환기 촉진, 폐 분비물 배출을 위해 2시간마다 자세를 변경한다.
- 처방에 따라 ABG를 관찰한다.
- 맥박산소측정기를 지속해서 관찰한다.
- 급성 호흡부전인 경우 급성기에 기계환기를 제공한다.
- 기도개방성 유지를 위해 사정 후 흡인을 시행한다.
- 2시간마다 기계환기 설정을 관찰한다.
- 환자와 가족의 불안 완화 간호를 제공한다.
- 2시간마다 구강관리를 제공한다.
- 휴식시간을 제공한다.
- 환자의 에너지 수준에 따라 치료활동을 계획한다.
- 그림판, 대화판 등 대체 의사소통 방법을 제공한다.
- 명확하고 짧은 문장으로 말하고 짧은 답변이 가능한 질문을 한다.
- 환자와 가족에게 가정용 산소요법, 장비에 대한 정보, 산소 안전지침을 제공한다.
- 환자와 가족에게 금연과 산소 안전과의 관련성을 설명한다.
- 지역사회 금연 프로그램에 대한 정보를 제공한다.
- COPD 교육 및 운동 훈련은 외래환자 호흡재활 프로그램을 참조한다.

한 COPD 교육을 받는다. 호흡재활 프로그램은 환자에게 운동훈련, 호흡작용 재교육, 교육, 금연, 약물, ADL 재훈련, 영양상담, 지원그룹을 제공한다. 운동 구성요소에는 주 2~3회, 20~30분의 중간 강도 운동과 근력운동이 포함되어야 하며, 운동 내성이 증가하고 호흡곤란, 피로가 감소해야 한다. 또한, 심혈관질환 위험을 줄이고 근골격기능을 개선하며 체중 조절 또는 체중 감소를 촉진하고 노인 환자의 골손실을 예방하는 데 도움이 될 수 있다. 가장 좋은 운동 중 하나는 걷거나 러닝머신을 사용하는 것이며, 이러한 운동은 특히 팔을 사용하는 경우 다리와 상체를 강화한다. 고정식 자전거로 운동하는 것도 유용하지만 걷기를 통해 달성할 수 있는 전반적인 신체조절의 장점은 없다. COPD 노인 환자는 매일 3~5분 동안 걷기 또는 자전거 타기의 약한 강도로 프로그램을 시작할 수 있다. 노인 환자를 위한 운동 프로

그램을 개발하는 것이 중요하며, 목표는 원하는 결과를 기반으로 한다. 적절한 운동 강도는 환자의 연령에 대한 최대 속도의 최소 55%의 심박동수를 유지하는 것이다(예: 60세의 경우 88회/분, 75세의 경우 80회/분). 포괄적인 운동 프로그램에 근력운동을 추가하면 전체 근육량이 개선되고, 근육 효율성을 높이며, 훈련을 보완할 수 있다. 근력운동은 산소소비를 줄이고 호흡곤란을 최소화하는 데도 도움이 될 수 있다.

호흡재활 프로그램은 사회적 측면에서도 장점이 있다. 호흡재활 수업과 운동 시간은 일반적으로 많은 환자가 그룹으로 참여할 수 있도록 한다. 그룹 설정은 노인 환자에게 동기를 부여하고, 정서적 지지를 제공하며, 사회화와 상호작용의 기회를 제공한다. 호흡재활 수업은 흔히 소규모의 지원그룹으로 운영된다. 호흡재활은 입원빈도를 낮추고, 노인 환자와 가족이 질병과정에 대처하는 방법을 배우도록 하여 의료비용을 줄이는 데 도움이 될 수 있다.

금연

금연은 위험요인에 대한 노출을 줄이는 최선의, 비용효과적인 방법이다. 흡연을 지속하는 COPD 노인 환자는 반복적인 호흡기 감염, 기저질환 진행의 위험이 증가한다. 노인 환자에게는 금연기회를 제공해야 한다. 금연을 시도하는 노인 환자를 지원하는 것이 중요하다. 금연에 성공하는 데 가족과 친구의 지지가 도움이 된다. 많은 노인 환자는 완전히 금연하는 것이 불가능하다고 생각한다. 흡연의 양과 빈도를 줄이도록 권장해야 하며, 완전히 금연하는 것을 촉진하기 위해 니코틴 대체요법을 고려할 수도 있다. 흡연 감소가 이상적인 것은 아니지만, 호흡질환과 관련된 일부 증상을 줄이는 데 도움이 될 수 있다. 미국공중보건서비스(centers for disease control and prevention, CDC)는 금연을 위한 기틀을 제공하였다(표 17.5).

표 17.5 금연을 원하는 환자를 돕는 방법

질문(ask)	만날 때마다 흡연 확인 모든 환자의 흡연에 대해 기록
조언(advise)	명확하게, 개개인에 맞추어 금연에 대해 강력히 조언
평가(assess)	환자가 금연할 준비가 되었는지 확인 기회가 있을 때마다 환자에게 금연 시도 질문
지원(assist)	금연계획 지원 조언 제공, 환자 치료 지원 승인된 약물요법을 사용하도록 지원
조정(arrange)	직접 또는 전화로 후속조치 조정

Fiore, M. C., Bailey, W. C., Cohen, S. J., et al., and The Tobacco Use and Dependence Clinical Practice Guidelines Panel, Staff, and Consortium Representatives. (2000). A clinical practice guideline for treating tobacco use and dependence: A U.S. Public Health Services report. *Journal of the American Medical Association, 283*, 3244–3254.

영양

노인 환자는 영양가 있는 식사의 장점에 대해 교육을 받아야 한다. 노인 환자의 경우 적절한 영양을 유지하기 어려운 경우가 많으며 COPD 환자는 호흡곤란이라는 문제가 있다. 환자는 소량으로 자주 식사를 하고, 가스를 생성하는 음식을 피하고, 탄수화물을 식단의 50%로 줄이고(탄수화물 분해는 CO_2 부하를 증가시키고, 이로 인해 호흡부하가 증가하고, 특히 CO_2 정체가 발생하는 것으로 나타났다), 고단백 식품을 섭취하고, 지방 섭취를 줄이도록 해야 한다(영양 고려사항 박스 참조).

호흡작용 재교육

호흡작용 재교육의 목표는 호흡부하 감소, 산소화 개선, 호흡양상의 효율성 증가, 환자의 호흡조절 촉진이다. 가장 일반적으로 가르치는 두 가지 방법은 횡격막 호흡과 입술 오므리기 호흡이다(박스 17.1, 박스 17.2; 그림 17.2, 그림 17.3).

횡격막 호흡은 환자의 호흡양상에 대한 인식을 높이고 호흡효율성을 향상시킨다. 입술 오므리기 호흡은 호기압을 높이고, 산소화를 개선하며 조기기도폐쇄를 방지하고, 호기

영양 고려사항

호흡기계

호흡기질환자의 영양소 요구량은 다음과 같다.
칼로리–유지를 위해 25~35kcal/kg, 대체 및 증가를 위해 35~40kcal/kg
단백질–유지를 위해 1~1.5g/kg, 대체 및 증가를 위해 1.5~2g/kg, 칼로리 섭취량의 25~50%
탄수화물–칼로리 섭취량의 50%, 탄수화물 분해는 CO_2 부하를 증가시키고, 이로 인해 호흡부하가 증가하고, 특히 노인 환자의 CO_2 정체 발생
지방–비단백질 칼로리 20~25%

박스 17.1 횡격막 호흡

1. 누운 자세 또는 세미파울러 자세로 눕는다.
2. 흉골 아래, 위 중앙에 한 손을 놓는다.
3. 다른 손을 가슴 위쪽에 놓는다.
4. 코를 통해 천천히 숨을 들이마신다. 위가 확장되어야 한다(위 위에 손을 놓고 움직임에 주의를 기울이며 시행한다).
5. 입술을 오므린 상태로 천천히 숨을 내쉰다. 위가 수축해야 한다.
6. 휴식한다.
7. 반복한다.

박스 17.2 입술 오므리기 호흡

1. 편안한 자세를 취한다.
2. 입은 다물고 코를 통해 천천히 숨을 들이마신다.
3. 횡격막 호흡을 사용하는 것을 잊지 않는다.
4. 촛불을 끄거나, 휘파람을 불듯이 입술을 오므린다.
5. 천천히 숨을 내쉬면서 입술을 오므린다(호기는 흡기의 두 배 이상 이어야 한다).
6. 휴식한다.
7. 반복한다.

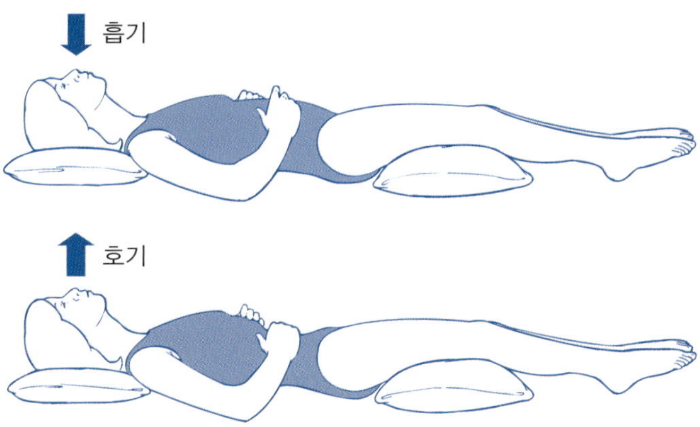

그림 17.2 횡격막 호흡

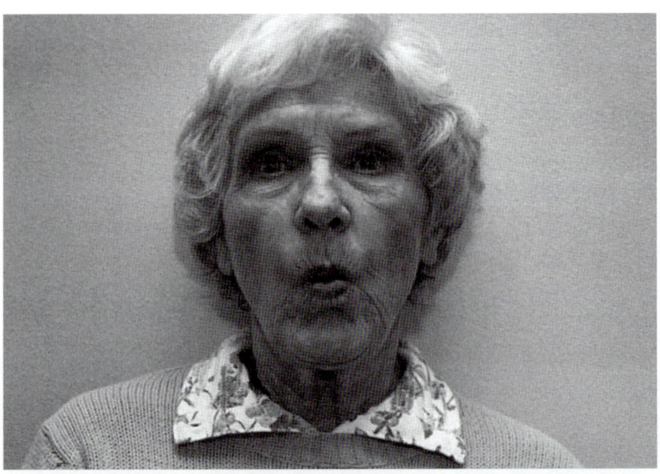

그림 17.3 입술 오므리기 호흡(Courtesy of Ursula Ruhl, St. Louis, MO.)

시간을 늘리고, 호흡수를 줄이고 환자가 호흡을 늦출 수 있도록 한다.

흉부물리치료

흉부물리치료(chest physiotherapy, CPT)에는 자신의 분비물을 제거하기 어려운 환자를 위한 흉부타진법, 체위배액(postural drainage, PD), 진동법이 있다. 객혈, 폐색전, 골다공증, 출혈장애가 있는 경우 금기이다. PD는 폐 분비물의 배출을 쉽게 하도록 CPT 후 환자를 머리를 숙이는 자세를 취하게 하는 것이다. 노인 환자는 PD의 머리를 숙인 자세 또는 CPT의 타진법에 적응하지 못할 수 있다. 간호사는 환자에게 분비물의 이동으로 인해 호흡곤란이 증가하고 기도를 청결하게 하는 과정에서 기침이 증가할 수 있음을 설명해야 한다. 흉부타진법과 관련된 불편감을 줄이기 위해 간호사는 타진할 부위에 수건을 놓고 시행할 수 있다.

폐 위생

폐 위생은 수분 공급, 심호흡운동, 기침으로 구성된다(박스 17.3). 노인 환자는 탈수에 걸리기 쉬우므로 기도가 막힐 위험이 있다. 간호사는 심혈관질환으로 인해 금기사항이 아니라면 하루에 약 4~6L의 양의 수분 섭취를 권장한다. 간호사는 한 번에 다량의 수분을 섭취하여 포만감을 느껴 호흡곤란이 생기는 것을 방지하기 위해 노인 환자에게 하루 동안 수분을 나누어 마시도록 지시해야 한다.

약물

약물에 대한 환자교육으로는 약물의 목적, 용량, 부작용, 투여일정이 있다. 약물은 경구, 계량흡입기(박스 17.4), 분말식 흡입기(dry powder inhaler, DPI), 연무기로 투여된다. 흡입약물은 투여방법이 중요하다. 흡입약물의 투여에 영향을 미치는 인적 오류에는 사용 전 흡입기를 흔들지 못함, 흡입하기 전에 천천히 숨을 내쉴 수 없음, 흡입기 압축과 조작 부족, 빠른 흡입 또는 깊은 흡입 부족, 퍼프 사이에 최소 30초를 기다리지 않음, MDI를 주기적으로 세척하지 않음, MDI를 거꾸로 잡음, 약물을 분사하기 전에 캡을 제거하지 못함이 있다. 스페이서 장치는 투여기술의 오류를 극복하고 폐로 약물을 전달하는 데 도움이 될 수 있다. 환자의 흡입약물 투여기술은 진료 시마다 평가, 검토되어야 한다.

박스 17.3 효과적인 기침방법

캐스케이드 기침
1. 심호흡을 하고 1~3초 동안 유지한다.
2. 모든 숨을 내쉴 때까지 여러 번 세게 기침한다(보통 2~6회 기침).
3. 코를 통해 천천히 숨을 들이마신다.
4. 필요한 경우 한 번 더 반복한다.
5. 휴식한다.
6. 필요에 따라 반복한다.

허프 기침(가쁜 기침)
1. 심호흡을 하고 1~3초 동안 유지한다.
2. 성문을 열어두고 모든 숨을 내쉬기 전까지 여러 번 기침한다(보통 2~6회 기침). 때로는 기침을 하면서 허프라는 단어를 말하는 것이 도움이 된다.
3. 코를 통해 천천히 숨을 들이마신다.
4. 필요에 따라 반복한다.

호기말 기침
1. 심호흡을 하고 1~3초 동안 유지한다.
2. 천천히 내쉰다.
3. 호기가 끝나면 기침을 한 번 한다.
4. 코를 통해 천천히 숨을 들이마신다.
5. 필요에 따라 반복한다.
6. 분비물이 더 작은 기도에서 더 큰 기도로 이동하는 캐스케이드 또는 허프 기침(가쁜 기침)을 계속한다.

증강된 기침
1. 심호흡을 하고 1~3초 동안 유지한다.
2. 다음 중 하나 이상을 수행한다.
   a. 무릎과 엉덩이를 조여 복강 내 압력을 높인다.
   b. 허리를 앞으로 구부려 복강 내 압력을 높인다.
   c. 검상돌기 바로 아래의 상복부에 손을 평평하게 놓고 기침이나 숨을 내쉴 때 갑자기 누르거나 옆쪽 흉곽에 손을 놓고 기침할 때마다 빠르게 눌렀다 뗀다(늑골 스프링이라고 함).
   d. 흉벽에 손을 대고 기침할 때마다 안쪽으로 누른다.
3. 코를 통해 천천히 숨을 들이마신다.
4. 필요한 경우 휴식을 취한다.
5. 필요에 따라 반복한다.

박스 17.4 계량흡입기

1. 적절한 약품용기를 선택한다.
2. 흡입기를 15~20회 흔든다.
3. 흡입기를 입술에서 5~7.6cm 정도 입 바로 앞쪽으로 잡는다. 스페이서를 사용하는 경우 흡입기를 스페이서에 넣고 마우스피스를 입에 직접 댄다.
4. 심호흡하고 완전히 내쉰다.
5. 입을 크게 벌린다. 스페이서를 사용하는 경우 마우스피스 주변을 입술로 덮는다.
6. 흡입기를 활성화한다.
7. 천천히 그리고 깊게 흡입한다.
8. 10초 동안 숨을 참는다.
9. 천천히 내쉰다.
10. 퍼프 사이에 1~5분 정도 기다린다. 처방대로 퍼프를 반복한다.

가정용 산소요법

산소요법을 하루에 18시간 이상 사용하면 COPD 환자의 이환율과 사망률 감소에 효과가 있다. 환자의 산소요법 수용과 질병에 대한 태도가 치료순응도를 결정한다. 산소는 약물이며, 환자와 가족은 적절한 유량, 산소 사용시간, 장비의 적절한 사용을 포함하는 올바른 투여방법을 교육받아야 한다.

가정용 산소요법 기구로는 E-실린더, 산소발생기, 액체산소시스템이 있다. 휴대성이 뛰어난 액체산소시스템은 가장 쉽게 운반할 수 있어 노인 환자에게 이동성을 제공할 수 있으나 가장 비싸다. 산소발생기는 작은 침대탁자 크기의 기계이다. 고정되어 있으며 일반적으로 제한된 이동성으로 인해 E-실린더가 함께 제공된다. E-실린더는 수하물 선반처럼 카트에 끌 수 있는 작은 녹색 탱크로, 크기가 커서 휴대성이 다소 떨어지지만 경제적이다.

환자, 가족, 의사, 간호사 등 환자 치료에 관련된 모든 사람은 환자의 활동 수준을 논의하고 환자의 생활습관에 적합한 산소체계를 선택해야 한다. 사회복지사는 환자가 가정용 산소요법에 사용할 수 있는 보험범위의 양과 유형을 결정하는 데 도움을 줄 수 있다. 환자가 활동적이지 않고 하루 중 많은 시간을 집에서 보낸다면, 비용을 고려할 때 액체산소 시스템은 적절하지 않다. 노인 환자가 집에 있는 경우, 단지 병원으로만 외출하는 경우 가장 경제적인 시스템은 E-실린더 장치이다.

질병 악화 및 자가관찰

COPD 환자는 폐감염 징후에 대한 증상을 관찰하는 방법과 질병의 악화가 의심될 경우 관리하는 방법을 배우는 것이 중요하다. 감염의 징후/증상을 알면 환자가 즉각적인 치료를 받고 악화기간을 단축하며 질병과 기능의 악화를 예방할 수 있다. 질병 악화를 집에서 관리할 수 있으나, 증상이 심할 경우 심각할 수 있으므로 입원이 필요할 수 있다. 따라서 조기 발견과 치료가 필수적이다.

환자는 질병 악화 시 관리방법 또는 단계를 헬스케어전문가와 논의해야 한다. 이 "실행 계획"은 악화의 첫 징후에 대한 구체적인 단계와 지침을 요약한다. 호흡곤란 악화, 가래의 질, 양, 색깔의 변화, 기침, 천명, 흡입약물 사용의 증량은 모두 폐감염의 징후일 수 있다. 폐감염은 질병 악화를 유발할 수 있으므로 급성 악화 시 항생제와 경구 코르티코스테로이드가 필요할 수 있다. 환자는 전체 "실행 계획"의 일부로 이러한 약물을 언제 어떻게 시작해야 하는지 교육받을 수 있다.

모든 질병 악화를 예방할 수 있는 것은 아니지만 금연, 독감백신 접종, 최신의 폐렴 예방접종, 환자와 긴밀한 접촉 피하기, 손 씻기와 같은 관리는 악화를 최소화하는 데 도움이 된다.

COPD 악화에 대한 참고 지침은 https://goldcopd.org/wp-content/uploads/2016/12/wms-GOLD-2017-Pocket-Guide.pdf에서 확인할 수 있다.

평가

COPD 노인 환자의 평가는 폐활량계로 측정한 기류, ADLs 수행능력, 악화 최소화에 중점을 둔다. 노인 환자는 배우자나 중요한 사람이 비슷한 연령일 가능성이 크고 만성 건강문제가 있을 수 있어서 가정에 추가 돌봄제공자가 필요할 수 있다. 노인 환자를 교육하는 데 더 많은 시간이 필요할 수 있지만 일단 교육을 받으면 잘 이해하고 생활에 적용할 수 있다.

제한성 폐질환

제한성 폐질환은 기능하는 폐포 손실, 폐용적 손실, 흉벽 순응도 감소를 초래한다. 제한성 폐질환은 체중과 근육량의 과도한 증가, 흉부 부목 또는 제한적 드레싱과 같은 폐 이외의 요인으로 인한 결과일 수 있다. 제한성 폐질환의 기전에는 흉막 기반 질환, 폐확장 장애, 신경근 수축 장애 및 흉부 기형이 포함된다.

폐암

폐암은 미국의 암 사망의 주요 원인으로 암 사망의 28%를 차지한다. 미국에서는 매년 약 22만 4,210건의 새로운 폐암 사례가 보고되고 있다. 44세 미만의 환자에서는 드물지만 60~70세에서는 발병률이 증가하며 진단 시 평균 연령은 71세이다(National Cancer Institute [NCI], 2017).

국내 암발생률은 2018년 기준 위암, 갑상선암, 폐암, 대장암, 유방암, 간암, 전립선암 순이며, 2019년 암에 의한 사망률(인구 10만 명당 명)은 폐암(36.2명)이 가장 높았다(e-나라지표, 2021).

폐암 발병의 위험요인으로는 흡연, 마리화나 사용, 재발성 염증, 석면, 활석가루 또는 미네랄 노출, 라돈 노출, 유전, 비타민 A 결핍, 대기오염 노출이 있다. 폐암의 주요 세포 유형으로는 소세포암(small-cell lung carcinoma, SCLC)이 전체의 20%를 차지하고, 편평상피세포암과 선암을 포함하는 비소세포폐암(non - small-cell lung carcinoma, NSCLC)이 79%를 차지한다. 기타 유형은 전체의 약 1%를 차지한다(NCI, 2017). 가장 치명적인 유형의 폐암은 SCLC로 보통 5년 생존율이 6.3%이다. SCLC는 중추신경계(central nervous system, CNS), 뼈, 간으로 전이되는 공격적인 암이다. NSCLC는 5년 생존율이 17.5%이며, 느리게 성장하고 덜 공격적인 암이다(NCI, 2017).

진단검사와 절차

진단은 임상 병력, 흉부 방사선 촬영을 기반으로 한다. 초기 정밀검사에는 일반혈액검사(complete blood cell, CBC count), 암배아항원(carcinoembryonic antigen, CEA), 흉부 방사선 촬영, 컴퓨터 단층촬영(computed tomography, CT), ABG 측정, PFTs, 심전도(electrocardiogram, ECG)가 있다. 가래세포검사는 세포 유형을 결정하는 데 사용된다. 전이가 의심되는 경우 추가 진단검사로는 뇌의 자기공명영상(magnetic resonance imaging, MRI), 뼈스캔, 운동 PFTs, 정량적 환기-관류 스캔, 트레드밀 운동 검사, 도플러 심장초음파 검사, 경동맥 도플러 초음파 촬영이 있다. 광섬유 기관 지경 검사는 진단의 조직 확인을 얻기 위해 사용된다. 외과적 진단에는 경부 종격내시경술, 종격절개, 개흉이 있다. PFT는 환기장애를 결정하고 수술이 고려되는 경우 기능을 예측하는 데 사용된다. 진단검사를 기반으로 NSCLC 관련

표 17.6 비소세포폐암 병기

병기	설명
1a	종양크기<3cm, 국소적, 림프절 전이가 없는 경우
1b	종양크기>3cm, 국소적 침범, 림프절 전이가 없는 경우
2a	종양크기<3cm, 같은 쪽 흉부의 림프절 침범
2b	종양크기>3cm, 같은 쪽 흉부의 림프절 침범, 국소기관 조직 침범
3a	주변(흉벽, 흉막, 심낭) 및 국소 림프절로 전이
3b	광범위한 종양(심장, 기관, 식도, 사각근, 쇄골위 림프절)
4	원거리 전이

National Cancer Institute. (2017). *Lung cancer*. Retrieved January 15, 2018, from http://www.cancer.gov.

병기가 결정된다(표 17.6). SCLC는 매우 공격적이고 일단 진단되면 항상 전신적인 것으로 간주하기 때문에 단계를 나누지 않는다.

치료

치료는 조직적 분석, 병기를 기반으로 한다. SCLC의 진단 후 2~4개월 생존율의 중앙값은 진단 후 2~4개월로 매우 공격적이다. 화학요법과 방사선요법에 민감하지만, 치료법은 매우 어렵다. NSCLC 치료는 병기 결정에 따라 다르며, 기본적으로 세 개 군으로 나눈다. 첫 번째 군은 절제 가능한 암 환자이다. 일반적으로 1기, 2기, 일부 3기 암이며, 이 군은 예후가 제일 좋다. 두 번째 군은 4기 암 환자를 제외한 나머지 NSCLC 환자이다. 두 번째 군은 수술, 방사선요법, 화학요법을 병행하면 효과가 있다. 마지막 군은 4기 암 환자이며, 화학요법, 방사선요법, 기관지 내 레이저 요법을 포함한 완화치료를 받는다. 노인 환자가 심각한 폐질환이 있는 경우 폐 절제, 분절 절제가 불가능할 수 있다. 수술적 절제술을 수행하기 위한 결정은 수술 후 남아있는 기능적 폐조직의 양에 따라 다르다.

통증, 구역, 구토, 화학요법 관련 부작용에 대한 주의 깊은 관리는 환자에게 신체적 편안함을 제공하고 가족에게는 정신적 편안함을 제공한다. 노인 환자는 특히 다른 장기가 포함되어 있거나 기저질환이 진행 중인 경우, 복잡한 의학적 치료를 견디지 못할 수 있다.

간호관리

간호사정

평가에는 폐암의 위험요인을 확인하는 것이 포함된다. 폐암의 임상증상은 만성 기관지염과 같은 다른 만성 폐질환으로 오인하기 쉽다. 증상이 없거나, 증상이 무시되거나, 흡연이나 기존 폐 질환의 영향으로 인한 것일 수 있다. 일반적인 초기 징후로는 기침, 흉통 및 객혈이 있다. 시행될 진단검사에 대한 환자와 가족의 이해도를 평가하는 것도 중요하다. 불안 수준의 평가도 적절하다.

간호진단

폐암에 대한 간호진단은 다음과 같다.

- 혈류 변화 및 폐포-모세 막 변화로 인한 가스교환 감소
- 주변 구조에 대한 종양의 압력으로 인한 급성 통증 및 만성 통증
- 부적절한 영양
- 진단 또는 알 수 없는 예후 및 치료에 대한 지식 부족으로 인한 불안
- 생리적 상태의 악화, 장기적인 스트레스로 인한 절망

간호계획 및 간호결과

계획에는 가스교환 개선, 기도청결 촉진, 편안함 증가, 불안 감소에 초점을 맞춘 중재와 예상되는 결과가 포함된다. 예상되는 결과는 다음과 같다.

1. 환자는 ABG값을 기준선으로 유지할 수 있다.
2. 환자는 자발적 호흡을 유지할 수 있다.
3. 환자와 가족은 폐암 진단과 관련된 감정을 말로 표현할 수 있다.
4. 환자의 통증이 조절된다.
5. 환자는 호흡곤란 발생빈도가 감소했다고 보고한다.
6. 청진 시 환자의 폐음이 깨끗해진다.
7. 환자는 안정된 체중을 유지할 수 있다.
8. 환자는 피로감이 감소했다고 보고한다.
9. 환자는 현실적인 수준의 활동을 유지한다.

간호중재

폐암 노인 환자의 간호에는 통증 완화, 정서적 지지, 상

담, 대안에 대한 논의가 포함된다. 노인 환자는 지원해줄 수 있는 친구와 가족이 적을 수 있다. 중재에는 진단, 치료, 예후에 대한 사실적인 정보 제공이 포함된다. 무력감에 대처하는 방법으로 현실적인 희망의 태도를 장려해야 한다. 환자의 영적, 문화적 배경을 인정한다. 감정, 지각 및 두려움을 말로 표현하도록 격려한다. 간호사는 노인 환자의 가치와 암 진단이 삶의 질에 영향을 미치는 방식에 민감해야 한다. 많은 노인 환자는 수술 후 5년 생존율보다 즉각적인 생존과 삶의 질 문제에 대해 더 걱정할 수 있다.

간호평가

증상관리는 증상이 얼마나 자주 발생하는지, 환자가 자신의 생활에 변화를 어떻게 반영할 수 있었는지, 증상이 환자의 ADLs를 어떻게 바꾸는지 사정하여 평가한다. 간호사는 통증관리의 성공과 환자의 편안함 수준을 결정해야 한다. 노인은 젊은 환자와 같은 고통과 불편함에 대한 내성이 없을 수 있다. 간호사는 환자가 1에서 10까지의 척도로 통증을 정량화하도록 도와야 한다. 정량화하면 간호사와 환자가 통증관리의 효과를 관찰하는 데 도움이 된다. 간호사는 노인의 진통제 사용도 평가해야 한다. 통증관리의 주요 목표는 가능한 경우 통증 및 관련 부작용을 최소화하면서 기능과 삶의 질을 최적화하는 것이다. 많은 노인이 진통제에 중독되는 것에 대해 우려하고 있으므로 처방대로 진통제를 적절하게 사용하지 않을 수 있다. 간호사는 노인을 위한 통증관리 프로토콜에 민감해야 하며 노인의 통증관리에서 정확한 사정과 평가를 해야 한다. 간호사는 노인 환자의 약물 복용량과 빈도를 주의 깊게 관찰할 것임을 알려야 한다. 많은 노인은 암 진단 후 우울증에 걸릴 수 있으며, 우울증의 징후를 관찰하고, 의심되면 알려야 한다.

결핵

결핵(TB)은 결핵균에 의해 발생한다. 결핵은 혼잡한 지역에 거주하는 경우, 의료시설이 전혀 없는 지역에 거주하는 경우에서 자주 발생한다. 미국에서는 가장 치명적이고 전염성이 있는 질병이다. TB는 일차 결핵, 활동성 결핵으로 나뉜다. 결핵은 감염된 사람의 기침이나 재채기에서 나온 공기 중의 에어로졸화된 감염된 방울을 흡입한 경우 전염된다. 신체의 면역체계는 박테리아를 차단하여 국소염증에 반응한다. 활동성일 때, 결핵 환자는 조직의 괴사와 병변의 발달로 이어지는 기도염증의 증상을 보인다. 결핵은 수십 년 동안 신체에서 활동하지 않을 수 있다. TB는 주로 폐를 공격하지만, 폐 림프관을 통해 이동하거나 혈관계로 들어가 뇌, 신장, 척추, 뼈 및 관절에 영향을 미칠 수 있다. 간균은 활동성 결핵을 일으키는 것보다 더 많은 노인을 감염시킨다. 그러나 활동성 결핵은 폐렴, 흉막 삼출액, 인간면역결핍바이러스(human immunodeficiency virus, HIV) 또는 후천성면역결핍증후군(acquired immunodeficiency syndrome, AIDS), 체중 감소, 암, 알코올 또는 약물 남용 환자에서 존재할 수 있다.

노인 환자의 경우 TB의 존재는 개인에게 한동안 존재했던 휴면 유기체의 재활성화일 수 있다. 환자가 노화함에 따라 면역체계의 변화는 결핵 재활성화 위험을 증가시킨다. 결핵 위험을 실질적으로 증가시키는 의학적 위험요인으로는 규폐증, 위절제술, 공장 우회, 이상적인 체중보다 10% 이상 낮은 체중, 만성 신부전, 당뇨병, 백혈병, 림프종, 기타 악성 종양과 같은 혈액질환이 있다. 요양원, 장기요양시설의 노인 거주자는 결핵 발병 위험이 크다. 일반 인구보다 노인은 질병 발병률이 2~7배 더 높다(CDC, 2016). 2020년 기준, 국내 전체 결핵 환자 중 80대 이상(5,502명, 21.7%)은 높은 비중을 차지했다(대한결핵협회, 2021).

많은 노인 환자는 기저 폐질환이 있으면서 감염될 경우 이환율과 사망률이 높아진다. 대부분의 요양원, 장기요양시설 거주자는 노인이다. 많은 노인이 감염되고, 면역력이 약화되면, 결핵 전염 위험성이 커진다. 증가한다.

진단검사와 절차

식은땀, 비정형 폐렴, 미열, 분비물이 많은 기침, 객혈, 식욕부진, 체중 감소 증상이 있는 노인 환자는 결핵 가능성이 크다. 그러나 노인 환자의 투베르쿨린 피부 검사는 면역체계 활동이 감소하여 위음성 결과가 나타날 가능성이 크므로 신뢰할 수 없는 지표이다. 피부 검사를 사용하는 경우 표준 5 투베르쿨린(tuberculin unit, TU) 반응검사를 실시한 다음 반복하여 추가 면역효과를 내는 것이 좋다. 두 번째 검사는 5TU 또는 두 번째 강도 250TU로 시행한다. 결절의 크기가 10mm 이상(또는 HIV 양성 환자의 경우 5mm)이면 정제단백질유도체(purified protein derivative, PPD)가 양성이다. 증상이 있는 PPD 양성이면 72시간 이내에 흉부 방사선 촬영을 권장한다.

상부엽의 후부와 꼭대기구엽 부분 또는 하부엽의 상부 부분의 침윤, 공동화, 결절성 침윤, 무기폐, 문의 후퇴를 동반한 섬유성 흉터, 기관지 편위와 같은 양성 흉부 방사선 촬영 결과는 TB의 강력한 증거이다. 노인은 공동화가 없는 하엽 결절 침윤을 보일 수 있다. 광범위한, 미세한 결절, 균일하게 분포된 병변은 혈행성 결핵의 특징이다. 노인 환자는 지속적인 침윤이 있는 경우 결핵을 의심할 수 있다. 앞서 언급한 방사선학적 변화가 가장 흔하지만, 결핵은 거의 모든 형태의 폐에 방사선학적 이상을 일으킬 수 있다. 노인 환자에게 결핵에 대한 잠재적 노출에 대해 질문하고, HIV 감염 여부를 검사하며, 만성 골수염, 만성 요로감염, 초기 검사에서 나타나지 않은 이전 증상과 같은 증상에 대해 선별검사를 해야 한다. 환자가 PPD 양성이고 증상이 없는 경우 4개월 동안 아이소나이아지드(isoniazid)를 예방적 방법으로 복용하게 할 수 있다.

PPD 양성, 증상, 흉부 방사선 촬영 양성인 노인 환자는 추가 검사가 필요하다. 여기에는 CBC, 적혈구침강속도, 생화학검사, FB에 대한 객담 검사 3회, 골수 생검이 포함된다. 특히 환자가 다중약물내성 결핵(multiple drugresistant TB, MDR–TB) 또는 광범위한 약물내성 결핵(extensively drug–resistant TB, XDR–TB)이 있는 경우 감염병 전문가에게 의뢰하는 것도 권장된다.

치료

항결핵 표준치료법을 적용하면 생존 가능한 마이코박테리아의 수가 급격히 감소한다. 2주 이내에 생존 가능한 유기체 부하의 감소가 관찰된다. 치료법을 준수하는 환자에서 배양검사 결과는 3개월 이내에 음성으로 전환된다. 약물에는 살균제 조합이 포함된다. 가장 흔한 약물은 아이소나이아지드, 리팜핀(rifampin), 에탐부톨(ethambutol), 스트렙토마이신(streptomycin), 피라진아미드(pyrazinamide)이다. 결핵 치료에 사용되는 다른 약물에는 에티오나마이드(ethionamide), 카나마이신(kanamycin), 파라아미노살리실산(para–aminosalicylic acid), 사이클로세린(cycloserine), 리파부틴(rifabutin)이 있다. 시프로플록사신(ciprofloxacin)과 같은 플루오로퀴놀론(fluoroquinolones)도 결핵 치료에 사용되고 있다.

노인은 간염 발병위험이 더 크므로 매월 간기능을 관찰하는 것이 좋다. 아이소나이아지드는 특히 영양실조, 당뇨병 노인에게 독성 간염, 말초신경병증을 유발할 수 있다.

MDR–TB의 발생률이 증가하고 있으므로 CDC는 모든 결핵 환자로부터 분리된 초기 결핵균에 대한 항결핵 약물 감수성 검사를 권장한다. MDR–TB은 MDR–TB 환자와 접촉한 환자, 정기적으로 약을 복용하지 않거나 처방된 약을 모두 복용하지 않는 환자, 치료를 받은 후 결핵이 재발한 환자, MDR–TB 발생률이 높은 지역(방글라데시, 중국, 북한, 콩고, 에티오피아, 인도, 인도네시아, 카자흐스탄, 케냐, 모잠비크, 미얀마, 나이지리아, 파키스탄, 필리핀, 러시아, 남아프리카, 태국, 우크라이나, 우즈베키스탄, 베트남) 출신 환자에서 흔하다.

예후

노인 결핵 환자의 예후는 환자가 치료법을 준수하고 좋은 영양 수준을 유지한다면 좋다. 더 큰 문제는 아이소나이아지드의 부작용과 다른 취약한 노인에게 결핵을 퍼뜨릴 위험이다.

간호관리

간호사정

징후와 증상으로는 피로, 체중 감소, 쇠약, 식은땀, 미열, 화농성 가래, AFB 양성 가래 등이 있다. 노인은 항상 결핵의 모든 전형적인 증상을 나타내는 것은 아니므로, 간호사는 노인 환자가 체중 감소와 만성 기침을 호소할 때 결핵을 의심해야 한다. 질병이 진행된 경우 환자는 객혈, 폐경화, 청진 시 수포음, 천명, 상엽 반점 침윤, 흉부 방사선 촬영 시 공동화가 있을 수 있다.

간호진단

결핵 노인 환자의 간호진단은 다음과 같다.

- 폐활량 감소로 인한 부적절한 호흡양상
- 질병과정, 치료법에 대한 지식 부족으로 인한 건강교육의 필요성
- 질병과정에 대한 지식 부족, 동기부여 부족, 장기적 치료로 인한 불순응
- 만성적인 식욕부진, 피로, 젖은기침으로 인한 부적절한 영양

간호계획 및 간호결과

노인 결핵 환자에 대한 계획에는 환자와 가족이 포함되어야 한다. 환자가 간호 또는 치료시설에 거주하는 경우 의사, 간호관리자도 계획에 포함되어야 한다. 예상되는 결과는 다음과 같다.

1. 환자는 안전한 기침 기술을 시연할 수 있다.
2. 환자와 가족은 약물요법에 대해 말로 표현할 수 있다.
3. 환자와 가족은 결핵 치료제의 부작용을 말로 표현할 수 있다.
4. 환자는 지속적인 약물치료의 필요성을 말로 표현할 수 있다.
5. 환자와 가족은 TB 전염방법을 말로 표현할 수 있다.
6. 환자는 사회적 고립과 관련된 감정을 말로 표현할 수 있다.

간호중재

결핵 환자를 위한 간호에는 결핵과 전염 방법에 대한 교육이 포함된다. 환자와 가족은 추가 결핵 전염을 예방하는 데 필요한 방법, 지속적인 약물투여의 중요성, 식이관리에 대한 교육을 받아야 한다. 표 17.7은 결핵 치료에 사용되는 가장 일반적인 약물, 복용량, 부작용 및 간호 고려사항을 나열하였다. 간호사는 환자에게 표 17.7에 명시된 이상반응이 발생하는 경우 즉시 의사나 간호사에게 전화해야 한다고 알려야 한다. 환자는 아이소나이아지드를 복용하는 동안 술을 마시면 안 된다.

헬스케어전문가에게 보고할 다른 결핵 약물 부작용으로는 피부발진, 잦은 출혈, 관절통, 현기증, 입 주변의 따끔거림 또는 무감각, 쉽게 멍듦, 시력이 흐려지거나 변화, 귀 울림, 청력상실 등이 있다. 간호사는 리팜핀이 소변, 대변, 타액, 가래, 땀, 눈물을 붉게 또는 주황색으로 변하게 하고 옷이나 콘택트렌즈를 얼룩지게 할 수 있음을 노인에게 알려야 한다.

노인은 결핵을 사회적으로 용인할 수 없는 질병으로 간주할 수 있다. 결핵 환자가 가족, 친구와 격리되어야 했던 1900년대 초 결핵의 낙인을 기억할 것이다. 간호사는 심리 · 사회적 상호작용과 지지의 필요성을 해결해야 한다.

표 17.7 결핵 약물

약물	용량	이상반응	간호 고려사항
아이소나이아지드	초기요법: 5mg/kg, PO/IM, 최대 300mg/일	빈혈, 간염, 과민증, 말초신경염, 발작, 전신홍반루푸스	치료는 6~9개월 동안 지속되며 다른 항결핵제와 함께 사용된다. 환자에게 술을 피하도록 지시한다.
리팜핀	10mg/kg (최대 600mg)	경구피임약의 효과 감소, 용혈, 간독성, 간 배설 약물의 대사 증가, 메타돈 금단 유도, 신부전, 혈소판감소증, 주황색 체액 및 발진	간, 신장, 용혈 관련 수치를 관찰한다. 식전 1시간 또는 식후 2시간에 투여한다. 간기능을 관찰한다(소변색이 다시 주황색으로 변할 수 있음). 환자에게 술을 피하도록 지시한다. 보통 다른 약물과 함께 사용된다.
피라진아미드(PZA)	15~30mg/kg/일, 최대 2g/일	거식증, 관절통, 통풍(드물게), 간염, 고요산혈증, 구역, 신부전(드물게), 구토	혈소판 수, 일반혈액검사(CBC)를 관찰한다. 환자에게 위 자극을 줄이기 위해 식사나 간식과 함께 약을 복용하도록 한다. 환자에게 배뇨 문제를 보고하도록 지시한다. 간기능 검사를 한다. 설명할 수 없는 출혈이나 타박상, 점상출혈, 코피와 같은 혈소판감소증의 징후에 대해 환자에게 알린다.
에탐부톨	사전 항결핵요법이 아닌 경우 성인은 매일 15mg/kg po 사전치료의 경우 매일 25mg/kg po로 증가	두통, 구역/구토, 흐릿한 시야, 관절통, 피부발진	음식의 유무와 관계없이 섭취할 수 있다. 에탐부톨을 복용하는 동안 예방접종을 자제한다. 신장기능, 간기능, 요산을 관찰한다.

간호평가

노인 결핵 환자에 대한 평가에는 노인이 장기간의 약물요법을 고수하는 것이 어려울 수 있으므로 순응도 평가를 포함해야 한다. 또한, 간호사는 공공장소에서 마스크 착용과 같은 공중보건지침 준수 여부를 평가해야 한다. 평가에는 AFB에 대한 간, 신장 기능과 반복 객담배양검사 관찰도 포함된다. 사회적 고립 때문에 환자의 우울증도 평가해야 한다.

폐렴

폐렴은 일반적으로 폐포를 체액으로 채우는 것과 관련된 폐실질의 염증이다. 폐렴은 바이러스성, 세균성, 흡인으로 유발될 수 있으며, 노인에서 자주 발생한다. 사실, 노인층의 폐렴은 종종 사망으로 이어지는 심각한 질병이다. 노인의 사망위험 증가는 정상 노화 관련 면역체계의 저하, 기저 만성질환의 가능성 증가, 기침반사 약화, 이동성 감소와 관련이 있다. 그러나 노인의 폐렴 진단은 동반질환이나 코르티코스테로이드, 항염증제의 만성 사용으로 인해 증상이 가려질 수 있어서 누락될 수 있다. 전형적인 폐렴 징후, 증상 외에도, 노인 환자는 의식 수준 변화, 탈수, 성장장애와 같은 더 비전형적인 증상이 나타날 수도 있다. 환자는 기관내삽관, 기계환기를 위해 ICU 입원이 필요할 수 있다. 장기요양기관의 노인에서 폐렴 발병률은 지역사회의 노인보다 3배 더 높다. 폐렴 중증도 지표계산기(Pneumonia Severity Index Calculator)는 폐렴 사망위험을 추정하고 환자가 입원, 외래 치료를 받아야 하는지를 결정하는 데 사용할 수 있다.

지역사회획득폐렴

지역사회획득폐렴(community-acquired pneumonia, CAP)은 지역사회에서 발병하거나 입원 후 2일 이내에 나타나는 하기도 감염이다. 지역사회 획득, 세균성 폐렴의 전형적인 증상으로는 발열, 기침, 가래, 일반적인 피로감, 불쾌감, 호흡곤란 등이 있다. 노인 환자는 항상 열과 기침이 나타나는 것은 아니지만 종종 탈수, 혼돈, 26회/분 이상의 호흡수를 보인다. 다른 징후로는 빈맥, 흉부 불편감, 호흡곤란, 두통, 구역, 구토, 근육통, 관절통, 피로, 쇠약, 복통, 설사, 식욕부진이 있다. 다엽성 폐렴에서는 흉부 방사선 촬영 결과 불완전한 폐경화가 보일 수 있다. 일부 노인 환자는 패혈성 쇼크, 성인호흡곤란증후군(adult respiratory distress syndrome, ARDS)과 유사한 증상이 나타난다. 폐렴연쇄구균은 노인에서 CAP의 주요 원인으로 폐렴의 약 25%를 차지한다. 관련 사망률은 노인의 30~40%이다. 약 5~15%는 인플루엔자균, 모락셀라카타랄리스, 레지오넬라 뉴모필라에 의해 발생한다(표 17.8).

표 17.8 중증 지역사회획득폐렴(CAP) 기준

보조기준			주기준
호흡수 (RR)≥30	요독증 (BUN≥20)	저부 체온, 심부 체온 <36℃	침습적 기계환기
다엽성 침범	백혈구감소증 (WBC<4000)	수액소생이 필요한 저혈압	승압제가 필요한 패혈성 쇼크
혼란/지남력 장애	혈소판 감소증, 혈소판 <100,000		

1개의 주기준 또는 3개의 보조기준을 충족하면 중환자실 입실 자격이 된다.
Mandell, L. A., Wunderink, R. G., Anzueto, A., et al. (2007). Infectious Diseases Society of America/American Thoracic Society consensus guidelines on the management of community-acquired pneumonia in adults. *Clinical Infectious Diseases, 44S*, 27-72.

의료인관련폐렴, 병원성폐렴, 인공호흡기관련폐렴

의료인관련폐렴(health Care - Associated Pneumonia, HCAP)은 새로 발병하는 폐렴이다. (1) 감염발생일로부터 90일 이내에 2일 이상 급성치료시설에 입원한 환자 (2) 장기요양시설에 거주함 (3) 감염발생일로부터 한 달 이내에 항생제 정맥주사, 화학요법, 상처 치료를 받은 경우 (4) 혈액투석실에서 치료를 받은 경우를 모두 포함한다. 병원성폐렴(hospital-acquired pneumonia, HAP)은 입원 48시간 이후 발생하지만, 입원 당시에는 잠복기가 아닌 경우 발생한 폐렴이다. 인공호흡기관련폐렴(ventilator associated pneumonia, VAP)은 기관내삽관 후 48시간 이후 발생한 폐렴이다. 이러한 감염은 폐렴으로 인한 사망률을 증가시킨다. 이러한 진단과 장기입원과 관련된 비용은 폐렴 단독치료만을 위한 입원보다 훨씬 비싸다. 이러한 진단에 대한 치료의 주요 문제는 다약제내성(multidrug resistance, MDR)이다. 유기체의 독성은 이용 가능한 적절한 항균제를 감소시킬 수 있다.

병원내폐렴

황색포도알균, 폐렴간균, 녹농균, 대장균은 가장 흔히 병원내폐렴을 유발한다. 노인 환자는 젊은 환자보다 병원내폐렴 발병률이 3배 더 높은데, 이는 아마도 노화와 관련된 면역체계의 감소와 높은 동반질환 비율 때문이다. 또한, 노인은 생활치료센터, 병원, 치료시설과 같은 고위험지역에 있을 가능성이 크다.

바이러스폐렴

노인 환자의 바이러스폐렴은 A형 인플루엔자 바이러스의 병력과 가장 관련이 있다. 노인은 특히 황색포도상구균, 인플루엔자균의 2차 세균 감염에 취약하다.

흡인폐렴

흡인폐렴은 일반적으로 혼미, 혼수, 심폐소생술, 알코올 또는 약물 중독, 신경질환, 경장영양, 전신마취와 같은 임상 상황과 관련이 있다. 위 내용물이 기도로 흡인되면 폐색, 화학적 폐렴, 감염이 발생할 수 있다. 노인은 기침과 구역 반사 감소로 흡인폐렴에 특히 취약하다. 또한, 자세, 경장영양 사용으로 인해 노인 환자는 흡인폐렴 위험이 커진다. 마약, 알코올, 진정제 사용은 흡인의 위험을 증가시킨다.

진단검사와 절차

폐렴의 진단은 감기와 인플루엔자의 병력과 임상증상을 바탕으로 한다. 징후와 증상으로는 발열, 오한, 흉막 흉통, 청진 시 수포음, 화농성 가래를 동반한 젖은 기침 등이 있다. 비정형 폐렴은 열, 전신 증상, 마른기침, 두통이 처음에 함께 나타난다. 검사로는 총백혈구(white blood cell, WBC) 수, 혈액배양, 그람염색, 가래배양이 있다. 노인 환자 중 20~25%는 백혈구증가증이 나타나지 않으며, 약 1/3은 가래검체를 채취할 수 없다. 침윤을 확인하고 삼출 또는 폐농양과 같은 합병증을 평가하기 위해 흉부 방사선 촬영(후방, 전방, 옆)이 수행된다. 흉부 방사선 촬영은 진단을 위한 표준이다. 환자가 탈수되면 침윤이 존재하더라도 침윤이 분명하게 나타나지 않을 수 있다.

치료

치료는 적절한 항생제 투여, 수분 공급, 영양섭취, 휴식으로 구성된다. 항생제 치료기간은 원인균에 따라 10~14일까지 다양하다. CAP의 면역 적격 환자의 초기 관리는 질병의 원인 병원체를 결정하기가 어려우므로 광범위한 검사 대신 경험적 치료를 강조한다.

질병의 중증도, 감염된 장소(예: 지역사회, 요양시설), 연령, 동반 질환의 유무는 모두 초기 항생제 치료를 결정할 때 고려해야 할 사항이다. 치료는 폐렴구균, 비정형 폐렴을 대상으로 한다. 사용되는 항생제에는 외래 환자를 위한 아지트로마이신(azithromycin), 클래리스로마이신(clarithromycin)과 같은 마크롤라이드(macrolide)가 포함된다. 노인, 동반질환 환자의 경우 세푸록심(cefuroxime)과 같은 2세대 세팔로스포린(cephalosporin) 또는 트리메토프림(trimethoprim)-설파메톡사졸(sulfamethoxazole) 복합 사용을 추가한다. 노인 환자가 입원하면 2세대 또는 3세대 세팔로스포린 또는 베타-락탐(beta-lactam) 또는 베타-락타마제 억제제(beta-lactamase inhibitor)를 마크로라이드와 함께 또는 마크로라이드 없이 함께 사용한다. 내성 또는 중증 CAP 환자는 아미노글리코시드(aminoglycoside), 항녹농균 작용제(antipseudomonal agent) 또는 퀴놀론(quinolone)이 필요할 수 있다.

폐렴 중증도 평가를 위한 미국흉부학회는 노인 환자의 ICU 입원지침을 수립하였다. 환자는 30회/분 이상의 호흡수, PaO_2 또는 흡입산소농도(fractional concentration of oxygen in inspired gas, FiO_2) 250mmHg 이하, 다엽성 침범, 수액소생이 필요한 저혈압을 포함하여 1개의 주기준 또는 3개의 보조기준을 충족하면 중환자실 입실자격이 된다(표 17.8 참조). 의료서비스 제공자는 환자의 입원 여부를 결정할 때 개별 환자의 위험요인을 정량화하는 다양한 지침을 사용할 수 있다(표 17.9). 이러한 지표의 일부 요인에는 65세 이상의 연령, 동반질환, 의식 수준 변화, 만성 알코올 남용, 탈수, 영양실조, 요양시설 거주, 흡인, 흡연, 최근 상부호흡기 감염 또는 인플루엔자, 1년 이내 입원력이 있다(표 17.9 참조). 임상징후에는 불안정한 활력징후, 폐 외 침범, 백혈구감소증, 저산소혈증, PaO_2 60mmHg 이하가 포함된다.

예후

임상적 개선은 일반적으로 치료 시작 3~5일 사이에 발생한다. 치료에 반응하지 않는 환자는 비감염성 원인, 합병증,

표 17.9 폐렴 위험을 계산하고 입원을 결정하는 데 사용되는 변수

인구사회학적 요인	동반 질환	활력징후	진단검사	기타
연령≥65 남성 요양시설 거주	종양 뇌혈관질환 울혈성심부전(congestive heart failure, CHF) 만성신장질환 만성간질환	호흡수>30 수축기 혈압<90 체온<35℃ 또는 >40℃ 맥박>125	pH<7.35 나트륨<130mEq/L 헤마토크리트<30% PaO_2<60mmHg 포도당>13.9mmHg 방사선 촬영 검사상 삼출물	의식 수준 변화 새로 시작된 혼돈

MDR 원인을 사정하기 위해 적극적인 평가가 필요하다. 폐렴은 노화, 기저 만성질환, 기침반사 감소와 관련된 면역반응의 변화로 인해 노인의 가장 흔한 사망원인이다.

간호관리

간호사정

전신 피로, 불쾌감, 식욕과 수분 섭취량 감소, 최근 바이러스 감염의 병력은 노인의 기관지폐 감염을 나타낼 수 있다. 발열, 오한, 호흡곤란, 가래, 및 비정상적인 흉부 방사선 촬영 검사 결과는 폐렴을 나타낸다. 간호사는 흉부의 호흡음 감소, 천명, 타진 시 둔탁음, 염소 소리, 발성음과 촉각진동감 증가 대해 평가해야 한다. 또한, 간호사는 탈수, 혼돈, 빈맥, 빈호흡, 흉부 불편감, 호흡곤란, 두통, 구역, 구토, 근육통, 관절통, 피로, 쇠약, 복통, 설사, 식욕부진과 같은 징후 및 증상을 평가해야 한다.

간호사는 질병의 중증도 증가, 집중 치료가 필요할 수 있음을 시사하는 징후와 증상에 주의를 기울여야 한다. 여기에는 빈호흡(30~35회/분 이상), 심한 호흡부전(PaO_2 또는 FiO_2 250mmHg 이하), 쇼크(이완기 저혈압 60mmHg 또는 수축기 저혈압 90mmHg 이하), 발열(39.3° C 이상), 소변 배출량 감소(20mL/hr]), 혈액요소질소(blood urea nitrogen, BUN)(20mg/dL 이상), 크레아티닌(1.2mg/dL 이상), WBC(4000 또는 30,000 이상), 혈색소(헤모글로빈)(9g/dL), PaO_2(60mmHg), $PaCO_2$(50mmHg 이상)이 있다. 집중적인 치료가 필요하다는 또 다른 징후는 흉부 방사선 촬영 결과상 침윤 확산과 폐 외 감염과 같은 급격한 변화이다. 이러한 징후가 있는 노인 환자는 면밀한 관찰, 지속적인 간호 관리, 호흡 지지를 위한 단기 기계환기가 필요하다.

진단

기관지폐 감염 환자의 간호진단은 다음과 같다.

- 에너지 감소, 기관지감염, 폐색, 분비물로 인한 기도 폐색
- 산소 공급 변화, 폐포-모세관막 변화로 인한 가스교환 감소
- 호흡근 피로로 인한 부적절한 호흡양상
- 섭취 변화와 체액 요구에 영향을 미치는 요인으로 인한 체액량 감소 가능성
- 환자의 흉막 흉통, 흉막 마찰, 얕은 호흡에 근거한 비효과적인 통증 관리, 염증으로 인한 급성 통증

간호계획 및 간호결과

폐렴 노인을 위한 계획에는 환자와 가족이 포함되어야 한다. 호흡기능 지원, 양호한 폐 위생 증진, 적절한 산소화 유지에 초점을 맞추는 것이 중요하다. 기관지폐 감염 노인 환자의 예상 결과는 다음과 같다.

1. 환자는 기도 개방성을 유지할 수 있다.
2. 환자는 ABG 분석 결과 PaO_2 80mmHg을 유지하거나 맥박산소측정으로 90% 이상의 동맥혈산소포화도(arterial oxygen saturation, SaO_2)를 유지할 수 있다.
3. 환자는 피로 호소가 감소한다.
4. 청진시 환자의 폐음이 깨끗해진다.
5. 환자는 분비물을 효과적으로 제거할 수 있다.
6. 환자는 숨이 차거나 기침을 하지 않고 밤에 잠을 잘 수 있다.
7. 환자는 활력징후와 체중을 기준선으로 유지할 수 있다.

간호중재

기관지폐 감염 노인 환자의 간호관리로는 수분 유지, 효

과적인 기도청결 촉진, 적절한 자세유지가 있다. 그 외에 체액 관찰, 활력징후와 산소화 수치 관찰, 청결한 환경 유지, 기침을 격려하거나 흡인을 통한 환자의 기도청결 지원이 있다. 폐의 환기-관류 불균형 때문에 환자를 “좋은 폐를 아래로” 위치시키는 것이 중요하다. 이 기술은 폐렴으로 인한 폐의 분비물을 배출하고 건강한 폐의 관류를 증가시켜 산소화를 개선한다. 노인 환자에게 적절한 자세를 유지하는 것이 어려울 수 있다.

폐렴 예방의 핵심은 조기 예방접종이다. 대부분의 폐렴 구균 백신 항원에 대한 항체는 건강한 성인에서 최소 5년 동안 유지된다. 항체 감소는 노인에게서 5~10년 후에 나타난다. 따라서 이전에 예방접종을 받지 않은 모든 사람과 5년 이내에 예방접종을 받지 않았고 마지막 예방접종 당시 65세 이하인 사람을 포함하여 65세 이상의 모든 사람은 폐렴구균 백신을 맞아야 한다. 예방접종 상태를 알 수 없는 모든 사람에게 예방접종을 권장한다. HIV 감염, 백혈병, 림프종, 호지킨병, 전신 악성 종양, 만성 신부전, 장기 또는 골수 이식 환자, 장기 전신 코르티코스테로이드를 복용하거나 면역억제 화학요법을 받는 환자를 포함하여 65세 이상의 면역 저하 환자에게 재접종을 권장한다. 간호사는 노인 환자의 흡인 가능성을 평가해야 한다. 흡인을 예방하기 위한 계획된 간호관리는 식사의 RVs를 주의 깊게 평가하고 식사 중과 후 노인 환자의 적절한 자세에 중점을 두는 것이다. 식사하기 전 진정제와 최면제 사용을 최소화해야 한다. 식사하기 전에 30분의 휴식시간을 두어야 한다. 노인 환자의 식사를 돕는 경우 간호사는 고체와 액체를 교대로 주어야 한다. 각 환자에게 적절한 음식의 점도를 결정해야 한다. 환자가 이전에 흡인 경험이 있는지를 확인해야 한다. 흡인의 임상징후로는 갑작스러운 기침, 청색증, 음성 변화가 있다. 의심되는 경우 보고해야 한다.

간호평가

평가에는 예상결과 달성, 가래의 색깔, 점도가 감염 이전으로 회복, 호흡상태를 기준선으로 유지하는 것이 포함된다. 간호사는 활력징후, 체중, 조직 긴장도를 평가하여 환자의 적절한 수분 공급을 관찰해야 한다. 탈수는 분비물을 정체시키며 기도청결을 방해한다. 약한 기침은 노인에게 흔하고 효과가 없는 기침은 피로를 유발하고 분비물이 흡인될 수 있으므로 노인 기침의 효과를 관찰해야 한다. 간호사는 환자의 폐에서 비정상음을 관찰하고 효과적인 호흡과 호흡보조근 사용을 위해 호흡양상을 관찰해야 한다.

기타 호흡기 변화

중증급성호흡증후군

중증급성호흡증후군(severe acute respiratory syndrome, SARS)은 2003년 중국에서 처음 발생했으며 몇 달 만에 캐나다, 북미, 남미, 유럽 및 아시아 전역으로 확산되었다. 환자의 해외여행 이력은 SARS가 있거나 의심되는 사람과 증상이 발생한 후 10일 이내에 노출되었거나 가까운 접촉을 했는지 확인하는 데 필수적이다. 사망률은 전체 인구의 10%로 추정되지만 64세 이상 인구에서는 50% 정도로 추정된다(CDC, 2017c; McIntosh, 2017). 환자는 증상이 없거나 경미한 호흡기질환이 있을 수 있다. 징후와 증상에는 종종 38℃ 이상의 체온, 기침, 호흡곤란, 두통, 불쾌감, 근육통이 있다. 진단 기준에는 최근 열 또는 연속 2일 동안 최소 한 번의 열과 하기도 감염의 하나 이상의 증상, 폐렴 또는 ARDS와 일치하는 침윤의 흉부 방사선 촬영 검사 결과가 포함된다. 급성 질병 중 또는 질병 발병 후 21일 후에 SARS 코로나바이러스(coronavirus, CoV)에 대한 항체가 검출되면 진단이 확정된다. 기타 진단검사에는 흉부 방사선 촬영, CBC, ABG 분석, 응고검사, 인플루엔자와 세포융합바이러스에 대한 호흡기 바이러스 검사, 락트산 탈수소효소, 대사검사, C-반응성 단백질(cross-reactive protein, CRP) 검사, 레지오넬라, 폐렴구균 소변 항원 검사가 포함된다. 환자는 마스크를 착용해야 하며, 사람과 사람의 접촉과 호흡기 비말로 전염되는 것으로 생각되므로 표준주의를 준수해야 한다. 치료는 지지요법이 대부분이다. 2004년 이후로 새로운 SARS 사례는 보고되지 않았다.

심인성 폐부종과 비심인성 폐부종

폐부종(pulmonary edema, PE)은 폐의 폐포, 간질 공간의 체액량이 비정상적으로 증가하는 것으로, 많은 심장, 폐 질환의 합병증이다. 가장 흔한 형태의 PE는 좌심실부전의 결과이다. 좌심실부전은 관상동맥질환, 승모판 협착과 부전, 대동맥 협착으로 인해 노인, 특히 85세 이상에서 흔히 발생한다. 심인성 PE는 가장 흔한 PE 형태이며 심근경색, 승모판 협착, 심근 수축 감소, 좌심실부전 또는 체액 과부하로 인한 모세관 정수압의 증가로 인해 발생한다. 기타 요인으로는 CHF, 과도한 양 또는 급속도로 정맥수액 주입, 호지킨병으로 인한 폐 림프 배액 장애 또는 방사선 후 폐색성 림프관염, 자극성 가스 흡입, 좌심방 점액종, 폐렴, 폐정맥 폐색성 질환이 있다. 폐 모세혈관 압력의 상승은 좌심실 확장기말충만압 상승, 좌심방 압력 상승, 폐정맥압 상승으로 인해 발생한다.

급성 심인 PE의 임상증상에는 급성 호흡곤란, 좌위호흡, 거품이 있고 피 (섞인) 가래, 청색증, 발한, 빈맥이 있다. 신체사정에서는 청진 시 수포음, 진탁음, 타진 시 둔탁음이 나타난다.

비심인성 PE는 다양한 비심장 원인으로 인해 발생한다. 비심인성 PE의 예로는 ARDS, 재확장 PE, 신경성 PE, 외상 후 두부 손상, 살리실산염(salicylate) 독성, 폐색전이 있다.

심인성 폐부종

진단검사와 절차

진단은 임상증상 및 진단검사를 기반으로 한다. ABG 측정은 동맥 PO_2, 동맥 PO_2 포화도, pH를 결정하기 위해 시행된다. 감소된 산소 분압과 포화도, CO_2 정체와 관련된 산성화는 PE를 예상할 수 있다. 뇌나트륨이뇨펩티드(B−type natriuretic peptide, pro−BNP) 생물표지자는 심인성인지 비심인성인지를 결정하는 데 도움이 될 수 있다. 심부전을 유발할 수 있는 기저질환이 심인성 PE의 원인이 될 수 있으므로 다른 심장 특정 생물표지자가 정밀 검사에 포함될 수 있다. 혈역학적 측정은 종종 양심실부전에서 감소된 심장박출량, 증가된 폐동맥압과 우측 심장압을 나타낸다. 노인 환자는 정상적인 혈색소 수치를 유지하는 데 어려움이 있으므로 혈액 검체를 신중히 채취하는 것이 중요하다.

치료

간호사는 전부하와 후부하를 감소시키기 위한 중재를 해야 한다. 첫 번째 단계는 보충 산소 투여로, 필요한 경우가 아니면 기계적 환기를 사용하지 않는다. 심근기능은 심장으로 돌아가는 혈액의 양인 전부하를 줄임으로써 개선된다. 이뇨제(푸로세미드(furosemide))와 폐 또는 심장 확장제(니트로글리세린(nitroglycerin))을 사용할 수 있다. 모르핀(morphine)은 또한 중요한 치료제로, 불안을 감소시켜 산소요구량을 감소시킨다. 후부하(심장이 박동하는 힘)는 말초혈관 확장제(니트로프러스사이드(nitroprusside), 에날라프릴(enalapril))을 통해 감소된다. 수축촉진제에는 도부타민(dobutamine), 또는 카테콜라민(catecholamines), (도파민(dopamine), 노르에피네프린(norepinephrine)과 같은 약물 사용이 있다. PE는 광범위하다. 노인 환자는 중환자실로 이동하고, 기계환기를 시작하며, 폐동맥 카테터를 삽입해야 할 수 있다.

예후

심인성 PE 환자의 예후는 증상이 쉽게 회복되고 심장 합병증이 조절될 때 좋다. 그러나 노인은 일반적으로 심장 또는 폐 기저질환과 같은 하나 이상의 합병증이 있어 합병증 위험이 커진다. 광범위한 재활, 물리치료를 통해 노인은 독립적인 생활 및 ADLs로 돌아갈 수 있다.

비심인성 폐부종: 성인호흡곤란증후군

진담검사와 절차

가장 일반적으로 사용되는 검사는 저산소증 정도를 결정하는 ABG이다. 다른 검사로는 흉부 방사선 촬영, CT, CBC 및 혈역학 측정이 있다. 노인 환자는 기관내삽관과 기계환기가 필요할 수 있다. 또한, 동맥카테터, 폐동맥카테터를 삽입하여 산소화와 심폐혈역학 상태를 관찰할 수 있다.

치료

치료는 산소요법, 기계환기, 혈역학 유지로 구성된다. 신경근 차단제, 진정제, 마약을 사용하여 불안 감소, 호흡부하 감소, 산소 소비를 감소시키고, 산소 전달을 향상시킬 수 있다. 산소 공급을 개선하기 위해 기계환기에 호기말양압을 추가할 수 있다.

폐동맥카테터를 사용하여 체액량 상태를 관찰할 수 있다. 적절한 혈압을 유지하기 위해 수액, 혈압 강하제를 사용할 수 있다. 세균감염이 명확하면 항생제요법을 추가할 수 있다. 코르티코스테로이드는 화학적 손상이나 지방색전으로 인한 ARDS를 위해 사용될 수 있다.

예후

전반적으로 예후는 불량하며, 사망률은 약 30~60%이다. 동반질환, 허약, 병원감염으로 인해 노인은 합병증 위험이 커진다. 노인에게 기계환기를 하지 않은 경우, 기저질환 상태, 합병증에 따라 예후가 결정되며, 양호한 편이다. 노인이 독립적인 생활을 할 수 있으려면 광범위한 재활, 물리치료, ADLs 재교육이 필요할 수 있다.

간호관리

간호사정

간호사는 환자가 PE 발병에 대한 위험요인이 있는지 건강력 기록을 통해 확인한다. 사정은 호흡기, 심장상태의 평가로 시작된다. 간호사는 노인 환자의 PE 징후와 증상에 대해 관찰해야 한다. 비특이적 징후로는 불면증, 방황, 거식증, 구토, 섬망, 쇠약, 체중 증가가 있다.

비심인성 PE에 대한 평가에는 위 내용물 흡인, 폐렴, 흉부 손상, 폐 타박상, 연기 흡입, 다중수혈, 요독증, 체외순환, 긴뼈 골절, 패혈증을 포함하여 요인을 확인하는 것이 필요하다. 비심인성 PE의 임상증상에는 불응성 저산소혈증, 청진 시 수포음, 저혈압, 청색증, 빈호흡, 과호흡, 기관지 분비 증가가 있다.

간호진단

PE 노인 환자의 간호진단은 다음과 같다.

- 에너지 감소로 인한 부적절한 호흡양상
- 폐포-모세막 변화, 혈류 변화로 인한 가스교환 감소
- 에너지 감소, 기관지 폐쇄로 인한 기도 폐쇄
- 손상된 조절기전으로 인한 체액 과부하
- 대사요인 및 호흡근 피로로 인한 자연환기 감소
- 불충분한 1차, 2차 방어로 인한 감염 위험성
- 일반적인 약화와 산소 수요와 공급의 불균형으로 인한 체력 감소
- 심인성 PE 또는 비심인성 PE에 대한 이전 경험 부족으로 인한 환자교육 필요

간호계획 및 간호결과

계획에는 산소 수요와 공급 균형 회복에 초점을 맞추어 노인 환자를 위한 중재, 예상되는 결과 개발이 포함된다. 환자가 예상되는 결과를 달성할 수 있도록 계획에 환자와 가족이 포함되어야 한다. 환자와 가족 모두가 예상되는 결과와 산소 투여, 기계환기와 같이 필요한 중재에 대해 아는 것이 중요하다. 예상되는 결과는 다음과 같다.

1. 환자는 정상 범위 내의 ABG값을 유지할 수 있다.
2. 환자는 정상 범위 내의 산소화를 유지할 수 있다.
3. 환자는 정상 범위 내의 심장박출량을 유지할 수 있다.
4. 환자는 질병과 관련된 감정을 말로 표현할 수 있다.
5. 환자는 기도개방성을 유지할 수 있다.
6. 환자는 섭취량과 배설량 균형을 유지할 수 있다.
7. 환자는 기계환기를 적용하는 경우 다른 의사소통 방법을 유지할 수 있다.
8. 환자는 피부통합성을 유지할 수 있다.
9. 환자는 기계환기 없이 자발적 호흡을 유지할 수 있다.
10. 환자는 안정적인 혈역학을 유지할 수 있다.

간호중재

활동 불내성, 약물요법, 빈번한 재입원으로 인한 이차적 기능장애로 인해 노인에게 PE의 영향은 심각할 수 있다. 간호사는 이러한 요인에 주의를 기울이고 매일 체중 측정, 에너지 보존 ADLs, 발과 다리 상승, 나트륨 섭취 감소 또는 제거, 이뇨제 사용을 포함하여 중재를 계획해야 한다. 간호사는 환자의 비정상음, 호흡근 피로, 호흡보조근 사용, 기도 개방성 여부를 평가해야 한다. 환자는 환기-관류 일치를 용이하게 하고 호흡노력을 최소화할 수 있는 자세를 취해야 한다. 환자의 등과 팔 아래에 베개를 추가하고 환자가 다리와 발을 높이고 똑바로 앉도록 해야 한다. 환자가 효과적으로 기침하도록 격려해야 하며, 부목 고정과 진통제가 필요할 수 있다. 또한, 환자가 자세를 자주 바꾸도록 해야 하며, 천천히 심호흡하는 법을 연습하도록 해야 한다.

PE 입원 환자에 대한 중재에는 침대머리를 30°로 높여 환기를 개선하도록 자세를 취하는 것이 포함된다. 환자가 다량의 거품 가래가 있는 경우, 배액을 용이하게 하기 위해 측위를 취하고, 흡인을 자주 시행해야 한다. 간호사는 환자와 가족, 중요한 사람을 안심시키고, 필요 시 기관내삽관과 기계환기를 준비해야 하는데, 이는 특히 노인 환자가 두려움을 느낄 수 있다. 집중치료가 필요한 노인 환자를 위한 간호

계획의 필수적인 요소는 첨단의료서비스에 대한 환자의 의향에 대해 논의하는 것이다. 노인 환자가 말을 할 수 없어지는 경우를 대비하여 환자와 가족에게 사전의사결정(advance medical directives, AMD) 또는 영구 위임장이 있는지 확인해야 한다. 환자가 AMD를 인식하지 못하지만, 관심을 표명하는 경우, 의사, 간호사, 사회복지사, 목회자가 포함된 가족회의를 계획하여 노인 환자가 자신의 의사를 표현하도록 도와야 한다. 노인 환자가 AMD 또는 영구 위임장을 가지고 있는 경우, 사본을 의료기록에 보관하고 노인 환자, 가족, 의사, 기타 돌봄제공자와 함께 검토해야 한다. 첨단의료서비스를 시작하기 전에 노인 환자와 가족의 의향을 이해하고 존중하는 것이 중요하다.

간호중재에는 산소 투여, 기계환기, 산소 균형을 촉진하기 위한 간호가 포함된다. PaO_2 포화도를 관찰하면 간호사가 산소포화도 감소와 관련된 활동 시 도움이 된다. 흡인, 회전, 자세변경과 같은 중재는 산소 소모를 늘리고 동맥과 혼합 정맥 산소 수준을 감소시키는 것으로 잘 알려져 있다. 간호사는 산소 소모와 스트레스를 최소화하기 위해 한 번에 수행되는 중재횟수를 줄이는 치료를 계획해야 한다. 기계환기를 받는 노인 환자에게 대체 의사소통 수단을 제공하는 것이 중요하다. 환자가 보청기를 사용하는 경우 중환자실 환경에서 기계적 소음으로 인해 듣는 것이 어려울 수 있다.

ICU의 노인 환자는 ICU 섬망을 예방하기 위해 사정, 관찰, 중재가 필요하다. ICU에서는 낮과 밤을 구분하기가 어려우므로, 환자에게 지속해서 시간에 대해 주지시켜야 한다. 특히 노인 환자는 장비의 지속적인 자극(소리, 시각, 냄새, 질감)에 민감하며 혼란스럽고 공격적일 수 있다. 간호사는 예를 들어 활력징후 사정, 구강 관리, 배변 등 노인 환자와 함께 정기적인 야간 일과를 수립해야 한다. 안전한 관리를 허용하면서 휴식과 수면을 촉진하기 위해 조명을 최대한 줄여야 한다. 이는 노인 환자가 "수면시간"으로 인식할 수 있는 일과 또는 패턴을 확립하는 데 도움이 된다. 이러한 간호는 입원기간을 늘리고 잠재적으로 환자에게 추가 합병증을 유발하는 ICU 섬망 발생을 줄이는 데 도움이 될 수 있다.

간호평가

간호평가는 임상양상 개선, 증상 해결, 추가 합병증 예방을 기반으로 한다. 간호사는 안정성과 개선을 위해 환자의 활력징후, 심장기능, 산소화 상태를 관찰해야 한다. 또한, 간호사는 두려운 치료, 침습적 중재에 대한 노인의 반응을 관찰해야 한다. 노인의 불안감을 줄이기 위해 지속적인 안심과 정보를 제공할 필요가 있으며, 간호사는 분비물의 효과적인 제거를 위해 기도를 지속해서 관찰해야 한다. 매일 체중, 환자의 섭취량과 배설량을 주의 깊게 평가하면 환자의 추가 수액 공급 여부를 판단하는 데 도움이 된다. 간호사는 호흡곤란 척도를 사용하여 환자의 주관적인 호흡곤란 측정을 관찰해야 한다.

폐색전

폐색전은 혈전, 지방, 공기 색전에 의한 폐동맥의 폐색이다. 종종 노인 환자의 경우 폐색은 심부정맥 혈전증의 결과이다. 혈전증은 느슨해져 색전이 되고, 정맥계를 통해 폐로 이동하여 폐순환의 작은 혈관 안에 있게 된다. 큰 색전으로 폐가 막히면 폐경색이 일어나 폐조직이 괴사한다. 혈소판, 적혈구(red blood cells, RBC), WBC로 구성된 색전은 기관지 수축, 환기–관류 불일치, 저산소증을 유발하는 혈관 활성물질을 방출시킨다. 생리적 사강(관류를 초과하는 환기)이 증가하여 폐 내 단락 및 저산소증이 증가한다.

폐색전 발병의 위험요인에는 40세 이상, 부동, 최근 수술, 최근 외상, 병원 또는 요양원 입원력, 중심정맥 카테터 삽입, 사지마비가 있는 신경질환, 혈관질환, COPD, 심장병, 당뇨병, 악성 종양, 이전 폐색전이 있다. 혈전색전증은 자연적으로 과응고 경향이 있는 노인 환자에서 더 흔하다.

임상증상으로는 기침, 휴식 시 호흡곤란, 저혈압, 저산소증, 객혈, 빈맥, 협심증 또는 흉막 흉통, PaO_2 감소, S_3 또는 S_4 말굽심음이 있다.

진단검사와 절차

진단은 환기–관류 폐스캔(ventilation–perfusion lung scanning, VQ scan) 또는 폐혈관조영술을 기반으로 한다. ABG 측정 결과 PaO_2는 60~80mmHg인 저산소혈증을 나타낼 수 있다. ECG는 색전이 광범위한 경우 우축편위, 우각차단, 끝이 뾰족한 P파, ST 분절 하강, 심실상 빈맥을 나타낼 수 있다. 심각한 폐색전은 전기기계해리를 초래할 수 있으며, 이 경우 전기전도가 심장근육 반응이나 심장박출량 없이 계속된다. 흉부 방사선 촬영에서 상승된 반가로막, 무기폐, 경화 또는 둘 다, 흉막 삼출이 나타날 수 있다. 추가로, 정밀검사는 위험도 평가와 함께 사용되는 D-dimer를 포함할 수 있다. 폐색전증에 대한 Wells 점수는 다른 진단검사, 증상과 함께 폐색전의 낮음, 보통, 높음의 가능성을 사전에 결정하고 환자를 분류하는 데 도움이 될 수 있다.

치료

폐색전이 의심되는 환자는 초기에 혈역학, 산소화에 초점을 맞춰 소생과 안정화되도록 해야 한다. 금기사항이 아니라면 항응고를 시작해야 한다. 헤파린은 일반적으로 입원 환자에게 선택되는 항응고제이며, 저용량의 헤파린 수치를 관찰해야 한다. 헤파린은 피하 또는 정맥 내로 투여되며 프로트롬빈 시간이 1.5~2.5배까지 조절될 수 있다. 스트렙토키나제(streptokinase), 유로키나제(urokinase), 조직플라스미노겐활성제(tissue plasminogen activator, TPA)의 사용과 같은 혈전용해요법은 불안정한 혈역학적 상태를 보이는 광범위한 폐색전 환자에게 사용된다. 폐색전이 재발할 우려가 있는 환자는 장기적으로 와파린(Coumadin)으로 치료하고 국제표준화비율(international normalized ratio, INR)을 관찰해야 한다. INR의 목표 범위는 2.5~3.0이다. 재발성 폐색전이 있거나 항응고가 금기인 환자는 Greenfield vena cava 필터를 고려할 수 있다.

예후

폐색전의 예후는 다양하다. 발병률은 노화와 함께 증가하고, 폐색전 치료를 받은 노인은 질병의 합병증과 항응고의 위험이 크다. 노인의 사망률을 예측하는 능력은 **젊은** 인구의 사망률을 예측하는 능력보다 낮은 것으로 보인다.

간호관리

간호사정

사정은 폐색전 발생에 대한 위험요인을 확인하는 것으로 시작한다. 노인의 경우 탈수와 부동이 주요 원인이다. 노인 환자가 최근 긴뼈 골절, 낙상으로 인한 골반 골절의 병력이 있는 경우 지방색전을 의심해야 한다. 임상징후, 증상으로는 갑작스러운 호흡곤란, 흉통, 안절부절못함, 약하고 빠른 맥박, 빈호흡, 빈맥이 있다.

간호진단

폐색전 노인 환자의 진단은 다음과 같다.

- 혈류, 산소 공급의 변화로 인한 가스교환 감소
- 동맥 흐름 중단으로 인한 심장조직관류 감소 가능성
- 대사요인으로 인한 자발적 환기 감소

간호계획 및 간호결과

계획에는 주로 산소화를 개선하고 통증을 줄이는 것을 목표로 노인 환자를 위한 중재, 예상 결과 개발이 포함된다. 예상되는 결과는 다음과 같다.

1. 환자는 정상 범위 내의 ABG값을 유지할 수 있다.
2. 환자는 적절한 호흡근 기능을 유지할 수 있다.
3. 환자는 기계환기 없이 자발적 환기를 유지할 수 있다.
4. 환자는 적절한 산소화를 유지할 수 있다.
5. 환자는 적절하게 통증조절을 할 수 있다.
6. 환자는 적절한 심장박출량을 유지할 수 있다.
7. 환자는 적절한 활력징후를 유지할 수 있다.

간호중재

치료의 주요 목표는 혈전이 커지는 것을 막고 새로운 혈전이 형성되는 것을 방지하는 것이다. 치료가 이러한 목표에 초점을 맞추고 있지만, 효과적인 산소화와 환기를 유지하는 것이 가장 중요하다. 간호사는 조직 산소 공급, 호흡부전의 징후 및 증상, 산소화, 산-염기 균형 변화에 대한 수치, 호흡곤란 증상에 대한 혈역학적 지표, 호흡양상을 관찰해야 한다. 산소요법은 산소화를 개선하고 호흡곤란을 줄이기 위해 시행된다. 헤파린 요법은 혈전 형성을 방지하기 위해 시행된다. 노인 환자의 활력징후를 주의 깊게 관찰해야 한다. 진정제는 통증과 불안을 완화하고, 산소요구량을 줄인다. 노인 환자가 탈수되거나 저혈압이 있는 경우 정맥수액을 투여한다. 간호사는 수액으로 저혈압을 치료할 수 없을 때 혈압상승제를 사용할 수 있다.

환자는 항응고제 치료로 인한 출혈 합병증을 관찰해야 한다. 간호사는 소변색 변화를 관찰하고, 대변에 잠혈이 있는지 확인하고, 타박상, 위출혈, 출혈, 뇌졸중을 포함한 기타 합병증을 관찰해야 한다.

부동은 폐색전 발병의 위험요인이기 때문에 의학적으로 가능한 한 빨리 이동을 촉진하는 것이 중요하다. 간호사는 급성기 동안 항색전스타킹, 능동적 및 수동적 관절가동범위을 제공해야 한다. 노인 환자가 의학적으로 가능한 한 빨리 움직이도록 권장해야 한다.

노인 환자와 가족을 위한 교육주제로는 폐색전의 징후와 증상, 장기항응고요법(와파린), 운동, 이동성의 중요성이 있다. 항응고요법에 대한 교육에는 아스피린 또는 NSAID, 녹색잎 채소 배설, 항응고효과를 강화하는 처방전 없이 살 수 있는 약 사용 시 주의사항, 출혈에 대한 즉각적인 보고가 있다. 남성 환자에게는 전기면도기 사용이 권장된다. 간호사는 환자가 INR의 정기적인 관찰의 중요성과 매일 같은 시간에 항응고제를 복용하는 것의 중요성을 이해하도록 도와야 한다.

간호평가

평가는 예상되는 결과의 성공적인 달성을 기반으로 한다. 간호사는 통증척도를 사용하여 산소요법, 호흡 지지, 효과적인 통증관리와 완화에 대한 노인 환자의 반응을 관찰해야 한다. 간호사는 INR 채혈, 식이 제한, 약물 준수에 대한 후속 치료를 위해 환자를 관찰해야 한다. 노인의 경우 과도한 항응고징후를 기억할 수 있도록 환자의 능력을 평가하는 것이 특히 중요하다.

폐쇄수면무호흡

폐쇄수면무호흡증후군(Obstructive Sleep Apnea Syndrome, OSAS)은 상기도 막힘으로 인한 호흡의 주기적 감소(저호흡) 또는 중단(무호흡)으로 인한 수면 중 호흡장애이다. 이 상부기도 폐쇄는 산소불포화, 고이산화탄소혈증과 관련될 수 있다. 병원성 요인에는 간헐적 저산소혈증 또는 고이산화탄소혈증, 폐쇄로 인한 기계수용체 활성화, 만성 신체와 CNS 흥분을 통한 화학반사 활성화, 비정상적인 호흡으로 인한 각성이 있다. 이러한 변화는 혀와 입천장을 움직이고 폐쇄를 완화하는 콧물과 헐떡임의 반응으로 환자를 부분적으로 깨우게 된다. 심혈관계에 대한 만성적 영향은 교감신경계 활동이 증가한 결과이다. 폐쇄수면무호흡 시 흉강내압의 큰 변동이 발생하여 정맥귀환, 좌심실 충만, 심장박출량, 압력반사, 용적조절 펩티드의 방출을 유발한다.

비만은 남성과 여성 모두에서 OSAS의 주요 위험요인이다. OSAS는 남성에서 여성보다 2배 더 흔하며, 나이가 들면서 위험이 증가한다. 비만은 강력한 예측요인이기 때문에 체중이 10% 감소해도 호흡장애지수(respiratory disturbance index, RDI)가 매우 감소될 수 있다. OSAS의 다른 위험 요인으로는 가족력, 목둘레 증가, 유전증후군, 흡연, 알코올 사용, 교대근무 또는 수면 제한, 편도 비대, 머리얼굴(두개안면) 이상, 약물, 인종이 있다.

진단검사와 절차

OSAS의 진단은 수면검사실에서 수면다원검사(polysomnography, PSG)와 함께 병력, 객관적인 측정을 기반으로 한다. PSG는 OSA에 대한 표준 진단검사이며, 특히 기저 심혈관질환, 저호흡증후군, 뇌졸중, 불면증 환자에게 중요하다. 진단기준에는 과도한 주간졸음, 수면 중 호흡장애의 빈번한 발생, 크게 코고는 소리, 아침 두통, 각성 시 구강건조, 정상적으로 깨어 있는 시간의 활동 중 또는 운전 중 잠들기 등이 포함된다. 수면 연구에서는 수면시간당 10초 이상의 5회 이상의 폐쇄성 무호흡 발생과 수면으로 인한 빈번한 각성, 서맥, 빈맥, 무호흡 발생과 관련된 동맥산소포화도 저하 중 하나 이상에 해당하는 경우를 기준으로 하고 있다. OSA에 대한 임상진료지침에서는 주간졸음 척도(Epworth Sleepiness Scale, ESS), 주간졸음 또는 졸음의 성향을 평가하기 위한 자가보고 척도, OSA 선별도구로서 STOP-BANG 설문지와 같은 도구를 사용하고 있다.

치료

치료는 보수적으로 시작하며, 노인 환자에게 취침시간에 알코올이나 진정제를 피하고, 공기를 가습하며, 턱을 앞으로 유지하기 위해 치과 장치를 착용하도록 가르쳐야 한다. 과체중, 비만은 OSAS 발생률 증가와 관련될 수 있으므로 체중 감소도 권장되어야 한다. 이러한 중재는 일부 환자에서는 수면무호흡 문제를 완화하기에 충분할 수 있다. OSAS 환자를 위한 또 다른 치료로는 지속적 상기도양압술(continuous positive airway pressure, CPAP)이 있다. CPAP은 상기도 허탈을 즉각적으로 예방하고 ABG 이상 교정, 수면 지속성 개선, 인지력 향상, 불면증상 감소에 효과가 있다. 비강 CPAP 사용에 있어 중요한 것은 치료에 대한 환자의 순응도이다. 환자의 29~83%가 CPAP 요법을 따르지 않는 것으로 추정된다(<4시간/야간). 비강 CPAP의 대안으로는 체중 감소, 수면자세 훈련, 금주, 수면진정제와 마약, 흡

연, 수면박탈 등이 있다.

외과적 중재로는 기관절개술, 목젖입천장인두성형(uvulopalatopharyngoplasty, UVPP 또는 UPPP)이 있다. UVPP 또는 UPPP의 목표는 연구개, 목젖, 뒤쪽 인두의 과잉 또는 막힌 조직을 제거하여 막힘을 제거하는 것이다. 이 절차는 코골이를 제거할 수 있지만, 무호흡 발생을 줄이지는 못할 수 있다.

예후

OSAS 환자의 예후는 좋다. 체중 감량, 매일 비강 CPAP 사용과 같은 관리에 대한 환자의 의지가 좋은 결과를 위해 필수적이며, 노인은 체중 감소에 어려움을 겪을 수 있다. 환자는 비강 CPAP 기계가 거추장스럽고 수면에 방해가 될 수 있으므로, 밤에 지속해서 착용하지 않을 수 있다. 수술은 선택 사항일 수 있지만, 동반질환으로 인해 일부 노인에서는 수술하지 못할 수 있다.

간호관리

간호사정

간호사는 환자에게 만성적인 크게 코를 고는 소리, 수면 중 숨막힘 또는 질식 발생, 과도한 주간졸림(특히 운전 중), 피로로 인한 자동차 또는 업무 관련 사고, 성격 변화 또는 인지장애가 있는지 사정해야 한다. 임상징후로는 비만, 전신성 고혈압, 비인두 협착, 드물게는 폐고혈압, 폐성심이 있다.

간호진단

OSAS 환자의 간호진단은 다음과 같다.

- ADLs에 필요한 에너지 증가로 인한 피로
- 감각 변화로 인한 수면양상 장애
- 에너지 감소, 피로로 인한 부적절한 호흡양상

간호계획 및 간호결과

OSAS 노인 환자의 예상 결과는 다음과 같다.

1. 환자는 휴식과 행복의 느낌을 말로 표현할 수 있다.
2. 환자는 삶의 질 향상을 말로 표현할 수 있다.
3. 환자는 낮 동안 졸림이 없다고 보고할 수 있다.
4. 환자는 집중력이 향상할 것이다.
5. 환자는 지구력이 증가(ADLs에 참여할 수 있는 능력 향상)할 것이다.
6. 환자는 적절한 활력징후를 유지할 수 있다.
7. 환자는 수면 중 적절한 산소화와 환기 유지(지속적인 맥박산소측정을 통해 관찰할 수 있음)를 할 수 있다.
8. 환자는 적절한 체중이 되거나 유지할 수 있다.

간호중재

OSAS 환자를 위한 중재에는 환자의 수면양상 관찰, 수면을 방해하는 생리적·심리적 상황에 주목, 수면촉진요법과 규칙적인 취침일과 수행, 생활습관 교정, CPAP 사용이 있다(그림 17.4). 간호사는 환자에게 영양상담, 체중 감소, 운동계획을 지원해야 한다. 운동은 정형외과적 문제와 활동 감소가 있는 노인에게 특히 어려울 수 있다. 수중 에어로빅이 포함된 운동 프로그램은 관절 문제가 있는 노인에게 도움이 될 수 있다. 간호사는 환자가 신선한 과일과 채소, 덜 가공된 식품과 같은 건강한 식품을 선택하도록 해야 한다. 이는 혼자 살고 정기적으로 요리를 하지 않는 노인에게는 어려울 수 있다.

간호평가

평가는 예상되는 결과의 달성과 환자의 수면인식 개선을 기반으로 한다. 간호사는 환자의 주간졸음과 ADLs를 완료하는 능력, 낮잠 빈도를 평가하고, 하지부종, 체액 정체, 체중 증가를 관찰해야 한다.

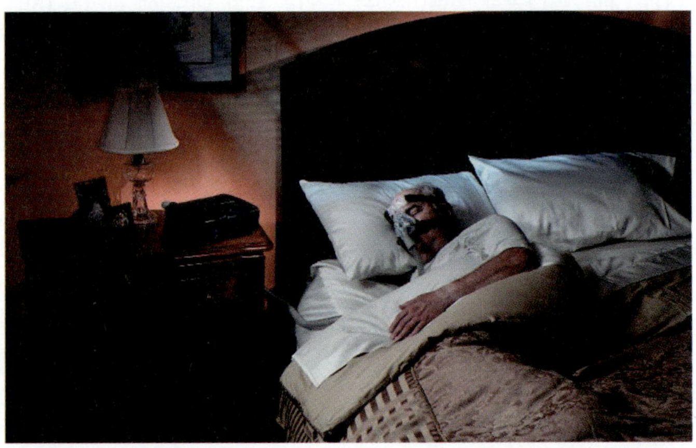

그림 17.4 수면무호흡의 관리를 위해 비강 마스크를 착용하고 잠을 잔다. 압축기에서 나오는 공기에 의해 공급되는 압력은 구인두와 비인두의 개방성을 유지한다. Lewis, S. M., Dirksen, S., Heitkemper, M. M., et al. [2011]. *Medical–surgical nursing: Assessment and management of clinical problems* [8th ed.]. St. Louis, MO: Mosby.)

요약

신경화학적 조절과 호흡근은 호흡과정에 관여한다. 폐의 구조는 상부, 하부 기도뿐만 아니라, 폐 내 · 외 구조를 포함한다. 폐구조와 기능의 연령 관련 변화로는 탄성 반동과 흉벽의 근골격 변화, 흉부의 순응도 감소가 있다. 천식, 만성 기관지염, 폐기종 및 폐렴은 노인에게 흔한 호흡기질환이다. 연령과 담배는 노인 환자의 기관지암 발생 위험을 높인다. 호흡기 변화가 있는 노인 환자의 간호관리는 완전하고 정확한 신체사정, 질병 발병 위험요인 최소화, 환자와의 협력관계에 중점을 두고 생활습관과 치료를 준수하는 것이며, 가장 중요한 것은 폐 위생과 기도개방성이다.

가정간호

1. 호흡기질환 노인 환자에게 금기사항이 아니라면 하루에 8~10잔의 물을 마시도록 권장한다.
2. 호흡기질환 노인 환자가 흉부근육 조절을 촉진할 수 있는 능력 내에서 운동하도록 한다.
3. 칩거노인 환자의 흡연과 간접흡연 노출을 관찰한다. 가족구성원은 환자 앞에서 흡연을 자제하도록 한다.
4. 칩거노인 환자가 입술 오므리기 호흡을 사용하여 호흡곤란을 조절하고 산소화를 개선하도록 한다.
5. 맥박산소측정을 관찰하여 산소화를 평가한다.
6. 식사와 관련된 호흡곤란 감소를 위해 소량으로 자주 식사하도록 한다.
7. 환자가 가정용 산소를 사용하는 경우 환자가 산소튜브에 걸려 넘어질 위험성을 포함하여 잠재적인 안전위험에 대한 가정환경을 평가한다.
8. 환자의 혼란, 후두통, 건망증을 평가한다. 이러한 증상은 CO_2 정체를 나타낼 수 있다. 가족 돌봄제공자에게 이러한 징후를 교육한다.

핵심내용

- 일차성 폐질환이 없는 경우 노화과정과 관련된 폐기능의 변화는 활동 감소, 호흡곤란 증가와 관련이 없다.
- 만성 폐질환이 있는 노인은 적절한 의료 및 간호 관리를 통해 활동적인 삶을 영위할 수 있다.
- 호흡작용 재교육(예: 입술 오므리기 호흡, 횡격막 호흡)은 호흡곤란을 줄이고 산소화를 증가시킬 수 있다.
- 만성 폐질환이 있는 노인을 위한 간호계획에 가족을 포함하는 것이 중요하다.
- 만성 폐질환이 있는 노인 환자는 만성질환을 경험하며 통제력이 상실되어 용납할 수 없는 행동양상을 보일 수 있다.
- 일부 노인 환자에게는 금연이 불가능할 수 있다. 이러한 환자를 위한 중재는 흡연량을 줄이는 데 초점을 맞춰야 한다.
- 운동은 전반적인 폐기능에 중요한 역할을 하며 노인 환자의 호흡을 개선하는 것으로 나타났다.
- 기계환기, 기타 장비의 사용을 포함한 계획에는 환자와 가족이 포함되어야 한다.
- 호흡기질환 노인 환자의 1차 간호진단은 기도청결 증가, 호흡곤란 감소, 산소화 개선이다.

비판적 사고

01 CHF, 골다공증 병력이 있는 노인을 위해 폐 위생 관리를 어떻게 수정할 수 있는가?

02 당신은 75갑년 흡연력의 71세의 남성을 간호하고 있다. 그는 COPD가 있지만 계속 담배를 피우며 "너무 늦었어."라고 말하고 있다. 이 환자를 어떻게 돕겠는가?

03 노인 인구를 위한 전문소생술에 대한 자신의 견해를 생각해본다. 급성 호흡부전을 치료하기 위해 80세 노인에게 기계환기를 적용(또는 적용하지 않음)하는 윤리적 의미는 무엇인가? 이러한 결정에 직면한 환자와 가족을 어떻게 돕겠는가?

18

위장기능

Gastrointestinal Function

학습목표

1. 위장관계에서의 노화에 따른 생리적 · 기능적 변화를 설명할 수 있다.
2. 노인 환자의 위장관과 관련된 일차, 이차 예방 관리 및 해당 관리의 이론적 근거를 설명할 수 있다.
3. 노인의 일반적인 위장질환에 따른 정상적인 구조와 기능의 변화에 대해 논의할 수 있다.
4. 위장장애와 관련된 증상이 있는 노인 환자에 대한 적절한 평가를 설명할 수 있다.
5. 암과 간질환을 포함한 다양한 유형의 위장장애의 원인, 발생률 및 병태생리를 설명할 수 있다.
6. 노인의 위장장애 간호관리에 대해 논의할 수 있다.
7. 위장장애가 있는 노인 환자를 위한 적절한 관리계획을 수립할 수 있다.

들어가기

다음과 같은 상황에 부딪친다면 당신은 어떻게 대처하겠습니까?

- 병동순회 중에 한 환자가 변비에 대해서 묻는다. 기록상 해당 환자는 어제 배변을 한 것으로 되어 있다. 어떻게 하겠는가?
- 환자가 오심, 식이 섭취 문제 및 식욕부진, 복통, 말초감각 저하 및 부종을 호소한다. 당신은 어떠한 내용을 추가로 사정해야 하는가? 어떠한 중재를 계획하겠는가?

위장관계는 영양소의 섭취, 소화 및 흡수뿐 아니라 배변을 담당한다. 타액선, 간, 췌장, 담낭과 같은 소화보조기관은 소화과정에 관여하는 효소를 분비하여 영양소 흡수를 돕는다. 위장관계 관련 증상 및 불편감은 연령이 증가함에 따라 흔히 발생하며, 간호사는 이를 확인하고 발견하는 일차 건강 관리자이다. 이에 따라 적절한 간호를 제공하기 위해 위장관계의 정상 및 연령 관련 변화에 대한 지식을 갖추는 것은 필수이다.

연령 관련 구조 및 기능의 변화

위장관과 관련하여 노인이 건강관련 불편감을 호소하더라도 그것이 사망원인이 되는 경우는 드물다. 노인은 일반적으로 위장기능의 변화를 인지하고 있으며 이러한 변화 중 많은 부분은 적절한 자가관리를 통해 완화될 수 있다. 정상적인 노화는 위장관에 약간의 변화를 일으킨다(표 18.1). 그러나 다약제 사용, 스트레스, 영양 부족, 여러 동반질환 및 열악한 위생과 같은 요인 또한 위장기능을 변화시킬 수 있다. 위장기능의 변화에 대한 잘못된 정보는 의료서비스를 받지 못하거나 적절한 예방 및 치료조치를 취하지 않아 더욱 복잡한 문제로 발전할 수 있다. 간호사는 이러한 환자에게 건강증진 및 질병예방 전략을 교육할 책임이 있다. 위장관에서 영양소의 소화 및 흡수 관련 계통적인 변화의 대부분은 노인의 위장관계가 아닌 심혈관 및 신경계의 변화로 인해 발생한다. 예를 들어, 죽상경화증 및 기타 심혈관 문제는 장간막 혈류를 감소시킬 수 있으며, 이로 인해 소장에서의 흡수를 저하시킨다. 또한 중추 및 말초 신경계는 전체 위장관계의 운동성에 영향을 미치는데, 사소한 변화라 할지라도 연동운동을 변화시켜 체류시간이 달라지기도 한다. 노인에게서 흔히 볼 수 있는 운동성 감소는 위장관계 기능에도 영향을 미칠 수 있다.

구강 및 인두

구강의 변화는 노인의 웰빙, 편안함 및 건강뿐 아니라 전반적인 영양 및 소화에도 영향을 미친다. 입안에서 가장 뚜렷한 변화는 치아의 손실로 65세 이상 성인의 1/4은 치아가 없다. 세균 감염과 잇몸 아래 염증으로 인한 치주질환은 뼈

18 장

표 18.1 사정 시 발견되는 변화: 위장관계

예상되는 노화 변화	사정 시 발견되는 변화
치은 퇴축	
미뢰 및 후각 감소 침 감소 치은조직 위축	치아 손실, 의치 유무, 저작 곤란 미각 감소(특히 짠맛과 단맛) 구강점막 건조 잘 맞지 않는 틀니
식도	
하부식도괄약근 압력 감소, 운동성 감소	상복부 통증, 연하곤란, 열공탈장 및 흡인 가능성
복벽	
얇아지고 덜 팽팽함 감각수용체의 수와 민감도 감소	눈에 띄는 연동운동, 쉬워진 장기 촉진 표면 통증에 대한 민감도 저하
위	
점막 위축, 혈류 감소	음식불내성, 코발라민 흡수장애로 인한 빈혈 징후, 위 배출 감소
소장	
대부분의 소화효소 분비와 운동성 감소	소화불량, 장 이동속도 저하, 지용성 비타민 흡수 지연에 대한 불편감
간	
크기 감소 및 낮아진 위치 단백질 합성 감소, 재생능력 감소	늑골 가장자리를 지나 연장되는 아래쪽 경계로 인해 더 쉽게 촉진 약물대사 감소
대장, 항문, 직장	
항문 괄약근 긴장도 및 직장 부위의 신경전달 감소	대변실금
근육 긴장도 및 운동성 감소 이동시간 증가, 변의 감소	고창, 복부팽만, 이완된 회음근육 변비, 분변매복
췌장	
췌관 팽창, 리파아제 생성 감소, 췌장 예비 장애	지방 흡수장애, 포도당 내성 감소

와 결합조직을 손상시킨다. 치아가 헐거워지고 씹기가 더 어려워지며 발치가 필요할 수 있다(CDC, 2009a).

미뢰는 60세부터 수적인 감소와 위축이 시작되어, 짠맛과 단맛 그리고 뒤이어 쓴맛과 신맛을 구별하는 능력이 감소한다. 이러한 변화는 음식이 주는 즐거움을 감소시키고, 식습관 불량 및 영양 결핍을 초래한다. 이뇨제, 항콜린제, 특정 항우울제 및 항정신병약 같은 약물은 타액 생성을 감소시켜 구강건조증(xerostomia)을 유발한다. 타액 감소는 충치 및 잇몸질환의 위험을 증가시킨다. 타액은 일반적으로 치아를 깨끗하게 하고 산을 중화시켜 구강조직을 보호한다.

Healthy People 2020은 건강과 웰빙의 필수 구성요소로서 구강건강의 중요성을 반영하고 있다. 불량한 구강건강과 치주질환은 통증과 장애로 이어진다. Healthy People 2020의 목표 중 하나는 노인을 위한 예방적 구강관리 및 조기치료 노력에 대한 접근성을 향상시키는 것이다(Healthy People 2020 website, 2013).

식도

식도를 감싸는 평활근의 연령 관련 변화를 살펴보면 식도 수축의 강도를 감소시키고 하부식도괄약근이 약화되어 음식물 통과시간이 짧아진다. 노인은 식도괄약근 약화로 위산 역류 또는 위식도 역류를 일으키는 경향이 있다. 동반질환에 의한 신경성, 호르몬 및 혈관 변화도 식도 운동성 감소를 유발할 수 있다. 이러한 변화는 연하곤란, 속쓰림 또는 소화되지 않은 음식 구토를 초래할 수 있다. 그 결과 영양 부족, 탈수 및 음식 섭취 감소가 발생한다.

위

노화와 관련된 위의 변화로는 위산, 펩신, 중탄산염, 프로스타글란딘 및 점액 생산 감소가 나타난다. 60세가 되면 위 분비물이 일반 성인의 70~80% 수준으로 감소한다. 펩신의 감소는 단백질 소화를 방해할 수 있는 반면, 염산과 내인성 인자의 감소는 철, 비타민 B_{12}, 칼슘 및 엽산의 흡수장애로 이어질 수 있다. 변경된 위 방어 메커니즘과 결부된 흡수 변화와 위산 생성 감소는 악성 빈혈, 소화성 궤양 그리고 위암의 발생을 증가시킨다. 위 배출시간은 위벽의 탄성 감소로 인해 증가한다. 노인의 위는 많은 양의 음식을 담을 수 없어 배부름이나 조기 포만감이 쉽게 나타난다.

소장

소장은 노화에 따라 위축, 융모 넓어짐, 흡수표면 감소가 나타나며, 이로 인해 지질 흡수가 감소한다. 노화는 또한 락타아제 생산을 감소시켜 유제품에 대한 불내성을 유발할 수 있다. 일부 노인은 나이가 들어감에 따라 특정 장내 세균의 과밀이 증가하여 팽만감, 통증 및 체중 감소를 경험할 수도 있다. 장내 세균의 증가는 칼슘, 엽산 및 철분의 흡수를 감소시킬 수도 있다.

대장

대장의 주요 기능은 대변의 저장, 이동 및 배출이다. 대장의 연령 관련 변화로는 근육층과 점막의 위축이 있다. 노화에 따른 이러한 정상적인 변화는 직장이 대변으로 채워질 때 근육벽의 수축을 감소시켜 변비를 유발할 수 있다. 또한 노인은 게실 발생률이 증가하는데, 게실은 결장의 작은 유출로, 장벽의 약한 부분에서 부풀어오른다.

담낭

담낭과 담관은 노화의 영향을 받지 않지만 담석 발생은 나이가 들면서 증가한다. 담즙은 식이와 관련된 담즙 콜레스테롤과 콜레스테롤 대사에 영향을 미치는 호르몬 변화로 인해 나이가 들면서 결석 형성의 경향성이 더 강해진다. 담즙산염 합성 감소의 결과로 담즙산염 풀도 감소한다. 노인의 탈수 경향성과 함께 이러한 결석 발생에 대한 요인은 노인의 담석증과 담낭염 발생률을 증가시킨다. 노인 담석증의 합병증으로는 농흉, 천공 및 총담관결석증이 있다. 이러한 합병증은 노인과 당뇨병이 있는 대상자에게서 흔히 볼 수 있다.

췌장

췌장은 섬유화, 지방산 침착 및 위축과 같은 연령 관련 변화를 보여주는데, 이와 관련하여 무게는 영향을 받지만 크기는 특별한 영향을 받지 않는다. 췌장 분비물(키모트립신 및 췌장 리파아제)의 양은 나이가 들면서 감소한다. 이러한 효소 활동의 감소는 지방 소화에 영향을 미치며, 노인의 지방 음식에 대한 모호한 불내성의 원인이 될 수 있다. 노인에게서 췌장암 및 췌장염의 발생률은 증가한다.

간

간은 튼튼한 기관이며, 평생 동안 대부분의 기능을 유지한다. 50세 이후 간 크기는 감소하지만 간기능 검사는 정상 범위 내로 유지될 수 있다. 노화와 관련된 심장박출량의 감소는 간 혈류 감소에 기여한다. 간 혈류가 느려지면 약물대사가 감소하여 노화된 간이 약물과 독소에 더 취약해진다. 노인은 감염성, 면역성 그리고 대사성 장애에 대한 보상능력이 떨어진다. 일부에서는 정상적인 노화가 간조직 재생에 악영향을 미치기도 한다. 이 효과의 메커니즘은 완전히 알려져 있지 않지만 일반적인 복구 지연 또는 간조직 재생에 대한 불충분한 반응의 결과일 가능성이 있다.

예방

위장관계에서의 일부 변화는 노화와 관련이 있으나, 이러한 변화로 인해 발생하는 문제에 대한 일차 및 이차 예방 전략을 사용할 수 있다(표 18.2).

일반적인 위장관 증상

위장관질환이 노화과정에 직접적으로 기인한다는 명확한 기준은 없다. 그러나 많은 질환이 노인에게서 발병률이 더 높고 신체적·사회적 안녕에 더 큰 영향을 미친다. 이러한 불편은 노화와 관련된 정상적인 생리적 변화와 관련이 있을 수 있으나, 노화와 함께 빈도가 증가하는 병리학적 문제와는 구별하여야 한다. 노인은 특정 진단과는 관련이 없는 위장관 증상을 호소할 수 있다. 노인 환자가 호소한 모든 증상에 대해서는 간호사의 철저한 평가가 필요하다. 다음은 가장 빈번하게 보고되는 노인이 경험하는 위장관 증상으로, 증상별 정의, 사정, 간호중재 및 자가간호 측정에 대한 내용이다.

오심과 구토

구토는 연수의 구토중추를 통해 제어된다. 이 중추는 통증 및 호흡 중추에 가까우며, 전정 및 혈관운동기능을 제어하는 중추 근처에 있다. 때때로 한 중추의 자극이 다른 중추로 흘러 나와 증상이 혼합될 수 있다(그림 18.1).

오심은 환자가 설명하기 어려울 수 있으며, "몸이 좋지 않아요." 정도로 표현하는 경우가 흔하다. 오심은 구토에 앞서 나타나는 것이 대부분이지만, 각각 발현될 수도 있다는 것을 명심해야 한다. 일반적으로 구토가 없는 오심은 말초가 아닌 중앙에서 발생하는데, 다시 말해 위장관의 말초가 아닌 뇌의 중심에서 시작되는 경우를 의미한다. 중추 오심(central nausea)은 일반적으로 대사장애에 대한 반응이다. 오심과 구토 증상에 대한 자세한 사정이 중요하다. 예를 들면, 오심과 구토가 특정 음식 섭취, 약물 및 활동과 관계가 있는지 여부 등을 추가적으로 확인한다. 환자의 오심과 구토, 설

표 18.2 대장암 조기발견을 위한 검사지침(50세 이상의 여성 및 남성)

다음의 내용은 50세부터 시작되는 평균 위험 수준의 성인의 대장암 검사에 허용되는 선택사항이다. 각 검사는 예방 가능성, 정확성, 비용 및 잠재적 위해와 관련된 특성이 있으므로 개인은 이 중 특정 검사를 선택할 때 정보에 입각한 결정을 할 수 있어야 한다.
지침 개발위원회는 대장암 예방이 대장암 검진의 주요 목표가 되어야 한다고 본다. 자원을 사용할 수 있고 환자가 침습적 검사를 받을 의사가 있는 경우 초기 암과 선종성 폴립을 모두 발견할 수 있도록 고안된 검사를 권장해야 한다.

검사	간격	검사 결정을 위한 중요 정보
선종성 폴립 및 암을 발견하기 위한 검사		
결장내시경(40cm 또는 비강굴곡까지)	5년마다	• 전체 또는 부분 장 준비가 필요하다. • 진정제는 일반적으로 사용되지 않으므로 시술 중에 약간의 불편감을 느낄 수 있다. • 결장내시경의 보호효과는 주로 검사가 시행된 결장 부분으로 제한된다. • 환자는 결장내시경에서 이상이 없을 경우 일반적으로 대장내시경 시행 의뢰로 이어진다는 것을 알아야 한다.
대장내시경	10년마다	• 완전한 장 준비가 필요하다. • 의식 진정은 대부분의 센터에서 사용한다. 환자는 하루 일정을 비우고, 검사 후 귀가를 위해 보호자와 동반해야 한다. • 드물기는 하지만 잠재적으로 심각한 천공 및 출혈 위험성이 있다. 대부분의 위험은 용종절제술과 관련이 있다.
이중조영바륨관장	5년마다	• 완전한 장 준비가 필요하다. • 환자에게 6mm 폴립이 하나 이상 있는 경우 대장내시경 검사가 권장된다. 후속 대장내시경 검사는 완전한 장 준비가 필요하다. • 검사 위험은 낮으며, 드물게 천공 사례가 있다.
컴퓨터단층촬영 대장내시경	5년마다	• 완전한 장 준비가 필요하다. • 환자에게 6mm 폴립이 하나 이상 있는 경우 대장내시경 검사가 권장된다. 당일 대장내시경 검사를 할 수 없는 경우 대장내시경 검사 전에 두 번째 완전한 장 준비가 필요하다. • 검사 위험은 낮으며, 드물게 천공 사례가 있다. • 추가 평가가 필요할 수 있는 본 검사에서 대장 외 이상이 발견될 수 있다.
일차적으로 암을 감지하는 검사		
검사	**간격**	**검사 결정을 위한 중요 정보**
대변잠혈검사(암에 대한 민감성이 높은)	매년	• 제조업체의 권장사항에 따라 집에서 수집한 2~3개의 대변 검체가 필요하다. 임상에서 디지털 검사 중에 수집된 단일 대변 샘플은 허용되지 않는다.
분변면역 화학검사(암에 대한 민감성이 높은)	매년	• 양성 검사는 결장암 및 진행된 신생물의 위험 증가와 관련이 있다. 검사 결과가 양성이면 대장내시경(colonoscopy, CSPY)을 권장해야 한다. • 검사 결과가 음성이면 매년 반복해야 한다. • 환자는 일회성 검사가 효과가 없을 수 있음을 알아야 한다.
대변 DNA 검사(암에 대한 민감성이 높은)	간격 미정	• 대변 샘플을 확보하여 검사실로 보내기 위해 적절한 포장이 필요하다. • 현재 이용 가능한 검사의 단가가 다른 형태의 대변검사보다 훨씬 높다. • 검사가 양성이면 CSPY가 권장된다. • 검사가 음성일 때 반복 검사를 위한 적절한 간격은 정해져 있지 않다.

컴퓨터단층촬영 대장내시경(Computed tomography colonoscopy, CTC), 이중조영바륨관장(double-contrast barium enema, DCBE), 분변 면역 화학검사(fecal immunochemical test, FIT), 결장내시경(flexible sigmoidoscopy, FSIG), 대변잠혈검사(guaiac-based fecal occult blood test, gFOBT), 대변 DNA 검사(stool DNA test, sDNA)

사 또는 변비 여부를 확인해야 한다. 구토의 양과 특징 및 구토물에 음식물 찌꺼기, 담즙 또는 혈액(밝은 빨간색 또는 커피 찌꺼기 색)이 포함되어 있는지에 대한 정보를 수집하는 것이 중요하다. 또한 발열, 발한, 창백, 현기증 및 통증과 같은 다른 증상도 확인해야 한다. 이는 노인은 탈수 및 전해질 불균형의 위험이 있기 때문이며, 구토의 빈도와 양을 확인하고 환자의 체액 및 전해질 불균형 징후와 증상을 반드시 검사해야 한다.

간호중재에는 환자 스스로의 노력이 많은 부분 요구되는데, 수분 섭취, 부드러운 음식에서 고형의 음식을 소량씩 자

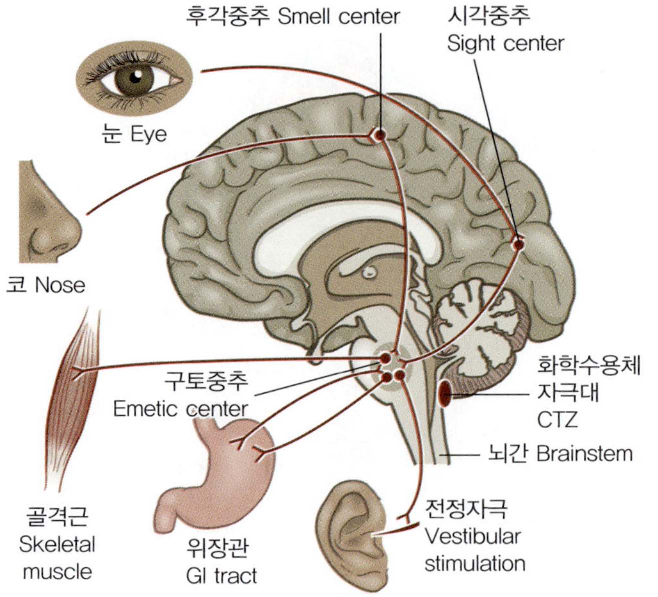

그림 18.1 구토 행위와 관련된 자극. 화학수용체 자극대(Chemoreceptor trigger zone, CTZ), 위장관(gastrointestinal, GI) (Modified from McKenry, L., Tessier, E., & Hogan, M. [2006]. Mosby's pharmacology in nursing [22nd ed.]. St. Louis, MO: Mosby.)

주 섭취하는 등의 식이 변경이 필요하다. 구토가 발생하면 수액 보충이 우선이다. 15분마다 수분 섭취를 하면 탈수 증상을 감소시킬 수 있다. 노인은 흡인 위험이 높으므로 수분 섭취 시에는 반좌위 또는 측위상태로 섭취할 수 있도록 해야 한다.

노인이 탈수 및 탈수 증상의 징후와 증상, 전해질 불균형 및 의료적 처치를 받아야 하는 경우를 스스로 인지하는 것이 중요하다. 장기간 오심이나 구토가 발생하는 경우 의료진은 주의 깊게 평가해야 한다. 또한 오심과 구토를 치료하기 위해 사용되는 약물요법이 노인에게 진정, 혼돈 및 섬망을 유발할 수 있다는 점을 명심해야 한다.

식욕부진

식욕부진 증상을 정신과적으로 의미가 있는 섭식장애인 신경성 식욕부진과 혼동해서는 안 된다. 식욕부진(anorexia)이라는 용어는 "부족한 식욕"을 의미한다. 배고픔과 식욕은 동의어가 아니며, 배고픔은 음식에 대한 생리적 필요와 관련이 있다. 간호사는 식욕부진으로 인해 실제로 음식 섭취가 감소했는지 여부를 확인하는 것이 중요하다. 이를 확인한 후 간호사는 체중 감소, 오심, 구토, 복통, 설사 및 변비를 포함한 다른 증상에 대해서도 질문해야 한다. 또한 스트레스, 슬픔, 고통 및 수반되는 질환과 같은 심리사회적 요인에 대한 평가도 필요할 수 있다. 노인은 적절한 식품을 구입하기 위해 필요한 재정적인 여유가 부족한 경우가 있다. 식욕부진이 있는 노인 환자를 위한 간호중재로는 섭취량, 배설량 및 체중에 대한 모니터링이 포함된다. 환자의 증상을 인지하고 적절한 영양 수준을 유지하기 위해 섭취를 격려하는 것이 중요하다. 식사를 소량씩 자주 하는 것이 도움이 될 수 있다. 환자 스스로가 문제를 인식하지 못할 수 있기 때문에 노인 환자가 식욕부진에 대한 의료적 주의를 기울이도록 격려하는 것 또한 중요하다.

복통

복통 증상은 완전한 방식으로 평가하기가 어려운 경우가 많으며, 노인의 경우 숙련된 임상의에게도 어려울 수 있다. 통증에 대한 사정은 통증 박동에 대한 3가지 경로의 관점에서 생각함으로써 더 쉽게 접근할 수 있다. 첫 번째는 내장통증경로(visceral pain pathways)로, 복벽을 잡아당기거나 팽창하는 것에서 발전된 복부 내장벽의 수용체 활성화나 염증으로 인해 발생한다. 이러한 유형의 통증은 국소적으로 끝나지 않고 확산되기도 하는데, 선통(쪼는 통증), 작열통, 경련통증의 양상을 보인다. 두 번째는 신체 또는 벽측 경로(somatic or parietal pathways)로, 벽측복막 또는 다른 지지조직의 수용체에 의해 활성화된다. 이러한 유형의 통증은 일반적으로 내장통증보다 날카롭고 격렬하며 지속적이고, 국소화되기가 더 쉽다. 세 번째는 전이된 통증을 설명하는 전이경로(referral pathways)이며, 다시 말해 기존 통증부위와 다른 부위에서 느껴지지만 동일한 피부분절을 공유하는 통증을 의미한다. 이러한 유형의 통증은 일반적으로 날카롭고 국소적일 가능성이 높으며, 몸통증(somatic pain)과 비슷할 수 있다(그림 18.2). 모든 유형의 통증을 사정할 때 간호사는 통증의 기간, 위치, 발병방식(갑작스러운 또는 점진적), 강도, 양상, 리듬, 음식과의 관계, 완화 및 악화 요인, radiation: 방사통(예: 등, 목, 서혜부), 또한 노인 환자의 배변과 가스 배출능력을 파악하여야 한다. 노인은 모호한 증상을 호소하고 젊은 환자보다 훨씬 더 오래 참았다가 치료를 받을 수 있다. 노인은 또한 백혈구 증가, 발열, 반동 압통 또는 국소 경직을 나타낼 가능성이 적다. 간호중재로는 안위증진과 통증 완화를 위한 조치가 필요하다. 간호사는 노인 환자가 복통에 대한 제대로 된 평가를 받기 위해 진료 받

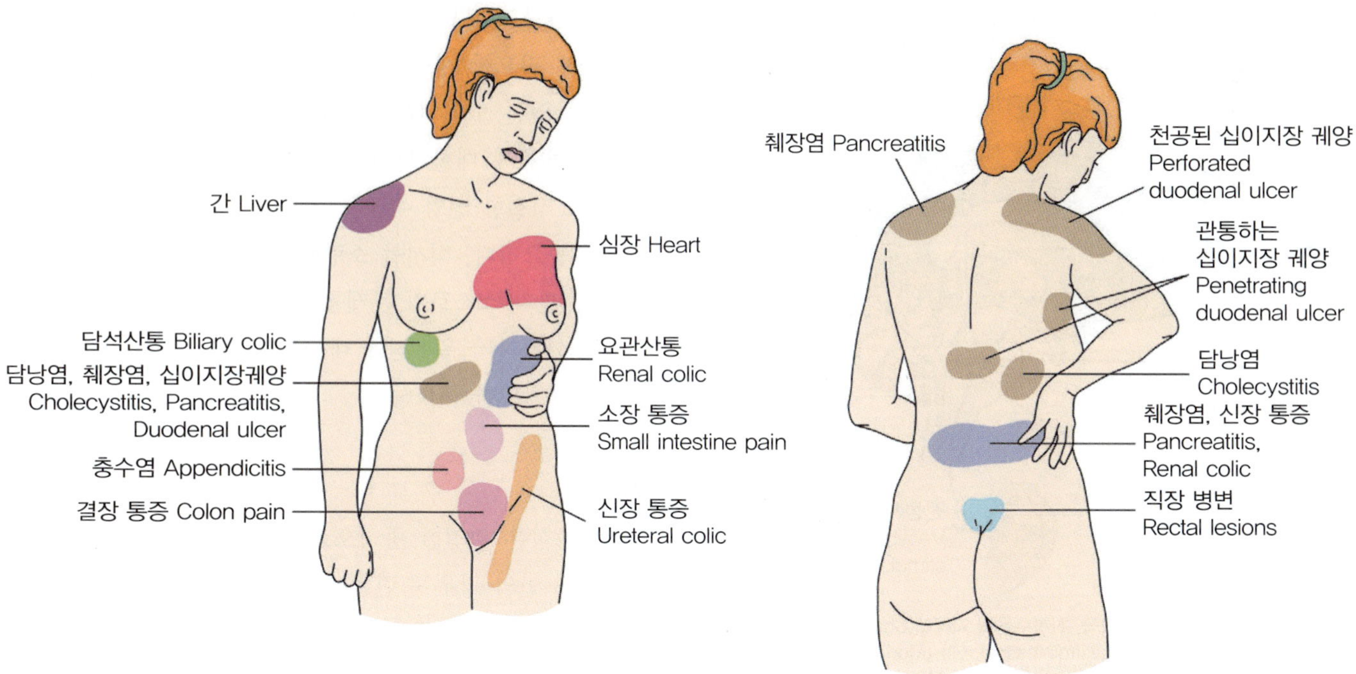

그림 18.2 연관된 복통의 일반적인 부위(출처: Saxton, D., Green, J., et al. [2009]. Mosby's co prehensive review of nursing for NCLEX–RN Examination [19th ed.]. St. Louis, MO: Mosby.)

을 것을 격려해야 한다. 심한 복통을 종종 급성 복증(acute abdomen)이라 한다. 급성 복증에 대한 간호는 다음과 같다. (1) 처방에 따른 정맥주사, (2) 위의 감압을 위한 비위관 삽입, (3) 활력 징후 모니터링 및 비정상적인 수치 보고, (4) 매시간 정확한 I&O 모니터링, (5) 통증 발현, 구토 또는 설사, 발열 여부에 대한 평가 및 정확한 과거력 사정.

가스

트림, 팽만감, 포만감 및 방귀는 가스와 관련된 불편감 중 일부이다. 성인의 위장관에 존재하는 가스의 약 99%는 질소, 산소, 수소, 이산화탄소 및 메탄의 5가지 가스로 구성된다. 각 가스의 비율은 삼키기, 혈류에서 장 내강으로의 가스 확산 및 음식 처리 등과 같은 상황에 따라 달라진다. 이러한 모든 가스는 무취이다. 방귀와 관련된 불쾌한 냄새는 대개 황 함유 식품에서 대사된 황화수소 때문일 것이다. 하루에 7~20회의 가스 배출은 정상 빈도로 간주된다. 장내 가스는 종종 강렬한 복통을 동반하며, 위치를 바꾸거나 걸으면 완화될 수 있다.

트림은 주로 무의식적으로 공기를 삼켜서 발생하지만 위염이나 소화성 궤양 질환을 암시하는 다른 증상에 대해 환자를 사정하는 것이 중요하다. 팽만감과 포만감과 같은 불편감은 운동성 장애 또는 흡수장애와 관련이 있다. 그러나 노인의 경우 이러한 불편감을 심각하게 받아들여 장기능, 통증 및 기타 위장관 증상의 변화에 대한 질문을 통한 추가 평가가 필요하다. 방귀는 정상적인 현상이지만, 과도한 방귀는 몇 가지 원인이 있을 수 있다. 환자에 따라 장 내에서 더 많은 가스를 생성하기도 하고, 더 많은 공기를 삼키기도 하며, 섭취한 음식의 특성으로 인해 과도한 방귀가 생성되기도 한다. 일반적인 요인으로는 콩, 양배추, 콩과 식물, 건포도 및 인공 감미료 등을 들 수 있다. 또한 유당불내성 환자는 더 많은 가스를 생성할 수 있다. 신중한 질문을 통해 이러한 원인들을 밝혀낼 수 있다. 간호중재는 장 내 가스 생성의 원인과 특성에 대한 환자 교육에 중점을 둔다. 치료의 핵심은 식이요소의 변화(예: 더 천천히 먹고 가스를 생성하는 음식을 피하는 데 집중)와 일상적인 운동계획이다.

설사

설사는 배변빈도의 증가이지만 많은 정의에는 대변의 경도(예: 물변) 변화도 포함된다. 설사는 장 운동성의 증가 또는 위장관에서 물과 영양소의 정상적인 흡수에 대한 간섭으로 인해 발생할 수 있다. 노인이 설사를 호소할 때는 그 의미를 정확히 확인하는 것이 중요하다. 환자의 정상적인 배변습관을 파악하지 못한다면 설사에 대한 설명은 의미가 없다. 간호사는 촉발사건(예: 국외여행 또는 식당에서 식사), 지속시간(간헐적 또는 지속적인), 관련 요인(발열, 체중 감소, 복통, 구토, 식이요법 또는 약물 변화, 모든 전신 질환), 설사의 특징(빈도, 경도, 양, 악취, 점액 또는 혈액의 존재, 실금, 수면에서 깸(예: 야간 설사는 일반적으로 기능적 또는 전염성 원인이 아닌 유기적 원인을 나타냄) 및 갑작스럽게 발현되었는지 여부)에 대해 질문해야 한다. 이러한 질문은 설사의 원인을 파악하는 데 도움이 된다.

간호는 적절한 체액과 전해질 균형을 유지하고 합병증 발생 여부를 사정하며, 필요 시 정서적 지지를 하는 것이다. 배변에 따른 일반적인 수분 손실은 150mL/일이며, 심한 설사는 매일 최대 5~10L의 수분 손실을 유발하기도 한다. 따라서 노인 환자에 있어서 탈수 및 고갈의 징후와 증상을 사정하는 것이 중요하다. 환자와 가족은 갈증 증가, 위약감, 어지럼증, 심계항진 및 피로와 같은 합병증이 있다면 알리도록 교육해야 한다. 노인의 설사는 생명을 위협할 수도 있기 때문에 체액 및 전해질 불균형이 발생하면 경구 또는 비경구 요법이 필요하다. 간호중재의 목적은 이러한 문제의 원인을 확인하고 교정하는 것이다. 감염성 설사에는 항생제 투여가 필요할 수 있다. 원인 인자에 따라 진경제와 지사제를 사용할 수도 있다. 환자와 가족 교육에는 식이 변화에 대한 내용이 포함되어야 한다. 만성 설사를 하는 노인 환자는 가스를 형성하는 음식, 야채, 향신료 및 유제품을 피해야 한다. 급성 설사가 있는 환자는 BRAT(바나나, 쌀, 사과 소스, 토스트) 식단 및 맑은 액체와 같은 부드러운 음식을 섭취해야 한다.

변비

변비는 생리적 변화에 2차적으로 또는 다약제의 합병증으로도 자주 나타나는 흔한 문제이며, 65세 이상 여성은 남성에 비해 더 자주 영향을 받는다. 변비는 비정상적인 장기능에 대해 환자가 인지하는 것에 따라 정의되기도 한다. 변비의 일반적인 정의에는 통과하기 어려운 딱딱하고 건조한 변도 포함되며, 일주일에 세 번 미만의 배변은 변비와 관련이 있을 수 있다. 그러나 정상적인 배변패턴은 개인마다 상당히 다르다. 간호사는 브리스톨 대변차트(Bristol Stool Chart)를 사용하여 배변습관에 대한 의사소통을 원활하게 할 수

브리스톨 대변차트(Bristol Stool Chart)

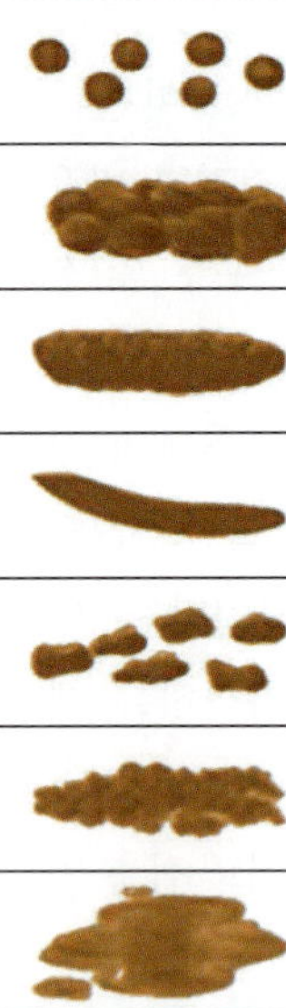

Type 1	견과류처럼 단단한 덩어리로 분리(통과하기 어려움)
Type 2	소시지 모양이지만 울퉁불퉁함
Type 3	소시지 모양이지만 표면에 균열이 있음
Type 4	소시지나 뱀 모양으로 매끄럽고 부드러움
Type 5	가장자리가 선명한 부드러운 방울(쉽게 통과)
Type 6	가장자리가 울퉁불퉁한 부드러운 변
Type 7	물변, 고체가 아닌 완전한 액체

그림 18.3 브리스톨 대변차트. (From Kliegman, R. M., Stanton, B. F., St. Geme, J. W., et al. [2016] Nelson textbook of pediatrics [20th ed.]. Philadelphia, PA: Elsevier.)

있다(그림 18.3). 노인 변비의 일반적인 원인에는 식이(섬유질 섭취 감소), 물리적 폐쇄(분변매복 및 암), 약물 부작용(알루미늄 및 칼슘 기반 제산제, 철분제, 항콜린제, 마약, 항우울제, 항정신병약, 칼슘채널 차단제 및 완하제의 남용), 여러 동반질환, 이동성 및 기능적 문제가 포함된다. 노인에게 가장 흔한 변비의 원인은 식이 섭취일 것이다. 일반적으로 특정 음식 섭취 과다보다는 부족의 문제이다. 예를 들어, 신선한 과일 및 채소와 같은 많은 식품에는 천연 완하제가 포함되어 있음에도 불구하고 노인은 치아 문제로 인해 이러한 식품을 섭취하는 데 어려움을 겪을 수 있다. 변비 관련 두 번째 식이요인은 섬유질 또는 부피감 부족과 수분 섭취 감소이다. 일반적으로 정제되지 않은 식품은 정제 식품보다 섬유질이 더 많다.

변비는 배변빈도에 대한 노인의 과도한 염려로 인해 완하제를 과도하게 또는 부적절하게 사용함과 관련해서도 발생할 수 있음을 명심해야 한다. 이 경우 간호사는 환자와 가족에게 일관성 있고 정상적인 양상으로 규칙적인 간격으로 배변이 이루어진다면 완하제를 복용할 필요가 없다는 점을 교육해야 한다.

이동성에 대한 제한은 노인이 스스로 음식을 먹고 화장실에 가는 것에 큰 영향을 미칠 수 있다. 이러한 부분에 대해 다른 사람에게 의존하는 것이 곤란하여 화장실에 가기 위해

도움을 요청하기보다 변의를 무시할 수도 있다. 또한 요실금을 예방하기 위해 수분 섭취 자체를 줄일 수도 있다. 이러한 요인은 규칙적인 배변패턴에 큰 영향을 미친다.

변비는 가벼운 운동과 변의에 대한 적절한 반응을 포함하는 규칙적인 배변습관 형성과 더불어, 수분 및 섬유질 섭취 증가와 같은 식이요법을 통해 완화된다. 간호사는 "약"보다는 "음식"을 통한 섬유질 섭취에 대해 교육해야 한다.

변비를 치료하기 위해 여러 가지 약물을 사용할 수 있으며, 그중 많은 약물을 처방전 없이도 구입할 수 있다(OTC). 완하제는 대변의 통과를 촉진하거나 자극하는 데 사용되는 약물로 정의되며, 팽창성 하제(쌀겨, 질경이씨앗 껍질), 계면활성제(변연화제), 연화제(미네랄오일), 접촉 자극제(카스

근거기반실무

변비 치료를 위한 프로바이오틱스 사용

배경
만성 변비는 노인에게 문제가 된다. 일부 연구에 따르면 장기요양시설 거주자에게서 변비 발생률은 50%에 이른다. 연구에 따르면 프로바이오틱스는 결장 통과, 배변 빈도 및 대변 경직을 증가시켜 변비 발생을 줄일 수 있다.

대상 선정
전체 텍스트 선별 및 분석에 따라 9개의 논문이 검토를 위한 샘플로 채택되었다.

연구방법
논문은 Medline, Embase, Scopus, Lilacs 및 Cochrane 데이터베이스를 통해 변비와 프로바이오틱스 키워드로 검색이 되었으며, Systematic review 및 Meta-analysis(PRISMA) 가이드라인을 활용하여 분석하였다.

연구결과
검토 기준을 충족하는 9개 논문 중 5개는 관찰 연구, 4개는 무작위 위약 대조 실험연구이었다. 분석 결과 프로바이오틱스를 투여하면 노인의 변비가 10~40% 개선되었으며, 가장 일반적으로 사용되는 박테리아의 균주는 *Bifidobacterium longum*이었다.

시사점
연구 간의 이질성을 고려하여 결과 해석에 주의가 필요하다(예: 평가도구, 다양한 프로바이오틱 균주 및 부작용 보고). 가장 적합한 프로바이오틱 균주, 투여량 및 치료 기간을 결정하기 위해 추가적인 위약 대조 연구를 수행할 필요가 있다.

출처: Martinez-Martinez, M. I., Calabuig-Tolsa, R., & Cauli, O. (2017). The effect of probiotics as a treatment for constipation in elderly people: A systematic review. Archives of Gerontology and Geriatrics, 71, 142-149. doi: 10.1016/j.archger.2017.04.004.

카라, 피마자유, 비사코딜), 염류성 하제(수산화마그네슘, 구연산염, 인산나트륨 또는 인산칼륨) 및 삼투성 제제(락툴로스, 솔비톨) 등으로 분류된다. 완하제는 작용속도에 따라 다음과 같이 분류한다. (1) 그룹 I 약물(피마자유, 고용량의 염류성 하제)은 2~6시간 내에 작용하고 묽은 대변을 생성한다. (2) 그룹 II 약물(기타 접촉 자극제, 저용량의 염류성 하제)은 6~12시간 내에 작용하여 모양이 어느 정도 갖춰진 대변을 생성한다. (3) 그룹 III 약물(팽창성 하제, 계면활성제, 락툴로스)은 1~3일 내에 부드러운 변을 생성한다.

구강완하제 외에도 여러 가지 제제를 사용할 수 있다. 관장은 즉각적인 완화를 제공하지만 장기간 치료를 위해 사용하는 것은 제한해야 하며, 특히 비눗물 관장은 점막 자극을 유발하므로 절대 금지이다. Fleets와 같은 소량의 관장은 사용하기 가장 용이하다. 직장 좌약(비사코딜, 글리세린)도 사용할 수 있지만 최적의 결과를 얻으려면 20~30분 동안은 좌약을 직장 내에 보유해야 하므로 노인 환자가 사용하기에 더 어려울 수 있다.

변실금

대변의 비자발적 배설인 변실금은 급성 또는 만성일 수 있으며 사정이 필요하다. 노인의 경우 이러한 변화는 치명적이며 삶의 질을 크게 저하시킬 수도 있다. 변실금은 결장직장 병변(항문 주위 질환, 직장염 및 종양), 신경학적 문제(치매, 뇌졸중 및 척수병변), 완하제 남용, 인식되지 않은 유당불내증, 당뇨병성 신경병증, 열악한 식습관 또는 부동의 결과일 수 있다.

간호중재는 노인의 실금 예방 및 치료에 관한 교육에 중점을 둔다. 실금의 원인을 규명하는 것은 간호사, 환자 및 가족에게 중요하다. 완하제 남용은 교육을 통해 완전히 예방하고 치료할 수 있으며, "정기적"이라고 해서 반드시 하루 중 1~2번의 장 움직임이 있는 것은 아니라는 것을 교육한다.

원인이 무엇이든지 간에 장 조절 프로그램(환자/가족 교육 상자 참조)은 일반적으로 실금을 인지하고 괴로워하는 노인 환자에게 도움이 될 수 있다. 많은 노인이 변실금이 영구적이며, 입원으로 가는 첫 번째 단계라고 믿기 때문에 통제와 재훈련이 가능하다는 것을 알려주어 노인 환자를 안심시키는 것이 중요하다. 또한 간호중재에는 실금으로 인한

환자/가족 교육

실금 환자를 위한 장 훈련

개요

변실금은 배변을 자발적으로 통제할 수 없음을 의미한다. 변실금은 항문근육 긴장 감소, 직장의 신경분포 문제, 피질조절 상실, 직장 탈출, 설사와 관련된 범람을 동반한 변비 또는 매복과 관련된 넘침, 또는 인지 변화로 인해 발생할 수 있다.

목표

배변 조절

행동

- 환자의 배변패턴을 기록하고 평가한다.
- 패턴에 따라 배변하는 일정한 시간을 정한다.
- 배변을 위한 최상의 생리적 자세: 정상적인 자세로 앉는 것
- 환자가 앞쪽으로 기대거나 발판에 발을 올려서 복강 내 압력을 높인다.
- 환자에게 엎드려 배변을 시도하도록 할 수도 있다.
- 기록 결과; 환자가 분변매복을 일으키지 않도록 한다.
- 필요한 경우, 예정된 배변시간 30~45분 전에 글리세린 좌약으로 항문직장 반사를 자극한다.
- 금기사항이 아니라면 운동과 수분(최소 1,500mL/일) 및 섬유질 섭취로 배변활동을 돕도록 한다.

출처: Eliopoulos, C. (2005). Gerontological nursing (6th ed.). Philadelphia,PA: Lippincott Williams & Wilkins.

당혹감을 처리하는 방법, 대변 냄새를 줄이는 방법, 성인 기저귀 사용 및 피부 관리가 포함된다.

일반적인 위장관계 질환

다음은 노인 환자에게 나타나는 일반적인 위장관 장애 및 관련 간호에 대한 개요이다.

치은염과 치주염

치은 또는 잇몸은 국소 및 전신 질환, 약물치료로 인한 문제, 구강위생 불량 및 영양 부족의 영향을 받는다. 치아를 둘러싼 잇몸의 염증인 치은염은 통증과 출혈을 유발할 수 있으며, 기저조직, 뼈 또는 치아뿌리의 염증인 치주염으로까지 진행될 수도 있다. 이것은 나이가 들면서 치아가 손실되는 가장 흔한 원인이다. 페니토인을 장기간 복용하는 사람은 치은의 과다 성장으로 인한 치은염이 발생할 수 있다.

칸디다 알비칸스 또는 아구창은 구강점막에 흰색 병변을 일으키는 감염이다. 면역체계가 손상된 사람과 면역억제제 및 항생제를 복용하는 사람과 같이 면역력이 약한 사람에게서 흔히 발생하며, 의치를 사용하는 환자의 구강조직에서도 흔히 나타난다. 환자는 불쾌한 맛, 작열감 또는 가려움증을 호소할 수 있다.

간호관리

간호사정

사정은 치과 진료 및 치과위생 수행력에서 시작한다. 구강에 대한 신체적 평가뿐만 아니라 다른 질병 및 관련 약물에도 초점을 맞춘 자세한 건강력 사정이 필요하다.

간호진단

치은염 또는 치주염을 앓고 있는 노인 환자의 가장 일반적인 간호진단은 다음과 같다.

- 부적절한 구강점막
- 부적절한 치열
- 비효과적 건강 유지
- 통증으로 인한 영양불량

간호계획 및 간호결과

노인은 구강 건강과 전반적인 건강 및 웰빙 간의 관계를 이해해야 한다. 간호사는 기대하는 목표를 달성하는 데 필요한 자가관리를 수행하는 것에 대한 환자의 감정과 태도를 파악해야 한다.

치은염 또는 치주염이 있는 노인 환자의 예상 결과는 다음과 같다.

1. 환자는 편안하고 기능적인 구강 상태를 유지한다.
2. 환자는 정기적이고 전문적인 치과 진료를 포함한 규칙적인 구강관리 방법을 확립하고 유지한다.
3. 환자는 정상적인 체중과 영양 상태를 유지한다.

간호중재

치은염 또는 치주염이 있는 노인 환자의 간호관리에는 정기적인 구강위생, 정기적인 예방적 치과 치료 및 영양상태 유지가 포함된다. 또한 구강위생의 중요성에 대한 환자의 지식을 평가하고 구강위생 수행을 자주 강조하는 것이 간호사의 중요한 역할이다. 구강위생에는 정기적인 치실 사용,

치아 또는 의치 닦기, 필요에 따라 식염수로 입 헹구기가 포함된다. 전문적인 치과 진료는 6개월마다 또는 필요에 따라서는 더 자주 정기적으로 받아야 한다. 처음 그리고 이후의 모든 방문 시 치과 의사와 의료진 모두에게 의치가 잘 맞는지 여부를 알릴 것을 격려한다. 적절한 영양 섭취를 가능하게 할 통증 완화는 비마약성 진통제(예: 아세트아미노펜), 잦은 구강 헹굼, 액체 또는 부드러운 식단 등으로 관리가 가능하다.

치은염과 치주염 치료의 핵심은 예방이다. 좋은 구강위생은 어릴 때부터 시작해야 하지만, 나이가 많은 환자가 일상적인 치과 진료와 구강위생을 시작하는 것도 결코 늦지 않았다. 간호사는 푸딩이나 커스터드와 같은 부드러운 음식과 같은 자극적이지 않은 영양식품의 사용과 엔슈어와 같은 영양보충제의 사용에 대해 환자와 논의해야 한다.

간호평가

평가에는 기대되는 결과 달성, 정기적인 치과 진료 및 구강위생 및 감염 예방에 대한 수행이 포함된다. 평가는 노인이 권장사항을 수행할 수 있는 능력과 그 결과 자기관리에 변화가 있는지 여부에 중점을 둔다. 환자에게 제공되는 지침이나 설명과 마찬가지로 구강 검사 결과도 기록해야 한다. 권장 치료 조치에 대한 환자의 반응도 파악해야 한다.

연하곤란

연하곤란(삼킴곤란)은 노년층에서 흔히 발생하는 문제이다. 약해진 식도평활근과 저하된 괄약근 기능은 노인이 연하곤란을 겪는 요인이 된다. 연하곤란은 뇌졸중, 신경계 질환(예: 알츠하이머 병 및 파킨슨병), 국소외상 또는 조직손상 및 식도에 있는 음식과 액체의 흐름을 방해할 수 있는 종양과 같은 많은 기저요인과 함께 나타나는 증상이다. 증상은 경증에서 중증 또는 삼키는 것이 완전히 불가능할 정도로 심각할 수 있다. 연하곤란은 노인의 영양상태를 타협하게 만들 수 있으며, 흡인성 폐렴의 위험을 높이고 삶의 질을 저하시킨다(박스 18.1).

간호의 목표는 환자가 적절한 평가, 영양섭취, 수분 공급을 받고 식사 중 흡인을 방지할 수 있는 안전한 자세를 유지하는 것이다. 언어병리학자의 평가와 변형 바륨 연하(modified barium swallow) 검사 후 식이단계 조절이 고려될 수 있다.

박스 18.1 진행성 치매에서 튜브 영양법

미국 노인병 학회(American Geriatrics Society)는 진행성 치매 환자에게 튜브를 통한 영양공급을 권장하지 않는다고 밝혔다. 대신 "사망, 흡인성 폐렴, 기능적 상태 및 편안함의 결과를 위해 손을 이용하여 구강으로 섭취하는 것이 튜브를 통해 섭취하는 것보다 좋은 것으로 나타났다."라며 대상자에게 조용하고 차분한 환경에서 조심스럽게 손을 이용하여 구강으로 섭취하는 것이 좋다고 하였다(American Geriatrics Society Ethics Committee and Clinical Practice and Models of Care Committee, 2014, p. 1590). 더불어 그들은 튜브영양법을 사용하는 환자가 초조, 화학적 억제대 사용, 새로운 욕창 발생의 위험을 증가시킨다고 하였다. 연구에 따르면 인지장애가 있는 요양원 거주자의 34%가 튜브관을 가지고 있다. 튜브관은 체중 감소와 흡인성 폐렴을 줄이고 생존을 향상시키기 위해 사용되었으나 연구결과에 따르면 튜브관을 사용하는 대상자의 22.9%는 계속해서 흡인을 경험한다. 또한 튜브영양법을 사용하면 향후 입원 위험이 증가하고 사망률이 증가한다는 보고도 있다(Rhodes, 2014). 식이섭취에 대한 환자 중심의 접근방식(예: 음식 선택, 식사속도 및 쾌적한 환경)은 진행성 치매가 있는 노인을 위한 일반적인 접근방식이 되어야 한다. 건강 관리팀은 돌봄을 제공하는 사람이 대상자의 영양요구사항을 가장 잘 충족할 수 있는 방법에 대한 정보를 가지고 결정을 내릴 수 있도록 도와야 한다. 이 과정에서 튜브영양법 이외의 방법이 있다면 이에 대한 논의를 해야 한다.

출처: Rhodes, R. (2014). When evidence clashes with emotion: Feeding tubes in advanced dementia. Annals of Long-Term Care: Clinical Care and Aging, 22(9), 24–26. https://www.managedhealthcareconnect.com/article/when-evidence-clashes-emotion-feeding-tubes-advanced dementia; and American Geriatrics Society Ethics Committee and Clinical Practice and Models of Care Committee. (2014). American Geriatrics Society feeding tubes in advanced dementia position statement. Journal of the American Geriatrics Society, 62(8), 1590–3. doi: 10.1111/jgs.12924.

간호관리

간호사정

사정은 연하곤란이 액체, 고체 또는 두 가지 모두에서 발생하는지 여부와 연하곤란의 진행기간에 초점을 맞춘 정확한 건강력 사정에서 시작된다. 신체검진에는 (1) 신경학적 사정, (2) 구강 및 침샘 사정, (3) 액체 및 고체 삼킴능력 관찰, (4) 목과 갑상선 검사가 포함된다.

간호진단

연하곤란이 있는 노인 환자의 간호진단은 다음과 같다.

- 부적절한 영양
- 비정상적인 삼킴과 관련된 흡인 가능성
- 연하곤란과 관련된 급성 통증(삼키는 중 입이나 식도

통증)
- 진단 및 예후와 관련된 두려움

간호계획 및 간호결과

연하곤란과 관련된 증상을 줄이는 데 필요한 자가관리 방법을 배울 수 있는 노인 환자인지 여부를 결정하는 것이 중요하다. 관련방법을 배우면서 환자가 느낄 두려움의 종류와 정도를 파악하는 것은 간호중재 전략에 영향을 미치기 때문에 중요하다.

연하곤란이 있는 노인 환자에게 기대되는 결과는 다음과 같다.

1. 환자는 이상적인 체중의 10% 이내로 체중을 유지할 것이다.
2. 환자는 흡인을 경험하지 않을 것이다.
3. 환자는 흡인과 통증을 최소화하는 연하기술을 배울 것이다.
4. 환자는 상복부 불편감이 없을 것이다.
5. 환자는 진단 및 경과와 관련된 두려움을 말로 표현할 수 있을 것이다.

간호중재

연하곤란이 있는 노인 환자의 간호관리에는 수액요법 및 영양상태 유지, 흡인 예방 그리고 진단 및 경과와 관련된 정서적 지지 및 정보 제공이 포함된다. 또한 간호사는 환자의 식이 섭취와 관련된 통증, 삼킴곤란 및 빈번한 역류와 관련된 두려움을 지지하고 안심할 수 있도록 한다. 식사에 대한 두려움이 만성적인 체중 감소로 이어질 수 있기 때문에 영양상태를 최적화하고 체중 감소를 예방해야 한다. 식이습관 및 삼킴 기술과 관련된 사항, 그리고 체중과 영양을 유지하는 것이 중요하다. 예를 들어, 퓌레 또는 부드러운 고단백, 고칼로리 식품으로 구성된 소량의 빈번한 식사; 소량의 액체만 마시거나 되직한 액체를 사용한다. 머리를 옆으로 돌리면 도움이 된다. 간호사는 환자에게 밤중 흡인을 방지하기 위해 침상머리를 올리도록 알려주어야 한다.

간호평가

평가에는 기대되는 결과 달성, 흡인 예방 및 영양 유지에 대한 기록이 포함된다. 환자가 진단에 어떻게 대처하고 있는지에 대한 평가는 환자의 활동 재개 및 감정을 말로 표현하는 능력 등을 통해 평가할 수 있다. 또한 평가는 식이권장사항을 만족스럽게 통합 및 준수하고 증상을 줄이기 위해 행동과 생활방식을 수정하는 환자의 능력에 중점을 둔다.

위식도역류와 식도염

위식도역류질환(GERD)은 노인 인구의 20~25%에서 발견되는 일반적인 질환이다. 원인은 하부식도괄약근 기능장애, 지연된 위 배출, 열공탈장 및 증가된 복강 내 압력 등이다. 노인은 또한 테트라사이클린, 알렌드로네이트, 염화칼륨, 퀴니딘, 아스피린, 아스코르브산, NSAIDs, 클린다마이신 및 테오필린 등과 같은 GERD 증상을 증가시키는 약물을 복용한다. 노인은 앙와위 자세에서 증상을 악화시킬 수 있는 부적절한 액체와 함께 약물을 복용하기도 한다.

식도염은 식도의 염증을 의미한다. 대부분의 경우 이는 장기간의 구토 또는 하부식도괄약근 기능 저하로 인한 위식도역류로 인해 발생한다. 점막 손상의 정도는 식도점막과 위 내용물 사이의 접촉시간, 산도 및 위 분비물의 양과 관련이 있다. 식도염의 추가 원인으로는 바이러스, 곰팡이 또는 세균 감염이 있다.

GERD 및 식도염의 증상에는 속쓰림, 흉골후방 불편감, 신맛, 쓴맛의 역류 등이 있다. 다량의 지방이나 매운 음식, 알코올을 섭취하면 증상이 촉진될 수 있다. 식도 흉터로 인한 협착은 음식물 통과를 어렵게 만들 수 있다. 액체와 고체 모두에 대한 연하곤란은 흉터조직이 형성됨에 따라 발생하며, 식도내막이 뻣뻣해지며 식도가 좁아진다. 역류가 자주 발생하면 때때로 심장마비와 비슷한 흉골하 통증이 발생할 수 있다. 역류는 앙와위로 자는 것과 같은 자세변화에 의해 악화될 수 있지만 어느 자세에서나 발생할 수 있다. 역류로 인한 폐 흡인은 일반적이며, 심한 경우 폐렴으로 이어질 수 있다.

열공탈장

역류 및 식도염의 주요 원인인 열공탈장(횡격막 또는 식도 탈장)에서는 위의 일부가 횡격막의 개구부를 통해 돌출된다(그림 18.4). 상태는 간헐적이거나 연속적일 수 있으나, 연속형인 경우는 약 10% 정도로 드물다. 위의 일부 또는 전체, 심지어 장까지도 탈장되어 소화불량, 심한 통증 및 종종

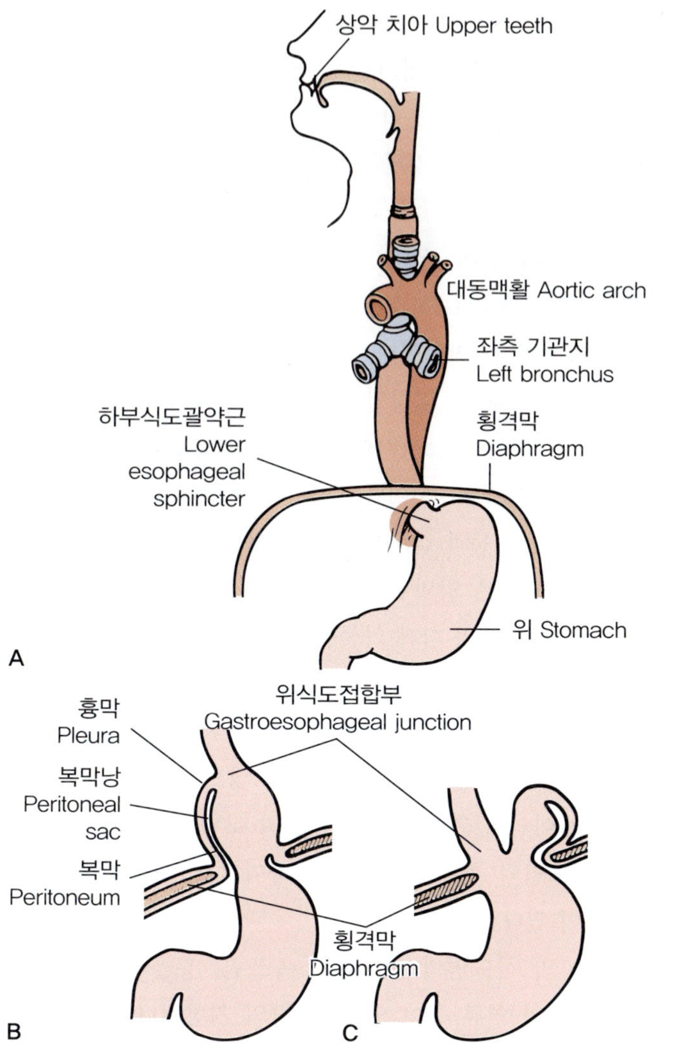

그림 18.4 **열공탈장 A. 정상 식도 B. 활주 열공탈장, C. 식도주위 열공탈장**
(출처: Salvo, S. G. [2009]. Mosby's pathology for massage therapists [2nd ed.]. St. Louis, MO: Mosby Elsevier.)

위궤양을 유발할 수 있다. 간헐적 유형 또는 활주 탈장은 위치의 변화 또는 연동운동의 증가와 함께 발생한다. 엎드려 있을 때 횡격막이 열려 위가 힘을 받게 되고, 일어설 때 원래 위치로 돌아간다. 대부분의 열공탈장은 무증상이며 치료가 필요하지 않다. 나타날 수 있는 증상은 속쓰림, 위 역류, 연하곤란, 소화불량 등이다. 이러한 증상은 (1) 식후 앙와위 자세를 취할 때, (2) 과식 후, (3)신체활동 후 또는 (4) 갑작스러운 자세변화 시에 두드러진다.

간호관리

간호사정

사정은 증상에 대한 과거력 및 악화요인 파악에서 시작된다. 노인 환자는 통증보다는 소화불량이나 속쓰림과 같은 용어를 사용할 수 있으며, 이러한 용어를 명확하게 할 필요가 있다. 환자는 특히 구토와 관련하여 역류가 의미하는 바를 이해하지 못할 수도 있다. 노인은 쉰 목소리, 흉통, 식후 포만감, 호흡기 증상, 트림 등 비정형 증상을 보일 수 있다. 약물 및 식이 이력도 평가의 중요한 구성요소이며, 필요 시 알코올 및 약물 사용에 대한 부분도 결정을 해야 한다.

간호진단

위식도 역류가 있는 노인 환자의 간호진단은 다음과 같다.

- 역류와 관련된 흡인 가능성
- 통증이나 연하곤란과 관련된 부적절한 영양
- 질병과정 및 치료방법에 대한 노출 부족과 관련된 건강 교육의 필요성

간호계획 및 간호결과

환자가 본인의 증상을 경감시키기 위해 필요한 예방적 조치를 배울 준비가 되었는지 확인하는 것이 중요하다. 추가적인 건강문제가 있다면 노인 환자가 교육에 참여하거나 중재방법을 수행하는 능력에 영향을 미칠 수 있다.

위식도역류가 있는 노인 환자에게 기대되는 결과는 다음과 같다.

1. 환자는 흡인이 발생하지 않을 것이다.
2. 환자는 이상적인 체중의 10% 이내로 체중을 유지할 것이다.
3. 환자는 질병과정과 치료방법에 대한 이해를 설명할 수 있을 것이다.

간호중재

GERD 노인 환자의 간호관리에는 적절한 영양 유지, 흡인 방지, 환자와 가족을 대상으로 하는 질병과정 및 치료방법에 대한 교육이 포함된다. 비약물요법에는 증상을 증가시키는 음식 피하기, 건강 유지, 금연 등이 있다. 배우자와 같은 가족 또는 간병을 제공하는 사람은 이러한 중재를 성공으로 이끄는 중요 요인이 된다.

간호평가

평가에는 기대 결과 달성, 합병증 예방, 적절한 식이 및

생활방식 변화에 대한 기록이 포함된다. 대부분의 환자는 제산제 사용 및 생활습관 변화와 같은 1개월 정도의 보존치료 후 호전되기 때문에 간호사는 증상이 완화되었는지 확인해야 한다. 증상이 호전되지 않았다면 추가적인 의학적 관리가 필요하다.

비타민 B_{12} 결핍

비타민 B_{12} 결핍은 노인의 20% 이상에서 나타난다. 대부분의 경우 흡수불량으로 인해 발생하지만 악성 빈혈은 그 중 약 1/5 정도를 차지한다. 흡수장애의 원인에는 위염, 알코올 중독, 위 수술, 염증성 장질환, 자가면역질환, 장기간의 proton-pump inhibitors(PPIs) 또는 histamine-2(H2) 사용 등이 있다. 악성 빈혈에서는 위 점막의 벽세포가 퇴화되어 내인성 인자 생성이 감소하며 이것은 비타민 B_{12} 흡수 감소를 초래한다. 비타민 B_{12} 결핍은 적혈구 생성을 손상시키며, 그 결과 수명이 짧은 크고 타원형의 연약한 세포가 생성된다. 악성 빈혈이 있는 사람은 일반적으로 경구 비타민 B_{12}가 잘 흡수되지 않기 때문에 비타민 B_{12} 주사로 치료한다. 그러나 경구로 1,000mcg의 시아노코발라민을 보충하면 악성 빈혈 환자에서도 B_{12} 수치가 상승하는 것으로 나타났다. 경구흡수장애 또는 기타 B_{12} 결핍 원인이 있는 노인에게는 보충제가 선호된다.

위염

위염은 위점막의 염증을 말하며, 급성 또는 만성 형태로 발생한다. 위염의 경우 위산 분비량이 과도하지 않을 수 있다.

급성 위염은 일시적인 염증, 출혈 및 위점막 내벽 침식을 유발한다. 원인은 확실하지 않지만 알코올 중독, 아스피린 또는 NSAID 투약, 흡연, 화상, 외상, 중추신경계 손상, 화학요법 및 방사선요법과 같은 심각한 스트레스 상태와 관련이 있다.

만성 위염은 반복적으로 발생하거나 시간이 지남에 따라 지속될 수 있는 위 내벽의 염증을 수반한다. 그중 가능한 원인은 궤양, 열공탈장, 비타민 결핍, 만성 알코올 섭취, 위점막 위축, 무위산증 및 소화성 궤양 등이 있다. 위점막의 지속적인 손상은 결국 위액 분비를 감소시키고 악성 빈혈, PUD 또는 위암을 유발할 수 있다.

위염의 주요 증상은 복통이다. 다른 증상으로는 소화불량, 팽창, 식욕 감소, 오심 및 구토가 있다. 만성 위염 환자는 무증상인 경우가 많다.

스트레스성 위염

스트레스로 인한 위염 또는 미란은 화상, 패혈증, 다기관부전, 대수술 또는 두부 손상과 같은 중환자에서 발생할 수 있다. 이러한 미란은 일반적으로 근육층까지 침투하지 않는 위점막의 표면 결함이지만, 심각한 출혈을 초래할 수 있다.

두 가지 메커니즘이 스트레스 궤양을 일으키는 것으로 보인다. (1) 스트레스 후 기간 동안 위점막으로의 혈액 공급 부족으로 인한 점막 허혈, (2) 염산과 펩신에 대한 위점막의 민감성을 증가시키는 점막 중탄산염 농도의 감소이다.

스트레스 궤양의 주요 임상소견은 통증이 없는 위출혈이다. 급성 스트레스 후 출혈의 위험이 있고 일단 시작되면 출혈을 멈추기 어렵기 때문에 예방조치를 통해 수소 이온 분비를 줄이고 위산을 중화한다. 이를 위해 히스타민 차단제로 알려진 제산제, 수크랄페이트 또는 두 가지 모두를 사용한다.

간호관리

간호사정

사정은 소화불량, 복부 또는 상복부 불편감, 오심, 구토 또는 식욕부진에 대한 불편감을 포함할 수 있는 건강력 사정에서 시작된다. 위장관 출혈 가능성(예: 토혈 또는 혈변)에 대해 환자에게 질문하는 것도 중요하다. 급성 위염의 경우 탈수 징후가 나타날 수 있다.

간호진단

노인 위염 환자의 간호진단은 다음과 같다.

- 상복부 불편감, 산도에 따른 경련 또는 두 가지 모두와 관련된 급성 통증
- 섭취량 감소, 구토 및 출혈과 관련된 탈수
- 질병과정과 관련된 건강교육의 필요성

간호계획 및 간호결과

대부분의 환자는 외래 치료를 받기 때문에 간호사는 노인 환자가 추천하는 치료전략을 수행할 수 있는 능력이 어느 정도인지를 파악해야 한다. 노인 위염 환자에게 기대되는

결과는 다음과 같다.

1. 환자는 상복부 증상의 완화를 경험할 것이다.
2. 환자는 적절한 체액과 전해질 균형을 유지할 것이다.
3. 환자는 질병과 질병 관련 요인에 대해 설명할 수 있다.

간호중재

노인 위염 환자의 간호관리에는 처방에 따른 산 억제제, 양이 적고 쉽게 소화되는 식사 자주 하기, 스트레스의 영향을 줄이기 위한 차분한 환경 유지, 체액 및 전해질 상태 모니터링이 포함된다. 노인 환자에게 촉발 및 기여 요인에 대해 교육한다. 위장관 출혈은 위염의 합병증일 수 있으며 예방 및 조기진단이 중요하다. 노인 환자는 흡연 및 음주를 제한하고, 아스피린 및 기타 NSAIDs 사용을 피하며, 소화불량 및 상복부 통증의 증상에 대해 즉각적인 치료를 받아야 한다는 것을 이해해야 한다.

간호평가

평가에는 달성된 기대 결과, 증상 감소에 대한 기록이 포함되며, GI 출혈 또는 기타 합병증의 증거는 포함되지 않는다. 간호사는 노인 환자가 필요한 생활방식 변화를 유지하고 있음을 기록해야 한다.

소화성 궤양 질환

PUD는 염산과 펩신의 소화작용으로 인한 GI 점막의 침식으로 인한 궤양 상태이다. PUD는 위장관의 어느 부위에서든 손상이 나타날 수 있지만, 가장 흔한 발생은 위와 십이지장이다(그림 18.5).

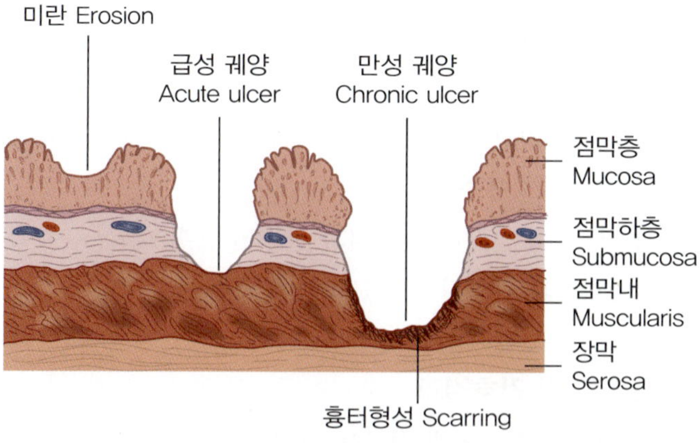

그림 18.5 미란, 급성 궤양, 만성 궤양을 포함한 소화성 궤양(출처: Lewis, S. L., Bucher, L., Heitkemper, M. M., & Harding, M. M. [2017]. Medical–surgical nursing: Assessment and management of clinical problems [10th ed.]. St. Louis, MO: Elsevier.)

소화성 궤양의 정확한 원인은 불분명하지만 연구에 의해 개별적으로 발생하기 쉬운 상태가 확인되었다. 헬리코박터 파일로리 감염은 노인 사례의 거의 70%에서 PUD 발생에 중요 역할을 한다(Pilotto, Franceschi, Maggi et al., 2010). 감염은 세균성 위염과 그에 따른 위축으로 이어진다. 위점막 위축의 장기적인 영향에는 위산 생성 감소, 장의 화생(metaplasia) 및 위암이 포함된다. 유기체는 유리 암모니아를 생성하는 요소 분해효소와 위 점액을 분해하는 프로테아제를 분비한다. 이 물질은 위점막의 염증을 매개하여 더 취약하게 만든다. 위궤양 및 십이지장궤양(DU)은 일반적으로 NSAIDs 투약과 관련이 있다. PUD와 관련된 다른 약물에는 와파린, 선택적 세로토닌 재흡수억제제(SSRI) 및 비스포스포네이트 등이 있다.

위궤양과 십이지장궤양 모두 가족력 경향이 있기 때문에 소화성 궤양의 원인으로 유전적 요인과 환경적 요인이 모두 고려된다. 현재 궤양질환의 원인으로 식이 또는 직업적 요인을 나타내는 직접적인 증거는 없다. 또한, 소화성 궤양 치료효과에 불안이나 스트레스와 같은 심리적 요인도 관련이 있으나, 완벽을 위해 끊임없이 노력하는 A 유형 성격을 가진 사람은 궤양을 일으킨다는 증거는 거의 없다. 그러나 장기간의 스트레스는 누구에게나 스트레스 궤양을 유발할 수 있다.

위궤양

위궤양에서 염산 분비 수준은 일반적으로 정상이거나 감소한다. 문제는 위산이 조직으로 다시 확산되는 속도의 증가에 있다. 양성 위궤양이 있는 환자는 이러한 궤양이 악성이 될 수 있으므로 추후 관리와 모니터링을 자주 받도록 권장해야 한다. 위궤양 형성의 위험요소에는 *H. pylori* 감염, NSAIDs 사용, 흡연 및 알코올 사용장애가 포함된다. 카페인과 과도한 스트레스는 증상을 악화시킬 수 있다.

위궤양의 가장 흔한 증상은 발현되었다가 사라지는 상복부 부위의 갉아 먹거나 타는 듯한 통증이다. 식사로 통증이 완화될 수도 있으며, 공복 시 통증이 더 심해질 수 있다. 궤양이 점막을 통해 침식된 경우에 음식은 증상을 완화하기보다는 악화시킨다. 오심, 구토 및 체중 감소가 흔한다. 천공은 출혈과 복막염으로 이어질 수 있다. 치유와 재발이 반복되는 것이 일반적이다. 치유가 제대로 되지 않거나 크기가 감소하지 않는 경우는 악성 종양을 암시한다.

십이지장궤양

위궤양과 달리 십이지장궤양이 있는 대상자는 위산의 정상적인 역확산을 보이지만 위산의 분비비율은 증가한다. 또한 위에서 십이지장으로의 산 배출속도가 증가한다. 산의 증가가 위에서 완충되지 않으면 산이 십이지장으로 들어가서 십이지장의 점막을 자극한다. 이러한 궤양의 대부분은 유문에 가까운 십이지장의 첫 부분에서 발생한다. *H. pylori* 균은 십이지장 점막에 이형성 변화가 있을 때 위에서 십이지장으로 이동하는 것으로 알려져 있다.

일반적으로 십이지장 궤양의 증상은 악화 및 완화 기간에 따라 통증–음식–완화 패턴을 따른다. 통증은 식사 후 2~4시간 후에 시작되며 음식이나 제산제로 즉시 완화된다. 통증은 중심 심와부에서 발현되며, 타는 듯한 또는 경련과 같은 통증으로 묘사될 수 있다. 통증은 허리 통증으로 나타날 수 있다. 다른 위장관 증상으로는 가슴쓰림과 신맛의 산성 주스가 인후 뒤쪽으로 역류하는 것 등이 있다. 환자는 일반적으로 통증을 완화하기 위해 음식을 섭취하기 때문에 거식증과 체중 감소는 드물다. 십이지장궤양은 십이지장벽을 통한 침식으로 인해 파열될 수 있으며, 이로 인해 복강이 오염(복막염)된다. 천천히 출혈하는 궤양은 잠혈검사에서 양성을 보일 수 있다. 신체검사에서는 상복부 압통 정도만 관찰될 수도 있다.

간호관리

간호사정

사정은 소화성 궤양의 가장 흔한 증상인 복통 또는 상복부 통증에 대한 환자의 불편감을 사정하는 것으로 시작된다. 통증은 발현 여부, 위치, 특징, 특히 완화 및 촉진 요인에 대해 파악하여야 한다. 소화성 궤양 통증은 일반적으로 상복부 부위의 선통, 타는 듯한 통증으로 설명되며, 등 부위로 방사될 수 있다. 통증은 일반적으로 위가 비어있을 때 시작되며, 음식이나 제산제 섭취로 사라질 수 있다. 이 때문에 통증은 대개 위가 비어있는 밤에, 특히 십이지장궤양 환자에게서 발생한다. 환자는 또한 소화성 궤양의 합병증 징후를 나타낼 수 있다. 출혈은 혈변 또는 토혈로 나타날 수 있으며, 노인은 일반적으로 표현이 무딘 경향을 보인다.

간호진단

소화성 궤양이 있는 노인 환자에게 가장 자주 사용되는 간호진단은 다음과 같다.

- 점막 병변과 관련된 급성 통증
- 질병과정 및 치료방법에 대한 노출 부족과 관련된 건강 교육의 필요성
- 건강관리체제의 복잡성과 관련된 부적절한 가족 치료 관리

간호계획 및 간호결과

소화성 궤양이 있는 모든 노인 환자가 동일한 증상을 갖는 것은 아니기 때문에 간호사는 교육 및 기타 중재와 관련하여 개별 환자의 필요 정도를 정해야 한다. 노인 소화성 궤양 환자의 기대되는 결과는 다음과 같다.

1. 환자는 복부 또는 상복부 통증을 호소할 것이다.
2. 환자는 처방된 식이요법, 활동 및 약물요법을 유지할 것이다.
3. 환자는 흡연, 알코올 사용, 스트레스, 아스피린 또는 NSAIDs의 빈번한 사용과 같은 악화요인을 인지하게 될 것이다.

간호중재

소화성 궤양이 있는 노인 환자를 위한 간호관리에는 환자의 생활습관 변화, 식이조절 및 치료계획에 사용될 수 있는 약물에 대한 교육이 포함된다. 생활습관 변화로는 금연, 금주, 아스피린 함유 제품 및 NSAIDs와 같은 기타 자극물을 피하는 것 등이 있다. 또한 환자의 개별적인 특성에 맞춘 운동, 이완요법, 바이오피드백 및 기타 스트레스 해소방안을 찾는다. 식이 변화는 위점막을 자극하는 음식(예: 카페인 및 통증을 유발하는 음식)을 피하는 것이다. 처방된 약물을 정해진 대로 복용해야 한다. 제산제가 신속하게 위장의 산을 중화시키지만 노인 환자는 속쓰림과 산성 소화불량과 같은 경우에만 간헐적으로 사용하도록 해야 한다. 산 생성을 줄이거나 예방하는 약물(H_2 수용체 길항제 및 PPI)은 처방대로 정확하게 복용해야 하지만 이러한 약물은 증상 완

화까지 시간이 오래 걸린다. 환자는 제산제의 경우 효과가 20~30분 정도 지속되는 반면, 산 생성을 줄이거나 방지하는 약물은 장기적인 효과가 있다는 것을 알아야 한다. 노인 환자와 논의해야 할 또 다른 중요한 점은 궤양 약물이 다른 약물에 미치는 영향이다. 예를 들어, H_2 수용체 길항제인 시메티딘은 와파린, 테오필린 및 페니토인의 대사를 방해한다. 수술 후에는 위의 크기가 작아지므로 더 많은 식이요법이 필요할 수 있다. 위 절제술 후 덤핑증후군은 흔하게 나타나며, 식사 후 현기증, 오심 및 발한으로 나타난다. 탄수화물이 적은 소량의 식사를 자주 하면 이러한 증상의 발현이 줄어든다. 식사 중이 아닌 식간에 물을 마신 후 휴식을 취하는 것도 증상을 완화하는 데 도움이 된다. 적절한 영양과 체액 및 전해질 균형을 유지하는 것은 노인 환자에게 특히 중요하며, 이러한 식이 섭취 조정을 통해 달성 할 수 있다.

간호평가

평가에는 기대 결과 달성, 합병증 예방, 증상 제거, 소화성 궤양 관련 지식 습득에 대한 기록이 포함된다. 권장된 의학적 치료로 인한 모든 합병증에 대해서도 기록해야 한다.

장염

위장염 또는 장염은 위 또는 소장의 염증을 의미한다. 박테리아, 바이러스, 약물, 방사선, 위점막을 자극하는 음식 섭취 또는 알레르기 반응이 원인이 될 수 있다. 일반적으로 알려진 세균성 장염 "식중독"은 일반적으로 독소가 포함된 박테리아에 의해 오염된 음식 섭취로 인해 발생한다. 이러한 박테리아의 예로는 황색포도상구균, 살모넬라 및 클로스트리듐 보툴리눔이 있다.

또한 장염은 아메바증 및 선모충증와 같은 기생충 감염으로 인해 발생할 수 있다. 아메바증은 주로 대장을 침범하는 원충 기생충에 의해 발생한다. 비활성 형태인 낭종은 대변으로 오염된 음식이나 물을 통해 섭취되어 장으로 전달되며, 활성 형태가 방출되어 장의 벽으로 들어가 장점막의 궤양을 유발한다. 아메바증은 주로 열대 국가와 위생이 좋지 않은 곳에서 만연한다.

선모충증은 부적절하게 조리된 돼지고기를 통해 전염되며, 횡문근에 박힌 회충의 애벌레에 의해 발생한다. 오염된 돼지고기를 먹으면 위산이 낭종에서 유충을 방출하고, 유충은 숙주의 장에서 성충이 된다. 성체 암컷은 숙주의 근육으로 이동하는 유충을 방출하며, 이 유충은 근육에 수년 동안 남아 있다. 급성 장염은 직접적인 박테리아 또는 바이러스 감염의 결과이거나 박테리아에 의해 생성되는 독소의 영향이다. 이로 인해 장 내강으로의 수분 분비가 증가하거나 운동성이 증가하여 많은 양의 음식과 체액이 배설된다. 일반적으로 장염은 장점막에 염증 변화를 일으켜 문제가 되는 인자가 제거되면 정상으로 돌아간다.

병리학적 과정은 복부경련, 다량의 설사 및 구토 증상을 초래하는 다양한 증상을 나타낸다. 다량의 설사로 인해 많은 양의 체액과 전해질이 손실되어 탈수증과 저나트륨혈증 및 저칼륨혈증의 전해질 불균형을 초래할 수 있다. 노인은 특히 탈수 및 전해질 불균형의 위험이 있으며, 필요 시 신속하게 치료해야 한다.

간호관리

간호사정

사정은 최근 식품 섭취력, 오심, 구토 및 설사의 이력으로 시작되며, 설사는 양, 지속시간, 빈도 및 대변 특성을 사정한다. 또한 최근 약물 사용, 특히 항생제 및 최근 여행력에 대해서도 사정해야 한다. 식중독이 의심되는 경우 간호사는 가능한 오염원에 대해 환자에게 질문해야 한다. 신체검진 시에는 점막, 기립성 혈압, 체온 및 복부 압통에 대한 검사 및 사정이 이루어져야 한다. 요비중 검사는 수액요법을 평가하는 데 도움이 된다.

간호진단

장염이 있는 노인 환자의 가장 흔한 간호진단은 다음과 같다.

- 구토 및 설사와 관련된 탈수
- 장 염증과 관련된 설사

간호계획 및 간호결과

장염이 있는 노인 환자의 기대 결과는 다음과 같다.

1. 환자는 적절한 체액량과 전해질 균형을 유지할 것이다.
2. 환자는 기준선에 도달할 때까지 묽고, 모양이 형성되지

않은 대변의 수가 점차 감소할 것이다.

간호중재

장염이 있는 노인 환자의 간호관리에는 수분 유지 및 체액 및 전해질 상태 모니터링이 포함된다. 심한 구토와 설사로 인해 정맥 내 수분 공급과 입원치료가 필요하다. 경미한 장염의 경우 가정에서 수액 보충을 할 수도 있다. 모든 상황에서, 탈수 증상과 징후에 대한 모니터링이 필요하다. 또한 간호사는 노인 환자에게 도움을 줄 사람이 근처에 있는지 확인해야 한다. 노인 환자는 탈수의 증상 및 징후와 추가적인 의료적 접근이 필요한 상태에 대한 교육을 받아야 한다. 세균 및 기생충성 장염 예방에 대해서도 논의해야 하며, 특히 식사와 음식 준비 전에 철저한 손 씻기의 중요성을 강조해야 한다.

간호평가

평가에는 기대 결과 달성, 합병증 예방 및 기존 상태로 회복이 되었는지에 대한 기록이 포함된다. 간호사는 문제가 해결됨에 따라 증상이 감소하였는지 노인 환자를 살펴야 한다. 경구섭취량과 식이요법에 대한 지속성에 대해 주의 깊게 관찰하고 기록한다.

장폐색

장폐색는 소장 또는 대장에서 위장관의 부분적 또는 완전한 막힘이 발생할 때마다 나타난다. 이는 일반적으로 기계적 또는 마비성 장폐색으로 분류되는 몇 가지 상태로 인한 것일 수도 있다.

기계적 폐쇄가 가장 일반적이며, 주로 종양, 유착 또는 탈장에 의해 발생한다(그림 18.6). 장폐색의 또 다른 기계적 원인은 장염전 또는 장 일부의 뒤틀림이다. 이것이 폐색의 원인인 경우는 드물지만 장간막 인대가 시간이 지남에 따라 약해지기 때문에 노인에서는 더 흔하게 나타날 수 있다.

마비성 장폐색은 신경계 또는 혈관 장애로 인한 연동운동의 감소 또는 부재를 말한다. 연동운동은 마취, 복막 손상, 신경공급 중단, 복부 손상 또는 외과적 처치, 장 허혈, 전해질 불균형 또는 항우울제 또는 통증조절 약물과 같은 특정 약물의 부작용 등 유해한 자극에 의한 억제반사 유발로 인하여 감소하거나 없어진다. 간과될 수 있는 신경학적 원인으로는 당뇨병 관련 신경병증, 다발경화증, 뇌졸중 또는 파킨슨병 등이 있으며, 복부 수술 후 자주 나타난다.

혈관장애는 장 또는 장간막 허혈을 유발하여 폐색까지 유발할 수 있다. 장기간의 허혈은 융모 표면과 상피세포의 죽음을 초래하는데, 이로 인하여 영양분의 흡수에 문제가 발

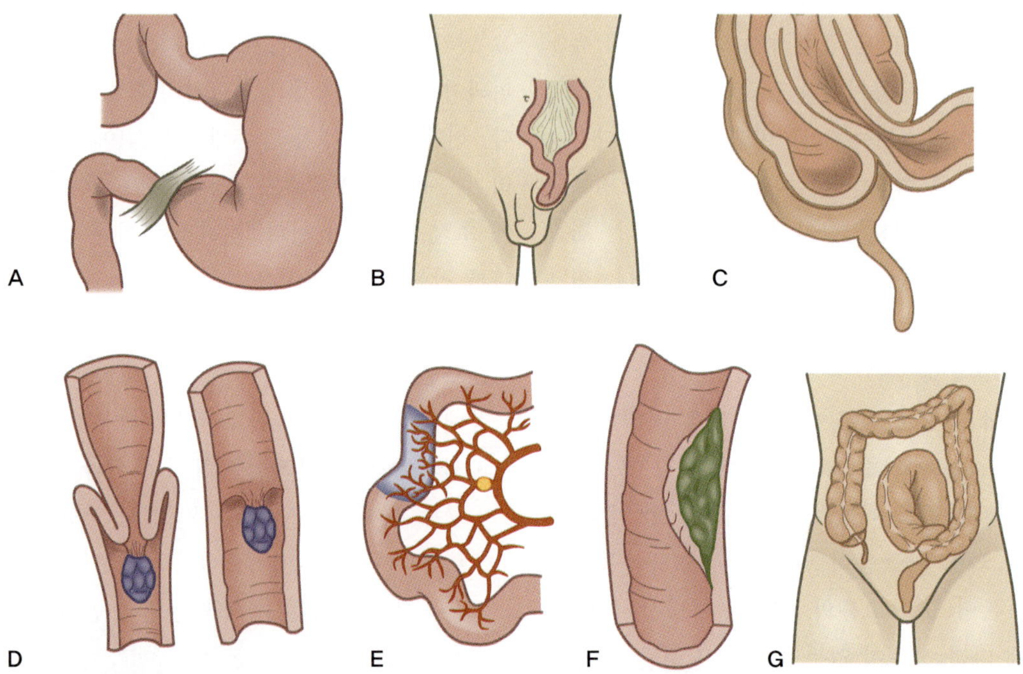

그림 18.6 장폐색 A. 유착 B. 꼬인 서혜부 탈장 C. 회맹 장중첩증 D. 폴립으로 인한 장중첩증 E. 장간막 폐쇄 F. 신생물 G. 결장 염전(출처: Lewis, S. L., Bucher, L., Heitkemper, M. M., & Harding, M. M. [2017]. Medical-surgical nursing: Assessment and management of clinical problems [10th ed.]. St. Louis, MO: Elsevier.)

생하며, 점막층이 괴사하고 연동운동이 감소한다. 장 또는 장간막 허혈은 상대적으로 드물지만 노인에서의 높은 사망률을 고려할 때 노인을 돌보는 간호사는 이를 간과해서는 안 된다. 어느 정도의 장 허혈은 다른 형태의 허혈, 혈전증 또는 경색의 병력이 있는 모든 환자 또는 만성 허혈이 있는 환자(예: 죽상동맥경화증 환자)에서 나타난다. 허혈성 장질환은 일반적으로 노인에게 영향을 미치는 일련의 급성 및 만성 증후군으로 구성된다. 허혈성 장막질환의 주요 증후군에는 급성 색전성 허혈, 급성 혈전폐색(허혈성 대장염), 비폐색성 허혈, 만성 장 허혈(허혈성 복토) 및 정맥폐쇄성 질환이 포함된다.

장폐색의 원인이 무엇이든, 폐색이 발생한 후 장의 폐색 부위는 근처의 가스와 공기에 의해 팽창된다. 이러한 과정이 지속되면 수분, 전해질 및 혈청 단백질을 비롯하여 위, 담즙 및 췌장 분비물이 해당 부위에 축적되기 시작하여 관내 압력이 증가한다. 수분이 장 내강으로 이동하여 탈수, 전해질 불균형 및 저혈량증으로 이어질 수 있기 때문에 순환 혈액량이 감소하면 세 번째 공간 이동이 발생할 수 있다.

폐색이 있는 임상소견으로는 폐색 부위 또는 정도와 대략적으로 관련이 있는 심각한 경련 통증의 급성 발현이 있다. 장 팽창이 증가함에 따라 통증의 심각도가 감소할 수 있다. 장간막 허혈의 임상증상은 초기에는 비특이적이며 게실염, 충수염 및 담낭염과 같은 다른 일반적인 복부 문제와 유사할 수 있다. 주요 증상은 복통이지만 장간막 허혈의 특징은 통증이 신체검진에서 발견되는 것과 비례하지 않는다는 것이다. 죽상경화성 허혈은 협심증과 같은 경련을 일으키는 복통을 일으켜 식사 후에 악화되었다가 사라질 수 있다. 결장 허혈의 통증은 좌측하부 사분면(LLQ)에서 더 심하다. 혈관 경련 및 색전은 관련 구토 및 설사와 함께 급성의 심한 복통을 일으킨다.

특히 폐색이 하부 소장 또는 결장에 있는 경우 복부팽창이 나타난다. 장에 가스와 공기가 축적되어 타진 시 가스팽만음이 들린다. 장이 내용물을 아래로 밀어내려고 할 때 기계적 폐쇄부위 위에 과잉성 장음이 나타난다. 연동운동의 속도와 힘의 증가는 복명(크고 고음의 장음)을 유발할 수 있고, 상태가 지속됨에 따라 장음이 없는 상태로 진행될 수 있으며, 방해물 아래쪽 장음은 사라진다. 구토는 거의 항상 나타나는데, 폐색 수준에 따라 (드물게) 담즙성 구토물일 수도 있다. 폐색이 완전하지 않으면 설사가 발생할 수 있으며, 탈수 및 쇼크의 징후를 보일 수 있다.

장폐색의 합병증에는 장 천공, 화학적 또는 세균성 복막염, 저혈량성 쇼크 및 패혈성 쇼크가 대표적이다. 영향을 받은 장 구역의 점막에 대한 압력 증가는 장 괴사를 유발하여 장벽의 투과성을 변화시킬 수 있다. 장의 정상적인 박테리아가 복막강으로 빠져나가 복막염을 일으키면 세균혈증으로 확대될 수 있다. 얇아진 장벽의 천공은 복부 공간으로의 체액 손실, 화학적 복막염 및 농양 형성을 초래한다. 감염과 체액 및 전해질의 손실은 주요 문제이다. 체중의 10%를 초과하는 체액 이동이 있을 때 저혈량성 쇼크가 발생할 수 있다. 패혈성 쇼크는 또한 장이 파열되거나 괴저가 될 때 혈류오염으로 인해 발생할 수 있다. 패혈증과 저혈량성 쇼크는 생명을 위협하는 상황이므로 적극적으로 치료해야 한다.

간호관리

간호사정

사정은 촉발사건에 대한 조사에서 시작된다. 간호사는 구토와 설사의 유형 및 빈도(예: 과다)와 통증의 위치 및 특성(예: 경련성, 지속 또는 확산)에 초점을 맞춰야 한다. 복통에 대한 환자의 설명이 일반적이고 둔한 것에서 국부적이고 날카로운 것으로 갑자기 변경되는 경우에는 심각하게 살펴봐야 하는데, 이것은 복막염의 특징적인 표현이기 때문이다. 신체검사는 장음의 존재와 특성(예: 큰 소리, 빈번한 소리, 부재 또는 약함), 복부팽창 여부, 활력징후 및 소변 배출에 초점을 맞춰야 한다. 갑작스런 체온 상승은 복막염의 또 다른 전형적인 징후이다.

간호진단

장폐색 노인 환자의 간호진단은 다음과 같다.

- 체액 손실 및 부적절한 체액 섭취와 관련된 탈수
- 구토 및 폐색과 관련된 부적절한 영양
- 위장 자극과 관련된 오심
- 운동성 저하 또는 폐색과 관련된 변비

간호계획 및 간호결과

장폐색이 있는 노인 환자의 기대되는 결과는 다음과 같다.

1. 환자는 적절한 체액량과 전해질 균형을 유지할 것이다.
2. 환자는 견딜 수 있는 수준의 불편감을 말로 표현할 것이다.
3. 환자는 발병 전 체중을 회복하고 적절한 영양을 유지할 것이다.
4. 환자는 오심 완화를 표현할 것이다.
5. 환자는 부드럽고 모양이 있는 배변을 유지할 것이다.

장폐색이 있는 노인은 통증과 체액 손실의 전형적인 징후가 둔해질 수 있으므로 주의 깊게 관찰해야한다.

간호중재

장폐색이 있는 노인 환자의 간호관리에는 수분 유지 및 편안함 증진이 포함된다. 처방에 따라 정맥 내로 수액 및 전해질을 공급하여 탈수를 예방할 수 있다. 섭취량과 배설량 및 요비중을 측정하고 체액 과부하 또는 탈수 징후를 모니터링하는 것이 중요하다. 비위관 또는 비장관은 일반적으로 감압을 위해 필요하며, 개방성 및 위치 유지가 중요하다. 통증 완화를 위해 약물요법을 적용할 수 있다. 그러나 마약은 장에 미치는 영향과 주요 증상을 가릴 수 있기 때문에 경우에 따라서는 허용되지 않는다. 기타 중재로는 체위변경, 구강간호, 피부간호, 음악요법 또는 명상이 있다. 수술이 필요한 경우에는 수술 후 예상되는 변화에 대해 환자와 가족에게 설명해야 한다.

간호평가

평가에는 기대 결과 달성 및 합병증 예방에 대한 기록이 포함된다(간호관리 계획 박스 참조). 활력징후, 섭취 및 배설량, 장음 및 장 배설 패턴도 기록해야 한다. 수술을 했다면 절개부위와 상처 치유 상태를 모니터링해야 한다.

게실

게실은 위장관을 따라 점막에 나타나는 주머니 모양의 돌출부이다. 게실은 혈관이 근육층을 관통하는 장의 원형 근육섬유의 분리를 통해 점막이 바깥쪽으로 탈출하여 형성된다. 게실은 하행결장 및 S상 결장에서 가장 자주 발생하며, 결장 게실은 일반적으로 여러 개가 발생한다.

게실의 정확한 원인은 알려져 있지 않다. 노인의 게실 빈도 때문에 혈액 공급이나 장의 영양과 관련이 있다고 고려된다. 식이섬유 또는 섬유질식품의 부족 및 배설물 감소 또한 이 과정과 관련이 있다. 식이섬유소 소비와 섭취 식품의 부피가 증가하면 결장의 압력이 감소한다. 반대로 결장에 노폐물이 거의 없으면 배설을 위해 더 강한 근육 수축이 필요하고 압력이 증가한다. 이러한 압력 증가는 근육 비대와 게실의 발달로 이어진다. 이러한 맥락에서 게실은 또한 노인의 만성 변비 및 비만과 관련이 있다.

장벽 근육층의 위축은 장을 약화시키고 노인의 게실 발달의 또 다른 요인이 될 수 있다. 염증이 없는 다발 게실을 게실증이라 하며, 중년과 노년에서 호발하는 질병이다. 게실증의 발병률은 나이가 들면서 증가하며 직·간접 의료비용 측면에서 서구에서는 다섯 번째로 영향력 있는 위장관질환으로 알려져 있다. 게실증은 선진국에서 가장 흔한 결장 질환이며 미국, 유럽 및 호주에서 가장 높은 비율이 보고된다. 게실증은 증상이 없을 수 있으며 방사선 촬영이나 결장내시경에서 우연히 발견되어 진단하기도 한다. 증상이 나타나면 모호한 복부불편감, 변비 또는 설사가 나타날 수 있다.

게실염은 일반적으로 소화되지 않은 음식, 대변 및 박테리아의 보유로 인해 발생하는 게실주머니 또는 주변의 염증이다. 게실염에서 정체되어 있는 것은 염증, 감염 또는 두 가지 모두로 이어진다. 점막이 혈관을 침식하거나 천공하여 출혈을 일으킬 수 있다. 대장폐색, 누공 및 농양이 발생할 수 있다. 감염된 물질이 복막강으로 파열되면 복막염이 발생할 수 있다. 게실증 환자의 약 25%가 게실염으로 이어진다.

증상이 있는 게실질환의 임상증상에는 변비 또는 설사, 좌하복통 및 발열이 있다. 게실염 환자의 절반 이상에서 배변습관의 변화가 나타나며, 대부분 변비로 인한 불편감을 호소한다. 다른 증상으로는 고창, 오심, 구토 등이 있다. 게실염이 있는 노인은 발열이나 복부불편감이 거의 없을 수 있다. 합병증에는 천공 및 복막염, 요관폐쇄 및 현저한 하부위장관 출혈이 포함된다. 폐색이나 천공이 의심되는 경우 수술이 필요할 수도 있다.

간호관리

간호사정

사정은 배변빈도, 대변 특성(예: 색, 크기 및 지속성), 배변습관 및 경과(예: 개선 또는 악화 및 재발 또는 장 습관의

간호계획

장폐색: 게실염으로 인한 폐쇄

임상 상황

임씨는 최근 복통으로 응급실에 입원한 78세의 은퇴한 재봉사이다. 함께 살고 있는 아들과 며느리가 임씨를 데려왔다. 임씨의 아들은 어머니가 지난 24시간 동안 복통을 호소했다고 했고, 그것이 진정되지 않았기 때문에 내원하였다고 했다. 지난 24시간 동안 임씨는 좌측 하복부 통증, 오심, 최근에는 구토가 있었다고 했다. 임씨는 열이 있는지 확실하지 않았다. 임씨의 며느리는 최근 시어머니가 변비가 심해 다양한 종류의 완하제를 복용했다고 덧붙였다.

임씨는 과거력으로 고혈압(nifedipine extended release 및 하이드로클로로타이아자이드 복용)과 고콜레스테롤혈증(매일 로바스타틴 복용)이 있었다. 임씨의 아들은 어머니께서 몇 년 전 방사선 촬영 후 게실증이 있다고 의사가 말했다고 했다. 임씨의 유일한 수술력으로는 약 20년 전 담낭염으로 인한 단순한 담낭절제술이 있다. 임씨는 특별한 제약 없이 일반 식이를 먹었고 지난 몇 년간 체중 변동은 많지 않았다고 한다. 신체검진 결과 마른 체형에 체중 58kg, 체온 38.3℃, 맥박 98회/분, 호흡 24회/분, 혈압 140/84mmHg이었다. 임씨는 스트레처카에 옆으로 웅크린 자세로 누워있었다. 임씨의 복부는 분명히 팽창되어 있지 않았으며, 복부에 이전 담낭절제술 시 절개흉터가 있었다. 크고 고음의 장음이 있었지만 특별한 잡음은 들리지 않았다. 임씨의 복부는 부드러웠고 단단한 덩어리는 왼쪽 아래 사분면에서 만져졌다. 직장검진 시 압통이 있었고, 직장 원개에 대변이 차 있었으며, 잠혈 검사는 음성이었다. 혈액 검사상 백혈구 90,000μL이고 헤모글로빈 수치는 정상이었다. 혈청 전해질 수준과 소변 검사 모두 정상이었다. 혈청 아밀라아제는 500units/dL이었다. 일반 복부 방사선 사진에서 공기(air)와 액체(fluid)가 편평한 면(level)을 이루고 있으며, 유리가스(free air)는 보이지 않았다. 임씨는 장폐색 또는 게실염으로 인한 폐쇄를 진단받았다.

임씨는 일반 병동에 입원하여 수술 상담을 받았다. 정맥 내 수액주입이 시작되었고 NPO 상태에서 높은 간헐적 흡입으로 NG 튜브가 삽입되었다. 정맥 항생제 치료가 시작되었으며 이후 입원기간 동안 지속되었다. 그 외에도 임씨의 상태는 면밀히 모니터링되고 의학적으로 관리되었다. 임씨는 소장폐색만 있는 것으로 밝혀졌으나 이를 위한 수술이 필요하지는 않았다. 임씨는 입원 8일째 집으로 퇴원하였으며, 이전 약물 투약을 재개하였다.

간호진단

- NG 튜브 배출에 따른 체액 손실과 관련된 탈수
- 지속되는 금식과 관련된 부적절한 영양
- 운동성 감소, 변비 약물 투약, 식이섬유 부족과 관련된 변비
- 게실질환의 예방 및 합병증에 대한 지식 부족과 관련된 건강교육의 필요성
- 통증 조절을 위한 약물복용 불이행과 관련된 통증(복부)

결과

- 환자는 적절한 체액량과 전해질 균형을 유지할 것이다.
- 환자는 입원 전 체중을 유지할 것이다.
- 환자는 정기적인 배변패턴을 확립할 것이다.
- 환자와 가족은 변비 및 추가 합병증을 예방할 수 있는 식이변화를 표현할 것이다.
- 환자는 통증이 완화될 것이다.

중재

- 4시간마다 또는 처방에 따라 활력징후를 측정한다.
- 처방에 따라 정맥요법을 유지한다.
- 섭취량 및 배설량; 피부 수분감, 색상 및 피부 긴장감; 소변의 비중(4시간 마다); 혈청 전해질 수준 및 의식 수준을 모니터링한다.
- 매일 또는 처방에 따라 환자의 체중을 측정한다.
- 혈청 알부민 및 단백질 수준을 모니터링한다.
- 처방에 따라 정맥으로 TPN을 투여한다.
- 환자가 더 이상 NPO가 아닌 경우 고단백 고칼로리 식품 섭취를 격려한다.
- 처방이 된 경우 대변완화제를 투여한다.
- 환자가 더 이상 NPO가 아닐 때는 매일 2L의 수분 섭취와 고섬유질 식품 섭취를 권장한다.
- 환자에게 식이요법에 포함될 섬유질이 풍부한 식품에 대해 교육한다.
- 환자가 가능하면 활동 수준을 높이도록 격려한다.
- 약물의 변비 부작용에 대해 교육한다.
- 고섬유질 식단의 중요성, 적절한 수분 섭취의 필요성, 가벼운 운동의 필요성에 관한 서면 및 구두 정보를 환자와 가족에게 제공한다.
- 게실염과 같은 게실증의 합병증에 관한 서면 및 구두 정보를 환자와 가족에게 제공한다.
- 4시간마다 통증 정도를 평가하고 모니터링한다.
- 환자에게 진통제에 대한 구두 및 서면 지침을 제공한다.
- 심상요법, 체위변경, 다양한 활동과 같은 기타 통증 완화방법을 제공한다.
- 장폐색이 개선됨에 따라 통증이 감소할 것임을 환자에게 알리고 격려한다.

만성 변화)에 대한 정보수집에서 시작된다. 운동패턴, 통증, 팽만감, 오심, 구토, 병력(예: 치질 또는 장 수술), 폴립이나 결장암과 같은 장 문제의 가족력도 중요하다. 게실염이 있는 환자는 발열과 오한이 있을 수 있다. 신체검사는 눈에 띄지 않을 수 있지만 좌측하부 사분면 압통 또는 잠혈 양성 대변을 나타낼 수도 있다.

간호진단

폴립이 있는 노인 환자의 가장 일반적인 간호진단은 다음과 같다.

- 질병과정, 치료의 중요성 및 후속조치에 대한 노출 부족과 관련된 건강교육의 필요성
- 건강상태에 대한 위협과 관련된 불안

간호계획 및 간호결과

폴립이 있는 노인 환자의 기대되는 결과는 다음과 같다.

1. 환자는 질병과정과 잠재적 결과에 대한 지식을 말로 표현할 수 있다.
2. 환자는 미국암협회(ACS) 또는 의료진이 제안한 의학적 후속조치를 따를 것이다.

간호중재

폴립이 있는 노인 환자의 간호관리에는 대장암의 예방 및 조기발견을 위해 ACS가 제안한 지침의 교육 및 강화가 포함된다. 대장내시경 검사를 받을 환자의 교육에는 폴립 제거의 중요성이 포함된다. 노인 환자에게 반복적인 S상결장경 시행시기에 대해 상기시켜야 한다(의료진 또는 ACS 지침에 따름). 환자는 폴립이 무증상이더라도 출혈이 있을 수 있음을 알아야 한다. 대변에 혈액이 있다는 것은 정기적인 결장경 검사 또는 대장내시경 검사가 필요함을 나타낼 수 있다.

간호평가

평가에는 기대 결과 달성 및 침습성 대장암과 같은 합병증 예방에 대한 기록이 포함된다.

치질

치질은 직장 내부 또는 항문 입구 근처의 점막에 있는 정맥의 확장이다. 이러한 팽창은 흔하며 골반 및 직장 부위의 정맥에 대한 압력 증가에 취약한 사람들에게 발생한다. 설사 또는 변비, 비만, 임신, 간질환, 장시간 앉아 있음, 골반 종양 및 항문성교가 소인이 될 수 있다.

내부 치질은 배변과 함께 출혈을 일으킬 수 있다. 확장된 정맥낭은 항문관으로 돌출되어 노출되며, 통증을 유발할 수 있으며, 혈전, 궤양 및 출혈이 발생한다. 외부 치질은 다양한 정도의 통증, 압력, 가려움증, 자극 및 뚜렷한 종괴를 생성한다. 출혈은 외부 치질이 손상되거나 궤양이 있는 경우에 발생한다. 일반적으로 출혈 자체가 임상적으로 문제가 될 정도는 아니지만 지속적인 출혈, 만성질환의 빈혈이 발생할 수 있다.

간호관리

간호사정

사정은 노인 환자의 변비 과거력과 직장 통증, 대변 또는 화장지에 묻어나는 혈액 여부 등의 정보를 수집하는 것에서 시작된다. 항문과 직장의 통증을 제외하고는 신체검사 시 눈에 띄지 않을 수 있다. 통증으로 정확한 검사가 어려울 수도 있다. 그러나 탈출성 치질이 발견될 수 있으며, 종창, 혈전증 및 허혈에 대해 사정해야 한다. 대변에서 잠혈 양성 반응이 나타날 수 있다.

간호진단

치질이 있는 노인 환자의 가장 일반적인 간호진단은 다음과 같다.

- 배변 시 통증과 관련된 변비 가능성
- 종창과 염증과 관련된 항문 및 직장 부위의 급성 통증
- 치료 및 예방에 대한 노출 부족과 관련된 건강교육의 필요성

간호계획 및 간호결과

노인 치질 환자의 기대 결과는 다음과 같다.

1. 환자는 더 적은 변비 일화를 경험할 것이다.
2. 환자는 정기적인 배변패턴을 확립할 것이다.
3. 환자는 항문 및 직장 통증이 감소되었다고 표현할 것이다.
4. 환자는 치질의 발생을 최소화하기 위한 자기관리 방법을 설명할 수 있다.

간호중재

치질이 있는 노인 환자의 간호관리에는 변비 예방 및 해결이 포함된다. 여기에는 통곡물, 콩과 식물, 신선한 과일 및 채소와 같은 소화되지 않는 섬유질을 포함한 고섬유질, 섬유질 식품에 대한 검토가 포함된다. 적절한 수분 섭취도 중요하다. 노인 환자는 금기가 아니라면 매일 최대 2000mL의 수분을 섭취하도록 권장해야 한다. 간호사는 정기적으로 가벼운 운동을 격려하고 정기적인 배변의 중요성을 재교육해

야 한다. 통증 완화를 위해 OTC 마취 연고와 크림 및 좌욕을 사용할 수 있다. 환자가 배변 시 긴장하면 치질을 악화시킬 수 있으므로 긴장하지 않도록 격려해야 한다. 간호사는 더 심각한 장애의 가능성을 예방하기 위해 직장 출혈 시 알리는 것이 중요함을 강조해야 한다.

간호평가

평가에는 기대 결과 달성, 합병증 예방, 규칙적인 배변 패턴 및 습관 유지에 대한 기록이 포함된다.

부속기관의 장애

담석증과 담낭염

담석증은 담낭에 담석이 형성된 것이다. 담낭이 천천히 또는 잘못 비워지면 정체가 발생하고 콜레스테롤 결정체의 응집을 촉진하여 결국 결석이 형성된다. 담석은 주로 콜레스테롤과 칼슘 빌리루빈산이라는 두 가지 주요 물질로 구성된다. 담석 발생률은 인종(히스패닉 및 아메리카 원주민에서 발생률이 더 높음)과 국가마다 다르다. 그러나 이것이 환경적 요인인지 유전적 요인인지는 알려져 있지 않다. 위험요인에는 비만, 여성, 경산, 좌식생활, 당뇨병, 약물(예: 콜레스테롤 저하제, 에스트로겐 및 항생제), 고령이 있다. 또한 비만 수술을 받은 사람은 담석이 발생할 위험이 높다.

담석은 증상과 징후 없이 수년 동안 지속될 수 있다. 전형적인 증상은 우측상부 사분면 통증으로, 우측 견갑골 부위로 방사될 수 있다. 통증은 날카롭거나, 경련성이거나, 둔할 수 있으며, 식사 직후 갑자기 시작되기도 한다. 통증은 15분에서 6시간까지 지속될 수 있으며, 오심과 구토가 발생할 수 있다. 이러한 통증 발작은 몇 년에 한 번 발생하기도 하지만 며칠에 한 번씩 자주 발생할 수도 있다. 이러한 상황은 지방이 많은 음식 섭취에 의해 촉진될 수 있다. 담즙 통증의 증상은 담낭의 압력과 팽창을 증가시키는 낭포성 또는 총담관 폐쇄에 의해 발생한다. 통증이 너무 심하여 심장마비로 오인되는 경우도 있다. 결석이 담도를 따라 쌓이면 담즙의 흐름을 방해하며, 빌리루빈의 흐름이 막혀 황달이 발생할 수 있다. 총담관이 막히면 담즙이 십이지장으로 들어갈 수 없으며 대변에 색소가 부족하기 때문에 대변이 점토색이 된다. 또한 총담관이 막히면 담낭통, 황달, 췌장염 또는 담관염(담관 염증)이 발생할 수 있다.

담낭염은 급성 또는 만성일 수 있으며 일반적으로 담석 또는 담즙계의 다른 장애와 관련이 있다. 담낭염은 담낭벽을 두껍게 만들며, 이것은 허혈, 괴사, 괴저, 담낭 자체의 천공 가능성을 높이고 복막염을 유발할 수 있다. 만성 담낭염에서는 벽이 두꺼워지고 배출이 어려워진다. 이것은 점막에 압력을 가하는 결석이나 담즙 정체로 인한 만성적인 화학적 또는 기계적 자극의 결과이다.

간호관리

간호사정

사정은 통증과 관련된 경험에 대한 사정에서 시작된다. 간호사는 증상의 위치, 특징 및 기간을 구별해야 한다. 관련 증상으로는 오심과 구토가 있다. 촉진요인(예: 고지방 식사) 및 완화요인(예: 진통제 또는 자세변경)을 기록해야 한다. 신체검사 시 우측상부 사분면 압통과 황달 가능성을 발견할 수 있다.

간호진단

담석증이나 담낭염을 앓고 있는 노인 환자의 가장 일반적인 간호진단은 다음과 같다.

- 담낭 염증과 관련된 급성 통증
- 상태 및 치료방법에 대한 노출 부족과 관련된 건강교육의 필요성
- 통증과 관련된 수면패턴 변경

간호계획 및 간호결과

담석증 또는 담낭염이 있는 노인 환자의 기대 결과는 다음과 같다.

1. 환자는 통증 완화를 경험할 것이다.
2. 환자는 질병과정, 합병증 예방 및 사용 가능한 치료방법에 대해 설명할 수 있다.
3. 환자는 밤 동안 숙면을 취했다고 표현한다.

간호중재

담석증 또는 담낭염이 있는 노인 환자의 간호관리에는 통증 완화를 위한 중재 및 환자와 가족에게 질병과정, 치료방

법 및 잠재적 합병증에 대한 교육이 포함된다. 담석증이 있는 노인 환자는 지방이 많은 음식이 통증을 유발할 수 있다는 사실을 알아야 한다. 환자는 수술 유형, 의학적 용해, 쇄석술, 그리고 각각의 장단점을 포함한 치료방법을 알아야 한다. 담낭염 환자는 입원치료가 필요할 수 있으며, 정맥수액요법 및 항생제 치료를 할 수 있다. 집에서 관리하는 경우 환자는 통증이 해소될 때까지 맑은 유동식 식단을 유지하고 지방 음식을 피하면서 일반식이로의 전환은 천천히 이루어져야 한다. 합병증의 징후와 증상은 환자와 가족 모두와 함께 검토해야 한다. 추가적인 간호중재는 초기 치료에 대한 노인 환자의 반응에 맞춰 진행한다.

간호평가

평가에는 기대 결과 달성, 합병증 예방, 감염 예방 및 질병과정에 대한 환자의 지식 확인이 포함된다. 간호사는 또한 음식 섭취에 대한 환자의 반응을 평가하고 환자의 음식 선택을 모니터링하여 식이 준수 여부를 평가한다.

췌장염

췌장염은 췌장의 염증이며 흔히 알려진 원인이 없다. 장애는 급성 또는 만성일 수 있으며, 급성 췌장염에서 치료 후 췌장은 정상으로 회복되나, 만성 췌장염에서는 췌장이 영구적이고 점진적으로 파괴되어 정상 조직이 섬유조직으로 대체된다.

급성 췌장염은 알코올에 의해 유발되거나 담도질환과 관련될 수 있으나 1/3 정도에서는 원인을 알 수 없다. 노인에서 급성 췌장염은 대부분 담도질환과 관련이 있다. 급성 췌장염의 다른 원인으로는 약물, 수술, 외상 및 대사장애가 있다.

급성 췌장염은 췌장의 자가소화를 유발할 수 있는 췌장효소의 활성화에 의해 발생하는 것으로 보여진다. 효소의 활성화는 담즙이 췌관으로 역류하고, 췌관이 막히며, 허혈, 식욕부진, 외상 및 독소로 인해 발생하는 것으로 보인다.

만성 췌장염의 원인은 잘 알려져 있지 않다. 그러나 대부분의 경우는 알코올 사용장애와 관련되어 있다. 만성 췌장염 발병의 추가 관련 요인에는 유전성 췌장염, 낭포성 섬유증, 중성지방 상승, 담석증 및 약물이 포함된다.

증상으로는 우측상부 사분면 부위의 상복부에 심한 복통이 있으며, 때때로 등으로 방사된다. 통증은 일반적으로 앙와위 자세에서 더 심하며 환자는 통증을 완화하기 위해 종종 구부러진 자세를 유지한다. 오심, 구토, 복부 팽창 및 발열이 나타난다. 만성 췌장염에서는 통증이 계속되고 쇠약과 황달이 동반될 수 있다. 또한 만성 췌장염에서 대변은 종종 부피가 크고 지방이 많으며 악취를 동반한다. 흡수장애로 인해 체중 감소가 발생할 수 있다. 포도당불내성은 만성 췌장염의 후기 징후이다. 만성 췌장염을 식별할 수 있을 정도가 될 때까지 수년이 걸릴 수도 있다. 췌장의 석회화가 발생하는 데는 수십 년이 걸릴 수 있으며, 당뇨병(포도당 불내성)과 지방변은 질병이 진행된 지 10~20년 후에야 발생할 수도 있다.

간호관리

간호사정

사정은 노인 환자의 알코올 사용장애 또는 담석의 존재와 같은 유발요인의 병력 확인으로 시작된다. 복통, 식욕부진, 오심, 구토의 증상을 자세히 사정해야 한다. 환자가 몹시 고통스러워 대답하지 못하는 경우에는 가족의 정보에 의존해야 할 수도 있다. 환자의 통증에 따라 신체검사가 어려울 수 있다.

간호진단

췌장염을 앓고 있는 노인 환자의 가장 일반적인 간호진단은 다음과 같다.

- 오심 또는 구토와 관련된 탈수; 제한된 경구섭취
- 췌장 폐쇄와 관련된 급성 통증
- 식욕부진 및 구토와 관련된 부적절한 영양

간호계획 및 간호결과

췌장염이 있는 노인 환자의 기대 결과는 다음과 같다.

1. 환자는 적절한 체액 및 전해질 균형을 유지할 것이다.
2. 환자는 통증이 완화될 것이다.
3. 환자는 적절한 체중을 유지할 것이다.
4. 환자는 합병증을 경험하지 않을 것이다.

간호중재

췌장염이 있는 노인 환자의 간호관리에는 체액 및 전해질 균형 유지, 통증완화 중재 및 합병증 예방이 포함된다. 정맥요법, 활력징후, 섭취 및 배설, 혈청 전해질 및 체중 모니터링도 필요하다. 특히 만성 췌장염 환자의 경우 통증관리가 매우 어려울 수 있다. 이런 경우에는 통증 상담사의 전문지식이 필요하다.

급성 췌장염에서 중요한 고려사항은 재발 방지이다. 췌장염이 알코올 사용장애로 인한 경우라면 교육은 금주의 필요성에 초점을 맞춰야 하며, 이 과정에서 추가 의뢰 및 상담이 필요할 수 있다. 담도질환으로 인한 췌장염 환자의 경우 저지방식단 유지에 대한 정보가 중요하다. 수술이 필요한 환자에게는 정보를 제공하고 정서적 지지를 제공하는 것이 중요하다.

간호평가

평가에는 기대 결과 달성, 합병증 예방, 재발 예방(급성 췌장염), 적절한 영양 및 수분 유지에 대한 기록이 포함된다. 알코올에 중독된 노인은 금단증상이 나타날 수 있으며, 간호사는 2차 문제의 치료에 대한 환자 반응을 주의 깊게 모니터링하고 기록해야 한다.

간염

간염은 간의 염증으로 약물, 화학물질 및 알코올과 같은 다양한 요인에 의해 발생할 수 있지만 가장 일반적인 원인은 바이러스 감염이다. 단핵구증 및 거대세포 바이러스뿐만 아니라 5가지 주요 바이러스(그리고 아마도 6번째)가 간염의 원인이 될 수 있지만 미국에서 가장 흔한 원인 인자는 A형, B형 및 C형 간염 바이러스이다.

리보핵산(RNA) 바이러스인 A형 간염 바이러스(HAV)는 A형 간염을 유발한다. 이 바이러스의 주요 전염방식은 일반적으로 오염된 음식이나 물 섭취를 통한 대변-구강 경로이다. A형 간염의 위험그룹에는 주간돌봄센터에 있는 환자와 같은 기관에서 생활하는 사람, 풍토병 지역을 여행하는 여행자와 어린이집에 있는 환자와 풍토병 지역을 여행하는 여행자가 포함된다. 임상적으로 이 질환은 경미하며 기간이 짧은 편이다. 회복 후 특별히 남는 간질환이 없으며 만성 상태의 징후가 없다. 미국에서는 A형 간염의 비율이 감소하고 있다. 현재 모든 어린이, 특정 국가를 여행하는 여행자, 질병 위험에 처한 사람들에게 정기 예방접종을 실시하고 있다 (CDC, 2009b).

디옥시리보핵산(DNA) 바이러스인 B형 간염 바이러스(HBV)는 B형 간염을 유발한다. 이 바이러스는 혈액과 체액을 통해 전염되며, 위험인자는 정맥 내 약물 사용과 성 접촉이며, CDC는 이 질환을 성병(STD)으로 간주한다. B형 간염은 A형 간염에 비해 더 심각한 과정을 거치며, 간질환(예: 간경변 및 암) 위험이 높다. 6개월 이상 바이러스 항원검사에서 양성인 것으로 정의되는 만성 상태는 5~10% 정도이다. 이환된 개인은 무증상일 수 있으나 항원이 존재하는 한 전염성이 있다. D형 간염 바이러스(HDV)는 HBV와 함께 하는 절대 바이러스이다. 이 바이러스는 HBV와 동일한 메커니즘에 의해 전파되며 심각한 급성질환과 생명을 위협하는 만성 간질환을 유발한다.

C형 간염은 소형 RNA 바이러스인 C형 간염 바이러스(HCV)에 의해 발생하며, 수혈 관련 간염 사례의 85~90%를 차지한다. 임상경과는 일반적으로 B형 간염보다 경미하며 이환된 사람은 증상이 없을 수도 있다. C형 간염에서의 유의점은 75% 이상의 개인에서 발생하는 만성 상태로의 진행이다. 이탈리아의 한 연구에서 C형 간염 감염의 합병증으로 간경변이 발병하는 데 걸리는 시간은 노년기에 감염된 경우 더 짧다고 하였으며, 이 연구결과는 일본에서 발표되었다. 고령에 수혈을 통해 얻은 C형 간염은 관련 합병증과 함께 만성 상태로 더 빠르게 진행된다(Mindikoglu & Miller, 2009).

간염에서 보이는 간 염증을 유발하는 병태생리학적 접근은 모든 바이러스에서 유사하다. 바이러스가 특정 전달방식에 의해 개인에게 들어오면 순환계로 들어가 간조직을 찾는다. 바이러스는 세포에 들어가 숙주세포의 DNA를 활용하여 자신을 번식시킨다. 이것은 A형 간염에서 세포 손상의 주요 원인으로 여겨지는 간세포를 직접 손상시키거나 죽일 수 있으며, 반응하는 면역세포는 B형 그리고 C형 간염에서 병리학적 원인인 바이러스를 파괴하는 과정에서 간세포를 손상시킬 수 있다(표 18.3).

바이러스 유형에는 D, E 및 G형도 있다. D형 간염 바이러스(HDV)는 생존을 위해 HBV에 수반되는 감염이 필요한 작은 바이러스이다. HDV는 간세포를 감염시키기 위한 표면항원을 만들기 위해 HBV가 필요하기 때문에 스스로 생존할 수 없다. HDV는 약물 남용자 사이에서 공유되는 바늘, 오염된 혈액 및 성적 접촉을 통해 전염된다. 이미 만성 HBV

표 18.3 바이러스성 간염

	A형 간염 바이러스(HAV)	B형 간염 바이러스(HBV)	C형 간염 바이러스(HCV)
전파경로	분변-경구 경로를 통한 사람 대 사람 또는 오염된 음식 또는 물 섭취	혈액, 정액 또는 기타 체액을 통해; 성적 접촉을 통해 발생할 수 있음. 바늘, 주사기 또는 기타 약물주입장비 공유, 또는 출생 시 산모에서 신생아로 전파	대부분의 사람은 주삿바늘이나 기타 장비를 공유하여 약물을 주입함으로써 C형 간염 바이러스에 감염됨.
잠복기	노출 2~6주 후 증상 없이 전염될 수 있음.	확산 : 혈액, 정액 또는 기타 체액 6주~6개월	20~90일
위험 집단	어린이집을 포함한 기관에서 생활하는 집단 및 발병지역으로의 여행자	정맥 약물 사용 및 성적 접촉, CDC에서 성병으로 간주	혈액 또는 혈액제제 수혈 수혜자
질병 경과	만성 감염을 일으키지 않는 자가 제한질환 일반적으로 2개월 미만의 증상	A형 간염보다 더 심각한 과정	조금 경한 경과
만성상태	없음.	성인의 2~6%에 비해 감염된 영아의 약 90%가 만성 감염이 됨.	C형 간염에 감염된 사람들의 70~85%는 장기적인 만성 감염이 됨.
예방/백신	있음. 6개월 간격으로 2번 접종	있음. 6개월 동안 3~4번 접종	없음.
간암 위험	없음.	있음(간경변과 같은 다른 간질환 위험도 있음)	있음.

참조: 미국에서는 D형 간염 바이러스(HDV)가 흔하지 않다. HDV는 복제를 위해 HBV의 도우미 기능이 필요한 불완전한 바이러스이기 때문에 D형 간염은 B형 간염 바이러스에 감염된 사람들에서만 발생한다. HDV는 급성, 단기 감염 또는 장기, 만성 감염이 될 수 있다. D형 간염은 감염성 혈액과의 경피적 또는 점막 접촉을 통해 전염되며 HBV와의 동시 감염 또는 HBV 감염 환자의 중복감염으로 이환될 수 있다. D형 간염에 대한 백신은 없지만 B형 간염 예방접종으로 아직 HBV에 감염되지 않은 사람에서는 예방할 수 있다.

E형 간염 바이러스(HEV)는 만성 감염을 일으키지 않는 자가제한질환이다. 미국에서는 드물지만 E형 간염은 세계 여러 곳에서 흔하다. 이것은 미세한 양의 분변물질 섭취로 인해 전염되며 일반적으로 위생상태가 좋지 않은 국가의 오염된 물 공급과 관련이 있다. 현재 FDA가 승인한 E형 간염 백신은 없다.

출처: Centers for Disease Control and Prevention. (2017). Viral hepatitis. Retrieved from https://www.cdc.gov/hepatitis/index.htm.

감염이 있는 개인은 HDV에 감염될 수 있다. HBV 및 HDV로 인한 만성 간염 환자는 간경변이 빠르게 진행되며, 두 간염의 조합은 치료하기가 매우 어렵다(Davis, n.d.).

E형 간염 바이러스(HEV)는 질병 측면에서 HAV와 유사하며, 오염된 물에 의해 전파되고 아시아에서 주로 발생한다. G형 간염 바이러스(HGV, GBV-C라고도 함)는 최근에 발견되었으며 HCV와 유사하지만 더 가깝게는 플라비 바이러스이다. 바이러스와 그 영향은 조사 중이며 인간에게 질병을 일으키는 역할은 불분명하다.

간염의 clinical picture는 모든 바이러스에 의한 질병과 본질적으로 동일하지만 A형 간염의 경우 전체적인 경과가 짧다. 일반적으로 질병은 3단계로 구분된다. 전구 단계에서 환자는 불쾌감, 피로, 우측상부 통증 가능성, 오심 및 구토, 식욕부진 및 미열의 증상이 일반적이다. 환자는 자신이 독감에 걸렸다고 생각하거나 감염된 사람은 증상이 매우 경미하여 경험한 것을 기억하지 못하기도 한다. 두 번째 단계는 황달과 짙은 소변이 나타나기 때문에 황달 단계라고 하지만, 때때로 황달이 발생하지 않는다. 환자는 이 단계에서 기분이 나아지기 시작할 수 있다. 마지막으로 회복기에는 황달 및 기타 증상이 사라지고 환자는 완전히 회복된 것처럼 느낀다. 간이 정상 기능 상태로 돌아가려면 3~6개월이 걸린다는 사실을 환자가 이해하는 것이 중요하다. 이 단계에서는 휴식을 취하고, 약물 및 알코올 섭취에 주의해야 하며, 재발이 가능하다.

간호관리

간호사정

사정은 환자와 함께 간염 바이러스에 대한 노출 가능성을 검토하는 것으로 시작된다. 간호사는 최근 여행, 음식 섭취,

수혈 및 과거에 간염에 걸렸을 수 있는 사람과의 긴밀한 접촉에 대해 질문해야 한다. 황달, 우측상부 압통, 피로 및 불쾌감과 같은 임상증상을 사정한다. 간호사는 예를 들어 환자의 활동 수준과 일상생활활동(ADL) 수행능력이 기존의 수준에서 감소했는지 여부와 같은 기능 상태의 변화에 대해 질문해야 한다. 간호사는 또한 영양 섭취량을 검토하고 식욕부진에 대해 사정해야 하며, 옷이 잘 맞는지 여부, 가족과 친구가 환자의 체중 감소를 발견했는지를 질문해야 한다. 복부 촉진 시 간비대를 발견할 수 있다.

간호진단

노인 간염 환자의 간호진단은 다음과 같다.

- 간염, 치료요법 및 바이러스 확산 방지에 대한 지식 부족과 관련된 부적절한 건강 유지
- 전신쇠약과 피로와 관련된 체력 감소
- 식욕부진, 오심 및 간기능장애와 관련된 부적절한 영양
- 지식 부족과 관련된 가족의 부적절한 치료적 관리

간호계획 및 간호결과

노인 간염 환자의 기대되는 결과는 다음과 같다.

1. 환자는 간염의 원인, 치료계획 및 바이러스가 타인에게 전파되는 것을 방지하기 위한 메커니즘을 설명할 수 있다.
2. 환자는 피로를 느끼지 않고 일상생활 수행이 가능할 것이다.
3. 환자는 식이일지에서 알 수 있듯이 균형 잡힌 고칼로리 식단을 섭취할 것이다.
4. 환자는 신체적 한계 내에서 가능한 한 많은 자기관리 활동을 할 것이다.

간호중재

간호사는 환자와 가족에게 간염의 확산과 예방 메커니즘에 대해 교육해야 한다. 바이러스 전염의 특정 방식에 따라 간호사는 특히 대변과 관련하여 가정에서의 위생수칙에 대해 교육해야 한다. 남성과 여성에게 콘돔을 사용하도록 하고, 바늘의 적절한 폐기에 대해 설명한다. 환자와 가족에게 갑각류와 같은 특정 식품의 구입 및 준비에 대해서도 교육한다(즉, 날 조개류를 먹지 않아야 한다). 환자에게 알코올과 아세트아미노펜이 함유된 약물을 피하도록 교육해야 한다.

휴식시간이 자주 필요하다. 간호사는 휴식이 간염의 중요한 치료이며, 방문, 요리, 집안일 등의 활동을 줄여야 한다고 설명해야 한다. 간염 환자는 고탄수화물, 저지방 식단이 좋다. 하루에 적게 여러 번 식이 섭취를 하는 것은 식욕부진의 영향을 완화하는 데 도움이 된다. 심혈관 상태로 인한 금기사항이 아니라면 수분 섭취량을 2,000~3,000mL/일로 늘려야 한다.

황달의 원인을 설명하고 소변, 피부 및 공막의 색이 변할 수 있음을 환자에게 미리 알려야 한다. 이것은 질병의 급성기가 진행되면 사라지는 일시적인 상태이다.

황달이 소양증(만성 HCV에서 흔함)을 유발하는 경우 간호사는 순한 비누를 가능한 한 적게 사용해야 함을 알려주고, 비알코올 로션, 부드러운 옷과 린넨, 미지근한 물로 목욕하는 것에 대해 설명해야 한다. 간호사는 환자와 가족에게 긁힘으로 인한 부상을 방지하기 위해 환자의 손톱을 짧게 유지하도록 격려해야 한다.

간호평가

평가에는 환자의 성공적인 질병 자가관리와 함께 기대 결과의 달성에 대한 기록이 포함된다. 노인의 음식 섭취량, 체중 변화 및 활동 내성에 주의를 기울이는 것이 중요하다.

알코올 사용장애로 인해 이차적으로 발생한 간경변

간경변은 간세포와 장기의 정상적인 구조의 영구적이고 비가역적인 파괴가 일어나는 만성 간질환이다. 이 질병의 원인은 다양한데, 예를 들어 지방간, 간염, 낭포성 섬유증 및 원발성 담즙성 간경변 등이 있다. 그러나 미국에서 약 80%의 사례는 알코올 사용장애로 인한 것이다.

기능하는 간조직의 점진적인 손실은 간부전의 일반적인 징후와 증상의 출현으로 나타난다. 시간이 지남에 따라 간기능 저하의 다른 징후가 나타난다(그림 18.7). 간경변으로 인한 간부전의 초기 징후와 증상은 간염과 유사하다. 환자는 피로감, 불쾌감, 식욕부진, 배설패턴의 변화(설사 또는 변비), 오심 및 구토, 우측상부 사분면에 둔하고 심한 통증을 경험한다. 이후 증상으로는 말초부위의 황달과 부종이 있다. 궁극적으로 출혈, 문맥고혈압, 복수 및 뇌병증과 같은 심각한 합병증이 발생한다. 출혈 경향은 응고 및 응고인

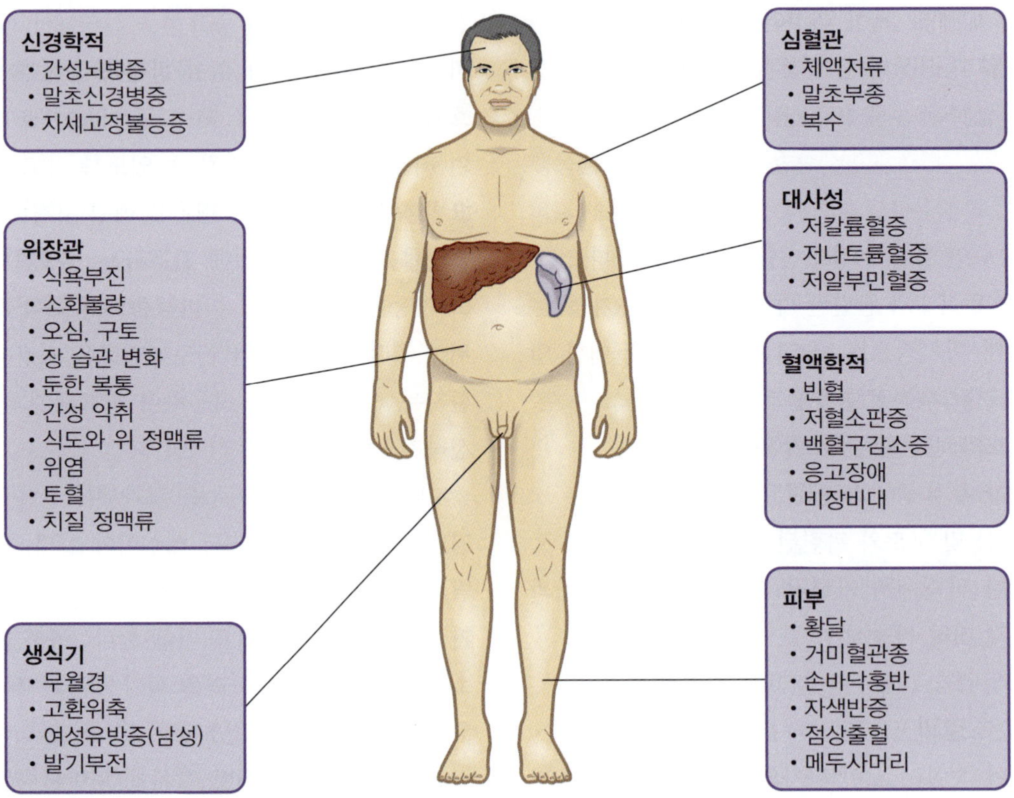

그림 18.7 간경변의 전신 임상증상(출처: From Lewis, S. L., Bucher, L., Heitkemper, M. M., & Harding, M. M. [2017]. Medical–surgical nursing: Assessment and management of clinical problems [10th ed.]. St. Louis, MO: Elsevier.)

자 감소의 결과이다. 간의 많은 기능 중 하나는 응고인자 V, VII, IX 및 X의 생성과 피브리노겐 및 프로트롬빈의 생성이다. 이러한 단백질 양의 감소는 원인에 관계없이 진행성 간질환이 있는 모든 환자에서 출혈 체질을 초래한다.

복수는 복강에 장액이 축적되는 것이다. 이는 간기능 불량과 관련된 여러 요인의 결과이지만, 그중 가장 중요한 것은 간에서의 알부민 생산 감소이다. 혈액에서 이 주요 혈장 단백질의 양이 부족하면 혈장액이 복부 공간으로 빠져나간다. 또 다른 요인은 문맥고혈압으로 인한 정맥 압력 증가로, 이로 인해 체액이 혈관 밖으로 배출된다. 복수의 가장 심각한 영향은 호흡기 손상으로, 복부 체액을 증가시켜 횡격막을 위로 밀어 폐 운동을 위한 흉부 공간을 감소시킬 때 발생한다.

문맥고혈압은 간울혈이나 폐색으로 인해 문맥과 그 진입의 압력이 증가하는 것이다. 복수 형성에 기여하는 것 외에도, 문맥고혈압과 정맥혈의 역류는 치질, 비장 비대 및 식도정맥류 등의 심각한 문제를 일으킨다. 문맥고혈압이 식도정맥에 미치는 영향은 가장 위험하다. 이러한 혈관은 강하지 않고 복강 내 압력이 증가하면 파열되기 쉽다. 식도정맥류에서 출혈하는 환자는 위중한 환자이다. 간경변으로 인한 사망의 1/3은 식도정맥류에서 발생한다.

장기 간질환의 후기 단계에서의 변화는 이환된 간이 대사부산물을 해독하는 기능을 수행할 수 없기 때문에 발생하는 뇌병증이다. 대사부산물 중 가장 유의해야 하는 것은 단백질 대사의 최종산물인 암모니아이다. 암모니아가 뇌에 직접적으로 독성이 있는지 또는 포도당 섭취를 방해하는지 여부는 명확하지 않지만, 혈액 암모니아 수치 감소는 성공적인 치료와 관련이 있다. 암모니아 수치가 높은 환자는 행동변화, 비합리성, 초조, 전투적인 태도 그리고 근육 떨림(자세고정불능증)의 변화를 보이기 시작한다. 치료되지 않은 상태로 유지되면 간성 혼수 상태가 계속되고 사망률은 90%이다.

간호관리

간호사정

간경변 환자의 사정에는 증상의 발병 및 지속기간에 대한 주의 깊은 과거력 사정이 중요하다. 간호사는 환자에게 대변색의 변화, 직장 출혈 및 혈액 섞인 구토물에 대해 질문해야 한다. 모든 신체계통, 특히 피부와 복부에 대한 철저한 신체평가, 호흡 및 정신상태가 포함된다. 영양상태 평가도 중요하다.

간호진단

간경변이 있는 노인 환자의 간호진단은 다음과 같다.

- 소양증, 부종 및 복수와 관련된 피부통합성 저하 가능성
- 복수로 인해서 이차적으로 나타나는 횡격막에 대한 압력 증가와 관련된 부적절한 호흡패턴
- 응고인자 감소와 관련된 손상 위험성
- 혈청 암모니아 수치 증가와 관련된 급성 혼란
- 식욕부진, 오심 및 구토와 관련된 부적절한 영양
- 자신과 중요한 타인에게 가해진 피해에 대한 죄책감과 관련된 자존감 저하 가능성

간호계획 및 간호결과

알코올성 간경변이 있는 노인 환자의 기대 결과는 다음과 같다.

1. 환자는 피부손상이 나타나지 않을 것이다.
2. 환자는 현재 환기능력 내에서 활동과 일상생활수행을 조절할 수 있을 것이다.
3. 환자는 부상과 출혈이 없는 상태를 유지할 것이다.
4. 환자는 적절한 수면-각성 패턴을 유지하고, 다른 사람들과 의미 있게 소통하며, 시간, 사람, 장소에 대한 지남력을 보여줌으로써 손상이 없음을 입증할 만큼의 뇌기능장애 회복을 보여줄 것이다.
5. 환자는 적절한 수준으로 체중을 유지하거나 늘릴 것이다.
6. 환자는 자신에 대한 긍정적인 측면을 구분하고 관계에 대한 낙관적인 태도를 보일 것이다.

간호중재

간경변이 있는 노인을 위한 중재는 복합적이며 복잡할 수 있다. 주요 초점은 합병증을 예방하는 것으로, 피부 관리가 최우선이다. 간호사는 매일 피부가 약해지거나 발적이 있는지 관찰해야 한다. 특히 배변 후 피부를 깨끗하고 건조하게 유지해야 한다. 간호사는 환자의 침대와 의자에 압력 완화 장치를 사용해야 한다. 간호사는 또한 환자와 가족에게 2시간마다의 체위변경의 중요성을 설명해야 한다. 침상의 트래피즈는 들어올리거나 위치 변경을 용이하게 할 수 있다. 간호사는 환자를 semi-Fowler 또는 high Fowler 자세로 유지하여 최대한 가슴이 확장될 수 있도록 하고 처방에 따라 산소요법을 유지해야 한다. 폐음은 매일 사정해야 한다.

출혈을 예방하기 위해 간호사는 정맥천자 횟수를 제한하고 가능한 한 가장 작은 바늘을 사용해야 한다. 구강간호를 위해 부드러운 칫솔이나 구강면봉을 사용할 수 있다. 남성 환자는 전기면도기를 사용하여 면도해야 한다. 환경은 어수선하지 않아야 한다.

지남력과 정신운동기능을 평가해야 한다. 간호사는 일관된 지남력을 가질 수 있도록 해주어야 한다. 방에 들어오는 사람의 수는 제한하고, 식사 전에 구강간호를 제공해야 한다. 환경은 식사에 도움이 되어야 한다. 특히 환자가 오심을 호소하는 경우 작고 부드러운 식이 섭취가 제공될 수 있다. 간호사는 환자의 음식 선호도를 고려하고 고탄수화물, 무단백질 또는 저단백, 저지방 식이가 처방된다는 점을 기억해야 한다. 간호사는 또한 과일주스가 식욕부진이 있는 환자에게 도움이 될 수 있다는 사실을 알고 있어야 한다.

간호사는 항상 판단할 필요가 없는 환경을 유지하면서 환자의 자존감에 대한 감정을 표현하도록 격려해야 한다. 간호사는 또한 환자가 긍정적인 능력과 특성을 강화하고, 부정적인 자동 행동을 구별하도록 도와야 한다. 종교적 돌봄과 같은 자원이 사용될 수 있다.

간호평가

평가에는 기대 결과의 달성과 예방 또는 합병증에 대한 조기발견에 대한 기록이 포함된다. 상태의 장기적인 특성을 고려할 때 간호계획을 정기적으로 검토하고 필요 시 수정해야 한다.

약물성 간염

노인 인구는 다약제의 사용률이 증가하고 약물성 간염으로 이어지는 약력학 및 약동학의 변화가 있다. 간의 주요 기능 중 하나는 약물을 포함한 화학물질의 신진대사 및 해독이기 때문에 간은 이러한 물질로 인해 잠재적인 손상을 입을 수 있다. 간손상은 직접적인 독성, 약물의 독성 대사산물로의 전환 또는 "이물" 침입자의 존재에 반응하는 면역 메커

니즘으로 인해 발생할 수 있다.

일부 약제는 예측 가능한 용량 수준에서 모든 개인에게 간세포 손상을 유발한다. 용량 관련 독성 약물의 일반적인 예는 아세트아미노펜이다. 이러한 약물의 과다복용으로 정상적인 대사경로가 고갈되고 대체수단이 신체에서 약물을 제거하는 데 사용되는데, 이러한 메커니즘은 독성 부산물을 생성한다.

예측할 수 없는 방식으로 간손상을 일으키는 약물은 특이적 독성이 있다고 한다. 이러한 반응은 용량과 관련이 없으며 일부 취약한 개인에게 발생한다. 특이적 독성은 다양한 방식으로 나타나는데, 대규모 간세포 손상이 발생할 수 있다. 이소니아지드, 할로탄 및 베녹사프로펜과 같은 약물은 특히 노인 환자에서 간괴사 및 간부전을 유발할 수 있다. 독버섯을 섭취하면 엄청난 세포파괴가 발생한다. 염화비닐과 같은 물질은 문맥의 경화증과 문맥고혈압을 유발한다. 독성 노출에 대한 또 다른 간 반응은 담즙 정체, 정상적인 담즙 흐름의 정지 또는 중단이다. 단백질의 동화를 촉진시키는 합성 스테로이드, 경구피임약, 페노티아진 및 경구용 당뇨병약과 같은 약물이 이러한 반응을 유발한다. 특이적 독성으로 인한 간질환의 다른 징후로는 간의 지방 변화와 간세포 선종 및 증식과 같은 덩어리 병변이 있다.

약물성 간염의 임상증상은 바이러스성 간염과 유사하다. 처음에는 GI 및 인플루엔자 유사 증상이 나타난다. 환자는 황달, 특히 담즙 정체 증상을 보일 수 있다. 간 비대 및 기타 간손상 징후가 나타날 수도 있다. 증상의 시작은 즉시 또는 간독성제에 노출된 지 몇 주에서 몇 달 후일 수 있다. 어떤 경우에는 간부전의 시작이 갑작스럽고 임상과정은 단지 며칠 동안 지속되는데, 회복에서 장기이식, 사망에 이르는 등 다양한 결과로 나타난다.

간호관리

간호사정

앞서 논의한 간질환 관련 사정에 더해, 섭취한 약물의 정확한 이름, 섭취량, 섭취 후 시간, 섭취 후 구토력에 대한 정보를 반드시 확인해야 한다.

간호진단

약물성 간염이 있는 노인 환자의 가장 일반적인 간호진단은 다음과 같다.

- 질병 원인, 치료 요법 및 결과에 대한 노출 부족과 관련된 건강교육 필요
- 말기 간부전과 관련된 손상 가능성
- 약물과의 상호작용과 관련된 건강교육의 필요성

간호계획 및 간호결과

약물성 간염이 있는 노인 환자의 기대 결과는 다음과 같다.

1. 환자는 질병과정과 중재에 대한 자신의 이해를 말로 표현할 수 있을 것이다.
2. 환자는 생명을 위협하는 간부전의 합병증을 경험하지 않을 것이다.
3. 환자는 현재 약물과 그 상호작용에 대해 설명할 수 있을 것이다.

간호중재

필요한 경우 비위관 흡입을 설명하고 침착하게 수행해야 한다. 간호사는 또한 특정 약물의 부작용에 대해 환자와 논의하고 이러한 약물을 피하도록 해당 내용을 서면 자료로 제공해야 한다. 간호사는 간부전의 징후와 증상, 간의 크기 타진, 피부와 눈의 공막을 사정하고 의식 수준을 모니터링 해야 한다.

간부전의 합병증이 있는 노인을 위한 중재는 알코올성 간경변 부분에서 논의된다.

간호평가

평가에는 기대 결과 달성 및 합병증 예방에 대한 기록이 포함된다.

위장관 암

위장관 계통의 암은 매년 미국에서 암으로 인한 사망의 25% 이상을 차지한다. 위장관 암은 남성과 여성 모두에서 암으로 인한 사망의 3대 원인 중 하나이다. 위장관 암은 편평세포 암종이 우세한 식도와 항문의 종양을 제외하고는 대부분 선암종이다. 위장관은 구강에서 시작하여 항문에서 끝나지만 구강암은 두경부암과 함께 고려된다. 위장관 암에 대한 논의는 다음의 식도암부터 시작한다.

식도암

초기 식도암은 대개 무증상이다. 일반적으로 연하곤란, 먹을 때 질식, 쉰 목소리, 속쓰림, 의도하지 않은 체중 감소 및 피로와 같은 증상이 나타날 때 의학적 평가를 받는다. 식도암이 있는 많은 사람들은 이러한 징후와 증상을 노인들에게 영향을 미치고 치료를 받지 못하는 보다 흔한 장애에 기인한다고 생각한다. 이 때문에 식도암 환자의 5년 생존율은 약 20% 수준이다.

선암 발병의 위험인자에는 비만, GERD 및 바레트식도 병력이 포함된다. 편평세포 암종의 경우, 위험요인에는 과도한 알코올 섭취, 흡연, 과일과 채소가 적은 식단, 인유두종 바이러스(HPV) 감염 등이 있다. 또한 55세 이상, 남성 및 아프리카계 미국인은 식도암 발병위험이 더 높다.

식도암의 두 가지 주요 형태는 선암종과 편평세포 암종이다. 선암종은 미국에서 가장 흔한 형태로, 나이가 많은 백인 남성에게 가장 자주 발생하며, 일반적으로 식도의 원위부분에서 발생한다. 전 세계적으로 편평세포 암종이 가장 흔하며 식도 중간 부분에 영향을 미친다. 종양은 폐, 간 및 중추신경계로 전이될 수 있다.

알려진 바레트식도를 가진 사람은 식도암 검사를 받아야 한다. 종양이 대동맥과 기관에 인접해 있으며 전이 가능성도 높기 때문에 일반적으로 예후가 좋지 않다. 질병의 natural history에는 식도 폐쇄, 기침, 딸꾹질, 출혈, 영양실조, 악액질, 폐렴 및 사망이 포함된다.

간호관리

간호사정

사정은 식도암의 위험요소에 초점을 맞춘 정확한 기록에서 시작된다. 계통별 검진을 통해 연하곤란, 섭식장애 및 흡인 증상을 발견할 수 있다. 신체검사를 통해 결정적인 진단의 근거가 나타나지 않더라도 진행된 질병에서 간호사는 만져지는 림프절과 전이로 인한 장기 비대를 발견할 수도 있다. 그 밖에 최근의 유의미한 체중 감소와 목, 턱, 귀 및 어깨로 방사되는 흉골 상복부 통증 등을 발견할 수 있다.

간호진단

노인 식도암 환자의 간호진단은 다음과 같다.

- 연하곤란으로 인한 영양소 섭취 부족과 관련된 부적절한 영양
- 흡인 위험성
- 불확실한 예후, 변형 가능성, 식사능력 상실과 관련된 두려움

간호계획 및 간호결과

노인 식도암 환자의 기대 결과는 다음과 같다.

1. 환자는 체중 안정 후 개별적으로 목표한 체중 증가를 달성할 것이다.
2. 환자는 흡인이 나타나지 않을 것이다.
3. 환자는 진단 및 예후와 관련된 두려움을 말로 표현할 것이다.

방사선요법, 화학요법 및 수술 등의 의료적 치료에는 추가적인 간호중재가 필요하며, 간호사는 계획 수립 시 노인 환자와 가족을 포함하여 고려하여야 한다.

간호중재

식도암이 있는 노인 환자의 간호관리에는 수분 공급 및 영양상태 유지, 흡인 예방, 편안함 유지 및 정서적 지지가 포함된다. 영양상태를 최적화하고 추가 체중 감소를 예방하려면 고단백, 고칼로리 식품, 엔슈어와 같은 보충제, 필요한 경우 관 영양을 통하여 소량씩 자주 섭취하는 것이 좋다. 흡인을 예방하기 위한 간호는 호흡상태 평가, 식사하고 마시는 것에서의 어려움 사정, 식사 중 및 식사 후 적절한 자세에 중점을 둔다. 침대가 편평하게 되어 있는 상태에서 노인의 흡인위험은 증가한다.

식도암의 예방 및 조기발견을 위한 간호사의 역할은 조기발견뿐만 아니라 노인 환자의 더 나은 예후로까지 이어질 수 있다. 식도암 위험인자가 있는 대상자는 해당 인자를 줄이거나 제거할 수 있는 방법에 대해 교육받아야 한다. 예방을 위해 정기적인 의학적 관리의 지속, 적절한 영양 섭취, 흡연 및 금주에 대한 상담이 중요하다. 상부위장관 증상이 자주 나타나는 노인 환자는 즉시 치료를 받아야 한다.

간호평가

평가에는 기대 결과 달성, 흡인 예방 및 적절한 영양 유지에 대한 기록이 포함된다(간호계획 박스 참조).

간호계획

식도암

임상 상황

66세 남성 배씨는 은퇴한 영업사원으로 연하곤란을 호소하며 외래를 방문하였다. 지난 4개월 동안 그는 고체 음식을 삼키는 데 통증과 어려움을 겪었다. 따라서 그는 부드러운 액체 음식을 먹기 시작했다. 그러나 지난 한 달 동안 액체를 삼키는 데도 어려움을 겪었다. 그는 지난주에 한 번 밤 동안의 역류를 경험하였다. 다른 증상으로는 지난 6개월 동안 9kg 체중 저하, 피로, 둔한 요통 등이 있다. 배씨는 여전히 담배를 피우고 있지만 하루에 두 갑에서 한 갑으로 줄였다고 한다. 또한 그는 은퇴 이후 지난 몇 년 동안 양과 빈도를 줄이기는 하였으나 맥주와 도수가 높은 주류를 섭취해왔다.

배씨의 병력은 특이사항은 없어 보인다. 혼자 살고 있지만 딸이 근처에 살고 있고, 최근 부활절 저녁식사에서 아무것도 먹지 못했을 때 딸이 병원을 방문하도록 설득하였다.

신체검진상 배씨는 마른 체격에 체중 64kg, 체온 36.6℃, 맥박 80회/분, 호흡 18회/분, 혈압 120/82mmHg이었다. 그의 구강인두를 검사한 결과 치열이 좋지 않은 경우를 제외하고는 이상이 없었다. 복부와 직장의 검사에서도 특이사항은 없었으며, 임상검사상 철분 결핍 빈혈을 나타내지만 초기 선별검사로 크게 유의할 만한 내용은 아니었다. 배씨는 익일 내시경 검사를 받고 일주일 뒤 내원하여 식도암을 진단받았다. 배씨는 종양의 크기가 줄어들면 방사선 치료와 수술을 받을 예정이다.

간호진단

- 연하곤란으로 인한 영양소 섭취 부족과 관련된 부적절한 영양
- 종양으로 인한 기계적 폐쇄와 관련된 연하능력 감소
- 불확실한 예후, 기형 가능성, 식사능력 상실과 관련된 두려움
- 연하곤란과 관련된 흡인 가능성

결과

- 환자의 체중은 안정적일 것이다.
- 환자는 구역이나 흡인 없이 안전하게 삼킬 것이다.
- 환자는 적절한 영양과 수분을 유지할 것이다.
- 환자와 가족은 두려움의 요인을 파악하고 두려움에 대처하기 위한 지식을 습득할 것이다.

중재

- 적게 자주 섭취하는 식사를 격려한다. 고단백, 고칼로리 식품의 사용과 엔슈어와 같은 보충제의 사용을 격려한다. 특정 권장사항은 필요한 경우 영양사에게 문의한다.
- 영양분을 보충하기 위해 또는 필요한 영양소를 전달하는 유일한 수단으로 환자와 함께 튜브영양법을 사용할 수 있는지 논의한다.
- 삼킴에 관한 교육을 하기 위해 언어치료사 상담을 연결한다.
- 환자와 가족에게 식사 중과 식사 후에 자세를 똑바로 취해야 할 필요성에 대해 설명한다.
- 삼키는 것이 용이하도록 환자와 가족에게 환자의 머리를 영향을 받은 쪽으로 돌려 삼키도록 한다.
- 식사 전, 중, 후에 휴식을 취하도록 한다.
- 먼저 되직한 액체를 제공하고 마지막에 묽은 액체를 추가한다. 차가운 액체로 시작하여 더 따뜻한 액체로 진행한다.
- 환자에게 퓌레로 만든 음식으로 시작하여 부드러운 음식으로 진행하면서 조금씩 씹도록 격려한다.
- 환자와 가족이 두려움을 표현하도록 격려한다.
- 지각 왜곡을 줄이기 위한 정보를 제공한다.
- 환자와 가족이 암 자조그룹에 참석하도록 격려한다.
- 환자와 가족에게 수술 및 방사선 치료와 같은 임박한 치료에 대해 설명한다.
- 환자의 먹고 마시는 능력을 평가한다.
- 식사 전, 중, 후에 호흡상태를 평가한다.
- 호흡곤란, 기침, 쌕쌕거림, 빈맥 및 발열과 같은 흡인 징후를 모니터링한다.
- 가래의 색과 특성을 관찰하고 기록한다.
- 환자와 가족에게 식사 중, 후에 환자의 머리를 높게 유지하도록 설명한다.

위암

다른 형태의 위장관 암과 마찬가지로 위암은 잠행성이다. 암이 몸 전체에 침투하여 전이될 때까지 증상이 모호할 수 있다. 또한 위암은 궤양 및 위염과 같은 다른 질병과 비슷하기 때문에 만성 "위 문제"에 대한 오진 및 자가치료가 일반적이며, 위암의 진단 및 치료를 지연시킬 수 있다.

위암은 한국에서 비교적 흔하다. 2018년 기준 한국에서 위암 발생자 수는 약 2만 9,000여 명으로 단독암으로 발생률 1위이다. 성별로는 남성이 여성보다 약 2배 높은 발생률을 보인다(보건복지부, 2021).

원인은 알려져 있지 않지만, 발병률은 만성 위염 및 악성 빈혈과 같이 위산이 낮을 때 더 높다. 위암은 또한 식이요법(예: 염분 함량이 높은 식단, 질산염 보존식품 및 훈제식품, 과일 및 채소 함량이 낮은 식단), 흡연 및 과음과 같은 환경 및 유전적 요인과 관련이 있다. 또한 용종이나 위궤양의 퇴행성 변화, 이전의 위 수술 및 무위산증에 의해 촉발될 수 있다. 마지막으로 고무 및 석탄 노동자와 니켈 정제소에서 일하는 사람들과 같은 직업적 위험도 고려해야 한다. 위암과 *H. pylori* 감염은 관계가 있다.

선암은 위암의 90% 이상을 차지하며, 위의 점막 내벽에서 발생한다. 그 밖에도 위암의 유형에는 (1) 림프종, (2) 위장관 기질 종양, (3) 카르시노이드 종양, (4) 드물게 편평세포

암종 또는 소세포 암종이다. 선암종은 점막을 따라 위벽과 림프절로 확장 및 침투하여 전이될 수 있다. 종양은 폐, 뼈, 간, 비장, 췌장, 복막 및 식도로 전이될 수 있다. 종양이 위 밖으로 퍼지면 치료가 어렵다.

이유는 불분명하지만 위암은 보통 증상이 나타나기 시작하면서 잘 진행된다. 증상은 발현될 때 모호하며 가변적이다. 이 때문에 사람들은 일반적으로 증상이 처음 발현된 후 몇 달 동안 치료를 받는 것을 미루게 된다. 처음에는 환자가 모호하고 불편한 포만감, 소화불량, 식후팽만을 호소할 수 있으며, 이는 배탈로 이어질 수 있다. 질병이 진행됨에 따라 식욕부진, 오심 및 구토가 발생하여 체중 감소로 이어질 수 있다. 다른 증상으로는 연하곤란, 요통, 쇠약, 피로, 토혈, 배변패턴의 변화 등이 있다. 안타깝게도 결정적인 임상징후는 주로 질병이 진행된 상태에서 발생하며, 체중 감소, 통증, 구토, 식욕부진, 연하곤란 및 만져볼 수 있는 복부 종괴가 나타난다. 예후는 하부 위(antrum)의 종양에서 가장 양호하며 상부 위(fundus)에서 좋지 않다.

간호관리

간호사정

사정은 위장관계통과 관련된 증상, 특히 물어보지 않는 한 노인 환자가 스스로 보고하기 어려운 증상에 대한 철저한 파악에서 시작된다. 여기에는 소화불량, 식사 후 불편함, 식욕부진, 오심, 구토 또는 만성 "위장 문제"가 포함된다. 또한 간호사는 식이요법 또는 배변 패턴과 습관의 변화, 처방약 및 비처방 약물 사용, 민간요법 사용에 대해 노인에게 질문해야 한다. 노인 환자는 복부의 얇은 피부와 근육조직을 통해 종양이 만져질 수 있다는 점을 제외하고는 신체검사에서 명백한 비정상을 찾기는 어렵다. 림프절은 전이가 발생했을 때 만져질 수 있다.

간호진단

노인 위암 환자의 가장 일반적인 간호진단은 다음과 같다.

- 불량한 예후와 관련된 예견된 슬픔
- 위통과 관련된 부적절한 영양
- 위 통증 및 불편감과 관련된 급성 통증

간호계획 및 간호결과

노인 위암 환자의 기대 결과는 다음과 같다.

1. 환자는 적절한 사람들과 진단과 관련된 생각과 감정을 이야기할 수 있다.
2. 환자는 상담을 위해 적절한 자원을 사용할 것이다.
3. 환자는 체중 유지로 입증된 바와 같이 적절한 영양과 균형 잡힌 고칼로리 식단을 유지할 것이다.
4. 환자는 진통제 사용 후 편안함과 통증 완화를 구두로 표현하며 통증을 효과적으로 관리할 것이다.

간호중재

노인 위암 환자의 간호관리에는 수분, 영양, 체액 및 전해질 균형 유지, 개인 및 가족에 대한 정서적 지지가 포함된다. 많은 환자와 그 가족은 위암의 모호한 증상으로 치료가 지연된 것에 대해 죄책감을 느낀다. 간호사는 잘못된 생각을 바로잡고 현실적인 희망을 제공함으로써 환자와 가족을 지지할 수 있다.

간호는 또한 위암의 예방과 조기진단에 초점을 맞추어야 한다. 여기에는 위장관계 증상이 있는 모든 노인 환자가 사소하지만 의학적 치료를 받도록 권장하는 것이 포함된다. 또한 위험에 처한 사람들을 선별하고 정기적으로 평가를 위해 진료를 받도록 권장하는 것도 중요하다.

간호ㅍㅍㅍ평가

평가에는 기대 결과 달성, 영양실조 예방, 편안함 유지 및 지속적인 가족 지원에 대한 기록이 포함된다. 질병이 진행되고 노인 환자가 더 쇠약해질 경우 치료의 초점이 변경되어 간호사는 대체치료방법에 대해 다른 의료팀 구성원과 협력하고 조정해야 한다.

결장직장암

결장암과 직장암은 한국인 암 발생순위 4위이다(보건복지부, 2021). 대장암은 남녀 모두에게 똑같이 영향을 미치며, 발병확률은 나이가 들면서 증가한다. 따라서 고령은 대장암의 중요한 위험요인이다.

대장암의 원인은 알려져 있지 않지만, 연구에 따르면 식이요법, 환경, 흡연, 과음, 비만, 좌식생활 및 유전적 소인이 개별적으로 폴립 및 장의 염증성 질환력과 마찬가지로 질병 발병에 중요한 역할을 한다. 미국에서 대장암이 더 많이 발생하는 이유는 전형적인 미국 식단이 과일과 채소가 적고 붉은 고기가 많기 때문일 것이다. 지방이 많고 정제된 탄수화물 함량이 높고 섬유질이 적은 식단은 직장암의 위험요소로 간주된다. 유전 연구에서는 대장암에 대한 유전적 감수성을 시사한다. 대장암 진단을 받은 가까운 가족이 있는 개인은 암종의 전조로 간주되는 선종성 폴립의 발병위험이 두 배이다.

선암은 결장암의 95%를 차지한다. 종양은 천천히 자라는 경향이 있으며, 오랜 시간 동안 증상이 없을 수 있다. 직장암은 대변의 특성 변화와 함께 직장에서 선홍색 출혈로 나타난다. S상결장과 하행결장의 암은 장 주변에서 자라며 장을 둘러싸고 막힘으로 이어지는 경향이 있다. 이러한 환자의 경우 배변패턴의 변화가 일반적인 증상이다. 오른쪽에는 증상이 거의 없다. 만약 경련성 복통이 있더라도 정확히 파악하기 어려울 수 있으며, 빈혈도 나타날 수 있다.

대장암의 임상증상은 종양의 위치와 정도에 따라 상이하다. 왼쪽 병변은 종종 혈변, 설사, 변비 및 대변이 남아있는 느낌을 유발한다. 오른쪽 종양은 흔히 쇠약, 불쾌감 및 체중 감소를 유발한다. 복통은 두 유형 모두에서 드물지만 폐색이나 신경 침범으로 인해 발생할 수 있다. 질병의 첫 징후로 폐색이 나타날 수도 있다. 신체검사나 일상적인 직장 검사에서 종괴가 촉진되며 대변은 잠혈 양성이다. 증상의 지속기간은 종양 진행 정도를 예측하는 데 효과적이지 않지만, 무증상 환자의 암 조기진단은 생존 가능성 향상과 관련이 있는 것으로 나타났다. I, II 및 III 단계의 대장암은 치료 가능한 것으로 간주하며, 치료 후 5년 이내에 암이 재발하지 않으면 완치된 것으로 간주한다. VI기 암은 치료 가능한 것으로 간주되지 않는다. 전이가 발생하면 주로 간과 림프계에 발생하며 그 밖에 뇌, 폐, 뼈 및 부신에 전이되기도 한다.

대장암은 다양한 종양 항원을 생성한다. 암배아항원(CEA)이 가장 잘 알려져 있다. CEA 수준은 치료의 효과를 측정하는 데 사용되며, 예후에 대한 평가 시 유용할 수 있다. 또한 재발을 모니터링하는 데 활용된다. 현재 집단 선별검사 및 발견에서 CEA 수준의 사용은 제한되어 있다.

간호관리

간호사정

사정은 노인 환자의 설사, 변비, 복통, 대변의 피 또는 혈변과 같은 증상 확인에서 시작된다. 일반적인 증상은 노인 환자가 간과했을 수 있으며, 해당 증상에는 불쾌감, 체중 감소, 쇠약감 및 피로가 포함된다. 대장암, 폴립 및 이전의 장 수술의 가족력을 확인하는 것도 중요하다. 대장암으로 인한 여러 번의 losses, 변실금 가능성 때문에 간호사는 노인 환자의 대처 기술과 능력도 평가해야 한다. 신체검사를 통해 복부의 덩어리 또는 잠혈 양성 대변을 발견할 수도 있지만 특별하게 받아들이지 않을 수도 있다.

간호진단

대장암 노인 환자의 가장 일반적인 간호진단은 다음과 같다.

- 식욕부진과 관련된 부적절한 영양
- 위장장애와 관련된 급성 통증
- 결장루와 관련된 신체상 장애

간호계획 및 간호결과

대장암 노인 환자의 기대 결과는 다음과 같다.

1. 환자는 권장 체중과 적절한 영양을 유지할 것이다.
2. 환자는 진통제를 복용한 후 편안함을 표현할 것이다.
3. 환자는 장루술로 인한 영구적 또는 일시적인 신체 변화를 수용할 것이다.

간호중재

대장암이 있는 노인 환자의 간호관리는 질병의 단계와 필요한 치료방식에 따라 다르다. 일반적으로 노인 환자는 암과 구토 또는 설사의 증상으로 인해 체중 감소와 영양실조의 위험이 있다. 고칼로리 고단백 식사를 소량씩 자주 하도록 권장해야 한다. 환자가 좋아하는 음식을 정기적으로 먹도록 허용하면 권장 체중을 유지하는 데 도움이 될 수 있다. 적절한 영양을 유지하기 위해 엔슈어 또는 야간 튜브영양과 같은 보충제의 사용이 필요할 수 있다. 모든 대장암 환자가 통증을 호소하는 것은 아니지만, 통증이 있는 경우 약물 및 비약물 요법을 통해 통증을 관리할 수 있다. 노인 환자가 치료 또는 완화 조치로 결장루가 필요한 경우, 환자는 정기적으로 감정을 말하고 표현하도록 격려해야 한다. 자조그룹에 의뢰하거나 상담이 필요할 수 있다. 노인 환자가 결장루를 가진 사람과 이야기하거나 방문하는 것은 그와 관련된 불안, 우려 및 두려움을 줄이는 데 도움이 될 수 있다. 대장암이 완전히 절제된 경우, 노인 환자에게 재발 여부를 확인하기 위한 추가 검사 및 절차를 시행해야 함을 상기시키고 권장하는 것이 가장 중요하다.

간호는 또한 대장암의 예방과 조기진단에 중점을 두어야 한다. 거의 모든 대장암은 폴립으로 시작된다. 대장내시경 검사는 50세에는 시작해야 한다. 대장암은 초기 단계에 발견되면 대부분 치료할 수 있다. 위험요인이 확인된 노인은 식이 변화(예: 저지방, 고섬유질식이) 및 생활방식 변화(예: 체중 감소 및 신체활동 증가)의 중요성을 교육받아야 한다.

간호평가

평가에는 기대 결과 달성 및 합병증 예방에 대한 기록이 포함된다. 또한 다양한 치료방식에 따른 생활방식 변화에 대처하는 환자에 대한 기록이 필수적이다.

췌장암

췌장암은 한국인 암 발생의 약 3%를 차지한다(보건복지부, 2021). 췌장암 환자의 5년 상대생존율은 12.6%로, 주요 암종 중에서도 치명적이다(보건복지부, 2021). 췌장암은 일반적으로 노인에게 영향을 미친다. 췌장암 발병률은 여성보다 남성에서 약간 더 높고 백인보다 아프리카계 미국인에서 더 높다. 추가 위험요인에는 흡연, 비만, 당뇨병, 간경변 및 췌장암 가족력이 포함된다. 산업오염물질에 노출된 사람이나 도시지역에 거주하는 사람의 발병률이 더 높기 때문에 환경 요인으로 인한 위험 증가가 제안되고 있다.

췌장암은 주로 선암이다. 췌장의 머리, 몸 또는 꼬리가 관련될 수 있지만 이는 주로 샘의 외분비 부분의 질병이다. 60~70%의 경우 기관의 머리 부분에서 발생한다.

종양 성장이 췌장 내에서 또는 담도계를 따라 림프절에서 진행됨에 따라 총담관의 폐쇄 및 압박이 발생한다. 궁극적으로 암은 십이지장, 위, 횡행결장, 비장, 신장 및 주변 혈관에 침투할 수 있다. 복강신경 신경총에 의한 침범은 췌장의 몸 또는 꼬리의 암과 관련된 심한 통증을 설명한다. 췌장암은 빠르게 성장하기 때문에 진단 당시 암은 국소적으로 침범하거나 환자의 90%에서 전이되어 있다. 전이는 혈류와 복막 파종에 의해 발생하며 폐와 뼈에 전이될 수도 있다.

증상은 일반적으로 질병의 진행 후반에 발생하며, 발병 시 모호하고 잠행성이다. 질병의 증상은 통증 및 체중 감소(췌장 꼬리), 지방변, 체중 감소 및 황달(췌장 머리)과 같이 췌장 내 종양의 위치에 따라 다르다. 비특이적으로 식욕부진, 피로, 소화 문제, 혈전 및 설사가 나타나기도 한다.

간호관리

간호사정

평가는 췌장암 위험요인과 관련 증상 여부를 확인하는 것에서 시작된다. 통증패턴을 정확하게 사정하는 것도 중요하다. 간호사는 오심, 구토, 체중 감소, 쇠약감 및 대변 변화의 일반적인 증상에 대한 분석을 해야 한다. 신체검사에서는 발견되는 것이 없을 수 있다.

간호진단

췌장암 노인 환자의 간호진단은 다음과 같다.

- 복부 불편감과 관련된 급성 통증
- 말기 진단과 관련된 대처능력 저하
- 말기 진단과 관련된 가족의 대처능력 저하

간호계획 및 간호결과

췌장암 노인 환자의 기대 결과는 다음과 같다.

1. 환자는 적절한 통증완화법을 설명할 수 있다.
2. 환자와 가족은 진단 및 예후와 관련된 우려와 감정을 말로 표현할 것이다.
3. 환자와 가족은 상호작용에 대안적 대처 행동과 기법을 통합함으로써 개선된 대처전략을 보여줄 것이다.

간호중재

췌장암이 있는 노인 환자를 위한 간호관리는 통증완화 및 감정을 말로 표현하도록 격려하는 데 중점을 둔다. 통증완화에는 마약이 필요할 수 있으며, 환자와 가족은 장기간 사용에 대한 교육이 필요할 수 있다. 통증완화에 대한 기타 비약물요법(예: 다양한 활동, 체위변경, 명상 및 마사지)이 제공되어야 한다. 환자와 가족은 암 환자를 위한 지원그룹에 참석함으로써 긍정적 효과를 얻을 수 있다. 그러나 예후가 좋지 않기 때문에 가족이 노인 환자와 시간을 보내도록 권장하는 것도 중요하다. 임박한 사망에 대처할 때 환자와 가족을 돕는 것도 필요하다.

간호평가

평가에는 기대 결과 달성에 대한 기록, 합병증 예방 및 편안한 환경 제공이 포함된다.

간암

간암의 경우 한국에서 암발생 6위로 전체 암 발생률의 6.5%를 차지한다(보건복지부, 2021). 그러나 간염이 만연한 국가에서는 원발성 간암 발병률이 거의 50%에 이른다. 간염 외에도 간세포 암종 발병의 위험요인으로는 알코올성 간경변, 혈색소침착증, 지방간 질환, 비만, 당뇨병, 단백동화스테로이드(anabolic steroid) 사용, 아플라톡신(곰팡이로 인한 독) 노출 등이 있다.

간의 전이성 암은 시작된 기관의 이름을 따서 명명한다(예: 전이성 유방암). 전이성 질환의 경우 일반적인 원래 부위는 폐, 유방, 신장 및 위장관의 기타 기관이다. 대부분의 경우 여러 종괴가 간에 존재하며, 혈관계를 통해 기관 전체에 퍼진다. 간 전이 진단은 일반적으로 원발성 암이 치료 불가능하다는 지표이다. 체중 감소는 전이성 간질환이 있는 경우에 흔히 발견되는 조기징후이다. 간 침범의 징후와 증상은 장기부전의 후기 징후이다(예: 복수 및 문맥고혈압). 전이 진단 시 전반적인 예후는 좋지 않다. 5년 생존율은 5%이다. 치료하지 않으면 진단 후 6~8 주 후에 사망한다. 사망 원인은 대부분 폐렴, 영양실조, 색전, 간부전 또는 출혈이다.

전이성 간질환이 있는 노인 환자의 간호관리는 알코올성 간경변 환자의 간호 관리와 유사하다.

가정간호

1. 악화 또는 불안정을 나타내는 징후 및 증상에 대해서 진단된 위장관질환 또는 장애에 대해 정기적으로 모니터링하고 평가한다.
2. 체중 감소 또는 증가를 모니터링하기 위해 일정한 간격으로 체중을 측정한다. 칩거노인에게 필요한 경우 영양보충제를 사용하도록 권장한다.
3. 보호자와 칩거노인들에게 적절한 치과 위생 수행을 교육한다.
4. 보호자와 칩거노인들에게 위장 문제 또는 장애와 관련된 징후 및 증상, 이에 대해 가정간호사 또는 헬스케어전문가에게 보고할 상황에 대해 설명한다.
5. 확인된 위장관 문제를 치료하는 데 사용되는 처방약과 비처방 약물의 이름, 용량, 빈도, 부작용 및 적응증에 대해 보호자와 칩거노인에게 설명한다.
6. 보호자와 칩거노인들에게 위장장애를 평가하는 데 사용되는 검사지표에 대해 설명한다. 검사결과를 알게 된다면 의료진에게 알려주도록 설명한다.
7. 위장관장애가 있는 상태에서 수분 섭취를 유지하는 것의 중요성에 대해 노인에게 교육한다.
8. 기능적 위장관계통이 없을 때 영양 지원을 제공하기 위해 사용되는 모든 방법(예: 장내영양, 총비경구영양 및 관급 보충제)의 모든 측면에 대해 보호자와 칩거노인에게 설명한다.

요약

많은 노인의 건강문제는 위장관계통과 관련이 있다. 이러한 문제는 일반적으로 적절한 자가관리 수행으로 해결할 수 있으므로 간호사는 이러한 환자에게 예방 및 자가관리 전략을 교육해야 한다. 또한 간호사는 노인에게 위장관 관련 증상을 정상적인 노화과정의 일부로 무시해서는 안 된다는 것과 필요 시 시기적절하게 중재할 수 있도록 알려야 한다.

핵심내용

- 생리학적 과정에 영향을 주지 않고 노화와 함께 위장관의 정상적인 기능 저하가 발생할 수 있다.
- 간 기능의 현저한 감소가 노화의 피할 수 없는 결과는 아니지만, 만성 질환의 발병률은 나이가 들면서 증가하며, 노인에서 간 질환은 더 흔하다.
- 노인 환자의 체중 감소, 연하 곤란 불편감, 소화 불량, 속쓰림, 구토, 식욕의 변화, 또는 대변 변화 등은 의료진에 의해 즉각적인 평가를 받아야 한다.
- 위장관 문제의 1차 및 2차 예방은 모든 노인 환자에게 적용되어야 한다(예: 대장 내시경 및 치과 검사).

- 흡연, 음주, 비만 및 식이 요인은 노인 환자의 위장관 암 발병에 중요한 위험 요인이다.
- 위궤양은 십이지장 궤양에 비해 악성이 될 확률이 더 높다.
- 심혈관 질환의 병력이 있고 복통을 호소하는 노인 환자의 감별 진단 시에는 장 허혈을 고려해야 한다.
- 노인의 잠혈 양성 대변은 진단이 확실히 될 때까지는 병리학적으로 간주되어야 한다.
- 장 폴립과 폴립의 양성 가족력은 대장암 발병의 주요 위험 요인인다.
- 용종과 암의 60%가 결장 내시경 검사로 발견된다. 대장 내시경 검사 또한 우측 대장의 암 발견에 유용하다.
- 무증상 담석의 치료는 현재 권장되지는 않으며, 담낭염에 대한 새로운 치료 방법의 증가는 이전에 노인의 담낭 절제술과 관련된 이환율 및 사망률을 감소시킨다.
- 위장관 암은 공통적으로 증상이 종종 간과되거나 자가 치료로 접근한다는 점에서 우려가 된다.
- 미국에서 췌장암 발병률이 증가하고 있지만 치료는 여전히 완화요법 정도이다.
- 다약제, 약물 소비 증가 및 연령 사이의 높은 상관관계는 노인이 약물로 인한 간 질환에 더 취약하게 만든다.

비판적 사고

01 69세 남성이 현재 위궤양 치료를 받고 있다. 지난 33년 동안 하루에 적어도 한 갑의 담배를 피웠다. 나이, 흡연력, 위장관 질환 사이에는 어떤 관계가 있는가?

02 83세 여성이 최근 대변에 선홍색 피가 보였지만 치질 때문이라고 생각한다. 병원에 입원하기를 원하지 않기 때문에 병원 진료를 꺼린다. 그녀에게 어떤 조언을 해야하는가? 노인에게 혈액이 보이는 대변이 특히 중요한 이유는 무엇인가? 80세 이상의 고령이라는 점을 고려할 때 예상되는 치료 계획은 무엇인가?

03 65세 남성이 간경변 진단을 받고 입원 예정이다. 이전 병원에서의 간호사 기록 중 환자가 흥분하고 불안해하는 경향이 있으나 알코올 금단 증상을 나타내지는 않았다고 한다. 간호사는 어떤 가정을 했으며 해당 가정은 타당한가? 이에 대해 설명하시오.

04 노인 간경변 환자와 간염 환자 간호 중재의 유사점에 대해 논의하시오.

19 비뇨기계 기능

Urinary Function

학습목표

1. 노화가 정상적인 방광기능에 미치는 영향에 대해 기술할 수 있다.
2. 급성 요실금의 원인 네 가지를 나열할 수 있다
3. 만성 요실금의 유형과 임상적 특징을 나열할 수 있다.
4. 요실금 병력 사정 시 필요한 정보를 나열할 수 있다.
5. 요실금 평가에서 기능적 및 환경적 사정에 대해 논의할 수 있다.
6. 간호사가 요실금 환자의 간호진단을 위해 필요한 검사방법에 대해 논의할 수 있다.
7. 인지적인 문제가 없는 환자의 요실금 치료의 행동적 중재에 대해 기술할 수 있다.
8. 절박요실금 환자를 위한 교육계획을 세울 수 있다.
9. 치매로 인한 기능성 요실금 환자의 간병인을 위한 교육계획을 세울 수 있다.
10. 정상적인 노화가 신장기능에 미치는 영향을 기술할 수 있다.
11. 급성 및 만성 신장질환의 원인을 확인할 수 있다.
12. 방광암 환자를 위한 치료방법을 확인할 수 있다.
13. 방광절제술을 받은 환자에게 지원 가능한 서비스를 나열할 수 있다.
14. 양성 전립선비대증과 전립선암을 구분할 수 있다.
15. 전립선암 환자를 위한 치료방법을 확인할 수 있다.
16. 노인의 비뇨기계 질환에 따라 간호과정을 적용할 수 있다.

들어가기

다음과 같은 상황에 부딪친다면 당신은 어떻게 대처하겠습니까?

- 자신이 담당하는 72세 여성 환자가 요실금 병력을 부인하였지만, 병원에 팬티라이너를 가져온 것을 알았다. 나는 어떻게 행동해야 하는가?
- 우측 대퇴부의 개방정복고정술(open reduction and internal fixation, ORIF) 환자가 화장실을 사용하기에는 통증이 심하고, 사고를 당할까 두려워하며 도뇨관을 삽입할 수 있는지 물었다. 나는 어떻게 반응해야 하는가?

요실금(urinary incontinence)은 노인에게 영향을 미치는 가장 흔한 건강문제 중 하나이다. 요실금은 활동을 방해하는 방광조절능력의 불수의적인 상실로, 장애와 의존의 중요한 원인이다. 요실금은 신체적·정신적 건강, 대인관계, 사회적 기능 및 건강관리 비용에 부정적인 영향을 미친다. 요실금이 있는 환자는 요로감염(urinary tract infection, UTI), 피부문제(발진, 감염 및 손상 등) 및 낙상위험이 높다. 요실금은 환자에게 심리적인 고통을 주며 사회적으로 고립되게 한다. 이는 간병 부담의 원인이 되며, 노인이 장기요양시설에 입소하게 되는 결정에 중요한 요인이 된다. 미국에서 요실금으로 발생하는 직접 및 간접 비용의 합산 추정치는 연간 650억 달러 이상이다.

구조 및 기능의 연령 관련 변화

요실금은 노화의 정상적인 변화가 아니다. 하부요로의 정상적인 연령 관련 변화(그림 19.1)는 하부요로의 다른 손상에 대한 민감성 증가이다. 그 결과, 이러한 손상(약물부작용, 요로감염, 이동성 장애)은 성인보다 노인에게 요실금을 유발할 가능성을 높인다. 노화로 인해 방광용적이 감소하고 불수의적 방광 수축이 증가하면서 밤 동안 더 많은 소변을 보게 된다. 방광용적 감소와 불수의적인 방광 수축의 증가는 절박뇨와 빈뇨로 이어질 수 있다. 많은 노인은 어렸을 때보다 더 자주 방광을 비워야 한다는 것을 알게 된다. 밤에 소변 형성이 증가하고 야간에 한 번 이상 소변을 보는 것으로 정의되는 야간뇨가 발생한다. 야간뇨는 노인에게 자주 발생하며 정상적인 수면패턴을 방해하고 낙상의 주요 원인이다. 노화과정과 폐경 후 에스트로겐 수치 감소로 인해 요도에 변화가 발생한다. 요도점막이 얇아지고 쉽게 짓무르

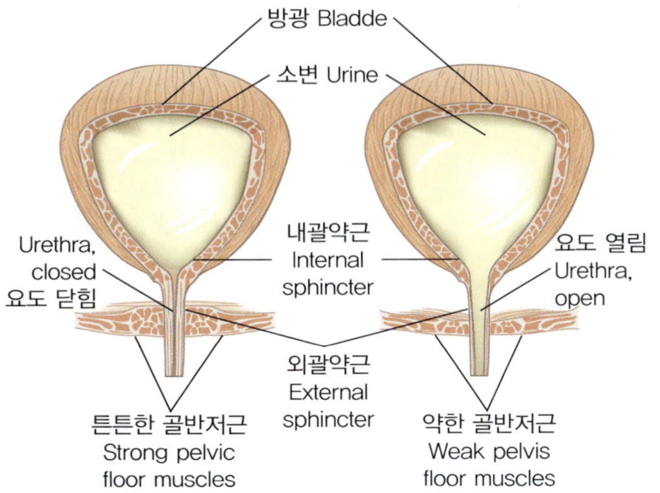

그림 19.1 골반저근이 튼튼하고(왼쪽), 골반저근이 약한(오른쪽) 여성 방광(출처: 미 국립 당뇨병, 소화기병, 신장병 연구소 (National Institute of Diabetes and Digestive and Kidney Diseases) [2016]. 여성 방광 조절 문제[요실금]. 3월 28, 2018, https://www.niddk.nih.gov/health-information/urologic-diseases/bladder-control-problems-women.)

면서 절박뇨와 빈뇨에 영향을 미친다. 근긴장도와 근육량이 감소하면 요도 저항이 감소할 수 있다.

또한, 요도의 변화, 에스트로겐 감소는 골반저근과 기능에 영향을 미친다. 남성은 나이가 들어가면서 양성 전립선비대증(benign prostatic hypertrophy, BPH) 유병률이 증가하며, 65세가 될 때까지 50% 이상이 양성 전립선비대증을 경험한다. 전립선비대는 방광 비우기를 어렵게 하고 불수의적인 방광수축을 촉진하여 요실금 또는 요정체를 유발한다.

요실금 유병률

요실금은 노인의 약 30%에서 흔히 발생한다. 요실금은 요양시설 거주자의 최대 75%에서 더 흔하게 발생한다. 요실금은 요양시설 입원에 대한 독립적인 예측변수이며, 자극성 피부염, 욕창, 낙상, 수면장애 및 요로감염과 관련이 있다.

편견과 태도

요실금이 있는 노인이 많음에도 불구하고, 대부분은 상태를 보고하거나 치료를 받지 않는다. 이는 당혹감, 노화의 정상적인 결과라는 믿음, 혹은 치료될 수 없다는 믿음 때문이다. 연구조사에 따르면 일반적으로 노인 환자, 특히 노년층 여성은 요실금을 의료인에게 보고할 필요가 없다고 생각하는 경우가 많다. 많은 의료인은 환자에게 요실금에 대해 묻지 않는다. 또한 환자가 요실금에 대해 알릴 때 많은 의료인이 이 문제를 무시하고 적절한 진단과 치료를 제공하지 않는다.

일반적인 문제 및 조건

급성 요실금

요실금은 일반적으로 급성(일시적)이나 만성(영구적)으로 분류된다. 급성 요실금은 갑작스럽게 발병하고, 일반적으로는 일부 의학적 또는 외과적 상태와 관련이 있으며, 근본적인 원인이 해결되면 일반적으로 해결된다(박스 19.1). 약물은 일반적인 원인이며, 갑작스럽게 요실금이 발생했을 경우 꼭 의심해보아야 한다. 급성 요실금의 정확한 유병률은 알려져 있지 않지만, 새로 발병된 요실금은 급성으로 간주되어야 하며 가능한 원인은 배제되어야 한다.

만성 요실금

만성 요실금은 급성 질병과는 관련이 없다. 만성 요실금은 시간이 지남에 따라 지속되며, 악화되기도 한다. 만성 요실금의 주요 유형에는 절박성, 복압성, 범람, 기능성 및 혼합성 요실금이 있다.

절박성 요실금

절박성 요실금은 노인 인구에서 가장 흔한 유형의 요실금이다. 절박성 요실금은 과민성 방광과 연관이 있을 수 있다. 절박성 요실금의 일반적인 원인에는 요로감염, 약물, 방광

박스 19.1 성기능 사정 시 필요한 검사

- 제한된 이동성
- 분변 매복
- 위축성 질염 또는 요도염
- 섬망
- 우울
- 정신질환
- 요로감염
- 비뇨기 결석
- 내분비장애: 당뇨증, 요붕증
- 알코올
- 카페인
- 약물: 항콜린제, 호르몬치료, 알파-아드레날린성 차단제, 칼슘채널 차단제, 이뇨제, 정신작용제, 마약성진통제(Opioids)

자극제(예: 카페인 및 탄산 음료), 장 문제, 치매, 뇌졸중, 파킨슨병, 자궁암 및 비뇨기계 암 등이 있다. 절박성 요실금 환자는 일반적으로 갑작스런 배뇨충동 후 비자발적 실금이 발생한다..절박성 및 비자발적 실금은 흐르는 물소리를 듣거나, 추운 날씨 또는 화장실을 봤을 때 촉진될 수 있다. 소변 실수는 때때로 큰 문제일 수 있다. 절박성 요실금은 야간뇨와 낮 동안의 빈뇨에 대한 어려움을 동반하기도 하며, 일부 대상자는 하루에 7번 이상 배뇨를 한다.

복압성 요실금

복압성 요실금은 여성에서 두 번째로 흔한 형태의 요실금이다. 불수의적 실금은 복강 내 압력의 갑작스러운 증가 때문이다. 복압성 요실금은 방광의 압력(내압)이 요도 저항보다 강할 때 발생한다. 이는 에스트로겐 부족, 비만, 질식분만 경험, 수술 또는 이러한 모든 요인으로 인해 발생할 수 있다. 복압성 요실금이 있는 사람은 기침, 재채기, 웃음, 들어올리기, 운동과 같은 격렬한 신체활동으로 소변이 샌다. 노인 여성은 자세를 바꾸거나(예: 의자에서 일어나기), 아기와 같은 적은 무게를 들어올릴 때도 누출될 수 있다. 이러한 활동은 복강 내 압력을 증가시켜 방광 압력을 증가시킨다. 요도, 지지조직 및 방광목이 비정상인 경우 요도 저항이 너무 낮아 방광의 압력 증가를 견딜 수 없어 불수의적 실금이 발생할 수 있다. 복압성 요실금은 남성에게 드물지만, 근치전립선절제술 후 해부학적 괄약근이 손상되었을 때 발생할 수 있다.

범람 요실금

범람 요실금은 만성적으로 소변이 가득 찬 방광의 방광 압력이 요도 저항보다 높은 수준으로 상승하여 비자발적 실금을 유발할 때 발생한다. 병력만으로 볼 때 범람 요실금은 복압성 또는 절박성 요실금과 구별하기 어려울 수 있다. 남성에서 두 번째로 흔한 실금 유형이다. 일반적으로 범람 요실금 환자는 지속적으로 소변이 방울처럼 떨어지는 것에 대해 불평한다. 이러한 증상은 낮이나 밤 동안에 모두 발생할 수 있다. 범람 요실금은 요도 폐쇄(예: 양성 전립선비대증, 흉터조직, 결석), 약화된 방광근육, 신경손상(예: 당뇨병, 파킨슨병 및 다발경화증), 변비 또는 약물로 인해 발생할 수 있다.

기능성 요실금

기능적 요실금에서 요실금은 화장실에 갈 수 있는 능력을 방해하는 신체적·정신적·심리적 또는 환경적 요인으로 인해 발생한다. 걸음걸이 또는 옷을 벗는 능력에 영향을 미치는 신체적 장애가 있는 대상자는 적시에 화장실에 가거나 옷의 단추를 풀기가 어려울 수 있다. 인지장애가 있는 대상자는 배뇨의 필요성을 인지하지 못하거나 화장실을 찾고 배뇨를 준비하는 데 어려움을 겪을 수 있다. 심한 우울증과 같은 심리적 문제가 있는 대상자는 화장실을 가야 한다는 동기가 부족할 수 있다. 환경적 요인은 특히 급성 및 장기 요양시설 환경에서 요실금을 유발하는 요인이 될 수 있다. 침대와 휠체어에서 생활하는 거주자는 간병인의 배뇨 지원에 의존한다. 이러한 지원이 적시에 제공되지 않으면 거주자는 종종 실금이 된다. 이는 특히 긴박뇨의 경우에 해당된다. 기능성 요실금은 배제 진단이어야 한다.

혼합성 요실금

혼합성 요실금은 복압성, 절박성, 범람 또는 기능성 요실금과 같은 두 가지 이상의 다른 유형의 조합으로 설명된다. 지역사회에 거주하는 노인 사이에서 절박성 요실금과 복압성 요실금의 혼합 발생이 흔히 발생한다. 기능성 요실금을 동반한 절박 요실금은 요양시설에서 가장 흔하다.

요실금 진단

요실금에 대한 진단 평가의 목적은 세 가지이다(Ouslander, 2003) :

1. 요실금의 가역적 요인을 식별하기 위함
2. 기본적인 평가 이상의 것이 필요한 대상자를 식별하기 위함
3. 적절한 치료를 시작할 수 있도록 요실금 유형을 결정하기 위함.

요실금이 있는 모든 사람에 대한 기본 평가에는 병력, 신체검사(여성은 골반 검사 및 직장 검사 포함), 방광 검사를 통한 잔뇨량(postvoid residual, PVR) 측정, 혈액 및 소변 검사가 포함된다. 요역동학 검사 또는 방광경 검사도 필요할 수 있다.

요실금의 치료 가능한 요인이 확인되고 적절한 의료 및 간호 중재를 하게 되면 요실금을 치료하거나 문제를 크게 완

화할 수 있다. 삶의 질이 요실금에 의해 크게 영향을 받기 때문에 요실금 회복을 위한 노력은 결과 달성을 위한 중재 및 전략에 대한 노인의 만족과 인내를 기반으로 해야 한다.

간호관리

간호사정

간호사정의 목적은 적절한 간호중재가 계획되고 실행될 수 있도록 요실금의 유형과 기여요인을 결정하는 것이다. 또한 간호사는 간호사정을 통한 보다 완전한 평가를 위해 의사 또는 전문간호사에게 의뢰해야 하는 환자를 식별할 수 있다. 사정은 병력, 기능, 환경, 심리사회적 사정, 신체검사, 유발반응검사 및 배뇨습관 사정으로 구성된다.

병력

병력 청취 동안 환자의 요실금 증상 및 배뇨습관, 일반적인 건강 및 기능 상태, 의학적 문제, 현재 복용하는 약물, 과거의 의학적 치료, 수술 및 산과 이력에 대한 정보를 수집한다. 환자가 병력을 제공할 수 있다면 가장 정확한 데이터 소스이다. 인지장애가 있는 환자일 때 간호사는 가족 또는 의료 기록과 같은 2차 출처에 의존해야 할 수 있다.

요실금 병력을 확인할 때 다음 정보를 수집해야 한다.

- 실금의 시작(요실금의 발병)
- 사고의 빈도와 양
- 다음을 포함하여 실금을 유발하는 상황 :
- 기침, 재채기, 웃음, 자세변경, 계단 오르기, 운동, 배뇨충동, 흐르는 물소리, 추위 또는 수면 중 실금
- 카페인, 알코올 또는 약물로 인한 비자발적 실금
- 환자가 소변이 새고 소변이 발생했음을 알지 못하는지, 배뇨 후 소변이 방울처럼 떨어지는지, 또는 지속적으로 새는지 여부
- 낮 동안 또는 야간 배뇨 빈도나 양을 포함한 배뇨습관
- 카페인 섭취를 포함한 일일 수분 섭취량
- 환자가 요실금을 관리하는 데 사용한 자가관리기술(예: 빈뇨, 수분의 양 또는 종류 제한, 요실금 제품, 소변을 모으는 기기)
- 이전 치료의 효과에 대한 환자의 인식을 포함하여 요실금에 대한 이전 평가 및 치료
- 긴박뇨, 작열감, 통증, 혈뇨, 요흐름의 약화, 간헐적 소변 및 잔뇨감을 포함한 기타 모든 요로 증상
- 변비, 완하제 사용 및 대변 실금을 포함한 배변습관

요실금 병력 외에도 간호사는 일반 건강병력도 사정해야 한다. 간호사는 현재 의학적 문제, 특히 방광기능에 영향을 미칠 수 있는 문제(예: 당뇨병, 울혈성 심부전, 방광염 및 신장염, 뇌졸중, 파킨슨병, 우울증, 기억력 문제, 거동 문제, 협조의 어려움, 기타 신경학적 문제 또는 손상 등)에 대해 사정해야 한다. 간호사는 처방전 없이 살 수 있는 약물(over-the-counter, OTC) 또는 보완 및 대체 약물(complementary and alternative medications, CAM)의 사용을 포함하여 현재 약물 및 치료에 대해 사정해야 한다. 간호사는 과거 비뇨기과 또는 부인과 수술을 포함하여 이전 수술력에 대해 확인해야 한다. 간호사는 남성에게 전립선 수술과 방사선치료에 대해 구체적으로 질문해야 한다. 여성의 경우, 간호사는 임신횟수, 분만 유형, 분만 중 합병증, 아기의 출생체중에 대한 정보를 포함하여 산부인과 병력을 사정해야 한다. 또한, 폐경기 여성에게 에스트로겐 대체요법을 하고 있는지 사정해야 한다.

기능 사정

기능적 문제가 종종 요실금에 영향을 미치기 때문에 기능 사정은 사정에서 가장 중요한 부분 중 하나이다. 따라서 환자의 몸단장, 옷 입기, 침대에서 일어나기, 걷기 등 일상생활수행능력(activities of daily living, ADL)에 대한 정보를 수집해야 한다.

이러한 ADL을 수행하는 데 어려움이 있는 환자는 종종 배변에 어려움을 겪는다. 기능적 상태는 구조화되지 않은 질문을 하거나 Katz Index of ADL과 같은 구조화된 질문지를 사용하여 평가할 수 있다.

정신상태 또한 기능 사정 중에 반드시 사정되어야 한다. 인지능력은 환자가 소변을 보고, 화장실을 찾고, 배뇨를 위해 옷을 벗어야 할 필요성을 인식하는 능력에 영향을 미칠 수 있다. 또한 환자의 인지상태는 요실금에 대한 간호중재를 계획하는 데 필수적이다. 인지상태를 평가하는 가장 효율적인 방법은 Montreal Cognitive Assessment (MoCA)와 같은 표준화된 도구를 사용하는 것이다.

환경 사정

환경적인 방해요인이 요실금에 기여할 수 있다. 예를 들어, 화장실이 너무 멀리 떨어져 있거나 환자가 접근할 수 없는 경우, 또는 변기가 너무 낮거나 환자가 앉고 설 때 어려울 수 있다. 환자는 배뇨에 도움이 필요하고 화장실을 쉽게 이용할 수 없다. 이러한 이유로 환경 사정은 요실금 사정의 중요한 구성요소이다.

다음 사항에 유의해야 한다.

- 화장실 접근성
- 환자의 평소 위치와 화장실 사이의 모든 방해요인 (예: 어두운 조명, 계단, 가구 또는 기타 물체)
- 화장실의 크기: 환자가 사용해야 하는 보조장치(휠체어 또는 보행기)가 환자를 수용할 수 있을 만큼 충분히 큰가?
- 화장실 높이: 적당하거나 너무 높거나 낮은가?
- 필요한 경우 손잡이가 있음
- 필요한 경우 간병인 또는 간호사의 지원의 가능성
- 필요한 경우 호출벨 사용 가능 여부

심리사회적 사정

심리사회적 사정은 요실금이 환자의 삶에 미치는 영향과 간병인 지원의 가능성 및 간병의 질에 중점을 둔다. 간호사는 환자에게 실금이 사회활동(예: 가족이나 친구 방문, 사회행사 및 교회 참석), 자존감, 기분, 성행위 및 가족관계에 어떤 영향을 미치는지 물어야 한다. 간호사는 또한 환자가 요실금 치료 프로그램에 참여하려는 의사와 욕구를 사정해야 한다. 요실금을 위한 효과적인 간호중재에는 적극적인 환자 참여가 필요하므로 동기부여는 성공적인 간호중재의 필수 구성요소이다. 환자가 요실금 치료를 원하지 않는 경우 그 이유를 조사해야 한다. 그 이유는 무엇인가? 예를 들어, 지식 부족, 우울증, 또는 신체적·사회적 또는 심리적 문제일 수 있다.

환자가 배뇨에 있어 다른 사람의 도움에 의존한다면 간병인 사정은 심리사회적 사정의 필수적인 구성요소이다. 간병인은 (1) 물리적으로 환자를 도울 수 있고, (2) 지속적으로 함께 있으며, (3) 환자를 기꺼이 도울 수 있는가? 환자와 요실금에 대한 간병인의 태도는 어떠한가? 간병인은 요실금 문제와 관리에 대해 적절히 이해하고 있는가?

신체검사

신체검사에는 다음이 포함되어야 한다.

- 보행 및 균형 검사
- 하지의 쇠약, 마비 또는 감각 결핍에 대한 신경학적 평가
- 방광 팽창, 치골상 압통(방광염에서 발생) 및 늑골 척추각 압통(신장염에서 발생)에 대한 복부 검사
- 분변매복에 대한 직장 검사; 직장 감각과 긴장도; 그리고 남성의 경우 전립선의 크기, 모양 및 단단함
- 기립성 저혈압 및 현기증을 감지하기 위해 바로 누운 자세와 선 자세에서의 혈압 측정
- 위축성 변화, 질염, 낭포, 직장 또는 자궁 탈출에 대한 질 검사를 포함한 골반 검사
- 복압 상승 요실금 유발검사: 방광이 가득 찬 상태에서 환자는 똑바로 앉아 다리를 벌리고, 회음부를 이완시키고, 한 번 격렬하게 기침
- 기침할 때 즉각적인 소변 누출의 시작과 중지로 복압성 요실금을 확인한다.
- 소변 지연이나 지속적인 누출은 기침으로 인한 배뇨의 과잉 활동을 시사한다.

배뇨습관

배뇨습관을 평가하는 가장 효과적인 방법 중 하나는 환자 또는 간병인에게 배뇨 빈도와 실금 과거력, 상대적인 양, 발생 촉진상황(예: 기침, 재채기, 긴급함, 자세변경)에 대한 일지를 작성하도록 하는 것이다. 그림 19.2는 배뇨일지의 예시이다. 배뇨일지는 가정, 병원 또는 요양시설에서 사용할 수 있으며, 환자 또는 간병인이 보관할 수 있다. 회상만으로 얻을 수 있는 정보보다 환자의 배뇨습관을 보다 객관적이고 정확하게 측정할 수 있다. 단기 기억문제가 있는 환자에게 특히 유용할 수 있다. 배뇨일지가 정확한 기록을 위해 환자와 간병인은 기록에 대한 지침을 숙지해야 한다. 사정 중에 배뇨일지를 확인할 수 있다면 요실금 유형을 결정하고 간호중재 계획을 세우는 데 도움이 된다.

간호진단

사정 중에 수집된 데이터와 간호사의 요실금에 대한 지식을 통해 실금 유형을 진단할 수 있다. 때로는 원인을 파악하고 요실금에 가장 적합한 치료를 하기 위해 더 복잡한 사정

배뇨일지

이 배뇨일지는 귀하와 귀하의 의료팀이 방광 조절 문제의 원인을 파악하는 데 도움이 됩니다. 이 예시는 일기 사용법을 보여줍니다.

시간	수분섭취		화장실에 간 횟수		갑작스러운 소변누출	배뇨 충동을 느꼈나요?	그때 무엇을 하셨습니까 (재채기, 들어올리기, 집에 도착, 수면 등)
	종류	단위 (oz, mL, cup)	횟수	양	양		
Sample	Juice	8 ounces	✓✓	sm (circled) med lg	sm (circled) med lg	Yes (circled) No	Running
6–7 a.m.						Yes No	
7–8 a.m.						Yes No	
8–9 a.m.						Yes No	
9–10 a.m.						Yes No	
10–11 a.m.						Yes No	
11–12 noon						Yes No	
12–1 p.m.						Yes No	
1–2 p.m.						Yes No	
2–3 p.m.						Yes No	
3–4 p.m.						Yes No	
4–5 p.m.						Yes No	
5–6 p.m.						Yes No	
7–8 p.m.						Yes No	
8–9 p.m.						Yes No	
9–10 p.m.						Yes No	
10–11 p.m.						Yes No	
11–12 mid						Yes No	
12–1 a.m.						Yes No	
1–2 a.m.						Yes No	
2–3 a.m.						Yes No	
3–4 a.m.						Yes No	
4–5 a.m.						Yes No	
5–6 a.m.						Yes No	

이 시트를 며칠 동안 필요한 만큼 배뇨일지로 사용하십시오.
나는 __________ 개의 배뇨패드를 사용했다. (개수 기입)
나는 __________ 개의 기저귀를 사용했다. (개수 기입)
문의사항:

그림 19.2 배뇨일지 예시. (From National Institute of Diabetes and Digestive and Kidney Diseases. [n.d.]. Your daily bladder diary. Retrieved March 28, 2018, from https://www.niddk.nih.gov/-/media/Files/Urologic-Diseases/diary_508.pdf.)

이 필요하다. 새로 발생한 요실금의 경우 간호사는 급성 및 잠재적으로 가역적인 원인을 고려해야 한다. 급성 요실금이 배제되거나 치료되었음에도 불수의적 실금이 지속되는 경우 만성 요실금 진단을 고려해야 한다. 다음 간호진단은 만성 요실금 환자에게 적합하다: 복압성 요실금, 절박성 요실금, 범람 요실금, 기능적 요실금.

복압성 요실금

병력: 환자는 복강 내 압력이 증가하는 활동(예: 기침, 재채기, 웃음, 들어올리기, 자세변경, 걷기, 계단 오르기 또는 운동)으로 소변이 새고 있다고 보고한다.

객관적 관찰: 복압 증가와 함께 소변 누출; 골반 검사에서 관찰된 골반저근 이완징후(예: 방광, 직장 또는 자궁 탈출증)

배뇨일지: 복강 내 압력이 증가하는 신체활동 중 실금 기록

절박성 요실금

병력: 환자가 갑작스러운 배뇨 충동과 함께 비자발적 실금을 보고한다. 환자는 물 흐르는 소리나 추운 날씨가 비자발적 실금을 촉진한다고 보고할 수도 있다.

객관적 관찰: 배뇨 충동과 함께 소변 누출

배뇨일지: 긴박함과 관련된 실금; 빈뇨 및 야간뇨도 자주 기록됨

범람 요실금

병력: 환자 병력은 다양하지만, 종종 비자발적인 소량의 실금이 자주 나타난다. 실금은 신체활동과 관련이 있을 수 있다. 증상 호소로는 배뇨 힘 감소, 배뇨지연, 잔뇨감 및 빈뇨가 포함될 수 있다. 환자는 당뇨병 또는 항콜린 작용 약물에 의한 요정체 위험요소를 지닌다.

객관적 관찰: 증가된 PVR (>100mL)은 범람 요실금의 특징이다. 이는 요실금 환자에 대한 초기 평가의 일부여야 한다. 복부 검사 시 타진으로 방광 팽창이 발견될 수 있다. 범람 요실금이 전립선비대증과 관련이 있을 때 전립선비대는 직장 검사에서 발견된다. 여성의 경우 골반 검사 중 방광탈출증이 관찰되면 범람 요실금의 원인이 될 수 있다.

배뇨일지: 빈뇨 기록

기능성 요실금

병력: 환자 또는 간병인이 복압성, 절박성 또는 범람 요실금 증상이 없는 상태에서 화장실, 이동좌변기 또는 실내용 소변기 이외의 장소에서 많은 양의 실금을 보고한다. 환자는 배뇨의 필요성을 인식하지 못하거나 심각한 이동장애가 있을 수 있다.

객관적 관찰: 기능성 요실금만 있는 상태에서는 복압성 또는 배뇨 충동으로 소변 누출이 보이지 않으며, PVR 결과는 정상이다. 정신상태 검사에서 인지장애가 나타날 수 있다. 기능 사정은 운동능력과 배뇨기능장애를 나타낼 수 있습니다.

배뇨일지: 배뇨 충동 또는 복압성 요실금 증상 없이 비자발적 실금 기록(대부분 양이 많음)

간호계획 및 간호결과

모든 유형의 요실금에 대해 간호사는 환자와 간병인의 치료에 대한 열망과 권장되는 자가 관리 습관 및 중재를 수행할 의지를 결정해야 한다.

복압성 요실금

장기목표는 환자가 복압성 요실금이 감소하거나 완전히 치료되는 것이다. 단기목표는 다음과 같다.

1. 환자는 골반근육 긴장도를 높이기 위해 고안된 중재(예: 골반저근 운동)을 시행한다.
2. 환자는 복압 상승을 유발하는 요인을 인식하고 사고를 예방하기 위해 행동 중재를 사용한다.

절박성 요실금

장기 목표는 환자가 절박성 요실금이 감소하거나 완전히 치료되는 것이다. 단기 목표는 다음과 같다.

1. 환자는 골반 근육 긴장도를 높이고 절박성 요실금을 줄이기 위해 고안된 중재 (예: 골반저근 운동 및 방광 재훈련)를 시행한다.
2. 환자는 절박성 요실금을 유발하는 요인을 인식하고 사고를 예방하기 위해 행동 중재를 사용한다.

범람 요실금

장기 목표는 환자가 요정체와 범람으로 인한 요실금이 감

소하거나 완전히 치료되는 것이다.

환자의 단기 목표는 요실금의 원인이 되는 기저요인에 따라 다양하지만 다음과 같은 내용이 포함될 수 있다.

1. 환자는 요실금에 대한 비뇨기과적 평가를 받을 것이다.
2. 환자에게 무긴장성 방광의 경우 환자는 안팎으로 자가 카테터 삽입을 한다.

기능성 요실금

장기 목표는 간병인 지원을 통해 환자가 실금이 감소하거나 완전히 사라지는 것이다.

간병인의 단기 목표는 다음과 같다.

1. 간병인은 배뇨에 대한 시기적절한 지원을 제공한다.
2. 간병인은 적절한 배뇨에 대한 환경적인 방해요인을 제거한다.

간호중재

요실금에 대한 1차 간호중재는 생활습관 수정 및 행동 요법에 중점을 둔다. 이러한 치료법은 모든 유형의 요실금에 효과적이며 부작용이 없다. 약물치료는 최대 3개월의 생활습관 및 행동요법에 실패한 절박성 요실금 또는 혼합성 요실금 환자에게 제공된다. 이러한 치료의 효과에도 불구하고 많은 간호사가 이행에 능숙하지 않다. 가장 적절한 행동 중재는 실금 유형과 환자의 인지상태에 따라 다르다.

생활습관 수정

요실금이 있는 환자는 사고를 예방하기 위해 수분 섭취를 줄일 수 있다. 이는 실금을 관리하는 효과적인 방법이 아니며 요로감염, 변비 및 탈수로 이어질 수 있다. 환자와 간병인은 수분 섭취를 하루 6잔 미만으로 줄이지 않도록 주의해야 한다. 요실금 환자, 특히 절박성 요실금이 있는 환자는 카페인 섭취를 줄이거나 제한하도록 조언해야 한다.

카페인이 포함된 제품에는 커피, 차, 카페인 함유 탄산음료 및 초콜릿이 있다. 카페인은 절박성 요실금의 원인인 비정상적인 배뇨근 수축의 발생을 증가시킨다. 또한 알코올은 방광 자극제이며, 긴박뇨와 빈뇨 증가, 진정 및 이동성 변화를 유발하기 때문에 권장하지 않아야 한다. 체중 감소는 또 다른 중요한 생활습관 수정이다. 과도한 체중으로 골반저근과 방광의 압력을 증가된다. 연구에서 요실금 증상의 완전한 치료는 보고되지 않았지만, 체중 감소와 함께 빈뇨의 감소와 요실금 관리 비용의 현저한 감소가 입증되었다. 일부 노인에서는, 심지어 실금이 없는 노인도 수면을 방해하는 빈번한 야간뇨를 호소한다. 밤에 한 번 일어나는 것은 노화의 정상적인 반응일 수 있다. 하지만 더 빈번하게 수면의 질이 저하된다고 생각하는 환자는 저녁에 수분 섭취를 제한하는 등의 조치가 도움이 될 수 있다. 환자가 충분한 수분을 섭취하는 것이 중요하지만, 야간뇨가 잦은 사람은 저녁식사 전에 수분을 많이 섭취해야 한다. 또한, 저녁에 카페인을 섭취하지 않도록 조언해야 한다.

노인이 발과 발목이 부은 채로 잠자리에 들면 야간뇨가 자주 증가한다. 이러한 부종이 있는 환자는 취침시간에 나타나는 부종의 양을 제한하기 위해 오후에 몇 시간 동안 다리를 들어올릴 것을 권고해야 한다(박스 19.2).

허약한 노인은 변비 및 분변매복 위험이 증가하여 급성 요실금을 유발하고 만성 요실금을 악화시킬 수 있다. 간호사는 배변습관을 정기적으로 사정하고 섬유질 섭취량 증가, 적절한 수분 섭취, 활동 수준 증가와 같은 예방조치를 취해야 한다. 요실금은 피부 발진, 감염 및 피부손상의 위험을 증가시킨다. 이러한 합병증을 예방하기 위해 요실금 패드를 자주 교체하고 세심한 피부관리를 제공하여야 한다. 다른 치료방법과 함께 단기간 사용하는 경우, 요실금 패드 또는 겉옷은 편리함과 편안함을 제공한다. 그러나 장기간 사용에는 비용이 많이 들고 자주 바꾸지 않으면 피부 발진 및 욕창과 관련이 있을 수 있다. 요실금 사정 및 치료를 대신하여 사용해서는 안 된다.

박스 19.2 야간뇨 관리를 위한 제안

- 저녁식사 후에는 수분을 제한한다. 충분한 수분을 섭취하는 것은 중요하지만 (보통 하루에 6~8잔) 대부분의 수분은 낮 동안 섭취해야 한다.
- 저녁에는 카페인을 섭취하지 않는다(예: 카페인 함유 탄산음료, 차, 초콜릿).
- 잠자리에 들 때 발과 발목이 부어오르지 않도록 오후에 다리를 올린다.

인지적 문제가 없는 환자

인지적인 문제가 없는 환자에게 유용한 두 가지 행동중재는 방광 재훈련과 골반저근 운동이다. 이러한 중재는 요실금 유형에 따라 단독으로 또는 조합하여 사용할 수 있다.

방광 재훈련

환자는 배뇨간격 2~4시간을 목표로 점진적으로 늘어나는 배뇨일정을 따라가도록 권장된다. 재훈련은 잦은 배뇨습관을 고치고 긴박함을 줄이는 데 유용하다. 배뇨시간에 대한 계획이 수립된다. 긴박함은 권장되지 않는다. 이 과정은 절박성 요실금과 빈뇨 환자에게 가장 유용하다.

골반저근 운동

Kegel (1948)은 골반저근 운동을 요실금 치료방법으로 최초로 보고했다. 이 운동은 골반기저근육인 항문올림근의 수축과 이완이 교대로 반복된다. 요도의 중간 부분을 둘러싸고 있는 치골미골근을 포함한 이 근육은 하나의 단위로 수축한다. 일부 노인은 이러한 근육을 사용하지 않아 위축되고 약해진다. 운동을 올바르게 수행한다면 골반저근 운동은 근육을 강화하고 요도 저항을 증가시키며 환자가 근육을 자발적으로 사용하여 실금을 예방할 수 있도록 한다.

의사는 종종 직장이나 질의 수지 검사 중에 피드백을 하여 환자가 골반저근을 식별하도록 돕는다. 간호사는 두 손가락을 질에 삽입하거나 하나를 직장(남성의 경우)에 삽입하고 환자에게 골반저근을 수축하도록 말한다. 약 1/3의 환자가 수지 검사에서 골반저근을 정확하게 식별하고 수축할 수 있으며 이 운동을 요실금에 대한 성공적인 중재로 사용할 수 있다.

그러나 대다수 노인 환자는 골반저근육을 식별하고 학습하기 위한 추가적인 도움이 필요하다. 이들은 흔히 골반저근육 생체되먹임(Biofeedback)으로부터 혜택을 받는다. 생체되먹임은 치료방법은 아니지만, 적절히 적용될 경우 불수의적 소변 누출을 예방하기 위해 골반저근육을 수축하고 사용하는 능력을 획득할 수 있다. 생체되먹임 과정 동안, 환자는 골반저근육 수축에 대한 즉각적인 청각적·시각적 피드백을 받는다.

질 검사, 직장 검사와 표면 근전도 검사를 포함한 다양한 기술들이 생체되먹임을 위해 적용된다. 이러한 치료방법은 케겔운동(Kegel exercise)과 결합하여 적용될 때 더욱 효과적이다.

생체되먹임이나 언어 피드백으로 훈련받은 후에 환자는 집에서 골반저근육 운동을 연습해야 하고, 이때 운동은 하루에 최소 45회, 3~4회 연습과 함께 이루어지도록 교육해야 한다. 환자는 누워서, 앉아서, 서서 운동을 해야 하고, 이러한 운동은 환자가 어떠한 위치에서든지 근육을 식별하고 사용하는 능력을 길러준다. 간호사는 성공적인 운동 수행에 필수적인 복부근육 이완을 환자가 할 수 있도록 상기시켜야 한다.

간호사는 환자가 소변을 볼 때 요의 흐름을 느리게 하거나 멈추게 함으로써, 환자가 올바른 근육을 사용하고 강화하고 있는지를 모니터할 수 있게 한다(박스 19.3).

환자가 운동을 완전히 익히면, 불수의적 소변 누출을 예방하는 전략을 배워야 한다(스트레스와 충동 전략). 스트레스 사건을 겪은 환자는 기침, 재채기, 물건 들어올리기, 자세 변경과 같은 소변 누출을 일으킬 수 있는 활동을 하기 전과, 하는 동안에 골반저근육을 수축하는 것을 배워야 한다. 절박요실금 환자는 불수의적 방광 수축을 막기 위해 골반저근육을 수축하는 법을 배울 수 있다. 환자는 골반저근육을 세 번이나 네 번 빠르게 이완하고 수축함으로써 배뇨충동에 반응해야 한다. 긴박함이 가라앉으면 환자는 정상 속도로 화장실로 걸어가야 한다(박스 19.4).

페서리(pessary)는 복압성 요실금이나 혼합성 요실금이 있는 여성 노인과 탈출증 환자가 선택할 수 있다. 페서리는 질에 삽입된 단단한 고리 또는 접시 같은 도구로, 질벽을 밀어내고 요도 위치를 바꾸어 누설을 줄이도록 돕는다. 페서리는 매월 제거하여 세척해야 하며, 환자가 관리할 수 없는 경우에는 진료소에서 수행해야 한다(그림 19.3).

인지장애 환자

이전에 기술된 기법(방광 재훈련, 골반저근육 운동, 생체되먹임)은 적극적인 환자 참여가 필요하다. 인지장애 환자의 요실금(urinary incontinence, UI)을 치료할 때는 환자보다 돌봄제공자에 의존하는 다른 행동기술 적용이 필요하다. 행동기술에는 배뇨계획, 습관 훈련, 배뇨자극요법이 있다. 이러한 기법을 성공시키는 것은 대부분 돌봄제공자 이용 가능성과 동기 그리고 간호사의 헌신에 달려있다.

박스 19.3 케겔운동

케겔운동은 무엇인가?

케겔이나 케겔운동으로 알려진 골반저근육 운동은 장과 방광 기능을 개선하고 유지하는 가장 좋은 방법 중 하나이다. 이 운동은 골반저근력을 높이고 방광 누출을 개선하거나 제거할 수도 있다.

치골 안쪽에서 항문까지 확장되어 질, 요도, 직장 주변에 짜여진 근육이 있다. 이 근육은 방광 배뇨근(방광근) 수축과 요도압을 간접적으로 조절하는 데 도움을 준다. 골반저근육은 배뇨를 허용하기 위해 이완되고 요흐름을 멈추기 위해 조여진다. 골반저근육 수축은 낮은 요도를 닫고, 남은 소변을 방광으로 짜낸다.

골반저근육 운동은 근육기능이 영구적으로 상실되기 전에 회복하도록 돕고 요실금 증상을 줄일 것이다.

케겔운동의 방법

다른 운동과 마찬가지로, 처음에는 케겔운동을 제대로 하고 있는지를 아는 것은 어려울 수 있다. 하지만 매일 노력하면, 본능적으로 가능해진다. 다음은 몇 가지 팁이다:

- 어떤 근육인가? 만약 당신이 요흐름을 중간에 멈출 수 있다면, 당신은 골반저근육을 확인한 것이다. 이것이 케겔운동에서 가장 어려운 부분이다.
- 일상에 맞춰 준비한다. 가장 첫 번째 목표는 방광을 비우고 5초 동안 골반저근육을 조이고 그 후에 5초 동안 이완하는 것이다. 첫째 날에는 5회 반복한다. 새로운 일상에 자신감을 얻었다면 한 번에 10초 동안 운동하는 것을 목표로 세우고, 수축 사이에 10초 동안 이완해라.
- 주의한다. 복부, 허벅지, 엉덩이 근육에 힘이 들어가지 않도록 주의한다. 또한, 숨 참는 것을 피한다. 운동하는 동안 몸의 나머지 부분에 스트레스를 주지 않도록 자유롭게 숨을 쉰다.
- 하루에 3회 반복한다. 하루에 최소 3세트 이상 10회 반복을 목표로 한다.
- 용기를 갖는다. 케겔운동은 처음에는 이국적으로 느껴질 것이다. 하지만 이 운동을 오래 할수록 방광 건강은 좋아질 것이다. 또한 케겔운동은 성적 쾌감을 증가시키는 것으로 보고되었다.

골반저운동을 완전히 하기 위해서, 당신이 해야 하는 두 가지 운동이 있다. 첫 번째 운동은 짧은 수축이라고 하며, 요흐름을 빠르게 차단해 누출을 막는 빠른 경련근육을 작동시킨다. 근육은 빠르게 조여지고, 들어올려지고, 그 후에 이완된다. 숨을 내쉬면서 수축하고, 운동하면서 호흡을 계속해야 한다.

두 번째 운동은 근육의 지지력에 작용하며 긴 수축이라고 일컬어진다. 느린 경련 근육은 점진적으로 조여지고, 들어올려지고, 몇 초간 유지된다. 처음에는 수축상태를 1~2초 이상 유지하는 것이 어려울 수 있다. 결국, 근육에 무리가 가지 않도록 수축상태를 10초간 유지한 뒤 긴 수축 사이에 10초간 쉬는 것이 목표다. 확실한 연습계획은 하루에 두 번 짧은 수축 10개와 긴 수축 10개로 3세트를 수행하는 것이다. 운동의 질이 가장 중요하다는 것을 기억해야 한다. 운동을 제대로 하는 것이 많은 운동을 잘못하는 것보다 낫다. 3~6개월 사이에 개선되는 것을 볼 것이다.

케겔운동 보조도구로서, 질 웨이트(Vaginal Weights), 막대기, 근육 수축에 대한 저항력을 제공하는 다른 장치를 적용할 수 있다. 보조도구 일부는 헬스케어전문가가 처방하고 전문 관리하에 적용하는 반면, 다른 보조도구는 처방 없이 적용할 수 있다.

골반저근력 개선징후

만약 당신이 원하는 대로 방광을 통제할 수 없다면 낙담하지 말고, 자신이 하는 골반저근육 운동이 효과가 있고, 방광 건강을 증진하는 방향으로 가고 있다는 증거로 다음의 징후들을 찾아라.

- 화장실에 가는 간격 연장
- "우연" 감소
- 수축상태를 더 오래 유지하거나 반복할 수 있는 능력
- 항상 젖는 느낌 없이 건조한 속옷

골반저근육 운동을 스스로 하는 데 어려움을 겪는 여성은 생체되먹임 요법이 도움이 될 수 있다. 전문간호사나 물리치료사의 전문적인 가르침으로, 많은 여성은 골반저근력이 현저하게 향상되는 것을 목격한다. 요실금과 골반저 증상은 항상 해결책이 있고 정상적인 것으로 무시해서는 안 된다. 매일 당신 일상에서 운동할 시간을 찾아라.

배뇨계획

환자는 규칙적인, 사전에 정해진 일정에 따라 배뇨를 하는데 도움을 받는다. 가족이나 돌봄제공자는 예정된 시간에, 2시간마다 환자를 화장실로 데리고 간다.

박스 19.4 절박성 요실금 시 관리전략

간호사는 환자가 배뇨 충동을 느낄 때 다음 내용을 가르쳐야 한다.

1. 멈추고 긴장을 풀어라.
2. 골반저근육을 멈추지 말고 3~4회 빠르게 짜내라.
3. 충동이 지나갈 때까지 기다리고 안정된 상태에서 화장실로 천천히 걸어가라.

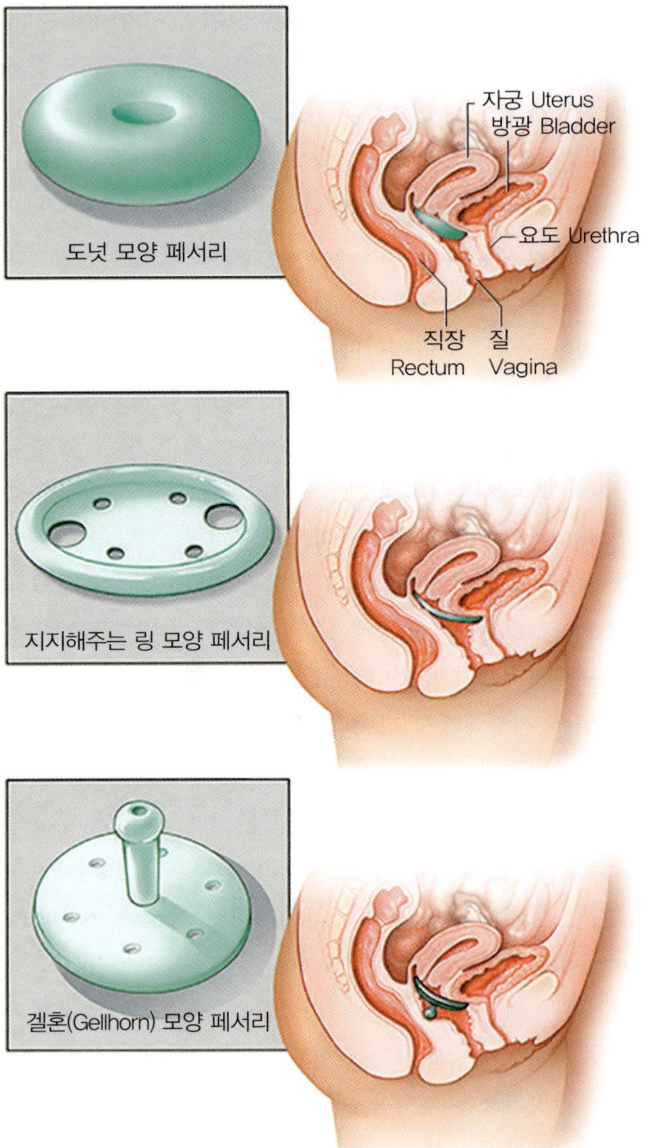

그림 19.3 페서리 유형. (From Mayo Clinic Staff. [2014]. Anterior prolapse [cystocele]: Diagnosis & treatment. Retrieved March 28, 2018, from https://www.mayoclinic.org/diseases-conditions/cystocele/diagnosis-treatment/drc-20369457.)

습관훈련

패턴화된 충동대응훈련(patterned urge response training, PURT)은 한 예시이다. 처음에는 환자 기준 배뇨패턴을 평가한다. 환자의 배뇨패턴이 확립되면, 환자는 정해진 시간에 배뇨 도움을 받는다.

배뇨자극요법

배뇨 필요성을 인식할 수 있는 환자에게 가장 성공적인 방법이다. 이 방법은 적극적인 간병인과 환자 참여에 달려있다. 목표는 환자가 배뇨 필요성을 인식하고 스스로 배뇨를 시작하는 빈도를 증가시키는 것이다. 규칙적인 일정에 따라 환자에게 접근하여, 젖었거나 건조한지를 물어본 후, 화장실로 안내한다(박스 19.5). 환자에게 배뇨를 강요하거나 제대로 배뇨하지 못한 것에 대해 질책해서는 안 된다. 스스로 배뇨를 시작하는 것을 좌절시켜서는 안 된다. 간병인과 환자의 수면장애로 인한 스트레스를 완화하기 위해 배뇨 프로토콜을 야간용으로 수정할 수 있다. 영향을 미치는 원인을 배제하거나 수정한 후, 배뇨계획, 습관훈련, 배뇨자극요법이 실패한 경우, 패드와 다른 보호복을 적용하는 것은 취약한 노인과 말기 치매 노인 환자에게서 유일하게 실행 가능한 UI 관리방법이 될 수 있다.

남성에게는 요실금 패드나 보호복보다 외부 수집장치가 비용과 시간이 덜 들 수 있다. 그러나 외부 수집장치는 비뇨기계 감염(urinary traction infection, UTI), 피부손상, 음경 수축으로 인한 허혈성 질환을 포함하는 다양한 합병증과 관련이 있다 (U.S. Department of Health and Human Services [DHHS], 1996; Wyman, 2003). 여성을 위한 실용적인 외부 수집장치는 적용할 수 없다.

외부 수집장치를 적용하기 위해서는 적용 전에 음경 표면을 적절히 준비해야 한다. 음경을 깨끗이 닦고 건조시켜야 한다. 음경 몸통 주변에 과도한 털을 다듬어야 한다.

접착력 강화 피부제제를 음경 몸통에 도포하고, 콘돔을 적용하기 전에 건조시켜야 한다. 자가접착 콘돔카테터는 일반 콘돔카테터보다 비싸지만 접착테이프가 필요하지 않다. 콘돔카테터는 매일 제거해야 하며, 음경에 자극이나 피부손상이 있는지 검사해야 한다(DHHS, 1996). 다시 적용하기 전에 피부를 씻고 건조시켜야 한다. 트라우마나 감염의 증거가 있다면, 콘돔을 다시 적용해서는 안 된다. 생식기 암 치

박스 19.5 배뇨자극요법

1. 규칙적인 일정에 따라 환자에게 접근하여, 젖었거나 건조한지를 물어본다.
2. 환자가 젖었거나 건조한지를 확인한다.
3. 환자가 올바르게 자신의 상태를 확인했다면, 긍정적인 피드백을 준다.
4. 환자에게 화장실을 이용하고 싶은지 물어본다. 만약 그렇다고 한다면, 환자를 화장실에 데려가고, 그렇지 않다면 환자를 격려한다. 절대로 환자에게 화장실에 갈 것을 강요하지 않는다.
5. 적절한 배뇨에 대해 긍정적인 피드백을 준다. 어떠한 부정적인 피드백도 주지 않는다.

료와 죽상경화증, 콜라겐 침전과 관련된 음경 크기 감소는 나이가 많은 성인 남성이 콘돔카테터를 제대로 장착하기 어렵게 만든다는 점에서 유의해야 한다. 이러한 상황에서는 수축된 음경 주머니가 더 적절할 수 있다.

음경 압박장치는 가벼운 요실금이 있는 남성에게서 일부 성공적으로 적용되었다. 부적절한 사용으로 인해 불편함과 음경 혈류 감소와 관련된 문제가 발생한다. 음경 압박장치는 한 번에 4시간 이상 사용하지 않아야 한다. 잠재적인 합병증으로는 부종, 통증, 요도 미란, 폐쇄가 있다.

범람 실금(overflow incontinence)이 있는 사람은 비뇨기과 전문의에게 의뢰하여 치료 가능한 원인을 교정해야 한다. 불완전 배뇨원인을 해결할 수 없는 경우, 크리드(crede) 방법이 방광을 비우는 데 도움이 될 수 있다. 크리드 방법은 소변을 보는 동안 잔뇨를 제거하기 위해 치골 윗부분에 압력을 가한다. 이 방법이 방광을 비우는 데 효과적이지 않은 경우, 선택하는 치료는 멸균기법을 적용하여 간헐적으로 안과 밖으로 도관 삽입을 하는 것이다. 유치도관은 방광염과 요로 패혈증 위험이 높기 때문에 특정 상황에서만 요실금을 치료하는 데 적용해야 한다(박스 19.6).

간호평가

평가는 UI를 관리하는 데 필수적이고 지속적인 구성요소이다. 평가의 초점은 환자 목표에 둔다. 치료효과와 만족도에 대한 환자의 인식을 평가하고 기록해야 한다. 요실금이 있는 많은 노인은 요실금 증상을 만족스럽게 줄이기 위해 한 가지 이상 치료방법이 필요할 수 있다. 그 결과, 관리계획은 시간이 지남에 따라 진화한다(간호계획 박스 참조).

연령과 관련된 신장 변화

노화과정은 신장계에 해부학적·기능적 변화를 초래한다.

박스 19.6 유치도관 사용 적응증

- 의학적으로나 수술적으로 교정할 수 없고, 간헐 도뇨에 의해 실질적으로 관리할 수 없으며, 지속적인 범람 실금, 증상성 요로감염, 신기능장애를 유발하는 요저류
- 압박 손상이나 요실금으로 인해 오염되는 피부 병변
- 말기 환자나 중증 장애 환자를 위한 편안함 제공

신장은 노화와 함께 네프론(nephron) 크기와 수가 감소한다. 또한, 죽상경화증이 있는 사람은 섬유조직과 석회화-강화신 혈관구조로 인해 신혈류량 감소를 경험한다.

이러한 요인이 결합하여 사구체 여과율(glomerular filtration rate, GFR)이 감소한다. 나이와 관련된 해부학적·기능적 변화에도 불구하고, 신장은 급성 질환이나 동반질병으로 신기능장애를 일으키지 않는 한 80대 후반까지 기능을 잘 수행하는 능력을 유지한다.

사람이 나이가 들면서, 40~90세 사이에 신장 질량은 80g 감소한다. 그러나 신장 질량 감소는 노화에 따라 발생하는 전체 체표면적 감소에 해당한다. 신혈류량은 40세가 넘으면 10년마다 10%씩 감소한다. 신장 질량, 기능하는 글로메룰리(glomeruli), 혈류량이 감소하면 GFR이 영향을 받는다. GFR은 40세까지 안정세를 유지하다가 10년당 1.73제곱미터(m2)당 분당 8밀리리터(mL/min) 속도로 감소한다. 개인 분산은 신장계에서 나이와 관련된 변화와 GFR 감소에 영향을 미치는데, 두 사람은 같은 방식으로 나이가 들지 않는다. 노화가 신장계에 미치는 영향은 임상 관리에 영향을 준다. 신장기능 변화는 약동학의 모든 측면에 영향을 미친다. 약물 투여량은 GFR이나 크레아티닌 청소율(creatinine clearance)에 기초하여 조정해야 한다. 노인은 적응기전이 부족하기 때문에, 수분과 전해질 변화는 급성질환 환경에서 일어날 수 있다. 간호사는 심혈관질환과 당뇨병 같이 노년 인구의 신장기능에 영향을 미칠 가능성이 있는 동반질병을 인식하는 것이 중요하다.

일반적인 신장 문제 및 질환

급성 신부전

급성 신부전(acute kidney injury, AKI)은 수분, 전해질 변화, 산-염기 장애와 함께 신장기능의 급격한 저하를 의미한다. 그것은 요 감소(oliguria)와 관련이 있을 수도 없을 수도 있다. AKI는 원인요인에 기초하여 신전성(prerenal) · 신성(intrinsic) · 신후성(postrenal) 단계로 분류된다(박스 19.7).

부적절한 관류(예: 간부전이나 심장부전에서 수분 분리)로 인해 신전성 신부전이 발생한다. 실질적 손상이 동반하지 않으므로 관류를 복원하면 신장기능을 회복할 수 있다.

신성 신부전은 신장 내 이상 때문에 발생하며, 허혈, 패혈

간호계획

혼합성 요실금

임상 상황

W 부인은 은퇴한 교사로, 괴저 발가락을 절단한 후 병원에서 퇴원했다. 간호사는 일주일에 세 번 그녀를 만나서 드레싱을 바꾸고 상처 치유를 평가한다. W 부인 병력은 말초신경병증에 의해 악화된 26년간의 제2형 당뇨병이 있다. 또한 관상동맥질환(심근경색증), 고혈압, 소화궤양, 류마티스 관절염도 있다. 그녀는 양쪽 고관절치환술도 받았다. 그녀는 걸을 때 보행보조기를 사용하고, 걸음걸이는 느리고 때로는 불안정하다. 그녀가 현재 복용하고 있는 약물은 인슐린 글라진(insulin glargine), 란소프라졸(lansoprazole), 아세트아미노펜(acetaminophen), 딜티아젬 확장 방출(diltiazem extended release), 트라이암테린, 염산염(triamterene and hydrochlorothiazide), 니트로글리세린(nitroglycerin), 도쿠세이트 나트륨(docusate sodium), 옥시부니틴(oxybutynin)이다. 그녀가 복용하는 비처방(Over The Counter, OTC) 약물은 종합비타민, 메타무실(Metamucil), 시트루셀(Citrucel), 텀스(Tums) 이다. 그녀는 개인적인 몸단장과 목욕에 도움이 필요하고, 변비 문제가 있었지만 매일 메타무실과 도쿠세이트 나트륨이 규칙적인 상태를 유지시켜준다는 것을 발견했다. W 부인은 2년 동안 요실금이 있었고 스트레스성 충동성 증상이 모두 있으며, 일주일에 약 14번 요실금이 발생한다. 그녀는 또한 야간뇨도 경험한다. 하루에 3~4잔 커피나 차를 마시고 여름에는 아이스티를 많이 마신다. 비뇨기과 전문의를 만났고, 그는 옥시부티닌(oxybutynin)을 처방했다. 2년 동안 약을 복용하고, 요실금 횟수가 다소 줄었지만, 매우 효과적이라고 생각하지는 않는다. 그녀는 요실금을 불편하게 느끼며 무언가 더 많은 일이 이루어지기를 바란다.

간호진단

부적절한 배뇨

결과

- 환자는 골반저근육 운동을 익힐 것이다.
- 환자는 요로 사고 수가 줄어들 것이다.

중재

- 환자에게 시술 전에 기본 배뇨일지를 보관하도록 요청한다.
- 직장 검사 중 골반저근육 수축에 대해 언어 피드백을 하여 환자에게 골반저근육 운동을 가르친다.
- 운동에 대한 서면 지침을 제공한다.
- 환자에게 치료 중에도 배뇨일지를 계속 보관하도록 요청한다.
- 매주 방문 시 일지를 검토하고 환자 진행 상황을 평가한다.
- 환자가 운동을 익혔으면, 절박요실금 관리전략을 가르치고, 일지에 나타나 있다면 복압성 요실금 전략을 가르친다.
- 환자가 언어 피드백을 적용해서는 골반저근육을 확인할 수 없거나 적절한 진전이 없는 경우, 생체되먹임을 다루는 전문간호사에게 의뢰한다.
- 환자에게 현재 마시는 커피와 차를 카페인이 없는 커피와 차로 대체하라고 조언한다.

근거기반실무

요실금 지표로서 기능 평가

배경

지난 10년간 노인 UI는 노인 수가 증가하면서 주목을 받았다. 장기요양시설 거주자 77%가 요실금이 있다. UI 위험요소를 파악하는 것이 중요하므로, 효과적인 관리전략을 이행할 수 있다.

표본/설정

표본에는 대만 핑퉁 현의 한 장기요양시설에 거주하는 노인 77명이 포함되었다. 참가연령은 65~105세(평균 연령 76.87±7.88)이고 일주일에 한 번 이상 요실금이 발생한다고 보고하였다(남성 32.7%, 여성 43.5%).

방법

구조화된 사회 인구통계 설문지 작성과 "지난 4주 동안 얼마나 자주 소변이 샜습니까?"라는 개방형 질문이 포함된 대면 인터뷰가 진행되었다. 체질량지수(body mass index, BMI)와 허리둘레(waist circumference, WC) 외에도 5회 의자 서기 검사(Chair-Stand Test, CST), 6분 걷기, 팔 감기(Arm Curl), 의자에 앉아서 팔 닫기(Chair Sit-and Reach, CSR), 2.43m 위로 가기(8-foot Up-and-Go, UG), 움켜쥐기 검사(Grip Test), 등 뒤에서 손 마주 잡기(Back Scratch) 등 8가지 기능 상태 검사가 완료되었다.

결과

UI가 있는 참가자는 다음 기능 척도에서 성과가 좋지 않았다: 5회 CST ($p = 0.017$), 8-foot UG ($p < 0.001$), CSR (오른쪽, $p = 0.026$; 왼쪽, $p = 0.005$), and 움켜잡는 힘 ($p = 0.017$). UI에 대한 유의한 독립 예측 변수는 단 두 가지 척도였다(8-ft UG, $p = 0.018$; CSR 오른쪽 $p = 0.018$, 왼쪽 $p = 0.010$). 8-foot UG와 CSR은 체력과 힘에 기여하고 걸음걸이나 이동성을 제공한다.

시사점

연구에 따르면 "8-foot UG와 CSR에서 낮은 기능적 성과는 시설 노인 UI에 대한 주요 결정요인으로, 하체기능이 요실금 발달에 잠재적인 역할을 하고 있음을 시사한다."(p.300)

From Chiu, A. F., Huang, M. H., Hsu, M. H., Liu, J. L., & Chiu, J. F. (2015). Association of urinary incontinence with impaired functional status among older people living in a long-term care setting. Geriatrics & Gerontology International, 15, 296–301. doi: 10.1111/ggi.12272.

간호계획

기능성 요실금

임상 상황

B 부인은 83세 은퇴한 가정부로, 울혈성 심부전으로 요양기관으로부터 방문을 받는다. 그녀는 3년 전에 경도 알츠하이머병 진단을 받았고, 주요 간병인인 조카와 함께 살고 있으며, 법적으로 맹인이다. 그녀는 1년 전에 넘어져서 오른쪽 엉덩이가 골절되었고, 양쪽 발목과 발에 중등도 부종이 있다. 그녀는 또한 변비에 자주 시달리고, 현재 복용 중인 약으로는 퓨로세마이드(furosemide), 칼슘채널 차단제(calcium channel blocker), 대변연화제가 있다. 그녀는 보행과 일상활동(ADLs)에 대한 도움이 필요하며 3년 동안 UI가 있었다. B 부인은 일반적으로 배뇨충동을 느끼지만 자주 요실금이 일어난다. 그녀는 요실금 속옷이 필요하며, 유뇨증(enuresis)이 있고, 패드는 보통 아침에 젖는다.

간호진단

부적절한 배뇨

결과

환자와 간병인은 배뇨자극요법과 배뇨 프로그램을 숙달한다. 환자는 요실금 증세가 줄어들 것이다.

중재

- UI 빈도와 유발요인을 확인하기 위해 기준 배뇨일지를 수집한다.
- 환자 요실금을 치료하기 위한 행동 프로그램에 참여하려는 간병인 의지를 평가한다.
- 간병인에게 배뇨자극요법을 이행하는 방법을 가르친다.
- 기법을 재시범하게 함으로써 환자 이해도를 평가한다.
- 매주 방문하여 프로그램 이행과 성공을 평가한다.
- 치료 중에 간병인에게 배뇨일지를 보관하도록 한다.
- 환자가 매일 섭취하는 수분에 대해 평가한다.
- 일일 수분 섭취량이 6~8잔 미만일 경우 간병인에게 환자 수분 섭취량을 늘리도록 지시한다.
- 간병인에게 저녁에는 환자 수분 섭취를 제한하고, 낮에 수분 대부분을 제공하도록 지시한다.
- 간병인에게 환자의 카페인 섭취를 제한하고 저녁에는 카페인을 섭취하지 않도록 지시한다.
- 부종 양을 줄이기 위해 오후에 환자가 다리를 올리도록 간병인에게 지시한다.

증, 염증 또는 손상으로 인해 발생할 수 있다. 급성 세관괴사(acute tubular necrosis, ATN)는 신성 신부전의 가장 일반적인 원인이다. ATN 3단계는 다음과 같다.

1. **시작:** 혈액 요소 질소(blood urea nitrogen, BUN)와 크레아티닌 수치는 상승하고 소변 배설량은 감소한다.
2. **유지:** 지속적인 신장기능 감소는 7~21일 동안 지속되며, 이 기간 동안 지지요법(예: 투석)이 필요할 수 있다.
3. **회복:** 소변 배설량은 BUN과 크레아티닌 수치 감소와 함께 증가한다. 이 기간 동안 세관 상피세포 재생이 일어난다.

신후성 신부전은 소변 누출을 방해하는 요로(예: 신장결석이나 양성 전립선비대증(benign prostatic hypertrophy, BPH))에 의한 폐색이나 기계적 과정으로 인해 발생한다. 폐색과정을 제거하면 신장기능을 회복한다.

AKI를 경험한 노인환자는 근본적인 원인을 규명하기 위한 시도로 평가를 시작해야 한다. 원인이 수정되면, 신장기능은 보통 회복한다. AKI 임상징후는 수분 전해질 장애, 대사산증, 요독증상(예: 식욕부진, 오심, 빈혈, 피로, 부종, 수포음)이 있다. 환자는 신독성 물질에 대한 노출 이력이 있거나 최근에 감염되었을 수 있다. AKI 사망률은 60%를 넘는다.

AKI 진단은 소변 배설량 감소에 따른 BUN 수치 상승, 혈중 크레아티닌 농도 상승, 크레아티닌 청소율 감소를 근거로 이루어진다. AKI 근본원인을 교정하는 것 외에 산증, 혈액학적 이상 교정, 신독성 물질 제거, 수분 지혈 유지가 있다.

만성 신장질환

만성 신장질환(chronic kidney disease, CKD)은 GFR 감소와 함께 3개월 이상 신장 손상이 나타나는 질환이다(박스 19.8). 나타나는 증상은 질병 정도에 따라 다르다. CKD 5단계는 다음과 같다(Arora, 2017).

- 1단계: 정상이나 증가한 GFR이 있는 신장 손상(>90 mL/min/1.73 m^2)
- 2단계: GFR 경도 감소(60~89 mL/min/1.73 m^2)
- 3a단계: GFR 중등도 감소(45~59 mL/min/1.73 m^2)
- 3b단계: GFR 중등도 감소(30~44 mL/min/1.73 m^2)
- 4단계: GFR 중증 감소(15~29 mL/min/1.73 m^2)
- 5단계: 신부전(GFR <15 mL/min/1.73 m^2 혹은 투석)

일반적으로 CKD 1~3단계 환자는 무증상이다. 4단계와 5단계에 접어들면 환자는 허약감, 부종, 피로감, 고혈압, 심부전, 인지기능과 면역기능 손상, 건조한 피부와 가려움증, 식욕부진, 오심, 영양실조, 출혈 증가, 빈혈, 말초신경

박스 19.7 급성 신부전 유형

신전성 신부전
- 절대적 순환량 감소
- 출혈
- 탈수
- 화상
- 상대적 순환량 감소
- 혈류량 분배 부족(distributive shock)
  (신경성, 급성 중증 과민, 패혈증)
- 체강(third-spacing), 부종
- 심박출량 감소
- 심장성 쇼크
- 부정맥
- 심장압전(cardiac tamponade)
- 심부전
- 심근경색
- 일차 신장 혈류역학적 이상
- 신장동맥 폐색 또는 협착*
- 취약한 사람에서 약물에 의한 신장 자동조절 손상†

신후성 신부전
- 양성 전립선비대증
- 꼬이거나 막힌 카테터
- 복부 내 종양
- 협착증
- 결석

신성 신부전
- 세관(급성 세관괴사)
- 허혈
- 지속 신전성 신부전
- 수혈 반응
- 횡문근융해증
- 신독성
- 지속 신후성 신부전
- 특정 항균제(항생제, 항균제, 항바이러스제)
- 방사선 조영제
- 특정 세포독성 화학요법제
- 기분전환약제(암페타민(amphetamines), 헤로인(heroin))
- 환경제(중금속, 사염화탄소, 살충제)
- 뱀과 곤충 독
- 사구체
- 급성 사구체신염
- 사이질(interstitial)
- 급성 알레르기성 사이질 신염
- 급성 신우신염
- 혈관
- 혈관염
- 색전
- 신경화증(일차 고혈압, 중증 고혈압으로 인한)

*ACE 억제제나 all 수용체 차단제 사용은 위험을 증가시킨다.
† 기존 만성 신부전, 간경화, 심부전이나 동맥경화성 심혈관질환, 저혈압, 이뇨제 사용, 신염 증후군이 있는 노인(60세 이상)
Adapted from Copstead, L., & Banasik, J. (2013). Pathophysiology (5th ed.). St. Louis, MO: Elsevier.

박스 19.8 만성 신장질환 위험요인

- 급성 세관괴사(핍뇨 단계 이상 진행되지 않음)
- 발달적/선천적 조건
- 신장 무발생
- 재생불량성 신장
- 신장 저형성
- 이소성/변위 신장
- 융합 신장
- 낭포성 장애
- 다낭성 신장질환
- 수질 낭성 질환
- 신생물
- 신장 양성종양
- 신장 악성종양(윌스 종양 포함)
- 감염
- 재발성 신우신염
- 신장결핵
- 사구체신염
- 전신 조건
- 당뇨병*
- 요붕증
- 고혈압*
- 부갑상선기능항진증
- 간부전/경화
- 통풍
- 아밀로이드증(amyloidosis)
- 피부경화증
- 굿패스처 증후군(goodpasture syndrome)
- 전신홍반루푸스(사구체신염 발생)
- 기타
- 유전학
- 연령 증가
- 인종(흑인)
- 과체중/비만
- 이상지혈증
- 심혈관질환 가족력
- 흡연

* 가장 일반적인 위험요인
Adapted from Copstead, L., & Banasik, J. (2013). Pathophysiology (5th ed.). St. Louis, MO: Elsevier.

환자/가족 교육

만성 신장질환

신장은 신체 모든 부분에 기여하는 중요한 기능을 수행한다. 신장은 신체 나머지를 균형 있게 유지하고 적절하게 활동하게 한다. CKD로 인해 신장이 망가지면, 온몸이 제대로 작동하지 않고, 치료를 받지 않으면 몸이 극도로 아플 수 있다.

신장은 어떻게 작용하는가?

신장은 사람 주먹 크기이며 척추 양쪽에 위치한다. 각 신장은 네프론이라고 불리는 단위를 약 백만 개 가지고 있다. 네프론은 신장 필터이다. 혈액이 여과되면, 노폐물은 소변으로 몸에서 제거된다.

신장의 역할은 노폐물, 과도한 수분, 약물이 있는 혈액을 깨끗하게 하고 호르몬과 비타민을 분비하여 적혈구 생산을 조절하는 것이다. 또한 인체 소금, 칼륨, 산 함량을 조절한다.

만성 신장질환의 원인은 무엇인가?

CKD는 여러 가지 다른 유형과 원인이 존재한다. 신장 염증인 사구체 신염은 네프론을 파괴한다. 고혈압은 신장질환 결과이든 원인이든 간에 신부전을 촉진시킬 수 있다. CKD 주요 원인인 당뇨병은 만성적으로 높은 혈당 수치로 인한 신장 손상에서 비롯한다. 다낭성 신장질환은 신장조직에 낭종이 생겨 결국 건강한 신장조직이 파괴되는 유전성 질환이다. 태어날 때 나타나는 신체적 이상은 폐쇄를 일으킬 수 있으며, 이것은 감염과 신장조직 파괴로 이어질 수 있다. 사이질 신염은 보통 약물 사용으로 인해 발생하고, 신장조직 염증이며, 신장을 최종적으로 파괴한다.

신부전 징후는 무엇인가?

신부전은 때때로 아무런 경고신호도 주지 않기 때문에, 진전될 때까지 진단이 되지 않을 수 있다. 그러나 다음과 같은 경고표시가 나타날 수 있다.

1. 에너지감소와 피로감
2. 집중력 문제
3. 눈가 부기
4. 식욕부진
5. 야간 근육 경련
6. 발과 발목의 붓기
7. 건조하고 가려운 피부
8. 밤에 더 자주 소변을 보는 것
9. 오심, 구토

신부전은 어떻게 치료하는가?

신부전 초기에는 고혈압 조절과 당뇨와 같은 다른 만성질환 조절을 통해 병을 늦출 수 있다. 또한, 환자에게 빈혈 치료, 붓기 감소, 콜레스테롤 감소, 뼈를 보호하기 위한 약물을 복용하도록 요구할 수 있다. 혈액 내 폐기물을 줄이기 위해 식단도 바꿀 수 있다. 그러나 질병이 진행되어 신장이 더 이상 신체 노폐물을 제거하는 임무를 수행하지 않기 때문에 다른 치료법을 사용해야 한다. 특수시설이나 가정에서 일주일에 3회 인공신장(혈액투석)을 적용하거나 가정에서 매일 실시하는 복부에 세안액(복막투석)을 투여하여 혈액을 세척해야 한다.

예후

CKD 치료법은 없다. 헬스케어전문가가 처방한 프로그램을 따르는 것이 신부전과 함께 살아남는 데 도움이 되기 때문에 매우 중요하다. 신장질환이 있는 많은 사람은 활동적이고 생산적인 삶을 살 수 있다.

Adapted from The National Kidney Disease Education Program. (2012). Chronic kidney disease: What does it mean for me? NIH Publication No. 12-7408. Retrieved August 30, 2014, from http://nkdep.nih.gov/resources/kidney-disease-mean-for-me-508.pdf.

병증, 전반적인 삶의 질 감소가 발생할 수 있다. 관리전략으로는 CKD 근본적인 원인 치료, 엄격한 혈압 조절(수축기 혈압(systolic blood pressure, SBP) ≦ 130 mmHg, 이완기 혈압(diastolic blood pressure, DBP) ≦ 80mmHg), 고지혈증 치료, 당뇨병 환자 혈당조절(글리케이트 헤모글로빈(glycated hemoglobin) [HbA1c] 〈 7%), 신독성 약물 방지(예: 비스테로이드성 소염진통제(nonsteroidal anti inflammatory drugs)[NSAIDs]), 안지오텐신 전환효소 억제제(angiotensin-converting enzyme inhibitors, ACEIs) 사용, 단백뇨 환자(단백질 〉 300mg/24시간) 안지오텐신 수용체 억제제(angiotensin receptor blockers, ARBs) 사용이 있다. 추가적인 관리전략으로는 식단에서 나트륨, 칼륨, 인, 단백질 제한, 수분 섭취 제한, 체중관리, 운동 촉진, 종합비타민과 철분보충제 적용이 있다(환자/가족 교육 박스 참조).

CKD 진단은 보통 크레아티닌과 BUN 증가와 크레아티닌 청소율 감소를 기반으로 이루어진다. 또한 혈당 수치, 부갑상선 호르몬 및 칼슘 수치, 헤마토크릿과 헤모글로빈 수치, 기타 철분 수치와 망상적혈구 비율을 평가하기 위한 검사를 실시한다. 요 분석은 소변 내 단백질량을 확인하기 위해 수행한다. 나머지 평가는 AKI 환자 평가와 동일하다. 노인 신부전 치료는 처음에는 보수적이다. 신부전 노인은 일반적으로 당뇨병, 심장질환, 암과 같은 수반되는 질병을 갖고 있다.

간호관리

간호사정

신장질환이 있는 노인 사정에는 다음이 포함되어야 한다. 철저한 건강력 수집과 신체검사, 약물 복용력에 특별한 주의를 기울여야 한다. 박스 19.9에는 획득해야 하는 간호력과 신체사정 자료가 요약되어 있다.

간호진단

CKD 환자에게 적합한 간호진단은 다음과 같다.

- 손상된 소변조절기전으로 인한 체액 과부하
- 식욕부진으로 인한 부적절한 영양 섭취
- 면역체계 손상으로 인한 감염 가능성
- 질병과정, 치료법, 사후관리에 대한 노출 부족으로 인한 건강교육 필요성
- 불확실한 질병 결과로 인한 부적절한 대처
- 피로에 따른 체력 저하
- 허약함과 피로감으로 인한 부적절한 배변활동 자가관리
- 가려움과 부동성으로 인한 피부통합성 저하 가능성
- 체액량 초과로 인한 심박출량 감소
- 영양결핍으로 인한 방어기전 변경(빈혈)
- 요독증과 CKD의 심리적 영향으로 인한 부적절한 성적 패턴

간호계획 및 간호결과

신부전 노인을 위한 치료계획 개발은 자가간호 결핍 가능성 때문에 환자와 가족, 다른 중요한 사람을 포함해야 한다. 기대 결과는 다음과 같다.

1. 환자는 기준 "마른" 체중(dry weight)을 재확립하여 체액량 정상 수준에 도달할 수 있다.
2. 환자는 균형 잡힌, 적절하게 제한된 식단을 규칙적으로 섭취할 것이다.
3. 환자는 입원 중 무열성 상태로 감염이 발생하지 않는다.
4. 환자는 처방된 자가관리와 기타 치료조치를 준수함으로써 질병과정과 치료법에 대한 지식을 나타낼 것이다.
5. 환자는 감정을 말로 표현하고 지원을 구하는 것으로 효과적인 대처전략 사용을 나타낼 것이다.
6. 환자는 과도한 스트레스나 피로감 없이 ADL을 수행할 수 있는 능력을 나타낼 것이다.
7. 환자는 피부가 붉어지거나 손상되지 않고 피부통합성을 유지할 것이다.
8. 환자는 폐 악설음 없이 적절한 심박출량을 유지할 것이다.

박스 19.9 신장계 간호사정

과거력
- 신장질환 개인, 가족력
- 최근 수술, 질병(신기능장애 전)
- 증상:
  - 소변(예: 빈도, 색, 양, 양상)
  - 오심, 구토
  - 식욕부진
  - 체중 감소
  - 혼동
  - 피로감
  - 가려움증
  - 부종
- 약물(예: 항생제, 항종양제, 비스테로이드성 소염진통제)
- 식단
- 현재 지지체계

신체사정
- 신경학적 상태: 변화된 정신 상태, 자세 고정불능(asterixis) 유무
- 심폐상태: 수포음, 심막 마찰음
- 위장상태: 오심, 구토, 복부 불편감, 식이 불내성
- 근골격계 상태
- 검안경 검사, 시진

9. 환자는 헤모글로빈을 10g/dL 이상 유지한다.
10. 환자와 파트너는 친밀감을 표현하며 만족감을 표현한다.

간호중재

신부전 노인을 위한 중재는 다음 사항에 집중해야 한다. 수분 전해질 균형 유지, 신장증후군 모니터링, 치료법 교육, 식단관리, 약물 사용, 피로감과 낮은 에너지 수준 관리가 있다. 환자와 중요한 다른 사람은 중재에 대해 교육을 받아야 한다. 일반적으로 처방된 식단은 저단백질, 저나트륨, 저칼륨, 저인산염 식단이다. 식단이 입맛에 맞지 않는 경우도 있고, 정상적인 나이 관련 미각과 후각 변화로 인해 신장 식단을 지키는 것이 어렵다. 맛을 높이기 위해 향신료와 양념을 사용하는 것은 도움이 될 수 있다. 요독 증상으로 인해 오심을 호소하는 CKD 환자는 식사 전에 처방된 항구토제를 복용하는 것이 도움이 될 수 있다(박스 19.10~19.12, 환자/가족 교육 박스 참조).

신부전 환자가 이용할 수 있는 다양한 치료 선택사항과 함께, 환자와 중요한 다른 사람에게 처방된 양식에 대해 교육하는 것이 중요하다. 국립신장재단(The National Kidney

박스 19.10 신장 식단

만성 신장질환자의 식단을 관리하는 것은 어렵다. 충분한 칼로리와 단백질 사이 균형을 이루어야 한다. 만성 신장질환은 일반적으로 높은 칼로리 섭취를 필요로 하는 대사 수요가 높다. 신장기능을 보존하면서 분해대사를 예방하려면 충분한 단백질과 칼로리를 제공해야 한다. 신장 식단은 일반적으로 수분, 나트륨, 칼륨, 인, 단백질로 제한된다. 식단 제한 정도는 신기능장애 정도에 달려 있다. 식이요법 개조를 돕기 위해서는 영양사가 참여해야 한다. 의사가 처방한 식단을 따르면 신기능장애 합병증을 예방할 수 있다.

칼로리

칼로리는 에너지를 유지하고 체중 감소를 예방하는 데 중요하다. 칼로리 섭취 대부분은 탄수화물과 불포화지방에서 나올 수 있다. 만약 칼로리 섭취를 증가시킬 필요가 있다면, 콜레스테롤이 낮은 마가린과 기름을 고려할 수 있다. 잼, 젤리, 설탕, 꿀도 식단에 포함할 수 있다.

칼륨

칼륨 수치 변화는 심각한 질병과 생명을 위협하는 심장 부정맥까지 일으킬 수 있다. 신부전에서 신장은 체내 칼륨을 적정량으로 제거할 수 없기 때문에 낮은 칼륨 식단을 유지하는 것이 중요하다. 칼륨이 많이 포함된 음식에는 말린 콩, 견과류, 과일, 야채, 초콜릿, 버섯, 감자, 자두주스가 있다.

나트륨

나트륨 수치 상승은 체액 저류를 일으킨다. 이것은 울혈성 심부전과 부종을 초래할 수 있다. 나트륨 섭취를 조절하는 것이 매우 중요하다. 환자에게 식품 포장 라벨을 읽는 습관을 들이도록 가르치는 것이 필수적이다.

수분

수분 섭취는 실온에서 액체가 되는 모든 것을 포함한다. 너무 많은 수분은 체중 증가, 울혈성 심부전, 부종, 호흡곤란, 고혈압으로 이어질 수 있다. 수분 섭취량은 신기능장애 정도에 따라 달라진다.

비타민과 미네랄

비타민 보충은 신부전 환자에게 종종 필요하다. 일반적으로, 엽산, 피리독신, 수용성 비타민 보충이 필요하다.

Adapted from Copstead, L., & Banasik, J. (2013). Pathophysiology (5th ed.). St. Louis, MO: Elsevier.

Foundation)은 CKD 환자에게 도움이 되는 환자, 가족 자원을 제공한다.

간호평가

평가는 CKD 노인을 돌보는 데 있어 중요한 요소이다. 주관적 자료에는 환자보고 증상과 삶의 질이 있다. 객관적 자료는 BUN, 크레아티닌, 헤마토크릿, 수분 전해질의 안정적인 수준으로 입증되는 향상되거나 안정적인 신장기능이 있다.

박스 19.11 복막투석은 무엇인가?

복막투석은 신장계가 망가져서 더 이상 적절히 노폐물을 제거할 수 없을 때 적용하는 투석 유형이다. 약물과 식단, 수분 섭취 변화가 더 이상 신기능장애를 조절할 수 없을 때 적용한다.

복막이라 불리는 복부 막은 복부기관과 복벽을 따라 있다. 이 막은 다공성이고 풍부한 혈액 공급을 받는다. 복막투석 시작 전에 카테터를 복막강으로 삽입하고, 이를 통해 액체가 흘러들어 간다. 처방된 투석액은 복막에 주입되어 일정 기간 머문다. 머무는 기간 동안 노폐물은 복벽을 통해 혈액에서 투석액으로 제거된다.

환자는 헬스케어전문가와 함께 복막투석 두 가지 유형 중 하나를 선택한다. (1) 지속 외래 복막투석(continuous ambulatory peritoneal dialysis ,CAPD) (2) 지속 순환 복막투석(continuous cyclic peritoneal dialysis ,CCPD).

CAPD는 일주일에 7일 지속적으로 적용한다. 유치카테터, 연결 튜브, 투석액을 사용한다. 환자에게 특정 전해질이 필요한 경우 투석액에 추가할 수 있다. 투석액이 머무는 기간 동안, 이러한 물질은 환자 복막을 통해 혈액으로 이동하여 정상적인 전해질 농도를 회복한다. 투석액은 "투석"을 하는 동안 복막강에서 4~8시간 동안 유지된다. 튜브를 고정하고, 가방이 환자 옷 밑으로 말려 올라간다. 투석액이 머무는 시간 동안 일상적인 활동을 수행할 수 있다. 머무는 기간이 끝나면, 투석액을 배액하고, 복막에 새로운 투석액을 가득 채운다.

CCPD에서는 유치카테터, 투석액, 순환기계를 사용한다. 환자는 잠들기 전 기계와 연결되어야 하고, 밤중 3~5차례 투석액을 복막 안과 밖으로 순환시켜 처방기간 동안 머물게 한다. 아침에 마지막 주기를 시작하고 하루 종일 투석액을 유지한다. 하루가 끝나면 용액을 배액하고, 환자를 순환기계에 연결하여 과정을 다시 시작한다.

합병증

복막투석과 관련된 합병증은 복벽 감염인 복막염이 있다. 카테터 관과 출구 부위와 관련된 감염도 발생할 수 있다. 환자가 감염징후를 인지하고 즉시 보고하는 것이 중요하다(예: 복통, 발열, 복부에서 배액한 투석액이 혼탁할 경우)

전망

복막투석은 망가진 신장계를 위한 대안이지만 질병을 치료하지는 않는다. 만성 신부전 환자는 남은 삶 동안이나 이식에 성공할 때까지 어떤 형태로든 투석을 해야 한다. 많은 환자는 복막투석과 식단, 수분섭취 조절로 거의 정상적인 삶을 살고 있다.

Data from Halter, J., Ouslander, J., Tinetti, M., Studenski, S., High, K., & Asthana, S. (2009). Hazzard's geriatric medicine and gerontology (6th ed). Philadelphia, PA: McGraw-Hill; Healthwise Staff. (2011). Information and resources: Peritoneal dialysis. Retrieved September 28, 2013, from http://www.webmd.com/a-to-z-guides/peritoneal-dialysis-4391.

요로감염

UTI와 무증상 세균뇨는 노년층에서 흔하다. 80세 이상 여성과 남성에게서 세균뇨 유병률이 급격히 증가한다. 세균뇨 발생률은 남성보다 여성이 높은데, 요도구가 직장과 가깝기 때문이다. 장기요양시설 거주자는 자택 거주자에 비해

박스 19.12 혈액투석은 무엇인가?

혈액투석은 신장계가 더 이상 노폐물을 효과적으로 처리할 수 없을 때 적용하는 투석 유형이다. 약물과 식단, 수분섭취 변화가 신장질환 관리에 더 이상 효과적이지 않을 때 적용한다. 혈액투석은 인공신장과 투석기를 사용한다. 각 혈액투석 치료는 3~4시간 지속하며 일반적으로 일주일에 3번 적용한다. 혈액투석은 노폐물 청소가 체외에서 이루어지고 치료를 집이 아닌 외래 투석센터에서 한다는 점에서 복막투석과 다르다.

혈액투석을 위해서는 혈류에 대한 접근이 필요하다. 이 접근은 목이나 가슴 정맥에 위치한 큰 정맥 내 튜브일 수 있다. 환자가 CKD를 앓고 있는 경우, 샛길(fistula)이나 이식(graft)이라고 하는 영구적인 접근을 수술적으로 배치한다. 혈액투석 치료 중, 환자 혈액과 처방된 투석액은 인공신장을 통해 지속적으로 순환한다. 이때 노폐물이 제거되고, 전해질이 안정되며, 깨끗한 혈액이 체내로 돌아온다. 치료가 끝나면, 간호사는 샛길이나 이식에 접근하는 바늘을 제거한다. 처음 혈액투석 치료는 합병증을 피하기 위해 천천히, 짧게 진행한다.

합병증

혈액투석 치료 중이나 후에 발생할 수 있는 합병증은 저혈압, 빠른 심박동수, 구강건조가 있고, 과다한 수분이 제거되었음을 나타낸다. 환자는 또한 고혈압, 빠른 심박동수, 호흡곤란을 경험할 수 있는데, 이것은 몸에서 충분한 수분이 제거되지 않았다는 것을 나타낸다. 치료 중에 이러한 증상이 나타나면, 환자는 즉시 간호사에게 알려야 한다. 시술 후 환자가 집에 있는 경우, 의사에게 즉시 알리는 것이 중요하다.

환자/가족 교육

신장 질환 관리

환자 교육에는 다음 요소가 포함되어야 한다.

- 신장질환 원인
- 처방된 식단, 수분 요법
- 자가관찰 기술(예: 체온, 맥박, 호흡, 혈압, 섭취 배설량, 일 체중 측정)
- 개인위생
- 운동, 휴식 프로그램
- 약물치료(예: 이름, 목적, 용량, 투약 일정, 부작용)
- 의료 추적 검사 일정

Modified from National Institute of Diabetes and Digestive and Kidney Diseases. (2016). Managing chronic kidney disease. Retrieved March 5, 2018, from https://www.niddk.nih.gov/health-information/kidneydisease/chronic-kidney-disease-ckd/managing.

세균뇨 발생률이 높다. 간병시설에서 세균뇨 발생이 높은 것은 오염, 불완전한 방광 비우기, 방광도관 삽입이 원인일 가능성이 높다. UTI 발생 위험요인으로는 뇌졸중, 파킨슨병, 인지장애, 치매, 기능상태 저하, 방광도관 삽입, 항생제 사용이 있다(Halter et al., 2009). 대장균은 가장 흔한 전염성 유기체이다. 다른 흔한 유기체로는 프로테우스(Proteus), 클레브시엘라(Klebsiella), 엔테로박터(Enterobacter), 세라시아(Serratia), 슈도모나스(Pseudomonas)가 있다. 메티실린 내성 황색포도상구균(methicillin-resistant staphylococcus aureus, MRSA), 반코마이신 내성 장구균(vancomycin-resistant enterococcus, VRE), 플루오로퀴놀론 내성 그람 음성 바실리(fluoroquinolone- resistant gram-negative bacilli)는 UTI, 특히 장기치료환경에서 발견되는 원인 유기체로서 더 널리 퍼지고 있다.

노인 UTI 임상 증상은 배뇨곤란, 긴박뇨, 빈뇨, 방광점막에 있는 손상된 표면 혈관에 대한 이차적인 혈뇨가 있고, 하부 UTI에서 전형적인 증상이다. 감염이 상부요로에 있으면, 노인환자는 정신상태 변화 외에도 발열, 오한, 옆구리 통증을 보일 수 있다. 노인 환자가 세균혈증을 앓고 있다면, 패혈성 쇼크 징후와 증상이 나타날 수 있다. 간호사는 노인에게서 나타나는 급성질환 비전형적 증상을 기억해야 한다.

흔히 노인은 UTI 증상 없이 요검사에서 박테리아가 나오는 경우가 있으며(청결하게 수집한 검체에서 >100,000 밀리리터당 집락 형성단위[CFU/mL]), 이것을 무증상 세균뇨(asymptomatic bacteriuria, ASB)라고 한다. 연구는 ASB 치료에 어떠한 이점도 보여주지 않았고, 이 상황에서 항생제를 사용하는 것은 해를 끼칠 가능성이 있다. 이러한 증거에도 불구하고, 장기요양시설 거주자는 ASB에 대한 항생제 치료를 자주 받는다. 간호사는 UTI 증상이 없을 때 소변 배양균을 채취하지 않고, ASB에 대한 부적절한 항생제 처방을 없애기 위해 다른 의료진과 협력해야 한다(부적절한 항생제 처방은 다제내성 박테리아를 일으키고, 약물 부작용 발생 가능성을 높이며, 치료비용을 증가시킨다).

간호관리

간호사정

배뇨패턴에 대한 주관적인 평가를 완료하여 정상적인 배뇨패턴 변화와 작열감, 긴박함, 빈도와 같은 증상을 평가해야 한다. 소변 특성도 유의해야 한다. 또한, 노인은 UTI가 있는 경우 정신상태 변화를 경험할 수 있기 때문에 정신상태 검사가 이루어져야 한다.

간호진단

UTI 노인환자를 위한 간호진단은 다음과 같다.

- 변화된 배뇨로 인한 통증
- 감염과정으로 인한 부적절한 배뇨
- UTI 치료에 대해 익숙하지 않은 것과 관련된 건강교육 필요성

간호계획 및 간호결과

UTI 노인환자에 대한 기대 결과는 다음과 같다.

1. 배뇨곤란이나 배뇨 시 작열감이 더 이상 없다는 보고에서 알 수 있듯이, 환자는 적절한 통증 조절을 경험할 것이다.
2. 환자는 빈도와 긴박함, 배뇨곤란이 없는 정상적인 배뇨 패턴을 재개할 것이다.
3. 환자나 간병인은 UTI 원인과 치료에 대한 지식을 구두로 말한다.

간호중재

간호관리는 노인에 대한 교육에 초점을 맞춰야 한다. 교육에는 샤워, 앞에서 뒤로 닦는 기술, 적절한 일일 수분 섭취, 빈뇨와 같은 적절한 위생유지 방법과 처방된 약물요법 따르기, 재발하는 감염징후와 증상 보고하기가 있다. 요로도자술(urinary catheterization)과 함께 멸균기술을 사용해야 하고, 유치카테터 사용은 최소화해야 한다.

간호평가

평가에는 기대 결과와 관련된 지속적인 평가와 결과 기록이 있다. 기록은 일상적인 활력징후, 기능상태 평가, 기타 관련 위험요인을 포함한다.

방광암

방광암은 비뇨기계에서 발원하는 가장 흔한 암이며, 70세 이상 사람에게서 가장 많이 발견된다. 모든 방광암의 약 90%는 요로상피막에서 발생하는 이행세포암이다. 나머지 10%는 일반적으로 편평세포암, 소세포암, 선암종이다. 대부분 방광 종양은 쉽게 절제되지만 방광벽, 골반, 간, 폐, 뼈로 전이될 수 있다. 방광암에 걸리는 가장 큰 위험요인은 흡연이다. 염료, 고무, 가죽과 페인트를 처리하는 데 사용하는 화학물질에 대한 직업상 노출은 방광암 발생에 큰 위험요인이다. 돌로 인한 만성적인 방광 자극과 만성 UTI는 방광암 발생에 위험요인이다. 방광암은 여성보다 남성에게, 다른 인종보다 백인에게 더 자주 발생한다. 유전학 또한 방광암 발생에 역할을 한다.

무통 혈뇨는 가장 흔한 방광암 증상이다. 또한, 배뇨곤란, 긴박함, 빈도가 동반할 수 있다. 종양이 클 경우, 늦은 징후에는 치골상 통증이 있다. 큰 종양은 또한 요로폐색을 일으킬 수 있는데, 이것은 차례로 요통과 골반통, 신후성 신부전을 유발할 수 있다.

간호관리

간호사정

간호사정 시에는 배뇨패턴 변화에 유의하여한 과거력을 철저하게 사정해야 한다. 주관적 사정은 통증, 혈뇨, 배뇨곤란, 긴박함, 빈도, 소량 배뇨에 초점을 맞춰야 한다. 객관적 사정 결과로는 총체적이거나 미세한 혈뇨가 포함된다.

간호진단

방광암 노인환자에 적합한 간호진단은 다음과 같다.

- 불확실한 예후로 인한 불안
- 외과적 전환으로 인한 부적절한 배뇨
- 외과적 전환으로 인한 왜곡된 신체상
- 불확실한 치료결과로 인한 부적절한 대처
- 해부학적 변화로 인한 성적 표현 감소

간호계획 및 간호결과

방광암 환자를 위한 치료계획 개발에는 환자, 가족, 중요한 다른 사람이 포함되어야 한다. 기대 결과는 다음과 같다.

1. 환자는 불안감이 감소할 것이며, 이것은 증상 감소로 입증된다.
2. 환자는 요로전환술 관리를 위한 루틴을 개발할 것이다.
3. 환자는 요로전환술과 관련 변화를 구두로 수용할 것이다.
4. 환자는 감정을 말로 표현하고 지원을 찾는 것으로 입증되는 효과적인 대처전략 사용을 보여줄 것이다.
5. 환자는 성에 대한 우려를 말로 표현할 것이다.
6. 환자는 성교를 위한 대안적 자세에 만족감을 표현할

것이다.

간호중재

방광암 환자를 위한 간호중재는 환자교육, 심리사회적 지원, 통증관리, 적절한 수분과 영양 섭취 유지에 중점을 둔다. 수술은 암을 제거하기 위해 행해지며, 수술 유형은 암 단계에 따라 달라진다. 방광 종양에 대한 경요도절제술은 비침습성 암을 제거한다. 부분이나 전체 방광절제술은 침습성 종양을 제거하기 위해 사용한다. 요로전환술 수단으로서 회장통로(ileal conduit)는 방광절제술 후 배뇨를 관리하는 가장 흔한 방법이다. 외부 장치로 체액을 배설하는 것과 관련된 사회적 낙인은 환자 두려움과 암 진단에 대한 우려를 악화시킨다. 환자가 대처에 어려움을 겪을 수 있기 때문에, 두려움과 우려를 말로 표현하도록 하고, 필요하다면 적절한 지원 서비스에 의뢰하는 것이 중요하다. 환자가 화학요법을 받는다면, 간호중재에는 감염, 자극적인 배뇨 증상, 알레르기 반응, 골수 억제에 대한 모니터링을 포함시켜야 한다. 환자 교육에는 추적관리지침 내용과 1년간 3개월마다 방광경 검사를 받는 것, 그 후에는 6개월에서 1년 간격으로 받는 것을 포함시켜야 한다. 흡연 환자는 금연 상담을 받아야 한다.

간호평가

간호중재의 평가는 예상되는 결과의 달성을 기반으로 한다. 생리적·심리사회적 사정의 기록은 전인간호 제공의 핵심이다.

양성 전립선비대증

양성 전립선비대증(benign prostatic hypertrophy, BPH)는 연령이 증가함에 따라 전립선이 비대해지는 것으로, 요도를 수축시키고 소변 누출을 막는 질환이다. 남성의 약 80%가 80세까지 BPH 진단을 받을 수 있다. BPH의 진행은 구조적·기능적 변화 및 호르몬 변화의 결과로 나타난다.

전립선 비대 초기에는 근육이 요도 저항 증가를 보상해주기 때문에 증상이 없을 수 있다. 전립선이 비대해짐에 따라 환자는 폐쇄과정에 따른 증상을 겪는다. 증상으로는 배뇨지연, 소변흐름 힘의 감소, 배뇨말 요점적, 배뇨 후 방광 팽만감, 소변정체 등이 있다. 요로폐쇄는 요로정체, 요로감염, 수신증 및 신장 결석을 유발할 수 있다.

간호관리

간호사정

BPH 환자 간호사정의 목적은 전립선비대 정도를 확인하고 전립선비대가 기능에 미치는 영향을 확인하여 적절한 간호중재가 계획되고 실행될 수 있도록 하는 것이다. 사정은 과거력 사정, 신체검사, 배뇨패턴 평가로 구성된다(박스 19.13).

간호진단

BPH 환자에게 적합한 간호진단은 다음과 같다.

- 방광출구 폐색으로 인한 부적절한 배뇨
- 정체로 인한 감염 가능성
- 발기부전으로 인한 성적 표현 감소
- 새로운 진단으로 인한 건강교육의 필요성

간호계획 및 간호결과

BPH 환자의 예상 결과는 다음과 같다.

1. 환자는 정기적으로 방광을 완전히 비울 수 있다.
2. 환자는 요로감염이 생기지 않는다.
3. 환자는 성적인 문제를 말로 표현하고 대처방법을 말할 수 있다
4. 환자는 BPH의 평가 및 치료에 대해 이해한다.

수술이 필요한 경우 예상되는 결과는 다음과 같다.

1. 환자는 10점 만점에 3점 이하의 통증을 느끼는 통증 조절이 될 수 있다.
2. 환자는 발병 전과 같은 수준의 소변 조절을 회복할 수 있다.

간호중재

BPH에 대한 간호중재는 질병의 진단 및 관리에 관한 환자 교육에 중점을 둔다. 배뇨 변화 관리에 관한 교육에는 소변을 자주 보도록 하는 것이 포함되어야 한다. 교육계획에는 급성 요정체를 유발하는 충혈 완화제와 다이어트 약의 교감신경작용에 대한 교육이 포함되어야 한다.

간호중재는 치료요법도 고려해야 한다. 비수술적 치료를 받은 환자의 경우 전립선이 커짐에 따라 요흐름이 약해지

고 배뇨지연이 증가하며 방광을 완전히 비우기가 점점 어려워지는 것에 대한 진행성 BPH의 징후와 증상에 대한 교육에 초점을 맞춰야 한다. 환자 교육은 또한 증상 완화에 사용되는 약물, 부작용 및 약물 상호작용에 중점을 두어야 한다. 수술을 받는 환자의 경우 간호중재는 초기에는 수술 후 즉각적인 치료에 초점을 맞춰야 한다. 대부분의 수술을 위해 전신마취와 입원을 해야 한다. 중재는 환자의 기능 유지와 부동에 의한 수술 후 합병증 예방에 초점을 맞춰야 한다. 퇴원시에는 환자는 일시적인 활동 제한, 감염 및 요폐색의 징후와 증상, 일시적인 요실금에 대한 교육이 필요하다. 수술적 치료는 일시적으로 성기능장애를 초래할 수 있다. 환자는 이에 대한 걱정을 말로 표현할 수 있어야 하고 비뇨기과 전문의 또는 공인된 성 치료사와 같은 적절한 지원 서비스를 받을 수있는 기회가 제공되어야 한다(참조: 환자/가족 교육 박스 참조).

박스 19.13 양성 전립선비대증 간호사정

과거력
- 일반적 건강상태
- 기능적 상태
- 의료 및 수술 기록
- 현재 복용 중인 약물
- 배뇨 습관 및 패턴
- 요 흐름의 시작과 상태
- 배뇨곤란
- 배뇨지연
- 폐쇄성 증상의 여부
- 일일 소변횟수
- 야간뇨
- 배뇨지연
- 절박성
- 절박성 요실금
- 불완전한 방광 비우기
- 배뇨말 요점적
- 요로감염의 징후 및 증상

신체검사
신체검사는 일반적으로 의사 또는 전문 간호사가 실시하며 다음이 포함된다.
- 전립선의 크기, 모양 및 일관성을 평가하기 위한 직장 수지 검사(DRE)
- 방광 팽창, 치골상 압통 및 늑골 압통의 존재를 확인하기 위한 복부 검사

환자/가족 교육

양성 전립선비대증

BPH는 요흐름을 바꿀 수 있다. 다음 증상은 BPH를 나타낼 수 있으므로 즉시 의사에게 보고해야 한다.
- 배뇨지연 또는 배뇨 시작의 어려움
- 낮과 밤의 빈뇨
- 소변 누출
- 배뇨 직후 방광 팽만감
- 정상보다 약한 요흐름

간호평가

중재 평가는 요로기능이 발병 전 상태로 회복하는 것, 요로 증상이 완화되는 것, 요로감염을 예방하거나 즉각적인 중재를 하는 것과 만족스러운 성 활동으로 복귀하는 것을 기반한다. BPH 환자의 치료기록은 환자가 질병과정과 치료요법 및 비뇨기 제거 패턴을 이해하고 있는지를 확인하는 것과 간호중재의 효과를 기록하는 것을 포함한다.

전립선암

전립선암 발병률은 나이가 들면서 증가한다. 90세가 되면 남성의 70%가 어느 정도 전립선 암에 걸린 것으로 추정된다. 전립선암은 남성의 암 발생순위에서 4위이며, 꾸준히 증가하고 있다(2018 암 등록통계). 전립선암으로 인한 사망률은 백인보다 흑인에게서 더 높다. 위험요인으로는 고령, 질병의 가족력 및 흑인 인종 등이 있다.

대부분의 전립선암은 선암(adenocarcinoma)이다. 그 외 이행세포 암종, 소세포 암종 및 육종이 있다. 전립선암은 림프, 혈류를 통해 림프절, 뼈, 폐 및 간으로 전이될 수 있다.

초기 전립선암은 일반적으로 무증상이다. 종양이 커지면서 요폐색 증상이 나타날 수 있다. 요도가 막히면 환자는 신부전 증상을 나타내며, 다른 증상으로는 회음부 및 직장의 불편함, 쇠약, 메스꺼움, 혈뇨 및 하지부종(골반결절로 전이된 경우)이 있다. 뼈 통증과 병리적 골절은 전이가 진행되는 것을 의미한다.

전립선암 검사를 하는 것은 중요하지만, 전립선암 검사에는 위험성이 따른다.

- 검사 결과가 틀릴 수도 있다.
- 생검과 검사에는 합병증이 있을 수 있다.
- 전립선암을 진단하는 것이 건강을 개선하거나 더 오래

살 수 있게 하지 않는다.

남성과 헬스케어전문가는 전립선암에 대한 개별 위험, 선별 검사의 장단점을 논의한 다음 전립선 선별검사가 적합한지 결정해야 한다.

간호관리

간호사정

전립선암 환자의 사정은 BPH 환자의 평가와 본질적으로 동일하다. 간호사는 환자의 악성 종양에 대한 건강신념과 두려움을 평가해야 한다.

간호진단

전립선암 환자에 대한 적절한 간호진단은 다음과 같다.

- 방광출구 폐색으로 인한 부적절한 배뇨
- 불확실한 예후로 인한 불안
- 치료로 인한 성적 표현 감소
- 치료 및 예후에 대한 정보 부족으로 인한 건강교육의 필요성

간호계획 및 간호결과

전립선암 환자의 기대 결과는 다음과 같다.

1. 환자의 배뇨패턴이 발병 전으로 돌아온다.
2. 환자는 진단, 치료와 예후에 대한 불안이 아닌 예후에 대한 이해를 표현한다.
3. 환자와 배우자는 상호 만족스러운 성관계를 가진다.
4. 환자는 치료방법 및 예후 지표에 대한 지식을 가진다.

간호중재

전립선암 환자를 위한 간호중재에는 환자에게 진단검사 및 치료에 대한 교육이 포함된다. 수술이 필요한 경우 다음의 간호중재가 포함되어야 한다.

1. 통증 조절을 위한 진통제 투여
2. 환자 필요 시, 성 상담 제안
3. PSA 수치 검사와 질병 예후에 대한 평가의 중요성에 대한 교육

호르몬치료가 필요한 경우 간호사는 환자에게 근육주사 또는 피하주사 투여에 대해 교육해야 한다. 골전이가 발생한 경우 간호사는 병리적 골절 발생을 줄이기 위해 집 주변의 안전조치에 대해 교육해야 한다. 환자는 소변횟수 증가, 절박성, 배뇨지연, 요정체와 같은 요폐쇄 악화증상이 있을

간호계획

전립선암

임상 상황

C 씨는 68세 흑인 남성으로, 현재 큰 건강 문제가 없다. 건강검진에서 그는 전립선 비대증을 진단받았다. 전립선특이항원 (Prostate Specific Antigen, PSA) 수치는 30ng / mL이었으며, MRI 검사에서 전립선이 비대해 진 것이 확인되었다

바늘 유도 생검 결과 선암(adenocarcinoma)이 발견되었고 크기가 커 골섬광조영술과 흉부 방사선 촬영을 통해 전이 검사를 시행하였으나 전이는 발견되지 않았다.

C 씨는 즉시 전립선암 치료를 위해 비뇨기과 진료를 받았으며 검사를 통해 C 기 전립선암을 진단받았다. 근치 전립선 절제술을 시행하기로 하였다.

C 씨와 그의 아내와 아이들은 진단에 대한 불안, 두려움, 예상되는 슬픔을 경험하고 있다. C 씨는 5년 전 전립선암으로 아버지를 잃었고 아버지의 질병과 죽음에 대한 나쁜 기억을 가지고 있다.

간호진단

- 암 진단으로 인한 불안
- 치료 양상 및 예후에 대한 정보 부족으로 인한 건강 교육의 필요성

결과

- 진단 및 예후에 대한 불안의 표현은 적극적 개입으로 인해 질병과 예후에 대한 현실적인 이해로 변화된다.
- 환자와 가족은 치료 요법에 대한 이해를 말로 표현할 수 있다.
- 환자와 가족은 지원서비스를 찾을 수 있다.

중재

- 환자와 가족에게 전립선암이 일반적으로 느리게 진행되며 치료 가능한 것을 알린다.
- 진단 및 치료에 대한 설명을 가족을 포함하여 지속적으로 교육한다.
- 환자와 가족에게 암환자 자조모임을 소개한다.
- 현재 활동을 지속하는 것의 중요성을 강조한다.
- 환자의 불안할 때 돕는다.
- 환자에게 이완 기술을 교육한다
- 전립선 질환 및 치료 요법에 관한 서면 정보를 제공한다. 환자와 가족이 교육 및 지원에 참석하도록 장려한다.

경우 보고해야 함을 교육받아야 한다(간호계획 박스 참조).

간호평가

중재 평가는 요폐쇄 증상 완화와 발병 전 배뇨패턴으로 돌아오는 것까지에 바탕을 두고 이루어져야 한다.

환자는 질병과정, 암의 병기, 권장치료에 대한 이해를 말할 수 있어야 한다. 환자와 배우자는 만족스러운 성관계를 회복해야 한다. 기록에는 예상 결과와 관련된 모든 진행 중인 사정 결과가 포함되어야 한다.

요약

노화에 따른 신장기능의 변화는 어렵다. 소변장애는 일상적인 활동, 자아개념 및 기능에 중대한 영향을 미치는 문제를 일으킬 수 있다. 간호사의 역할에는 사정, 환자 옹호, 정서적 지원, 적절한 의뢰가 포함된다. 자가관리 및 기능적 능력 증진에 초점을 맞춘 개별화 된 관리 계획을 개발해야 한다(참조: 건강증진/질병예방 박스 참조).

건강증진/질병예방

비뇨기계 기능

건강증진

- 처방받은 방광 훈련 프로그램, 운동 및 요실금 테크닉 수행
- 적절한 상태 모니터링을 위한 정기적인 검사 수행(예: 전립선 특이항원(PSA), 혈압, 소변검사 및 혈액검사)
- 요로 증상에 대한 즉각적 치료

질병예방

- 헬스케어전문가가 제시한 위험성을 기반으로 전립선암 검진에 참여한다.
- 다른 만성질환으로 인한 금기사항이 아니라면 매일 최소 8잔의 물을 마신다.
- 일상적인 소변패턴을 확립한다.
- 요로감염을 예방하기 위한 적절한 위생조치를 수행한다.

가정간호

1. 칩거노인에게 신장 및 비뇨기 질환의 악화 증상과 징후가 있는지 정기적으로 모니터링하고 평가한다.
2. 간병인과 칩거노인에게 신장 및 비뇨기 질환의 보고해야 하는 징후와 증상을 교육하고 이러한 증상을 언제 가정간호사와 헬스케어전문가에게 보고해야 하는지 교육한다.
3. 간병인과 칩거노인들에게 신장 및 비뇨기 질환 처방약물의 이름, 복용량, 빈도 및 부작용을 교육한다.
4. 칩거노인의 요실금에 영향을 주는 기능적 환경적 요소를 사정한다.
5. 간병인과 칩거노인에게 가정간호사가 요실금의 유형을 확인하고 간호중재를 계획할 수 있도록 배뇨일지를 작성하도록 교육한다.
6. 간병인과 칩거노인에게 요실금 치료를 위한 행동 중재를 교육한다. (예: 방광 재훈련 및 골반저근육 운동)
7. 인지가 손상된 칩거노인의 경우 행동 중재(예: 습관 연습, 정형화된 배뇨자극 훈련(patterned urge response training, PURT), 즉각적 배뇨)의 성공은 간병인의 존재와 동기가 중요하다.
8. 간병인과 칩거노인에게 요실금을 줄이기 위한 조치를 교육한다.
9. 요실금의 마지막 치료로 유치카테터를 사용한다.

핵심내용

- 요실금은 노인의 가장 흔한 건강문제 중 하나이다.
- 노화과정이 하부요로기능에 영향을 미치지만, 노화만으로는 요실금이 발생하지 않는다.
- 비처방약물을 포함한 많은 약물은 급성 요실금을 유발할 수 있다. 기능 및 기능 사정과 환경 사정은 요실금 평가의 중요한 요소이다.
- 배뇨일기는 회상법보다 요실금의 중증도와 유형에 대해 보다 객관적인 측정을 제공하므로 요실금 평가에 포함되어야 한다.
- 행동 중재는 요실금 환자가 선택하는 초기 치료법이다.
- 인지손상이 없는 절박성 또는 스트레스 요실금 환자는 골반저근육 운동이 효과가 있다.
- 환자가 골반저근 운동에 익숙해지면 간호사는 절박성, 복압성 요실금을 예방하기 위한 전략을 가르칠 수 있다.
- 즉각적 배뇨, 배뇨습관 훈련 및 PURT는 인지장애가 있는 환자의 요실금을 효과적으로 줄일 수 있지만 이러한 방법의 성공 여부는 간병인의 순응도에 달려있다.
- 노화는 신장기능에 영향을 미치나, 신장기능 손상은 노화의 정상적인 결과가 아니다. 노인 환자는 적절한 수분 공급, 약물투여량, 신장기능장애를 유발할 수 있는 동반질환의 존재에 대한 주의를 기울여야 한다.
- 세 가지 유형의 급성 신부전은 가역적이다. 간호사는 신부전의 진행을 멈추기 위한 적절한 식이요법과 약물에 관한 교육에 집중해야 한다.
- 만성 신부전은 가역적이지 않지만 말기 신장질환으로 진행되지 않는 한 약물 및 식이 요법으로 관리할 수 있다. 이 경우 투석은 일반적으로 성공적인 이식을 위한 가교 역할을 한다.
- 배뇨패턴의 변화는 양성 전립선비대증이 있는 남성에게 흔하다. 간호사는 환자에게 수술 후 약물 및 케겔운동에 대해 교육할 준비가 되어 있어야 한다.
- PSA 검사는 남성, 헬스케어전문가와 함께 위험과 장점에 대해 논의한 후 결정해야 한다.

비판적 사고

01 74세 여성 환자가 낮 동안 소변 누출이 있다고 호소하였다. 환자의 비뇨기능을 평가하려면 어떤 추가 정보가 필요한가?

02 76세 남성이 메스꺼움, 피로 및 식욕부진으로 응급실에 입원했다. 의사는 소변검사, BUN, 크레아티닌 검사를 처방했다. 의사가 왜 비뇨기 문제를 의심하였는가?

20 근골격계 기능

Musculoskeletal Function

학습목표

1. 근골격계 시스템의 정상적인 구조 및 기능을 설명할 수 있다.
2. 근골격계의 노화와 관련된 변화에 대해 논의할 수 있다.
3. 고관절, 손목 골절이 있는 대상자의 간호 관리에 대해 논의할 수 있다.
4. 골관절염, 류마티스 관절염, 통풍의 차이점을 구분할 수 있다.
5. 골관절염, 류마티스 관절염, 통풍과 관련된 간호중재를 수행할 수 있다.
6. 골다공증의 병태생리, 치료 및 간호중재에 대해 논의할 수 있다.

들어가기

다음과 같은 상황에 부딪친다면 당신은 어떻게 대처하겠습니까?

- 당신은 3개월 전 대퇴골 근위부 골절을 경험한 75세 여성을 돌보고 있습니다. 그녀는 부상 후 물리치료를 끝내고 6개월 후에 유럽 크루즈 여행을 계획하고 있습니다. 그녀는 해외여행 중 안전을 향상시킬 수 있는 추가방안이 있는지 질문하고 있습니다. 어떤 조언을 해주겠습니까?
- 최근 류마티스성 다발근통을 진단 받은 85세 남성 환자는 현재 장기간 코르티코스테로이드를 처방받았고 멍, 체중 증가, 상부 호흡기계 감염 발생빈도 증가와 같은 다양한 신체적 변화가 나타났습니다. 그는 처방된 코르티코스테로이드를 장기간 복용하면서 질병을 회복하고 건강을 유지하는 방법에 대해 조언을 구하고 있습니다. 어떤 조언을 해주겠습니까?

노인에게는 근골격계 문제가 흔하다. 최근 보고서에 따르면 미국인 5명 중 1명이 관절염 진단을 받은 것으로 나타났다. 미국의 고령화와 높은 비만율로 인해 관절염으로 인한 활동 제한과 관절염 진단을 받는 사람의 수는 지속적으로 증가할 것으로 예상된다. 정상적인 노화로 인해 골관절염 및 골다공증과 같은 질병이 발병하기 쉽기 때문에 근골격계에 대한 불평/통증/질환이 흔하다.

근골격계 질환은 일반적으로 치명적이지는 않지만 만성 통증 및 장애를 유발할 수 있다. 근골격계의 만성질환은 노인의 자가관리 및 이동 영역에서의 기능장애에 영향을 미칠 수 있다. 노인은 목욕, 옷 입기, 식사와 같은 일상생활활동(ADL)을 수행하는 능력이 손상될 수 있으며, 재정 관리, 음식 준비, 교통수단 관리, 집안일과 같은 일상생활의 도구적 활동(IADL)을 수행하는 능력도 손상될 수 있다. ADL과 IADL의 기능적 손상은 독립성을 유지하고자 하는 노인에게 치명적일 수 있다. 의존이 발생하면 자존감 상실, 삶의 질 저하에 대한 인식, 우울증이 발생할 수 있다(문화적 고려 상자 참조).

노화와 관련된 구조와 기능의 변화

근골격계는 노화과정에 의해 다양한 방식으로 영향을 받는다. 시간이 지남에 따라 점차 근육량과 근육 강도의 현저한 감소가 발생한다. 실제로 근육세포의 수가 감소하고 섬유결합조직으로 대체된다. 결과적으로 근육량, 긴장도 및 힘이 감소한다. 인대, 건 및 연골의 탄력이 감소하고, 뼈 질량이 감소하여 뼈가 약해진다. 추간판 디스크의 수분이 감소하여 척추공간이 좁아진다. 이 수축으로 인해 키가 3~8cm(1.5~3인치) 정도 줄어들 수 있다. 등의 전만 또는 볼록한 곡선이 편평해지고, 하부요추의 굴곡과 신전이 감소한다. 자세와 보행의 변화가 나타난다. 척추의 변화로 자세가 구부정해진다. 자세의 변화는 무게 중심을 변화시킨다. 남성은 더 넓은 자세로 보폭이 감소한다. 여성은 O자형 다리가 되고, 뒤뚱뒤뚱 걷게 된다. 노인은 관절 연골이 침식된다. 이것이 노화과정(aging process)의 결과인지 또는 관절 마

문화적 고려

근골계의 생물 문화적 변이

뼈	특이점(Remarks)	뼈	특이점(Remarks)
전두골, 두정골, 후두골	백인 남성보다 흑인 남성이 더 두껍다. 에스키모스(Eskimos)에서 만져지는 후두부 융기는 백인 남성이 흑인 남성보다 더 두껍다.	골반뼈	엉덩이 너비는 흑인 여성이 백인 여성보다 1.6cm 적음; 아시아계 미국인 여성의 골반은 훨씬 작음
구개골	의치 착용자에게 문제가 되는 경구개의 봉합선을 따라 있는 돌기(Tori) 발생률: 흑인: 0% 백인: 24% 아시아계 미국인: 최대 50% 아메리카 원주민: 최대 50%	두 번째 족근골	둘째 발가락이 엄지발가락보다 길다. 발생률: 백인: 8~34% 흑인: 8~12% 베트남인: 31% 멜라네시아인: 21%-57%
하악골	의치 착용자에게 문제가 되는 송곳니 및 소구치 근처 하악의 설면에 있는 돌기(Tori) 아시아계 미국인과 아메리카 원주민에게 가장 흔하다; 일부 에스키모(Eskimo) 그룹에서 50% 초과	키	조깅하는 사람과 운동선수를 위한 임상 의의 백인 남성은 흑인 남성보다 1.27cm(0.5인치), 아시아계 미국인 남성보다 7.6cm(2.9인치) 더 크다. 흑인 여성과 백인 여성은 동등하다. 아시아계 미국인 여성은 백인 또는 흑인 여성보다 4.14cm(1.6인치) 작다.
상완골	근위단의 비틀림 또는 회전과 근육 결림은 흑인보다 백인이 더 크다. 흑인에서의 비틀림은 대칭적이다; 백인에서의 비틀림은 일반적으로 왼쪽보다 오른쪽이 더 크다.	장골 구성	백인보다 흑인이 더 길고 좁고 밀도가 높다; 백인의 골밀도는 중국인, 일본인, 에스키모인보다 높다. 골다공증은 흑인 남성이 가장 낮다; 백인 여성에서 가장 높다.
요골/척골	손목 길이 가변성 척골이나 요골이 더 길 수 있다. 동일한 길이: 스웨덴인: 61% 중국인: 16% 요골보다 긴 척골: 스웨덴인: 16% 중국인: 48% 척골보다 긴 요골: 스웨덴인: 23% 중국인: 10%	셋째 종아리뼈	발등 굽힘을 담당 근육 부재: 아시아계 미국인, 아메리카 원주민 및 백인: 3~10% 흑인,베르베르(Berbers): 10~15% (사하라 사막): 24% 앞 정강이뼈도 발등 굽힘을 하기 때문에 임상적 의미 없음
척추골	모든 사람의 85~93%에서 24개의 척추가 발견됨; 인종 및 성별 차이는 특정 그룹(흑인 여성의 11%에서 23개의 척추, 에스키모 및 아메리카 원주민 남성의 12%에서 25개의 척추)에서 23개나 25개의 척추로 나타났다. 요통 및 척추전만증과 관련 있다.	긴 손바닥뼈	손목 굴곡 담당 근육 부재: 백인: 12~20% 아메리카 원주민: 2~12% 흑인: 5% 아시아계 미국인: 3% 3개의 다른 근육도 굴곡을 담당하므로 임상적 의미 없음
대퇴골	볼록한 전방: 아메리카 원주민 일직선: 흑인 중간: 백인		

Data from Overfield, T. (1995). *Biologic variation in health and illness: Race, age, and sex differences* (2nd ed.). Boca Raton, FL: CRC Press.

모(wear and tear)의 결과인지는 밝혀지지 않았다.

이와 같은 모든 변화는 통증, 이동장애, 자가간호 결핍, 낙상위험 증가를 초래할 수 있다. 65세 이상 인구의 약 3분의 1이 매년 낙상한다. 질병통제예방센터(CDC)의 최근 보고에 의하면 2016년에 200만 건 이상의 비치명적 낙상이 발생하였으며, 부상과 관련하여 85만 명 이상이 입원치료를 받았다(CDC, 2018). 중등도 및 중증 손상에는 고관절 골절, 열상 및 외상성 뇌손상이 포함된다(Gray–Miceli, 2017). 요양원 거주자의 낙상률은 50~75% 정도로 추정된다. 평균 발생률은 연간 침대당 1.5이다. 낙상은 사고로 인한 노인 죽음의 가장 흔한 원인이다. 낙상으로 인해 부상과 입원이 발생하면 의원성 질병 및 부동의 위험이 점차 심각해질 수 있으며, 이는 궁극적으로 사망으로 이어질 수 있다. 낙상은 또한 불용(disuse)성 주기를 유발할 수 있다. 이러한 불용 패턴은 일반적으로 개인이 반복적인 낙상을 경험한 후에 발생한다. 낙상 경험은 추락에 대한 두려움을 유발하고, 낙상을 피하기 위해 개인은 움직임을 감소시킨다. 이동성이 감소하면 근력이 감소하고 관절이 뻣뻣해지며 통증이 발생하여 장애, 독립성 상실 및 허약함을 유발한다. 연구에 따르면 일부 근골격계 질병과 근골격계 시스템의 감소는 활동적인 운동과 저항성 근육 강화를 위한 규칙적인 프로그램을 적용하여 줄이거나 예방할 수 있다(Chen, Tseng, Chang, Huang, & Li, 2013).

근골격계 시스템의 일반적인 문제와 상태

골절은 노인에게 흔한 문제이며, 기능장애를 유발할 수 있다. 골절은 뼈의 연속성이 파괴된 것이다. 골절은 뼈나 관절의 외상 때문에 발생하거나, 뼈를 약하게 만드는 골다공증이나 종양과 같은 병리적 과정에 의해 발생할 수 있다. 골절은 뼈가 견딜 수 있는 것보다 더 많은 스트레스를 받았을 때 발생한다. 뼈에 가해지는 스트레스는 자동차 사고나 낙상과 같은 외상에 의해 발생할 수 있다. 낙상은 노인 대상자에게 골절을 일으키는 가장 흔한 원인이다. 노인에게 가장 흔하게 발생하는 골절은 고관절 골절, 손목 골절, 척추 골절, 쇄골 골절이다. 골절은 위치와 유형에 따라 개방성, 폐쇄성으로 분류된다.(Ensrud, 2013)(그림 20.1).

뼈 치유의 완성된 과정을 치유(union)라고 한다. 골절이 발생하면 재생세포(fibroblasts and osteoblasts)가 골절 부위로

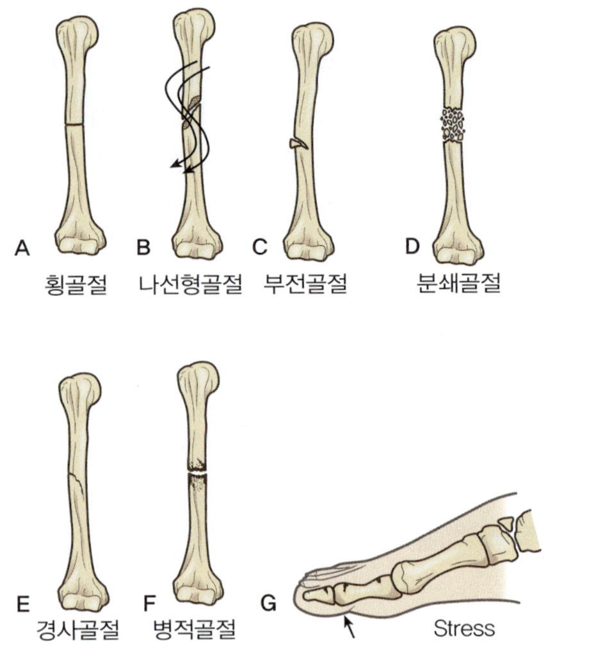

그림 20.1 골절의 유형. A: 횡골절: 골절의 선이 세로축에 직각으로 뼈간대를 가로질러 연장된다. B: 나선형 골절: 골절의 선이 뼈 축을 따라 나선형 방향으로 확장된다. C: 부전골절: 한쪽이 쪼개지고 다른 쪽이 구부러진 불완전 골절. D: 분쇄골절: 2개 이상의 파편이 있는 골절. 작은 조각이 떠 있는 것처럼 보인다. E: 경사골절: 골절의 선이 뼈를 가로질러 아래로 확장된다. F: 병적골절: 병든 뼈 부위의 자발적 골절. G: 스트레스 골절: 조깅이나 달리기와 같이 반복적인 스트레스를 받는 정상 또는 비정상 뼈에 발생한다. (From Lewis,S. L., Bucher, L., Heitkemper,M. M., et al. [2017]. Medical–surgical nursing: Assessment and management of clinical problems. [10th ed.]. St. Louis, MO: Elsevier.)

이동하여 섬유질 기질의 콜라겐을 형성한다. 이것을 가골(callus)이라고 한다. 이 과정은 보통 7일 이내에 발생한다. 치유과정이 발생함에 따라, 가골은 골절부위를 연결하고 뼈 조각들의 간격이 좁아진다. 뼈 치유의 마지막 단계에서 재형성(remodeling; 과잉세포의 흡수 및 석회화)이 발생한다.

응급치료

골절

골절이 의심되는 경우, 손상 부위의 다음 사항을 확인한다.
- 움직임
- 통증
- 색
- 온도
- 맥박
- 감각

골절이 개방성이고 출혈이 있는 경우:
- 압박
- 멸균드레싱 적용
- 골절부위 고정

골절 환자는 보통 외상 후 즉각적인 국소 통증을 동반한다. 골절에는 압통, 부기, 근육 경련, 기형, 출혈 및 기능상실이 동반된다(응급치료 박스 참조). 그러나 간호사는 대상자가 낙상을 경험한 후에 낙상을 유발한 선행요인이 무엇인지 확인하기 위해 활력징후, 의식 수준을 신중하게 평가해야 한다. 또한 다음과 같은 내용을 확인해야 한다. 대상자는 자신이 낙상한 것을 알고 있는가? 환자가 물체에 넘어지거나 미끄러지거나 걸려 넘어지는 이유를 알고 있는가? 낙상 직전에 대상자가 실금을 했는가? 대상자는 통증 없이 사지를 움직일 수 있는가?

고관절 골절(Hip Fracture)

고관절 골절은 노인에게 가장 큰 장애를 유발한다. 고관절 골절은 낙상에 의해 유발되며 고관절에 직접적인 외상을 일으킨다. 약 25%의 환자가 고관절 골절 후 1년 안에 사망한다. 고관절 골절의 합병증은 일반적으로 부동과 관련이 있다. 노인 인구가 증가함에 따라, 특히 75세 이상의 노인에게 고관절 골절 발생이 증가할 것으로 예측된다.

고관절 골절은 발생위치에 따라 분류한다. 관절낭 내 골절(intracapsular fractures), 골두하 골절(subcapital fractures)은 고관절의 관절낭 내부에서 발생한다. 관절낭 외 골절(extracapsular fractures)은 관절낭 외부나 아래쪽에서 발생하며, 전자간(intertrochanteric), 전자하(subtrochanteric)에 해당한다(그림 20.2).

넘어짐이나 부상으로 고관절이 골절된 대상자는 일반적으로 손상된 사지에 회전 및 단축이 발생한다. 골절부위에는 압통과 심한 통증이 나타날 수 있다. 부상 직후 손상받은 관절은 고정(immobilization)되어야 한다. 벅스 또는 러셀 견인(그림 20.3)을 환자가 안정될 때까지 적용한다. 환자가 안정되면 선호되는 치료인 수술을 받게 된다. 수술 형태는 골절의 위치와 유형에 따라 달라지며, 핀, 플레이트 및 나사를 사용한 내부 고정, 또는 대퇴골두의 보철물 삽입이 이루어질 수 있다(그림 20.4).

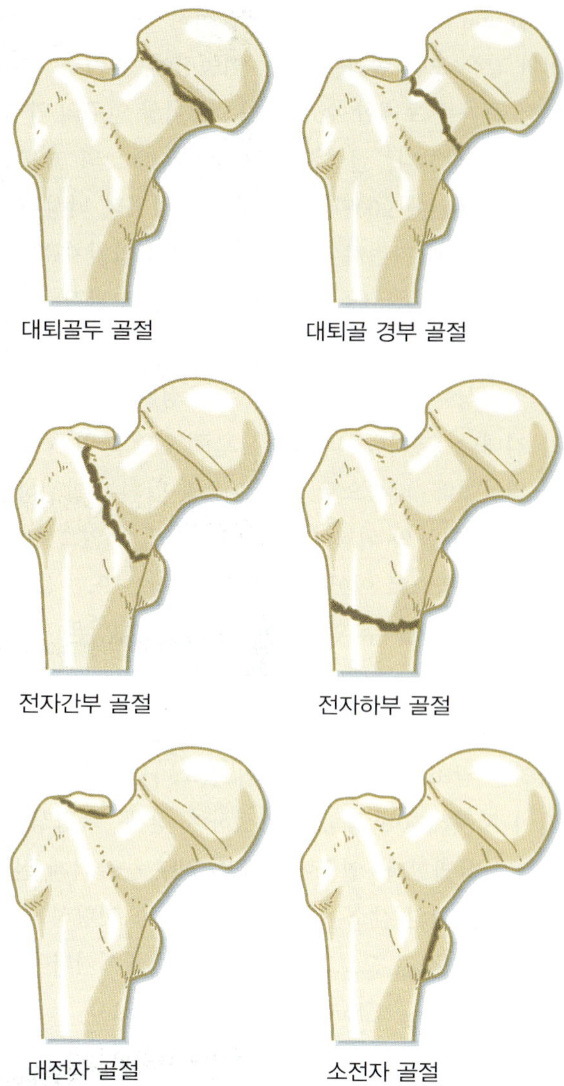

그림 20.2 고관절 골절. (From Adams, J. G., Barton, E. D., Collings, J. L., et al. [2013]. Emergency medicine: Clinical essentials [2nd ed.]. Philadelphia, PA: Saunders.)

간호관리

간호사정

고관절 골절은 대부분 낙상과 관련이 있다. 고관절 외상을 유발할 수 있는 낙상이나 외상 후 간호사는 골절 발생 유무를 확인하기 위해 고관절과 하지를 사정한다. 골절의 증거가 되는 부위와 하지 단축, 비정상적인 회전을 사정한다. 또한 부상 부위의 압통, 부종 또는 반상 출혈의 발생 유무도 사정한다(Corrarino, 2015). 대상자가 어떤 동작에 의해 통증이 유발되는지 주의를 기울여야 한다. 부상이 골절을 유발할 정도로 심각하다는 점을 감안할 때, 환자의 다른 부상 발생에 대해서도 사정해야 한다. 환자의 활력징후 및 의식 수준에 대한 주의 깊은 사정이 필수적이다.

간호진단

고관절 골절 대상자의 간호진단은 다음과 같다.

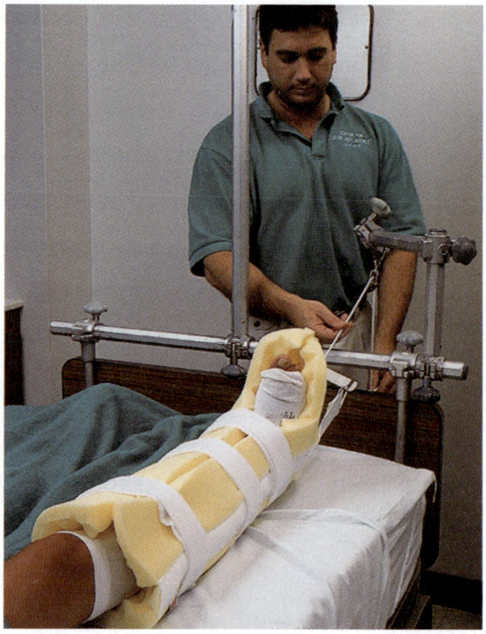

그림 20.3 벅스 견인. 발뒤꿈치는 가해지는 압력을 방지하기 위해 침대에서 떨어져서 지지되고, 무게는 침대에서 떨어져 있으며, 발은 침대 발판에서 잘 떨어져 있다. 다리는 약간의 무릎 굴곡 수축으로 예방되지 않는 한 침대와 평행하게 놓여야 한다. (From Perry, A. G., Potter, P. A., & Ostendorf, W. R. [2016]. Nursing interventions and clinical skills [6th ed.]. St. Louis, MO: Elsevier.)

- 근골격계 외상에 의한 불편감과 관련된 통증
- 골절부위 고정과 치유과정과 관련된 기동성 감소
- 치유과정에서 필요한 부동과 관련된 잠재적 피부통합성 감소

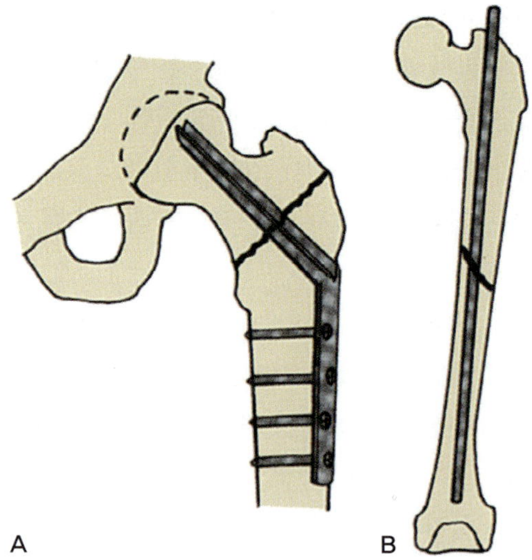

그림 20.4 A: 전자간부 골절 치료에 사용되는 뉴펠드 못과 나사. B: 대퇴골 중간축 골절 치료에 사용되는 쿤처 못. (골수내 막대)(Modified from Monahan, F. D., Sands, J., Neighbors, M., et al. [2007]. Phipps' medical-surgical nursing: Health and illness perspectives [8th ed.]. St. Louis, MO: Mosby.)

- 부적절한 상처치유, 영양 부족과 부동의 영향과 관련된 감염의 위험성
- 불편감과 기동성 감소와 관련된 충분하지 못한 목욕/드레싱/음식 섭취/배뇨와 배변
- 독립성 감소와 골절 치유를 위해 필요한 회복기간과 관련된 부적절한 가정 유지

근거 기반 실무

낙상 예방 프로그램

표본/배경

이 품질 개선 파일럿 연구는 노스 캐롤라이나에있는 4개의 생활보조시설(ALF)에서 낙상 예방 프로그램의 효과를 검증했다. 시설의 모든 거주자는 연구의 목적을 위해 의도된 대상자들이었다. 65세 이상, 침상안정 비대상자, 치매나 호스피스 병동의 거주자 50명을 표본으로 설정하였다.

연구방법

연구자들은 관찰, 차트 검토, 초기 및 낙상 질 관리 프로그램 수행 후 4개월 동안 직원들과의 대화를 통해 자료를 수집하였다. 연구대상자의 동의를 받은 후, 훈련된 연구자들이 Morse Falls Scale과 Timed Get Up and Go Test를 적용하여 대상자들을 사정하였다. 추가 자료는 인지 및 일상생활동작과 관련된 연구대상자들의 Minimum Data Set 점수에서 추론되었다. 실제적인 질 향상 프로그램은 Assisted Living Falls and Prevention and Monitoring Program (AL-FPMP)이었다. 각각의 시설에는 프로그램의 모든 면을 감독하는 전담팀이 존재했다.

연구결과

277명의 거주자들 중 참여 가능한 대상자 175명이 참여에 동의하였다; 4개월 후 146명의 대상자가 프로그램에 계속 참여하였다. 참여자의 평균 나이는 85.7세였다. 각 생활보조시설에서 낙상 질 향상 프로그램의 모든 수행에 어려움이 있었음에도 불구하고, 참여자의 낙상 사정 점수(Morse Falls Scale)는 통계적으로 유의하지는 않았으나 향상되었다.

시사점

생활보조시설에서 낙상 예방 프로그램의 필요성은 여전히 높다. 그러나 프로그램을 성공하기 위해서는 특별한 낙상팀을 구성하고, 프로그램의 성공을 위해 지속적으로 노력해야 하며, 직원들이 Morse Falls Scale을 적용하여 거주자를 사정하도록 훈련받아야 한다. 마지막으로 AL-FPMP에 태극권, 걷기 등과 같이 기능을 향상시키고 낙상을 감소시키는 다른 프로그램들의 추가가 제안된다.

간호계획 및 간호결과

고관절 골절이 있는 대상자의 간호는 수술, 수술 후 재활 기간까지 이어진다. 치료와 회복을 위한 단계에는 특별한 간호중재와 다음과 같은 기대 결과가 있다.

1. 환자는 최소한의 불편감과 적절한 통증조절 수준에 대해 말할 것이다.
2. 환자는 변화된 피부통합성과 상처감염과 같은 수술 후 합병이 발생하지 않을 것이다.
3. 환자는 손상된 관절기능 회복을 위한 물리치료를 받을 것이다.
4. 환자는 물리치료와 작업치료에 참여할 수 있을 것이다.
5. 환자는 기동성과 일상생활활동을 위한 보조기구의 사용을 안전하게 시연할 수 있을 것이다.
6. 환자는 적절한 지지와 보조기구를 통해 독립성을 부상 전 수준으로 회복할 수 있을 것이다.

간호중재

급성 치료환경에서는 환자의 의학적 상태 및 고관절 골절을 사정하고 환자가 안정되도록 한다. 보통 외과적 중재가 권장되나 선택적이므로 주요 건강상태의 안정화가 필요하다. 수술 전 기간 동안 간호사의 초점은 환자의 편안함과 수분 공급을 유지하고 부동과 관련된 합병증을 예방하는 것이다. 수술 전 고관절 골절은 강한 통증을 유발하는 심한 근육 경련을 유발한다. 통증 관리를 위해 진통제, 견인장치, 고정과 적절한 체위가 적용된다. 수술 전 교육에는 수술절차, 수술 후 치료, 잠재적 합병증, 재활과 회복을 위한 기대되는 결과에 대한 정보가 포함되어야 한다.

즉각적인 수술 후 회복을 위해 활력징후와 섭취 및 배설량을 모니터링한다. 호흡기계 합병증을 예방하기 위해 체위변경, 심호흡과 기침을 적용하고, 감염 및 출혈 관련 징후가 있는지 확인하기 위해 수술부위를 모니터링해야 한다. 부적절한 순환을 확인하기 위해 움직임, 순환, 감각을 사정하고, 의식상태를 사정하고 변화에 주목해야 한다. 고관절이 골절된 노인에게는 수술 후 섬망이 발생할 수 있다. 수술, 마취, 진통제, 가족의 부재, 통증, 부동은 섬망을 잠재적으로 증가시킬 수 있다. 간호계획은 대상자에게 환경과의 친밀함, 안전, 편안함을 제공하고, 불안을 감소시키며, 독립심과 정체성을 유지하도록 돕는다.

통증 중재를 위해 진통제를 신중하게 투약하도록 한다. 약동학 및 약역학(pharmacokinetics and pharmacodynamics)에 영향을 미치는 정상적인 생리적 노화의 변화로 인해, 노인에게는 의식상태의 변화, 호흡 억제, 마약성 진통제 사용으로 인한 진정효과의 위험성이 있다. 이러한 문제들은 마약성 진통제를 젊은 성인에게 투약하는 용량보다 적게 사용하여 예방한다. 진통제를 투여한 후에는 진통제에 대한 개인의 반응과 통증을 면밀하게 모니터링한다. 적합한 약물 용량의 수준을 결정한 후에, 용량을 주의 깊게 증가시킨다. 또한 손상된 관절의 정렬을 유지하기 위해 무릎이나 외전 부목 사이에 베개를 적용하면 통증을 감소시킬 수 있다.

또 다른 흔한 문제는 고관절 수술에서 회복하는 환자에게 진통제 부작용이나 부동의 위험 때문에 발생하는 변비와 분변매복이다. 환자의 장운동을 자주 사정하고 변비를 해결하기 위해 약물이 필요한지 결정한다.

인공관절치환술이 적용된 골절 환자는 탈구의 위험성이 있다. 간호사는 환자와 가족에게 탈구를 예방할 수 있도록 교육해야 한다. 탈구는 관절의 내전 및 내 회전 시 발생할 수 있다. 앉을 때 다리와 발을 꼬는 것, 낮은 의자에 앉는 것, 수술받지 않은 측위로 누울 때 다리를 내전시키지 않도록 해야 한다. 환자에게 도움 없이 양말이나 신발을 신지 않기, 다리를 꼬지 않기, 수술받은 쪽으로 눕지 않기, 높은 변기와 샤워의자 사용하기, 침대에서 다리 사이에 베개 적용하기를 교육하여야 한다. 관절 주위 근육이 치유되어 안정화될 때까지 관절의 탈구를 유발하는 행위는 약 6주간 피해야 한다. 탈구 시에는 갑작스럽고 극심한 통증과 다리의 외회전이 발생한다.

고관절 골절 및 수술 후의 포괄적인 다학제적 재활은 환자의 기능 수준을 화복하고 장애를 예방하는 데 초점을 둔다. 특별한 치료는 걷기, 이동 훈련, 능동 운동을 통한 근육 신장, 치료를 위한 적응기술 사용 교육, 보조기구의 정확한 사용 교육이다. 환자는 보행기와 지팡이를 사용할 것이며(그림 20.5), 간호사는 환자에게 보행기나 지팡이 등을 적용 시 안전한 기술을 사용하도록 해야 한다(환자/가족 교육 박스 참조).

또한 재활기간 동안 독립성 상실과 감소된 기능이 표현되어야 한다. 이 상실은 우울을 초래할 수 있다. 간호사의 역할은 환자의 강점을 명확히 하고, 긍적적인 피드백을 제공하며, 성공적인 목적을 달성하도록 하는 데 있다. 퇴원계획

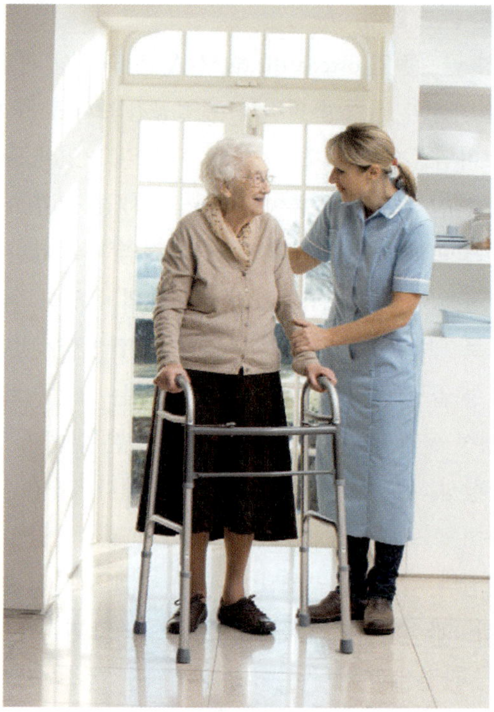

그림 20.5 워커와 함께 걷기. 워커는 사용자 앞으로 약 6인치 정도 움직인다. 두 발은 워커 쪽으로 움직인다. (© monkeybusinessimages/iStock/Thinkstock.)

환자/가족 교육

정확한 보행기 사용

- 보행기는 항상 4다리에 의지하고, 절대 2다리에 의지해서는 안 된다.
- 올바른 자세를 유지해야 한다.
  - 직립자세
  - 팔꿈치를 살짝 구부림
  - 손목을 뻗음
  - 어깨를 이완시킴
  - 튼튼하고 편안하며 밑창이 단단한 신발 착용
- 보행기와 환측 다리는 함께 이동시켜야 한다.
- 울퉁불퉁한 표면이나 젖은 바닥 같은 위험장소를 주의한다.

은 가족과 사회의 지지망을 적용하고 치료적인 프로그램을 진행하는 데 초점을 둔다.

간호평가

고관절 골절 후 성공적인 목표의 달성은 환자가 손상 이전의 수준으로 회복되도록 한다. 독립적으로 살아가는 사람들은 치료의 목적을 성공적으로 이루어야 하고, 집으로 돌아갈 수 있도록 하는 자가간호 능력을 회복해야 한다. 또한 가정간호는 환자가 지역사회로 성공적으로 복귀하도록 하는 데 도움이 될 수 있다. 손상 이전에 건강 관련 시설에 살고 있었던 대상자는 손상 이전의 활동 수준으로 회복되어야 한

간호계획

고관절 골절

임상 상황

Ms. W는 비서업무를 하는 86세 노인이다. Ms. W는 버스 탑승 시 낙상을 하여 왼쪽 고관절 골절 수술을 받은 후 회복을 위해 지역병원 전문간호병동에 입원했다. 고관절 골절 부위는 인공관절 수술을 받았다. 이 사고 전 Ms. W는 일주일에 3일씩 근무하였고, 건강상태는 좋았다. 그녀는 건물 2층에서 혼자 산다. 그녀의 유일한 가족은 60마일 떨어진 곳에 사는 조카이다.
입원 시 Ms. W는 나이보다 젊어 보이는 여성이었다. 그녀에게 급성 통증은 없었다. 왼쪽 고관절 상처는 깨끗하고 봉합부위가 건조하다. Ms. W는 2명의 적절한 도움으로 전원되었는데, 전원 동안 그녀는 긴장하여 간호사에게 낙상의 두려움에 대해서 표현하고 직장으로 복귀하기 위해서는 걸어야 한다고 말한다. 수술이 왼쪽 다리에 관절가동범위 감소와 허약감을 유발했기 때문이다.

간호진단

- 골절과 수술로 인한 근골격계 기능 변화와 관련된 기동성 감소
- 골절 및 수술로 인한 근골격계 기능 변화와 관련된 부적절한 목욕 및 드레싱 자가간호
- 가정간호 프로그램에 제한된 노출과 관련된 교육의 필요성

기대 결과

- 대상자는 보행기와 함께 15m를 걸을 것이다.
- 대상자는 보조기구를 사용하여 하지의 목욕과 옷 입기가 가능할 것이다.
- 대상자는 가정간호 프로그램의 지식을 말할 것이다.
- 대상자는 퇴원계획에 대한 만족감을 말할 것이다.

간호중재

- 근력강화, 이동훈련, 보행훈련 프로그램에 대해 물리치료사와 논의한다.
- 물리치료 훈련을 강화한다.
- 획득한 것에 대해 긍정적인 피드백을 준다.
- 이동 전 심호흡과 이완하도록 하도록 교육한다.
- 이동 시 도움을 제공한다.
- 이동 전 특별한 지침을 제공한다. 고관절 주의사항을 안내한다.
- 보행기 사용을 교육한다.
- 물리치료 전 30~60분에 진통제를 투약한다.
- 특별한 보조기구에 대해 작업치료사와 논의한다.
- 보조기구의 사용을 교육한다. 목욕과 드레싱에 충분한 시간을 갖도록 한다.
- 지지체계와 가정 서비스의 필요를 사정한다.
- 상처간호, 가정의 안전, 가정 운동 프로그램을 교육한다.
- 환자와 팀 구성원들이 함께 퇴원을 계획한다.
- 지역사회서비스, 방문간호, 물리치료를 사용하고 조카에게 도움을 받도록 한다.

다. 합병증은 회복기간을 지연시키고, 독립 수준의 장기적인 변화를 유발할 수 있다. 환자의 골절·수술 부위 통증 보고가 최소화되어야 하고, 피부통합성이 온전해야 한다. 일상생활동작을 수행하는 동안 근력, 관절 운동, 가동성 수준, 안전도가 회복기간 동안 지속적으로 평가되어야 한다. 지속적인 물리치료와 작업치료가 목표 달성을 위해 필요하다(간호계획 박스 참조).

원위요골 골절

원위요골 골절(colles fracture)은 보통 낙상을 막기 위해 손을 벌려 뻗으면서 발생한다. 이 골절은 흔히 폐경 여성에게 흔하다. 폐경 후 발생이 증가함에도 불구하고 원위요골 골절의 발생은 상대적으로 65세부터 나타난다(Ensrud, 2013). 원위요골 골절 대상자는 외상 후 바로 골절부위 통증이 있다. 국소부종, 골절편 전위로 인한 기형이 나타난다. 치료는 보통 폐쇄정복과 부목이나 석고붕대를 적용한 고정이 있다. 간호중재는 부종 감소를 위해 하지를 상승시키고 합병증 모니터링을 위해 신경혈관 사정을 한다. 대상자의 정맥귀환을 향상시키고 부종 경감을 위해 손가락을 능동적으로 움직이도록 교육한다. 주관절 및 견관절의 관절가동범위운동이 사지강직을 예방한다.

퇴행성 골관절염

퇴행성 골관절염(osteoarthritis, OA)은 퇴행성 관절질환으로, 관절연골의 진행성 악화와 관절공간의 새로운 뼈가 형성되는 비염증성 관절질환이다. 이것은 노인에게 나타나는 가장 흔한 관절염 종류이며, 미국에서 가장 주요한 장애의 원인으로 나타난다. 퇴행성 골관절염의 정확한 원인은 잘 알려져 있지 않다. 노화가 관절퇴행의 유일한 원인은 아닌 것으로 알려져 있다. 노화, 외상, 생활방식, 비만, 유전이 퇴행성 골관절염 발생에 영향을 미치는 요인으로 생각된다. 퇴행성 골관절염와 관련된 근본 통증은 인대의 압력, 골증식체 형성, 관절낭 신장과 관련되어 있다. 퇴행성 골관절염은 특히 스트레스가 증가된 부위에서 관절연골이 얇아지고 상실된다. 연골이 악화됨에 따라 관절 끝에서 골증식이 발생한다. 관절연골이 소실되면 두 뼈의 표면이 서로 맞닿게 된다. 관절에 나타나는 이러한 결과로 통증이 발생한다. 퇴행성 골관절염에 가장 취약한 관절은 원위지골간(distal interphalangeals), 근위지골간(proximal interphalangeals), 수근중수근관절(carpometacarpal joint), 제1중족지관절(first metatarsophalangeal joint), 무릎, 고관절, 척추이다.

가장 흔한 증상은 관절 통증의 점진적인 시작이다. 통증은 활동 시 발생했다가 휴식 시 완화된다. 강직은 아침 기상 후나 움직임 시 완화되는 비활동기간 후에 발생한다. 큰 소리가 나는 염발음(crepitus)은 퇴행성 골관절염이 발생한 관절

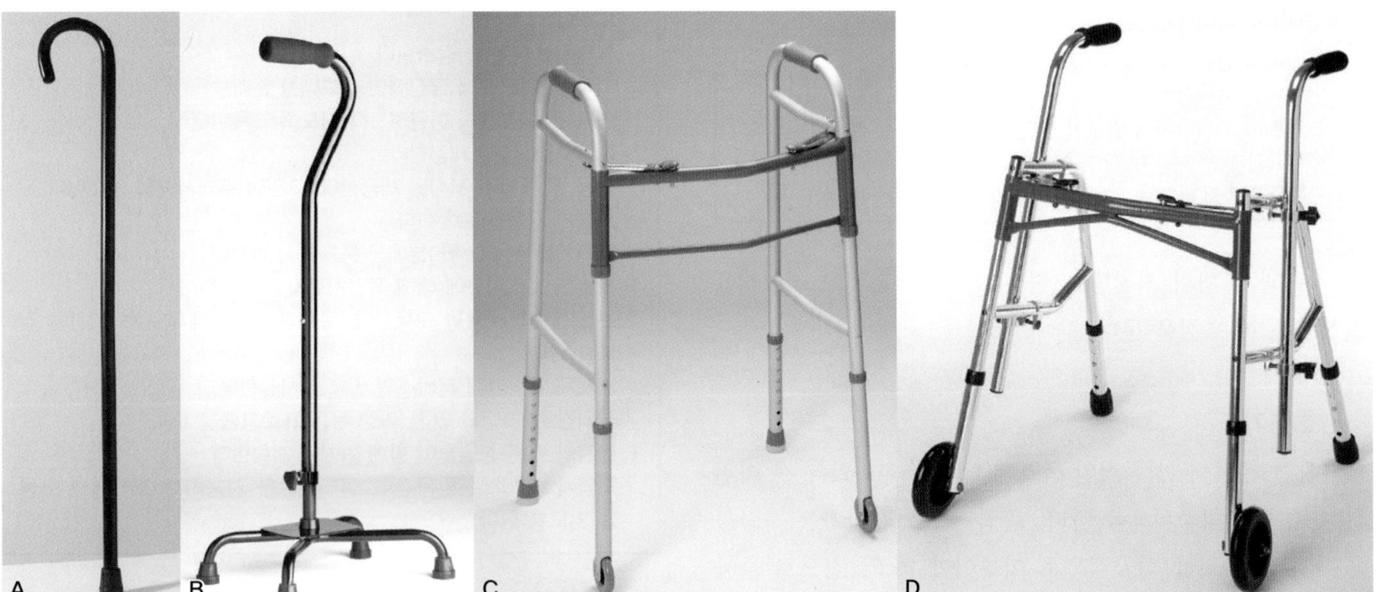

그림 20.6 보조 기구. A. 지팡이. B. 네발 지팡이는 단일 줄기 보행기보다 더 많은 지지를 제공한다. C. 앞바퀴가 있는 워커는 지면과의 지속적인 접촉을 허용한다. D. 조정 가능한 앞바퀴가 있는 워커.

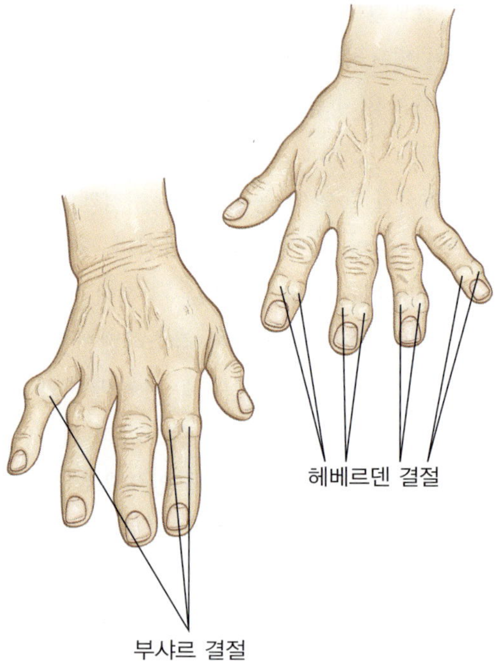

그림 20.7 결절과 관절염. (From McCance, K. L., & Huether, S. E. [2014]. Pathophysiology: The biologic basis for disease in adults and children [7th ed.]. St. Louis, MO: Mosby.)

에서 들리며 움직임과 함께 느껴진다. 또한 침범된 관절은 관절운동범위가 감소한다. 관절구조의 퇴행은 근육 경련, 보행 변화, 관절 불용을 초래한다. Heberden nodes, 골 증식은 원위지골간(distal interphalangeals)에서 발생할 수 있고 Bouchard nodes는 근위지관절에 발생한다(그림. 20.7).

간호관리

간호사정

퇴행성 골관절염 대상자의 간호사정은 문제점을 철저히 수집하면서 시작된다. 증상의 시작, 위치, 질, 관절 통증의 기간에 대한 정보를 수집한다. 무릎과 같이 관절 잠김 증상이 있는지 질문한다. 관련된 근육의 경련이 있는지 판단해야 한다. 악화요인에 대해 사정한다. 통증 완화를 위해 사용된 약물, 병원 처방 약물 및 일반의약품; 열, 냉요법과 운동 같은 비약물적 중재; 기능적 능력에 미치는 영향. 손상받은 관절은 압통, 부종, 발적, 염발음, 관절운동장애를 확인해야 한다. 주위 근육의 위축 발생에 주의한다.

간호진단

OA 노인 대상자를 위한 간호진단은 다음과 같다:

- 관절연골의 염증, 악화와 관련된 통증
- 하지관절 강직의 결과와 관련된 기동력 감소
- 관절운동과 근력 제한과 관련된 불충분한 자가간호

간호계획 및 간호결과

간호계획은 관절의 운동과 기능을 보호하고 보존하는 데 중점을 둔다. 대상자에게 기대되는 결과는 개별화되고 침범받은 관절에 한정된다. 기대되는 결과는 다음과 같다.

1. 환자는 활동 시 향상된 안위 수준을 표현할 것이다.
2. 환자는 ADLs and IADLs의 독립성 유지를 위해 다양한 적응장치를 성공적으로 사용할 수 있을 것이다.
3. 환자는 보행을 위해 보조기구의 안전한 사용을 설명할 것이다.
4. 대상자는 보조기 사용을 이해하고 설명할 것이다.

간호중재

관절의 보호와 에너지 보존을 위한 교육을 제공한다. 가벼운 통증이 있는 환자를 위해 근긴장도를 향상시키고 관절강직을 예방하는 부드러운 운동 프로그램을 적용할 수 있다. 수치료는 관절 통증을 완화시키는 데 효과적이고 전반적인 기능을 향상시키는 것으로 나타났다. 활동 중간에 휴식시간을 갖는 것이 권장된다. 또한 관절통을 감소시키기 위해 열치료 또는 냉치료가 사용된다. 아침에 따뜻한 목욕이나 샤워 같은 간단한 방법이 통증을 동반하는 이른 아침 강직을 감소시키는 데 도움이 될 수 있다. 이 밖에도 다른 통증 완화 중재가 치료계획에 포함될 수 있다.

또한 의사는 통증 완화를 위해 다양한 비스테로이드성 소염진통제(NSAIDs)와 비마약성 진통제를 처방할 수 있다. 대상자에게 처음에는 일반의약품이 투약될 수 있고, 점진적으로 항염증성 약물이 처방될 수 있다. 무릎과 같이 침범된 부위에 국소 항염증성 젤을 적용하면 통증을 완화시킬 수 있다. 극심한 통증을 위한 다른 의학적 치료법으로 스테로이드 약물을 통증이 있는 관절에 직접 주입할 수 있다. 이 방법은 만성 통증에 연 2~3회 적용될 수 있다. 만약 보전적 치료방법이 효과적이지 않다면, 관절치료를 위해 최근에 발달한 치료로, 통증이 있는 무릎 관절에 hyaluronic acid를 주사하는 치료도 적용할 수 있다. 간호사는 관절염 증상을 치료하기 위한 보존적 방법에 대해 대상자를 교육해야 한다. 경구 약물의 정확한 용량, 금기사항, 부작용에 대해 설명한다.

만성 관절염 통증 치료를 위한 보존적 치료방법이 실패하고 대상자의 장애가 더욱 심해질 때에는 외과적 치료방법이 고려된다. 수술을 위한 주요 지침은 극심한 통증과 장애 증가이다. 수술은 흔히 침범된 관절을 대체하는 인공관절치환술이 적용된다. 관절치환술은 어깨, 팔꿈치, 손가락, 고관절, 무릎을 포함한 많은 관절에 시행할 수 있다. 다른 수술방법으로는 관절경 수술과 관절융합 수술이 있다. 이러한 수술이 관절을 대체하는 것은 아니지만 기능을 향상시키거나 통증을 감소시킬 수 있다.

고관절이나 무릎에 인공관절치환술을 받은 대상자를 위해, 수술 전 기간 동안 수술절차, 위험성, 잠재적 합병증, 수술 후 경과 등에 대한 교육에 중점을 둔다. 수술 후 간호의 목적은 합병증의 예방, 수술 후 통증의 완화, 기능과 행동의 높은 향상을 위해 대상자를 돕는 것이다. 인공관절치환술 후의 주요 합병증은 혈전형성(deep venous thrombosis [DVT]), 관절, 수술부위의 감염, 출혈, 신경손상, 관절탈구와 통증이다. 혈전형성의 위험은 수술 후 1~2주 사이에 가장 높게 나타난다. 수술 후 간호중재에는 감염 예방, 통증 중재, 생활동작의 보조가 있다. 무균적 예방이 외과적 상처치료, 소변카테터와 감염 예방을 위한 수술 후 드레인과 함께 이루어져야 한다. 환자에게는 수술 후 짧은 시간(24시간) 동안 예방적 항생제가 투약된다.

관절치환술 부위의 감염은 심각한 합병증이다. 관절치환술 부위의 깊은 감염 발생률은 0.5~1%이다. 감염은 수술 중 오염, 혈종형성 또는 상처치유 지연으로 인해 발생할 수 있으며, 요로감염과 같은 먼 부위로부터 혈행성으로 발생할 수도 있다. 가장 흔한 감염은 포도상구균(staphylococci)과 그람 양성 호기성 연쇄상구균(gram-positive aerobic streptococci)이다. 새로운 관절은 이물질이기 때문이며, 병인이 유발될 수 있고 인공관절의 금속 또는 플라스틱 표면에 지속되어 만성적인 심부 감염을 일으킬 수 있다.

류마티스 관절염, 당뇨나 나쁜 영양상태, 장기간 스테로이드 치료를 받는 대상자는 관절 감염의 발생위험이 증가한다. 감염이 관절치환술 부위에 발생하면 최소 6주 간의 장기적인 항생제 정맥치료가 필요하다. 일부의 경우에서는 감염된 관절이 교체될 수 있다. 관절 감염은 장애의 증가와 재활의 지연을 일으킬 수 있다. 혈전형성을 예방하기 위해 다양한 예방법이 필요하다. 대표적으로 다양한 하지압박장치, 경구 또는 주사제용 항응고제, 환자의 기동성을 위한 물리치료 등이 있다.

처음 24~48시간 동안의 통증 중재는 정맥이나 경막 외 마약성 진통제 투약에 의해 이루어진다. 자가조절진통(Patient-controlled analgesia, PCA)은 적절한 통증중재를 위해 자주 사용된다. 환자의 통증이 감소하면서 진통제는 경구투약으로 처방된다. 약한 진통제는 수술부위가 회복됨에 따라 수술 후 6주까지 필요하다. 인공고관절 전치환술을 받은 대상자는 고관절 탈구의 위험이 있으므로 고관절의 외전과 중립이 유지되어야 한다. 일부 의사는 대상자가 침대에서 베개나 외전 부목을 적용하도록 할 수 있다. 간호사는 "환자/가족 교육: 고관절 수술 후 주의사항"의 설명처럼 고관절 주의사항을 교육해야 한다.

무릎관절전치환술의 목적은 최소한 90°의 무릎굴곡이 가능하도록 회복하게 하는 것이다. 이 목적을 달성하기 위해서 능동 및 수동 물리치료가 필요하다. 또한 의사는 지속적인 수동운동기구를 처방할 수 있다. 그 기구는 지속적으로 관절가동범위 운동을 하도록 하여 무릎 운동을 하게 한다. 관절치환술을 받은 대상자의 재활은 수술 후 24~48시간 안에 시작하여 근력과 관절가동범위 운동을 하도록 한다. 환자에게 지팡이, 보행기, 목발 사용을 교육한다. 작업치료는 대상자에게 일상생활의 독립성 유지를 위한 지침을 제공한다. 급성기에 병원에서 치료를 받은 후 재활치료시설에서 짧게 치료를 받도록 한다. 그러나 많은 대상자는 계속적인 가정치료서비스를 통해 집으로 빨리 돌아갈 수 있다.

환자/가족 교육

고관절 수술 후 주의사항

90도 이상으로 고관절을 유지하며 앉는다.
90도 이상 앞으로 구부리지 않아야 한다.
수술 받은 쪽 무릎을 고관절보다 높이 올리지 않는다.
무릎이나 발목 부위 다리를 꼬지 않는다.
측면 또는 앙와위로 누울 때 다리 사이에 베개를 적용한다.
신발을 신기 위해 구부리지 않는다(긴 구두주걱을 사용한다).
바닥에 있는 물건을 줍기 위해 아래쪽으로 구부리지 않는다.
낮은 의자에 앉지 않는다.

간호평가

퇴행성 관절염 대상자의 간호목표는 통증 완화와 기능 회복에 있다. 대상자는 최소한의 통증을 표현하고 일상생활 동작을 수행할 수 있는 능력이 향상된다. 보존적 요법은 많은 노인 대상자에게 가동성과 안위를 향상시킬 것이다. 만약 수술이 시행되면, 대상자는 수술에 따른 기대 결과와 위험성을 이해할 필요가 있다. 퇴행성 관절염 대상자는 지지그룹과 관절염 대상자를 위해 특별히 마련된 그룹 운동 프로그램에서 도움을 받을 수 있다. 환자의 자가간호 수행에는 규칙적인 운동, 필요시 적응을 위한 도구 사용, 처방약물 복용 준수가 포함된다. 질병과정과 치료방법의 이해는 노인 대상자가 기능과 독립성을 유지하도록 도울 것이다.

척추관협착증

기능 제한과 통증을 유발하는 척추의 퇴행성 관절염의 증상적 변화는 흔히 발생한다. 요추의 척추관협착증(spinal stenosis)은 노인 인구에서 가장 흔하게 발생하며, 임상적으로 중요한 퇴행성 척추장애이다. 퇴행성 척추관협착증은 척추 후관절 뼈의 과잉성장으로 척추관의 협착과 신경근의 압박을 일으킨다. 척추관협착증은 척추의 모든 부위에서 발생할 수 있으나, 흔히 발생하는 부위는 L3와 L4 부위이다. 신경압박을 동반하는 척추관절과 디스크의 퇴행은 진행성 척추 통증과 하지의 허약감을 유발한다. 척추관협착증 대상자에게는 하지에 타는 듯한 증상 및 무감각과 같은 파행이 발생한다.

간호관리

간호사정

간호사정의 목적은 대상자의 증상에 중점을 둔다. 통증, 무감각이 나타나는 정확한 부위, 증상이 나타난 기간과 성공적인 통증 감소가 확인되어야 한다. 퇴행성 척추관협착증에 의한 통증은 주로 등, 엉덩이에서 발생하지만 넓적다리, 종아리와 발로 방사될 수 있다. 이 통증은 일측 또는 양측으로 나타날 수 있고, 일반적으로 오래 서 있거나 활동 시 악화될 수 있다. 증상은 일반적으로 척추를 구부리면 완화된다. 대상자는 보통 증상을 악화 또는 완화시키는 특정 자세나 활동을 표현한다. 예를 들어 식료품 카트에 몸을 기대는 것 같은 행동이 통증을 감소시킨다고 말할 수도 있다. 일상생활동작 동안의 안위 수준이 항상 사정되어야 한다.

간호진단

척추관협착증 노인 대상자를 위한 간호진단은 다음과 같다.

- 척추신경근 협착과 관련된 만성 통증
- 보행 및 움직임 시 불편감과 관련된 감소된 기동성
- 만성 통증과 관련된 체력 저하 가능성
- 보행 시 통증 및 어려움과 관련된 손상 가능성

간호계획 및 간호결과

척추관협착증 대상자를 위한 간호계획의 초점은 만성 통증 중재, 근력과 기동성의 유지, 일상생활 독립성 향상이다. 증상의 심각성과 현재의 동작 제한을 사정하여 퇴행성 척추관협착증 대상자의 개별 욕구를 확인해야 한다. 기대되는 결과는 다음과 같다.

- 대상자는 최소한 또는 견딜 만한 수준의 통증을 표현할 것이다.
- 대상자는 향상된 기동성과 가능한 활동을 표현할 것이다.
- 대상자는 활동 수준을 포함한 생활방식의 수정계획에 참여할 수 있을 것이다.
- 대상자는 보조기구의 안정한 사용을 설명하고 안전을 향상시키는 필수적인 환경 변화를 만들 것이다.

간호중재

척추관협착증 노인 대상자의 간호는 척수협착의 심각성, 환자의 건강상태, 통증 정도와 기동성에 따라 달라진다. 보존적 치료를 받는 대상자를 위해 간호사는 대상자에게 충분한 휴식기간을 갖도록 하고 통증을 유발하는 행동을 제한하도록 해야 한다. 의사는 관절가동범위와 근력을 위해 물리치료를 처방할 수 있다. 통증완화 중재를 시작하고 효과성을 평가하여야 한다. 의사는 NSAIDs와 심각한 통증을 위한 주사용 스테로이드 진통제를 처방할 수 있다. 통증 사정도구의 사용은 통증의 양상, 통증의 정도와 통증완화 중재의 효과를 확인하는 데 도움이 된다. 통증을 완화하기 위한 다른 간호중재로는 등에 열 또는 냉요법을 적용하거나 마사지, 이완기술, 침상생활을 위한 대상자의 체위변경 등이 있다. 호전이 없는 노인 대상자는 통증팀 상담과 다학제 간 치료가 고려될 수 있다. 만성 통증이 있는 많은 대상자에게 우울이 동반되어 통증의 강도를 높일 수 있다. 의사는 다른 통증 중재방법과 함께 약한 항우울제의 사용을 권할 수 있다.

간호평가

최소한의 불편감으로 독립적 일상생활동작을 수행하는 대상자의 능력은 자가보고와 관찰에 의해 평가되어야 한다. 통증완화 중재의 효과는 환자와 함께 논의되어야 하고, 약물의 효과가 상실될 때는 변경해야 한다. 경막 외 주사나 수술을 받는 대상자를 위해 간호사는 예방 및 행동에 대한 교육을 강화해야 한다. 노인 대상자는 잠재적 합병증과 치료의 기대 결과를 표현할 수 있어야 한다. 대상자와의 상호작용에 대한 기록은 적절한 통증 사정도구의 사용과 현재 활동 수준 및 제한에 대한 정보를 포함해야 한다.

류마티스 관절염(Rheumatoid Arthritis)

류마티스 관절염은 관절의 파괴와 변형, 장애를 유발하는 만성, 전신성 염증 질환이다. 질병의 시작은 주로 30~40대에 흔히 발생한다. 그러나 류마티스 관절염은 노인기에도 발생할 수 있다(elderly onset rheumatoid arthritis: EORA). 질병은 보통 인구의 1%에서 만성 문제를 유발한다. 성별 분포에 따른 EORA 발생은 젊은 성인에게 발생하는 류마티스 관절염과 비교했을 때 유사하게 나타난다. 류마티스 관절염의 원인은 불명확하다. 가장 일반화 된 이론은 주로 관절에 염증성 반응을 유발하는 자가 면역 질환이나, 때때로 결합조직에 유발되기도 한다. 가장 흔하게 침범되는 관절은 근위지관절(proximal interphalangeals), 중수지관절(metacarpophalangeals)이며, 후기에는 무릎 및 고관절에도 침범된다.

류마티스 관절염의 초기에는 활액막에 염증이 생기고 두꺼워지며, 활액 생산이 증가된다. 이 변화를 판누스(pannus)라고 한다. 판누스의 발생은 관절낭과 연골하골의 미란과 파괴를 야기한다. 이 과정은 관절운동의 저하, 변형을 일으켜 결과적으로 관절 강직이나 부동을 유발한다.

류마티스 관절염의 과정은 다양하다. 일반적으로, 서서히 점진적으로 발행되며 질병 과정은 완화 또는 악화가 나타난다. 증상은 통증, 관절 강직, 관절운동 감소, 관절 부종과 변형이다. 관절 강직은 아침에 발생하며 30분~6시간까지 지속된다(그림 20.8). 검진 시, 침범 된 관절은 열감과 함께 부종이 관찰된다. 관절 변형은 원위 및 근위지관절(distal and proximal interphalangeal joints)의 파괴에 의해 척골 이탈(ulnar deviation)과 boutonnière 기형이 발생되며, 원위지관절(distal interphalangeal joint)의 파괴에 의해 swan-neck 기형이 발생된다(그림 20.9). 또한 주관절 근위부 측면에 단단하게 고정된 피하결절(subcutaneous nodules)이 발생된다.

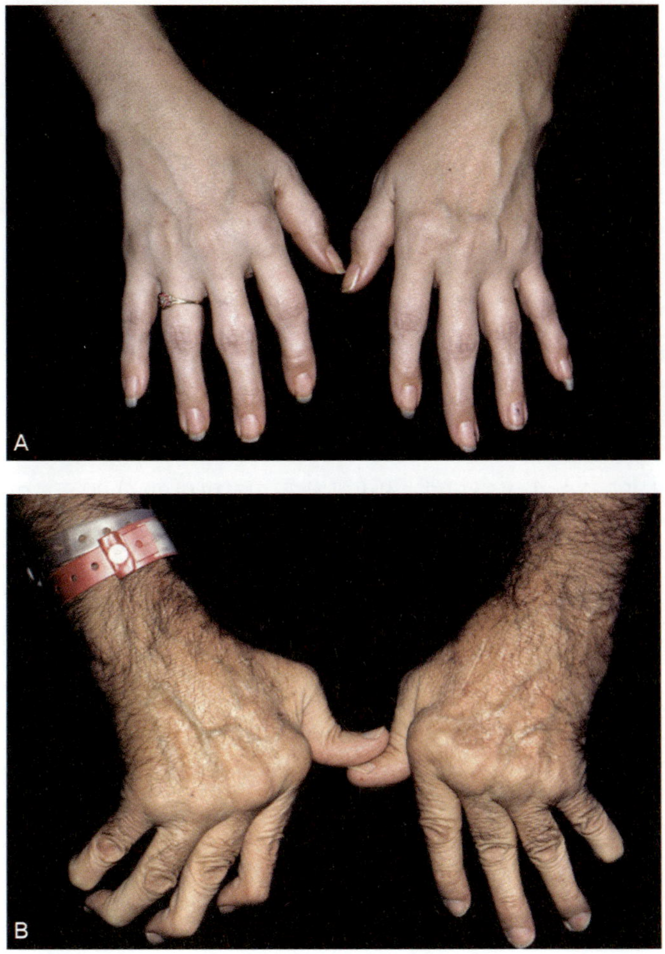

그림 20.8 류마티스 관절염. A. 초기단계, B. 진행단계. (From Hochberg, M. C., Silman, A. J., Smolen, J. S., et al. [2009]. *Rheumatoid arthritis*. Philadelphia, PA: Mosby.)

전신 증상은 피로, 권태감, 입맛 저하, 체중 감소, 빈혈이다. 노인의 류마티스 관절염은 비전형적으로 나타날 수 있다; 흔히 큰 관절들이 침범되며, 젊은 성인에 비해 빠르게 시작된다. 피로, 허약감, 열감이 나타난다(표 20.1). 장기간 질병을 앓아온 대상자들에게 쇼그렌 증후군(SjÖogren syndrome), 펠티 증후군(Felty syndrome), 심낭염과 같은 동반질환이 발생 할 수 있다.

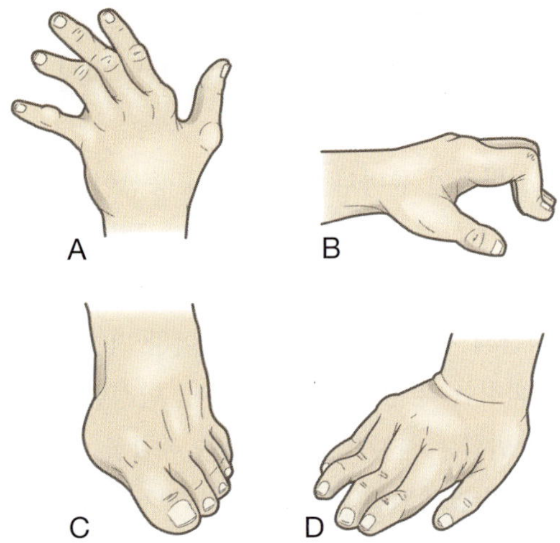

그림 20.9 **전형적인 류마티스 관절염의 변형. A. 척측편위, B. 단춧구멍변형, C. 무지외반, D. 백조목변형.** (From Lewis, S. L., Bucher, L., Heitkemper, M. M., et al. [2017]. *Medical–surgical nursing: Assessment and management of clinical problems*. [10th ed.]. St. Louis, MO: Elsevier.)

표 20.1 류마티스 관절염과 골관절염의 차이

	류마티스 관절염	골관절염
발병 시기	40~60대, 늦은 발병은 60~80대 최고	50~60대
발병	점진적	점진적
질병 과정	악화와 완화	다양함, 진행성
강직 기간	1~24시간	30분 이하
관절 통증	아침에 악화	활동 후 악화
관절 침범	근위지관절(Proximal interphalangeal), 중수지관절(Metacarpophalangeal), 중족지관절(Metatarsophalangeal), 무릎, 고관절, 손목	원위지관절(Distal interphalangeal), 무릎, 고관절, 요추, 경추
대칭성	거의 항상 대칭적	가끔 대칭적
활액	세포 증가, 점도 감소	세포 감소, 정상 점도
방사선 검사결과	비정상	비정상
적혈구 침강속도(ESR)	거의 항상 상승	가끔 상승
류마티스 항체 양성	유	무

간호관리

간호사정

세심하게 간호력이 수행되어야 한다. 대상자에게 가족 병력 및 열, 식욕 감퇴, 체중 감소와 피로를 포함한 신체 증상, 관절 강직 기간을 확인해야 한다. 신체 사정 시 관절의 대칭적 침범, 통증, 압통, 부종, 열감, 홍반 및 변형을 관찰해야 한다. 장기간의 복잡한 류마티스 관절염 대상자의 사정에는 공막염 및 각막 궤양에 대한 눈 검사, 폐렴에 대한 폐 검사 및 심낭염 존재에 대한 심장 검사도 포함되어야 한다.

간호진단

류마티스 관절염 대상자의 간호진단은 다음과 같다:

- 부종 및 염증성 관절 조직과 관련된 통증
- 관절 변형 및 염증과 관련된 기동성 감소
- 전신 질병 과정과 관련된 피로
- 식욕 감퇴와 관련된 부적절한 영양
- 통증 및 부종성 관절의 기동성 및 근력 감소와 관련된 일상생활 수행(ADL)에서의 부적절한 목욕/옷 입기/음식 섭취/배뇨와 배변
- 점진적인 관절 변형과 관련된 왜곡된 신체상

간호계획 및 간호결과

대상자의 관절 변형 예방, 증상 조절, 능동적인 생활 방식을 위한 대상자의 능력 유지는 류마티스 관절염 대상자 중재의 핵심이다. 노인 대상자를 위한 기대결과는 다음과 같다:

1. 대상자는 최소한의 관절 변형과 정상적인 관절 움직임을 유지할 것이다.
2. 염증과 관련된 대상자의 통증은 잘 관리될 것이다.
3. 대상자는 최상의 기능 상태를 유지할 수 있을 것이다.

간호중재

류마티스 관절염 노인 대상자와 가족들은 만성 질환을 효과적으로 대처하기 위한 광범위한 교육이 필요하다. 간호사와 함께 통증 중재, 약물 치료, 자가 간호 유지, 안전한 기동력 향상, 관절 보호와 주의 방법, 전반적인 건강 관리를 위한 논의가 필요하다.

통증 중재 교육에는 처방된 적절한 약물과 환자가 사용할 수 있는 일반의약품 치료에 대한 정보가 포함된다. 대상자에게 스트레스와 불안이 관절통을 악화시킬 수 있는 근육 긴장을 유발할 수 있음을 교육해야 한다. 점진적 이완 및 유도 심상요법이 불안과 스트레스를 완화시킴을 교육한다. 침

범된 관절의 열, 냉 요법이 피부 신경 자극을 감소시킨다. 급성 염증기에 얼음팩을 적용한다. 습열은 근육이완과 기동성 증가에 유용하다.

통증 중재의 간호사 역할은 노인 대상자에게 특정 약물들과 관련된 작용, 부작용, 특별한 예방법에 대해 교육하는 것이다. 표 20.2는 관절염 치료에 전통적으로 사용되는 다양한 약물을 제시한다. 표 20.2에 나열된 약물 외에도 류마티스 관절염 대상자에게 사용하기 위해 더 새로운 약리학적 및 생물학적 제제가 연구 및 개발되고 있다.

류마티스 관절염 대상자의 약물 중재는 질병의 관리와 증상의 조절에 있다. 통증 및 염증 완화를 위해 사용되는 약물은 Corticosteroids, Analgesics, NSAIDs가 있다. Corticosteroids는 Disease-Modifying Antirheumatic Drugs(DMARDs)와 함께 질병 관리를 돕기 위해 처방된다. corticosteroids의 장기 사용으로 인한 감염, 위궤양, 골다공증과 같은 다양한 부작용 때문에 지나친 사용에 대한 우려가 있다.

면역 반응을 억제하는 초기 DMARDs에는 methotrexate, leflunomide, hydroxychloroquine, sulfasalazine이 있다. 새로운 DMARDs는 피하, 정맥, 구강으로 투약하는 생물학적 제제다. 종양 괴사 인자(tumor necrosis factor：TNF) 수용체 길항 약물은 methotrexate로 류마티스 관절염 치료에 효과적이다. 다양한 부작용들이 TNF 수용체 길항제에 의해 발생됨이 보고되고 있다. 부작용으로는 감염, 심부전 악화의 잠재적 가능성, 수초 탈락이 있다. 간호사들은 이러한 약물들의 다양한 부작용들을 교육하고 의료인의 허락 없이 일반의약품을 복용하지 않는 것이 중요함을 강조할 필요가 있다.

피로감과 상지 관절의 기동성 감소는 자가 간호 결핍을 유발한다. 노인 대상자 작업 치료는 관절 기능을 향상시키고 장애를 예방하도록 한다. 운동, 부목, 관절 보호 방법, 보조기구가 적용된다. 부목은 관절보호, 관절 기능 유지, 통증 감소를 위해 적용될 수 있다. 간호사는 이러한 기구들의 사용을 강화하고 정확한 사용을 모니터링 한다.

통증과 관절 강직으로 인한 기동성 장애는 불용과 심각한 장애를 유발할 수 있다. 심각한 장애를 예방하기 위해, 환자에게 신체 역학과 적절한 신체 선열을 교육하고 운동 프로그램을 추천하도록 한다. 좋은 신체 역학을 사용하고 최상의 신체 정렬 체위를 유지하는 것은 관절 부담과 피로를 줄인다. 물리 치료사들은 개인 치료 운동 프로그램을 처방한다. 운동 프로그램에는 근육 강화 및 신장, 관절 범위 운동과 지구력 훈련이 포함된다.

피로는 일반적인 류마티스 관절염의 증상이다. 피로는 노인 대상자가 최상의 기능적 독립성을 달성하는데 방해가 된다. 피로 감소를 위해 사용되는 방법에는 활동과 휴식의 균형, 1~2시간의 계획적인 짧은 휴식, 이완 기술의 훈련과 업무를 단순화하는 환경의 적응이 있다. 만성질병, 통증, 변형, 신체상 변화는 환자에게 우울감을 유발할 수 있다. 만약 임상적 우울이 발생되면, 의학적 평가와 치료가 필요하다.

관절 변형 및 신체상 변화는 성기능에 부정적 영향을 미칠 수 있다. 간호사는 이러한 점을 인식하고 성적 이슈와 신체적 친밀감을 유지할 수 있는 방법을 개방적으로 논의하도록 한다. 성 행위 전 진통제 사용과 휴식기 계획, 대안적 체위, 신체적 친밀감을 유지하는 대안 방법을 격려하도록 제안한다.

류마티스 관절염 대상자는 만성 장애에 대처하기 위한 많은 지지가 요구된다. 간호사의 역할은 노인 대상자에게 가능한 자원에 대한 정보를 제공하여 최상의 기능 수준에 도달할 수 있도록 하는 것이다.

간호평가

류마티스 관절염 노인 대상자는 최소한의 불편감을 경험하고 수용 가능한 수준의 기능과 움직임을 유지할 수 있어야 한다. 대상자는 약물 요법의 발전과 관절 기형 예방 활동에 적극적으로 참여하여 변형의 최소화, 증가된 안위 수준, 질병 과정의 이해를 경험해야 한다.

통풍(Gouty Arthritis)

통풍은 혈청 요산 수치의 상승으로 인해 급성 관절염성 통증 발작이 발생하는 질병이다. 급성 통풍 발작 동안 관절 염증은 관절의 요산나트륨 결정에 의해 유발된다. 통풍은 원발성, 속발성으로 분류된다. 원발성 통풍은 선천적 퓨린 대사장애 질환이다. 후천성 통풍은 요산 배설에 영향을 미치는 약물에 의해 발생한다. 이러한 약물에는 이뇨제, 레보도파-카비도파 및 저용량 아스피린이 포함된다. 통풍은 보통 중년에 발생하지만 노인에게도 영향을 미친다. 그것은 여성보다 남성에게 흔히 발생한다.

표 20.2 약물, 근거, 부작용, 간호학적 의미

Drug	Rationale for Use	Side Effects	Nursing Implications
Salicylates: aspirin	질병의 초기 단계에 사용, 진통 및 항염	위장 장애, 간 효소 상승, 가역적 이명	우유나 음식과 함께 복용, 장용 코팅정 사용 교육, 위장통, 출혈, 사정
NSAIDs Long term: diclofenac, fenoprofen, flurbiprofen, ibuprofen, indomethacin, ketoprofen, meclofenamate, mefenamic acid, nabumetone, naproxen, oxaprozin, piroxicam, salsalate, sulindac, tolmetin	살리실산염이 효과가 없을 때 사용 진통제, 해열제 및 항염 작용; 일반적으로 프로스타글란딘 합성 억제	위장 자극; 설사; 체액 정체, 부종; 간질성 신염; 신증후군; 현기증, 빈맥, 흐린 시력, 두통; 담즙정체성 간염; 골수억제	치료 반응이 나타나기 전에 1~2주간 투여. 음식 또는 제산제와 함께 투여 위장 통증 및 잠혈 사정 금주 교육 정기적인 신장 및 간 기능 평가
Short term: phenylbutazone	보조적인 사용		위와 동일함; 1주 시험 투약을 제안함. CBC 평가 고령자에게는 주의해서 사용
Oxyphenbutazone	일부 대상자의 관절염 증상에 효과적	위와 동일	위와 동일 : 밀접한 의학적 환경에서 사용
Antimalarials: hydroxychloroquine sulfate, hydroxychloroquine phosphate	심각한 파괴적인 질병에 사용된다. 치료 수준에 도달하는 데 3~6개월 필요	위장 자극 ; 피부 발진 및 변화; 망막 변화; 골수억제	4~6주마다 안과 검진을 받도록 조언 치료 효과가 시작될 때까지 6–8주 소요 CBC를 정기적으로 평가 위장 영향을 평가. 두통, 현기증, 청력 영향, 간독성 수분 및 나트륨 정체를 평가.
Auranofin	누적 효과, 느린 효과 시작(8–14주) ; 복용량은 완화 후 점차 감소	단백뇨, 간질 섬유증, 금속성 맛	피부 간호 교육 위장 장애 평가 혈뇨와 단백뇨 체크
Penicillamine	gold sodium thiomalate 만큼 효과적이지만 독성이 더 강함; 알려지지 않은 작용 메커니즘; 2개월 안에 효과 발생	위장 자극; 맛의 변화; 혈액 장애; 피부 발진; 구내염; 신증후군; 사구체신염; 자가면역증후군; 단백뇨	2개월 동안 CBC, 간 및 신장 기능 평가, 2개월 후에는 매월 확인. 환자에게 인후통이나 발열을 보고하도록 교육. 음식이 흡수를 감소시킴으로 식간에 복용.
Antirheumatics :gold sodium thiomalate, aurothioglucose	살리실산염과 NSAID가 실패할 때 사용: 완화 유도 작용은 염증을 억제	피부 발진, 가려움증; 구내염 ; 설사; 혈액 장애; 간염	효능에 도달할 때까지 NSAID와 함께 투여 CBC, 신장 및 간 기능을 자주 사정함
Steroids: systemic prednisone, prednisolone, hydrocortisone	특정 장기 상태에 대해 몇 달에서 몇 년 동안 증상 완화.	다음과 같은 다양한 독성 효과 골다공증, 위궤양, 감염 위험, 다모증, 정서 불안, 부종, 만월형 얼굴, 저칼륨혈증, 백내장, 녹내장	대상자에게 약물을 갑자기 중단하지 않도록 교육 단기간 투여하고 용량은 서서히 줄임. 고혈압 및 고혈당을 포함한 부작용에 대해 모니터링

(계속)

표 20.2 약물, 근거, 부작용, 간호학적 의미(계속)

Drug	Rationale for Use	Side Effects	Nursing Implications
Intraarticular	하나 또는 두개의 관절만 침범되었을 때 사용; 기능 향상, 통증 완화에 사용; 효능은 2주에서 수 개월 동안 지속; 가장 잘 관리되는 관절은 발목, 무릎, 엉덩이, 어깨 및 손	위와 같음	환자에게 효과가 단기적일 수 있음을 교육 관절당 1년에 2~4번으로 투약이 제한됨을 조언
Immunosuppressives: azathioprine, methotrexate, cyclophosphamide	진행성 질병과 함께 사용됨; 면역체계에 영향을 주어 염증을 감소시킴; 기형 유발 가능성	간염, 간경변; 위장 궤양; 감염에 대한 감수성; 골수 억제; 탈모증; 피부 발진	매주 CBC, 간 기능 및 신장 기능 평가 노년층의 독성 징후를 면밀히 사정
Capsaicin cream, gel, liquid, patch	통증에 국소적 적용	피부, 점막 자극	작열감을 피하기 위해 눈, 코 또는 기타 점막과의 접촉을 피함. 화상을 방지하기 위해 열원과 함께 사용 금지

CBC, Complete blood cell count; NSAIDs, nonsteroidal antiinflammatory drugs. Modified from Roberts, D. (2013). Arthritis and connective tissue disorders. In L. Schoenly (Ed.), Core curriculum for orthopaedic nursing (7th ed.). Pitman, NJ: National Association of Orthopaedic Nurses.

통풍에서는 요산이 과도하게 생성되거나 소변으로 배출되는 양이 감소할 수 있다. 과량의 요산나트륨 염은 관절과 주변 결합 조직에 침착된다. 요산 결정의 침착물은 tophi 라고 하며, 흔히 귓바퀴, 윤활막낭, 골관절염(OA)을 함께 앓고 있는 대상자의 헤베르덴 결절에서 발견된다(그림 20.10).

통풍은 급성, 만성 상태로 나타날 수 있다. 통풍의 발병은 갑작스럽고 하나 이상의 관절에서 급성 통증 발작으로 나타난다. 가장 흔하게 영향을 받는 부위는 엄지 발가락이다. 통풍에 의해 영향을 받는 다른 관절 및 관절주위 구조에는 발목, 무릎, 손목, 윤활막낭이 포함된다. 영향을 받은 관절은 뜨겁고 붉어지며 압통이 나타난다. 통증은 심하고 움직임, 자가 간호, 활동 능력에 안 좋은 영향을 미친다. 또한 오한과 열이 발생한다. 통풍의 급성 발작은 일반적으로 치료에 관계없이 7일 이내에 사라진다. 만성 통풍에서 요산 결정은 뼈 파괴와 기형을 유발한다. 요산 결정은 신장에도 있을 수 있으며 신결석을 유발할 수 있다.

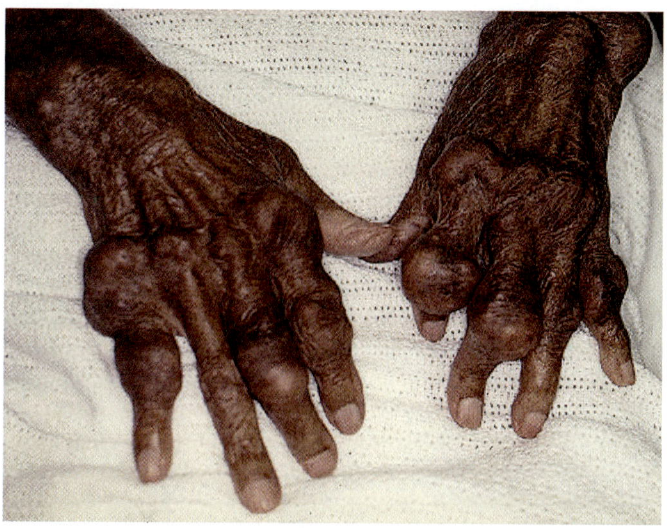

그림 20.10 결절성 통풍. (Courtesy John Cook, MD. From Goldstein, B. G., & Goldstein, A. E. [1997]. *Practical dermatology* [2nd ed.]. St Louis, MO: Mosby.)

간호관리

간호사정

급성 통풍 발작의 시작에는 영향 받은 관절의 열감, 피부 홍반, 심한 통증이 나타난다. 초기 발작은 일반적으로 한 관절에서 발생하며 거의 절반의 환자에서 첫 번째 중족지절 관절을 침범한다. 그러나 여성 노인은 초기 증상이 종종 여러 관절에서 시작된다. 통증이 심하고 관절은 약간의 접촉에도 민감하다. 그 외 다른 증상으로는 발열, 오한, 권태감 등이 있다. 초기 발작과 후속 급성 에피소드 사이의 간격은 다양하지만 일반적으로 발작이 더 자주 발생하고 더 많은 관절이 포함된다.

만성 통풍성 관절염 환자는 일반적으로 10년 이상 동안 급성 통풍 발작 경험을 보고한다. 관련된 관절은 만성적으로 불편하고 부어 있지만 통증의 강도는 급성보다 낮다.

Tophi는 신체 검사에서 발견되거나 발견되지 않을 수 있다. 간호 사정은 대상자에게 통풍 발병을 일으키기 쉬운 다른 위험 요인이나 상태를 확인해야 한다. 이러한 요인들은 비만, 고혈압, 알코올 섭취, 이뇨제 사용, 최근 외상, 고지혈증, 당뇨병, 만성 신장 질환 및 장기 이식 등이다.

간호진단

통풍성 관절염 대상자의 간호 진단에는 다음이 포함된다:

- 관절 염증 및 부종과 관련된 급성 또는 만성 통증
- 관절 변형 및 질병 진행에 따른 불편과 관련된 활동 감소
- 통증과 관련된 체력 감소 가능성

간호계획 및 간호결과

통풍성 관절염이 있는 노인 대상자의 급성 또는 만성에 대한 전반적인 관리 계획은 통증 및 기타 관련 증상을 줄이는 것이다.

통풍 환자의 예상 결과는 다음과 같다.

1. 대상자는 적절한 진통제와 NSAID를 사용하여 향상된 편안함과 통증 완화를 표현할 것이다.
2. 대상자는 질병 과정에 대한 이해를 말로 표현할 수 있다.
3. 대상자는 체중 감소, 알코올 및 퓨린 함량이 높은 식품의 제한과 같은 적절한 식이 요법 및 생활 방식 변화를 통합할 것이다.
4. 대상자는 통증으로 기인된 한계에 따라 활동 및 휴식 패턴을 수정할 것이다.
5. 대상자는 재발성 발작을 최소화하기 위해 건강 행위를 통합할 것이다.

간호중재

급성기 간호 관리의 목표는 통증을 완화하는 것이다. 통풍의 급성 발작 동안 통증이 너무 심해 대상자가 체중을 지탱할 수 없거나 영향 받는 관절의 옷이나 담요를 견딜 수 없게 된다. Colchicine은 급성 통풍의 통증과 염증 치료에 효과적인 약이다. 심한 통증은 48시간 이내에 사라진다. NSAID, 특히 indomethacin의 사용은 colchicine에 의해 제공되는 것과 유사한 완화를 제공한다. 다른 통증 완화 방법은 진통제, 영향 받는 사지의 거상, 관절 고정, 해당 부위의 온 또는 냉찜질이 포함된다.

만성 통풍에 대한 간호 중재는 통증 완화 조치와 통풍의 재발 발작 예방에 중점을 둔다. 이것은 환자 교육을 통해 달성된다. 비만과 고단백 식이는 통풍과 연관되어 있기 때문에 식이습관의 역할에 대한 정보를 제공해야 한다. 조개류, 내장육과 같이 퓨린이 많이 함유된 음식은 피해야 한다. 알코올성 음료도 피해야 한다. 비만 환자는 체중 감량 식단이나 프로그램을 권장해야 한다. 식이 수정을 위해 영양사와 상담하는 것이 도움이 될 수 있다.

allopurinol 또는 febuxostat와 같은 xanthine oxidase inhibitor는 만성 통풍 증상이 있는 환자에게 선택되는 약물이다. 요산 배출제인 Probenecid는 사용할 수 있는 또 다른 약물이다. 약물 치료 중 대상자의 신기능에 대해 면밀히 모니터링 해야 한다. 신결석 형성을 억제하기 위해 금기 사항이 없는 한 환자에게 매일 2~3리터의 수분을 섭취하도록 권장해야 한다. 또한 대상자에게 약물 효과를 억제할 수 있는 살리실산염을 피하도록 교육한다.

간호평가

급성 또는 만성 통풍 대상자는 치료 중 제안된 변화를 통합하여 건강한 생활 방식을 유지할 수 있어야 한다. 대상자는 급성 발작 및 만성 치료에 대한 약물 요법을 이해해야 한다. 통증 중재는 대상자의 완전한 ADL 참여와 활동성을 갖도록 해야 한다.

골다공증(Osteoporosis)

골다공증은 미국에서 천만명 이상의 사람들에게 영향을 미치는 가장 흔한 대사성 골 장애다. 폐경 후 여성에게 흔히 발생하는 골절은 매 년 골다공증에 이차적으로 발생한다. 이 질병은 주로 여성에게 영향을 미치지만 6명의 남성 중 1명에게도 발생한다. 골다공증은 일반적으로 다공성 뼈 질환 또는 부서지기 쉬운 뼈 질환으로 불리며 뼈 질량의 감소와 뼈 강도의 손실이 특징이다.

뼈는 일생 동안 끊임없이 스스로를 재형성하고 있고 뼈를 유지하는 과정은 일정하다. 오래된 뼈 세포는 파골 세포에 의해 제거(흡수)되고, 새로운 뼈 세포는 조골 세포에 의해 형성된다. 뼈 재형성의 완전한 과정은 4~8개월이 걸린다. 뼈 질량은 일생의 초기에 형성 된다; 골밀도(BMD)는 대략 최대 골량에 도달하는 30세까지 증가한다. 뼈 재형성의 정상적인 과정을 방해하는 모든 것이 골다공증의 발병으로 이어질 수 있다. 이 과정에 기여하는 상태에는 갑상선 기능 항

진증, 부갑상선 기능 항진증, 1형 당뇨병, 류마티스 관절염 및 만성 신장 질환과 같은 신부전, 간부전 및 내분비 장애가 포함된다. 다른 위험 요인으로는 유전 및 유전적 소인, 생활 방식 요인 및 연령이 있다. 골다공증이 있으면 뼈의 재형성 과정이 바뀌고 뼈의 흡수 속도가 뼈 형성 속도를 초과하여 뼈의 질량이 감소한다.

골다공증은 일차성과 이차성 골다공증으로 분류된다. 일차성 골다공증의 원인은 명확하게 밝혀지지 않았지만 폐경 후 골다공증(1형)과 연령관련 골다공증(2형)으로 분류된다. 1형 골다공증은 갱년기 에스트로겐 결핍과 관련이 있으며 51세에서 75세 사이의 여성에게 나타난다. 1형에서는 척추, 고관절, 손목의 소주골이 약해진다. 제1형 골다공증은 에스트로겐 결핍과 관련이 있기 때문에 남성보다 여성에서 6배 더 많이 나타난다. 제2형 골다공증은 70세 이상 남녀 모두에게 발생하며 피질골의 점진적인 손실을 유발한다. 피질골은 신체를 지지하기 때문에 뼈의 약화는 고관절 골절의 원인이 된다. 칼슘 흡수를 감소시키는 비타민 D 합성의 연령 관련 변화는 2형 골다공증의 원인으로 생각된다.

15%에서 나타나는 이차성 골다공증은 갑상선 기능 항진증, 부갑상선 기능 항진증, 위장 장애, 신생물 및 알코올 중독과 같은 질병의 결과다. 여성의 경우 조기 난소 절제술이 이차성 골다공증의 원인이다. 코르티코스테로이드, 메토트렉세이트, 알루미늄 함유 제산제, 페니토인 및 헤파린을 장기간 사용하면 이차성 골다공증이 발생할 수 있다. 칼슘 배설을 유발하는 장기간의 부동도 이차성 골다공증의 원인이 된다.

골다공증 발병에 대한 특정 위험 요소가 확인되었다(박스 20.1). 생활 방식의 변화로 수정할 수 있는 위험 요소에는 칼슘 섭취, 운동, 흡연, 알코올 음료 및 과도한 카페인 제품 섭취 등이 있다. 나이, 인종, 성별, 체형 등은 바꿀 수 없는 위험인자다. 간호사는 이러한 위험 요인에 대해 노인 환자에게 교육하여 생활 방식과 영양을 수정하도록 제안할 수 있다. 일생 동안 골다공증을 예방하기 위한 세 가지 핵심 요소는 적절한 식이요법, 운동 및 생활 습관의 변화다.

골다공증은 골절이 일어날 때까지 임상 증상이 나타나지 않는 경우가 많기 때문에 "침묵의 살인자"라고 한다. 초기 증상은 요통이나 피로일 수 있다. 피로는 감소된 뼈 질량과 함께 몸을 직립 자세로 유지하기 위한 근육의 증가된 요구

박스 20.1 골다공증 위험요소

- 여성
- 고령
- 백인종
- 마른 체격
- 양측 난소 절제술 병력
  - 거식증 병력
  - 골다공증 가족력
  - Corticosteroid, Phenytoin, Phenobarbital 같은 특정 약물의 장기간 사용
  - 갑상선 기능 항진증, 부갑상샘 기능 항진증, 류마티스 관절염과 같은 만성 질환
- 알코올 중독
- 흡연
- 칼슘 섭취 부족

로 인해 발생한다. 골다공증 골절은 흉추, 대퇴 경부 및 손목에서 가장 흔하게 볼 수 있다. 골절은 구부리기, 들기, 기침 및 배변 시 긴장과 같은 일상적인 활동에서 발생할 수 있다. 척추의 골다공증은 1~2.5인치의 키 감소를 유발한다. 또한 척추 뼈가 서로 위에서 미끄러지는 결과로 발생하는 "dowager's hump" 또는 후만증도 볼 수 있다(그림 20.11). 기존의 방사선 촬영은 골다공증의 증거를 제공할 수 있지만 골절 후 후향적으로 시행된다. 불행히도, 표준 방사선 사진에서 뼈 질량의 최소 30%가 손실되어야 골다공증이 명백히 확인된다. BDM은 골다공증이 의심되는 개인이나 질병 발

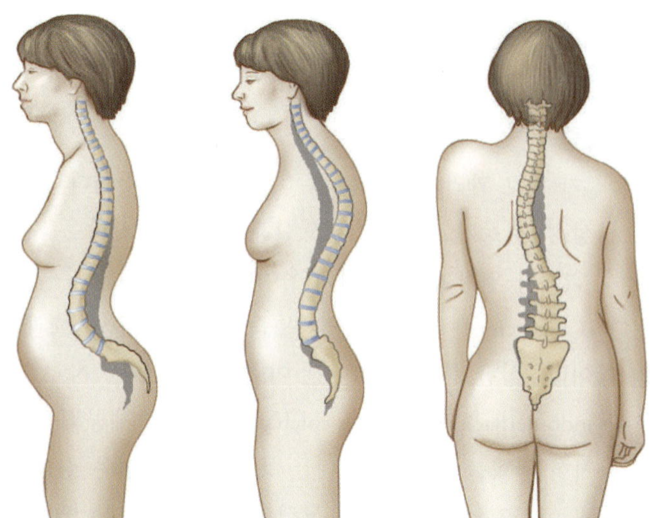

그림 20.11 비정상적인 척추만곡. A. 척추전만, B. 척추후만, C. 척추측만. (From Patton, K. T., & Thibodeau, G. A. [2014]. The human body in health & disease [6th ed.]. St. Louis, MO: Mosby.)

병 위험이 있는 것으로 간주되는 개인의 골량 평가에 명백히 사용된다. 골밀도 측정은 일반적으로 이중 에너지 X선 흡수 측정법(dual-energy x-ray absorptiometry: DEXA)으로 수행된다.

이 절차는 간단하고 비침습적이며 낮은 방사선량을 사용하며 30분 이내에 완료된다. 많은 병원에는 환자를 빠르고 간편하게 검사할 수 있는 DEXA 기계를 갖추고 있다. 측정 부위에는 고관절 또는 요추 및 손목과 같은 주변 부위가 포함된다. 테스트에서 계산된 점수는 최고 골량에 대해 노인 환자의 점수를 정상 젊은 성인의 점수와 비교하고 노인 환자의 점수를 성별 및 연령 일치 대조군의 점수와 비교한다. DEXA에서 얻은 T-점수는 개인의 골량이 건강한 20~29세의 골량과 얼마나 다른지(표준편차로) 측정된 값이다. 측정된 점수는 뼈 손실을 정상, 골밀도 감소증 또는 골다공증으로 정의한다. 환자의 T-score가 2.5 이하이면 심각한 골다공증을 의미한다.

골다공증 약리학적 치료에 대해 대상자를 보다 명확하게 확인하기 위해, 국립 골다공증재단(National Osteoporosis Foundation: NOF)은 임상에서 세계보건기구(WHO)가 개발한 골절 위험 평가 도구(the Fracture Risk Assessment Tool: FRAX) 사용을 권장한다. FRAX는 골다공증 발병의 위험 요소와 BMD 결과를 결합한 웹 기반 알고리즘이다. 이 도구는 폐경 후 여성과 40~90세 남성에게 사용하도록 설계되었다. FRAX 도구 사용의 한계는 계산된 점수가 최근 골절, 다발성 골다공증 관련 골절, 낙상 위험이 높은 대상자의 골절 위험을 과소평가한다는 것이다. 혈액검사는 골다공증과 뼈 손실을 유발할 수 있는 다른 질병을 구별하기 위해 수행된다. CBC와 혈청 칼슘, 혈청 인, 알칼리 인산분해효소 및 요중 칼슘 수치 모두 골다공증에서 정상이다.

골다공증을 해결하기 위한 조치는 노인의 골 손실을 최소화하고 현재 수준의 골량을 유지하는 방향으로 이루어져야 한다. 환자 교육 및 질병에 대한 인식 개발은 골다공증 예방 및 위험 감소에 중요하다. 생활습관의 위험인자 제거, 영양 상담, 약리학적 관리 등이 골다공증 예방에 사용되는 전략이다.

칼슘의 적절한 영양 섭취는 유아기에 시작되어야 하며 평생 동안 지속되어야 한다. 현재 권장되는 일일 칼슘 섭취량은 남성 및 25~49세 폐경 전 여성의 경우 1000mg, 에스트로겐을 복용하지 않는 폐경 후 여성의 경우 1,500mg, 에스트로겐을 복용하는 폐경 후 여성의 경우 1000mg, 65세 이상 남녀의 경우 1,500mg이다. 저지방이든 무지방이든 우유는 칼슘과 비타민 D의 좋은 공급원이다. 표 20.3은 칼슘의 식이 공급원을 나타낸다. 이러한 식품 중 상당수는 칼슘 합성

표 20.3 칼슘 식이 공급원

음식	용량	칼슘 함량(mg)
우유		
무지방	240ml	299
2% 지방	240ml	297
전유(whole milk)	240ml	291
치즈		
Swiss	30ml	272
Processed American	30ml	174
Mozzarella	45ml	333
Cottage cheese	30ml	135
기타 유제품		
저지방 플레인 요거트	240ml	415
바닐라 아이스크림	1 cup	168
바닐라 아이스 밀크	1 cup	274
바닐라 냉동 요거트	1 cup	206
해산물		
굴	1 cup	226
연어 통조림	90ml	167
야채		
냉동 또는 신선 콜라드	1 cup	357
신선 브로컬리	1 cup	42
순무	1 cup	198
버섯	1 cup	104
조리된 케일	1 cup	94
건조된 콩		
강낭콩	1 cup	90
얼룩 강낭콩	1 cup	86
붉은 강낭콩 통조림	1 cup	74
기타 식품		
블랙스트랩 당밀	2 tbsp	274
두부	120ml	108
칼슘 강화 오렌지 주스	240ml	261

oz, Ounce; tbsp, tablespoon. Modified from National Institutes of Health Office of Dietary Supplements. (2017). Calcium. Retrieved June 12, 2018 from https://ods.od.nih.gov/factsheets/Calcium-HealthProfessional/#h3.

에 필수적인 비타민 D의 좋은 공급원이다.

적절한 칼슘을 섭취할 수 없는 개인에게는 보충제가 권장된다. 다양한 형태의 칼슘 보충제를 사용할 수 있다. 탄산칼슘은 40%의 원소 칼슘이 함유되어 있고, 가격이 가장 저렴하며, 정제를 가장 적게 섭취하기 때문에 최고의 보충제로 여겨진다. 그러나 대상자는 20%의 원소 칼슘만 함유한 구연산 칼슘이 위장 부작용을 덜 유발하여 장기간 치료에 더 적합하다고 생각할 수 있다. 칼슘 보충제는 식사와 함께 섭취하고 흡수를 촉진하기 위해 적어도 300ml의 물을 섭취해야 한다. 단일 용량으로 600밀리그램(mg) 이상의 칼슘을 섭취해서는 안 되며, 이와 같은 이유는 더 많은 용량을 사용하면 흡수가 저하되기 때문이다. 국립 골다공증재단은 현재 위험군 대상자에게 칼슘과 함께 하루에 800~1000 IU 비타민 D를 공급할 것을 권장한다.

체중 부하와 저항을 포함하는 운동 프로그램이 뼈 손실을 예방하는 것으로 나타났다. 최상의 결과를 얻으려면 일주일에 30분에서 60분 동안 운동을 해야 한다. 후만 변형을 예방하거나 최소화하기 위한 자세 운동도 노인들에게 유익하다. 모든 운동 프로그램은 항상 적당히 하는 것이 좋다.

골다공증 예방 및 치료에 대한 국립 골다공증재단의 임상 가이드에 따르면, 골다공증에 대한 약물 치료는 척추나 고관절 골절, T-score가 2.5 이하, 고관절 골절의 가능성이나 골다공증 관련 골절 발생 가능성이 높은 대상자에게 권장된다. 골다공증의 초기 치료는 일반적으로 Bisphosphonates(alendronate, risedronate, and zoledronic acid), 또는 Denosumab(a RANK ligand inhibitor: RANKL)으로 시작한다. 항흡수제로 분류되는 Bisphosphonates는 파골세포를 차단하여 골 흡수를 막아 뼈 파괴 속도를 늦추는 능력이 있는 것으로 알려져 있다. 미국 식품의약국(FDA)은 골다공증 예방 및 치료를 위해 Bisphosphonates를 권장한다. 간호사는 경구 Bisphosphonates를 복용할 때 약물 지침 준수의 중요성을 환자에게 교육해야 한다. 특별 지침에는 음식이나 다른 약을 먹기 1시간 전에 매일 약을 복용하는 것이 포함된다. 약 200ml 이상의 물과 함께 복용해야 하며 환자는 약물 복용 후 최소 30분 동안 수직으로 직립 자세를 유지해야 한다. 간호사는 뼈에 나타나는 부작용 등 Bisphosphonate의 장기적 부작용에 대해서도 대상자에게 교육해야 하는데, 환자가 약물 부작용으로 인식하지 못하고 질병의 진행으로 잘못 해석할 수 있기 때문이다. 골다공증 예방 및 치료에도 권장되는 Denosumab은 1년에 2회 투여되는 주사 치료제다. 저칼슘혈증의 병력이 있는 대상자에게는 금기이므로 대상자가 Denosumab을 시작하기 전에 칼슘과 비타민 D 결핍을 교정해야 한다.

1차 약물에 따른 치료 권장 사항에는 골 대사에 에스트로겐 유사 효과가 있는 선택적 에스트로겐 수용체 조절제(SERM)인 Bisphosphonate Ibandronate, Raloxifene가 있다. Raloxifene의 부작용에는 안면 홍조, 심부 정맥 혈전증(DVT) 및 폐색전증이 있다. 대상자는 이 약의 부작용에 대해 교육을 받아야 할 뿐만 아니라; 또한 혈전색전증의 위험 때문에 이 약을 복용하는 동안 장기간 움직이지 못할 것으로 예상되는 경우 의료인에게 알리도록 조언해야 한다. 뼈 형성 자극을 돕는 부갑상선 호르몬인 Teriparatide는 골다공증으로 인한 골절 위험이 높은 환자의 치료에 사용된다. 이 약은 장기간 Glucocorticoid 치료와 관련된 골다공증 대상자의 골밀도 증가에 효과적인 것으로 나타났다.

골다공증 치료에 사용되는 또 다른 흡수방지 약물은 비경구 또는 비강 스프레이 제제의 Calcitonin이다. 약물은 폴리펩타이드 호르몬이고 위장관에서 파괴되기 때문에 경구 투여는 적절하지 않다. 비강 스프레이 제제는 합성 연어 칼시토닌의 제제로, 골밀도가 낮고 에스트로겐 대체 요법(estrogen replacement therapy: ERT) 대상이 아닌 폐경 후 5년 이상인 여성의 골다공증 치료에 사용이 승인되었다. Calcitonin은 일반적으로 콧구멍을 통해 교대로 한 번 퍼프해 매일 투약한다. 이 약물은 특정 개인에서 전신 알레르기 반응을 유발할 수 있으므로 초기 용량을 투여하기 전에 피내 피부 검사를 실시해야 한다. 비강 경로의 전신적 부작용은 미미한 것으로 보고되지만 비강 불편함, 간헐적 비염 및 비점막 가려움증이 나타날 수 있다.

중등도의 갱년기 증상이 있는 폐경 후 여성에게 에스트로겐 또는 호르몬 대체 요법의 사용은 제한된다. 유방암, 심근경색, 뇌졸중, 침습성 유방암, 폐색전증 및 DVT의 위험이 증가하기 때문이다. 골다공증 치료에는 비에스트로겐 요법이 우선으로 권장된다.

간호관리

간호사정

고령 환자에 대한 간호 사정에는 철저한 가족력과 위험 요인의 유무, 운동 수준, 알코올 및 카페인 섭취, 흡연이 포함되어야 한다. 여성은 폐경 시작 연령, 여성호르몬 대체요법 적용, 마지막 유방 조영술 날짜, 유방암 또는 자궁암 병력에 대해 사정되어야 한다. 모든 대상자에게 일생 동안의 칼슘 섭취량, 골절 병력, 통증 유무, 낙상 병력에 대해 질문해야 한다. 신체 사정에는 척추 후만, 보행 장애, 근력 약화 및 인지 장애의 유무가 포함된다.

간호진단

골다공증이 있는 고령 환자의 간호 진단은 다음과 같다.

- 칼슘과 비타민 D 섭취 감소와 관련된 부적절한 영양 섭취
- 뼈의 약화와 관련된 잠재적 부상 가능성
- 골절에 따른 부적절한 통증 완화와 관련된 통증
- 척추 기형 및 키 감소와 관련된 왜곡된 신체상
- 질병 과정, 위험 요인 및 예방 조치에 대한 사전 노출 부족과 관련된 환자 교육의 필요성

간호계획 및 간호결과

골다공증의 위험요인에 대한 인식과 골다공증의 평생 예방 및 낙상, 골절과 같은 합병증에 대한 교육은 노인 골다공증 관리를 계획하는 데 있어 가장 중요하다. 골다공증 대상자의 기대 결과는 다음과 같다.

1. 대상자는 낙상과 골절을 초래할 수 있는 활동을 방지하기 위해 가정과 지역사회에서 예방 조치 취하는 것을 보여줄 것이다.
2. 대상자는 골절 부위의 적절한 통증 조절을 보고할 것이다.
3. 대상자는 식이 기록에 나타난 대로 식이 요구를 충족시키기 위해 권장되거나 처방된 영양 보조제, 식품 및 약품을 섭취할 것이다.
4. 대상자는 질병으로 인한 변화를 수용하고 추가 기형의 치료 및 예방에 대한 이해를 말로 표현할 것이다.

건강증진/질병 예방

근골격계 기능: 골다공증

건강증진
- 걷기와 같이 관절에 스트레스를 주지 않는 규칙적인 체중 부하 운동
- 이상적인 체중 달성
- 무산소운동 프로그램 시작
- 금연
- 알코올과 카페인 섭취 감소

질병 예방
- 정기적인 체중 부하 운동 프로그램 참여
- 부상 및 낙상 방지
- 적절한 칼슘 식이 섭취 유지 및 지시된 대로 경구 칼슘 보충제 보충
- 호르몬 대체 요법의 고려
- 알코올과 카페인 섭취가 거의 또는 전혀 없음
- 금연

간호중재

간호사의 역할은 질병 과정에 대한 환자 교육, 추가 부상이나 기형을 예방하기 위한 전략, 감소된 뼈 손실을 향상시키기 위한 방안에 중점을 둔다. 교육은 통제 가능한 위험 요소의 식별과 최소화를 강조해야 한다. 여기에는 흡연, 과도한 알코올 섭취, 카페인 섭취 등이 포함된다. 걷기와 가벼운 무게 들기와 같이 뼈에 약간의 스트레스를 주어 강화시키는 운동 프로그램이 권장된다. 골다공증 교육 및 프로그램에 대한 추가 정보는 국립 골다공증재단(http://www.nof.org)를 통해 알 수 있다.

척추의 압박 골절은 다발성 골절로 인한 점진적인 키 감소로 통증, 기능 상실 및 신체상 장애를 유발할 수 있다. 통증 조절은 진통제, NSAID, 자세 조정 및 이완 기술을 사용하여 달성된다. 다른 통증 관리로는 경피적 전기 신경 자극(Transcutaneous Electrical Nerve Stimulation: TENS), 다양한 등 지지대 또는 보조기, 그리고 공식적인 통증 관리 상담이 포함된다. 긍정적인 신체 이미지는 더 이상의 부상과 기형이 발생되지 않도록 예방에 초점을 맞춘 변화 수용에 대한 논의를 통해 촉진될 수 있다.

고관절 골절 또는 골다공증으로 인한 골절이 있는 노인 대상자의 간호 치료에는 앞서 언급한 중재가 포함된다.

간호평가

골다공증이 있는 고령 대상자는 추가 뼈 손실 가능성을 줄

간호계획

흉추 골절을 동반한 골다공증

임상 상황

R부인은 심각한 골다공증을 앓고 있으며 최근 T4 및 T5 척추뼈가 골절된 79세의 미망인이다. 골절 후 그녀는 심한 통증을 호소했으며 이로 인해 일상 활동이 제한되고 하루의 대부분을 침대에서 보내게 되었다. 침대 휴식 기간은 그녀를 약하게 만들었다. 골절 이전에 그녀는 이동 및 자기 관리가 독립적이었다. 그녀는 정기적으로 친구들과 함께 운전하고 활동에 참여했다. 그녀는 일상생활동작(activities of daily living: ADL) 수행 기술을 향상시키고 지구력 증진을 위한 통증 관리 및 물리치료를 위해 가정 간호 기관에 의뢰된다.

R 부인은 다른 건강 문제는 없다. 그녀는 2층 집에서 혼자 산다. 욕실은 2층에 있다. 골절 이후, R부인은 한끼 식사 준비를 위해 하루 한번 1층 주방에 가는 것을 제외하고는 하루 종일 2층에 머물렀다. R 부인의 주요 지지자는 다른 지역에 사는 딸이다. 그녀에게는 친한 친구가 몇 명 있지만 건강 문제로 그녀를 도울 수 없다.

입원실에서 간호사는 R 부인의 집이 안전한 환경이 아니라는 것을 알게 된다. 방과 계단은 종이, 상자 및 기타 물건들로 어수선하다. R 부인은 간호사에게 통증이 다소 개선되었지만, 여전히 자신과 가정을 돌보는 능력에 한계가 있다고 말한다.

그녀는 또한 간호사에게 이렇게 말한다. "나는 이 골다공증이 이해가 되지 않습니다; 어떻게 골다공증이 나에게 골절을 일으켰습니까?"

간호진단

불안전한 환경과 관련된 부상 가능성
골다공증에 대한 노출 부족과 관련된 환자 교육의 필요성
통증 및 근골격 장애와 관련된 이동성 감소
통증 관리에 대한 부적절한 지식과 관련된 통증
통증 및 장기간의 부동과 관련된 부적절한 목욕 및 옷 입기 자가 간호(하지 목욕 및 옷 입기)

기대되는 결과

대상자는 골절이나 기타 부상이 없는 상태를 유지하고 주거지의 안전하지 않은 특징과 교정 계획을 말로 설명할 것이다.
대상자는 질병 과정, 결과 및 치료에 대한 기본 정보를 말로 설명할 것이다.
대상자는 픽업 워커를 사용하여 100피트를 안전하게 걸을 것이며 매일 운동 프로그램에 참여할 것이다.
대상자는 통증을 견딜 수 있음을 말로 표현할 것이다. 통증은 일상 활동에 참여하는 능력을 방해하지 않을 것이다.
대상자는 보조 장치를 사용하여 목욕을하고 옷을 입을 것이다.

중재

불안전한 환경의 결과에 대해 토론 한다: 어수선한 환경과 관련된 낙상 및 골절 위험.
어수선함을 줄이고 안전 보조 장치의 사용을 장려하기 위해 주부, 친구와 함께 한다.
안전한 이동 및 보행 기술, 튼튼한 지지 신발 착용, 무거운 물건 들기 피하기, 들어 올릴 때 무릎 구부리는 방법을 교육한다.
질병의 병태생리, 치료 요법, 약물 일정, 용량 및 부작용을 포함하여 골다공증에 대한 정보 및 지침을 제공한다.
칼슘 식이 섭취의 중요성을 강조하고 칼슘이 많은 음식에 대한 정보를 제공한다.
근육 강화, 지구력 개발, 계단 훈련 및 규칙적인 운동 프로그램에 대해 물리 치료사와 상담한다.
물리치료 훈련을 강화한다.
얻은 이익에 대해 긍정적인 피드백을 제공한다.
대상자에게 근력이 향상될 때까지 계단을 오르내리도록 교육한다.
대상자에게 운동 프로그램 전에 진통제를 복용하고 하루 동안 규칙적인 휴식을 취하도록 교육한다.
통증과 처방된 약물의 효과를 평가한다.
대상자에게 활동 전에 통증이 줄어들 때까지 정기적으로 진통제를 복용하도록 교육한다.
대상자에게 전환 활동과 이완 기술의 사용에 대해 교육한다.
대상자가 단기적이고 현실적인 목표를 설정하도록 돕는다.
특정 보조 장치에 대해서는 작업 치료사와 상담한다.
보조 장치의 사용에 대해 대상자를 교육한다.
자가 간호를 향상시키기 위해 필요에 따라 지원, 감독 및 교육을 제공한다.

이기 위해 취할 수 있는 조치와 낙상으로 인한 부상 위험을 줄이도록 안전한 생활 환경을 유지하기 위해 취할 수 있는 조치를 설명할 수 있어야 한다. 대상자는 필요한 경우 적절한 식이 요법, 생활 방식 수정, 식이 보조제 또는 약물의 이점을 설명할 수 있을 것이다. 노인은 또한 정기적인 운동 프로그램에 참여하고 질병 예방에 사용할 수 있는 자원을 확인할 수 있을 것이다(간호 관리 계획: 골절된 흉추를 동반한 골다공증 참조).

요약

근골격계의 문제들은 노인의 일상생활에 높은 영향을 미칠 수 있다. 퇴행성 골관절염, 류마티스 관절염, 골다공증 골절과 같은 상태는 기능장애, 만성 통증, 삶의 질 감소를 초래할 수 있다. 근골격계 장애 노인 대상자를 돌보는 간호사의 역할은 안전, 및 자가 간호에 대한 최상의 기능을 향상시키는 것이다. 안위를 향상시키고 통증을 완화하는 중재는 기능 유지에 중요하다. 심각한 장애를 예방하기 위해 대상자는 급성 질병 발생 후 가능한 빨리 활동을 다시 시작하는 것이 중요하다. 간호사의 중요한 역할은 대상자에게 기능을 유지하는 근골격계 활동의 중요성을 설명하는 것이다.

핵심내용

- 노인에게는 근골격계 질환의 발생이 높다.
- 근골격계 질환은 노인 기능 장애의 주요 원인이다.
- 노화와 관련된 근골격계의 변화는 노인의 낙상을 유발할 수 있다.
- 노인 골절의 가장 흔한 부위는 고관절, 손목(Colles fracturs), 척추다.
- 골다공증과 관련된 인구통계학적 요인에는 여성, 연령 및 백인종이다.
- 퇴행성 골관절염, 류마티스 관절염, 통풍성 관절염의 증상은 유사하지만 치료는 다르다.
- 신체 활동과 운동은 노인대상자의 근골격계 질환으로 인한 장애를 예방하는데 중요하다.

비판적 사고

01 83세의 여성 노인은 침상 안정과 활동 제한을 유발하는 근골격계 외상을 경험하였다. 나이는 감소된 기동력을 견뎌내는 그녀의 능력에 어떠한 영향을 미칠까? 설명하시오.

02 당신은 2명의 대상자를 간호하고 있다: 통풍성 관절염을 앓고 있는 74세 남성과 RA를 앓고 있는 68세 여성. 유사한 간호는 무엇인가? 간호의 차이점은 무엇인가?

03 회계사인 72세 남성은 하루의 많은 시간을 앉아서 생활하였다. 그 남성은 이제 은퇴하였고, 가능한 오랫동안 건강을 지키기 위해 활동이 필요하다는 것을 인식하였다. 그러나 그는 운동을 시작하기에는 너무 늦었다고 걱정했다. 왜냐하면 그는 그런 활동에 참여한 적이 없었기 때문이다. 당신이 그에게 해줄 수 있는 격려는 무엇이며 운동 프로그램에 대해 무엇을 제안하겠는가?

21

인지 및 신경학적 기능

Cognitive and Neurologic Function

학습목표

1. 노화와 관련된 뇌 및 신경 기능의 구조적 변화를 비교할 수 있다.
2. 노화과정에서 신경계의 기능적 변화를 설명할 수 있다.
3. 연령에 따른 신경계의 정상적인 변화를 인지 및 행동 장애로 인한 변화와 비교할 수 있다.
4. 우울증, 섬망, 치매 및 기타 인지장애의 증상을 구분할 수 있다.
5. 노인의 일반적인 신경장애와 관련된 증상, 진단검사 및 중재를 설명할 수 있다.
6. 일반적인 신경학적 장애를 지닌 환자를 위한 간호계획을 세울 때 간호과정을 적용할 수 있다.
7. 신경학적 장애가 있는 환자관리를 향상시키는 근거기반실무를 분석할 수 있다.
8. 정신건강 문제가 있는 노인에게 간호과정을 적용할 수 있다.
9. 향정신성 약물을 복용하는 노인을 위한 적절한 간호중재를 확인할 수 있다.
10. 노인이 이용 가능한 정신건강 자원을 평가할 수 있다.

들어가기

다음과 같은 상황에 직면하면 당신은 어떻게 하시겠습니까?

- 요로 감염(UTI)으로 정맥 주사 항생제 치료를 위해 어제 입원한 72세 여성 환자는 질문에 답할 때 무기력하고 말이 어눌하다. 그녀의 답변이 항상 적절한 것은 아니다. 어떤 상황인가?
- 허혈성 뇌졸중인 68세 남성이 구급차를 타고 응급실로 이송되었다. 가족은 저녁 뉴스가 시작될 때 쯤인 45분 전에 증상이 시작되었다고 말한다. 이 환자에게 조직플라스미노젠활성제가 적합한 지 어떻게 판단할 것인가?

노인(65세 이상)의 수는 계속해서 빠르게 증가하고 있다. 2020년 65세 이상 고령인구는 우리나라 인구의 15.7%로, 향후에도 계속 증가하여 2025년에는 20.3%에 이르러 우리나라는 초고령사회에 진입할 것으로 전망된다(2020 고령자 통계). 이러한 통계를 고려할 때, 간호사는 노인의 인지 및 신경학적 문제의 발달, 발현 및 치료에 관한 가장 최근의 식견을 따라야 한다. 이 지식은 간호사가 안전하고 효과적이며 근거에 기반한 간호중재를 제공하는 데 도움이 된다.

뇌는 놀라울 정도로 복잡한 일련의 기능을 수행하는 복잡한 그물망 조직과 구조이다. 뇌와 그 기능을 이해하는 것은 헬스케어제공자들의 오랜 관심사였다. 노인을 돌보는 간호사에게는 기본적인 신경학적 변화와 빈번한 질환에 대한 이해가 중요하다.

신경학적 체계의 구조적 연령 관련 변화

신경계는 노화와 함께 많은 신경생리학적 변화를 겪는 복잡한 구조의 네트워크이다. 뇌에서 발생하는 일부 변화는 모든 노인에게 같은 영향을 미치지 않으며, 신경학적 변화에 대한 개별적인 표현 양상은 사람마다 다르다. 개인의 생활방식, 영양섭취, 유전적 구성 및 조직관류는 신경계에 영향을 미치는 여러 요인 중 일부이다. 노화와 함께 발생하는 중요한 변화를 이해하려면 신경계에 대한 간략한 검토가 필요하다.

중추신경계(central nervous system, CNS)는 상위 수준의 뇌 또는 대뇌피질, 하위 수준의 뇌(기저핵, 시상, 시상하부, 뇌간 및 소뇌), 척수 등의 세 가지 주요 기능요소로 나뉜다. 대뇌는 두 개의 반구(오른쪽과 왼쪽)로 구성된다. 각 반구는 전두엽, 측두엽, 두정엽 및 후두엽으로 나뉜다(그림 21.1). 엽 내에 위치한 특수 뉴런에는 해마와 기저핵이 포함된다. 이들은 노화과정에서 구조적·생리적 변화를 겪는 뉴런이다. 정상적인 노화과정에서 중요한 변화를 겪는 중추신경계의 또 다른 영역은 뇌간(중뇌, 뇌교 및 연수)이다. 망상체

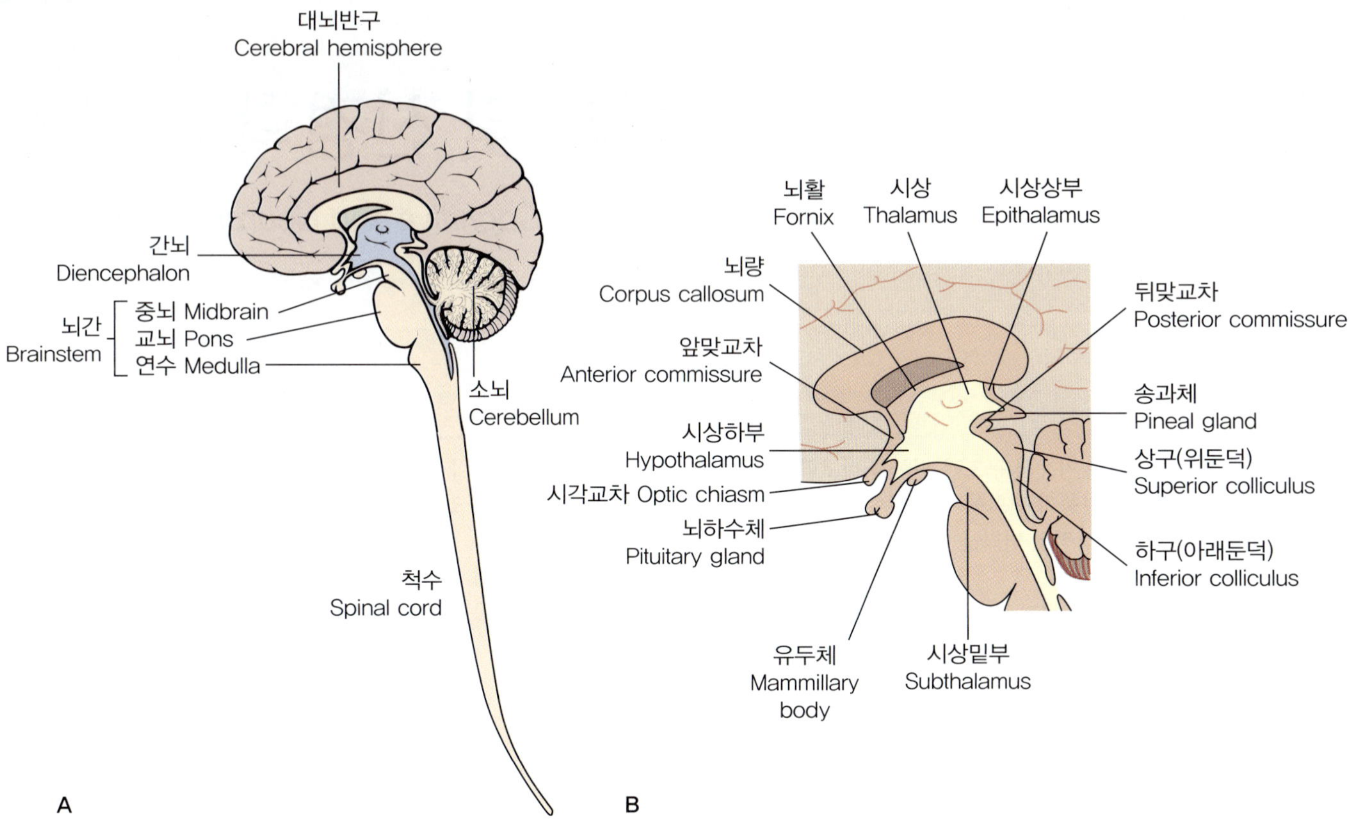

그림 21.1 A: 중추신경계(CNS)의 주요 부위. B: 간뇌(시상과 시상하부). (From Lewis, S. L., Dirksen, S. R., Heitkemper, M. M., et al. [2011]. Medical surgical nursing: Assessment and management of clinical problems [8th ed.]. St. Louis, MO: Mosby.)

(reticular formation, RF)는 주로 중추신경계의 뇌간 영역에 위치한 복잡한 구조의 회색질 네트워크이다. 망상체는 골격근 운동과 노화의 또 다른 측면인 수면–각성 주기를 포함하여 많은 기능을 돕고 제어한다(그림 21.1).

세포 및 구조적 변화

뉴런

뉴런은 중추신경계의 기본 단위이며, 자극을 전달하는 기능을 한다. 일부는 운동뉴런이고, 일부는 감각뉴런이다. 각 뉴런에는 세포체, 수상돌기 및 단일 축삭이 있다(그림 21.2). 시냅스는 두 뉴런 사이의 구조적·기능적 접합부이며, 신경자극이 한 뉴런에서 다른 뉴런으로 또는 뉴런에서 원심성 기관으로 전달되는 지점이다. 시냅스는 전기와 화학의 두 가지 유형으로 나뉜다(그림 21.2).

신경전달물질

신경전달물질은 신경자극을 강화하거나 억제하는 화학물질로, 하나의 뉴런에서 다른 뉴런으로 정보를 전달하는 시냅스에 필요하다. 신경전달물질의 기능은 노화로 인한 뉴런의 감소로 인해 변화된다. 노화에 따라 뇌의 여러 영역에 있는 뉴런의 수가 감소하고 비정상 물질이 뉴런의 세포구조(수상돌기)에 축적된다. 노화과정에서 진행되는 뉴런의 손실은 생각보다 광범위하지 않다. 대형 뉴런은 수축하는 것처럼 보이며, 손실되는 것은 거의 없다. 뉴런의 기능 변화는 일부 뉴런의 세포체에 있는 지방갈색소과립(어두운 형광색소)과 신경돌기판의 축적과 신경교세포의 일부 조직파편과 연관이 있다(표 21.1).

신경교세포와 슈반세포

신경교세포와 슈반세포는 중추신경계의 지지세포로 뇌와 척수 조직의 약 절반을 구성하고 있다. 그들의 역할은 뉴런을 보호하는 것이다. 나이가 들어감에 따라, 이러한 보호세포의 수가 증가하며, 각각의 세포는 다른 기능을 한다.

신경교세포는 크기와 모양이 다양하며, 소교세포와 거대교세포의 두 부류로 나뉜다(그림. 21.3). 소교세포는 중추신경계의 감염이나 외상에 반응하는 대식세포와 관련된 포식

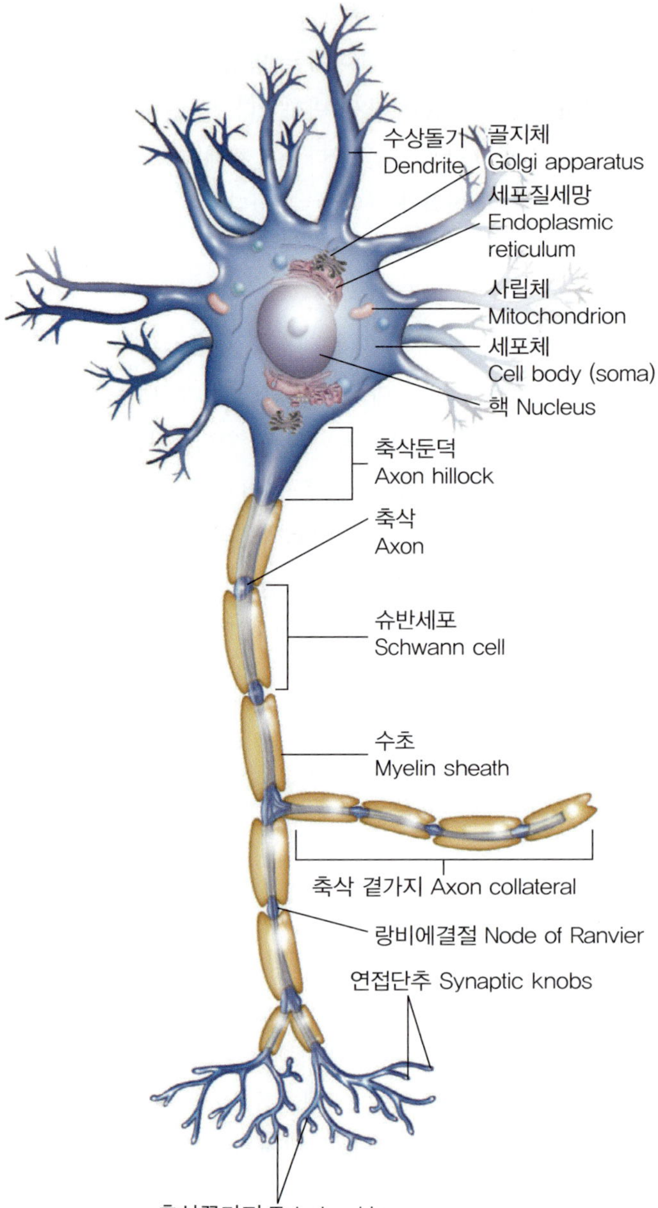

그림 21.2 합성 부분이 있는 뉴런. (Modified from Patton, K. T., Thibodeau, G. A., & Douglas, M. M. [2012]. Essentials of anatomy & physiology. St. Louis, MO: Mosby.)

제거세포이다. 거대교세포에는 별아교세포, 희소돌기아교세포 및 뇌실막세포가 있다. 별아교세포는 뉴런을 물리적으로 지원하는 별 모양의 세포로, 화학적 환경을 조절하고 뉴런에 영양을 공급한다. 이 세포는 흉터조직을 형성하여 뇌 외상에 반응한다.

희소돌기아교세포와 슈반세포는 각각 중추신경계와 말초 뉴런에서 수초를 생성한다. 뇌실막세포는 뇌실, 맥락얼기(choroid plexus, CP), 척수 중심관의 내벽을 형성한다. 이 세포는 뇌척수액(cerebrospinal fluid, CSF)과 혈액-뇌 장벽

표 21.1. 노화에 따른 신경계의 주요 변화

신경학적 구성요소	변화
중추신경계	
뉴런	• 뉴런 크기의 축소 및 뉴런 수의 점진적인 감소 • 수상돌기의 구조적 변화 • 세포질 및 뉴런 내에 지방갈색소과립, 신경반 및 신경원 섬유체의 침착 • 일부 신경, 특히 말초신경의 수초 소실 및 전도 감소
신경전달물질	• 신경전달물질 합성에 필요한 전구체의 변화 • 수용체 부위의 변화 • 신경전달물질을 합성하고 분해하는 효소의 변화 • ACh 글루타메이트, 세로토닌, 도파민 및 감마아미노부티르산을 포함한 신경전달물질의 현저한 감소
말초신경계	
운동	• 근육위축– 근육 부피 감소 • 전기전도시스템의 감소
감각	• 전기전도 감소 • 미뢰의 위축 • 후각 신경섬유의 변화 • 내이의 전정계 신경세포, 소뇌 및 고유감각의 변화
반사	• 수초 소실로 인한 신경의 전기전도 변화 • 반사반응(발목, 표면반사)의 변화
망상체	• RAS의 생리학적 변화는 수면주기 3, 4단계를 감소시킴
자율신경계	
기저핵	• 기저핵의 구조적 변화로 인한 자율신경계 반응 저하

Ach, Acetylcholine; RAS, reticular activating system

의 조절을 돕는다(그림 21.3).

뇌척수액과 심실 체계

뇌척수액은 투명한 무색의 액체이다. 약 135mL의 뇌척수액이 뇌와 지주막하공간 내의 공동체계(심실 80mL, 지주막하공간 55mL)인 심실을 통해 순환한다. 뇌와 척수는 척수액에 떠 있으며, 충격을 흡수하고 중추신경계의 완충제이며, 뇌가 수막, 신경뿌리와 혈관을 잡아당기는 것을 방지하는 역할을 한다. 맥락총은 얇은 표피세포층으로 덮인 혈관(모세혈관)군이다. 맥락얼기는 하루에 약 500mL의 뇌척수액를

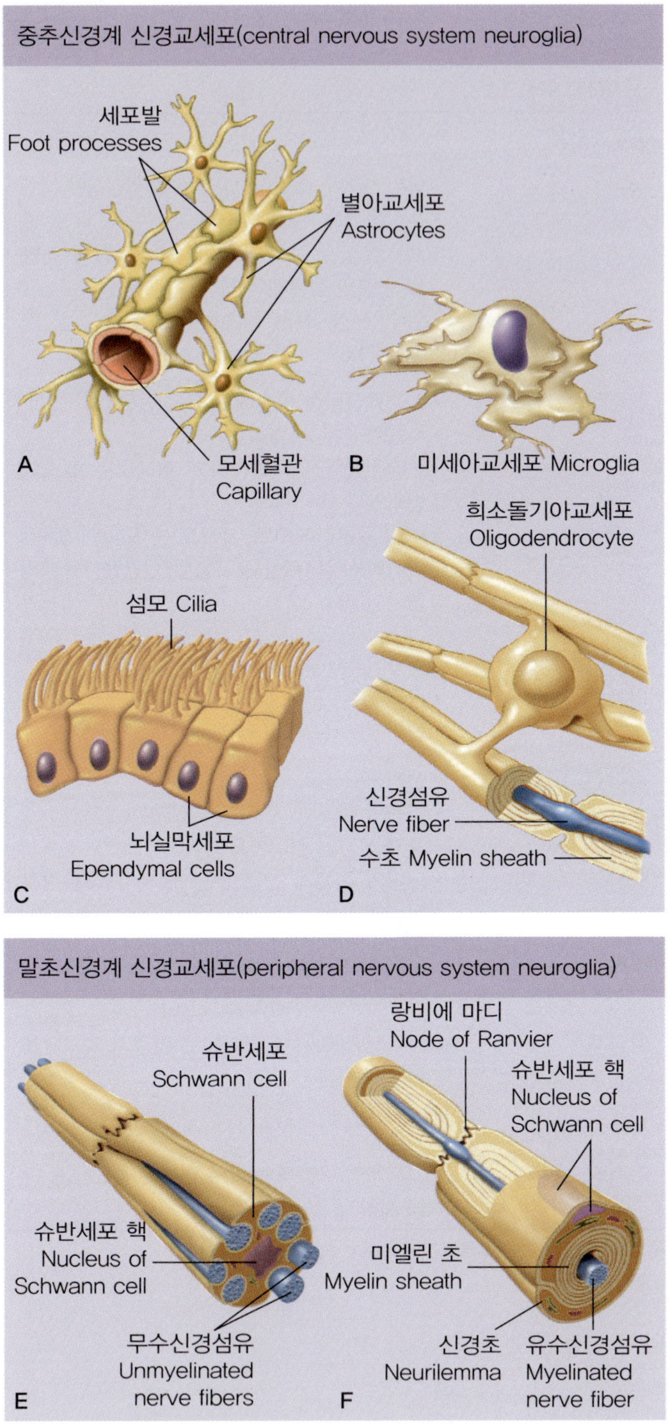

그림 21.3 신경교세포. (From Patton, K. T., Thibodeau, G. A., & Doug-las, M. M. [2012]. Essentials of anatomy & physiology. St. Louis, MO: Mosby.)

생산한다(그림. 21.4, 21.5).

노화를 겪는 개인의 중추신경계에서 몇 가지 생리적 변화가 발생하는 것으로 알려져 있다. 이는 선명한 기억을 떠올리는 것의 어려움과 시각, 청각, 미각, 후각, 진동감각 및 위치감각의 변화와 같은 감각운동 변화이다. 노화과정에서 신경전달물질과 시상하부의 변화로 인해, 뇌간부터 대뇌피질로의 각성과 의식을 제어하는 망상활성화체계(reticular activating system, RAS) 역시 변화한다. 신경내분비계는 해마의 기능에 중요한 역할을 한다. 이 체계에 변화가 생기면, 점진적인 기억의 변화가 나타날 수 있다.

해마와 시상하부–뇌하수체–부신 축

해마는 기억과 학습에 중요한 역할을 하는 측두엽의 부분이다. 정상적인 노화는 새로운 정보를 쉽게 보유하고 의식적으로 배우는 능력의 변화와 관련이 있다. 이는 구조적 변화, 뉴런의 시냅스 손실, 미세혈관의 통합성 감소, 포도당 대사 감소, 노화에 따른 신경아교세포의 변화로 인해 발생한다. 시상하부–뇌하수체–부신(hypothalamic – pituitary – adrenal, HPA) 축의 분비양상 변화로 인해 뇌의 해마 영역에서 추가적인 변화가 발생한다. 해마 부위는 HPA 호르몬의 영향을 많이 받는다. 노화과정으로 인해 변화되는 측면은 명시적 기억(예: 회상의 지연), 새로운 정보를 빠르게 학습하는 능력, 기억 저장 및 기억 검색 등이다.

뇌척수액

연령에 따른 뇌척수액의 교체 감소는 필요한 물질이 맥락얼기에서 뇌 표적부위로 전달되는 분포와 효율성을 감소시킨다. 이러한 물질에는 신진대사 및 식욕에 필요한 호르몬과 신경기능에 필요한 영양소(예: 철결합글로불린, 포도당, 아미노산, 비타민)가 포함된다. 뇌척수액의 순환 감소는 노폐물, 독소(예: 아밀로이드 펩타이드 및 젖산)와 약물의 제거에 영향을 미칠 수 있다. 연령 관련 변화로 인한 이 물질의 축적은 인지기능 저하를 유발하는 질병의 원인이 된다. 뇌척수액의 전환 분비율을 감소시키는 중요한 요인 중 하나는 거미막의 혈관 시스템(시상정맥동)으로부터의 노화와 관련된 저항의 증가이다. 이러한 변화는 노인에게 다양한 정도로 발생한다.

균형과 운동 기능

나이와 관련된 신경퇴행성 및 소뇌의 신경화학적 변화는 운동 및 인지기능 저하의 기저 원인으로 여겨진다. 내이 및 전정기관 변화와 결합된 신경퇴행성 및 신경화학적 변화로 인해 많은 노인이 균형감의 변화를 느낀다. 이러한 변화는

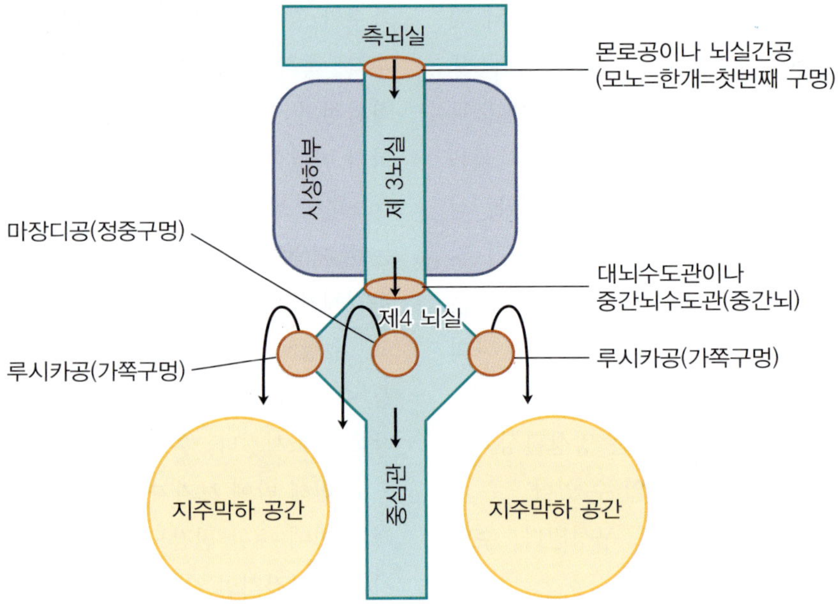

그림 21.4 뇌척수액의 생성, 흐름 및 흡수. (With permission from Dr. Sulabh Kumar Shrestha. Redrawn from EpoMedicine. [2016]. CSF circulation made simple. Retrieved April 17, 2018, from http://epomedicine.com/medical-students/csf-circulation-made-simple/.)

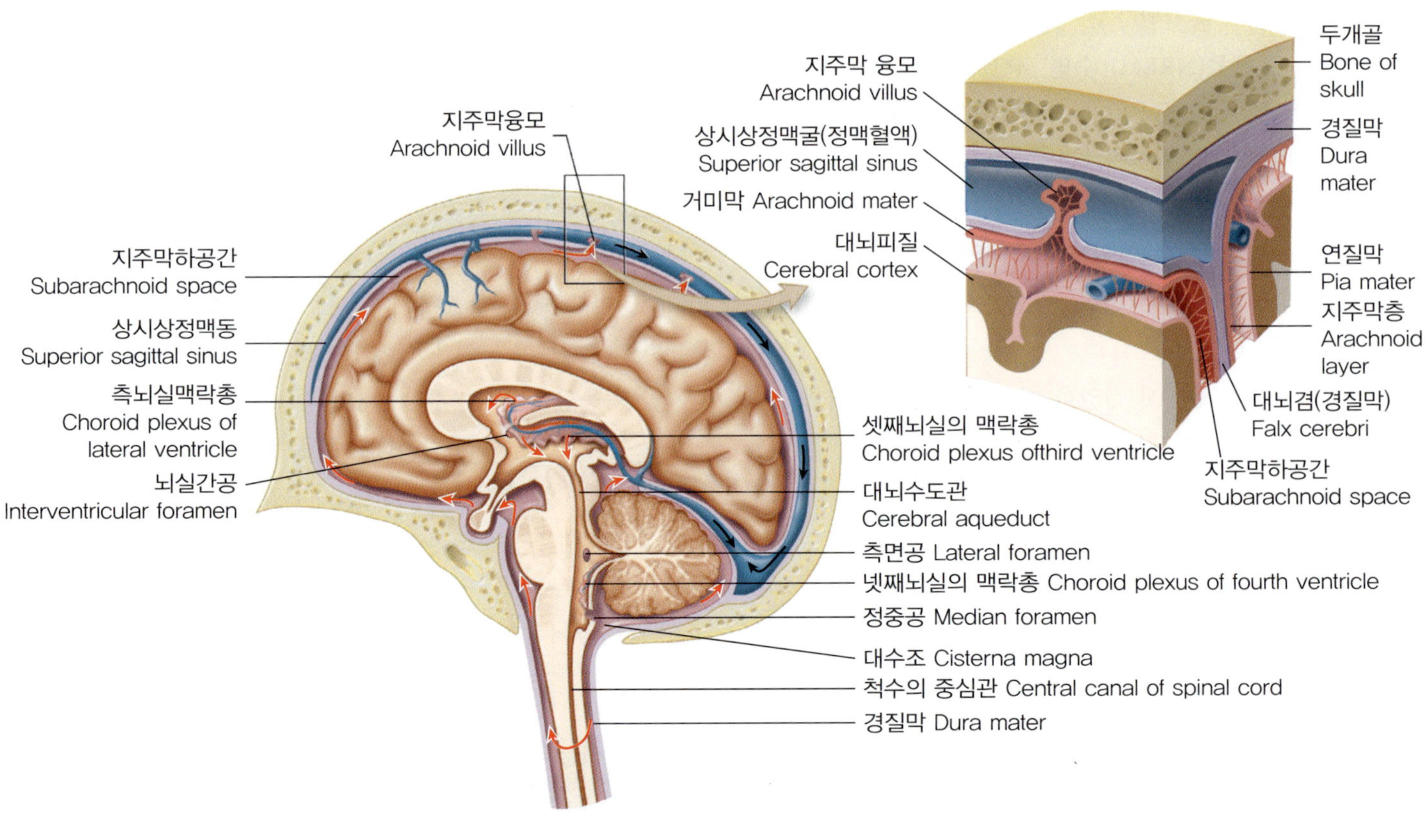

그림 21.5 뇌척수액의 흐름. (Modified from Patton, K. T., & Thibodeau, G. A. [2013]. Anatomy and physiology [8th ed.]. St. Louis, MO: Mosby.)

자세변경에 신속하게 대응할 수 없으므로, 체위저혈압에 영향을 미칠 수 있다. 체위저혈압의 증상은 급히 자세를 바꿀 때 발생하는 어지러움이나 현기증이다. 그러나 뇌의 피질과 피질하 영역의 보상과정으로 노인이 비교적 정상적인 운동 수행을 유지하는 데 도움을 준다.

망상체와 수면양상

망상체는 척수 상위에서 뇌간을 통해 대뇌피질까지 확장

되는 일련의 뉴런이다. 망상체에는 시상, 기저핵, 소뇌 및 대뇌피질과 밀접하게 연결된 운동 및 감각 기관이 모두 포함된다. 이 신경섬유 그룹은 흥분성 및 억제성 기능을 모두 가지고 있다. 망상체에는 대뇌피질로 전달되는 감각자극을 조절하는 생리적 요소인 망상활성화체계(RAS)가 있다. 뇌간에 위치한 망상활성화체계의 하단은 수면-각성 주기 및 의식의 조절을 돕는다. 수면장애는 노화를 겪는 이에게 흔한 문제이다. 수면장애의 위험요소는 신체질환, 약물, 사회적 패턴의 변화(예: 은퇴, 배우자나 사랑하는 사람의 사망), 일주기리듬의 변화 등이다. 일부 수면장애는 망상활성화체계의 신경 변화로 인한 정상적인 노화과정일 수 있다.

정상 수면은 밤새 순환하는 여러 단계로 구성된다. 수면 단계의 범주는 다음과 같다.

- **급속눈운동(REM) 수면**. 근긴장도가 현저히 감소하는 수면 단계이다. 노화가 진행되면, REM 수면이 크게 저하되지 않고 유지된다.
- **비급속눈운동(NREM) 수면**. 4단계로 이루어진다. 1, 2단계는 얕은 수면이며, 3, 4단계는 깊은 수면 또는 서파수면이다. 노화에 따라 1단계 수면시간과 1단계 수면으로의 전환횟수가 증가한다. 3, 4단계는 노화에 따라 크게 감소한다. 일부 여성 노인은 정상이거나 또는 3단계 수면의 증가가 있는 반면, 남성은 정상이거나 3단계 수면이 감소한다.

노인은 나이가 들면서 젊었을 때의 수면량을 취하기 위해 침대에서 더 많은 시간을 보낸다. 그러나 총 수면시간은 약간만 감소하며, 야간 각성 및 낮잠이 증가한다. 따라서 노인의 취침시간은 더 당겨지고, 수면지연시간(잠이 드는 시간)은 더 증가한다고 보고되었는데, 여성이 남성에 비해 시간이 더 오래 걸리고, 16~36% 정도의 차이가 있다.

과도한 주간졸음은 정상적인 노화의 부분이 아니다. 졸음은 병리적 상태가 있음을 의미한다. 수면무호흡증과 특정 운동장애는 심각한 수면장애이며, 노인이 불면증이 있는 경우 이를 검사해야 한다. 하지불안증후군, REM수면행동장애 및 주기적 사지운동장애와 같은 운동장애는 노인에게 흔한 문제이다(NIA, 2012e).

감각운동 기능

신경계는 내부 및 외부 환경에 대한 정보를 수집하기 위해 특수한 감각수용체에 의존한다. 이 수용체에는 시각, 청각, 후각, 촉각, 평형 및 통증감각에 필요한 수용체가 있다. 노화과정의 진행에 따라 감각수용체 부위에서도 점진적인 변화가 발생한다.

노화와 함께 발생하는 시력 변화는 중요하다. 눈의 수정체는 두꺼워지고, 노랗게 변하며, 흐리고 탄력성이 떨어진다. 수정체가 두꺼워지면, 수정체를 통과하는 빛의 양이 줄어들고, 수정체의 탄력성이 떨어지면 가까운 물체에 초점을 맞출 수 없다. 또한 탄력성의 변화는 시야를 좁히고, 깊이 지각을 감소시킨다. 수정체의 황변, 크기 변화, 두꺼워진 각막으로 인해 밤에 보기가 어렵다. 노화로 인해 눈의 체액도 흐려져 빛에 대한 민감도가 감소한다. 이러한 눈의 변화는 색지각의 점진적인 감소로 이어지며, 노인이 청색, 녹색 및 보라색 음영을 구별하는 능력에 잠재적으로 영향을 미친다.

귀는 외이, 중이 및 내이로 구분한다. 노년기 난청은 노화과정과 관련된 청력손실이다. 난청이 있는 노인은 고주파를 들을 수 없고, f, g, s, z, t, sh, ch와 같은 자음을 명확하게 들을 수 없다. 또 다른 연령과 관련 있는 청각 변화는 이도의 함몰이나 좁아짐, 귀지의 두꺼워짐 등이 있다.

노화에 따라 미각 및 후각 수용체의 수가 감소하고 신경전달이 느려지지만 이러한 손실은 개인마다 매우 다르게 나타난다. 미각 및 후각 수용체가 상실되면 노인의 식욕이 저하된다. 이 때문에 노인은 상한 음식의 나쁜 맛이나 냄새를 감지할 가능성이 적다. 후각능력이 감소하면 연기, 가스 누출 또는 유독가스를 즉시 감지하지 못할 수도 있다.

체세포 수용체는 접촉, 압력, 추위, 통증 및 체위에 반응한다. 이 수용체는 노화가 발생하면서 덜 민감해진다. 따라서 노인은 통증을 느끼고 체온 변화에 대처하는 능력이 저하된다. 부가적인 연령 관련 변화를 표 21.1에 제시하였다.

인지기능의 사정

신경인지기능의 사정은 노인을 포괄적으로 평가하는 데 필수적인 부분이다. 신경인지기능 평가는 몇 가지 요소로 구성되는데, 과거력 조사, 신체검진, 선별도구의 사용을 통해 노인의 일반 평가에 쉽게 통합될 수 있다. 전체 정신상태 평가에는 주의력, 기억력, 지남력, 지각, 사고과정, 사고내용, 통찰력, 판단, 정서, 기분, 언어 및 상위 인지기능이 포함된다.

정신장애를 선별하기 위해 일차 진료자가 선별도구를 사용할 수 있지만, 실질적인 진단은 정신장애 진단 및 통계 매뉴얼, 제5판(DSM-5) (American Psychiatric Association [APA], 2013)에 자세히 설명된 기준을 기반으로 한다. 다축 체계는 여러 축에 대한 평가를 포함하며, 각 축은 임상의가 치료를 계획하고 결과를 예측하는 데 도움이 될 수 있는 서로 다른 정보영역을 참조한다(APA, 2013).

신경학적 사정은 뇌신경, 보행, 균형, 원위 심부건 반사, 발바닥 반응, 하지의 일차 감각 양식 및 뇌혈관 통합성 평가 등으로 이루어진다. 기준이 되는 기능을 확립하고 정신 및 행동장애를 유발하는 잠재적인 가역성 상태를 확인하기 위해 모든 노인을 대상으로 전체 신경인지 검진이 수행되어야 한다.

자신의 인지 저하 증상을 알아차리는 노인은 거의 없다. 치료진에게 이런 증상을 보고하는 것은 주로 친구나 가족이다. 간호사가 노인의 인지 저하를 식별하기 위해서는 친구나 가족구성원과의 면담, 신체사정, 구조화된 정신상태 사정을 적용할 수 있다(Dick, 2013).

인지 저하의 초기 증상 발현 중 하나는 노인의 기능 정도로 관찰할 수 있다. 노인 사정의 일부로 기능평가를 포함시키는 것이 중요하다. 과거력 조사에 포함될 수 있는 간단한 질문은 목욕, 옷 입기, 화장실 사용, 식사와 같은 일상생활활동(ADL)을 수행하는 능력에 대한 질문이다. 도구일상활동 역시 다루어야 한다. 이 활동은 집을 청소하고, 필요한 물건을 구매하며, 청구서 지불과 더불어 환자가 집에서 독립적으로 머무를 수 있게 하는 기타 기능을 수행하는 능력이다.

선별된 인지기능 검사도구

기능 사정

노인의 기능과 인지 수준을 기반으로 한 치매 증상의 존재와 중증도를 확인하기 위해 사용하는 대표적인 선별도구는 가족이나 의료인에게 측정 가능한 치매중증도척도(Dementia Severity Rating Scale, DSRS)이다. DSRS는 쉽고 빠르게 적용할 수 있는 11개 항목 도구로, 기억, 지남력, 판단력, 지역사회 문제, 가정활동, 개인관리, 음성 및 언어인식, 영양, 요실금, 이동성 또는 걷기 등을 다룬다. 이 도구의 정상 수준 점수는 4점 이하이며, 노인의 인지능력이 감소함에 따라 점수가 증가한다.

정신상태사정

몬트리올 인지평가(Montreal Cognitive Assessment, MoCA)는 경미한 인지장애(mild cognitive impairment, MCI)와 초기 알츠하이머 치매에 대한 빠른 선별도구로 2005년에 개발되었다. 30개 항목으로 구성된 이 도구는 주의력과 집중력, 집행기능, 기억력, 언어, 시공간능력, 개념적 사고, 계산력과 지남력의 영역을 평가한다. MoCA를 작성하는 데 약 10분이 걸린다. 연구 결과에 의하면, MoCA 결과로 정상 피험자, MCI 환자 및 치매 환자를 확실히 구별할 수 있다. Mini-Cog는 검사에 3분이 소요되는 간단한 선별도구로 방문간호나 입원 상황 모두에서 인지손상을 빠르게 확인하는 데 사용할 수 있으며, 보다 철저한 평가가 필요한 환자를 식별하기 위한 효과적인 중증도 분류도구로의 역할을 한다.

우울 사정

우울증은 종종 심장병, 뇌졸중, 당뇨병, 암, 파킨슨병(Parkinson's disease, PD)과 같은 다른 심각한 질환과 동시에 발생한다. 많은 노인이 이런 질병과 다양한 사회적·경제적 어려움에 직면하기 때문에, 헬스케어전문가는 우울증이 이러한 문제의 당연한 결과라는 그릇된 결론을 내릴 수 있으며, 환자 스스로 이런 태도를 공유하는 경우도 있다. 이러한 요인은 노인의 우울장애에 대한 과소 진단 및 과소 치료에 기여한다. 우울증은 다른 질환이 함께 있을 때 치료할 수 있으며, 치료해야 한다. 우울증을 치료하지 않으면, 다른 질병의 회복을 지연시키거나 그 결과를 악화시킬 수 있기 때문이다. 노인의 우울증과 공존질환 간의 관련성은 최근 진행되고 있는 연구의 초점이다(National Institute of Mental Health [NIMH], 2013).

노인우울척도(Geriatric Depression Scale, GDS)는 건강한 노인, 급성 환자뿐만 아니라 경증에서 중등도 인지장애가 있는 대상자에게 적용할 수 있다. 이는 지역사회와 급성 및 장기 치료환경에서 사용된다. 단축형 GDS는 15문항으로, 10문항은 긍정문항, 나머지 5문항(질문 번호 1, 5, 7, 11, 13)은 부정문항이다.

전형적인 노화의 인지기능과 기억

노화의 불가피한 결과인 건망증은 노화에 대한 사회적 견해에 중대한 영향을 미친 근거 없는 믿음이다. 건망증은 젊은이와 노인 모두에게 영향을 미칠 수 있지만, 실제 인지손상과 혼동해서는 안 된다. 기억력과 지연회상능력은 노인에게 크게 감소하지 않는다. 새로운 자료를 배울 때, 노인은 젊은 사람보다 더 많은 기억상실을 경험하지 않는다. 인지장애는 일반 단어의 정확한 철자, 간단한 합계 계산, 수표장 맞추기, 안전한 운전, 식사계획 또는 문법 관례 준수의 실패와 같은 상위 수준의 인지기능 변화에 추가하여 정신상태의 변화 또한 나타난다. 인지기능의 저하는 정상적인 노화과정의 영향이 아니라 질병의 영향이다.

사고과정의 변화와 관련된 인지장애

몇 가지 인지장애는 노인의 사고과정 변화와 관련이 있다. 두개종양, 경막하혈종 및 정상압 수두증 외에도 세 개의 Ds (depression, delirium, and dementia)가 포함된다. 증상의 유사성 때문에 노인의 사고과정 변화의 기전 원인을 정확히 진단하기는 대체로 어렵다. 그럼에도 불구하고, 정확한 평가와 진단은 개인의 인지장애에 기여하는 기저 병태생리학적 상태를 개선하거나 잠재적으로 역전시키기 위한 적절한 치료를 보장하는 데 필수적이다.

우울증

우울증 비율은 연령이 증가하면서 높아진다. 55세 이상 인구의 20~25%가 정신장애의 근거를 가지고 있는 것으로 추정된다. 불안장애, 우울장애, 기분부전장애 및 중증 인지장애가 여기에 해당된다(APA, 2013; Centers for Disease Control and Prevention [CDC], 2012). 우울증상을 보고하는 85세 이상 남성의 비율은 65~74세 남성의 거의 두 배이다. 우울증을 앓고 있는 젊은 사람보다 우울증 노인의 자살율이 더 높다(CDC, 2012).

2018년 국내 연령대별 자살률은 인구 10만 명당 80세 이상 69.8명, 70대 48.9명, 50대 33.4명 순으로 높았으며, 50대 자살률이 60대보다 0.5명 높았으나 전반적으로 연령대가 높을수록 자살률도 증가하는 경향을 보였다(2020 자살예방백서).

임상 양상

우울은 피로, 변비, 정신운동 지연, 우울한 기분, 관심, 에너지, 성욕 또는 즐거움의 상실, 식욕, 체중 및 수면양상의 변화, 초조감, 불안 및 울음 등의 다양한 자율증상으로 나타날 수 있다(APA, 2013). 우울증은 특히 주의력과 집중력 영역의 인지손상 시 초반에 나타나는 증상이다. 우울한 노인은 먹는 것이나 만성질환 관리에 소홀하여 섬망이 생길 수 있다.

또한 우울증은 특히 다발경화증, 갑상선기능저하증, 루푸스, 간염, 후천성면역결핍증후군(AIDS), 비타민 결핍, 빈혈과 같은 모든 종류의 심각한 질병에 대한 일반적인 반응이다. 이러한 상태는 보다 직접적인 생물학적 감각으로도 우울증을 유발할 수 있다. 약물 역시 우울의 원인이 된다(박스 21.1). 심근경색(myocardial infarction, MI) 또는 고관절 골절과 같은 일부 일반적인 의학적 상태는 우울증의 위험요소이다. 이 상태로 우울을 동반하는 대상자는 우울이 없는 대상자에 비해 예후가 더 나쁘다(APA, 2013). 노인에게 우울증 진단을 내리기 전에 신중한 병력 조사와 신체검사를 해야 한다. 신체건강, 고용 및 수입, 가족 및 친구, 집과 편안한 환경의 상실은 받아들이기 어렵다. 특히 비교적 짧은 기간 내에 발생하는 경우는 더 그렇다. 은퇴는 많은 사람, 특히 흥미 있고, 보람찬 일에 참여한 이들에게 더 힘들고 우울할 수 있다. 공존질환 또는 여러 만성적인 건강문제로 인해 노인은 삶을 즐기지 못하고 우울의 임상증상으로 이어질 수 있다.

노년기 우울증은 인지손상과 신경화학적 변화로 인해 유

박스 21.1 우울증에 영향을 미칠 수 있는 약물

- 비뉴클레오사이드 역전사효소 저해제
- 베타차단제
- 칼슘채널차단제
- 플루오로퀴놀론계
- 오피오이드
- 메플로퀸
- 바레니클린
- 피임약
- 스타틴류
- 코르티코스테로이드
- 조비락스
- 인터페론-알파, 인터페론-베타
- 항경련제
- 항남용제
- 벤조디아제핀

발된 치매 및 신체 또는 지적기능의 상실에 대한 인식과 유사하거나 동반될 수 있다. 우울증과 치매 모두에 공통적인 증상은 과민성, 집중력 또는 쾌감의 상실, 삶에 대한 관심 상실, 에너지 및 주도성 결핍 등이다. 신중한 평가를 통해 적절한 진단을 내릴 수 있다. 치매가 있는 대상자는 지남력 상실, 단기기억 상실 증상을 나타낼 수 있으며, 슬픔이나 죄책감을 느끼고, 통증, 불면 및 식욕저하에 대해 불평할 가능성은 적다. 표 21.2는 우울증과 관련된 특정 증상과 섬망, 치매를 비교하였다(Sullivan, 2008).

표 21.2 우울증, 섬망, 치매의 임상적 특징

임상적 특징	우울	섬망	치매
발병	갑작스럽거나 삶의 사건과 관련될 수 있음	갑작스런 발병	몇 달에서 수 년
기간	수 주에서 몇 달	몇 시간에서 며칠	장기 또는 평생
기분	일관된: 슬픔, 불안, 과민성	불안정한: 의심스러운, 기분 변화	변동: 우울한, 무감동한, 무관심한
행동	변하기 쉬운: 정신운동 지연 또는 초조	변하기 쉬운: 운동 감소, 운동 과다	정신운동 지연 또는 초조에 따라 변함
인지			
지남력	선택적 지남력 상실	다양한 심각도 손상	시간이 지남에 따라 서서히 감소
각성	정상	무기력하거나 과민한	대체로 정상
기억	선택적 손상	최근 기억력 및 주의력 손상	최근 및 이후의 원격 기억손상
사고과정	절망감, 무력감 및 자기비하 유지	집중력 유지의 어려움, 혼란, 조각난	결핍된, 추상적 사고의 손상, 단어를 찾기 어려움, 판단력 손상
지각	정상	환시, 환청, 환촉, 망상	일반적으로 존재하지 않는 오해
말과 언어	정상, 느려짐	발음이 불분명함, 강제적, 엉망진창	장애가 있으며, 단어를 찾기 어려움
간이정신상태검사	시간이 지남에 따라 수행능력이 변함	급격한 변동	시간이 지남에 따라 점수가 감소하면서 다소 안정적임

섬망

섬망은 주의력을 유지하거나 전환시키는 능력의 감소가 나타나는 주의력 장애(환경에 대한 인식 감소)로 나타난다(DSM-5: Neurocognitive Disorders [NCDs]). 인지 변화(기억력 저하, 지남력장애, 언어장애), 지각장애 또는 두 장애 모두 기존, 기성, 진화하는 치매와 구별된다. 장애의 시작은 빠르며(몇 시간에서 며칠), 대체로 하루에도 변동이 있다. 섬망은 병전 기능 수준의 갑작스럽고 현저한 감소를 나타내고, 일반적인 의학적 상태, 물질 중독 또는 약물의 사용이나 금단증상, 독소에의 노출 또는 이러한 요인의 결합이 직접적인 생리적 요인이 되며, 이는 일반적으로 과거력 조사, 신체검진 또는 임상검사를 통해 드러난다(APA, 2013; Neufeld, Birenvenu, Rosenberg et al., 2011).

섬망은 가정, 생활보조시설, 요양시설 및 병원을 포함하는 모든 환경에서 발생한다. 노인이 지역사회에서 섬망을 나타낼 때, 부분적으로는 기저질환이 섬망의 원인이 되므로 입원이 증가하는 경우도 있다. 암(25%) 또는 AIDS(30~40%)로 입원한 환자가 섬망을 일으키는 경우는 드문 일이 아니다. 수술 후 환자의 대략 절반이 섬망을 일으키고, 말기질환자의 최대 80%가 임종을 앞두고 섬망을 경험한다.

위험요인

섬망의 위험인자는 고령, 중추신경계 질환, 감염, 다중약물요법, 저알부민혈증, 전해질 불균형, 외상이력, 소화기계, 비뇨생식기 질환, 심폐질환 및 감각기능의 변화 등이다. 이러한 요인은 혼란의 위험을 증가시키는 생리적 불균형으로 이어질 수 있다. 특정한 임상검사로 섬망의 생리적 원인을 확인할 수 있도록 병력과 신체검사의 단서가 제시되어야 한다.

임상양상

섬망 증상은 변동이 심하다. 외부 자극에 대한 주의력이나 집중력을 유지하기 어려우며, 말이 어눌하고 강제적이며 횡설수설하는 것과 같은 언어장애 등을 보인다. 빗나가는 사고와 지리멸렬한 사고가 대화를 통해 자주 나타난다. 섬망의 다른 증상은 다음과 같다.

- 의식의 혼탁 또는 의식의 변동

- 착오, 착각 또는 환각
- 사람, 장소 및 시간에 대한 지남력 상실
- 기억의 장애
- 신체활동의 증가 또는 감소
- 판단력 손상

혼동측정방법(confusion assessment method, CAM)은 헬스케어전문가가 여러 환경에서 섬망을 빠르고 정확하게 식별하고 인식할 수 있게 하는 표준화된 근거기반도구이다. CAM에는 섬망을 다른 인지장애와 구별하는 4가지 특징(발병시기, 주의력, 사고력, 의식)을 포함하고 있다.

관리

입원 환자의 섬망을 예방하기 위해 여러 중재가 적용된다. CAM과 같이 타당도가 입증된 도구를 사용한 평가는 섬망을 예방하고 치료하는 첫 번째 방법이다. 섬망은 근본적인 원인에 대한 신속한 진단 및 치료, 파괴적 행동의 관리 및 지지치료 등으로 관리한다. 노인의 인지 변화에 대한 평가가 가장 중요하다. 발병, 원인, 전반적인 건강상태에 대한 직접적인 생리적 양상 또는 물질의 중독 및 금단증상을 확인하기 위해서는 철저한 병력조사와 신체검진이 필수적이다(APA, 2013).

비약물적 중재

치료적 환경은 빈번한 안심의 제공, 기억 단서(달력, 시계, 가족사진), 분명한 의사소통, 동일 의료인, 자극 감소(소음 감소, 적당한 조명, 환자에게 서두르지 않음), 잦은 안심을 통해 스트레스와 불안을 줄이고 매일 일상을 제공함, 편안함 유지(안경, 보청기, 개인소지품), 야간 소음과 불필요한 방해를 조절하여 수면–각성주기를 재설정함, 적절한 음식과 수분 섭취 보장, 배설요구가 충족될 수 있도록 격려, 신체활동, 보행, 운동범위를 제공, 화학적 또는 신체적 억제를 피하기 등이다. 약물은 최후의 수단으로 사용해야 한다.

약물요법

환자나 다른 이에게 상해를 입히는 섬망은 약물로 치료해야 한다. 섬망치료로 사용되는 2세대 항정신병 약물의 이점은 확실치 않다. 그러나 리스페리돈, 올란자핀 및 퀘티아핀은 섬망의 정신증적 증상에 계속해서 선택되는 약물이다. 부작용을 최소화하기 위해서는 복용량을 가능한 한 낮게 유지해야 한다. 역설반응이나 과민반응이 발생할 수 있으므로 환자를 면밀히 감시해야 한다. 특정 조건(알코올 또는 감마–하이드로부틸산[GHA] 금단으로 인한 섬망, 발작과 관련된 섬망)을 제외하고는 벤조디아제핀(BZs) 투여는 피한다. 그림 21.6에 섬망 프로토콜의 예시를 제공한다.

치매

전 세계적으로 치매 환자의 수는 최근 4,680만 명으로 추정된다. 이 숫자는 2050년까지 전 세계적으로 1억 3,150만 명에 가까워질 것으로 예상된다. 잠재적인 가역적 치매 현상은 이 통계에 포함되어 있지 않다. 치매의 일차적 유형은 알츠하이머 치매(Alzheimer's disease, AD), 혈관성 치매(vascular dementia, VaD), 루이소체 치매(dementia with Lewy bodies, DLB), 전측두엽 치매(frontotemporal dementia, FTD) 등이다.

치매는 점진적이고 진행되는 인지저하증후군이다. 다중 인지 영역을 손상시키는 후천적이고 지속되는 지적기능(예: 지남력, 계산능력, 주의력 및 운동기능)의 변화와 더불어 기억의 변화로 정의된다. 치매에 걸린 사람은 이 질환과 관련된 정신적 변화로 인해 이전에 하던 일을 할 수 없다. 치매는 언어결손, 실행증(물건 조작의 어려움), 실인증(익숙한 물건을 인식하지 못함), 실서증(대상을 그리는 데의 어려움), 실행기능의 손상 등을 나타낸다(Alzheimer's Association, 2013).

치매는 젊은 사람보다는 노인에게 더 흔하지만 정상적인 노화과정의 일부라 할 수는 없다. 치매는 대체로 질병과정에서 생기는 신경기능의 변화로 인해 노년에 발생하는 상태이다. 치매는 여러 질환과 관련이 있다. 경증 치매에 대한 표준 정의가 부족하고, 조기 치매 증상을 감지하는 것이 어려우므로 치매에 대한 문제를 연구하는 것은 어렵다.

가역성 치매

가역성 치매는 다른 병리적 상태가 치매로 가장될 때 발생하는 현상이다. 가역성 치매의 원인이 박스 21.2에 제시되어 있다. 치매증상의 근본적인 원인을 확인하고 치료하는 것이 중요하다. 그러나 이런 장애를 확인하고 치료를 하더라도 치매 증상이 있는 모든 이들이 호전되는 것은 아니다.

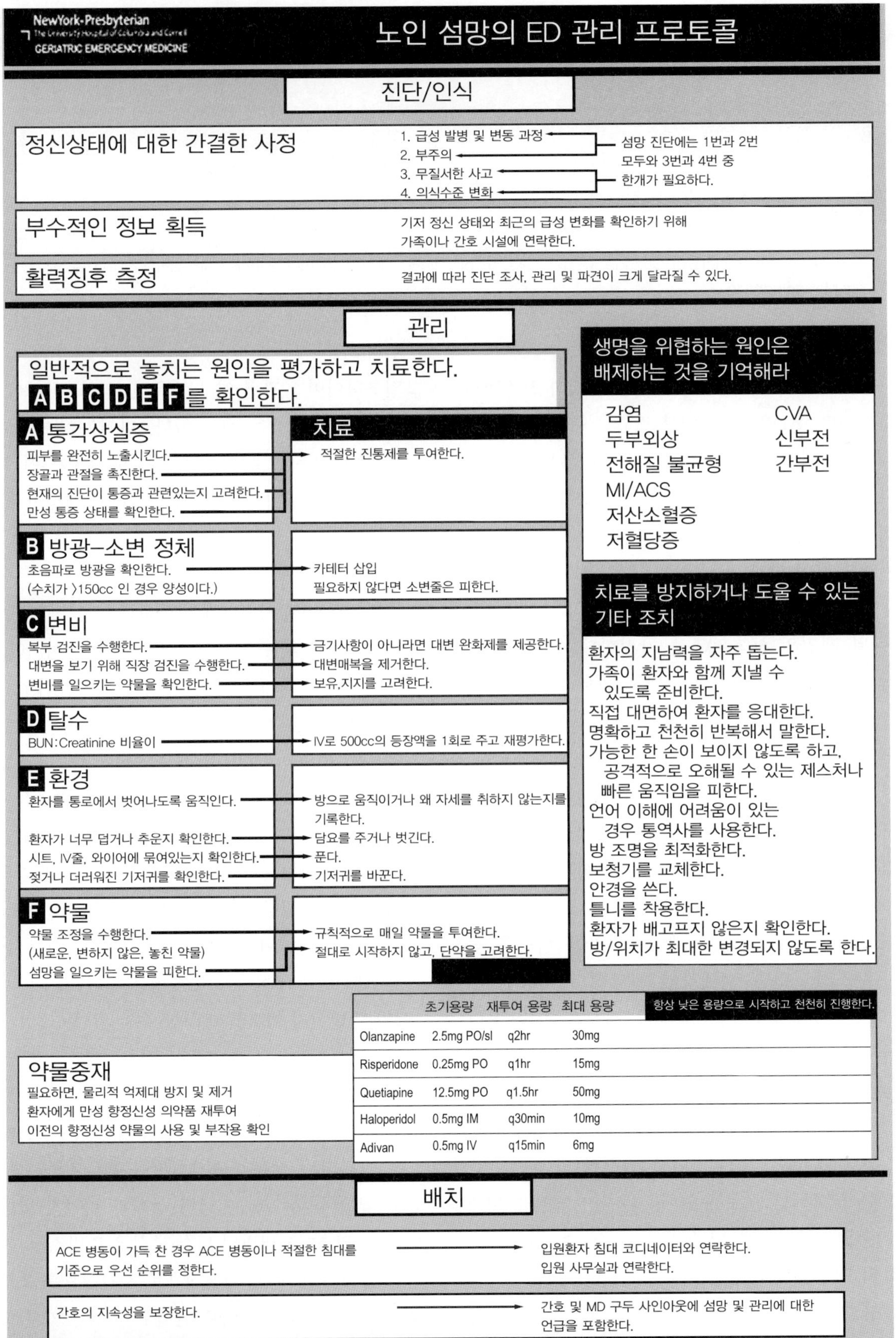
NewYork-Presbyterian
GERIATRIC EMERGENCY MEDICINE
노인 섬망의 ED 관리 프로토콜
진단/인식
정신상태에 대한 간결한 사정
1. 급성 발병 및 변동 과정
2. 부주의
3. 무질서한 사고
4. 의식수준 변화
섬망 진단에는 1번과 2번 모두와 3번과 4번 중 한개가 필요하다.
부수적인 정보 획득
기저 정신 상태와 최근의 급성 변화를 확인하기 위해 가족이나 간호 시설에 연락한다.
활력징후 측정
결과에 따라 진단 조사, 관리 및 파견이 크게 달라질 수 있다.
관리
일반적으로 놓치는 원인을 평가하고 치료한다.
A B C D E F 를 확인한다.
A 통각상실증
피부를 완전히 노출시킨다.
장골과 관절을 촉진한다.
현재의 진단이 통증과 관련있는지 고려한다.
만성 통증 상태를 확인한다.
치료
적절한 진통제를 투여한다.
B 방광-소변 정체
초음파로 방광을 확인한다.
(수치가 >150cc 인 경우 양성이다.)
카테터 삽입
필요하지 않다면 소변줄은 피한다.
C 변비
복부 검진을 수행한다.
대변을 보기 위해 직장 검진을 수행한다.
변비를 일으키는 약물을 확인한다.
금기사항이 아니라면 대변 완화제를 제공한다.
대변매복을 제거한다.
보유,지지를 고려한다.
D 탈수
BUN:Creatinine 비율이
IV로 500cc의 등장액을 1회로 주고 재평가한다.
E 환경
환자를 통로에서 벗어나도록 움직인다.
환자가 너무 덥거나 추운지 확인한다.
시트, IV줄, 와이어에 묶여있는지 확인한다.
젖거나 더러워진 기저귀를 확인한다.
방으로 움직이거나 왜 자세를 취하지 않는지를 기록한다.
담요를 주거나 벗긴다.
푼다.
기저귀를 바꾼다.
F 약물
약물 조정을 수행한다.
(새로운, 변하지 않은, 놓친 약물)
섬망을 일으키는 약물을 피한다.
규칙적으로 매일 약물을 투여한다.
절대로 시작하지 않고, 단약을 고려한다.
생명을 위협하는 원인은 배제하는 것을 기억해라
감염
CVA
두부외상
신부전
전해질 불균형
간부전
MI/ACS
저산소혈증
저혈당증
치료를 방지하거나 도울 수 있는 기타 조치
환자의 지남력을 자주 돕는다.
가족이 환자와 함께 지낼 수 있도록 준비한다.
직접 대면하여 환자를 응대한다.
명확하고 천천히 반복해서 말한다.
가능한 한 손이 보이지 않도록 하고, 공격적으로 오해될 수 있는 제스처나 빠른 움직임을 피한다.
언어 이해에 어려움이 있는 경우 통역사를 사용한다.
방 조명을 최적화한다.
보청기를 교체한다.
안경을 쓴다.
틀니를 착용한다.
환자가 배고프지 않은지 확인한다.
방/위치가 최대한 변경되지 않도록 한다.
약물중재
필요하면, 물리적 억제대 방지 및 제거
환자에게 만성 향정신성 의약품 재투여
이전의 향정신성 약물의 사용 및 부작용 확인
초기용량 재투여 용량 최대 용량
항상 낮은 용량으로 시작하고 천천히 진행한다.
Olanzapine 2.5mg PO/sl q2hr 30mg
Risperidone 0.25mg PO q1hr 15mg
Quetiapine 12.5mg PO q1.5hr 50mg
Haloperidol 0.5mg IM q30min 10mg
Adivan 0.5mg IV q15min 6mg
배치
ACE 병동이 가득 찬 경우 ACE 병동이나 적절한 침대를 기준으로 우선 순위를 정한다.
입원환자 침대 코디네이터와 연락한다.
입원 사무실과 연락한다.
간호의 지속성을 보장한다.
간호 및 MD 구두 사인아웃에 섬망 및 관리에 대한 언급을 포함한다.

그림 21.6 섬망 프로토콜 예시. (From Rosen, T., Connors, S., Clark, S., et al. [2015]. Assessment and management of delirium in older adults in the emergency department: Literature review to inform development of a novel clinical protocol. Advanced Emergency Nursing Journal, 37[3], 183–196.)

박스 21.2 가역성 치매의 원인

- 우울증
- 약물(부작용, 약물 상호작용, 약물 과용량)
- 알코올 남용
- 약물 남용
- 식이, 비타민 및 전해질 결핍(A, C, B_{12} 및 엽산)
- 외상(낙성, 뇌진탕 또는 두부의 타박상으로 인한 결과)
- 호르몬 기능부전(갑상선 문제)
- 대사장애(탈수, 신부전, COPD)
- 감염
- 심장질환
- 뇌질환(종양)
- 환경 독소

Reprinted from the Alzheimer Society of Canada. (2017). "Reversible dementias" available at http://alzheimer.ca/en/Home/About-dementia/Dementias/Reversible-dementias.

알츠하이머병

알츠하이머병(Alzheimer Disease, AD)은 적절하고 정확한 진단이 필수적이다. AD와 같은 일부 질환은 특별한 치료법은 없으나 그 증상과 행동이 가역적인지의 여부를 아는 것이 중요하다. 이러한 비가역적 장애조차도 할 수 있거나 가능하다면 적절한 약물이나 효과적인 의사소통 기술, 환경치료 전략으로 치료해야 한다.

알츠하이머는 노인에서 가장 흔한 형태의 치매이며, 질병에 이환된 개인의 60~80%를 차지한다(Alzheimer's Association, 2013). 알츠하이머병은 뇌 속에서 잘못 배치된 단백질로 구성된 신경원섬유매듭, 피질 아밀로이드판의 존재와 해마의 피라미드 세포층에 있는 신경세포의 과립혈관성 변성을 특징으로 하는 진행성 신경퇴행성 질환이다.

국내 65세 이상 인구 치매 유병률은 9.8%(약 64.8만 명)로 집계되었으며, 치매환자 수는 2024년에 100만 명을 넘어설 것으로 예측된다(중앙치매센터, 2016).

미국 사례로, 알츠하이머병의 개인 및 공공 비용은 높은 편이다. 알츠하이머병 수혜자의 메디케어 비용은 비용을 감당할 수 있는 능력을 초과할 것으로 예상된다(Alzheimer's Association, 2013). 알츠하이머 및 다른 유형의 치매 환자를 돌보는 비용은 2017년 2,590억 달러에서 2050년 1조 1,000억 달러로 치솟을 것으로 예상된다(Alzheimer's Association, 2017). 미국 인구의 약 4%가 연속치료시설에 거주한다. 알츠하이머병 환자의 75%가 80세가 되면 요양원에 입원하게 된다(Alzheimer's Association, 2013). 사회의 인구통계 변화와 향후 수십 년 간 예측되는 노인인구 성장으로 인해 헬스케어전문가는 노인 인구의 정신건강 요구를 해결하기 위해 노화 관련 중재를 개발할 필요가 있다.

위험요인

알츠하이머병 관련 연구는 유전, 영양, 바이러스, 환경 및 기타 원인에 초점을 두고 있다. 나이는 알츠하이머 발병의 가장 중요한 단일 위험요인이다. 65세 이후엔 질병에 이환되는 비율이 5년마다 두 배씩 증가하기 때문이다.

유전적 요인

특히 30~60세 사람에게 발생하는 조기 발병 알츠하이머병 유형에서 발병의 위험요소 중 하나가 유전이지만, 이는 알츠하이머병 환자 중 5% 미만에만 영향을 미친다.

알츠하이머병의 전형적인 뇌 이상을 확인하는 연구(생체 뇌에 아밀로이드 축적)가 계속되고 있다. 대부분의 알츠하이머병 사례는 60세 이후에 발생하며, 생활방식, 유전 및 환경적 요인의 조합이다. 한 가지 유전적 요인이 질환 발병위험을 증가시키는 것으로 보이며, 이는 19번 염색체에서 발견되는 아포지질단백질 E(apolipoprotein E, APOE) 유전자와 관련이 있다(NIA, 2012a). 유전자 검사를 통해 사람이 가진 APOE 대립 유전자가 식별은 되나 실제 그중 누구에게 AD가 발병될지 여부를 예측할 수는 없다.

임상양상

가족구성원과 간호사가 식별할 수 있는 알츠하이머병 증상은 반복되는 질문과 진술, 청구서를 지불하거나 약물 복용을 잊어버리는 것, 지남력 상실과 지리적 방향감각 상실 등이다. 알츠하이머병의 다른 증상은 전반적인 건망증 및 기억상실, 언어황폐화, 정신적으로 시각정보를 조작하는 능력 장애, 판단력 저하, 혼돈, 안절부절못함, 기분변화 등이다. 성격 변화에는 이전에 즐겼던 활동에 대한 무관심이나 흥미 상실이 포함된다. 즉 알츠하이머병은 인지, 성격 및 기능을 파괴한다.

진단검사

2012년에 NIA와 알츠하이머협회가 알츠하이머병 및 기타 치매로 인한 뇌 변화를 설명하고 분류하는 데 도움이 되는 새로운 지침을 제안했다. 한 가지 지침은 알츠하이머병은 세 단계가 존재하며, 첫 단계에서는 기억상실과 같은 증상이 눈에 띄지 않고, 증상이 나타나기까지 최대 20년이 걸릴 수도 있다. 또 다른 지침은 뇌척수액 및 혈액에서 베타-아밀로이드, 타우-아밀로이드와 같은 생물표지자로 설명하는 것이다. 부검이 알츠하이머병의 최적표준이긴 하지만, 임상 진단이 지난 몇 년간 점점 더 정확해지고 있다(Alzheimer's Association, 2013). 자기공명영상(MRI)과 컴퓨터단층촬영(CT)은 주로 다른 뇌 상태를 배제하기 위한 검사로 사용되며, 알츠하이머병 진단과 관련된 해마의 위축을 확인하는 데 사용된다. 다른 의학적 진단과 마찬가지로, 완전한 병력, 신체검진, 혈액검사, 신경학적 검사 등이 필수적이다.

근거기반실무

장기치료에서 적절한 항정신병 약물 처방

배경
요양원 거주자의 약 25%는 제한된 효능과 사용에 대한 경고에도 불구하고 항정신병 약물을 처방받는다.

대상/환경
치매 특수병동 거주자의 익명화된 의료기록이 표본에 포함되었다. 59개 기록이 포함된 미국의료이사협회(AMDA)의 치매 평가로 항정신병 약물 사용에 대한 기준선 감사를 수행하였다. 현장 교육 2개월 후 두 번째 감사에는 53개의 기록이 포함되었다.

방법
Roger의 혁신의 전파 이론이 품질개선 프로젝트를 이끌었다. 적절한 항정신병 약물의 사용을 위한 CMS 지침과 치매의 행동 및 정신과적 증상(BPSD)을 치료하기 위해 비약물적 개입을 포함하여 행동 및 중재의 문서화에 초점을 맞춘 교육서비스가 설계되었다.

결과
기준선 연구결과 항정신병 약물 처방률은 20.3%였다. 리스페리돈이 가장 일반적으로 처방되는 항정신병약물이었으며, 문서에는 가장 일반적인 징후로 정신병적 증상과 함께 약물 사용의 지표가 포함되어 있다. 이상 반응(33%)에는 낙상과 안절부절못함이 포함된다. 비약물적 개입은 활동담당자(83.3%)에 의해 문서화되었으며, 간호담당자(16.7%)는 그에 비해 적게 기록하였다.

영향
이 품질개선 프로젝트를 통해 직원교육이 BPSD에 대한 항정신병 약물 및 비약물적 중재를 적절히 사용하는 데 긍정적인 영향을 미칠 뿐 아니라 CMS 준수 문서를 개선할 수 있다는 증거를 제공한다.

From Watson-Wolfe, K., Galik, E., Klinedinst, J., & Brandt, N. (2014). Application of the antipsychotic use in dementia assessment audit tool to facilitate appropriate antipsychotic use in long term care residents with dementia. Geriatric Nursing, 35, 71–76. doi: 10.1016/j.gerinurse.2013.09.002.

치료

알츠하이머병의 치료법은 없다. 질병의 진행을 늦추기 위해 몇 가지 약리학적 선택이 도입되었다. 이 약물은 알츠하이머병 환자의 치료를 변화시켰다. 콜린에스테라아제 억제제는 경증에서 중등도의 알츠하이머병에 처방되며, 제한된 시간 동안 증상이 악화되는 것을 늦추거나 예방하는 데 사용된다. 또한 일부 행동 변화를 제어하는 데 도움이 될 수 있다. 이러한 약물로는 도네페질, 리바스티그민, 갈란타민 등이 있다. 타크린은 최초의 콜린에스테라아제 억제제였으나 환자의 간기능을 자주 모니터링해야 하므로 사용이 제한적이다. 메만틴은 중등도에서 중증 알츠하이머병 치료제로 사용되며, 주요 효과는 일부 증상의 진행을 지연시키는 것이다. 이 약물의 기대 효과는 환자가 약물복용 시 약물을 사용하지 않을 때보다 특정 일상기능을 더 오래 유지할 수 있다는 점이다. 메만틴과 다른 알츠하이머병 치료제를 병용하면 단일요법보다 더 효과적일 것이다(NIA, 2012b). 콜린에스테라아제 억제제는 알츠하이머병 노인에게는 효과적이나 다른 유형의 치매 대상자에게는 동일한 효과가 나타나지 않았다.

간호관리

이전 치매 환자 관리는 환자와 그의 가족에게 장애의 진행 과정에서 최대한의 존엄성과 독립성을 허용하는 방향으로 구성되었다. 이는 여전한 사실이다. 그러나 최근의 초점은 시설치료의 필요성을 연기시키는 방향으로 질병을 초기에 인지하여 인지기능 및 전반적인 기능 수준을 유지하는 데 있다.

혈관성 치매

혈관성 치매(vascular dementia, VaD)는 노인에게 두 번째로 빈번하게 발생하는 치매 유형으로, 20~30%의 사람들에게 치매를 유발한다(Alzheimer's Association, 2013). 보통 다발경색치매라고 불리는 혈관성 치매는 스캔에 나타나는 방식에 따라, 뇌혈관질환 또는 심혈관계 병리적 상태로 인한 허혈성, 저관류성 또는 출혈성 뇌병변의 결과로 발생하는 인지기능의 상실로 정의된다. 혈관성 치매는 뇌조직의 점진적인 상실과 관련이 있으며, 이는 뇌동맥의 폐색 및 차단으로 인해 발생하는 일련의 소경색 때문이다. 뇌혈관사고(cerebrovascular accident, CVA)를 경험한 대상자는 혈관성 치매의 위험이 훨씬 더 높다.

병태생리학적으로 대뇌연화의 비대칭 영역과 출혈은 광범위하고 불규칙하다. 일련의 경색이 발생하면, 기능저하가 커진다. 시간이 흐르면서 일부 기능은 복구할 수 있으나 전체적으로는 회복할 수 없다. 경색으로 인한 손상이 진행되고 축적되면서, 정신능력 저하에 대한 더 광범위한 증거가 존재한다.

위험요인

몇 가지 의학적 문제가 혈관성 치매의 발병위험을 높인다. 대표적인 문제는 동맥경화증, 혈액이상, 심장부전, 고혈압, 심방세동, 심장판막 교체, 여러 이유로 인한 전신색전증, 당뇨병, 말초혈관질환, 비만, 흡연 등이다. 가장 위험이 높은 사람은 뇌의 분절에 혈관경련수축이 있는 군이다. 혈관경련수축은 일과성 허혈발작(transient ischemic attacks, TIAs)이라고도 한다.

임상양상

혈관성 치매의 발병은 점진적이거나 갑작스러울 수 있다. 점진적으로 발병하는 혈관성 치매는 뇌의 매우 작은 영역에 영향을 미치는 소열공 경색 때문이며, 기억, 운동 또는 감각지각 기능장애를 유발한다. 이 현상은 여러 번의 소경색이 발생할 때까지 분명하지 않을 수 있다. 급성 발병 혈관성 치매는 편측 쇠약감, 보행이상 또는 국소 신경학적 징후와 같은 즉각적인 신경학적 증상을 나타낸다. 작은 색전이나 뇌발작으로 인한 뇌조직의 파괴는 국소화되거나 광범위할 수 있다. 혈관성 치매의 일반적인 진행은 느리고 꾸준한 감소를 보이는 알츠하이머병보다는 단계적 저하를 따른다. 혈관성 치매 환자는 또 다른 발작과 연이은 저하를 경험하기 전에 경색, 기능저하 및 기능정체를 경험한다.

혈관성 치매의 증상은 경색 위치에 따라 다르며, 증상은 다음과 같다.

- 학습장애 및 새로운 정보 보유장애
- 새로운 작업처리장애
- 추론능력장애
- 공간능력 및 지남력 장애
- 언어장애

이러한 장애는 일반적으로 업무 및 사회적 기능을 방해한다. 또 다른 증상으로는 배회, 익숙한 장소에서 길을 잃는 것, 빠르게 발을 끌면서 움직이기, 방광 또는 장 조절력 상실, 부적절한 감정 표현 및 지시를 따르는 어려움 등이 있다. 모든 뇌졸중이 지적장애를 일으키는 것은 아니며, 일부는 움직임이나 시력 또는 다른 기능에 영향을 미친다.

진단검사

CT 또는 MRI를 이용한 신경영상 촬영을 통해 일반적으로 하나 이상의 뇌경색 영역이 드러난다. 혈관성 치매는 일반적으로 광범위한 부위나 양측 피질 또는 피질하 부위의 경색 또는 미세경색과 관련이 있다. 신경영상 및 임상검사 외에 혈관성 치매 진단을 위한 다른 진단검사나 생물표지자는 존재하지 않는다.

치료

혈관성 치매의 치료는 알츠하이머병의 치료와 동일하다

루이소체 치매

루이소체 치매(dementia with Lewy Bodies, DLB)는 뇌에 비정상적인 작은 침착으로 인해 사고, 추론, 독립적 기능 수준의 저하가 발생하는 진행성, 퇴행성 뇌장애이다. 루이소체 치매는 모든 치매의 10~25%를 차지하는 세 번째로 흔한 치매이다. 루이소체는 알츠하이머병과 파킨슨병 환자에게 발견된다. 파킨슨병 환자는 일반인에 비해 루이소체 치매 발병위험이 6배 증가한다(Alzheimer's Association, 2013; Dodel et al., 2008).

위험요인

현재 루이소체 치매에 대한 위험인자나 원인은 알려져 있지 않다.

임상양상

루이소체 치매의 임상증상은 알츠하이머병과 유사하다. 그러나 루이소체 치매는 주의력과 의사소통 능력의 현저한 변화와 특히 환시와 같은 심각한 정신증상이 주로 나타난다. 루이소체 치매는 알츠하이머병과 비교하여 더 많은 시각-공간처리능력 장애와 피질하 치매의 특징을 나타내는 경향이 있다. 관련 증상은 주의력 감소와 언어 유창성 결여이다. 경직, 운동감소증, 구부린 자세, 발을 끄는 보행과 같은 추체외로 증상 또한 루이소체 치매에서 발견된다. 다른 증상은 다음과 같다.

- 과도한 주간 졸음 및 각성상태의 변화
- 주의력 및 집중력 감소
- REM 수면장애

진단검사

루이소체 치매 진단을 위해 사용되는 임상검사는 따로 없다. MRI상 알츠하이머병보다 해마의 활동이 적은 것으로 보이나, 진단적 가치가 있는 것은 아니다. 진단은 신경학적 검사 후 의료인의 최선의 판단을 근거로 내리게 된다(Alzheimer's Association, 2013; Bhasin, Rowan, Edwards, & McKeith, 2007).

관리

루이소체 치매 환자의 관리는 정신증상과 행동증상이 고통을 줄 때 증상의 완화에 초점을 두고 있다. 파킨슨병의 치료는 보행 상황이나 균형의 변화를 다루는 것이 필수적이다. 콜린에스테라아제 억제제가 루이소체 치매에 사용되며, 항우울제 중 선택적 세로토닌 재흡수 억제제(selective serotonin reuptake inhibiotrs, SSRIs)도 사용되고 있다. 항정신병 약물은 환자의 약 50%에서 심각한 부작용을 일으킬 수 있으므로 극도로 주의해서 사용해야 한다(Alzheimer's Association, 2013). 이 환자들은 REM 수면과 관련된 수면장애가 있으므로 클로나제팜 역시 사용할 수 있다.

전두측두엽 치매

전두측두엽 치매(frontotemporal dementia, FTD)는 알츠하이머병의 병리적 상태가 아님을 나타내는 임상배제증후군으로 임상에서는 비교적 드물다. 이 증후군은 알츠하이머병이 아닌 치매 스펙트럼을 포함하며 전두엽과 전측두엽의 국소적 위축을 특징으로 한다.

위험요인

전두측두엽 치매의 위험인자는 거의 알려져 있지 않다.

임상양상

전두측두엽 치매는 일반적으로 초기 증상으로 정의된다. (1) 성격, 감정, 행동 및 판단의 변화에 따른 점진적 행동 및 성격의 감소를 보이며, 행동 변이 전측두엽 치매 혹은 픽병이라 한다. (2) 일차 진행성 실어증은 말하기, 읽기, 쓰기 및 이해하는 언어적 능력의 초기 변화를 나타내는 진행성 언어기능 저하를 의미한다. (3) 떨림, 보행곤란, 잦은 낙상 및 협응 불량 등을 포함하는 신체 움직임의 장애를 특징으로 하는 점진적 운동 감소 등이다(National Institute of Neurologic Disorders and Stroke [NINDS], 2013).

진단검사

CT와 MRI를 이용한 신경영상 촬영은 전두측두엽 치매 진단에 유용하다. 전전두엽 또는 측두엽의 국소적 위축으로 전두측두엽 치매를 확진한다. 그러나 항상 이러한 결과가 나타나는 것은 아니다. 양전자방출 단층촬영(Positron emission tomography, PET)이나 단일광자방출 컴퓨터단층촬영(single photon emission computed tomography, SPECT)도 임상진단을 확정하는 데 도움이 된다(NINDS, 2013).

관리

전두측두엽 치매 증상의 발병부터 중증 치매로 진행하는 기간은 3~10년이다. 현재 전두측두엽 치매의 치료법은 없지만, 언어치료사, 물리치료사, 주간돌봄 및 일시적 위탁(respite care) 등의 팀 접근방식이 도움이 될 수 있으며, 신중한 약물의 사용으로 증상을 조절할 수 있다(NINDS, 2013).

기타 치매 관련 장애

정상압수두증

정상압수두증(normal pressure hydrocephalus, NPH)은 드물긴 하지만 잠재적으로 가역적인 상태이다. 치료하지 않고 방치하면 영구적인 인지 손상이 발생할 수 있다. 정상압수두증에서 뇌척수액은 대뇌 지주막하 공간으로 순환하여 뇌실을 확대하지만, 뇌척수액 압력은 상승하지 않는다. 대부분의 정상압수두증 사례는 외상성 손상, 바이러스 손상 및 이전의 수술과 같은 이전 뇌손상과 관련이 있는 것으로 보인다. 정상압수두증 증상은 보행장애(예: 실조보행, 자석보행), 요실금, 인지기능장애 등이다. 보행장애 전에 치매가 있었던 환자는 예후가 더 나쁘다. 치료는 뇌척수액을 배출하기 위해 지름술(shunt)을 적용한다(NINDS, 2013).

치매는 헌팅톤병(헌팅톤무도병), 크로이츠펠트-야콥병, 사람면역결핍바이러스(HIV) 감염 등의 다른 질병의 결과로도 발생할 수 있다. 그러나 이런 질환은 노인에게 흔한 것은 아니다.

경막하혈종

경막하혈종은 두개골과 대뇌피질 사이의 출혈이다. 출혈로 인한 압력은 인지장애와 신경학적 결함을 유발할 수 있다. 노년층은 뇌 위축 및 정상적인 노화와 함께 발생하는 관련 혈관의 변화로 인해 경막하혈종의 발병위험이 있으며, 낙상 및 후속 머리부상의 위험이 있다.

경막하혈종은 급성과 만성으로 나눈다. 급성 경막하혈종의 증상은 두부손상 후 48~72시간 내에 발생하나 전형적인 두개내압(intracranial pressure, ICP) 증가 징후는 나타나지 않는다. 대신 정신활동과 국소 신경학적 징후의 잠행성 변화가 나타난다. 만성 경막하혈종은 외상으로 인해 발생할 수 있지만, 두개 내 공간으로의 느린 출혈로 인해 초기 손상 후 3주 이상이 되어서야 발견되기도 한다.

급성 및 만성 경막하혈종 치료는 일반적으로 천두공과 폐쇄배액장치를 사용한다. 재발이 흔한 편이다.

두개 내 종양

두개 내 종양은 젊은 성인보다는 노인에게 더 자주 발생하며, 양성(수막종) 혹은 악성(신경아교종)일 수 있다. 고령자의 두개 내 종양은 두개내압 상승의 전형적인 징후(두통, 구토, 시각신경유두부종)가 거의 나타나지 않는 반면, 위축, 고립, 성격 변화 및 천천히 진행되는 편마비와 같은 미묘한 변화가 점진적으로 나타난다. 증상이 잠행성이고 인지기능장애와 위축 양상을 보이므로, 두개 내 종양이 있는 노인이 우울증이나 치매로 자주 오진될 수 있다. 추후 국소 신경학적 징후가 나타나면 뇌종양으로 고려된다.

두개 내 종양의 진단은 뇌 CT, MRI 후에 내려진다. 병리학적 결과는 CT나 MRI 결과에 따라 종양 적출이나 정위바늘생검과 같은 생검으로 확인한다. 치료는 생검 결과를 기반으로 하며, 종양(수막종)이 재발하는 경우 방사선 치료 후 외과적 적출을 하거나 악성 교종인 경우 방사선치료와 동시에 화학요법을 적용한 후 외과적 적출을 한다. 예후는 일반적으로 좋지 않으며, 악성 교종의 1년 생존율은 23%이다.

노인의 두개 내 종양 치료 여부와 방법에 대한 결정은 단순하지 않다. 수술, 화학요법, 방사선 치료 후의 부작용이나 합병증 가능성을 포함하여 복잡한 신경외과적 상황을 만드는 기저질환이 결정에 영향을 미친다. 노인 환자의 치료는 치료를 받지 않거나 제한된 치료로 인한 결과 만큼 심각한 결손으로 이어질 수 있다. 모든 치료 결정은 환자와 환자의 가족과 함께 이루어져야 한다.

인지장애의 진단적 평가

검진

병력조사, 신체검사, 행동관찰, 기능상태 및 정신상태 사정 등이 우울, 섬망, 치매 진단의 기초이다. 선별검사만으로는 노인의 지적 쇠퇴를 평가하는 데 충분하지 않지만, 치료가 가능한 장애를 배제하는 데 유용한 정보를 제공한다. 치매 관련 장애 확진을 위한 유일한 진단방법은 뇌조직 생검이나 뇌 부검이다. 치료 가능하고 가역적인 원인을 알아내는 선별검사는 사고과정의 변화와 관련 있는 인지기능부전의 기저원인을 식별하고 적절한 치료를 실행하는 데 반드시 필요하다.

진단적 검사

검사실 검사는 신경계를 평가하거나 질환을 유발하는 의학적 문제를 배제하는 데 사용된다. 섬망, 치매의 진단을 위해 CT, MRI 및 뇌파검사(EEG)를 시행한다. CT는 치매로 이어질 수 있는 공간점유병변(두개 내 종양, 경막하혈종, 수두증)과 같은 병리적 소견을 감별하는 데 유용하다. 뇌실 확장, 대뇌이랑 협착, 대뇌고랑 확장, 뇌 위축 등 치매에서 나타나는 병리적 소견은 CT에서 확인할 수 있다. MRI로 얻은 이미지는 고해상도이며, 다발성 피질하 뇌발작과 백질의 질환을 감별하는 데 유용하다. MRI는 혈관성 치매의 진단에도 유용하다. MRI의 단점은 노인이 오랫동안 움직이지 않고 누워있어야 한다는 점이다. 인지장애가 있는 노인은 이런 자세가 불가능할 수 있다. EEG는 정신상태에 대한 주요 정보를 제공한다. 깨어 있는 상태에서의 EEG의 배경 주파수는 환자의 정신상태와 관련이 있다. 중증 장애 환자가 정상 뇌파소견을 보인다면, 가성치매로 진단할 수 있다. 초기 치매인 경우, EEG 소견상 비정상적으로 느린 반응이 나타날 수 있으며, 이는 치료 가능한 진단임을 의미한다. PET은 국소적인 포도당 대사, 산소 소비 및 국소 뇌혈류를 평가할 수 있는 비침습적 기술이다. 이 검사는 알츠하이머병에서 나타나는 해마 위축과 전두측두엽 치매와 관련된 변화의 감별진단에 유용하다.

검사실 검사

뇌척수액 검사는 치매의 가역적 원인을 식별하는 데 유용하다. 치료가능한 의학적 진단을 배제하기 위해 실시하는 검사실 선별검사는 전체혈구계산(CBC), 전해질검사, 흉부방사선촬영, 소변검사, 간·신장 및 갑상선 기능 검사, 혈청 B_{12} 수준, 엽산, 매독혈청검사(높은 지수는 매독 의심) 및 각종 약물 검사 등이다. 유전자 검사는 여전히 논란의 여지가 있으나 알츠하이머병에서는 APOE 엡실론-4 대립유전자 검사가 고려된다. 하지만 이 검사를 일상적으로 사용하면, 알츠하이머병을 과도하게 진단할 수 있다.

사후생검은 증상을 유발하는 치매 유형을 구별하는 유일하게 확실한 수단이다. 병력조사, 신체검진, 정신상태 사정, 검사실 검사와 행동관찰 등을 통해 얻은 임상 프로필은 치매의 분류를 개선하였다.

DSM-5 진단범주

DSM-5 분류(APA, 2013)는 비정상 행동을 구분하는 데 가장 널리 사용되는 체계로, 대부분의 측면에서 세계보건기구(WHO) 및 국제질병분류에서 사용되는 체계와 일치한다. DSM-5 분류는 각 질환을 인간에게 발생 가능한 임상적으로 중요한 행동 또는 심리적 증후군 및 양상으로 범주화하며, 각 분류는 최근의 고통과 기능장애, 중요한 자유의 상실이나 고통, 죽음, 통증 혹은 기능장애의 위험 증가와 관련이 있다. 각각의 정신장애를 다른 장애와 구분되는 확연한 경계가 있는 별개의 존재로 가정하긴 어렵다. 분류체계는 모든 연령대가 포함되며, 노인에게만 국한되어 있지 않다.

DSM-5에서 섬망, 치매 및 기타 인지장애는 "신경인지장애"라는 제목으로 분류한다. 이들 장애는 원인에 근거하여 더 세분화된다:

섬망

- 일반적 건강상태로 인한 섬망
- 물질로 유발된 섬망(약물이나 독소에의 노출 또는 약물)
- 여러 원인으로 인한 섬망
- 비특이성 섬망(불명확한 원인)

치매

- 알츠하이머병
- 혈관성 치매
- 기타 일반적인 의학적 상태(HIV, 두부 외상, 파킨슨병, 헌팅톤병)로 인한 치매
- 물질로 유발된 지속적인 치매(약물 남용, 약물 또는 독소에의 노출)
- 여러 원인으로 인한 치매
- 비특이성 치매(불명확한 원인)

비특이성 인지장애

- 다른 장애 기준을 충족하지 않음

치매의 행동 및 심리증상의 치료

비약물적 중재

비약물 처치는 치매의 행동 및 심리증상(behavioral and psychological symptoms of dementia, BPSD)을 치료하는 1차 요법이다. 효과적인 중재는 치매 환자가 더 이상 표현할 수 없는 요구사항을 해결하는 데 중점을 둔다. 이 접근법은 치매 환자의 치료표준을 높이기 위해 간호사 집단이 개발한 욕구기반 치매손상 행동모델이 지침이 될 수 있다. 이 모델은 BPSD의 일반적인 관점을 재구성한다. 의료인은 BPSD로 이어지는 촉발인자(통증, 화장실 욕구)를 확인해야 하며, 신체적·화학적 억제로 이런 행동을 없애는 대신 인간중심의 총체적인 돌봄을 제공해야 한다.

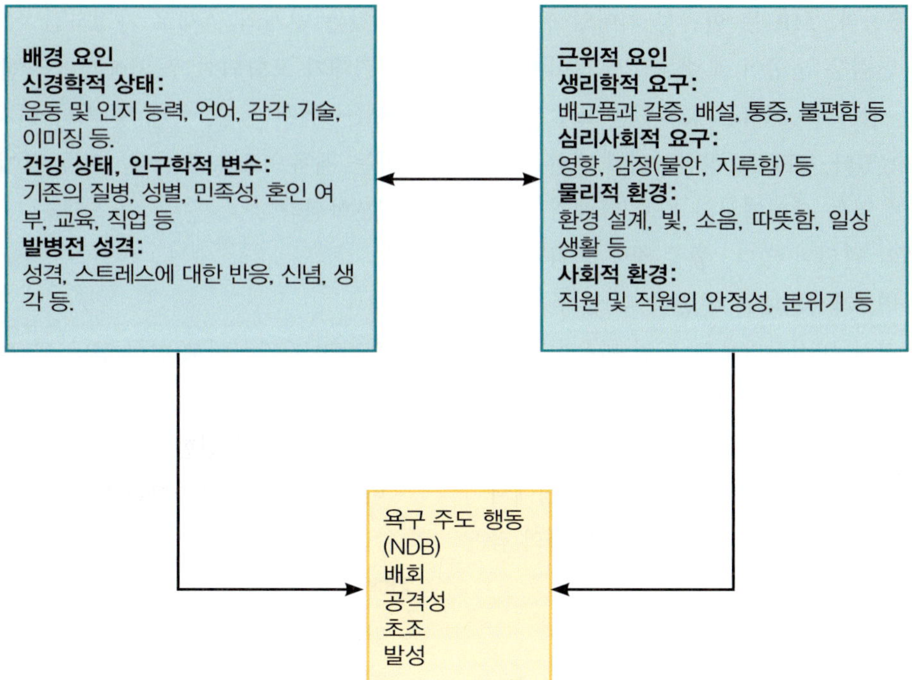

그림 21.7 욕구 기반 치매 손상 행동 모델. (Modified from Holle, D., Roes, M., Buscher, I., et al. [2014]. Process evaluation of the implementation of dementia–specific case conferences in nursing homes (FallDem): Study protocol for a randomized controlled trial. Trials, 15[1], 485.)

치매는 의사소통 능력의 상실을 초래한다. Algase 등(1996)에 따르면, 표현된 행동이 배경요인과 근접요인의 결과로 합쳐지면 치매손상 행동을 초래한다. 욕구기반 치매손상 행동모델은 요양시설 거주자의 행동문제를 충족되지 않은 요구의 표현으로 개념화한다. 현저한 치매증상을 나타내는 개인은 자신의 욕구를 충족시키기 위해 타인에게 의존하므로, 그들의 파괴적인 행동과 충족되지 않은 욕구 간의 상호작용을 이해하는 것이 매우 중요하다(그림 21.7).

개별적 관리

사고과정 변화에 대한 치료로 약물사용을 처음 고려할 때, 헬스케어전문가는 약물에 대한 개별 반응이 상당히 다를 수 있음을 기억해야 한다. 모든 약물의 효과와 부작용에 대해 헬스케어전문가와 가족의 세심한 모니터링이 필요하다. 노인의 약물요법 권장사항은 "낮은 용량으로 시작하고, 천천히 진행하며, 효과나 부작용이 나타날 때까지 적정 수준으로 올리는 것"이다(Zwicker & Fulmer, 2012). 신약이 투여될 때에는 환자 및 가족 교육이 필수적이다. 교육은 약물의 이점과 부작용의 가능성에 대한 현실적인 기대치를 생성하는데 도움이 된다. 모든 환자는 약물관리에 다르게 반응할 수 있으므로, 개별적인 관리가 필수적이다.

약물요법

질환 관리

각 질환별 약물관리는 이전에 이미 언급되었다. 요약하면, 우울증의 약물요법은 항우울제 사용이 필요하다. 섬망 치료를 위한 약물요법으로는 노인의 최근 정신상태 변화에 기여하는 약물을 중단하거나 기저질환 치료를 위한 약물을 추가한다. 콜린에스테라아제 억제제의 출현은 초기 알츠하이머병 치료에 혁명을 일으켰고, 혈관성 치매와 루이소체 치매 모두의 치료에 있어 약간의 가능성을 보여주었다. 이 약물은 질병 진행을 늦추고 초조한 행동을 감소시킨다.

항정신병 약물

2012년에 메디케어, 메이케이드 서비스센터(Centers for Medicare & Medicaid service, CMS)가 장기치료에서 항정신병약의 오프라벨 처방을 줄이는 방안을 주도적으로 시작하였다. 그 당시 CMS는 거주자의 14%가 항정신병 약물을 투여받았으며, 그중 83%가 FDA 승인이 없는 약물을 처방받았고, 그 약물을 투여하지 말라는 경고 박스가 있었음을 중요한 근거로 제시하였다:

"항정신병 약물로 치료하는 치매 관련 정신증이 있는 노

박스 21.3 치매 환자의 적절한 항정신병 약물 처방 지침

- 비응급 항정신병 약물은 초조와 정신증상이 심각하고 위험하며 환자에게 심한 고통을 유발하는 치매 환자에게만 사용하여야 한다.
- 항정신병 약물을 투여하기 전에 비약물중재에 대한 반응을 검토한다.
- 항정신병 약물로 치료하기 전에 의사는 잠재적 위험과 이점을 평가하고 가족의 의견을 들으며, 환자 및 환자의 대리의사결정자와도 논의해야 한다.
- 치료는 저용량으로 시작하고 최소 유효용량까지 완화해야 한다.
- 환자가 심각한 부작용을 경험하는 경우, 항정신병 약물을 중단해야 하는지 여부를 결정하기 위해 위험과 이점을 검토해야 한다.
- 4주 후에도 의미 있는 반응이 없으면 약물을 감량하고 중단해야 한다.
- 약물에 대해 적절한 반응을 보이는 환자에게 약물치료 시작 후 4개월 이내에 항정신병 약물을 감량하고 중단하려는 시도가 이루어져야 한다.
- 항정신병 약물 투여용량이 점점 줄어들고 있는 환자의 증상은 최소 약물 감량 동안은 매월, 약물 중단 후 최소 4개월 동안 평가되어야 한다.
- 지속성 주사제 항정신병 약물은 공존질환인 만성 정신질환에 투여되지 않는다면, 사용해서는 안 된다.
- 비응급 항정신병 약물치료를 할 때 할로페리돌을 먼저 사용해서는 안 된다.

인 환자는 사망위험이 증가한다. 항정신병 약물은 치매 관련 정신증 환자의 치료에 승인되지 않았다."

지침에 의하면, 일부 비정형 항정신병약물을 고려할 수는 있지만 거주자의 행동이 "환자에게 심각한 고통을 주거나 치매 환자 혹은 주변인의 안전에 위험을 초래하는 경우"에만 해당한다. 치매 환자에게 사용되는 항정신병 약물은 "사망률, 뇌졸중의 위험 증가, 낙상, 진정 및 인지 저하와 같은 매우 일반적인 부작용"과 관련이 있다. 게다가 최근 치매의 행동 및 심리증상에 항정신병 약물을 처방할 때의 이점이 거의 없으며, 심각한 부작용이 있음이 보고되었다. 미국심리학회에서는 장기 치료에서 항정신병 약물의 적절한 사용을 위한 지침을 작성하였다(박스 21.3 참조) (APA, 2016).

간호관리

급성 인지장애 증상이 있는 노인을 돌보는 간호사는 인지상태가 이전 기능 수준으로 돌아갈 때까지 기존의 감각 지각을 지원할 필요가 있다. 치매 노인을 돌보는 목표는 좋은 건강 유지, 대운동, 미세운동 기술, 자기돌봄 능력을 극대화시키는 기능적 행동의 유지 등이다. 치매 노인에게 제공되는 치료는 초기 단계에서는 비슷하지만 질병이 진행됨에 따라 복잡하고 개별적인 측면에 집중된다. 인지행동장애가 있는 노인을 돌보는 철학은 수년에 걸쳐 바뀌어왔다. 가정에서 가족구성원이 노인을 돌보도록 장려하는 공공정책이 변화하여 의료비용을 줄이고 환자의 욕구를 충족시킬 수 있도록 치료를 개별화하였다. 간호사의 역할은 의료인에서 코디네이터 중의 하나로 변화하였다. 즉 간호사는 가정에서 돌봄을 제공하는 가족구성원을 교육하고 지지적 간호를 제공하며 환자의 옹호자 역할을 하게 된다.

간호사정

신경학적 검사 및 정신상태 사정과 함께 완전한 기본 신체검진을 수행하는 것은 노인성 질환의 비정형 증상을 배제하는 데 필수적이다. 정확하고 완전한 기본 정보를 사용할 수 없는 경우, 연령이나 질환으로 인해 결손 및 장애가 생긴 것으로 오해할 수 있다. 환자, 가족 및 주요 보호자의 언어적·비언어적 반응으로 사정 자료를 점검해야 한다. 사정 과정은 정확한 정보수집을 확인하기 위해 진행된다. 포괄적인 사정의 목적은 문제 영역과 가족 및 의료인 교육을 포함하여 돌봄계획의 기반이 되는 강점 영역을 결정하는 것이다.

병원 환경에서처럼 급성 위기상황에서 수집된 사정자료는 초기 치료에 중요하다. 인지장애 노인의 특별한 요구사항은 개별 증상을 간과하지 않고 치료가 장애에 적합한지 확인하기 위해 위기 치료 후 사정을 완료해야 할 수 있다.

우울의 사정

노인기 우울은 표준화된 척도나 우울증의 여러 주요 요소를 평가하는 포괄적인 간호사정을 통해 사정할 수 있다. 노인성 우울을 선별하기 위해 여러 도구가 개발되었으며, 일부 도구는 그 심각성을 평가하는 표준화된 접근방식을 제공한다. 노인성 우울의 유무를 측정하는 데 가장 일반적으로 사용되는 척도 중 하나는 GDS(Geriatric Depression Scale)이다. GDS는 신체 우울 항목의 수를 최소화하기 때문에 컷오프 점수를 상향 조정할 필요가 없다.

간호사정 시 우울의 가능성이 있다면, 간호사는 이전에 언급되었던 우울 증상을 추가적으로 사정할 수 있다. 포괄적인 평가에 건강, 영양 및 약물 과거력에 대한 정보 및 신체검진, 정신상태 사정, 가족 사정 및 ADLs의 수행 평가가 포함된다. 다른 질병 대신 우울증을 확진하는 데 유용한 검사로 특정 검사실 검사(CBC, 갑상선기능검사, 요분석, 덱사메타손 억제 검사), 심전도(ECG), EEG, MRI, CT 등이 있다.

의식 수준

의식 수준의 사정은 병리학적 과정의 징조를 제공한다. 의식은 자신과 환경에 대한 인식상태로 정의된다. 의식 측정에 가장 널리 사용되고 인정받는 도구는 글래스고 혼수척도(Glasgow coma scale, GCS)이다. GCS는 눈 뜨기, 언어반응 및 운동반응을 측정한다. 이는 신경학적 상태가 결정되지 않았거나 급히 변화할 때 위험상태에 처해 있는 노인을 사정하는 데 적절한 도구이다.

정신상태 사정

중요하고 영구적인 영향을 미칠 수 있는 장애를 구별하려면 정신 및 인지기능 평가를 위한 정신상태 검사가 필요하다. 인지 사정도구의 선택은 신체검사 환경과 그 결과에 달려 있다. 객관적인 평가는 사람, 장소, 시간에 대한 지남력을 확인하는 것 이상을 요구할 수 있으며, "지남력의 문제"로 결론 짓기 전에 고려해야 한다. 시각 및 청각의 결함을 철저히 평가하고, 환자 반응의 타당성을 높이기 위해 환경을 변화시키는 것이 중요하다.

동공 사정

동공 사정은 신경학적 정보를 제공하고, 원인, 반응 및 병리적 상태를 식별하는 데 도움을 준다. 노인의 동공 크기와 빛에 대한 반응을 평가하는 것은 동공이 정상보다 작게 보일 수 있고, 빛 반사가 느릴 수 있으므로 어려운 일이다. 또한 동공반응은 백내장, 망막박리, 녹내장 및 홍채의 경화반응에 의해 변화될 수 있다.

신경학적 사정

신경계 질환은 광범위한 운동이상을 유발할 수 있다. 사지의 근력과 긴장도를 사정하고 대칭성을 비교해야 한다. 많은 노인이 정상적으로 연령 관련 대칭 쇠약과 근육 피로를 겪는다. 발의 진동감각 감소, 아킬레스건 반사 감소 및 감각지각 저하는 신경전달물질 또는 감각수용체의 정상적인 손실로 인해 발생할 수 있다.

두개내압이 증가하는 외상성 손상의 경우, 두통, 구토 및 유두부종과 같은 고전적인 증상이 노인에게 나타나지 않거나 뇌 위축에 의해 발생하는 연령과 관련된 정상적인 변화가 있을 때 더 감지하기 어려울 수 있다. 의식의 변화, 뇌신경 결손 및 운동기능의 변화와 같은 변화는 인지장애와 유사하다.

행동 사정

인지장애가 있는 사람은 일반적으로 문제행동을 보인다. 이러한 새로운 행동은 간과하지 말아야 하며, 사정이 필요한 증상으로 간주하여야 한다. 행동의 유형과 강도는 질병의 단계에 따라 다르지만 나타난 각 행동에 대해서는 포괄적이고 개별화된 사정이 필요하다. 행동을 식별하고 상황을 참작하는 것은 치료의 원인을 배제하고 행동과 관련된 개인적 의미를 결정하는 데 도움이 된다.

간호진단

간호진단의 선택은 사정 결과를 기반으로 해야 한다. 인지장애 노인에게 가장 일반적으로 사용되는 간호진단은 다음과 같다.

- 신체적 질병으로 인한 피로
- 인지손상으로 인한 가정 유지 장애
- 불충분한 구강 섭취로 인한 영양불균형: 신체요구량보다 적음
- 인지손상으로 인한 비효과적 역할 수행
- 환경 단서를 오해하는 것으로 인한 불안
- 인지손상으로 인한 목욕 자기돌봄 결핍
- 인지기능 저하 및 생리적 욕구에 대한 오해로 인한 변실금
- 노인의 인지능력 저하 및 행동문제로 인한 돌봄제공자 역할 긴장
- 생리적·정서적 또는 환경적 과정으로 인한 혼동(급성 또는 만성)
- 인지적 손상으로 인한 옷 입기 자기돌봄 결핍
- 신체적·정서적 및 환경적 요구 증가로 인한 피로
- 인지손상으로 인한 두려움
- 인지손상 증가로 인한 음식 섭취 자기돌봄 결핍

- 생리적·환경적 단서를 해석하지 못하여 발생하는 기능적 요실금
- 환경 해석능력의 변화로 인한 상해의 위험
- 신경학적 결손으로 인한 신체기동성 장애
- 인지손상으로 인한 사회적 상호작용 장애
- 인지손상이 있는 노인의 요구로 인해 손상된 가족대처
- 사회적 지원 부족으로 인한 가족대처 불능
- 질병과정에 대한 이전 노출 부족으로 인한 지식 부족
- 인지결손 인식의 결과로 인한 (만성적 또는 상황적) 자존감 저하
- 개인, 가족에게 미치는 인지손상의 영향으로 인한 영적 고뇌

간호계획 및 간호결과

인지 변화가 있는 노인에 대해 예상되는 결과는 각 진단에 맞게 조정된다. 예상되는 결과는 다음과 같다.

- 환자는 적절한 수분, 영양 및 사회화에 근거하여 급성 혼동의 에피소드가 나타나지 않을 것이다.
- 환자는 시각 및 언어 단서를 사용하여 정기적인 배변, 배뇨 일상을 유지할 것이다.
- 환자와 가족은 지지집단, 인터넷 및 일시적 위탁과 지지 서비스를 제공하는 가정간호기관과 같은 지역사회기관에 접근함으로써 대처할 수 있는 능력을 보여준다.
- 환자는 일상을 유지하고, 익숙한 물건을 보관하며, 진정을 위한 활동(좋아하는 음악 듣기, 햇볕에 앉기, 자신의 방에 칩거하기)에 개별적으로 참여하여 두려움과 불안을 감소시킨다.
- 환자는 초조, 전투적 행동, 기분 변화와 같은 부적절한 행동을 덜 나타낼 것이며, 이는 유발인자를 식별하고, 이를 감소 또는 제거함으로써 입증된다.
- 환자는 자발적으로 활동에 참여함으로써 사회화의 증가를 보여준다.
- 환자는 신체건강을 유지한다.
- 가족구성원이 활동과 돌봄에 참여한다.
- 노인과 그 가족의 영적 건강은 종교적 예배 참여, 종교단체와의 의사소통, 공식·비공식 영적 관행 참여를 통해 유지될 것이다.

간호중재

각 노인은 질병에 대해 다른 표현, 유발요인 및 반응을 가질 수 있는데, 가장 효과적인 중재는 사정을 기반으로 하여 각 환자에게 개별화된 중재이다. 중재가 계획될 때 개인의 반응패턴에 영향을 미치는 환경적·문화적 영향을 고려하는 것이 중요하다. 소통되는 욕구와 행동의 변화, 반응에 주의를 기울이고, 각 상황에서 창의력을 발휘하면 이를 달성할 수 있다. 최선의 중재는 시행착오를 통해 배우며, 가족 및 의료인의 헌신과 의사소통이 필요하다.

치매환자 관리를 위해 최상의 전략을 실행하는 것은 의료인과 간병인의 노력으로 이루어진다. 질병의 단계를 식별함으로써 치료관리를 위한 기준이 제시되지만, 각 개인의 행동반응은 개인의 이력과 경험을 기반으로 하기 때문에 원하는 반응을 이끌어내는 접근방식을 결정하는 데 끈기가 필요하다. 선택한 중재에 대한 긍정적인 반응은 한동안 지속될 수 있으나 질병이 진행됨에 따라 감소할 수 있으므로, 전략을 재평가해야 한다. 치매 환자를 돌볼 때 일반적인 치료원칙은 개별화되어야 한다.

의사소통

치매 노인을 돌볼 때 단순하고 직접적인 치료적 언어 및 비언어적 의사소통을 통해 신뢰감, 안전감, 돌봄 및 지지를 전하는 것이 필수적이다. 어떤 상황에서는 노인이 비언어적 메시지에 더 많이 반응하는 경향이 있다. 의사소통의 어조는 차분하고 편안해야 한다. 메시지를 전달할 때 눈을 마주치고 치료적인 접촉을 한다면 환자가 그 의미에 더 집중할 수 있다. 의미를 보여주기 위해 간단한 몸짓과 함께 단순한 단어와 짧은 문장을 사용하는 것이 중요하다. 때때로 의사소통의 한 형태인 전환은 기억장애가 있는 대상자가 바람직하지 않은 활동에 참여하지 못하도록 설득하는 데 필요하다. 언어적 의사소통은 기억상실, 실어증, 실행증, 실인증 및 지남력장애로 인해 사고과정의 변화를 겪는 노인에게는 의미가 약할 수 있다. 그럼에도 불구하고, 간병인의 구두 의사소통은 필수적이다. 소리와 목소리는 반응을 이끌어내고, 이들에게 진정효과와 현실에 대한 방향을 제공할 수 있다.

신체적 중재

기본 욕구를 충족시키기 위해 사고과정의 변화를 겪는 개

인의 능력과 신체건강을 사정하는 것은 간호의 근간이다. 독립성을 장려하여야 하며, 매일 위생과 몸단장을 유지함으로써 자존감을 향상시킨다. 구두 의사소통 능력의 제한은 노인이 자신의 문제나 증상을 전달하는 것을 방해할 수 있으므로 비언어적 단서를 관찰하여야 하며, 비언어적 단서는 주의가 필요한 잠재증상을 나타내는 것으로 간주해야 한다.

영양관리

치매 환자는 배고픔과 음식을 맛볼 수 있는 능력의 감소를 경험할 수 있으므로 지속적인 영양섭취를 지원하는 것이 중요하다. 음식 섭취 시 발생하는 문제는 환자의 입 열기 거부, 볼 안에 음식 저장, 음식 삼키기 거부, 기침 또는 삼킴 문제로 인한 질식 등이다.

중등도에서 중증의 인지장애를 나타내는 대상자는 매일 동일한 장소에서 식사하는 것이 도움이 된다. 영양이 풍부한 식사와 간식을 소량씩 자주 제공한다. 개인의 치아상태를 평가하고 의치가 잘 맞는지 확인해야 한다. 치매 후기 단계에서는 입을 열고 씹도록 상기시켜야 할 수도 있다. 음식은 부드럽게 하고, 작은 조각으로 자른다. 맑은 액체는 삼키기 어려울 수 있으므로, 젤라틴, 푸딩 또는 아이스크림을 제공하면 액체 섭취의 문제를 줄일 수 있다. 식사 중 발생하는 기침은 삼키기 어려움의 신호이다. 언어치료사에게 의뢰하는 것도 필요하다.

인지적 중재

현실지남력은 치매 초기 단계의 기억상실을 지지하고 장기간의 독립적인 기능을 유지해준다. 치매가 진행되고 있는 대상자에게 서면 메시지와 징후는 의미가 없을 수 있지만 사진은 반응을 이끌어내기도 한다. 치매의 모든 단계에 있는 사람은 시계, 달력 및 자신의 주위에 있는 기념품을 사용하면 도움이 된다. 질병이 진행되면서, 의료인과 일상 과업에 대한 오리엔테이션은 사고과정이 변화된 노인의 생산성과 반응을 향상시킨다.

행동적 중재

행동은 의사소통의 한 형태이며, 인지장애 대상자에게 필요한 의사소통의 기본 방법이 될 수 있다. 따라서 행동을 인식하는 것이 적절한 치료 제공을 보장하는 첫 단계이다. 파괴적인 행동은 노인의 고의적인 행동이 아니라 질병의 결과이다. 돌봄제공자는 환자가 행동을 통제할 수 없고, 변화를 배울 수 없음을 인식해야 한다. 증상을 보이는 대상자는 타인에게 미치는 영향을 인식하지 못하는 반면, 가족이나 관련된 이는 그 행동에 더 민감할 수 있다. 돌봄제공자는 노인성 질환이 진행됨에 따라 무엇을 기대해야 하는지를 알아야 한다. 문제행동의 효과적인 관리는 노인을 변화시키는 것이 아니라 이런 행동에 기여하는 요인을 수정하는 데 초점을 두어야 한다. 신중하고 창의적인 관찰은 행동의 의미를 식별하고 행동 개입의 기회를 제공한다. 표 21.3에 다양한 행동문제, 가능한 선행요인 및 선행요인에 따른 특정 전략이 정리되어 있다.

약물중재의 부작용 가능성으로 인해 행동중재 기술은 사고과정이 변화된 노인을 위한 우선적인 치료방법이어야 한

표 21.3 행동관리 기법

행동	잠재적 원인 혹은 선행요인	관리 전략
배회	스트레스–소음, 어수선함, 혼잡	과도한 자극을 줄인다.
	분실–익숙한 대상이나 물건을 찾음	익숙한 물건, 표지판, 사진을 제공한다. 물건이나 장소를 찾는 데 도움을 주고 안심을 제공한다.
	안절부절못하고 지루함–자극 없음	의미 있는 활동을 제공한다.
	약물 부작용	약물 감시, 감소 또는 중단
	활동적이거나 일상적인 대처양상의 평생 패턴	내재된 기분이나 동기에 반응한다. 이동할 수 있는 안전한 영역을 제공한다(예: 안전한 원형경로)
	화장실 사용 욕구	기관의 화장실 계획(예: 2시간마다), 화장실문에 표지판이나 그림을 붙인다.
	환경자극–사람들이 나가는 출구 표지판	환경자극을 제거하거나 감춘다. 식별 또는 경보팔찌를 제공한다.

(계속)

표 21.3 행동관리 기법(계속)

행동	잠재적 원인 혹은 선행요인	관리 전략
개인돌봄 업무의 어려움	너무 어렵거나 과도한 작업	작업을 작고 연속적인 단계로 나눈다.
	돌봄제공자의 조바심, 서두름	인내심을 갖고 충분한 시간을 주거나 나중에 다시 시도한다.
	작업을 기억할 수 없음	행동이나 과제를 보여준다. 환자가 여전히 수행할 수 있는 작업의 일부를 수행하도록 한다.
	운동과 관련된 통증	기저상태를 치료한다. 진통제 또는 물리치료를 고려한다. 필요한 움직임을 변경시키거나 지원한다.
	돌봄제공자의 지시를 이해하거나 따를 수 없음	단순하게 요청을 반복한다. 한번에 한 단계씩 지시한다.
	작업에 대한 두려움–작업이나 지침의 필요성을 이해할 수 없음	음악이나 대화를 통해 안심시키고, 편안하게 작업에서 주의를 분산시킨다. 환자에게 작업수행을 도와달라 요청한다.
	무기력증, 실행증, 작업 시작 및 완료의 어려움	사용할 순서대로 재료(예, 의류)를 정렬하여 작업순서를 정한다. 이는 작업을 시작하는 데 도움이 된다.
의심, 편집증	물건이 놓인 위치를 잊어버림	찾아보자고 제안한다. 동일한 물건을 두 개 이상 사용할 수 있다. 물건을 배치하는 목록이 있어야 한다. 선호하는 은신처를 확인한다.
	행동이나 말을 잘못 해석함	논쟁하거나 추리하지 않는다. 개인적으로 받아들이지 말고, 기분을 전환한다.
	사람이 누구인지 오해함, 그들의 의도를 의심함	자신과 역할을 일상적으로 소개한다. 오래된 기억, 관계를 이끌어낸다. 논쟁하지 않는다.
	환경이나 일상의 변화	안심을 제공한다. 친근하게 대하고, 일상을 정한다.
	환경을 잘못 해석함	시력 · 청력 평가, 필요에 따라 환경을 변경한다. 오해 부분은 간단히 설명하고, 기분을 전환한다.
	신체적 질병	의학적으로 평가한다.
	사회적 격리	친숙한 사회적 기회를 제공하고 장려한다.
	실제 누군가가 환자에게서 무언가를 가져옴	상황을 확인한다.
초조("일몰증후군" 파국반응)	불편함, 고통	통증, 변비, 감염 또는 방광이 차 있는 원인을 사정하고 관리한다. 편안한 복장을 입힌다.
	신체질환(예: 요로감염)	의학적으로 평가하고, 카페인과 알코올을 제거한다.
	피로	적절한 휴식을 계획하고, 활동을 모니터링한다.
	과도한 자극– 소음, 머리위의 호출벨, 사람, 라디오, TV, 활동	소음과 스트레스를 줄이고, 상황에서 이런 부분을 제거하고, TV를 가능하면 적게 보며, 혼잡을 제한한다(예: 식사 직전 복도).
	돌봄제공자의 감정 반영	감정을 조절한다; 낮은 어조와 느린 속도로 차분한 모델, 감정 분출을 위해 지지체계 및 집단을 사용.
	과도한 역량(실패로 이어짐), 돌봄제공자의 기대치가 너무 높음	실패하기 쉬운 상황이나 과업을 하지 않는다. 상실을 이해하고 그에 따라 기대치를 줄인다.
	환자가 "시험을 치르는"(능력을 초과하는 여러 질문) 상황	지속적인 기억력 검사는 피한다. 한 번에 하나의 질문을 던진다. 추상적 사고, 통찰력 또는 추론이 필요한 질문은 하지 않는다.
	약물 부작용	가능하다면, 약물을 사정하고 모니터링하며, 감량한다. 건강문제를 모니터링한다.
	환자가 원하는 활동을 하지 못함(예: 탈출 시도)	유사한 활동으로 에너지를 재지정한다. 환자가 의미 있는 활동에 참여하도록 요청한다. 폭발에 대해서는 전환기술을 사용한다. 전투를 선택한다–행동이 환자의 안전을 위협하거나 치료를 방해하는 것이 아니라 단순히 짜증을 내는 것인지 평가한다.
	스트레스 역치 감소	작업을 단순화하고 차분한 분위기를 조성한다. 기대감과 요구를 낮춘다. 논쟁과 질책을 피한다.
	익숙하지 않은 사람이나 환경, 일정 또는 일상의 변경	일관성을 유지한다. 변화, 놀라움을 피한다. 점진적으로 변화한다.
	불안정	차분한 음악, 마사지 또는 의미 있는 활동을 계획한다. 운동을 제공하는 과업을 할당한다.

(계속)

표 21.3 행동관리 기법(계속)

실금	감염, 전립선 문제, 만성질환, 약물 부작용, 스트레스 또는 급한 요실금	의학적으로 평가한다.
	화장실 찾기의 어려움	문에 표지판, 사진 등을 붙인다. 적절한 조명을 확보한다.
	사생활 부족	사생활을 보장한다.
	옷을 벗는 어려움	의류를 단순화한다. 고무줄 허리띠를 사용한다.
	화장실 보기의 어려움	화장실과 바닥에 대비되는 색상을 사용한다.
	기동성 손상	의학적으로 평가하고, 관련 통증을 치료한다(물리치료 포함). 이동성 변기를 제공하고, 가능하다면 이뇨제 사용은 줄인다.
	사회화 강화로 인한 의존성	실금보다 용변을 참는 것에 대해 더 주의를 기울인다. 시간이 많이 걸리더라도 가능하면 독립성을 허용한다.
	용변 요구를 표현할 수 없음	화장실 일정(깨어있는 동안 2시간마다)을 정한다. 가능하면 취침시 이뇨제 복용과 음료 섭취를 피한다.
	너무 무리한 작업	단순화하고, 단계별 일과를 정한다.
수면장애	질병, 통증, 약물효과(예: 주간 졸음또는 야행성 각성 유발)	의학적으로 평가한다.
	우울	항우울제를 처방한다(취침 시 진정효과가 있는 트라조돈).
	수면 필요성 감소	좀 더 늦은 시간으로 취침시간을 계획한다. 밤에 안전하게 할 수 있는 활동이나 작업을 허용한다. 더 많은 주간 운동을 계획한다.
	너무 덥거나 추움	온도를 조정한다.
	어둠으로 인한 방향감각 상실	야간조명을 사용한다.
	카페인 혹은 알코올 영향	알코올을 줄이거나 금지한다. 정오 이후 카페인을 제한한다.
	배고픔	야간 간식을 제공한다.
	급히 요의를 느낌	깨끗하고 조명이 밝은 욕실 통로를 확보한다.
	정상적인 노화와 질병으로 인한 수면분절(영유아와 동일)	수용하고 안전계획을 세운다.
	주간 수면	낮잠을 없애거나 제한하고, 대신 활동과 운동을 하도록 격려한다. 낮잠을 자려면, 침대보다는 안락의자를 사용하도록 한다.
	어둠에 대한 두려움, 불안정	편안한 음악, 마사지, 야간 조명을 제공한다.
부적절하거나 충동적인 성적행동	치매와 관련하여 판단력 및 사회적 인식 감소	과도하게 반응하거나 직면하지 않는다. 침착하고 단호하게 대응한다. 주의를 돌리고 다시 하도록 한다.
	돌봄제공자의 상호작용을 잘못 해석함	혼합된 성적 메시지(농담처럼 들리는 이중의미 및 빈정거림)를 주지 않는다. 비언어적 메시지를 피한다. 개인관리, 목욕을 하는 동안 주의를 분산시킨다.
	불편함–너무 따뜻함, 옷이 꽉 낌, 요의를 느낌, 생식기 부위의 자극	실내온도를 확인한다. 날씨에 적합한 편안한 옷을 입힌다. 배설욕구가 충족되었는지 확인한다. 사타구니 발진, 회음부 피부문제, 분변매복 등을 검사한다.
	관심, 애정, 친밀감 요구	접촉과 온정에 대한 기본적인 욕구를 증가시키거나 충족시킨다. 적절한 접촉을 모델링한다. 애착물건(예: 봉제완구)을 제공한다. 손 또는 등 마사지를 제공한다.
	자위행위, 기분 좋은 것에 반응	사생활을 보장한다. 부적절한 장소라면 옮겨주어야 한다.

From Carlson, D. L., Fleming, K. C., Smith, G. E., & Evans, J. M. (1995). Management of dementia-related behavioral disturbances: A nonpharmacologic approach. Mayo Clinic Proceedings, 70, 1108.

다. 신체적 또는 화학적 억제의 사용은 파괴적인 행동을 제어하거나 질병을 관리하는 데 아무런 이점이 없다. 행동이 통제불능이 되거나 위험하지 않은 한, 이런 상황이 발생했을 때 조정하는 방법을 배운다면 스트레스가 적은 환경이 될 수 있다.

사회적 중재

다양한 방식으로 사회적 상호작용과 대인접촉을 유지하는 것은 인지능력 저하가 있는 노인에게 유익하다. 지루함과 안절부절못하는 행동을 예방하는 활동에 참여할 수 있는 기회가 절실히 필요하다. 노인이 성공을 경험하고 긍정적인 방식으로 기여할 수 있는 기회를 얻는다면, 노인의 반응은 긍정적일 것이다.

가족 중재

돌봄제공자는 중증 치매의 "숨겨진 희생자"로 묘사된다. 인지장애가 있는 대상자를 돌보는 가족구성원에게 사회적·정서적 지원을 제공하는 것이 중요하다. 재정, 법적 의무, 집안일, 자기돌봄 요구, 성가신 행동 및 대인관계 갈등과 같은 일상의 문제는 돌봄제공자가 관리해야 하는 일부 어려움에 불과하다. 치매 대상자의 가족구성원을 위한 돌봄 계획에 가족을 참여시키는 것이 적응과 지원에 도움이 된다.

가족구성원은 인지장애가 있는 사랑하는 이를 돌보기 위해 역할 변화와 어느 정도의 기대치가 있음을 항상 이해하고 있는 것은 아니다. 직면하는 가장 중요한 문제 중 하나는 노인뿐 아니라 간병인의 자율성 상실이다. 가족구성원의 격려와 지원은 장애가 있는 노인의 동기부여에 매우 중요하다. 치매가 되돌릴 수 없고 장기적인 문제라는 사실에 적응하면 가족은 오랜 기간 동안 슬픔을 겪는 상황에 처한다. 각 사람이 감정을 다르게 다루는 것을 이해하고 받아들일 수 있도록 간호사가 가족구성원을 도와야 한다. 이러한 이해를 바탕으로, 가족구성원은 적응과정을 통해 간병인을 강력하게 지원할 수 있다.

환자 사정에 추가하여 간호사는 비공식적으로 간병인의 신체건강, 기능상태, 약물처방, 영양상태 및 운동양상을 평가해야 한다. 이 사정에서 얻은 정보를 통해 간병인의 일반적인 복지에 기여하는 요인을 식별할 수 있다. 간호사는 간병인이 업무에서 시간을 내어 자기관리 및 건강증진 활동에 참여하도록 권장해야 한다. 치매 및 알츠하이머병 지지집단과 같은 사회적 지지집단에 대한 소개가 돌봄제공자와 가족구성원에게 도움이 될 수 있다.

환경적 중재

치매 환자는 정보처리에 어려움을 겪을 수 있으며, 감각의 과부화는 혼란과 불안을 유발한다. 시각, 청각, 후각 및 촉각 특성을 고려하여 환자에게 환경을 더 쾌적하게 만들어야 한다. 환경, 일과 및 상황의 변화는 인지장애가 있는 개인의 부정적인 행동을 더 악화시킨다. 식사시간, 목욕시간 및 활동은 예측 가능한 패턴을 가져야 한다. 간호사가 환경 수정을 위한 전략을 선별할 때 일관성은 필수적이다. 사고과정의 변화를 겪는 노인에게 안정감을 주는 것은 필수적이지만, 변화가 전혀 허락되지 않는 경직된 일상을 피해야 한다.

식사시간 동안 같은 사람 옆에 앉거나 동일한 간병인이 곁을 지키는 특정 일상이 노인에게 위안을 준다. 일상의 변화는 천천히 도입되어야 하며, 편안함과 안정감을 잃지 않도록 자극을 제공해야 한다. 질병이 진행됨에 따라 보안과 안전을 제공하기 위해 환경적 수정이 필요하다. 환경 수정의 예시로는 부드러운 색상을 사용하고 장애물을 제한하여 자극을 줄이는 방안이 있다. 안전하지 않은 장소에 접근하는 것을 피하고 불필요한 환경적 소음을 줄이는 것은 파괴적인 행동을 관리하는 데 도움이 될 수 있다.

안전 및 자존감 중재

치매로 진단받은 개인의 판단력 손상, 예측할 수 없는 행동, 인지능력의 저하는 대상자가 직장이 있다면, 대체로 직업기능의 상실을 초래하며, 때로 진단을 받기 전에도 문제가 생긴 원인을 이해하는 경우도 있다. 이는 재정상태와 자존감에 부정적인 영향을 미치고, 기존에 유지하고 있는 능력을 사용하는 데 있어 심리적으로 방해요소로 작용할 수 있다. 치매 환자가 안전을 이유로 운전을 포기해야 하는 경우, 자존감, 독립성, 자율성 등이 영향을 받는다. 배회는 울타리를 세우거나 경보시스템 설치 및 면밀한 감시와 같은 환경적 중재를 통해 관리될 수 있다.

간호평가

평가는 인지 저하로 인해 사고과정이 변화한 개인을 돌볼 때 지속되는 과정이다. 행동과 활동은 기준선의 차이를 결정하기 위해 지속적으로 사정되어야 한다. 기분, 행동, 기억을 주의 깊게 관찰하고 기록하는 것이 개인 상태의 사소한 변화에 대한 단서를 제공한다. 중재의 효과는 지속적으로 평가되어야 한다. 성공적인 중재와 그렇지 않은 중재 모두 다른 돌봄제공자와 가족구성원에게 전달되어야 돌봄의 연속성이 유지된다.

인지장애가 있는 노인을 돌보는 문제

인지장애가 있는 개인은 이들 장애에 대해 다르게 반응한다. 이러한 반응을 예측하기가 어려우므로, 간호사는 인지장애 노인을 돌볼 때 직면 가능한 정서적·행동적·신체적 어려움을 알고 있어야 한다. 사례관리자이자 교육자인 간호사는 가족구성원과 돌봄제공자에게 잠재적인 문제에 대해 교육하고 이 문제에 대처하기 위한 다양한 방법을 소개해야 한다.

일몰증후군

일몰증후군은 치매 환자가 늦은 오후부터 해질 무렵에 혼란스럽고 동요하는 경향이 더 많이 관찰되는 경향이다. 일몰증후군은 섬망과 유사하다. 인지능력 저하와 함께 주의력 감소, 수면 및 각성 패턴 변경, 정신운동성 행동과 같은 다른 증상이 나타나며, 이 증상은 저녁에 더 분명해지는 경향이 있다. 일몰증후군 발생에 대한 구체적인 원인은 밝혀지지 않았으나, 일부는 신경학적 손상의 결과로 치매환자가 환경적 자극을 명확하게 해석하는 것이 불가능할 수 있다는 가설을 세웠다. 일몰증후군 행동과 관련된 특정 병태생리학적 소견은 REM 수면장애, 수면무호흡 에피소드, 시상하부의 시신경교차위핵 악화 등이다.

일몰증후군은 방향전환, 동료애 및 공감 전달, 조명, 소음 감소와 같은 환경적 중재 등의 행동 중재를 통해서도 수정될 수 있다. 일몰반응의 원인이 각 환자마다 다를 수 있기 때문에 개별화된 치료가 필수적이다. 일몰반응으로 인한 행동관리의 첫 단계는 그런 행동에 기여할 수 있는 모든 생리적 요인을 식별하고 치료하는 것이다. 이러한 요인은 배고픔, 갈증, 통증 및 배설 요구 등이다. 일몰증후군에 대한 비약물 중재전략은 다음과 같다.

- 개인이 쉴 때, 하루 중 더 이른 시간에 약속하고 활동을 예약함
- 하루가 진행됨에 따라 환경자극을 감소시킴
- 저녁에는 조용한 음악을 틀어주는 것과 같은 차분한 활동을 제공함
- 조명 수준을 높임: 해가 지기 전에 실내조명을 켜고 취침 시에는 야간조명을 제공함
- 저녁시간에는 동반자가 곁에 있어 안심시키는 말이나 행동을 제공함
- 늦은 아침 또는 이른 오후에 1시간 정도 휴식을 제공함

노인이 자신이나 다른 이에게 위험하게 굴지 않는 한 이러한 행동에 대한 약물치료는 피해야 한다. 비약물 중재가 성공하지 못한다면, 저용량의 특정 신경이완제를 투여할 수 있다.

배회

배회 행동은 인지장애 노인을 관리하는 데 있어서 가장 까다로운 행동 중의 하나이다. 배회하는 사람에게는 수면문제가 있으며 어린 시절에 더 활동적인 생활방식을 가지고 있는 경우가 많고, 일생 동안 향정신성 약물을 더 많이 사용해 온 경향이 있다. 그들은 화장실을 사용하거나 지루함과 싸우기 위해 배회할 수 있다.

- 배회행동에 대한 비약물적 중재는 다음과 같다.
- 배회를 대비하기 위한 안전한 환경을 보장함
- 이웃과 경찰에게 배회 가능성에 대해 알림
- 환자에게 의료조치 경보팔찌를 채움
- 잠재적인 배회 촉발행동을 관찰함
- 배회행동에 취약한 대상을 위한 정기적인 활동 및 운동 프로그램 유지

편집증 또는 의심증

편집증이나 의심 행동은 점진적인 기억력과 감각기능 상실에 대한 개인의 근원적인 불안감을 반영한다. 치매 환자는 특정한 물건을 어디에 두었는지 잊어버리고 타인을 의심하고 해당 물품을 훔쳤다고 비난할 수 있다. 편집증은 감각기능의 결손에 대한 반응일 수 있다. 개인은 타인이 말하는 것을 관찰하지만 그 내용을 들을 수 없기 때문에 타인이 자신에 대해 이야기하고 있는 것을 두려워하고, 물건을 훔칠까 봐 염려하여 물건에 집착하거나 수집할 수 있다. 의심을

나타내거나 편집증적인 행동에 대한 비약물적 중재는 다음과 같다.

- 잠금장치가 있는 곳에 귀중품을 보관
- 직면기술이나 논리 적용을 피함
- 쓰레기통을 비우기 전에 살피기
- 은밀한 태도로 속삭이거나 행동하지 않음
- 모든 개인물품에 해당 개인의 이름 표기

환각과 망상

치매 환자가 경험하는 환각은 대부분 환시이나 환청일 수도 있다. 환각의 의학적 원인을 평가하여야 한다. 약물과다복용, 독성, 발열, 감염 또는 여러 복합적 원인이 이런 반응을 유발할 수 있기 때문이다. 환각이 노인에게 방해가 되는 경우, 보호와 안전을 제공하는 것이 그를 진정시키는 데 도움이 된다. 추론이나 논리는 효과가 없다. 망상은 개인이 비논리적이거나 잘못된 것을 사실이라고 믿을 때 발생한다. 질병의 단계에 따라 현실 지남력이 적절해질 수 있다. 질병이 진행된 경우라면, 개인의 현실을 따르는 것이 최선이지만, 상황과 관련하여 불안한 행동을 바꾸는 시도를 해야 한다. 행동수정은 환각과 망상을 모두 다루어야 할 때 선택하는 치료법이지만, 이러한 증상으로 인해 개인이 위험에 처할 경우 단기간 항정신병 약물치료가 필요하다.

파국반응

파국반응은 정서적 폭발 또는 경미한 스트레스에 대한 과장된 반응이다. 이는 정서적·감각적 과부하로 인해 촉진되고 피로, 과도한 자극, 기대에 부응하지 못하거나 행동이나 말을 잘못 해석함으로써 악화될 수 있다. 임박한 반응의 징후는 안절부절못함, 작업수행 거부 등이다. 간호사와 간병인은 잠재적 유발요인이 되는 환경을 사정해야 하고, 이 요인을 제거해야 한다. 파국반응을 다루는 데 유용한 비약물 중재는 다음과 같다.

- 반응이 일어나는 환경에서 개인을 제외함
- 개인의 주의를 전환시키는 차분한 분위기 제공
- 차분한 어조의 목소리, 접촉 및 안심이 되는 말과 행동 제공하기
- 원인이 되는 자원으로부터 일시적으로 개인을 분리시킴

가용자원

가용자원을 확인하고 사용하면, 간병인에게 가해지는 신체적·정신적 부담을 크게 줄일 수 있다. 일차 간병인의 고립이 늘어나고 업무범위가 확장되면서, 지역사회자원이 점점 더 중요해지고 있다. 간호사는 환자와 가족이 이용할 수 있는 적절한 지역사회자원을 파악하고 위험한 상황에서는 가족구성원이 참여하도록 격려하여야 한다. 가용자원은 지역사회 정신건강복지센터, 성인 주간돌봄센터, 일시적 위탁간호서비스, 지역 알츠하이머 협회 및 지원그룹, 의료정보 및 의뢰 프로그램, 특정 질병 유형에 따른 기타 가족지지 집단 등이다.

가족지지 집단

가족지지 집단이 크게 증가함에 따라 치매 환자를 돌보는 데 어려움을 겪고 있는 가족을 돕기 위한 네트워크가 형성되었다. 이러한 지지집단은 치매 환자가 직면하는 피할 수 없는 손실에 대처하는 가족구성원 지원 프로그램, 정서적 지원 및 일시적 위탁서비스까지 다양한 서비스를 제공한다.

일시적 위탁서비스

일시적 위탁 서비스는 지속적인 간병의 압력을 줄이고자 하는 가족구성원에게 제공된다. 이러한 서비스는 간병인 스트레스로 인한 치매 환자의 조기입원을 방지할 수 있다. 일시적 위탁서비스는 몇 시간에서 몇 주까지 고통경감서비스를 제공한다. 일시적 공유 위탁서비스는 일부 지역사회에서 이용할 수 있는 일시적 위탁서비스의 한 형태로, 여러 가족이 함께 순환적 돌봄을 제공한다. 이 설정에서 집단구성원은 여러 환자를 같이 돌보면서 다른 돌봄제공자에게 자유시간을 제공한다. 다른 이와 함께 사랑하는 사람을 돌보는 것은 돌봄제공자가 경험하는 사회적 고립을 줄일 수 있다.

성인 주간돌봄센터

성인 주간돌봄센터는 가족에게 휴식을 제공하고 활동을 장려하며, 이전에 배운 기술을 유지하도록 독려함으로써 치매 환자가 지역사회에 머무를 수 있도록 돕는다. 일부 센터는 전문사회복지 업무, 간호 또는 물리치료 및 작업치료 서비스를 제공한다. 성인 주간돌봄센터는 가족구성원이 낮 동안 일하고, 심부름을 하며, 휴식을 취하면서도 사랑하는 이

의 삶의 중요한 부분에 참여할 수 있게 한다.

가정간호

가정간호는 치매 후기 단계의 환자에게 간호, 물리치료, 작업치료, 사회복지서비스 및 개인돌봄서비스를 제공할 수 있다. 가정간호 담당자는 식사, 쇼핑, 약물, 청소, 세탁, 교통편, 환자상태 평가 및 동료 역할을 포함하고 있는 직접적인 돌봄 요구사항에 대해 도움을 줄 수 있다. 그러나 개인이 전문적인 간호나 치료에 대한 확고한 요구를 가지고 있지 않다면, 메디케어는 이런 서비스를 보장하지 않는다.

법적 서비스

가족구성원이 재정적인 면을 처리하고 결정을 내리는 능력과 관련된 질문을 고려해야 할 때 법률서비스가 필요하다. 개인이 의사결정에 계속 참여할 수 있는 동안 질병 초기 과정에 재정문제에 대한 영구적인 위임장과 의료문제에 대한 건강관리위임장을 설정하는 것은 중요하다. 법적 후견인은 개인이 더 이상 스스로 결정을 내릴 수 없을 때 결정권이 부여된다. 이를 위해서 의사나 정신건강전문가는 환자가 결정이나 행동의 결과를 이해하지 못한다는 서류를 작성해야 한다.

지역사회 정신건강복지센터

지역사회 정신건강복지센터에는 다양한 서비스를 제공하는 전문 노인 대상 프로그램이 있을 수 있다. 이러한 서비스는 포괄적인 사정, 정신과적 평가, 개인, 집단 및 가족상담 등을 포함한다. 또한 지역사회 정신건강복지센터에서 제공되는 사례관리서비스는 가정에서 개인을 유지하기 위해 필요한 기타 지역사회자원을 식별하는 데 도움이 될 수 있다.

정신병원

정신병원은 사정과 행동 안정화를 제공한다. 게다가 노인 정신병동의 병상 수 증가는 인지장애 노인의 다차원적인 생리적·정신건강 요구를 충족시킬 수 있다. 정신병원으로의 배치는 일반적으로 개인이 지역사회환경에서 관리될 수 없을 때 행해지며, 고급 사정 및 행동관리 기술이 요구된다. 노인 정신병원 배치의 결과는 개인의 지역사회 복귀를 위한 약물요법과 행동수정기법이 포함되며, 장기요양시설로 배치될 수도 있다.

기타 일반적인 문제

자살

노인 자살의 주요 원인 중 하나는 우울증이며, 진단과 치료를 받지 않는 경우가 빈번하다. 자살행위는 한 가지 원인으로 선행하는 경우는 거의 없다. 노인의 흔한 위험요인은 다음과 같다.

- 최근 사랑하는 사람의 죽음
- 신체 질병, 통제할 수 없는 통증 또는 장기적인 질병에 대한 두려움
- 좋지 않은 건강상태의 인지
- 사회적 고립과 외로움
- 사회적 역할의 주요 변화(예: 은퇴)

미국 사회는 노인의 자살 문제를 계속 무시하고 있다. 노인은 자살의도를 전달할 가능성이 적다. 결과적으로 많은 헬스케어전문가가 노인에게 자살이 중요한 문제가 아니라고 잘못 생각하였다. 일부 노인은 적절한 사망시기를 본인이 결정하는 것이 통제력을 유지한다고 여긴다. 이런 행위를 양성 자살 또는 합리적 자살이라고 한다. 이 용어는 자신의 삶이 가치가 없다고 인식하기 때문에 개인이 계획한 자살을 나타낸다. 이러한 유형의 자살은 환자의 자율성 VS. 삶의 가치와 관련하여 간호사에게 윤리적 딜레마를 안기며, 여러 주에서 법률 재검토로 최근 언론의 관심을 받고 있는 법적 문제를 초래하기도 한다. 이 경우 간호학자들은 불확실성이 내재되어 있긴 하지만, 개인의 사망권리를 보장하기 보다는 개인의 삶의 질을 향상시킴으로써 삶을 긍정하는 간호관점을 지지해왔다.

간호사가 노인을 돌볼 때 다루는 또 다른 문제는 수동적 자살 또는 잠재적 의도의 자살이다. 이는 죽음을 앞당기기 위한 수동적인 시도라 볼 수 있다. 이런 형태의 자기파괴적 행위는 인식되지 않는 경우가 많다. 대표적으로 건강관리 처방을 준수하지 않고(예: 필요한 약물의 안전하고 적절한 사용을 거부함), 개인에게 보다 적극적인 방식으로 해를 끼치는 행동(예: 지속적인 흡연, 알코올 남용, 섭식장애), 위험한 상황에 자신을 처하게 하는 행위(예: 무모한 운전) 등이 있다.

박스 21.4 노인자살 위험요인

- 우울
- 이전 자살 시도
- 뚜렷한 절망감, 미래 계획에 대한 관심 부족
- 독립성 상실 또는 목적의식 상실
- 기능 또는 기대수명을 크게 제한하는 의학적 상태
- 인지장애로 인한 충동성
- 사회적 격리
- 가족불화 또는 상실(예: 사랑하는 이의 최근 사망)
- 융통성 없는 성격 또는 변화에 적응하는 데 현저하게 어려워함
- 치명적인 수단(예: 총기, 기타 무기류 등)에 대한 접근
- 대담하거나 위험을 감수하는 행동
- 갑작스러운 성격변화
- 비알코올 또는 약물오용 및 남용
- "내가 없다면 더 나아질 것이다" 또는 "내가 없어질 수도 있다" 등의 구두 자살위협
- 귀중한 소유물을 나누어주기

From Mental Health America in collaboration with the National Council on Aging (2015). Mental health in older adults. Retrieved from http://www.mentalhealthamerica.net/preventing-suicide-older-adults.

위험요인

노인 자살 위험요인은 박스 21.4에 제시되었다. 그간의 자료로 볼 때 혼자 사는 개신교 백인 남성의 자살위험이 가장 높다. 그들은 대체로 깔끔한 외모와 차분한 행동을 보이며, 항불안제나 항정신병 약물을 복용한다. 우울증이 있는 노인의 간호과정에 설명된 많은 단계는 자살위험이 있는 노인에게도 적합하다.

다음 단계는 자살 환자에게 더 구체적이다.

간호관리

간호사정

자살위험이 있는 환자를 사정할 때, 일련의 면담질문을 하는 것이 도움이 된다(박스 21.5). 모든 질문이 환자에게 필요하거나 적절한 것은 아니지만, 상황에 맞게 조정 가능한 점진적 사정항목을 염두에 두는 것이 좋다. 자살위험 평가의 기본 구성요소는 자살관념(사고), 이전 시도, 환자의 자살계획, 계획의 치사율, 계획의 실현 가능성, 약물남용의 공존과 환자가 겪고 있는 절망감의 파급성 평가 등이다.

간호진단

자살위험이 있는 노인의 간호진단은 다음과 같다.

박스 21.5 자살위험 평가를 위한 질문

- 최근에 가장 힘들었던 순간은 무엇입니까?
- 상황이 너무 나빠서 탈출하고 싶다고 생각한 적이 있습니까? 있다면, 어떤 방식으로 탈출하고 싶었습니까?
- 죽음이 당신에게 매력적으로 느껴질 때가 있습니까?
- 자신을 해칠 생각이 있습니까?
- 자살에 대해 생각해 보셨습니까?
- 자신에게 해를 끼친다면 어떻게 하시겠습니까?
- 계획을 수행하는 데 필요한 항목(예: 총, 마약, 끈, 밀폐된 차고)에 접근할 수 있습니까?
- 과거에 자신을 해치는 것에 대해 생각했거나 자신을 해치려고 시도한 적이 있습니까?
- 지금까지 자신에게 해를 입히지 않은 이유는 무엇입니까?
- 미래에 자신에게 해치는 것을 막을 수 있는 것은 무엇입니까?

- 다중인지능력 손실로 인한 비효과적 대처
- 다중인지능력 손실로 인한 슬픔
- 건강악화로 인한 절망감
- 통제력 상실로 인한 자신에 대한 폭력의 위험
- 절망으로 인한 영적 고뇌

간호계획 및 간호결과

노인 자살 환자에 대한 간호계획을 세우기 위해서는 환자와의 강력한 연결고리가 필요하다. 예상되는 결과는 다음과 같다.

- 환자는 자신의 정서상태와 관련된 생각과 느낌을 알아차리고 말로 표현한다.
- 환자는 자살 생각이 없다고 보고한다.
- 환자는 두 가지 대처전략을 모두 사용해본 후 그 결과에 근거하여 스트레스와 좌절을 관리하는 데 있어서 효과적인 대처기술을 보여준다.
- 환자는 자살관념이 없음을 나타내는 근거로 타인의 도움을 받아 행동 통제를 경험한다.
- 환자가 삶의 목적을 인식하고 자신과 삶에 대해 긍정적인 진술을 말로 표현하는 것에 근거하여 영적 안녕에 대한 만족감을 표현한다.

간호중재

노인 환자에게 자살위험이 확인되면, 적절한 안전조치를 취해야 한다. 안전조치는 환자의 자살계획, 간호사가 개입하는 환경(예: 환자의 집, 입원실), 환자의 대인관계 정도에

따라 조정될 수 있다. 외래 환경에서 환자의 안전을 보장할 수 없을 때는 간호사가 지역의 정신건강심의기관 등과 환자의 입원(자발적 또는 비자발적)을 협의해야 한다. 환자에게 의미 있는 지인이 안전조치를 계획하는 데 도움을 제공할 수 있다. 간호사는 환경적 예방조치가 환자에게 친밀한 대인관계 유지를 할 수 없게 만들 수 있음을 꼭 기억해야 한다. 자살 환자는 자살의 대체방식을 찾는 데 있어 창의적이고 적응적일 수 있다. 환자를 돕기 위한 강력한 치료적 관계가 없다면, 간호사의 최선의 노력이 결실을 맺기 어렵다.

환자에게 하는 자살충동에 대한 질문이 그 생각을 환자 마음 속에 심어놓지는 않는다. 간호사가 환자의 자살 가능성을 유추하는 근거가 있다면, 환자는 이미 이 선택을 고려했을 가능성이 크다. 자살하는 환자를 간호할 때, 유용한 도구는 "자살 금지 계약서"이다. 이는 환자가 자신을 해치지 않겠다는 환자와 의료인 간의 계약서(이상적으로는 서면 동의와 서명)이다. 계약서의 구체적인 문구는 환자의 위험요인과 치료가 제공되는 환경에 따라 다르다. 예를 들어 입원환자 병동에서 계약서를 작성할 때는 "병원에 있는 동안 자해하지 않겠다고 약속하며, 자해하고 싶은 생각이 들 때 즉시 직원에게 알릴 것이다."라고 명시할 수 있다.

환자에게 자살의 즉각적인 위험이 지나간 경우, 다음 단계는 환자의 자살 예방계획을 세우도록 돕는 것이다. 이러한 계획은 자살 이외의 다른 대안을 포함시키며, 환자가 다시 자살 생각을 하게 될 때 적용할 수 있는 특정한 단계도 포함한다. 이러한 계획은 환자의 자해 가능성을 다루는 데 있어 문제해결(적극적) 접근방식을 취하도록 권장하는데, 그들이 세우는 계획은 통제력을 증가시킨다. 간호사는 노인 자살 예방에서 중요한 역할을 한다. 자살 예방 중재의 필수 구성요소는 잠재적인 자해문제에 대해 모든 노인을 평가하고, 노인 우울증을 사전에 식별하고 치료하며, 노인의 자살 예방에 초점을 맞춘 지역사회 프로그램을 개발하고, 자살위험에 관해 다른 환경에 속한 노인을 돌보는 또 다른 건강전문가에게 정보를 알리는 것이다.

간호평가

안타깝게도 우수한 간호사정과 중재에도 불구하고, 노인의 자살률은 매우 높다. 노인이 자살했을 때 간호사의 초점은 그로 인한 슬픔과 트라우마를 대처하는 가족과 친구를 돕는 것이다. 심리부검 또는 환자의 자살을 둘러싼 사건 및 행동의 처리는 건강관리전문인과 환자의 가족 및 친구 모두에게 유용하다. 가족과 친구도 지지집단의 도움을 받을 수 있다.

파킨슨병

파킨슨병(Parkinson's Disease, PD)은 가장 흔한 형태의 파킨슨증(파킨슨증후군)으로 도파민 흑질선조체 경로를 포함하는 기저핵의 진행성 퇴행장애이다. 파킨슨병은 움직임의 시작과 실행을 늦추고(운동완만증), 근긴장도 증가(경직), 휴식 시 떨림, 자세반사 결손을 특징으로 한다.

연간 약 5만 명의 사람이 파킨슨병으로 진단되며, 여성보다 남성에서 50% 더 많이 발병한다. 파킨슨병의 위험은 나이가 들어감에 따라 증가하며, 최대 발병시기는 60년이다. 파킨슨병 환자 중 5~50%가 50세 이전에 조기발병한다. 드물지만 파킨슨 증상이 20세 이전에 나타날 수도 있다. 일부 사례는 유전적 소인을 나타내고, 유전자 돌연변이가 원인일 수 있으며, 대부분은 산발적으로 발생한다. 실제 많은 연구자가 대부분의 파킨슨병 사례가 유전적 감수성에 기인하고 환경요인이 질병을 유발한다고 믿는다(Buter, van den Hout, Matthews, Larsen et al., 2008; NINDS, 2013).

운동 활동은 대뇌피질, 기저핵 및 소뇌에서 발생하는 통합활동의 결과로 발생한다. 파킨슨병의 영향을 주로 받는 뇌의 영역은 기저핵이다. 기저핵은 외측 뇌실 근처의 대뇌 깊숙한 곳에 위치한 뉴런 집단이며, 근육 긴장도와 자발적인 움직임의 과정을 모두 제어한다. 이는 흥분성 신경전달물질인 아세틸콜린(ACh)과 억제성 신경전달물질인 도파민의 분비를 통해 이루어진다. 도파민은 흑색질과 부신에서 생성되는 신경전달물질로 필요시 기저핵으로 전달된다. 아세틸콜린은 기저핵에서 생성되어 이 영역 전체에 흥분성 메시지를 전달한다. 도파민은 기저핵에서 아세틸콜린 기능을 억제함으로써 미세하고 자발적인 움직임을 제어한다. 따라서 정상적인 운동기능을 생성하는 것은 도파민-아세틸콜린 균형이다(그림 21.8).

파킨슨병에서, 도파민성 흑질선조체 경로의 변성은 기저핵의 도파민 고갈을 일으키는 반면, 아세틸콜린 분비 뉴런은 활성상태로 유지된다. 이는 신경전달물질에서 흥분성 신경활동과 억제성 신경활동 사이의 불균형을 유발하고, 파킨슨병 증상 중 근육긴장항진증(진전, 경직)과 운동불능증의

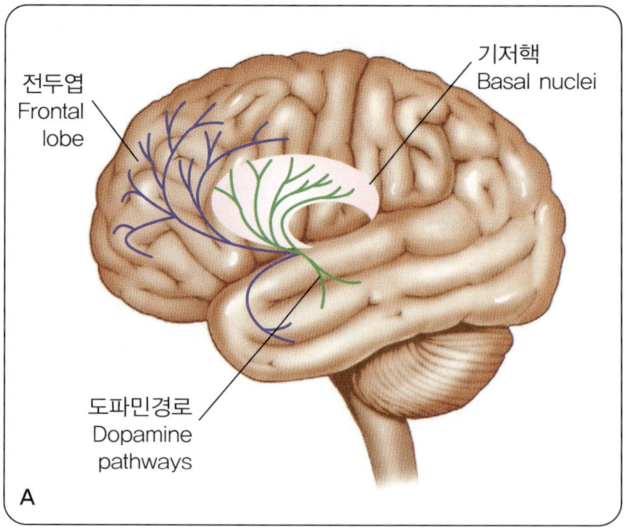

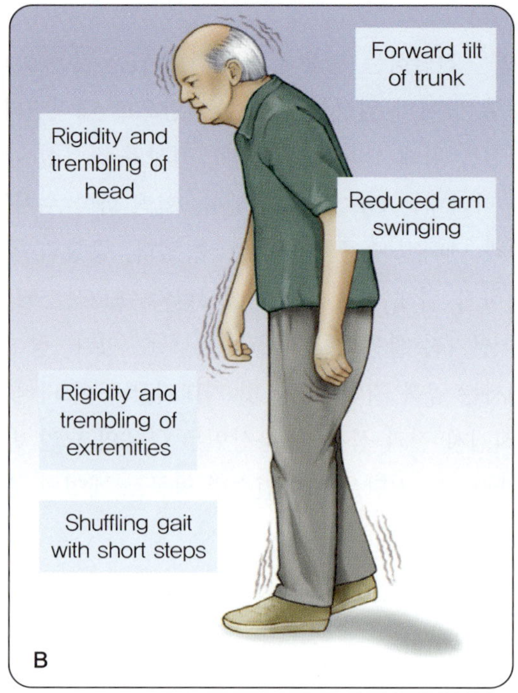

그림 21.8 A: 뇌의 도파민경로. B: 파킨슨병의 증상 (From Patton, K. T., & Thi–bodeau, G. A. [2010]. Anatomy & physiology [7th ed.]. St. Louis, MO: Mosby.)

원인이 된다(그림 21.8).

위험요인

파킨슨병은 특발성 증후군이다. 상염색체 우성 형태의 파킨슨증후군은 4번 염색체의 유전적 결함과 관련이 있다. 파킨슨병에 기여하는 환경적 요인은 뇌염 후의 파킨슨증, 약물이나 독소로 유발된 파킨슨증후군, 살충제 및 제초제에 대한 노출, 중뇌의 외상 등이다. 그 밖에 관련요인은 수두증, 저산소증, 감염, 뇌졸중, 종양 및 외상이 있다.

임상양상

징후와 증상은 미묘하게 시작되며, 피로, 약간의 휴식기 떨림과 같은 양상이 나타나며, 이 증상이 유일한 초기 증상일 수 있다. 일부 노인에게는 치매가 증상으로 나타나기도 한다. 파킨슨병의 전형적인 증상은 휴식 시의 진전, 근육경직, 운동완만증 및 자세의 이상 등이다.

파킨슨병의 균형은 자세 변화에 의해 영향을 받는다. 파킨슨병 환자는 의자에서 일어나거나 뒤로 걷기, 좁은 공간에서 거동하는 데 어려움을 겪을 수 있다. 넘어지는 것에 대한 두려움은 일반적인 불편감이다. 보행 변화는 자세 변화와 자율균형반사의 감소로 인해 발생한다. 자세 및 보행 변화에 대한 빈번한 문제는 종종걸음, 얼어붙음, 전진보행 및 후방돌진 등이 있다(박스 21.6).

박스 21.6 파킨슨병에 대한 자세 및 보행 용어

- 가속보행(종종걸음): 개인이 소폭걸음만 걸을 수 있을 때 발생함
- 동결보행: 개인이 바닥에 붙어 움직일 수 없는 것처럼 보이는 현상
- 돌진보행: 개인이 걷기 시작하며 앞으로 뛰어나가거나 넘어지거나 무언가에 부딪힐 때까지 멈출 수 없을 때 발생함
- 후방돌진보행: 돌진보행과 같지만, 개인이 앞으로 나아가는 대신 뒤로 걷다가 넘어짐

근육강직은 눈, 입, 음성에도 영향을 미치고, 응시에도 영향을 미친다. 이러한 증상은 단독으로도 혹은 조합으로도 발생한다. 장애가 진행되면서 조정되지 않는 움직임, 짧은 보폭, 다리 끌기, 전진보행을 비롯하여 더 많은 징후가 분명해지며 낙상위험이 증가하고, 자세를 취하는 것이 어렵고 몸체가 앞으로 기울어진다.

자율신경 내분비 증상이 눈에 띄게 나타나며, 이 증상은 얼굴과 목 부위의 지루와 과도한 발한, 몸통과 사지의 발한 부재 등이다. 열에 대한 불내성, 변비, 불안, 우울, 수면장애, 연하곤란(삼킴곤란)도 파킨슨병의 신경내분비 증상이다. 장애는 서서히 진행되며, 환자는 더욱 경직되고 신체불구가 심해지며, 결국 ADLs에 대한 완전한 지원이 필요해진다.

진단적 검사

파킨슨병을 진단하는 특정 검사가 따로 있는 것은 아니다. 진단은 주로 장애의 임상적 특징을 기반으로 내려진다. 파킨슨병 확진을 위해 사용되는 진단적 검사와 검사실 검사에는 빈혈을 나타내는 CBC가 포함된다. 혈액 화학 수치는 낮은 알부민과 단백질 수준이 나타날 수 있다. 증상의 독성원인을 배제하기 위해 약물검사를 실시한다. EEG는 뇌의 느린 패턴과 전기적 활동의 혼란을 나타낼 수 있다. 상부위장관 계열에서는 공복 지연, 팽창 및 거대결장 등이 나타난다. 비디오투시검사 결과 삼킬 때 윤상인두 근육의 느린 반응이 보인다. 파킨슨병 진단은 항파킨슨병 약물로 개인의 증상이 호전될 때 확진된다.

관리

치료의 목적은 임상증상 완화, ADL을 수행하는 개인의 능력 향상 및 부상위험을 줄이는 것이다. 이는 환자의 기능수준을 최적화하기 위한 약물의 사용, 수술 및 재활과정을 통해 이루어진다. 파킨슨병 환자를 위한 고품질 치료를 위해서는 팀 접근방식이 필수적이다.

약물

약물은 주로 파킨슨병과 관련된 증상을 완화하는 데 사용된다. 사용되는 약물은 보조요법으로 사용되는 모노아민 산화효소억제제(MAOI), 기저핵에 도파민을 제공하는 도파민제, 중추신경계의 도파민을 활성화시키는 도파민작용제, 아세틸콜린의 방출을 차단하는 항콜린제제 등이다. 카테콜-O-메틸트란스퍼라제 억제제라고 불리는 새로운 종류의 약물이 뇌에서 도파민의 이용 가능성을 높이기 위해 도파민제와 함께 투여될 수 있다. 표 21.4에 파킨슨병 치료에 사용되는 약물이 정리되었다. 불행히도 이런 약물의 효과는 결국 감소한다. 항파킨슨 약물에 대한 개인의 변동 반응을 온-오프 반응이라 한다. 항우울제 특히 아미트립틸린은 파킨슨병과 관련된 우울증을 치료하는 데 사용된다. 프로프라놀롤은 진전 치료에 사용될 수 있다.

수술치료

약물치료에 반응하지 않는 환자에게는 파킨슨병 증상을 완화하기 위한 수술 절차가 사용된다. 수술 절차는 절제(파괴), 심부뇌자극(deep brain stimulation, DBS), 이식의 세 가지 범주로 나뉜다. 절제와 DBS는 도파민 고갈로 인해 증가된 신경활동을 감소시키는 역할을 한다. 태아 신경조직의 이식은 파킨슨병 환자의 뇌에 도파민 생성세포를 제공하도록 설계된다. 이 절차는 아직 실험 단계에 있다.

간호관리

간호진단

파킨슨병 환자의 우선순위 간호진단은 다음과 같다.

- 신체기동성 장애
- 언어적 의사소통 장애
- 영양불균형: 신체요구량보다 적음
- 상해의 위험

간호계획 및 간호결과

파킨슨병 환자의 예상되는 결과는 다음과 같다.

- 환자는 효과적인 의사소통 패턴을 유지할 것이다.
- 환자는 신체기능과 기동성을 유지하고 부상을 입지 않을 것이다.
- 환자는 개인 및 가족기능을 향상시키는 대처전략을 사용함으로써 효과적인 대처를 유지할 것이다.
- 환자는 활동에 참여하여 사회화를 유지할 것이다.
- 환자는 만족스러운 약물 효과를 말로 표현하고, 약물계획을 안전하게 관리할 것이다.

파킨슨병 환자를 위한 간호계획 및 예상되는 결과는 환자 상태의 변화에 따라 자주 수정해야 한다.

간호중재

간호관리에는 하루에 두 번 활성 운동범위 내의 운동 수행의 중요성과 하루에 최소 4회 걷기, 낙상과 관련된 부상을 방지하기 위해 권장되는 보조장치 사용의 중요성을 환자에게 교육하는 것이 포함된다. 파킨슨병은 안면근육, 입에 일반적인 기능 경축이 나타나므로 의사소통능력, 말하기 능력, 쓰기 능력을 사정해야 한다.

환자가 연하곤란을 겪는 경우 언어병리학자와의 상담이 필요하다. 영양상태 및 자가 식사능력의 평가는 흡인, 호흡기 합병증 및 영양불균형을 예방하는 데 중요하다. 또한 간

표 21.4 파킨슨병 치료에 사용되는 약물

약물분류와 예	작용	적응증	흔한 부작용	간호 시사점
항콜린제제				
트리헥시페니딜 벤즈트로핀	내인성 작용 억제 콜린계의 흥분효과를 차단하는 아세틸콜린 및 무스카린 작용제	떨림, 경축, 침흘림	구강건조, 변비, 시야흐림, 혼란, 환각	일반적으로 급성-각 녹내장 및 빈맥 환자에게는 금기이다. 복용량 조정기간 동안 맥박과 혈압을 관찰한다. 식사와 함께 관리한다. 약물을 갑자기 중단해서는 안 된다.
도파민제제				
아만타딘 카르비도파-레보도파	중추신경계에서 도파민 방출 유발	경축, 운동완만증, 떨림, 경축, 운동완만증	현기증, 운동실조, 불면증, 다리부종 체위성 저혈압, 오심, 환각, 근긴장이상, 운동이상증	환자의 체위저혈압을 모니터링한다. 취침시간에 투여하면 안 된다. 혈압을 모니터링한다. 탄력스타킹을 사용하여 정맥복귀를 증가시킨다. 환자의 소변정체도 관찰한다.
도파민작용제				
브로모크립틴 페르골라이드	중추신경계에서 도파민 수용체 활성화	증상의 변동, 운동이상증, 근긴장이상	환각, 정신적 안개, 기립성 저혈압, 혼돈 기립성 저혈압, 오심, 불면증	혈압과 정신상태를 모니터링한다. 혈압을 모니터링한다. 취침시간에 투여하지 않는다.
COMT				
톨카폰, 엔타카폰	도파민의 효과 향상	보조요법	설사, 간효소수치 상승 오심, 두통	간효소를 모니터링한다. 레보도파 부작용을 모니터링한다.
MAOIs				
셀레길린*	뇌의 화학적 부산물을 흑질세포 사멸을 예방하는 신경독소로 전환시키는 효소인 모노아민산화효소B를 억제한다.	보조요법	오심, 현기증, 혼돈, 환각, 구강건조	셀레길린이 레보도파의 효과를 증가시킬 수 있으므로 레보도파의 부작용을 모니터링한다.

*일연구에 의하면, 셀레길린과 병용한 레보도파는 초기의 경증 파킨슨병 치료에서 레보도파 단독치료보다 임상적 이점을 나타내지 않았다. 또한 이 두 약물을 함께 사용했을 때 사망률이 훨씬 높았다.

American Parkinson Disease Association. (2018). Medications for Parkinson's. Retrieved June 12, 2018 from https://www.apdaparkinson.org/what-isparkinsons/ treatment-medication/medication/; and, Burchum, J.R., & Rosenthal, L.D. (2019). Lehne's pharmacology for nursing care. St. Louis, MO: Elsevier.

호사는 수분과 덩어리 함량이 높은 음식을 섭취할 때 모니터링할 책임이 있다.

환자교육에는 다음이 포함된다.

- 영양실조, 낙상 및 기타 환경적 위험, 변비, 요실금으로 인한 피부손상, 관절경축에 대한 예방조치 교육
- 보행, 삼키기, 말하기 및 자기관리 향상을 위한 보행 훈련 및 연습 교육

지역사회 기관 및 자원에 대한 소개도 도움이 된다. 파킨슨병의 영향을 받는 개인 및 가족에게 적합한 자원으로 대한파킨슨병협회가 있다. 추가정보를 얻기 위해 적절한 인터넷 사이트의 권장사항도 도움이 된다. 간호사는 가족과 환자가 파킨슨병에 대해 질문할 때, 주치의와 소통하도록 장려하고, 약물의 효과와 부작용뿐만 아니라 증상을 추적할 수 있는 일기를 작성하도록 격려하여야 한다.

간호평가

파킨슨병은 완치가 되지 않는 진행성 말기질환이다. 따라서, 간호중재에 대한 평가는 가능한 한 오랫동안 기능을 유지하고 활동에 참여하는 데 초점을 맞추어야 한다. 평가는 손상되지 않은 피부, 적절한 체중, 효과적인 의사소통, 효과적인 대처 및 적절한 자기돌봄 활동에 대한 지식으로 확인되며, 기대되는 결과의 성취를 기록한 문서를 기반으로 한

다. 지속적인 치료와 재활에 가족구성원이 참여하는 것도 기록되어야 한다. 모든 교육과 마찬가지로 특정한 문제도 문서화된다.

뇌혈관사고

뇌조직에 정상적인 혈액 공급이 중단되면, 뇌혈관사고(cerebrovascular accident, CVA)(뇌졸중 또는 뇌발작)가 발생한다. 뇌혈관사고는 갑자기 발생하고 24시간 이상 지속되는 국소적 신경학적 결손을 생성하며, 영구적인 신경학적 결손 및 장애를 예방하기 위해 즉시 치료해야 하는 응급의료상황이다. 일과성 허혈발작(transient ischemic attack, TIA)은 동일한 증상이 나타나나 24시간 미만 동안 지속된다. 그러나 일과성 허혈발작을 경험하는 사람 중 약 1/3은 추후 뇌혈관사고를 겪을 수 있다.

뇌졸중의 경고신호는 특히 몸의 한쪽에서 얼굴, 팔 또는 다리의 갑작스러운 무감각이며, 갑작스러운 혼돈, 말하기 또는 이해하기 어려움, 한쪽 혹은 양쪽 눈으로 보는 것에 대한 갑작스러운 문제, 갑작스러운 보행장애 또는 현기증, 조정능력, 균형감의 상실, 원인 모를 갑작스러운 심한 두통 등이다(CDC, 2013; NINDS, 2013). 불행히도 뇌졸중의 재발은 빈번한데, 약 25%가 5년 이내에 재발한다(NINDS, 2013).

한국에서 뇌졸중은 세 번째로 흔한 사망원인이다(Kim et al., 2018). 통계청(2016)에서 보고한 2016년도 기준 사망원인통계에 따르면 뇌혈관질환으로 10만 명당 45.8명이 사망하였다. CDC는 뇌졸중의 60~75%가 65세 이상의 개인에게 발생하며, 그 위험은 55세 이후 10년마다 두 배로 증가한다고 보고하고 있다.

뇌혈관사고 생존자의 약 30~50%가 중등도에서 중증장애가 남는다. 흑인은 백인보다 뇌졸중에 걸릴 가능성이 더 높다. 아마도 그들이 고혈압과 당뇨병 발병률이 더 높기 때문일 것이다. 평생 뇌졸중에 걸릴 위험은 남성보다 여성이 더 높다(1:5에서 1:6) (WHO, 2012). 히스패닉계 미국인의 뇌졸중 발병률은 아프리카계 미국인과 백인 사이에 있다. 아메리칸 인디언과 알래스카 원주민은 다른 인종집단에 비해 뇌졸중에 걸릴 가능성이 더 높다. 모든 집단 중 아프리카계 미국인이 뇌졸중으로 사망할 가능성이 가장 높다(CDC, 2013).

1996년 미국에서 뇌혈관사고에 대한 대중의 인식을 높이기 위해 전국적인 캠페인이 시작되었다. 미국 국립신경질환뇌졸중연구소(national institute of neurological disorders and stroke, NINDS)는 급성 허혈성 뇌졸증(acute ischemic stroke, AIS)을 치료하고 접근하는 방식에 혁명을 일으킨 연구를 수행하였다(1996년 발표). 주요 변화는 AIS 징후 또는 증상이 시작된 후 3시간 이내에 혈전용해제(재조합 조직 플라스미노겐 활성화제; recombinant tissue plasminogen activators, r–TPA)를 사용하는 것이다. 이 연구에서 사망률과 이환률의 감소 결과는 대중에게 "뇌발작"과 관련된 일반적인 징후와 증상을 알리고 뇌졸중의 신속한 진단 및 조기치료를 위한 응급체계를 활성화하기 위한 캠페인에 불을 붙였다(NINDS, 2013). 2004년 이후, MERCI Retrieval System이 IV–tPA 후 3시간을 초과하거나 반응이 없는 환자에게 사용되었다. 이것은 혈전 주위를 감싸 제거하는 코르크 나사 모양의 장치이다. 2008년 식약청(food and drug administration, FDA)의 승인을 받은 Penumbra system은 흡인을 사용하여 혈전을 잡아내는 방식이며, 성공적으로 사용되었다. NINDS는 출혈성 뇌혈관사고로 인한 혈전 제거 및 치료를 돕기 위해 계속해서 새로운 치료법을 연구, 조사하고 있다(NINDS, 2013).

뇌경색의 근원은 허혈성 또는 출혈성이다. 뇌는 혈액 공급 감소에 매우 민감하다. 결과적으로 대뇌혈류가 신경세포의 생존력을 유지하기에 불충분한 수준으로 감소하면 저산소상태가 된다. 저산소상태는 조직허혈과 부상으로 이어진다. 단기 허혈은 일과성 허혈발작을 초래하며, 장기 허혈은 영구적인 경색(대뇌세포의 죽음)을 유발한다. 허혈로 인해 발생하는 세포 상황은 세포막을 변화시킨다. 결과적으로 세포막의 분극화가 변화하여 칼슘이 세포로 유입되고 세포의 대사가 변한다. 그 다음 글루타메이트가 방출되어 전해질의 세포 투과성을 변화시킨다. 전해질은 세포의 대사율을 변화시키며, 세포성 산증, 젖산 생성, 혈관 확장 및 세포 저산소증을 유발한다. 지속적인 무산소 상황은 뇌조직의 경색과 돌이킬 수 없는 신경손상으로 이어진다. 경색이 발생하면 그 영향을 받은 뇌가 부드러워지고 액화된다.

뇌경색의 정도는 폐쇄된 혈관의 위치와 크기, 폐쇄된 혈관이 공급하는 영역의 곁가지 순환의 적절성과 같은 요인에 따라 달라진다. 무산소 상태 3~10분 이내에 세포사와 영구적인 변화가 발생할 수 있다. 허혈성 뇌졸중이 가장 흔하게 발생하는 혈관은 중간대뇌동맥과 척추뇌기저동맥이다. 50mmHg 이하의 평균 동맥압은 뇌관류에 영향을 미칠 수 있다(NINDS, 2013).

혈전성 뇌졸중의 증상은 갑작스럽지만 전형적으로 몇 분에서 몇 시간에 걸쳐 점진적으로 진행된다. 혈전성 뇌졸중이 진행되면서, 뇌졸중 진전으로 알려진 증후군이 발생할 수 있다. 완전 뇌졸중은 최대 신경학적 결손이 초래된 뇌혈관사고이다.

위험요인

뇌혈관사고의 위험요인은 유전, 생활양식 양쪽에서 많이 찾을 수 있다. 유전적 요인으로 낫적혈구병이 있다. NINDS는 평생 동안 뇌졸중에 걸리기 쉬운 지표로 유전체와 생물표지자를 계속 연구하고 있다. 생활양식 위험요인은 고혈압, 당뇨병, 흡연과 죽상경화증, 비만, 신체활동 저하로 인한 심장질환 등이 있다. 또 다른 위험요소는 심방세동이다(NINDS, 2013).

뇌혈관사고는 허혈성 뇌졸중과 출혈성 뇌졸중의 두 가지 주요 병리학적 결과로 인해 발생한다. 허혈성 뇌졸중은 혈전성 뇌졸중, 심장성 색전뇌졸중 및 열공뇌졸중으로 세분화된다. 허혈성 뇌졸중의 가장 흔한 원인은 죽상경화증, 염증성 질환과정 및 뇌 외부 또는 심혈관계에서 떨어져나가는 혈전이다. 출혈성 뇌졸중은 출혈부위에 따라 지주막하 출혈과 뇌내 출혈로 구분된다. 출혈성 뇌졸중의 가장 흔한 원인은 고혈압, 동맥류 파열, 혈관기형, 종양 내로의 출혈, 출혈장애나 항응고로 인한 출혈, 두부외상 및 불법약물 사용 등이다.

뇌졸중으로 인한 사망률은 지난 20년 동안 많은 선진국에서 점차 감소하고 있다. 1996년 NINDS에서 시작된 공격적인 캠페인은 일반 대중에게 뇌졸중의 위험요인과 예방책을 교육하여 사망률을 낮추는 중추적인 역할을 하였다.

변경 불가능한 위험요소와 변경 가능한 위험요소 모두 뇌혈관사고와 관련이 있다. 수정 불가능한 위험요소는 성별, 나이, 인종 및 유전 등이다. 이러한 영역에 변화를 줄 수는 없지만, 뇌졸중과의 연관성에 대한 인식은 이차 예방과정에서 환자의 참여를 향상시킨다. 고령은 뇌졸중의 가장 중요한 위험요소 중 하나이다. 변경할 수 있는 위험요인은 고혈압, 당뇨병, 심혈관질환, 비판막성 심방세동, 혈중 지질이상, 흡연, 물질남용(특히 코카인), 비만, 앉아 있는 생활방식, 높은 스트레스 수준, 이전 뇌혈관사고 혹은 일과성 허혈발작, 과다 음주, 갑작스러운 항고혈압제 중단(출혈성 뇌졸중 유발) 등이다. 생활양식 변화를 통해 변경 가능한 위험요인을 줄이거나 제거할 수 있다. 고혈압은 허혈성 뇌졸중과 출혈성 뇌졸중 양쪽에서 가장 중요한 변경 가능한 위험요인이다. 표 21.5에 뇌졸중 예방 수준이 요약되어 있다.

표 21.5 뇌졸중 예방수준

수준	예방 단계
1차 예방	이상적인 체중을 유지한다. 콜레스테롤 수치를 관리한다. 담배를 끊는다. 알코올 섭취를 줄인다. 불법 약물을 제거한다.
2차 예방	혈압을 철저히 관리한다. 당뇨병을 효과적으로 관리한다. 심혈관질환, 일과성 허혈성 발작 및 심방세동을 즉시 치료한다.
3차 예방	재활 프로그램을 일찍 시작한다.

임상양상

일과성 허혈발작의 특정 임상증상은 관련된 혈관, 혈관 막힘 정도 및 부수적인 혈액 공급에 따라 다양하다. 경동맥계와 연관이 있으면, 시력이 흐려지고 점진적인 시각장애, 섬광 및 두통이 발생한다. 후방체계와 관련된 경우, 증상은 이명, 현기증(어지러움), 양측 감각 및 운동 증상, 복시, 안면쇠약 및 운동실조 등이다.

혈전성 뇌졸중의 조기경고징후는 일시적인 편마비, 언어상실, 신체의 한쪽에 나타나는 감각이상(비정상적인 감각)이며, 몇 분에서 24시간 미만으로 지속된다. 이는 일과성 허혈발작으로 간주된다. 고혈압 환자의 뇌출혈에 선행되는 일반적인 징후와 증상은 심한 후두 혹은 목덜미(목 뒤) 두통, 현기증 또는 실신(기절), 감각이상, 일시적인 마비, 코피(비출혈) 및 망막출혈 등이다.

뇌졸중에서 흔히 나타나는 소견은 두통, 구토, 발작, 정신상태 변화(혼수상태 포함), 열, ECG 변화(예: T파 변화, P–R 간격 단축, Q–T 간격 연장, 조기 심실수축, 부비동 서맥, 심실성 빈맥, 심실위 빈맥) 등이다.

임상양상은 연관된 대뇌혈관에 따라 다르다.

- 내부 경동맥: 팔, 다리와 얼굴의 반대측 운동 및 감각 결손이 나타난다. 우성 대뇌반구의 뇌혈관사고에서는 실어증이 발생한다. 비우성 대뇌반구 뇌혈관사고에서는 실행증, 실인증 및 동측반맹(각 눈의 시야 절반이 손실됨)뿐 아니라 편측 무시가 발생한다.
- 중간대뇌동맥: 졸음, 혼미, 혼수상태, 반대쪽 편마비 및 팔과 얼굴의 감각결손, 실어증 및 동측반맹이 나타난다.
- 전방대뇌동맥: 반대쪽 쇠약 또는 마비, 발과 다리의 감각 상실, 의사결정 및 자발적 행동능력 상실, 요실금
- 척추동맥: 얼굴, 코 또는 눈의 통증, 얼굴 동측의 쇠약감 또는 무감각, 보행 문제, 연하곤란 및 구음장애(말하기 어려움)

진단적 검사

허혈성 뇌혈관사고의 특징은 24시간 지속되는 임상증상이다. 따라서 즉각적인 진단과 치료가 부상 및 합병증의 진행을 줄이는 데 중요한 역할을 한다. 영상기술이 발전하면서, 주요 증상이 있는 개인은 두부의 비조영 CT, 표준 MRI 또는 확산가중 MRI, 확산강조영상(diffuse-weighted imaging, DWI)검사를 받는다. 마지막 단계의 이 검사는 부상이나 경색이 발생하기 전에도 초기 변화의 징후를 제공한다. DWI는 뇌혈관사고의 조기 발견 및 치료를 위한 유용한 검사도구이다. 관류 영상으로 보이는 확산강조영상은 진단의 정확도를 향상시킨다.

출혈성 뇌졸중과 허혈성 뇌졸중 사이에 정확한 진단을 내리는 것이 중요하다. 조영제를 사용하지 않는 CT의 성능은 뇌졸중 유형을 결정하는 첫 단계이다. 심혈관질환과 뇌졸중 사이의 강한 상관관계로 인해 ECG도 필수적이다. 심장색전증 또는 판막질환과 관련된 심장비대와 같은 공존장애를 배제하기 위해 흉부방사선 촬영 및 심장 모니터링이 권장된다. 권장되는 추가 검사는 혈액학적 기능 검사, 전해질 및 포도당 수치, 간 및 신장 기능검사 등이다. 지주막하 출혈이 의심되나 CT에서 소견이 보이지 않으며, 요추천자를 하고, 환자에게 대발작 증상이 있으면, EEG를 찍는다.

관리

의학적·약리학적 치료

약물요법의 발전으로 허혈성 뇌졸중 환자는 뇌혈관사고 발병 후 3시간 이내에 혈전용해제를 투여받는다(ASA, 2013). r-TPA를 사용하기 전에 조영제 없이 CT로 허혈성 뇌졸중을 확인하는 것이 우선된다. 미국심장협회/뇌졸중협회는 급성 허혈성 뇌졸중 환자에게 r-TPA 요법을 적용하는 혈전용해 지침을 수립하였다(박스 21.7). 이 치료법의 바람직한 효과는 혈전을 용해시키고, 손상된 뇌조직을 재관류하는 것이다. r-TPA를 투여받는 환자에게 치료 후 최소 24시간 동안 항응고제, 항혈소판제 또는 모든 유형의 항혈전제를 투여하면 안 된다.

> **박스 21.7 혈전 용해 지침**
>
> 미국심장협회(AHA)와 미국뇌졸중협회(ASA)에서 제시한 3시간 이내에 r-TPA를 투여하기 위한 지침은 다음과 같다:
> - 측정 가능한 신경학적 결손을 유발하는 허혈성 뇌졸중 진단
> - 자연적으로 사라지지 않는 신경학적 징후
> - 경미하고 고립되지 않은 신경학적 징후
> - 지주막하 출혈을 암시하지 않는 증상
> - 치료 시작 전 3시간 이내에 증상 발생
> - 지난 3개월 동안 두부외상 또는 이전 뇌졸중 병력 없음
> - 이전 3개월 동안 MI 없음
> - 지난 21일 동안 GI/GU 출혈 없음
> - 이전 7일 동안 압축을 하지 않은 부위에 동맥천자 없음
> - 이전 14일 동안 큰 수술 없음
> - 이전 두개 내 출혈의 병력 없음
> - 수축기 혈압은 185mmHg 미만, 이완기혈압은 110mmHg 미만
> - 급성 외상 또는 출혈의 증거 없음
> - 경구용 항응고제를 복용하지 않았고, INR 1.7 미만
> - 48시간 이내에 헤파린을 복용한 경우, 정상적으로 활성화된 프로트롬빈(aPT) 시간
> - 100,000/μL 이상의 혈소판 수
> - 50mg/dL (2.7 mmol) 이상의 혈당
> - 발작후 잔여손상이 있는 대발작 없음
> - CT 소견상 다엽경색의 소견이 없음(1/3 반구에 대한 저밀도)
> - 환자와 가족은 치료의 잠재적인 위험과 이점을 이해하고 있음

뇌혈관사고 환자 치료에 사용되는 약물은 다음과 같다.

- 고콜레스테롤이 있을 때 아토바스타틴 칼슘
- 강직을 나타낼 때 바클로펜
- 상지 강직과 요실금 시 오나보툴리눔톡신A(보톡스)
- 가성구(연수) 효과에는 취화수소산 덱스트로메토르판, 퀴니딘황산염
- 혈전위험 감소를 위해 항응고제
- 혈소판이 서로 달라 붙는 것을 방지하는 항혈소판제
- 혈압을 낮추는 앤지오텐신 II 수용체 길항제

수술 처치는 다음과 같다.

- 동맥내막절제술
- 두개 내 외우회로조성술
- 동정맥 기형 관리
- 뇌동맥류 관리
- 두개 내 출혈 관리 및 혈종 사출

간호관리

간호진단

뇌혈관사고 노인의 간호진단은 다음과 같다:

- 출혈, 두개내압 증가 또는 두 가지 모두로 인한 비효과적 뇌조직관류의 위험
- 정신상태의 변화로 인한 비효과적 호흡양상
- 근긴장도 상실, 기도 보호 및 연하곤란으로 인한 흡인의 위험
- 팔과 다리의 쇠약 또는 마비(반신불완전마비 또는 편마비)로 인한 신체기동성 장애
- 언어중추의 변화와 관련된 실어증, 구음장애로 인한 언어적 의사소통 장애
- 대발작 또는 편마비로 인한 상해의 위험
- 장시간 부동으로 인한 피부통합성 장애
- 부동으로 인한 배뇨장애
- 뇌혈관사고의 이차적인 손상으로 인한 음식 섭취, 목욕, 옷 입기, 용변 자기돌봄 결핍
- 약물 사용, 재활 및 뇌혈관사고의 장기치료에 대한 노출 부족으로 인한 건강 교육의 필요성

간호계획 및 간호결과

뇌혈관사고 노인에게 기대되는 결과는 다음과 같다.

- 환자는 사망하지 않을 것이다.
- 환자는 최소한의 잔류 결손과 합병증을 나타낼 것이다.
- 환자의 두개내압 상승이 줄어들 것이다.
- 환자는 뇌졸중의 진전, 확장 또는 완성을 겪지 않을 것이다.

간호중재

초기 간호중재는 두개내압의 추가 상승을 방지하기 위해 환자의 자세를 30~45° 각도로 잡아주는 것이다. 이 자세는 신경학적 결함이 있는 환자의 기도를 관리하거나 보호하는 데 도움이 된다. 활력징후 관찰은 간호사가 두개내압 징후를 감지하고 혈압을 효과적으로 관리하는 데 도움이 된다. 간호사는 수두증, 혈관연축, 신경학적 변화의 증가 등의 합병증 징후를 지속적으로 관찰해야 한다.

추가적인 간호중재는 다음과 같다.

- 영향을 받지 않은 쪽에는 능동적인 운동범위를 장려하고, 이환부위는 수동적 운동범위를 격려한다.
- 2시간마다 환자를 확인한다.
- 하지에 부동으로 인한 혈전정맥염이 있는지 관찰한다.
- 영향을 받지 않은 팔로 ADLs을 하도록 격려한다.
- 환자에게 먼저 이환부위 쪽의 옷을 입도록 가르친다.
- 환자가 연하능력의 평가를 성공적으로 마친 후에 구강섭취를 재개하도록 한다. 환자에게 오트밀과 같은 농도의 걸쭉한 액체나 음식이 필요할 수 있으며, 영향을 받지 않은 입 쪽으로 씹어야 한다. 이를 연하곤란 식이요법이라 한다.
- 재활을 위해 작업 및 물리치료사와 협력한다.
- 실어증 환자와는 다른 의사소통방법을 시도한다.
- 동측반맹이 있는 환자가 머리를 좌우로 돌려 시야를 충

가정간호

1. 감각운동기능을 평가한다. 이 기능의 감소는 노인에게 가장 두드러진 변화이며, 반응시간 지연과 같은 다른 변화의 원인이 될 수 있다.
2. 기억장애는 칩거노인을 교육하는 것에 대해 절충안이 요구되므로, 간호사는 대안적인 접근방식을 사용하고 돌봄을 제공하는 가족과 지인의 도움을 받아야 한다.
3. 감정조절 장애, 주도성의 감소, 위축 및 기타 변화의 징후를 평가한다. 이는 뇌기능장애의 초기 징후일 수 있다.
4. 사고과정의 변화는 인지능력 저하 또는 인지기능장애와 함께 발생하며, 두 가지 모두 치매, 우울증, 섬망 또는 기억장애를 동반하는 칩거노인에게 발생한다.
5. 검사실검사 결과를 해석하고 의사에게 비정상 결과를 알릴 때 노화의 영향을 고려해야 한다.
6. 돌봄제공자에게 약물, 특히 치매로 인한 증상관리에 사용되는 진정제와 항우울제의 복용량과 부작용에 대해 교육한다.
7. 돌봄제공자에게 행동문제와 돌봄제공자 스트레스를 관리하는 방법을 알려준다.
8. 사회복지사의 도움으로 돌봄제공자 및 치매 환자를 위한 지역사회자원을 평가한다.
9. 안전위험에 대해 인지장애가 있는 노인의 가정환경을 평가하고 돌봄제공자에게 확인된 위험을 줄이고 제거하기 위한 팁과 전략을 제공한다.

분히 확인함으로써 결함에 적응하도록 교육한다.

- 또한 간호사는 환자와 가족에게 다음 주제로 교육해야 한다.
  - 뇌혈관사고와 뇌혈관사고 예방
  - 지역사회자원
  - 신체적 치료 및 심리사회적 지원의 필요성
  - 약물

간호평가

환자의 진행과정은 조금씩 증가하며, 중재는 환자의 목표 달성에 따라 수정된다. 평가기준은 다음과 같다.

- 대뇌조직 관류의 유지 및 개선
- 호흡기 합병증 예방
- 음식, 액체 및 분비물 흡인 방지
- 구축 예방
- 사지 이환부위의 부종 예방
- 피부통합성 유지
- 독립성 달성
- 통증 관리
- 의사소통, 감정 표현 및 타인 이해능력 향상
- 변실금, 요실금 예방
- 정상적인 배뇨양상 확립
- 감각적 결손과 신체적·지적 손실에 대한 보상
- 재활과정에 가족구성원 참여시키기

불안

불안은 노화로 인해 감소하지 않지만, 많은 노인이 신체적 질환에 더 집중하고 불안감을 보고하지 않는다. 범불안장애(generalized anxiety disorder, GAD)의 유병률은 10~20%로 노인에게 흔하다. 범불안장애의 전형적인 증상은 대부분의 깨어있는 시간 동안의 만성 걱정, 안절부절못함, 피로, 집중력 감소, 과민성, 근육긴장, 수면장애 등이다. 또한 고령자에게는 신체적 증상(빈맥, 발한, 근육긴장)이 나타날 수 있다.

노인의 불안장애는 특정 사건이나 환자에게 위협적인 것으로 보이는 일반적인 변화양상으로 발생할 수 있다. 그러한 변화는 건강 저하, 질병, 재정적 부담, 삶의 변화 가능성, 의미있는 사람의 죽음, 독립성의 상실 등이다. 은퇴는 종종 노인의 불안장애 발생과 관련된 변화이다.

간호관리

간호사정

불안장애가 있는 노인 환자는 대체로 간호사가 광범위하게 탐색하지 않아도 자신의 불안을 묘사할 수 있다. 또한 서성거리거나 과민함, 안절부절못하는 등의 행동단서를 나타낸다. 간호사는 수면습관과 식욕, 우울증의 유무, 불안에 수반될 수 있는 신체적 통증에 대한 불평과 같은 연관된 변화 역시 사정해야 한다.

불안을 경험하는 노인은 신체적 불편감을 보일 수 있다. 이는 불안감이 신체에 미치는 영향이거나 환자가 정신건강 문제를 보고하기보다는 신체건강 문제를 표현하는 것을 더 익숙해하기 때문이다. 간호사가 환자의 신체적 문제를 불안과 관련이 있다고 여기는 경우 불안에 대해 철저하게 사정해야 한다.

간호진단

불안장애가 있는 노인의 간호진단은 다음과 같다.

- 상황적 위기로 인한 불안
- 지각된 취약성으로 인한 비효과적 대처

간호계획 및 간호결과

예상되는 결과는 다음과 같다.

- 환자는 자신의 불안과 대처양상을 식별한다.
- 환자는 심리적·생리적 편안함의 증가를 보고한다.
- 환자는 문제를 해결하고 자기관리 요구를 충족하는 능력으로 입증된 효과적인 대처기술을 나타낸다.
- 환자가 적절한 이완기술의 사용을 보여준다.

간호중재

간호사는 여러 방법으로 불안을 경험하는 노인에게 중재를 제공할 수 있다. 환자가 자신의 "최악의 시나리오"를 검토한다면 여기에 도움을 줄 수 있다. 최악의 상황에 대처할 수 있는 전략을 개발함으로써 환자는 현재 상황에 대처할 수 있는 능력이 증가한다고 느낄 수 있다. 점진적 근육이완요법, 호흡기술, 음악의 치료적 사용, 운동과 같은 이완기법은 환자가 가장 고통스러워하는 급성 불안상태 완화에 유용하다. 간호사는 환자가 초기에 느끼는 불안을 식별하는 방법을 배우게 하여 불안의 수준을 낮추는 조치를 취하도록 해야 한다. 가족교육은 환자가 지지체계를 얻는 데 도움이 된다. 중등도에서 공황 수준의 불안을 경험하는 환자에게 항불안제 치료가 필요할 수 있다. 불안의 결과로 계속해서 고통받는 환자는 심리치료를 고려해야 한다. 행동수정요법은 공포장애에 특히 효과적이다.

간호평가

간호사는 예상되는 결과를 달성하기 위해 진행상황을 관찰하고 그 결과를 문서화하여 불안을 경험하는 환자에게 제공된 치료를 평가할 수 있다. 모든 건강교육은 환자가 이완기법을 사용하고 건설적으로 문제를 해결하는 데 있어 분명히 효과적이다.

조현병

조현병은 현실에 대한 인식의 변화, 사고과정(형태와 내용 모두)의 변화, 환자의 ADLs 및 직업기능, 사회적 기능의 저하를 특징으로 하는 사고장애이다. 조현병의 발병은 일반적으로 10대 후반에서 30대 중반 사이에 발생하나 드물게 45세 이후에도 발병할 수 있다(APA, 2013).

일반적으로 조현병을 앓고 있는 노인 환자는 오랫동안 이 질환을 겪었지만, 노화과정 스트레스와 더불어 조현병 증상이 더 악화될 수 있다. 이런 현상은 망상과 환각을 포함할 가능성은 더 높은 반면, 혼란과 음성증상의 가능성은 적다.

간호관리

간호사정

조현병 진단을 받은 대상자의 사정과정에 대한 전반적인 검토를 위해서는 일반 정신간호학 교재를 참조한다.

간호진단

조현병이 있는 노인에게 적합한 간호진단은 다음과 같다.

- 정신상태 변화로 인한 사회적 상호작용 장애
- 현실과의 무의식적인 갈등으로 인한 불안
- 비현실적인 지각으로 인한 비효과적 대처
- 심리적 상태로 인한 수면양상 장애

간호계획 및 간호결과

조현병은 악화 및 완화 기간을 보이는 질병이다. 조현병 환자를 위한 간호중재의 목표는 치료보다는 안전하고 효과적인 치유이다. 간호사가 노력해야 하는 환자의 목표는 증상 감소와 삶의 질 향상이다. 또 다른 목표는 환자의 불안 감소(불안은 일반적으로 조현병 증상을 악화시킴), 환자와의 치료적 관계 구축, 치료의 연속성 제공, 환자의 기능과 경험을 향상시키기 위해 가족과 친구의 지지를 이끌어내는 것이다. 예상되는 결과는 다음과 같다.

- 환자는 의미 있는 사람의 지지에 기반하여 신뢰관계를 발전시킨다.
- 환자는 상담자와의 주간 미팅에서 알 수 있듯이 정신건강의료인과의 접촉을 유지한다.
- 환자는 환각을 다루는 방법을 시연할 뿐 아니라 환각과 고통의 감소를 말로 표현하는 것에 기반하여 환각과 스트레스의 감소를 경험한다.
- 환자가 밤새 수면을 취하거나 수면을 취한 후 안정된 느낌을 말로 표현한 것에 기반하여 적절한 수면을 취한다.

간호중재

조현병이 있는 노인을 위한 간호중재는 ADLs, 영양, 위생, 건강증진 및 현실 지남력 유지에 대한 포괄적인 접근으로 구성된다. 조현병 환자를 위한 더 자세한 간호중재는 일반 정신간호학 교재를 참조한다. 조현병 노인을 돌보기 위한 가장 필수적인 중재는 적절한 가족 또는 사회적 지지 제공, 환자 증상에 대한 반응, 적절한 접촉기술의 사용, 공격적인 행동에 대한 조치 등이다.

환자가 환각이나 망상을 나타낼 때(언어적 혹은 비언어적), 간호사는 그들의 지각 경험이 현실인지 아닌지를 논하는 것이 아니라 그들의 감정에 반응하는 데 집중해야 한다. 예를 들어, 환자가 TV에서 자신의 생각을 방송하고 있다고 말한다면, 간호사는 "TV에서 그렇게 할 수 없다는 거 D씨는 이미 알고 계시지요."라고 말하기보다는 "정말 무섭겠어요."라고 반응해야 한다. 환자가 지각하고 있는 내용을 논하려고 한다면, 불안은 더 커지게 된다. 환자와 대립하는 대신 환자의 관심사를 바꾸는 것이 도움이 될 수 있다.

조현병 환자는 간호사의 접촉을 자신을 해하거나 위협하는 것으로 쉽게 오해할 수 있다. 그러므로 간호사는 특정 목적에 대해 환자의 허락을 받고 환자를 만져야 한다.

조현병 노인은 때때로 자신이나 타인에게 위험을 초래할 수 있다. 간호사는 각 환자가 나타내는 위험 수준을 사정해야 한다. 사정 결과 환자의 공격 가능성이 확인되면, 간호사는 환자의 분노를 줄이고 환자 자신과 타인에게 안전을 제공하기 위한 조치를 취해야 한다.

간호평가

평가는 이미 확인된 예상 결과의 달성을 기반으로 한다. 질환의 특성상 간호사가 환자와 관계를 설정하는 것이 어려울 수 있다. 그러므로 간호사는 돌봄을 제공하는 동안 절망감과 좌절감을 느끼며, 부적절하다고 느낄 수 있다. 조현병 환자를 위해 쉽게 성취 가능하고, 구체적인 단기 목표를 설정하는 것이 도움이 될 수 있다. 간호사는 목표 달성을 위한 진행과정과 이미 성취된 안전 수준에 관한 내용을 문서화할 책임이 있다.

망상장애

망상장애는 괴상하지 않은 망상을 나타낸다(괴이하지 않은 망상의 예는 자신이 경찰의 감시를 받고 있다는 잘못된 믿음을 가진 사람을 들 수 있다. 기괴한 망상의 예는 자신의 신체기관이 제거되어 타인의 기관으로 대체되었다는 생각이다.) 망상을 제외한 환자의 다른 생각은 비교적 정상이다. 환각은 거의 발생하지 않는다. 이런 환자는 일반적으로 항정신병 약물에 잘 반응하지 않는다.

망상의 주제에 따라 다음 유형이 결정된다(APA, 2013).

- 색정 유형: 일반적으로 더 높은 지위의 다른 사람이 개인을 사랑하고 있다는 망상
- 과대 유형: 부풀려진 가치, 힘, 지식, 정체성 또는 신이나 유명인과의 특별한 관계에 대한 망상
- 질투 유형: 자신의 성파트너가 성실하지 않다는 망상
- 피해 유형: 어떤 사람(혹은 그 사람과 가까운 사람)이 어떤 방식으로든 악의적인 대우를 받고 있다는 망상
- 신체 유형: 신체적 결함이나 일반적인 의학적 상태가 있다는 망상
- 혼합 유형: 위에 언급된 것 중 하나 이상의 특징적인 망상이 있으나 우세한 주제는 없다.
- 불특정 유형

지적 장애

지적 장애는 평균 이하의 지적 기능을 특징으로 한다. 발병은 18세 이전이며, 삶의 요구에 대처하고 독립적으로 기능하는 대상자의 능력 변화를 동반한다(APA, 2013). 의사소통, 자기관리능력, ADL 수행, 대인관계, 직업기능, 건강 및 안전행동과 같은 환자의 기능은 모두 정신지체의 영향을 받는다. 지적 장애는 여러 원인이 존재한다. 지적 장애가 있는 환자의 기능은 말년을 포함하여 평생 동안 영향을 받게 되며, 이들은 감정상태의 변화에 더 취약하다.

간호관리

간호사정

환자의 기능 수준을 결정할 수 있는 변수를 평가하여 환자의 웰빙을 향상 또는 저하시키는 정도를 결정해야 한다.

간호진단

지적 장애가 있는 노인에게 내릴 수 있는 가장 흔한 간호진단은 발달지연의 위험이다. 이는 망상, 주의력 감소 또는 문제해결능력 손상 등으로 나타날 수 있다. 이 진단은 지적 장애 노인이 함께 살아가는 데 있어 지속적인 도전이 된다. 지적 장애가 있는 노인에게 흔히 내려지는 다른 간호진단은 자기돌봄 결핍과 자신 및 타인에 대한 폭력의 위험이다.

간호계획 및 간호결과

단기 및 장기 목표를 계획할 때 간호사는 환자의 지적 능력에 맞게 치료계획을 맞춤화해야 한다. 환자가 자신의 치료를 이해하고 치료에 참여할 수 있도록 돕기 위해 일상적인 중재에 대한 적응이 필요하다. 환자의 지적 기능을 연령 수준에서 아는 것이 유용할 수 있으며, 그에 따라 중재가 조정될 수 있다. 예상되는 결과는 다음과 같다.

환자는 분노와 좌절감을 전달하고, 감정에 대처하는 방법을 적절히 사용하고, 적절한 자제력을 나타내는 능력에 기반하여, 자신의 안전을 유지하는 능력을 보여준다.

환자는 최소한의 감독으로 정기적이고 일관된 적절한 자기관리활동을 나타냄으로써 제한범위 내에서 독립적으로 자기관리할 수 있는 능력을 나타낸다.

간호중재

지적 장애 노인을 돌보는 데 특히 유용한 간호중재는 주로 지적 기능 수준에 맞게 돌봄일상을 맞춤화하는 것이다. 환자와 대화할 때 간호사는 명확하고 단순한 지침을 사용해야 한다. 의료인은 지적장애가 있는 환자의 부모 역할을 하게 될 수 있다. 이 역할은 환자가 평생 동안 지속적으로 의존하기 때문에 이런 환자에게는 해결하기 어려운 문제이다. 평생 동안 환자를 돌보아 왔던 부모나 다른 가족에게 장애가 발생하거나 고인이 된 경우 특히 그렇다. 따라서 신체적 문제뿐 아니라 지적 장애가 있는 많은 노인이 돌봄을 받기 위해 요양시설에 입소하게 된다.

간호평가

지적 장애가 있는 노인 환자에게 제공되는 돌봄을 평가할 때, 간호사는 이 집단에서 간호 초점을 확대해야 할 필요성을 인식해야 한다. 특히 지역사회 환경에서 간호연구 및 서비스를 위한 기회는 다양하고 풍부하다. 문서화의 초점은 기대되는 결과의 성취와 지적 장애에 겹쳐진 연령 관련 변화에 적응하는 부분이다.

약물관리

정신작용 약물

노인이 사용하는 두 번째로 흔한 약물 유형은 향정신성 약제이다. 이 약물은 환자의 뇌기능, 행동 또는 경험에 영향을 미친다. 노인에게 약물의 흡수, 분포, 신진대사 및 배출의 변화뿐 아니라 약물이 영향을 미치는 중추신경계 신경전달물질과 수용체의 변화가 나타난다. 그러므로 적절한 약물사용에 대한 적응증 및 금기와 관련된 변화가 있을 수 있다.

과거에는 장기요양시설 거주자에게 향정신성 약물이 일반적으로 사용되었다. 이러한 사용은 종종 부적절하거나 과도하였다. 1987년에 미국에서 향정신병 약물의 부적절한 사용을 줄이기 위해 연방규정(옴니버스 예산조정법)이 제정되었다. 그 이후 장기요양시설 거주자의 항정신병 약물 사용빈도가 이에 상응하는 감소를 보였다. 장기요양시설 거주자에게 적절한 향정신성 약물은 Drinka (1993)가 3Ds로 설명하였다: 거주자 혹은 타인에 대한 위험(danger), 거주자의 고통(distress), 기본적인 돌봄을 방해하는 거주자의 기능부전(dysfunction).

노인 환자를 위한 약물관리의 주요 목표는 부작용이 가장 적은 최저 유효용량을 찾는 것이다. 향정신성 약물이 노인에게 사용되는 경우 약물-약물 간의 상호작용, 약물-식품 상호작용, 약물 비순응 문제, 물질 남용 및 의존성 문제를 인식하는 것이 중요하다. 노인에게 사용되는 항불안제, 항우울제, 항조증약물, 항정신병 약물 및 기타 향정신성 약물의 영향이 이 부분에서 논의된다.

항불안제

항불안약물은 항불안제라고도 불린다. 과거에는 불안에 바르비투르염을 주로 사용하였으나, 지금은 벤조디아제핀(Benzodiazepine, BZs)이 바르비투르염에 비해 안전성이 향상되었으므로 이를 주로 사용한다. 벤조디아제핀의 장기간 사용(대체로 1~2개월 이상으로 정의)으로 환자가 의존성이 생길 위험이 있으며, 벤조디아제핀은 특히 진정제 및 알코올과의 잠재적인 부작용이 있다. 벤조디아제핀의 두 가지 광범위한 범주는 단기작용 벤조디아제핀(예: 알프라졸람, 로라제팜, 옥사제팜)과 지속성 벤조디아제핀(예: 디아제팜, 클로르다이아제폭사이드, 클로나제팜)이다. 단기작용 제제가 진정 및 우울로 이어지는 축적 가능성이 낮으므로 노인에게 선호된다.

불안감 조절을 위해 벤조디아제핀이 사용된다면, 벤조디아제핀은 가능한 한 가장 짧은 시간 동안 낮은 용량으로 적용되어야 한다. 벤조디아제핀이 사용되는 동안 불안의 원인을 평가하고 해결해야 한다. 알프라졸람은 노년층의 공황증상에 장기간 사용할 수 있지만, 대부분의 벤조디아제핀 약물은 30일 미만으로 적용되어야 한다. 벤조디아제핀을 장기간 사용하면, 환자는 대발작만큼 심한 금단증상을 경험하게 된다. 약물 중단 시에는 반동불안 증상을 예방하기 위해 약물을 서서히 감량한다. 노인에게 해당되는 우려는 벤조디아제핀이 수면무호흡증을 악화시킬 수 있다는 것이다. 따라서, 벤조디아제핀을 사용하기 전에 노인의 수면양상(특히 코골이)의 변화를 평가하여야 한다.

항불안제가 필요한 노인에게 벤조디아제핀 외의 다른 선택이 있을 수 있다. 부스피론은 벤조디아제핀이나 알코올과 의존성 또는 상호작용을 일으키지 않는 화학적으로 독특한 구조의 항불안제이다. 이 약물의 결함은 약물작용의 시작이 느리며(주로 최대 2주), 이로 인해 환자의 약물순응이 제한적인 경향이 있다. 간호사는 부스피론의 느린 효과에 대한 환자 교육에서 중요한 역할을 하고, 환자의 약물처방에 대한 순응과 노인의 불안을 줄이는 안전한 선택을 할 수 있도록 도움을 제공한다. 노인의 불안 관리에 사용되는 또 다른 약물은 항우울제, 프로프라놀롤과 같은 베타차단제이다.

항우울제

항우울제는 모노아민산화효소 억제제(MAOIs), 삼환계 항우울제(TCA)와 선택적 세로토닌 재흡수 억제제(SSRIs)로 나뉜다. 모노아민산화효소 억제제는 모노아민 신경전달물질 체계에 영향을 주지만, 고혈압 위기를 촉발할 수 있는 티라민과의 잠재적인 약물–음식 상호작용 때문에 거의 사용되지 않는다. 이 약물은 다른 항우울제에서 나타나는 심혈관계 부작용이 없으므로, 치료저항성 우울증이나 심장부정맥이 있는 노인에게 사용된다. 모노아민산화효소 억제제를 복용하는 환자는 티라민이 없는 식단을 준수해야 하며, 다른 여러 약물과의 약물–약물 간의 상호작용으로 인한 고혈압성 위기 발생 가능성에 대해 경고를 들어야 한다. 헬스케어 전문가와 약사는 새로운 처방약이나 OTC 약물을 모니터링해야 한다.

삼환계 항우울제는 노르에피네프린과 세로토닌의 재흡수를 차단한다. 부작용은 항콜린성 부작용, 진정, 저혈압, 구강건조, 빈맥, 흐린 시력, 변비 및 요정체 등이다. 이 약물은 최근의 심근경색 혹은 심장부정맥 환자에게는 금기이다. 삼환계 항우울제는 새로운 약물인 선택적 세로토닌 재흡수 억제제 개발 이후에는 거의 사용되지 않는다.

선택적 세로토닌 재흡수 억제제는 항우울제로 새로 추가된 범주이다. 선택적 세로토닌 재흡수 억제제는 세로토닌 재흡수에 대한 선택적이고 강력한 억제제이지만, 약물마다 신경전달물질 수용체와 효소에 미치는 영향이 약간 다르며, 이는 개별 제제의 내성과 효능에 있어 차이가 있을 수 있다. 노인 집단에 선택적 세로토닌 재흡수 억제제를 사용할 때 권장사항은 낮은 용량으로 시작하고 천천히 진행하는 것이다. 금단증상을 피하기 위해서는 항우울제를 2~6주에 걸쳐 중단해야 한다. 선택적 세로토닌 재흡수 억제제는 중추신경계 효과, 항콜린성 효과, 심혈관 효과의 위험이 낮으므로 노인에게 안전한 것으로 간주된다. 그러나 노인 인구는 균형감의 손상위험과 고용량을 복용할 경우 낙상위험이 증가할 수 있다. 노인 환자에게 전체 반응을 평가하기 위해서는 최대 12주까지 걸리기도 한다. 약물–약물 간의 상호작용과 과도한 체중 감소, 특히 쇠약해진 노인을 모니터링해야 한다. 항우울제 치료로 우울증 노인의 인지기능이 향상되었음이 보고되었다.

부프로피온은 노르에피네프린 도파민 재흡수 억제제이다. 복용 전 주요 고려사항은 대발작, 기질적 뇌질환, 알코올 금단 등의 과거력이 있는 대상자를 확인하는 것이다. 노인은 약물과 그 대사산물의 제거율이 감소하므로, 부프로피온 축적이 증가할 위험이 있다.

선택적 세로토닌 노르에피네프린 재흡수 억제제(SNRIs)인 벤라팍신과 둘록세틴은 하나이면서 세 가지 약물로 간주된다. 낮은 용량에서 선택적 세로토닌 노르에피네프린 재흡수 억제제는 강력한 세로토닌 억제제이며, 중간 용량에서는 세로토닌과 노르에피네프린 재흡수가 발생한다. 또한 고용량에서 세로토닌, 노르에피네프린 및 도파민에 대한 신경세포 흡수 펌프가 억제된다. 선택적 세로토닌 노르에피네프린 재흡수 억제제는 범불안장애 및 우울을 동반한 불안장애에 적합한 선택이다.

미르타제핀은 비아드레날린성 특이 세로토닌성 항우울제로 15mg 이하에서는 진정효과가 매우 높고, 15mg 이상의 용량에서는 진정효과가 적다. 강력한 항히스타민 특성으로 인해 식욕은 증가하고 체중 증가를 유발할 수 있지만 부작용은 주로 시간이 지남에 따라 감소한다. 간호사는 진정, 저혈압 및 항콜린성 효과 등을 관찰하고 금단증상을 피하기 위해서는 모든 항우울제와 마찬가지로 이 약물 역시 서서히 감량해야 한다. 약물제거율은 남성 노인의 경우 최대 40%까지, 여성 노인은 10%까지 감소한다.

항우울제에 대한 유용한 부가 정보는 치료과정이다. 항우울제는 6개월~2년까지 환자의 우울증상이 사라질 때까지 흔히 사용된다. 그 이후 환자는 반동우울증의 발병을 예방하기 위해서 약물복용을 점진적으로 중단한다. 재발하는 주요 우울증 환자는 항우울제를 무기한 계속 사용하게 된다. 약물의 부작용으로 인해 노인에게 약물순응 문제는 매우 흔하다(박스 21.8). 그러나 부작용에 대한 우려로 인해 이 연령층에 대한 약물처방 권장사항은 주로 "낮은 용량으로 시작하고, 천천히 올리고, 용량은 결코 높지 않게"하는 것이며

박스 21.8 항우울제와 관련된 부작용

- 오심
- 식욕 증가 및 체중 증가
- 성욕 상실, 발기부전 및 절정감 감소와 같은 기타 성적 문제
- 피로와 졸음
- 불면증
- 구갈
- 시야흐림
- 변비
- 현기증
- 초조
- 과민성
- 불안
- 두통

결국 "완전한 반응"에 달성하지 못하는 용량으로 치료하게 된다. 약물투여량 및 약물 상호작용을 주의 깊게 관찰하면 환자의 순응, 안전 및 회복에 도움이 된다. 항우울제에 반응하지 않는 우울증 환자에게는 전기경련요법(ECT)을 적용할 수 있다. 전기경련요법의 일반적인 과정은 격일로 시행하며, 10~14회 치료이다. 현재 행해지는 전기경련요법에서는 마취제와 근육이완제를 사용하므로 우울증에 대한 인도적이고 효과적인 치료법으로 간주된다.

기분안정제

양극성 장애가 있는 고령층에서는 리튬과 항경련제가 기분안정제로 사용된다. 노인은 리튬에 더 민감하며, 치료 혈장 수준에서도 신경독성 및 인지장애 위험이 더 높다. 리튬을 사용하기 전에 환자는 기준선 ECT, CBC, 신장, 갑상선, 간기능 검사를 받아야 한다. 노인의 경우 리튬은 저용량(예, 300mg/일)으로 시작하며, 3~4일 내에 혈중 농도를 측정한다. 리튬을 마지막으로 투여한 지 12시간이 지난 후에 혈액을 채취해야 한다. 그 다음 리튬이 치료적 수준에 도달할 때까지 용량을 적정한다(일반적으로 리터당 0.4~1.5mEq/L). 혈중 농도는 치료 수준에 도달할 때까지 3~4일마다 측정한다. 혈액 검사 빈도는 첫 6개월 동안은 한 달에 한번, 그 이후로는 2~3개월에 한 번 정도로 줄여나간다. 약물의 독성 잠재성으로 인해 신장, 간 및 갑상선 검사를 6개월마다 수행한다.

리튬을 복용하는 노인에게 나타나는 부작용은 위장장애, 손 떨림, 운동실조 및 체중 증가이다. 심혈관계 부작용 또한 발생할 수 있으므로, 주기적인 ECG를 수행해야 한다. 혈중 농도가 1.5mEq/L 이상이면 리튬 독성이 발생할 수 있다. 수준이 2mEq/L보다 높으면 중등도에서 중증의 독성이 나타나고, 2.5mEq/L 이상이면 사망에까지 이를 수 있다. 환자는 약물-약물 간의 상호작용 가능성이 있으므로 치료와 관련된 것을 모든 의사와 약사에게 알려야 한다.

항경련제 역시 양극성 기분장애 치료의 좋은 선택으로 여겨지지만, 노인층이나 간손상이 있는 환자에게 투여할 때는 용량을 등급에 맞춰 투여해야 한다. 이들 약물은 착란, 인지장애 또는 낙상을 유발하는 운동실조의 원인이 된다. 항경련제를 중추신경계에 영향을 미치거나 항콜린성 특징을 지닌 다른 약물과 병행 투여하는 경우 추가적인 주의가 필요하다. 항경련제 중 하나인 발프로에이트는 노년층의 혈소판감소증의 위험을 증가시킨다.

항정신병 약물

항정신병 약물은 신경이완제라고도 불리며, 도파민의 작용 차단이 작동기전이다. 신경이완제는 조현병, 급성 정신증, 섬망의 치료에 사용된다. 신경이완제의 특정 선택은 환자의 임상증상을 고려하고, 다양한 신경이완제의 부작용 개요를 검토하여 이루어진다. 노인은 일반적으로 고역가 신경이완제의 더 낮은 용량(정상 용량의 1/2~1/3)으로 시작한다. 고역가 신경이완제는 저역가 신경이완제에 비해 항콜린성, 심혈관계 부작용 및 진정 부작용의 발생빈도가 낮다. 그러나 고역가 신경이완제는 저역가 약물에 비해 추체외로 증상(EPSs)의 비율이 증가한다. 추체외로 증상에 대해서는 신경이완제를 복용하는 모든 환자를 모니터링해야 한다. 할로페리돌과 플루페나진은 약물 비순응 환자에게 적용할 수 있는 장기간의 데카노에이트 형태로 제공되는 신경이완제이며, 매주 혹은 매월 투여할 수 있다. 하지만 데카노에이트는 반감기가 1~4주로 길어 노인에게는 거의 사용하지 않는다. 신장 또는 간 장애가 있는 노인과 체액량이 감소한 성인은 데카노에이트 사용으로 인해 파킨슨증 및 지연성 운동장애와 함께 체위성 저혈압, 현기증 및 낙상의 위험이 높아진다.

비정형 향정신병 약물에서는 부작용과 추체외로 증상 발생률이 감소한다. 불행히도 클로자핀은 무과립구증이라는 위험한 부작용의 발생 가능성이 있으므로, 클로자핀을 복용하는 모든 환자는 매주 CBC 검사를 해야한다. 모든 향정신

병 약물의 박스에는 노인에게 약물을 사용하는 것과 관련된 경고문구가 기재되어 있다.

부작용

추체외로계 증상

간호사는 신경이완제를 투여받는 환자의 추체외로 증상 관찰, 교육 및 평가에서 중요한 역할을 한다. 추체외로 증상은 표 21.6에서 설명된다.

추체외로 증상은 다이펜하이드라민, 벤즈트로핀 또는 트리헥시페니딜 같은 항콜린제제나 항파킨슨 약물로 치료한다. 도파민 작용제인 아만타딘은 항콜린성 효과가 적으므로, 특히 노인 환자와 심혈관계 기능부전이 있는 환자에게 사용될 수 있다.

지연성 이상운동(증)

지연성 이상운동증(Tardive dyskinesia, TD)은 신경이완제의 잠재적인 영구적 신경학적 부작용이다. 환자와 그 가족에게 약물요법을 시작하기 전에 지연성 이상운동증의 위험에 대해 알려야 한다. 특히 얼굴, 입술 및 혀의 비자의적 움직임이 지연성 이상운동증의 특징이다. 몸통과 사지도 관련될 수 있다. 지연성 이상운동증은 신경이완제를 2년 이상 복용한 환자에서 발병 가능성이 가장 높다. 환자는 매 진료 시 지연성 이상운동증에 대한 평가를 받아야 한다. 불행히도 지연성 이상운동증에 대한 효과적인 치료법은 없다. 최선의 예방은 최단 시간 동안 가능한 한 가장 낮은 용량의 신경이완제를 사용하는 것이다.

표 21.6 추체외로 증상

증상	특성
급성 근긴장 반응	근육경축: 비뚤어진 자세에 고정된 눈, 아치형 자세, 디펜히드라민과 같은 항콜린제제로 치료해야 함.
정좌불능증	가만히 앉아 있을 수 없음.
운동불능증	정신운동성 움직임의 감소: 발을 끌며 걷는 보행
가성파킨슨증	파킨슨병과 유사한 사지의 떨림
입주위의 떨림(토끼증후군)	미세하고 빠른 입술 움직임

신경이완제 악성증후군

신경이완제 악성증후군(Neuroleptic malignant syndrome, NMS)은 드물지만 사망으로 이어질 수 있는 심각한 부작용이다. 고역가 항정신병 약물을 사용하면 발생빈도가 증가한다. 초기 증상은 체온저하, 추체외로 증상 발생 및 섬망 등이다. 치료하지 않으면, 고열, 혼미, 심한 추체외로 증상 및 혼수상태로 진행된다. 신경이완제를 즉시 중단한 후에 치료해야 하며, 간독성을 유발할 수 있는 단트롤렌 나트륨이나 브로모크립틴 역시 사용될 수 있다. 신경이완제 악성증후군으로 인한 사망 가능성 때문에 입원 또는 장기요양치료 환경에서 신경이완제를 투여 받는 모든 환자에게 매일 활력징후를 측정해야 한다. 외래환자 기준으로 신경이완제를 복용하는 환자는 신경이완제 악성증후군의 징후, 특히 체온 변화의 주요 징후에 대해 교육받아야 한다.

추체외로 증상, 지연성 이상운동증, 신경이완제 악성증후군은 모두 신경이완제 복용 환자에게 심각한 위험을 나타낸다. 그러므로 간호사는 환자와 간병인에게 이러한 부작용의 발생에 대해 일상적인 모니터링이 필요함을 필수적으로 교육해야 한다.

노인에게 사용되는 기타 정신작용제

아나프라닐

클로미프라민은 강박장애(obsessive compulsive disorder, OCD) 치료제로 효과적인 삼환계 항우울제이며, 부작용 프로필은 다른 삼환계 항우울제와 일치한다.

항파킨슨 약물

앞서 논의한 바와 같이, 벤즈트로핀과 트리헥시페니딜과 같은 항파킨슨 약물은 항정신병 약물의 부작용을 치료하는데 사용된다.

진정-수면제

수면양상은 나이에 따라 변하며, 노인은 수면의 양과 질이 모두 감소할 수 있다. 수면 시작의 지연과 야간 각성은 노인에게 흔히 나타난다. 진정-수면제는 노인에게 사용될 때 위험할 수 있다. 그러므로 환자가 불면증으로 기능이 저하되는 경우에만 사용한다. 진정-수면제를 장기간 사용하면 수면-각성 주기를 방해할 수 있으며, 적절한 수면을 취한 후에도 의존성을 일으키고, 안정감을 감소시킨다. 불면증 증상이 있는 노인은 다른 원인을 우선 배제해야 한다. 이른 밤 불면증은 불안이나 통증(예: 관절염)을 나타낼 수 있으며, 한밤중 불면증에서 심야 불면증은 우울증과 함께 나타날 수 있다.

정신건강 간호자원

노인 정신건강문제 치료를 위한 자원의 수와 질은 극히 미미한데, 그 이유는 노인 정신과 치료가 노인학 내에서 비교적 새로운 전문 분야이기 때문이다. 이러한 자원은 인적 자원[예: 정신건강전문가(의사 및 간호사)], 물리적 자원(예: 병원, 의원, 요양시설, 치매 부서), 정신건강 치료비용을 지불하는 데 필요한 재정적 자원(예: 메디케어, 메디케이드, 건강보험 보장) 등이다.

인적 자원

노인정신간호사와 노인정신건강간호사는 일반적으로 정신과나 정신건강간호와 노인간호 과정을 제공하는 프로그램에서 석사 및 박사 수준의 교육을 받게 된다. 일차 전공은 대체로 노인간호학 과정을 동반한 정신건강간호학이다.

국내의 노인전문간호사와 정신전문간호사는 보건복지부장관이 지정하는 전문간호사 교육기관에서 2년 이상의 교육을 받고 보건복지부장관이 실시하는 전문간호사 자격시험에 합격한 이가 자격인정을 받게 되며, 노인정신전문간호사로 국가인증은 따로 제공되지 않는다. 이러한 전문가는 복합적이고 복잡한 신체적·정신적 또는 정서적 문제가 있는 개인을 평가하고 돌볼 수 있는 준비가 되어 있어야 한다.

병원, 요양시설, 외래 클리닉, 주간치료센터, 성인 주간 서비스 프로그램 및 가정간호부서 등에서 직원이나 상담자로 일할 수 있는 더 많은 노인정신간호사가 필요하다. 노인정신과 의사와 함께 일하는 노인정신 상급실무간호사는 요양 시설에서 필요한 간호를 제공한다. 그들은 사정, 약물관리, 정기적으로 개인 및 집단 치료에 참여하고, 간호팀 구성원을 위한 현직 교육을 제공한다. 앞서 언급된 것처럼, 대부분의 노인이 근본적인 정신병리학적 문제에 대해 적절한 진단이나 치료를 받지는 않는다. 이러한 환경에서 간호사는 이 문제를 해결하는 데 적합하다. 또한 간호사는 환자와 밀접한 접촉을 하는 기술직 간호직원에게 정신적·정서적 장애가 있는 노인과 의사소통하고 관계를 맺는 방식을 교육해야 한다. 비전문직 직원이 공격적이고 적대적이며, 금방이라도 싸울 듯한 행동에 대응하는 방법을 모르면 환자 학대가 발생할 수 있다.

다학제간 접근이 노인의 건강관리에 중요하므로, 정신과 의사, 사회복지사, 영양사, 성직자, 언어병리학자, 노인의학과 노인학에 대한 정규과정을 밟은 물리 및 작업 치료사도 노인정신과 환자에게 고품질 돌봄을 제공하는 데 필수적이다.

물리적 자원

정신적·정서적 문제가 있는 노인 환자는 주로 의료비 지불 방법의 가능함 때문에 외래 치료를 받고 있다. 이러한 외래 환자가 취할 수 있는 선택지는 다음과 같다.

- 지역사회 정신건강복지센터(저녁 혹은 밤시간의 응급정신과서비스 포함)
- 노인정신과 의사, 노인정신간호사, 노인정신간호 전공의 상급실무간호사가 근무하는 외래 혹은 진료실
- 환자가 평가, 진단 및 치료(다양한 약물이나 기타 치료)를 받고 늦은 오후에 집으로 돌아가는 노인 부분 입원 프로그램
- 환자의 집에서 행해지는 가정 내 사정, 진단, 처치, 간호 및 후속조치

한편으로 이러한 유형의 프로그램은 재배치 혼란, 익숙한 환경 및 감각자극의 상실, 입원과 관련된 기능 저하가 발생할 수 있는 병원의 거주치료보다 노인 환자에게 더 효과적일 수 있다. 반면 가족이나 적절한 지지체계가 없는 노인은 집에서 혼자 어려운 약물요법을 관리하는 데 문제가 있을 수 있다. 또한 주요 우울증이 있는 노인은 잠재적인 자살 위험이 더 높다.

일부 종합병원에는 노인환자의 정신적·신체적 요구에 맞춰 돌봄을 제공할 수 있는 직원과 장비를 갖춘 노인정신과 병동이 있다. 이런 병동에서는 주로 정신적·정서적 문제가 있는 노인 환자를 위해 비교적 단기간 동안 전체적인 치료 및 재활에 대한 철저한 평가와 다학제간 접근방식을 제공한다. 일반 정신병원에 노인을 위해 계획된 특정 병동이 없다면, 그와 같은 시설은 노인의 요구를 충족시키는 데 어려움을 겪는다. 사실 대부분의 일반 정신병원은 신체적 문제에

대한 요구가 있는 환자가 입원하지 않는다. 대부분의 노인 정신과 병동은 대학병원에 속한 정신과 시설에 있으며, 이 분야를 전문으로 하는 정신과 의사가 펠로우로 근무하고 있다. 일부 정신병원에는 매일 치료, 간호 및 감독을 제공하는 잘 개발된 주간입원 프로그램이 있다. 그러나 매일 병원을 오가는 적절한 교통편이 노인에게 문제가 될 수 있으므로, 일부 병원 및 지역사회기관에서는 개인이나 가족이 교통편을 제공할 수 없는 경우 의료 교통편을 제공하고 있다. 하지만 이송차에서 치료장소까지의 호송 서비스가 제공되지 않을 수 있으므로 안전상의 이유로 노인 혼자 이 서비스를 이용할 수 없다.

만성 정신건강 문제가 있는 대부분의 노인은 신체적 또는 환경적 요인과 관련된 특정 유형의 치매 또는 우울증을 다루는 장기요양시설에서 발견된다. 실제로 Brower (1993)는 요양시설에 대해 "실제 소규모의 노인정신시설이긴 하지만 훈련된 정신과 직원이 없다"라고 하였다. 이런 시설에 거주하는 많은 대상자는 철저한 정신상태 평가과 진단의 혜택을 누리지 못하므로 적절한 치료와 관리가 부족하다. 연령차별 외에도 이 문제의 원인은 필요한 평가 및 치료를 위한 적절한 재정적 자원이 부족하기 때문이다.

동향 및 요구

노인의 정신적·정서적 건강간호 요구에 더욱 초점을 맞추어야 할 필요는 계속 증가할 것이다(박스 21.9). 간호사와 가족구성원은 적절한 진단과 치료를 받지 못하는 정신건강 문제가 있는 노인을 옹호해야 한다. 각 주와 지역의 고충처리 프로그램이 확대되고 있으며, 요양시설, 병원의 숙련된 간호단위 및 생활보조시설(개인 요양원) 등과 같은 모든 장기요양시설에 적어도 1~2명 이상의 전문적으로 훈련된 고충처리 자원봉사자를 근무시킬 계획이다.

정신병원에 장기간 입원하는 경우는 드물다. 대부분의 사람이 가정환경, 부분 입원 및 외래에서 치료를 받는다. 교회와 신자, 노인시민집단, 기타 사회단체가 고독감이나 우울을 예방함으로써 노인의 정신건강을 유지하는 데 도움을 줄 수 있는 프로그램을 개발하고 있다. 장기요양시설은 치료의 질을 향상시키는 데 더욱 중점을 둘 것이다. 일차적인 요구는 정신건강 문제, 심리사회적 문제, 의사소통기술(예: 모든 직원을 위한 현직 교육)에 더욱 중점을 두는 것이다. 이 목표는 주 법이나 규제기관의 노력을 통해 달성될 수 있다. 또한 의학, 간호학 및 사회복지학 교육 커리큘럼에 노인학, 노인의학, 노인정신학 콘텐츠가 더 많이 포함될 것이다. 옹호단체는 면허시험에 이러한 내용을 더 많이 포함하도록 노력해야 한다.

가족구성원 역시 노화과정, 특히 정상적이면서 일반적인 변화뿐 아니라 노화에 따른 비정상적인 행동 변화에 대해 더 많이 배워야 할 필요가 있으며, 결과적으로 필요하다면, 가정에 있는 노인 가족구성원과 더 잘 지내고 돌볼 수 있게 된다. 일시적 위탁간호(예: 성인 주간 프로그램, 요양시설)는 정신 및 행동 문제가 있는 노인을 돌보는 가족구성원에게 어느 정도 제공되지만, 추가로 단기간의 일시적 위탁간호가 더 많이 필요하다. 가정에서 노인을 돌보는 가족구성원은 산책을 하거나 영화를 보고 쇼핑을 할 수 있도록 교회 자원봉사자 등을 통해 때때로 몇 시간의 휴식시간을 가질 필요가 있다. 훈련된 자원봉사자는 돌봄제공자와 궁극적으로 노인 가족을 돕기 위해 이러한 종류의 단기 일시적 위탁간호를 쉽게 제공할 수 있다.

박스 21.9 고령자의 정신건강관리 동향 및 요구

- 강력한 옹호
- 외래진료 증가
- 지역사회 자원의 확장
- 장기요양의 질 향상
- 장기요양시설 직원을 대상으로 하는 심리사회적 훈련과 관련된 추가 법률 및 규정
- 건강관리제공자를 위한 노인학, 노인의학, 노인정신 분야 교육에 더 중점을 둠
- 가족구성원을 위한 추가 교육 프로그램
- 가족구성원을 위한 단기 일시적 위탁 간호 서비스

요약

전 세계적으로 노인 인구가 계속 증가함에 따라 노인을 돌보는 간호사는 많은 어려움에 직면해 있다. 상당한 비율의 노인이 인지장애로 고통받고 있으며, 이들은 모두 자신의 특별한 요구에 초점을 둔 간호의 혜택을 받을 수 있다. 이 방식의 커다란 변화 없이 의료서비스가 할당되고 전달된다면, 의료비용 감소의 문제와 의료의 접근성 문제가 노인 간호에 위협이 된다. 인지장애가 있는 사람들은 적절하고 비용효과적인 치료에 대한 제한된 접근으로 인해 계속해서 높은 위험에 처해 있다.

치료를 위한 비용 효과적인 모델은 질병 예방에서 급성 질병관리, 기능 회복 및 최종적으로 지역사회나 가정 환경에서 머무르도록 하는 치료의 연속성을 따라 개발되고 평가되어야 한다.

노인간호실무는 협력적이며 범위가 다학제적이다. 이는 신체적 · 정신적 상태, 건강관리요구, 과거 삶의 경험, 최근의 생활양식, 문화, 민족성 및 자원 측면에서 노인의 광범위한 복합성, 다양성 및 이질성이 있기 때문이다. 많은 노인이 가족 환경에서 살아가고 또한 가족이 일차 간호제공자가 되고 있으므로 가족은 노인 실무에서 매우 중요한 측면이다.

가장 심각한 건강문제는 80세 이후 발생하며, 이 집단은 65세 이상의 관련 지인이 돌볼 가능성이 높다. 내과-외과, 정신과 및 지역사회간호의 통합과 인지장애 노인을 돌보는 데 필요한 전문지식은 실무에서 고유하고 무한한 기회와 도전을 제공한다.

핵심내용

- 신경계는 개인의 연령에 따라 변화하는 복잡한 구조의 네트워크이다.
- 정상적인 노화는 새로운 정보를 쉽게 의식적으로 배우고 유지하는 능력의 변화와 관련이 있다.
- 소뇌의 노화와 관련된 신경퇴행성 및 신경화학적 변화는 운동 및 인지기능 저하의 근본 원인으로 여겨진다.
- 수면장애는 노인에게 흔하다. 과도한 주간 졸음은 정상적인 노화과정이 아니다.
- 노화와 함께 발생하는 시력변화는 중요하다. 눈의 수정체가 두꺼워지고, 노랗게 변화하며, 흐리고, 탄력성이 떨어진다.
- 노인성 난청은 노화과정과 관련된 청력상실이다.
- 미각 및 후각 수용체의 상실은 음식이 노인에게 더 이상 식욕을 돋우지 않음을 의미한다.
- 노인 사정의 일부로 기능 수준 평가를 포함시키는 것이 중요하다.
- 인지기능의 저하는 정상적인 노화과정의 영향이 아니라 질병의 영향이다.
- 우울증은 피로, 변비, 정신운동성 지연, 우울한 기분, 흥미, 에너지, 성욕 및 쾌락의 상실, 식욕, 체중, 수면양상의 변화, 초조, 불안, 울음과 같은 징후를 통해 나타난다.
- 섬망의 위험요인은 고령, 중추신경계 질환, 감염, 다약제 투여, 저알부민혈증, 전해질 불균형, 외상 과거력, 위장계 혹은 비뇨생식계 장애, 심폐장애 및 감각 변화 등이다.
- 섬망의 치료는 근본 원인의 식별 및 치료에 초점을 둔다.
- 섬망에 대한 비약물적 접근법은 방광카테터 제거, 영양 섭취 개선, 현실 지남력 개선, 감각 과잉자극 감소 또는 감각 박탈 감소, 노인과 그들의 가족을 안심시키기 등이다.
- 치매는 점진적이고 진행적인 인지저하증후군이다.
- 치매는 노년기에 더 흔하지만 정상적인 노화과정의 일부는 아니다.
- 진단 시점부터 알츠하이머병 환자는 치매가 없는 비슷한 연령대의 사람들에 비해 약 절반 정도 생존한다.
- 알츠하이머병 관리는 시설 입소의 필요성을 연기하기 위해 질병과정 초기에 인지 및 전체 기능 수준을 유지하는 데 중점을 둔다.
- 뇌혈관사고를 경험한 개인은 혈관성 치매에 걸릴 위험이 훨씬 더 크다.
- 노년층은 뇌위축 및 정상적인 노화와 함께 발생하는 혈관 변화로 인해 경막하혈종이 발생할 위험이 있으며, 낙상 및 후속 두부부상의 위험이 있다.
- 치매 관련 장애를 진단하는 유일한 확실한 방법은 뇌조직 생검 또는 뇌부검이다.
- 가족구성원이 가정에서 노인을 돌보도록 장려하는 방향으로 공공정책이 바뀌어 의료비용을 줄이고 환자의 요구를 충족할 수 있도록 치료를 개별화하였다.
- 간호사의 역할이 간병에서 간병 코디네이터로 바뀌었다. 즉 간호사는 가족구성원에게 가정간호를 가르치고 지원하는 지지간호를 제공하며, 환자의 옹호자 역할을 한다.
- 포괄 사정의 목적은 가족 및 돌봄제공자 교육을 포함하여 돌봄계획의 기반이 되는 강점 영역뿐 아니라 문제 영역을 결정하는 것이다.
- 중등도에서 중증의 인지장애 증상을 보이는 사람들은 매일 같은 장소에서 식사를 하면 도움이 될 수 있다.
- 치매의 모든 단계에 있는 사람에게 주변환경에서 시계, 달력 및 기념품을 사용하는 것은 이득이 있다.
- 치매의 행동 및 심리증상(BPSD)의 효과적인 관리는 노인을 변화시키려는 시도가 아니라 이러한 행동에 기여할 수 있는 요인을 수정하는 데 초점을 맞추어야 한다.
- 물리적 또는 화학적 억제의 사용은 치매의 행동 및 심리증상를 통제하거나 질병을 관리하는 데 아무런 이점이 없음이 드러났다.
- 다양한 방식으로 사회적 상호작용과 대인관계를 유지하는 것은 인지능력 저하가 있는 노인에게 유익하다.
- 일상의 변화는 서서히 도입되어야 하며, 편안함과 안정감을 잃지 않도록 자극을 제공해야 한다.
- 배회는 울타리나 경보체계와 같은 환경 변화 및 근접 감시를 통해 관리될 수 있다.
- 일몰증후군은 방향 전환, 동반자 관계의 유지 및 공감 제공, 조명 및 소음 감소를 포함하는 환경적 수정을 통한 행동중재를 통해 수

정될 수도 있다.
- 가장 흔한 파킨슨증인 파킨슨병은 도파민성 흑색선조체 경로를 포함하는 기저핵의 일반적인 진행성 퇴행성 장애이다.
- 뇌혈관사고(CVA)는 뇌조직에 정상적인 혈액 공급이 중단되어 발생한다.
- 뇌졸중은 한국에서 세 번째 주요 사망원인이자 가장 흔한 장애의 원인이다.
- 뇌졸중 치료의 주요 변화는 급성 허혈성 뇌졸증(AIS) 징후 또는 증상이 시작된 후 3시간 내에 혈전용해제(r-TPA)를 사용하는 것이다.
- 고령은 뇌졸중의 가장 중요한 위험요소 중 하나이다.
- 뇌졸중의 변경 가능한 위험인자는 고혈압, 당뇨병, 심혈관질환, 비판막성 심방세동, 혈중 지질 이상, 흡연, 약물 남용(특히 코카인), 비만, 좌식 생활방식, 높은 스트레스 수준, 이전 뇌혈관사고 또는 일과성 허혈발작(TIA) 과거력, 과음, 항고혈압 약물의 갑작스러운 중단 등이다.
- 고혈압은 허혈성 뇌졸중과 출혈성 뇌졸중 모두에서 가장 중요한 변경 가능한 위험요소이다.

사례 연구

J씨는 78세의 흑인으로 응급실에 도착하였을 때 무기력하고 구토를 하며, 명확하게 말하지 못하고, 몸의 오른쪽이 약해졌다. J씨는 고혈압과 당뇨병II형의 병력이 있다. 그의 가족(아내와 딸)은 지난 3개월 동안 발병 후 1시간 이내에 해결된 어눌한 말투와 오른편의 쇠약감을 겪고 있다고 전했다. 또한 J씨는 녹내장, 통풍 및 심방세동(약물로 관리) 병력이 있다. J씨의 가족은 가정에서 디곡신, 알로퓨리놀, 푸로세미드, 하루에 두 번 NPH (neutral protamine Hagedorn) 인슐린, 리시노프릴, 소아용 아세틸살리실산, 염화칼륨, 안약 등의 약물을 복용하고 있다고 보고하였다.

77세인 J씨의 아내는 J씨가 경마에 돈을 썼기 때문에 약 3일 전에 혈압약(리시노프릴, 푸로세미드) 복용을 중단하였다고 보고하였다. 이틀 전부터 그는 오른팔의 무감각 증상과 어눌한 말투가 빈번해지기 시작했지만 몇 시간 후면 사라져서 중요하다고 생각하지 않았다. 오늘 그녀가 그를 깨웠을 때 잘 깨어나지 않았고 딸은 그녀에게 구급차를 부르라고 말했다.

입원 시 J씨의 혈압은 220/120mmHg였고 심박수는 분당 126회였다. 호흡수는 28회/분이었으며, 체온은 37℃였다. 그는 오른쪽 반부전마비와 편마비가 있었으며, 말은 어눌하여 때때로 알아듣기 어려웠다. J씨는 당시 기도는 유지할 수 있었다.

비강캐뉼라를 통한 산소는 2L/min에서 시작되고 말초정맥라인은 시간당 80mL/hr의 생리식염수 정맥수액요법으로 시작된다. 12-리드 심전도(ECG)가 수행되고 J씨의 두부 컴퓨터단층촬영(CT)을 시행하였다.

비판적 사고

01 J씨의 증상 중 뇌졸중 진단을 뒷받침하는 것은 무엇인가?

02 J씨의 뇌졸중 발병의 위험요소는 무엇인가?

03 J씨가 앓았을 가능성이 가장 높은 뇌졸중 유형을 표시하고 그 근거를 대시오.

04 J씨가 이전 일과성 허혈발작(TIA)을 경험했음을 뒷받침하는 근거는 무엇인가?

05 심방세동이 색전성 뇌졸중의 위험요소인 이유는 무엇인가?

06 J씨의 사정을 바탕으로 간호진단을 식별하고, 적절한 간호계획을 세워본다.

22

내분비계 기능

Endocrine Function

학습목표

1. 정상적인 노화로 인한 내분비계의 변화를 설명할 수 있다.
2. 흔한 내분비계 질환인 대사증후군, 제2형 당뇨병, 갑상선기능항진증, 갑상선기능저하증, 골다공증, 성기능장애의 주요 특징을 설명할 수 있다
3. 내분비계 질환 간호과정을 적용할 수 있다.

들어가기

다음과 같은 상황에 부딪친다면 당신은 어떻게 대처하겠습니까?

- 71세 여성 노인이 과도한 배뇨, 갈증, 배고픔을 호소하며 병원에 입원하였다. 그녀는 지역사회활동에 적극적으로 참여하고 있고 쉽게 얻을 수 있는 음식을 먹는다. 그녀는 혼자 살지만 근처에 살고 있는 딸이 있다. 어떻게 하겠는가?
- 69세 노인이 최근 들어 쉽게 피로해지고 적게 먹는데도 살이 찌고 따뜻해지지 않는다고 한다. 어떻게 하겠는가?
- 환자 중 73세 남자가 한 여자에게 관심이 있어서 그녀를 자주 만나고 싶지만 발기되지 않아 걱정하고 있다. 어떻게 하겠는가?

이전에는 당뇨병과 갑상선질환이 노인 내분비학을 지배하고 있었으나, 최근 들어 인간 게놈지도에서 개발된 혁신적인 통찰력의 사용으로 노인 내분비학이 재정의되고 있다. 노화 내분비 생리학과 유전적 영향에 관한 지식은 매우 빠른 속도로 성장하기 시작했다. 새로운 동물 모델(Toivonen & Partridge, 2009)과 게놈 내분비 관련 특성 연구(Walter, Atzmon, Demerath et al., 2011)는 노화 내분비학의 하위 전문 영역으로 이어져왔다. 당뇨병, 갑상선질환과 함께 남성 갱년기, 생물학적 주기의 기능장애(circadian dysfunction), dehydroepiandrosterone (DHEA) 교체, 발기부전, 글루카곤 유사 펩타이드 1 교체, 남성 골다공증, 폐경기, 대사증후군, 대사 노인성 난청이 내분비계 질환의 하위항목으로 새롭게 포함되었다.

내분비계는 신경계와 밀접하게 연결되어 있다. 내분비계와 신경계를 합쳐 신경내분비계라고 부른다. 신경내분비 노화는 여성의 에스트로겐 생산 감소(폐경기), 남성의 테스토스테론 생산 감소(남성 갱년기), 부신기능 감소(부신피질호르몬 부족), 성장호르몬-인슐린 유사 성장인자호르몬의 감소(성장호르몬 부족) 측면에서 논의될 수 있다. 내분비노화는 내분비 규제 메커니즘의 분자의 무질서가 증가된 것을 의미한다. 이는 인간의 전체적인 활력을 감소시키는 결과를 초래한다. 중추신경계에서 또는 중추신경계로부터 신경호르몬의 분자 조절장애는 내분비 노화를 가장 초기에 측정할 수 있는 특징 중 하나이다.

노인의 내분비 생리학

내분비계는 내분비선(관은 없음)으로 구성되어 있고(그림 22.1), 전신을 통해 신경과정을 조절하는 호르몬을 분비한다. 표 22.1은 주요 내분비선, 기능, 노화로 인해 발생 가능한 내분비질환의 주요 내용을 보여준다. 내분비계는 혈류에서 화학적 전달체의 균형을 통해 항상성 유지, 기분 조절, 성장, 기관 기능, 대사, 영양, 성적 활동을 유지할 수 있도록 한다. 많은 호르몬이 요인들의 상호작용에 따라, 분, 시간, 일, 달의 주기적인 패턴으로 분비된다. 선-호르몬-기관-조직 체계의 회환조절과정(그림 22.2)은 화학적 구조와 세포수용체 유형에 따라 분류된 호르몬의 분비와 분해에 따라 달라진다. 노화가 진행되면서 호르몬의 생산과 분비의 감소, 호르몬의 작용에 대한 조직의 민감성 감소로 인해 내분비계의 변화가 발생한다(그림 22.3). 노인의 질병 이환은 호르몬 불균형에 기인할 수 있다. 내분비 병리를 분류하는

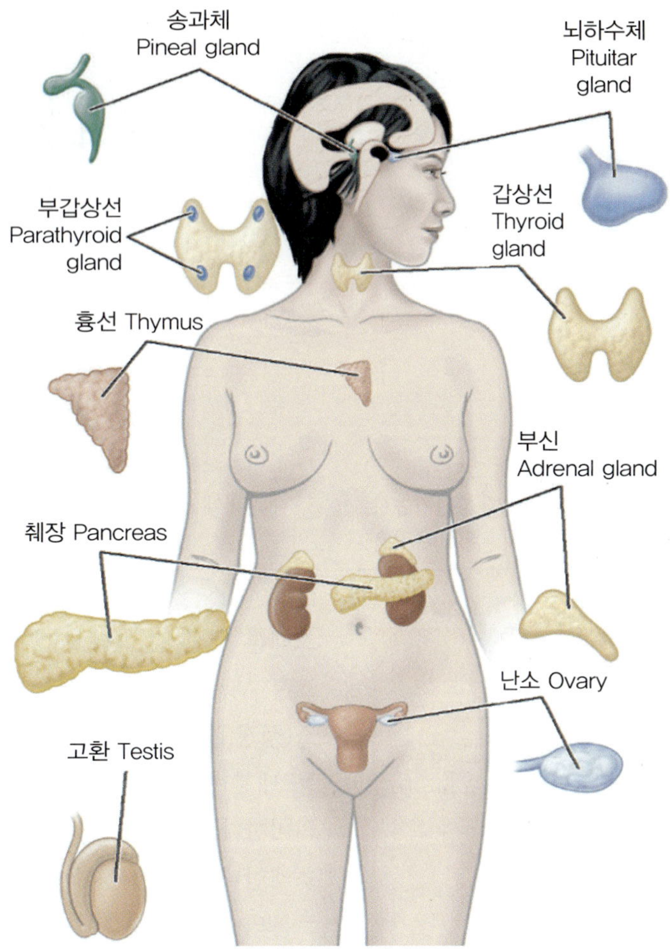

그림 22.1 주요 내분비선 (Applegate E. [2011]. The anatomy and physiology learning system [4th ed.]. St Louis, MO: Saunders)

표 22.1 주요 내분비선

이름	위치	기능	노화 내분비질환
갑상선(Thyroid gland)	목 앞쪽	기초대사율, 성장, 영양	비만, 갑상선기능항진증, 갑상선기능저하증, 자가면역 갑상선염, 그레이브스병, 갑상선질환증후군, 갑상선중독증, 중독성 다결절 갑상선종
부갑상선(Parathyroid gland)	각 갑상선 뒤쪽	칼슘과 인 대사, 근 자극	골다공증, 골연화증, 파젯병, 미네랄 불균형(칼슘, 인, 마그네슘)
부신피질(Adrenal cortex)	각 신장 위쪽	탄수화물 대사, 소금–물 균형, 성적 특징	에디슨병, 쿠싱증후군, 탈수증, 전해질 불균형, 산–염기 불균형, 감염
부신수질(Adrena medulla)	신장에 포함된, 부신피질에 둘러싸인	교감신경계, 탄수화물 대사	신진대사
뇌하수체전엽(Anterior Pituitary)	뇌 기저부	성장, 성적 발달, 피부색소 침착, 갑상선 기능, 부신피질 기능(간접적)	다른 내분비선의 이차적 기능부전을 일으키는 뇌하수체전엽 기능부전
뇌하수체후엽(Posterior Pituitary)	뇌하수체전엽에 부착	자궁수축, 수분 균형	탈수, 요붕증, 항이뇨호르몬 부적절 분비증후군
고환(Testes)	음낭	2차 성징과 기능, 신진대사	남성 갱년기

(계속)

표 22.1 주요 내분비선(계속)

이름	위치	기능	노화 내분비질환
난소(Ovaries)	골반강	2차 성징과 기능, 신진대사	남성 갱년기, 폐경기
췌장(Pancreas)	복부	당 대사	고혈당, 저혈당, 당뇨병
송과샘(Pineal gland)	뇌 중심	일일 생체리듬	수면장애
흉선(Thymus)	흉강	면역체계 반응에 영향	면역체계 노화: 면역반응 감소, 암, 단세포군감마글로불린병증, 자가항체 증가
시상하부(Hypothalamus)	뇌	자율신경계 조절; 호르몬 생산에 영향, 수면, 식욕	단백질 결핍성 영양실조, 비만, 저체온증, 고체온증, 수면장애

Beers, M. H. & Berkow, R. (Eds.). (2014). Merck manual of geriatrics. Whitehouse Station, NJ: Merck. Retrieved April 30, 2014, from http://www.merckmanuals.com/professional/geriatrics.html; Copstead, L. E. & Banasik, J. K. (2013). Pathophysiology (5th ed.). St, Louis, MO: Elsevier; and Kronenberg, H. M., Melmed, S., Larsen, P R., & Polonsky, K. S. (2016). In S. Melmed, K. S. Polonsky, P. R. Larsen, & H. M. Kronenberg. Williams textbook of endocrinology (13th ed). Philadelphia, PA: Elsevier. Retrieved on December 12, 2017, from https://books.google.com/ books?id=iPlACwAAQBAJ&pg=PA1237&lpg=PA1237&dq=andro pause,+somatopause,+menopause,+adrenopause&source=bl&ots=UmCnwOJxKs&sig=GMPOb6BwUSY8s96DWhpjp7GoFqY&hl=en&sa=X&ved=0ahUKEwjV17Cm5lTYAhVE44MKHRq6A4cQ6AEILjAB#v=onepage&q=andropause%2C%20somatopause%2C%20menopause%2C%20adrenopause&f=false.

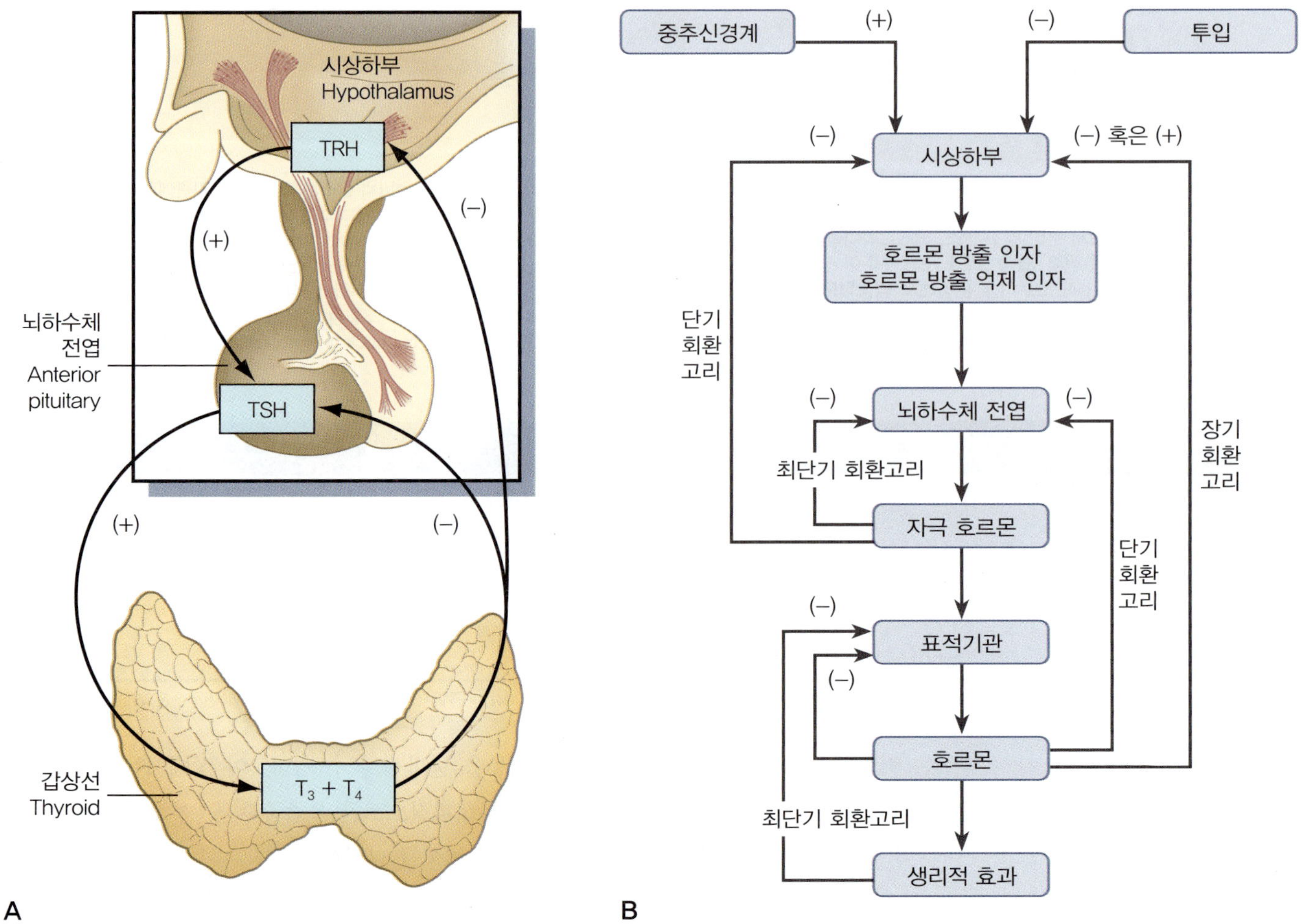

그림 22.2 회환. A: 시상하부–송과샘과 기관의 끝을 포함하는 내분비 회환, 여기서는 갑상선이 예시(내분비 조절). B: 시상하부–뇌하수체 표적기관에 대한 조절 및 회환의 일반 모형. 음성 피드백 조절은 세 단계로 가능: 표적기관(최단기 회환), 뇌하수체전엽(단기 회환), 시상하부(장기 회환). T3, Triiodothyronine; T4, tetraiodothyronine (thyroxine), TRH, thyroid–releasing hormone; TSH, thyroid–stimulating hormone. (Huether, S. E., & McCance, K. L. [2017]. Understanding pathophysiology[6th ed.]. St. Louis, MO: Elsevier.)

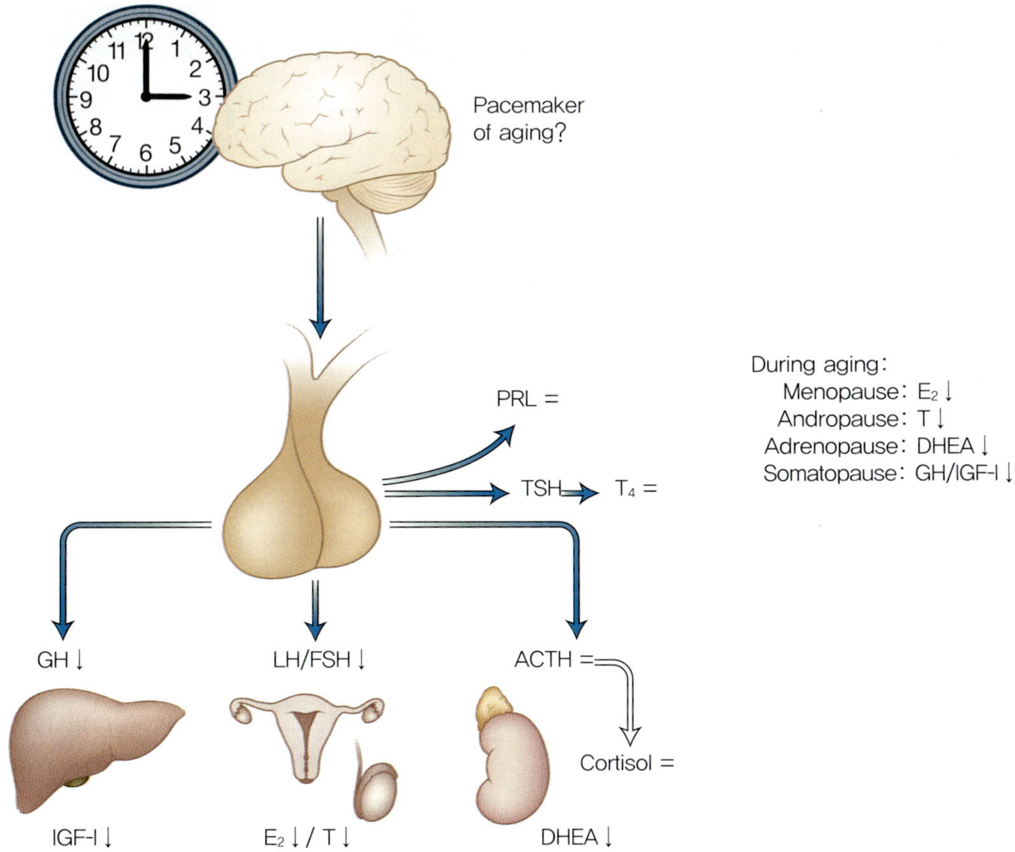

그림 22.3 노화가 일어나는 동안 수많은 호르몬시스템의 활동 감소가 발생한다. 왼쪽, 뇌하수체에서 성장호르몬 분비의 감소는 간과 다른 기관에서 IGF-1의 생산 감소를 초래한다(성장호르몬 부족). 가운데, 황체형성호르몬(luteinizing hormone, LH)과 여포자극호르몬(follicle-stimulating hormone, FSH) 분비의 감소와 생식선 수준에서 분비 감소(난소, 에스트라디올(estradiol, E_2)의 감소; 고환에서 감소된 테스토스테론(testosterone, T)은 각각 폐경과 남성 갱년기를 유발한다(폐경 시작 직후, 혈중 LH와 FSH 수준이 급격하게 증가한다). 오른쪽, DHEA를 생산하는 부신피질세포는 부신피질자극호르몬(adrenocorticotropic hormone, ACTH)과 코르티솔 분비에서 임상적으로 명백한 변화 없이 활동이 감소한다(부신피질호르몬 부족). 시상하부 또는 더 높은 뇌 영역(또는 둘 다)의 중심 조율기는 말초기관(난소, 고환, 부신피질)에서의 변화와 함께 이러한 내분비 축의 노화과정을 조절한다. PRL, Prolactin; T_4, thyroxine; TSH, thyrotropin. (Melmed, S., Polonsky, K. S., Larson, P. R., & Kronenberg,H. M. [2016]. Williams textbook of endocrinology [13th ed.]. Philadelphia, PA: Elsevier)

표 22.2 노화에 따른 내분비계의 변화

반응 감소	분비 감소	활성도 감소	분비 증가
표적조직에서 결합조직, 색소화, 구조적 변화 증가	혈장인슐린 유사 성장인자, T_3	갑상선호르몬, 코르티솔, 알도스테론	노르에피네프린, 부갑상선 호르몬, 심방나트륨이뇨펩타이드(atrial natriuretic peptide, ANP)
수용체-분자 결합의 감소	알도스테론, 레닌 활성, 칼시토닌, 아르기닌 바소프레신, 성장호르몬	노르에피네프린 청소율, 활성 레닌 변환	인슐린, 글루카곤

Carpenito-Moyet, L. J. (2013). Nursing diagnosis: Application to clinical practice (14th ed.). Philadelphia: Lippincott Williams & Wilkins.)

데 사용되는 기본적인 네 가지 범주는 저반응성, 저분비, 분해 변화, 과분비이다. 내분비계는 노화과정에 따라 정교하고 복잡성이 증가한다(표 22.2). 내분비 불균형으로 인한 임상증상으로는 뼈의 재구조화 감소, 근육량 감소, 지방조직 증가, 피부통합성 저하, 인슐린 신호 손상, 면역반응 저하가 있다. 또한 질병과정은 노인에서 많은 종류의 종양과 감염을 발생시키는 부적절 항이뇨호르몬 분비증후군과 같은 다른 몸의 계통을 변화시킬 수 있다. 이 장에서는 폐경기, 남성 갱년기, 부신피질호르몬 부족증후군, 성장호르몬 부족의 전형적인 노화 변화를 다룬다.

남성 갱년기와 폐경기

노인은 나이가 들면서 성호르몬의 생합성과 균형이 감소한다. 여성은 에스트로겐의 급격한 감소로 월경이 중단되는 폐경기를 맞는다. 성별에 따라 시기는 다르지만, 남녀 모두 시상하부–뇌하수체전엽–생식선(고환, 난소)의 활동이 감소한다. 또한 노화와 관련하여 안드로겐이나 에스트로겐이 감소하면서 야간 발한, 우울, 성기능 감소를 경험한다. 이처럼 남녀의 증상이 비슷한 것과는 달리 내분비 감소를 결정짓는 임상검사수치는 성별에 따라 다르다. 남성의 경우 황체형성호르몬(luteinizing hormone, LH)과 테스토스테론인 반면, 여성의 경우 난포자극호르몬(follicle–stimulating hormone, FSH)과 에스트로겐이다. 각 환자마다 호르몬 대체요법에 대한 위험과 이점이 다르기 때문에 의료전문가 사이에서 큰 논란이 되고 있는 주제이다. 에스트로겐과 테스토스테론 대체요법을 옹호하는 사람들은 이 요법이 골밀도, 성욕, 근질량, 근력, 시공간 기술, 우울, 피로, 불안, 기분, 수면에 개선이 있다고 주장한다. 남성 갱년기에서 테스토스테론 대체요법은 전립선과 심혈관 관련 부작용, 적혈구 질환의 위험을 높일 수 있는 지질의 부작용으로 인해 복잡한 양상을 보인다. 폐경 및 폐경 후 호르몬 대체요법 시행은 엄격하고 더 큰 단위의 연구가 지속되면서 기준이 변하고 있다. 의사는 자궁과 난소의 존재 유무로 폐경기 이전의 여성에게 사용하는 호르몬의 종류를 결정한다.

2002 여성건강계획에서는 폐경기 전후 여성에서 호르몬 대체요법이 유방암, 심질환, 뇌졸중, 혈전의 위험을 증가시키는 것으로 확인되었고, 피토에스트로겐 호르몬 대체요법으로 대사증후군 지표의 개선과 골건강, 뇌건강, 체중 조절이 확인되었다. 많은 의사가 호르몬 대체요법을 처방하고 있지만 호르몬 대체요법으로 인한 이점이 유해 사건으로 이어질 수 있는 위험을 능가해야 한다.

부신피질호르몬 부족

부신은 무게가 약 4g인 기관으로, 신장 위쪽에 있고 부신피질과 수질로 이루어져 있다. 시상하부–뇌하수체–부신 축은 스트레스에 반응하여 신체를 조절하고 항상성을 유지하는 데 중요한 역할을 한다. 부신피질 기능 전체의 손실은 수일 내에 사망을 초래하지만 노화와 관련한 미네랄코르티코이드, 글루코코르티코이드, 남성 성호르몬의 감소는 체성분과 골격질량, 근력, 체중, 대사의 변화를 나타낸다.

연령과 관련하여 dehydroepiandrosterone(DHEA)와 알도스테론의 감소는 수분과 전해질의 불균형을 초래하고, 포도당, 단백질, 지방의 대사기능을 저해하며, 면역, 염증 반응을 손상시킨다. 다른 부신호르몬은 증가하거나(에피네프린과 노르에피네프린) 최소한으로 변한다(코르티솔). 연령에 따른 DHEA의 감소는 성장호르몬(GH)과 유사하여서 65세까지 인간의 몸은 20세 때 만들어진 것의 10~20%밖에 만들지 못한다. 이러한 감소는 GH–IFG–1 축에서의 감소와 가까워서 성장호르몬 부족(somatopuase)이라고 부른다.

성장호르몬 부족

성장호르몬 부족(somatopuase)은 시상하부에서 특정 뉴런들이 호르몬(신경분비)을 분비하는 것과 관련이 있기 때문에 신경내분비적 관점에서 자주 언급된다. 이것은 뉴런–시상하부–뇌하수체 축과 내분비와 신경계의 중추신경계 통합 실패로, 말초 내분비선의 부전을 유발하여 노화에서 회환의 축의 파괴를 초래한다. 동화작용의 단백질인 성장호르몬은 시상하부–뇌하수체 축으로부터 분비되고, 노화 관련한 많은 변화에 영향을 미친다. 뇌하수체는 성장호르몬을 분비하고, 이것은 간에서 인슐린 유사 성장인자 I(Insulin–like growth factor 1, IGF–1)를 분비하도록 촉진한다. 최근 "당신은 당신의 가장 오래된 부분만큼 젊다"라고 믿는 항노화 연구자들은 젊은 성인에서 발견되는 것과 비슷한 수준까지 노인에서 성장호르몬의 분비를 촉진하고 인슐린 유사 성장인자–1을 증가시키는 다양한 분비촉진제 구성물에 집중해왔다.

노인에서 흔한 내분비 병태생리

대사증후군–당뇨병 연속체

병태생리

대사증후군은 노화하면서 만성적인 염증으로 발생하는 다인자증후군으로 비만, 트리글리세라이드(triglyceride)의 상승, 고밀도지단백(high–density lipoprotein, HDL)의 감소, 고혈압, 고혈당이 특징이다. 대사증후군에 영향을 미치는 내분비 계통 관련 문제로는 코르티코스테로이드의 교란, 다낭성 난소증후군, 혈당기능 조절장애가 있다. 최근 역학조사연구 결과에 따르면, 대사증후군은 미국에서 발생하는 당뇨병과 심질환의 주요한 선행요인이다. 인슐린 저항성은 제2형 당뇨병과 동맥경화증과 관련이 있는 염증성 사이토카인의 생산을 증가시킨다. 대사증후군의 주요 위험요인으로는 복부비만, 인슐린 저항성, 신체활동, 호르몬 불균형이 있다. 또한 수많은 유전자의 다형성을 통한 유전적 영향에 대한 증거도 존재한다.

증상과 징후

개정된 Adult Treatment Panel-III (ATP-III)에 따르면, 대사증후군은 다음 5가지 중 3가지 이상을 만족할 때 진단내릴 수 있다: 비만(허리둘레: 남자>40인치, 여자>35인치), 혈압>130/85mmHg, 공복혈당>100mg/dL, 트리글리세라이드>150mg/dL, 낮은 고밀도지단백 콜레스테롤(남성<40mg/dL, 여성<50mg/dL).

의학적 관리

대사증후군의 주요 치료목표는 당뇨와 동맥경화증의 위험요인을 감소시키는 것이다. 대사의 위험요인을 개선할 수 있는 치료적 생활양식의 변화가 박스 22.1에 설명되어 있다. 대사증후군을 위한 영양관리는 저지방, 트랜스지방, 콜레스테롤, 단순 당에 세심한 주의를 포함한다. 미국심장협회(american heart association, AHA)는 트랜스지방의 제한, 포화지방산을 일일 칼로리 섭취량의 7% 수준으로 감소, 일일 나트륨 섭취량을 2,300mg 이하로 감소, 일주일에 3~4일은 보통에서 활력 넘치는 수준의 신체적 활동을 40분 이상으로 증가시킬 것을 제안한다. 칼로리 제한과 신체적 활동으로 체중을 천천히 7~10%가량 감소시키는 것은 상당한 건강상의 이점을 준다. 대사증후군 위험도가 높은 경우에는 고혈압, 저밀도지단백 콜레스테롤(low-density lipoprotein cholesterol, LDL-C)의 상승, 고혈당에 대한 약물치료가 식이요법에 통합되어야 한다.

대사증후군 간호과정 적용

대사증후군에 적용되는 간호과정은 처음에는 부적절한 영양 섭취와 불충분한 신체활동에 초점을 맞춘다. 자세한 것은 표 22.3에 제시되어 있다.

제2형 당뇨병

병태생리

대사증후군이 있는 대상자는 제2형 당뇨병으로 진행될 위험이 5배나 더 높다. 노인에게서 대사적으로 구별되는 유전적 영향은 당뇨병에 중요한 역할을 하고, 다른 접근법이 필요하다. 질병은 보통 대사증후군으로 시작해서, 결국 심장, 신장, 신경, 눈, 혈관과 같은 다양한 기관의 부전으로 이어진다. 고혈당 상태를 초래하는 유전학과 생활양식 요인은 노화 관련한 변화와 결합한다. 현재 증거는 제2형 당뇨병의 고혈당이 탄수화물 대사 저하, 맥박성 인슐린 분비 변화, 인슐린 매개 당 제거에 대한 저항성 때문에 발생한다고 제안한다. 대사증후군과 마찬가지로, 제2형 당뇨병과 관련한 가장 중요한 변인은 비만과 인슐린 저항성이다. 표적조직의 인슐린 수용체에 영향을 미치는 보상성 고인슐린혈증으로 시작하여 고혈당을 유발하는 인슐린 저항성으로 이어지는 제2형 당뇨병은 상대적인 인슐린 부족 장애이다. 제2형 당뇨병의 병태생리는 제1형 당뇨병과 대조적으로 세포막, 수용체, 세포 내 경로의 결함을 수반한다(그림 22.4와 22.5).

박스 22.1 6주간의 치료적 생활양식 변화를 위한 단계

방문 1. 체중감량을 시작하고, 신체활동을 장려하며, 영양사에게 문의한다.
방문 2. 체중, 허리둘레, LDL, HDL-C, 트리글리세라이드 수준, 혈압, 공복혈당을 평가한다. 치료적 생활양식의 변화를 재강화한다. 식사 대체요법을 고려한다.
방문 3. 체중, 허리둘레, LDL, HDL-C, 트리글리세라이드 수준, 혈압, 공복혈당을 평가한다. 치료적 생활양식의 변화를 재강화한다. 식사 대체요법을 고려한다.
방문 4. 체중, 허리둘레, LDL, HDL-C, 트리글리세라이드 수준, 혈압, 공복혈당을 평가한다. 치료적 생활양식의 변화를 재강화한다. 식사 대체요법을 고려한다. 만약 지표의 개선이 없다면, 약물요법을 고려한다. 체중관리와 신체적 활동을 강화한다.
방문 5. 치료적 생활양식과 약물 이행 여부를 모니터링한다.
방문 6. 치료적 생활양식 변화를 재평가하고, 필요시 계획을 수정한다.

증상과 징후

당뇨병이 있는 노인의 50% 정도가 진단되지 않는다. 제2형 당뇨병은 진단 시 다음, 다식, 다뇨와 같은 증상을 보일 수 있다. 하지만 제2형 당뇨병이 있는 노인은 전형적인 증상을 호소하지 않는다. 대신 피로, 흐릿한 시력, 체중 변화 및 감염 증상이 있다고 설명한다. 노인은 이러한 변화를 노화의 현상으로 간주하는 경우가 많다. 발이나 다리의 상처, 질염, 요로감염 등의 감염 시 당뇨를 함께 진단받게 되는 경우가 많으며, 성기능장애, 사지마비, 시력 변화 등이 나타날

표 22.3 대사증후군

사정	진단	계획	수행	평가
영양				
1. 간이영양평가 2. 체질량지수 3. 과체중: >이상체중의 10% 4. 비만: >이상체중의 20% 5. Tripecs skin fold: >15mm (남성), >25mm(여성) 6. 일생의 체중 추세 7. 갑상선기능 8. 약물 9. 영양 지식 10. 문화적 이슈 11. 합병증 12. 사회적 지지 네트워크	1. 과도한 영양	1. 칼로리를 측정하고 식이일지를 작성한다. 2. 포만감 측정도구를 사용한다. 3. 필요에 따라 양념을 조정한다. 4. 행동교정기술을 적용한다. 5. 노인을 위해 국가연구위원회 보고서에서 추천한 약물과 식이교육을 제공한다.	1. 매주 일지와 체중을 검토한다. 2. 식사는 식탁에서만 한다. 3. 식전에 약 200mL의 물을 마신다. 4. 지방, 소금, 알코올을 제한한다. 저칼로리 스낵을 먹는다. 5. 분량을 조절하고, 천천히 먹고, 음식을 입에 넣기 전에 15초의 간격을 둔다.	1. 대상자는 식이규칙과 근거를 열거할 수 있다. 2. 대상자는 목표를 향해 천천히, 꾸준히 체중감량을 할 수 있다. 3. 대상자는 약물효과와 식이요법의 함의를 열거할 수 있다.
활동				
1. 호흡기계통 2. 심혈관계통 3. 근골격계통 4. 발달상태 5. 합병증 6. 약물 7. 문화적 이슈 8. 사회적 지지 네트워크	1. 감소된 체력 2. 건강교육 필요성 3. 부적절한 대처	1. 합병증, 감각 결함, 안전 위험, 경제적인 측면을 수용한다. 2. 동기부여, 생활습관, 환경 장벽을 열거한다. 3. 롤모델과 사회적 지지를 제공한다. 4. 유산소 운동과 근력 운동을 수행한다.	1. 안정 시와 활동 3분 뒤의 활력 징후를 사정한다. 2. 만약 맥박이 기준선으로 돌아오는 데 3~4분보다 더 소요된다면 활동 강도와 기간을 감소시킨다. 3. 하루에 2회 관절가동범위 운동을 시작하고 등척운동을 추가한다. 15분부터 시작해서 견딜 수 있을 때까지 점차 늘려간다. 4. 지지, 안전, 낙상 보호를 제공한다. 5. 손주와 놀기, 복직, 낚시하러 가기와 같은 개인적인 인센티브를 사용한다. 6. 노화와 감각결손과 관련된 일차적, 이차적 예방방법을 교육한다. 7. 스트레스와 관련된 증상과 징후를 교육한다.	1. 대상자는 특정 활동 수준까지 진행할 것이다. 2. 대상자는 건강유지 행동 방법을 말하고 행할 수 있다. 3. 대상자는 결정을 내리고 적절한 조치를 취할 것이다.

McCuistion, L. E., Vuljoin-DiMaggio, K., Winton, M. B., & Yeager, J. J. (2018). Pharmacology: A patient-centered nursing process approach (9th ed.). St. Louis, MO: Elsevier; and Farinde, A. (2015). Oral hypoglycemia agents. Medscape. Retrieved on December 18, 2017, from https://emedicine.medscape.com/article/2172160-overview.

수 있다.

의학적 관리

노인의 당뇨병 관리는 젊은 사람의 당뇨병 관리와 비슷하다. 저혈당은 피해야 한다. 다음의 사항을 고려하여 개별화된 적정 수준의 당화혈색소(glycohemoglobin, HbA1c) 목표치를 정해야 한다. (1) 노인은 건강하다, (2) 노인의 기대수명은 10년 이상이다, (3) 저혈당의 위험, (4) 처방을 따를 수 있는 능력. 일반적으로 당화혈색소 목표치는 건강한 노인의 경우, 7.5% 미만이고, 합병증이 있는 노인의 경우, 8% 미만이다.

노인에게서는 저혈당 위험이 증가한다. 저혈당 징후는 일과성 허혈성 발작과 같은 신경계 질환으로 간주되기도 한다. 가벼운 저혈당은 낙상과 골절로 이어질 수 있고, 노인에게서 저혈당 사건의 횟수가 증가하면 심혈관계 문제, 부정

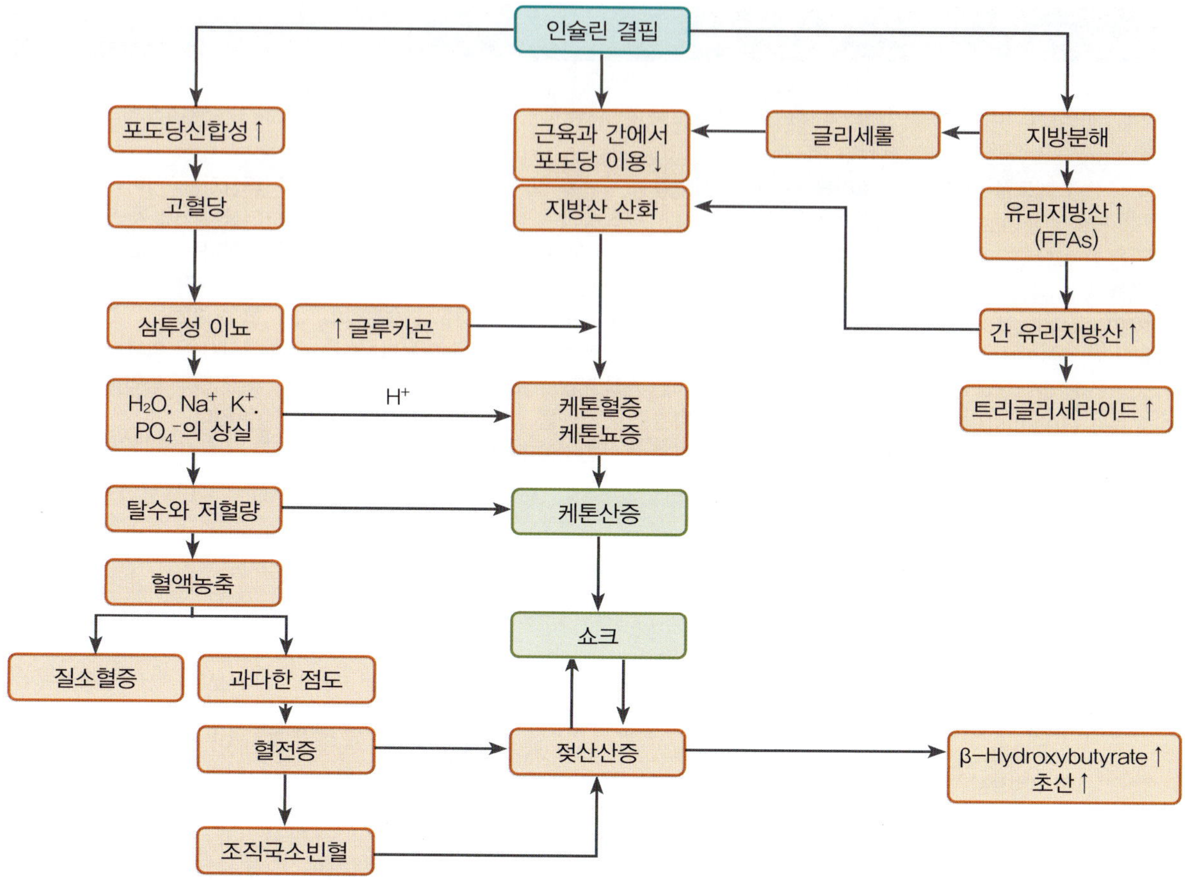

그림 22.4 인슐린 결핍 병태생리. (From Monahan, F. D., Sands J. K., Neighbors M., Marek, J. F., et al. [2007]. Phipps' medical–surgical nursing: Health and illness perspectives [8th ed.]. St. Louis, MO: Mosby.)

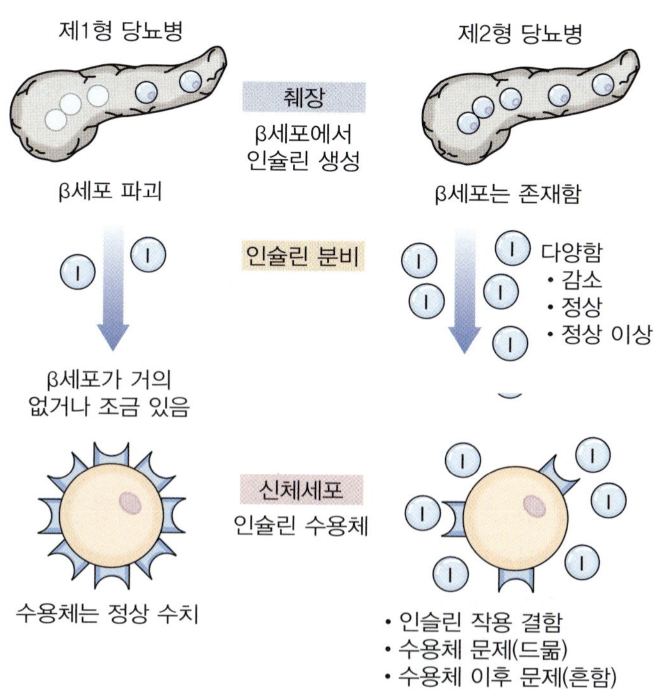

그림 22.5 제1형 당뇨병과 제2형 당뇨병에서 인슐린 결함(From Monahan, F. D., Sands, J. K., Neighbors, M., Marek, J. F., et al. [2007]. Phipps' medical–surgical nursing: Health and illness perspectives [8th ed.]. St. Louis, MO: Mosby.)

맥, 치매와 같은 위험을 증가시킨다.

의학적 관리는 금연 강조, 고혈압 관리, 이상지질혈증 관리, 운동 촉진, 아스피린 요법과 같은 것들을 통해 저혈당 위험을 감소시키는 것이다. 건강한 노인에서 초기 약물치료는 생활방식 교정과 함께 메트포민(metformin)을 사용한다. 만약 메트포민이 금기이거나 과민성 환자라면, 속효성인 설포닐유레아(sulfonylurea)(ex: glipizide)가 추천된다. 초기치료의 약물로 nonsulfonylurea secretagogues(ex: repaglinide)가 포함된다. 고혈당을 조절하는 데 당뇨병 약의 조합은 단일 약물보다 더 효과적이다. 노인에게 thiazolidinediones는 수분 정체, 체중 증가, 심질환 위험 증가 때문에 추천되지 않는다. 표 22.4에 경구용 혈당강하제가 제시되어 있다. 표 22.5에는 용량, 약물효과, 간호 시 고려사항이 제시되어 있다. 특히 만약 당화혈색소가 9% 이상, 공복혈당이 250mg/dL 이상, 랜덤혈당이 지속적으로 300mg/dL 이상이거나 케톤뇨가 있으면 인슐린은 매우 효과적이다. 인슐린은 이후에 더 논의할 것이다.

표 22.4 경구용 혈당강하제

분류	약물
Thiazolinediones	Rosiglitazone Pioglitazone
Biguanides	Metformin Metformin extended release
Alpha-glucosidase inhibitors	Acarbose, miglitol
Sulfonylureas	Chlorpropamide (노인인 경우 금기) Glipizide Glimepiride Glyburide Tolazamide Tolbutamide
Nonsulfonylurea secretagogues	Nateglinide, repaglinide
Fixed-dose combinations	메트포민과 조합하여 사용 가능

McCuistion, L. E., Vuljoin-DiMaggio, K., Winton, M. B., & Yeager, J. J. (2018). Pharmacology: A patient-

간호관리

제2형 당뇨병의 간호과정은 눈, 심장, 신장, 발의 혈관과 미세혈관 합병증 예방뿐만 아니라 인슐린 분비장애와 인슐린 작용에 대한 결함을 다룬다(그림 22.5). 생활양식 변경은 노인의 인지능력과 기능제한에 기초하여 계획을 세운다.

간호사정

노인에 대한 통합적인 간호사정 시에는 과거 질환과 수술, 가족력에 대한 검토까지 이루어져야 한다. 간호사는 최근 복용 약물, 특히 이뇨제, 베타차단제, 항경련제, 항고혈압제, 스테로이드와 같은 약물에 대해 확인해야 한다. 대상자가 처방받은 약물이나 처방전 없이 살 수 있는 약물을 가져오는 것은 간호사가 약물 상호작용이나 혈당을 변화시킬 수 있는 약물과 관련된 잠재적인 문제를 사정하는 데 도움을 준다.

간호사는 약물명, 유형, 용량, 일정을 결정해야 하고, 가능하다면 약물 작용을 관찰하기 위해 노력해야 한다. 대상자의 자가관리능력이나 제한, 혈당의 자가 모니터링, 저혈당이나 고혈당 과거력을 사정해야 한다.

영양평가에는 최근 체중 측정치와 최근 체중 증감패턴, 전형적인 식단패턴, 미각이나 후각의 변화, 저작, 음식을 준비하기 위해 식료품을 구입할 수 있는 능력도 포함된다. 조절되지 않는 당뇨는 수분과 음식의 균형에 영향을 미칠 수 있기 때문에, 간호사는 대상자의 메스꺼움, 구토, 배고픔, 갈증의 증상과 징후를 사정하고 노인에게서는 고혈당 증상이 감지되기 어렵다는 것을 기억해야 한다.

당뇨병이 있는 노인 대상자에게서 소실 사정은 요실금 과거력, 소변 빈도, 야뇨증, 다뇨증, 성기능장애, 배뇨 중 통증을 포함한다. 간호사는 변실금, 변비, 설사 존재 여부도 평가해야 한다. 스트레스성 요실금은 노인에게서 발생하는 흔한 증상으로 고혈당증으로 더 악화될 수 있다.

현재 생활여건에 대한 사정은 필수적이다. 간호사는 대상자에게 혼자 사는지, 누구와 함께 사는지, 음식을 준비할 능력이 충분한지, 식사와 거주하는 데 경제적으로 충분한지를 사정해야 한다. 혼자 사는 노인은 사회적 고립이나 기능적 결함 때문에 적게 먹거나 영양실조 상태일 수 있다.

당뇨병에 대한 지식과 관리를 평가하기 전에 대상자의 학습능력을 사정하는 것이 중요하다. 대상자마다 인지기능과 학습방식이 다양하기 때문에 대상자가 선호하는 학습방식을 알면 교육이 수월해질 수 있다. 시각적인 방법, 청각적인 방법으로 배우는 것을 선호하는 사람이 있고, 여전히 대면으로 만나서 직접 경험하면서 배우는 것을 선호하는 사람이 있다.

제2형 당뇨병은 노인에게서 우울감과 기억력 문제 증가와 관련이 있다. 이런 문제들은 조절되지 않는 당뇨나 고혈당증 때문에 악화될 수 있다. 간호사는 현재와 과거 혈당 결과를 평가하는 것이 중요하다. 노인이 간단한 사실들을 기억하는 능력과 노인의 기분과 불안 정도를 사정해야 한다. 예를 들어 간호사는 대상자에게 방금 제시된 내용을 설명하라고 요청할 수 있다. 만약 대상자가 기억하지 못할 경우, 간호사는 학습이나 기억력 문제가 있는지를 평가해야 한다. 기억력 검사는 단순히 대상자에게 일련의 숫자를 반복하게 하거나 단기, 장기 기억력을 사정함으로써 진행할 수 있다. 간호사는 특히 노인 대상자에게 발에서 무감각, 저림, 흐릿한 시력, 두통, 온도감지 불능에 대한 신경학적 증상을 경험하는지 물어봐야 한다.

대상자의 발, 다리, 팔꿈치 부위에서 압력으로부터 발생하는 피부 파괴의 위험이 크기 때문에, 간호사는 이 부위의

표 22.5 일반적인 경구용 제2형 당뇨약

	Biguanides	Thiazolidinediones (TZDs)	Sulfonylureas	Alpha–glucosidase inhibitors
작용기전	간에서 포도당 생성 감소, 근골격에서의 인슐린에 대한 민감성 증가, 위장관계에서 포도당 흡수 증가	인슐린에 대한 민감성 증가	인슐린 분비 증가, 간에서 포도당 생성 감소	위장관으로부터 복합 탄수화물의 소화 및 흡수 감소
효과	빠름, 식후	빠름, 식후	빠름, 식후	식후
저혈당 단일 요법	보통 사용되지 않음	사용되지 않음	사용됨	사용되지 않음
체중 증가	없음	있음	있음	없음
인슐린 수치	감소	감소	증가	감소
부작용	위장관계 장애(메스꺼움, 설사, 거식증), 젖산증과 간독성과 같은 심각한 부작용	부종, 체중 증가, 심부전과 같은 심각한 부작용	대상자가 설파 알레르기가 있는 경우 잠재적인 알레르기 반응, 잠재적인 약물 상호작용(일세대 약물), 신경증, 진전, 체중 증가, 혼돈, 무형성 빈혈, 혈소판감소증, 발작과 혼수상태를 포함한 심각한 부작용	위장관계 장애(고창, 복부팽만, 설사)
지질효과	감소	감소	증가 또는 감소	감소
70kg 대상자 시작용량	Metformin: 저녁식사와 함께 500mg/d	약물마다 다양 단일요법으로 pioglitazone: 15~30mg/day rosiglitazone: 4mg/day	약물마다 다양 첫 식사와 함께 glyburide 1.25–2.5mg/day 첫 식사와 함께 미분화 형태의 glyburide 1.5~3mg/day 식사 30분 전에 glipizide 5mg/d 첫 식사 30분 전에 glipizide ER 5mg/d glimeperide 1mg/d	매 끼니 시작 때 복용: Acarbose 25mg/tid,
최대 용량	2,550mg/day 용량을 식사에 따라 나눔	식사 고려하지 않고, Pioglitazone 45mg/d, rosiglitazone 8mg/d,	제제마다 다양: glyburide: 20mg/day(단독 또는 나눠서), 미분화 형태의 glyburide: 12mg/d, glipizide 40mg/d (단독 또는 나눠서), glipizide extended release: 20mg/d(첫 끼 식사와 함께) glimeperide 8mg/d	150–300 mg/d를 체중에 따라 나눔 매 식사 시작할 때 복용해야 함
금기	제1형 당뇨병 신부전 간부전 알코올중독 과거력 저산소증과 관련된 만성질환 상태(천식, 만성폐쇄성폐질환, 심부전) 잠재적 저산소증과 관련있는 급성 상태(수술, 급성 심근경색, 심부전) 잠재적 신부전과 관련된 상황(정맥조영제) 당뇨병성 케톤산증	제1형 당뇨병 Class III or IV 심부전	제1형 당뇨병 간부전 노인에게는 지속성인 sulfonylureas 금기 당뇨병성 케톤산증	제1형 당뇨병 염증성 장질환 당뇨병성 케톤산증 장폐색 간경화 소화불량이나 흡수장애와 관련된 만성적인 상태

Carpenito–Moyet, L. J. (2013). Nursing diagnosis: Application to clinical practice (14th ed.). Philadelphia: Lippincott Williams & Wilkins; and, McAuley, D.F. (2018). Anti–diabetic agents. Retrieved June 20, 2018 from http://www.globalrph.com/diabetes.htm#Biguanides.

피부에 특히 신경을 쓰면서 대상자의 피부상태를 사정해야 한다. 간호사는 피부의 손상 정도, 색깔, 붓기 상태, 분비물, 냄새, 탄력성, 건조함, 벗겨짐, 병변 여부를 사정해야 한다. 항문 주위 피부의 사정은 현재 피부상태와 일반적인 위생실태에 대한 정보를 제공한다. 고혈당이 있는 대상자는 항문 주위에 효모균이나 진균에 감염되기 쉽다. 좋지 못한 위생상태는 비뇨기나 질 감염의 원인이 될 수 있다.

혈액순환을 평가하기 위해 간호사는 맥박을 측정해야 한다. 맥박을 측정할 때에는 횟수와 리듬, 양쪽이 대칭적인지, 하지 말단부위에 모발의 존재 여부를 주목해야 한다. 간호사는 대상자가 누운 자세, 앉은 자세 두 가지 모두에서 혈압을 측정해야 한다. 체위를 바꿀 때의 어지러움 여부, 호흡수와 깊이, 심음을 사정해야 한다.

간호진단

제2형 당뇨병이 있는 노인 환자에 대한 간호진단은 다음과 같다.

- 기능 감소와 미각의 변화, 지식 부족으로 인한 부적절하거나 과도한 영양 섭취
- 동맥 흐름 감소로 인한 조직관류 감소
- 대사 변화로 인한 성적 표현 감소
- 대사변화나 스트레스로 인한 부적절한 대처
- 당뇨 자기관리를 위한 건강교육 필요성
- 부적절한 관류로 인한 잠재적인 피부통합성 감소

간호계획과 간호결과

당뇨병이 있는 노인의 간호관리 목표는 목표 혈당 수준 유지, 저혈당과 합병증 예방, 자기관리이다. 치료계획에 대한 기대되는 결과는 다음과 같다.

1. 대상자는 다음에 근거한 전문가의 조언에 따라 치료계획을 수행한다.
   a. 처방된 식이요법을 따른 보고서
   b. 헬스케어전문가가 제시한 식이요법의 올바른 교정
   c. 규칙적으로 자가점검 수행
2. 대상자는 성공적인 개인의 대응에 대한 근거는 다음과 같다.
   a. 통제 감각에 대해 구두로 표현
   b. 상황에 대한 수용을 구두로 표현
   c. 이용 가능한 사회적 지지의 사용
3. 대상자는 미국당뇨병협회 식단에 대한 지식이 증가한 것을 다음과 같이 입증할 수 있다.
   a. 처방된 식단에 대한 근거를 구두로 표현
   b. 식단목표 설정
   c. 식단에서 권장되는 식품의 선택
4. 대상자는 약물복용에 대한 이해를 다음과 같이 보여줄 수 있다.
   a. 정확한 약물명, 용량, 일정 진술
   b. 인슐린 자가주입의 올바른 시연
   c. 약물 부작용 설명
5. 대상자는 말초순환을 다음과 같이 유지할 수 있다.
   a. 미란이나 궤양 없이 분홍색의 따뜻한 사지
   b. 매일 피부와 사지 시진 필요성에 대해 구두로 표현
6. 대상자는 발 세정과 시진 기법을 올바르게 시연할 수 있다.
7. 대상자는 성기능 수행과 능력 정도, 만족도를 말로 표현할 수 있다.

가족이나 대상자에게 중요한 다른 사람들은 대상자의 만성적인 상태의 장기적인 관리에 지지와 강화를 제공할 수 있기 때문에, 간호계획 수립 시 이들을 포함해야 한다.

간호중재

제2형 당뇨병이 있는 노인 대상자의 간호관리는 복잡하다. 많은 문제점을 다뤄야 하기 때문에, 우선순위를 정하는 것이 중요하다. 일반적으로 심각한 저혈당증, 고혈당증, 패혈증과 같은 생명을 위협하는 긴급한 문제를 가장 우선순위로 다뤄야 한다. 일단 위기가 해결되면, 간호사는 당뇨관리를 지지하기 위한 교육을 제공할 수 있다.

교육

간호사는 약물, 당뇨병태생리, 혈당 모니터링, 저혈당증과 고혈당증, 아픈 날(sick days) 관리, 발 관리, 눈 관리, 합병증, 당뇨식이, 건강관리팀과 연락해야 할 때에 대한 지시사항과 같은 당뇨와 관련된 주제에 대해 다양한 교육을 제공하고 조정한다. 노인 대상자와 다른 중요한 사람들이 학습에 적극적으로 참여할 경우 교육은 촉진된다(예: 대상자가 간호사에게 혈당 모니터링, 인슐린 주입기술을 시연해

보이도록 함). 책자나 유인물 같은 교구는 학습효과를 향상시킬 수 있다. 대상자를 위한 유인물과 같은 자원은 미국당뇨협회와 상업적 기관에서 얻을 수 있다.

식이

식이가 당뇨 치료를 위한 가장 기초적인 것이지만, 노인 대상자에게 식습관을 바꾸도록 하는 것은 어려울 수 있다. 식이요법 준수에 영향을 미칠 수 있는 또 다른 요인은 제한된 재정, 사회적 고립, 동기 부족이다. 영양사와 식이계획을 수립하는 것은 식이요법 목표를 달성하는 데 도움이 된다. 식이요법의 목표는 좋은 영양상태 달성, 고지혈증과 동맥경화증, 고혈압의 위험을 줄이면서 이상적인 체중에 도달하고 유지하는 것을 포함한다. 식이요법 계획이 수립되면, 간호중재는 대상자가 계획을 이해하고 준수하는지에 대한 평가를 통해 영양사의 권고를 지원하는 방향으로 진행된다(영양 고려사항 박스 참조).

인슐린과 경구혈당강하제

노인 대상자의 저혈당 위험을 감소시키기 위해서는 간단한 방법이 가장 좋다. 인슐린 요법을 시작하기 전에 노인 대상자의 자가관리 능력을 고려해야 한다(예: 인지능력). 많은 노인 대상자가 빈번한 혈당검사와 인슐린 주입 관리법에 어려움을 겪는다(ADA, 2018). 노인 대상자는 일반적으로 노인의 돌봄제공자가 인슐린을 주기 때문에 대상자나 돌봄제공자가 약물을 적절하게 투여하기 위해서는 적절한 시력, 운동능력, 인지능력을 갖춰야 한다(ADA, 2018). 인슐린 용량은 개별화되어야 하고 저혈당증이 발생하지 않도록 해야 한다. 일반적으로 하루를 기본으로 하는 인슐린이 가장 최선이고 부작용을 최소화한다(ADA, 2018). 약물치료에 대한 서면지침은 대상자와 돌봄제공자에게 제공되어야 한다. 간호사는 처방된 인슐린 투여량을 준비하는 환자와 돌봄제공자를 관찰하고 실제로 인슐린을 주입하는 대상자를 관찰하며 대상자가 정확한 양의 인슐린을 추출하여 적절한 부위에 주입하고 날카로운 바늘을 손상성 폐기물통에 폐기하는지 확인해야 한다. 노인에게 흔하게 나타나는 시력저하와 손기능 저하는 적절한 인슐린 주입을 방해할 수 있는데, 이는 관찰을 통해 확인할 수 있다. 시력에 문제가 있는 대상자의 경우 이를 해결하기 위한 적절한 의료기구 획득을 위해 담당

> **영양 고려사항**
>
> ***당뇨병 환자를 위한 영양 목표***
>
> **칼로리**
> 이상적인 체중 달성과 유지에 기초한다.
>
> **단백질**
> 대략 총 칼로리의 12~20%
> 추천되는 하루 허용량: 성인 몸무게를 기준으로 0.8g/kg (대부분의 성인은 필요한 단백질량의 2배를 섭취한다.)
>
> **탄수화물**
> 대략 총 칼로리의 45~60%
> 단순 당을 제거하기보다는 총 탄수화물 섭취에 중점을 둔다.
> 신진대사 조절에 기반을 둔 수용 가능한 이당류(sucrose)
> 이상적인 체중 달성과 유지에 기반을 둔 칼로리
>
> **지방**
> 총 칼로리의 30%를 넘지 않도록 한다.
> 지질 수준에 따라 좀 더 감소할 필요가 있다.
> 다가불포화지방: 6~8%
> 포화지방: 10%
> 단일불포화지방: 잔류 비율
>
> **섬유소**
> 저칼로리 섭취인 경우 1,000kcal당 25g
> 40g/day까지
>
> **나트륨**
> 3,000mg/day 이하
> 고혈압, 울혈성 심부전, 부종과 같은 의학적 상태에 따라 감소시킬 수 있다.
>
> **비타민과 미네랄**
> 특별한 권장사항 없음
>
> Muñoz-Pareja, M., León-Muñoz, L., Guallar-Castillón, P., Graciani, A., López-García, E., Banegas, J., & Rodríguez-Artalejo, F. (2012). The diet of diabetic patients in Spain in 2008 to 2010: Accordance with the main dietary recommendations—a cross-sectional study. PLOS One, 7(6), e39454.

의에게 시력문제에 대해 알려야 한다.

노인 대상자는 적절한 혈당 수준을 유지하기 위해 하루 두 번 인슐린 주입이 필요할 수 있다. 식이패턴의 변이가 크거나 신기능이 감소된 노인에게 중간형 인슐린 투여량을 분할하거나 속효성 인슐린을 추가하여 저혈당을 예방할 수 있다. 인슐린 요법을 처음 시작하는 노인에게는 방문간호서비스가 유용하다.

저혈당은 인슐린과 경구혈당치료의 주요한 합병증이기 때

문에, 대상자에게 이에 대해 교육해야 한다. 경구약물은 발진, 가려움, 오심, 구토, 간손상, 빈뇨, 긴박뇨와 같은 부작용과 관련이 있다. 정기적으로 병원에 방문하여 합병증을 위한 혈액검사를 실시하는 것이 중요하다. 혈당수치를 낮추는 약물을 복용하는 대상자는 경증의 저혈당 증상을 인지하고 그에 따라 혈당을 검사해야 한다. 만약 결과가 비정상적인 수치라면, 혈당 수치를 빨리 높일 수 있는 오렌지주스 100mL 정도의 탄수화물을 섭취해야 한다. 경증의 저혈당을 초기에 인지하고 치료하는 것은 심각한 저혈당증과 관련 있는 심각한 신경성 간염 증상을 예방한다. 인식되지 않고 치료되지 않은 저혈당은 경련의 위험과 심지어 사망을 초래할 수 있다.

응급상황 인지

대상자는 의학적인 응급상황을 인지하고 대처방안을 알아야 한다. 경구용 혈당강하제를 복용하는 사람은 심각한 저혈당증과 같은 주요한 합병증을 경험할 위험이 있기 때문에, 의학적 응급상황을 인식하는 것은 헬스케어제공자가 치료하는 데 도움이 된다(표 22.6).

모니터링

제2형 당뇨병이 있는 노인 대상자는 신장 임계치가 높은 경향이 있기 때문에, 혈당 수준 모니터링을 권장한다. 혈당 모니터링은 원하는 혈당 수준을 달성하고 유지하며, 고혈당증이나 저혈당증과 같은 합병증을 감지하고, 식이, 약물, 활동, 스트레스의 효과에 대해 대상자를 교육하는데 이용될 수 있다. 혈당 모니터링은 특히 혈당수치를 감소시키는 약물(예: 경구용 혈당강하제, 인슐린)을 복용하는 대상자에게 중요하다. 혈당 수준을 모니터링하는 장치는 일반적으로 사용하기 쉽고 신뢰할 수 있다. 하지만 혈당 모니터링 기술은 검사결과의 정확성이 보장되는 것이 중요하다.

운동

운동은 인슐린 저항성과 고혈당증을 감소시키는 전략이고, 신체적·심리적 관점에서 노인에게 유익하다. 노인은 신체적으로 운동할 능력이 없거나, 의지가 없다고 가정하는 것은 운동의 중요한 치료적 측면을 무시하는 결과를 초래한다. 대상자의 능력과 한계점을 고려하여 대상자에게 개별화된

표 22.6 저혈당 수준, 증상, 치료

저혈당 수준	증상	치료
경증	배고픔, 발한, 신경증, 진전, 빈맥, 창백한 피부	탄수화물 15g 주스 100mL(설탕 추가X)
중등도	두통, 신경증, 피로, 흐릿한 시야, 기분 변화	탄수화물 15g(반복 사용)
중증	무반응, 혼돈, 혼수상태, 경련	글루카곤, 정맥으로 혈당 주입

Carpenito-Moyet, L. J. (2013). Nursing diagnosis: Application to clinical practice (14th ed.). Philadelphia: Lippincott Williams & Wilkins.

운동 프로그램을 제공해야 한다. 대상자의 안전을 위해 의료경보팔찌 착용, 운동 전 혈당 검사, 저혈당의 증상과 징후 인식, 탄수화물 공급원, 탈수증을 피하는 것과 같은 교육을 진행해야 한다. 운동 관련 합병증이나 부상은 심질환, 근골격계 질환, 안질환과 같은 이전에 존재하는 상태의 결과로 인해 노인에게 발생하기 더 쉽다. 노인을 위한 예방조치와 운동 수정은 문제 발생을 예방하는 데 도움이 된다.

생활방식 변화

당뇨병이 있는 대상자에게는 생활방식 변화가 필요하다. 식이요법, 운동, 체중, 약물, 성, 재정과 관련 있는 만성질환을 관리하는 것은 어렵다. 적절한 당뇨 관리는 대상자를 중심으로 하여 전문가 조직의 지식과 기술이 필요하다. 금연과 금주는 당뇨병을 개선하는 관리방법이다. 추가적인 지원을 제공하기 위해 생활습관 변화에 적응하는 노인 대상자의 능력을 자주 평가해야 한다.

Sick Day 관리

노인은 만성질환 발생률이 높고 당뇨병이 있는 노인은 "sick days"에 대한 특단의 대책이 필요하다. sick day는 일반적으로 전형적인 치료전략의 변경[예: 약물 증가(인슐린 용량), 식단, 수분] 또는 의료중재(예: 감염관리를 위한 항생제)가 필요한 질병의 날이라고 정의내릴 수 있다. 예를 들어, 당뇨병에 걸린 사람이 "바이러스에 의한 장염"에 걸렸을 때, 이 흔한 질병의 스트레스조차 심각한 고혈당을 촉발시킬 수 있다. 개개인은 정기적인 혈당 검사에서 심각한 고혈당을 발견할 수 있으며, 이런 경우 인슐린 용량 증가와 같은

구체적인 지침은 의료기관에 문의해야 한다. 오심과 구토가 있는 개인은 일반적으로 시간당 200mL의 수분을 섭취하고, 혈당 모니터링을 자주 해야 한다. 제공자에게 즉시 연락을 취하거나 응급실에 방문해야 하는 혈당 수준이 제시되어 있다(응급치료 박스 참조).

피부 변화

하지 절단은 당뇨병이 있는 대상자에게 흔히 발생할 수 있지만 예방 가능한 문제이다. 당뇨병이 있는 대상자의 약 50~70%가 하지절단을 하게 된다(그림 22.6). 발궤양을 예방하는 것이 당뇨병이 있는 노인 대상자에게 가장 적절한 발 관리방법이다. 이는 매일 발을 깨끗하게 닦고, 발을 시진하고 문제를 신속하게 치료함으로써 달성할 수 있다(대상자/가족 교육 박스 참조). 노인 대상자가 거동이 불편하거나

응급치료

당뇨병이 있는 대상자의 Sick Day 관리

"Sick Days"란 당뇨병에 걸린 대상자에게 오심, 구토, 설사와 같은 합병증이 발생하는 급성 질환의 에피소드를 의미한다. 질병은 스트레스 호르몬의 생산을 유발하고 고혈당증에 빠지게 한다. 위장관계 증상이 나타나면 당뇨병이 있는 대상자는 쉽게 탈수된다. 만약 대상자의 식사계획이 불가능한 경우, 탄산음료, 수프, 아이스캔디, 크래커와 같이 쉽게 소화될 수 있는 음식을 먹는다. 구토나 설사로 인해 손실될 수 있는 수분을 보충하기 위해 이러한 식단은 물과 같은 칼로리가 없는 액체로 보충될 수 있다.

당뇨병에 걸린 대상자는 인슐린이나 경구용 혈당강하제와 같은 처방된 약물을 지속적으로 복용해야 하고, 적절한 수분 섭취를 해야 하며, 혈당 검사를 자주 시행해야 한다. 혈당이 240mg/dL보다 높은 경우에는 소변에서 케톤 검사를 시행해야 한다. 또 다른 권장사항은 체온과 체중을 측정하고, 이러한 수치를 기록하는 것이다. 당뇨병에 걸린 대상자는 발열 악화, 주의력 또는 사고력 감소, 1회 이상 구토, 1시간 동안 6회 이상 지속되는 설사, 추가적인 인슐린에도 불구하고 혈당 250mg/dL 이상, 소변에서 케톤 발생과 같은 상황이 발생했을 때, 헬스케어제공자에게 연락을 취하도록 한다.

치료되지 않은 질병은 고혈당성 고삼투압 비케톤성 혼수(hyperglycemic hyperosmolar nonketotic coma, HHNC)와 같은 심각한 합병증으로 이어질 수 있기 때문에 제2형 당뇨병이 있는 대상자에게 sick day에 대한 관리는 중요하다. 제1형 당뇨병이 있는 대상자는 당뇨병성 케톤산증을 경험할 가능성이 더 높지만, 이러한 고혈당 상태는 제2형 당뇨병이 있는 노인 대상자에게 더 흔하게 발생한다. 고혈당성 고삼투압 비케톤성 혼수는 심각한 탈수와 고혈당이 특징이다(혈당: 600mg/dL, 혈중 고삼투압: 340mOsm/L). 이 상태에 대한 치료는 중환자실에서 인슐린, 정맥수액 주입, 촉진사건(예: 감염이나 심혈관계 문제)의 확인과 치료로 구성된다.

시력장애로 자신의 발을 직접 시진할 수 없을 때에는 돌봄제공자가 시진을 수행할 수 있도록 교육해야 한다.

당뇨병이 있는 노인 대상자의 발 관리는 다른 당뇨병 대상자와 같다. 잠재적인 감염원을 제거하기 위해 매일 당뇨 발 관리 전용세정제를 이용하여 발을 닦고, 시진하는 것이 중요하다. 피부 건조와 갈라짐을 줄이기 위해 무향 로션을 발에 발라야 한다(하지만 발 사이는 열과 로션이 갇혀 감염으로 이어질 수 있기 때문에 피해야 함). 알코올과 같은 건조제는 피부통합성을 깨뜨리기 때문에 피해야 한다. 신발이 잘 맞는지 확인해야 한다. 대상자나 보호자는 합병증을 예방하기 위해 손톱을 일자로 잘라야 한다. 발 신경병증, 심각한 고혈당(혈당: 250mg/dL), 발 감염 과거력이 있는 당뇨병 대상자는 발 상처나 감염의 첫 번째 징후에서 치료를 받아야 한다.

상처 감염

당뇨병이 있는 노인은 신경과 혈관의 변화 때문에 당뇨병이 없는 대상자보다 발 합병증 위험이 높다. 이러한 발 문제가 흔하기 때문에 당뇨병과 관련된 혈관과 신경병리학을 설명하기 위해 당뇨병 발증후군이라는 용어가 등장하였다. 발의 부적절한 혈액 흐름과 신경손상은 궤양과 감염의 진행으로 이어진다. 혈당이 200mg/dL보다 높은 것은 면역체계 백혈구 반응을 변화시키기 때문에 고혈당증은 발 문제를 유발하는 데 중요한 역할을 한다. 발 감염의 임상증상은 증상이 없는 것부터 발열, 홍반, 온기, 궤양과 함께 분비물, 백혈구 증가증까지 다양하다. 감염부위 주변 피부는 흰색, 분홍색, 빨간색, 푸른 색조로 보일 수 있다. 혈관은 감염부위 전체에 걸쳐 확장될 수 있다. 손톱은 창백할 수 있으며, 눌렀을 때 모세혈관이 재충전되는 속도가 느려질 수 있다. 발 모양은 감염에 의해 연조직 붓기가 일어나 변할 수 있다. 병변의 표면 시진 시 겉모습이 피부 표면 아래의 문제를 반영하지 않기 때문에 피부 표면 아래의 문제를 발견하지 못할 수 있다. 당뇨병이 있는 노인의 상처감염은 흔하며, 즉각적인 주의가 필요한 심각한 사건이다. 감염은 통증, 붓기, 발적과 같은 증상이 발현될 수 있고, 증상이 없고 더 진전된 단계에 이를 때까지 발견되지 않을 수 있다. 헬스케어제공자와 연락하고 치료를 시작하기 전에 상당한 지연이 발생할 수 있고, 감염

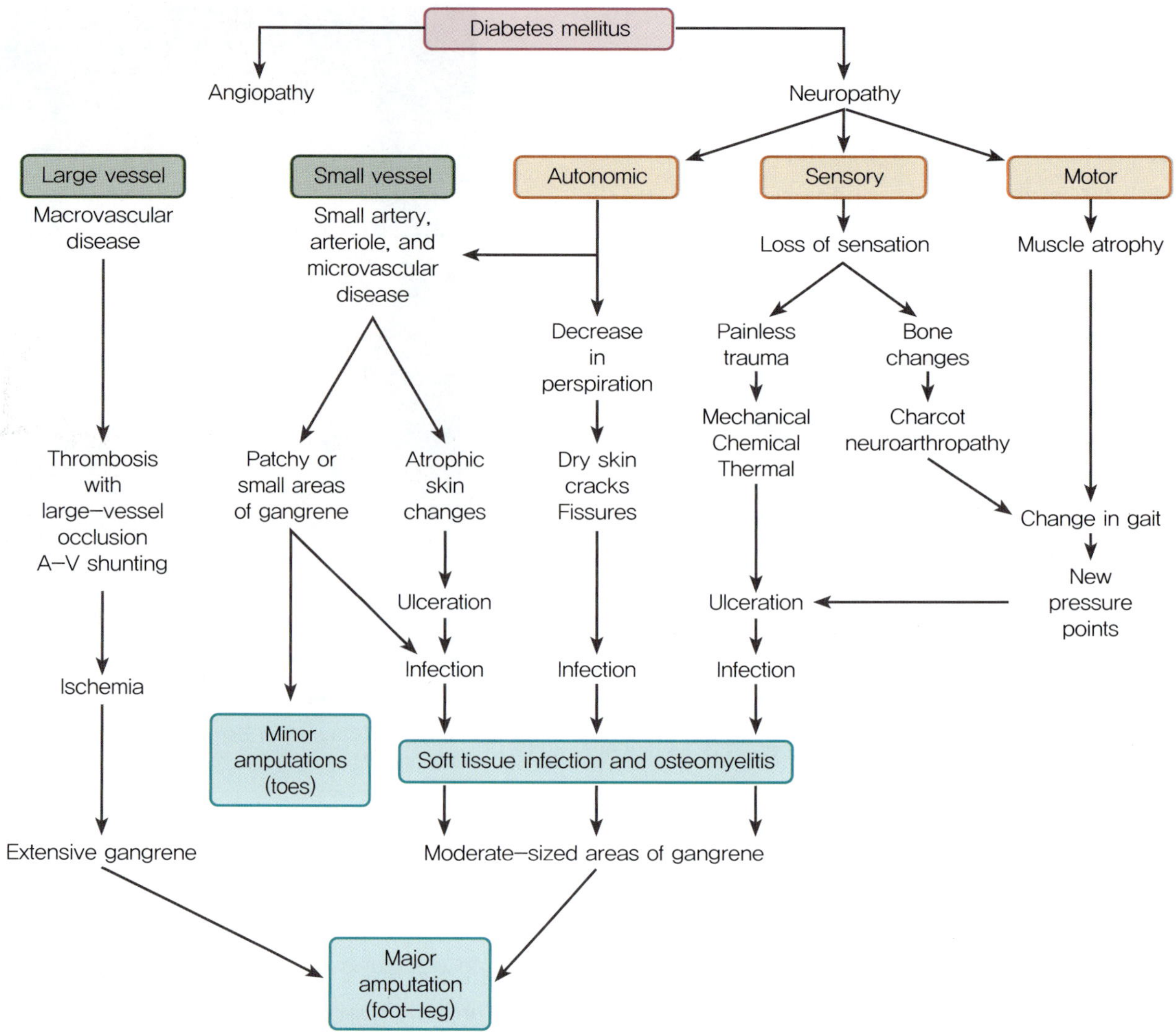

그림 22.6 당뇨병의 발 병변이 어떻게 절단까지 이어지는지에 대한 과정. Levin, M. E., O'Neal, L. W., & Bowker, J. H. [1993]. The diabetic foot [5th ed.]. St. Louis, MO: Mosby

이 피부에서 지방, 근육, 근막, 뼈로까지 확산될 수 있다.

환자/가족 교육

당뇨병이 있는 대상자의 발 궤양 예방법

매일 발 시진을 수행한다.
따뜻한(뜨거우면 안 됨) 비눗물을 사용하여 매일 발을 씻고 발을 건조시킨다.
건조하거나 거친 경우 발에 순한 피부 크림을 도포한다; 발가락 사이에는 도포하지 않는다.
발톱을 직선으로 다듬는다.
발에 적절하게 맞는 신발을 신고, 맨발로 다니지 않는다.
새 신발과 헌 신발을 번갈아 신으면서 새 신발 신는 시간을 점차 늘려 나간다.
꽉 맞는 신발이나 발목을 묶는 스타킹을 신지 않는다.
규칙적으로 운동하고 이상 체중을 유지한다.
흡연은 하지순환장애를 일으키므로 금연한다.
문제(압통, 발적, 붓기)에 대해 조기에 중재한다.

간호평가

간호사는 확립된 특정 성과의 달성을 자주 측정하여 당뇨병에 걸린 노인 환자의 치료계획의 효과를 평가한다. 예를 들어 영양 결과에는 처방된 식사계획과 일치하는 음식을 선택하는 것이 포함된다. 체중 변화목표 달성은 체중 그래프로 측정한다. 대상자에게 각 활동의 진행상황을 모니터링할 수 있도록 운동 및 약물 복용사항을 기록하도록 요청할 수 있다.

인슐린 주입부위를 순서에 따라 바꿔가면서 시행하고 이를 차트에 기록한다. 대상자는 혈당 수치를 기록하고 이 값을 정상 수치와 비교한다. 대상자는 sick days의 경험과 수액

관리, 오심, 구토, 약물, 혈당 검사와 같은 최근 경험을 검토하도록 요청받을 수 있다.

당뇨병 관리의 중요한 원칙은 대상자가 당뇨병을 '통제'할 수 있도록 하는 것이다. 매일 발을 시진하고 기본적인 당뇨발 관리와 같은 자가관리 활동은 이러한 자가관리 접근방식을 지원한다. 간호사는 직접 확인이나 면담기법을 활용해서 대상자의 자가관리 활동 효과성을 평가할 수 있다. 간호사는 노인 대상자가 사용하는 효과적인 당뇨관리전략을 긍정적으로 강화시켜야 한다. 예를 들어, 노인 대상자의 인슐린 주입기술이나 발 관리가 개선되었을 때 간호사는 대상자의 기술을 인정할 필요가 있다. 만약 대상자가 관리전략을 준수하지 않을 경우, 적응할 수 있도록 상황을 재평가하여야 한다. 노인 대상자가 이러한 것들을 준수하는 데 있어 인지기능, 재정, 사회적 지지 부족과 같은 문제가 장애물로 작용할 수 있다. 평가에 대한 문서화(치료에 대한 대상자 반응, 교육에 대한 대상자의 이해도, 자가관리를 할 수 있는 대상자의 능력, 다른 간호중재)는 당뇨병이 있는 노인 대상자의 돌봄 구성요소로 필수적이다.

갑상선기능항진증

병태생리

일차성 갑상선기능항진증(primary hyperthyroidism)은 갑상선호르몬이 과다 분비(과다 기능)되는 질환으로, 보통 갑상선 비대와 관련이 있다. 노화로 인해 시상하부에서 갑상선자극방출호르몬(thyrotropin–relasing hormone, TRH)과 유리 트리요오드티로닌(free triiodothyronine, free T_3)의 합성이 약간 감소될 수 있지만, 이러한 변화가 갑상선자극호르몬(thyroid–stimulating hormone, TSH)이 정상 범위를 벗어나는 것으로 이어지지는 않는다. 최근 노인 인구의 2.5~6%에서 요오드 공급에 따라 갑상선기능항진증이 발생하는 것으로 추정된다. 노인에서의 갑상선기능항진증은 젊은 성인에서 갑상선기능항진증의 주요한 원인인 그레이브스병(Graves' disease)보다는 다발성, 단일 중독성 갑상선종이 원인이다. 60세 이상 노인의 5%에서 갑상선 결절이 나타나고, 이 결절 중 90%는 양성이다(그림 22.7). 요오드 유발 갑상선기능항진증은 요오드를 함유하고 있는 심장약물인 아미오다론(amiodarone)을 복용하는 노인에게 흔하게 발생하는 갑상선기능항진증의 한 종류이다.

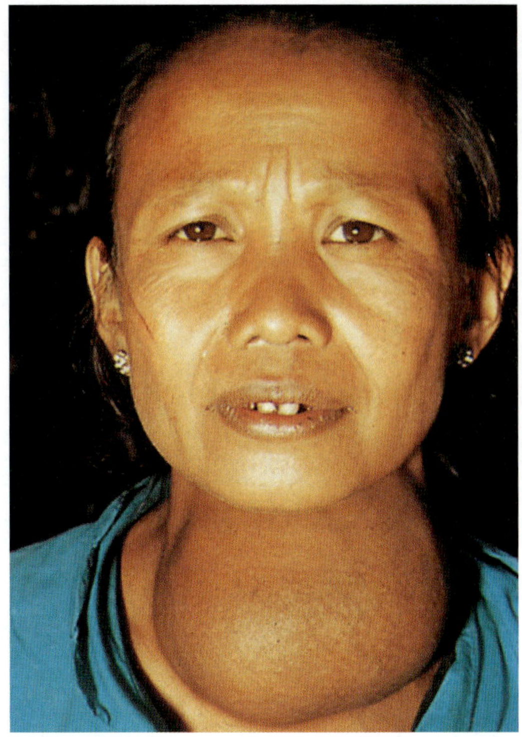

그림 22.7 갑상선종. (Courtesy of Bergman, L.V. and Associates, Cold Spring, NY.)

불현성 갑상선기능항진증(subclinical hyperthyroidism)은 갑상선자극호르몬은 정상보다 낮으나, T_3와 T_4는 정상범위에 있는 상태로 심방세동과 골밀도 감소의 발생으로 증가한다. 갑상선중독발작증(thyroid storm, thyrotoxic crisis)은 열, 심한 빈맥, 정신상태 변화, 탈수, 불안이 동반되는 생명을 위협하는 질환으로, 그레이브스병을 진단받은 환자에게 흔히 나타나지만, 갑상선기능항진증의 다른 원인으로부터 초래되기도 한다. 갑상선중독발작증은 항갑상선 약물의 중단, 독성 결절 갑상선기능항진증, 방사성 요오드 요법 치료로 촉발될 수 있다.

증상과 징후

젊은 환자에게서 빈맥, 더위를 못 견디는 것, 피로와 같은 증상이 나타나는 것과 대조적으로, 노인 환자에게서 나타나는 전형적인 증상은 빈맥, 피로, 진전, 신경증이다. 갑상선기능항진증이 있는 노인 환자의 60%에게서 확장되고 촉진이 가능한 갑상선종(goiter)이 나타난다. 갑상선기능항진증이 있는 노인 환자의 27%에서 나타나는 가장 흔한 합병증은 정상 리듬으로 돌아오지 않는 심방세동이다.

의학적 관리

노인 환자에게서 치료되지 않은 갑상선기능항진증은 심부전, 골절, 심혈관질환의 위험을 증가시킨다. 갑상선기능항진증의 치료는 항갑상선 약물요법과 방사성 요오드 요법을 적용한다. 노인 환자에게서는 수술에 따른 위험이 높기 때문에 외과적 중재술은 거의 시행되지 않는다. β-아드레날린 차단제와 같은 보조요법은 빈맥의 심박동수를 줄일 수 있다.

간호관리

갑상선기능항진증의 사정, 진단, 계획, 중재, 평가는 갑상선호르몬의 과다 분비에 대한 사람의 일차적인 반응에 초점이 맞춰지며, 표 22.7에 자세히 제시되어 있다.

갑상선기능저하증

병태생리

갑상선기능저하증(hypothyroidism)은 부적절한 갑상선 호르몬 기능으로부터 초래된 내분비기능 저하상태이다. 민감하고 신뢰도 있는 분석방법인 혈청 갑상선자극호르몬, T_4 수준으로 진단할 수 있다. 원발성 갑상선 결함으로 초래된 갑상선기능저하증의 가장 민감한 지표는 혈청 갑상선자극호르몬 수준의 상승이다. 갑상선은 노화되면서 점차 수축되고, 섬유화되고, 콜로이드성 결절화된다. T_4의 생산은 젊은 성인에서 고령화되면서 약 30%가량 감소한다. 하지만 노화와 관련해서 제지방체중이 감소하면서 T_4의 사용도 감소하면서 혈청 농도는 유지된다. 갑상선기능의 저하상태는 호르몬 생산의 결함, 표적조직이나 수용체의 결함으로 발생한다. 일차성 갑상선기능저하증(primary hypothyroidism)은 갑상선 조직의 파괴나 호르몬 합성의 결함으로 발생하며, 이차적 갑상선기능저하증(secondary hypothyroidism)은 갑상선자극호르몬의 분비를 저하시키는 뇌하수체 질환으로 발생한다. 삼차성 갑상선기능저하증(tertiary hypothyroidism)은 시상하부기능부전으로 발생한다.

자가면역 갑상선염(autoimmune thyroiditis)은 노인에게서 발생하는 일차성 갑상선기능저하증의 가장 흔한 원인이다. 유병률은 여성 노인 5%, 남성 노인 2%이다. 약물 유발 갑상선기능저하증(drug-induced hypothyroidism)은 탄산리튬(lithium carbonate), 아미오다론, 요오드의 사용으로 발생할 수 있다. 또 다른 원인으로는 갑상선기능항진증을 치료하기

표 22.7 갑상선기능항진증

사정	진단	계획	중재	결과
1. 3~6개월 이상 체중 감소 경향 2. 체질량지수(Body mass index, BMI) 3. 혈중 알부민과 갑상선자극호르몬 4. 간이영양상태 조사 5. 간이의식상태 사정 6. 연하곤란 7. 손재주(Manual dexterity) 8. 경제적 자원 9. 치아상태 10. 동반질환 11. 약물 12. 사회적 지지 13. 문화적 영향 14. 빈맥(>90회/분) 15. 피로	1. 부적절한 영양 2. 심조직관류 감소 가능성 3. 피로	1. 질병, 치료, 모니터링에 대해 교육한다. 2. 65세 이상의 노인을 위한 국가연구위원회보고서에서 추천한 식이를 교육한다. 3. 체중을 천천히 증가시키기 위해 250~300kcal의 스낵을 추가한다. 4. 필요시 식사배달서비스, 협진, 다른 지역사회 자원을 참조한다. 5. 심혈관상태를 모니터한다.	1. 갑상선기능항진증, 합병증, 검진 기술, 활동제한, 식이 측정, 약물, 방사성 요오드 요법(필요시), 수술(필요시), 안구돌출을 위한 눈 관리(필요시)를 설명한다. 2. 구체적인 식사계획, 조달, 준비, 사회적 지지를 촉진한다. 3. 맥박<90회/분, 호흡수<22회/분, 정상 혈압, 양측 폐의 악설음, 소변량 감소, 색소 변화, 차갑거나 얼룩덜룩한 피부상태, 목정맥 확장, 산소포화도 감소를 모니터링한다.	1. 대상자는 정상 범위의 체질량지수에 점진적으로 도달하도록 섭취량을 증가시킬 것이다. 2. 대상자는 적정 수준의 심박출량을 유지할 것이다.

Data from Carpenito-Moyet, L. J. (2013). Nursing diagnosis: Application to clinical practice (14th ed.). Philadelphia: Lippincott Williams & Wilkins.

위해 시행한 갑상선절제술이나 방사성 요오드 치료, 머리와 목 암을 치료하기 위한 방사선 치료가 있다. 시상하부나 뇌하수체 문제는 흔하지 않은 원인이다.

증상과 징후

갑상선기능저하증을 진단받은 노인에게서 나타나는 임상 증상은 젊은 성인에 비해 비정형적이다. 노인의 갑상선기능저하증은 거의 대부분(99%) 무증상이고, 서서히 갑상선기능부전으로 진행된다. 갑상선기능저하증의 증상을 단지 노화의 증상이라고 여겨질 수 있기 때문에 유의해야 한다. 갑상선기능저하증 노인 환자는 피로, 추위에 못 견딤, 체중 증가, 근육경련, 감각이상, 혼돈과 같은 증상이 나타난다(표 22.8).

의학적 관리

갑상선기능저하증의 치료로 갑상선호르몬 대체요법을 실시할 수 있다. levothyroxine과 같은 약물을 사용할 수 있다. 일반적으로 시작 용량은 일당 25mg이고, 혈청 T_4와 갑상선자극호르몬 수준이 정상 범위에 도달할 때까지 4~6주 간격으로 증가시킨다. 기저 심혈관질환이나 신경계 질환이 없는 노인이라면 시작용량을 더 높일 수 있다.

간호관리

갑상선기능저하증의 사정, 진단, 계획, 중재, 평가는 갑상선호르몬 감소에 대한 노화와 관련된 반응에 초점이 맞춰지며, 표 22.8에 자세히 제시되어 있다.

원발성 골다공증

병태생리

골다공증(osteoporosis)은 뼈에 전신적인 성호르몬의 영향으로 발생하기 때문에 폐경기 여성과 생식선기능 감퇴증을 겪는 나이 든 남성이 겪는 주요 문제이다. 여성이 6배 이상 더 높은 빈도로 발생하며, 골질량(bone mass)이 낮아져 깨지기 쉬운 연약한 뼈로 변하는 질병이다. 노인성 골격은 구조적 통합성과 몸의 지지, 필수 장기의 보호, 칼슘과 미네랄을 제공하도록 지속적인 재구조화를 하는 대사적으로 활발한 기관이다. 낮은 골질량은 젊었을 때 최고 수준의 골질량에 도달하지 못하고, 뼈의 재흡수가 증가하며, 뼈의 재형성이 감소됨으로 인해 발생한다. 이러한 세 가지 기전이 오늘날 노인에게 발생하는 골다공증의 주요 요인이다.

최근 골아세포의 기능에 유전적인 영향이 골다공증 발병에 대한 이해를 돕는다. 연구자들은 골질량 최고 수준의

표 22.8 갑상선기능저하증

사정	진단	계획	중재	결과
1. 피로도 측정(1~10) 2. 피로의 발생, 유형, 악화, 완화요인 3. 일상생활활동(Activities of Daily iving, ADL), 기분, 집중, 동기부여, 사고 경향, 여가활동, 성욕에 피로의 영향 4. 우울도구 5. 간이의식상태 사정 6. 갑상선자극호르몬, 헤모글로빈, 헤마토크릿 혈액 검사 결과 7. 동반질환 8. 약물 9. 사회적 지지 네트워크 10. 표 22.3에 제시된 체중	1. 피로	1. 대상자의 에너지 패턴을 확인하고 에너지 보존 관리에 대해 교육한다. 2. 업무를 우선순위화하고 제외하는 것을 촉진한다. 3. 질병의 병태생리, 약물관리, 모니터링하는 방법을 교육한다. 4. 적절한 지역사회와 경제적 자원의 사용을 촉진한다.	1. 대상자의 갑상선기능항진증 유형, 증상, 합병증, 진단검사, 활동 제한, 식단 지침, 평생 치료, 갑상선호르몬 과량 시 증상을 설명한다. 2. 대상자가 일상생활을 수행할 수 있도록 건강관리 보조, 지역사회 서비스 보조와 같은 자원을 이용할 수 있도록 한다.	1. 대상자는 활동과 휴식의 균형을 맞출 것이다. 2. 대상자는 병태생리, 약물사용, 모니터링하는 법을 말할 수 있다.

Data from Carpenito-Moyet, L. J. (2013). Nursing diagnosis: Application to clinical practice (14th ed.). Philadelphia: Lippincott Williams & Wilkins.

50~80%는 유전적으로 결정되며, 이것은 골다공증 발생에 대한 개인의 위험을 결정 짓는 가족력이라고 제안한다.

부갑상선의 과분비는 에스트로겐이 부족한 폐경 여성에서 뼈 재흡수를 증가시킨다. 이는 남성에게서 발생하는 골다공증 기전과 같다(ATA, 2017). 또한 노인에서 비타민 D의 낮은 수치는 부갑상선의 노화와 낮은 자연광 노출, 섭취량의 감소를 매개로 하여 골손실에 기여한다. 노인의 골질량에 있어 칼슘의 주요한 역할은 지속적으로 논란이 되고 있다.

골감소증(oseteopenia)은 골다공증보다 선행하여 발생하고, 젊은 인구의 골질량보다 2.5편차 낮은 경우로 정의된다. 골다공증은 일반적으로 60세 이상에서 잘 발생한다. 골다공증은 병인에 따라 원발성과 이차성 골다공증으로 나뉘며, 사지골격(appendicular)과 축골격(axial skeleton)을 포함한다. 부갑상선질환, 쿠싱증후군, 성선기능저하증, 알코올 남용, 간질환, 무월경과 같은 내분비질환은 이차성 골다공증의 원인이 될 수 있다. 이중에너지 엑스선 흡수계측법(Dual-energy X-ray Absorptiometry, DEXA)은 미네랄 밀도의 작은 변화에도 민감하기 때문에 골다공증은 근위부 대퇴와 요추의 이중에너지 엑스선 흡수계측법으로 진단할 수 있다.

증상과 징후

노인은 잠행골절의 발생 가능성이 높기 때문에 자발적 골절이나 체중의 감소와 더해진 작은 외상에 의한 경우에 이중 엑스선 흡수계측법이 필요하다. 초음파 밀도검사는 비용이 저렴하고 휴대성이 있어 자주 사용되지만 이중에너지 엑스선 흡수계측법만큼 신뢰할 수 있는 것은 아니다. 40세 이후의 골절력, 골다공증 가족력, 흡연, 낮은 골질량 지표는 골다공증과 높은 관련성이 있다. 척추후만증, 만성 요통, 신장의 감소는 노인 원발성 골다공증의 주요 증상이다.

의학적 관리

칼슘과 비타민 D 보충, 운동, 골다공증약은 원발성 골다공증 치료에서 가장 기본이 된다. 미국에서는 노인에게 기본적으로 칼슘 500~1,000mg/day와 비타민 D 400IU/day를 위장관계 흡수를 높이기 위해 두 번에 나누어 섭취하도록 권장하고 있다. 체중부하와 근강화 운동은 골밀도를 소량 높이지만 자세와 균형을 개선하고 낙상을 감소시키는 중요한 이점이 있다. 에스트로겐, bisphosphonates, 선택적 에스트로겐 수용체 조절체, 칼시토닌은 노인 환자의 위험요소를

표 22.9 골다공증

사정	진단	계획	중재	결과
1. 호르몬 대체 요법의 사용 2. 칼슘과 비타민 D 섭취 3. 운동 습관 4. 알코올, 카페인, 단백질 섭취 5. 최근 또는 과거에 코르티코스테로이드의 사용 6. 갑상선, 장, 신장, 간질환 과거력 7. 과도한 갑상선 대체 요법 8. 표 22.3에 제시된 체중 9. 합병증 10. 약물 11. 사회적 지지 12. 문화적인 영향	1. 부적절한 건강 유지	1. 65세 이상의 노인들을 위한 국가연구위원회보고서에 제시된 질병, 약물관리, 추천한 식이를 교육한다. 2. 치료적 생활방식 변화를 교육한다. 3. 안전과 낙상에 대한 인식을 할 수 있도록 한다.	1. 병태생리, 검사방법, 약물, 모니터링, 합병증, 지지 자원과 정보, 낙상 주의법에 대해 교육한다. 2. 감독된 식사 계획을 제공하고, 식품 라벨을 확인하여 칼슘과 비타민 D를 보충할 수 있도록 격려한다. 3. 환자에게 자세 재교육과 근력운동을 할 수 있도록 한다.	1. 환자는 골절과 낙상을 겪지 않고, 골 밀도가 개선될 것이다.

Data from Carpenito-Moyet, L. J. (2013). Nursing diagnosis: Application to clinical practice (14th ed.). Philadelphia: Lippincott Williams & Wilkins.

기반으로 골다공증약으로서 사용될 수 있다. 하지만 유방암 위험이 높은 환자에게는 골다공증 치료로 에스트로겐 사용이 금지된다. 또한 기저질환으로 고혈압이 있는 골다공증 환자에게 일부 의사는 소변으로 칼슘 배출을 감소시켜 골감소를 지연시키는 티아지드(thiazide) 이뇨제를 사용한다.

간호관리

골다공증의 사정, 진단, 계획, 중재, 평가는 골질량 감소의 핵심 결핍에 대한 반응에 초점을 맞추며, 표 22.9에 자세히 제시되어 있다.

성기능장애

최근 많은 노인이 젊은 시절의 활력을 유지하기 위해 노력함에 따라 발기부전과 여성 성기능장애에 대한 관심과 연구가 증가하고 있다. 이전에는 성기능장애를 전문적인 문헌들에서 최소한으로 다루거나 간과했다. 최근 40~88세 남성을 대상으로 한 연구에서 70세 이상 남성의 77%에서 발기부전이 발생한다고 보고하였다. 폐경 이후 여성 사이에서 낮은 욕구, 질 건조, 오르가즘에 도달하지 못하는 빈도가 높지만 여성 성기능장애는 명확하게 정의되지 않은 상태이다. 폐경의 영향은 노화의 특성과 더해 점진적으로 나타난다.

병태생리

남성의 발기부전 원인은 기관 관련(혈관, 호르몬, 신경, 해부학적 특성), 심리적 또는 두 가지 모두가 될 수 있다. 발기부전과 관련된 호르몬 변화는 40세 이상의 남성에서 노화의 시작, 테스토스테론의 감소, 테스토스테론의 생물학적 가용성 감소, 성호르몬 결합 글로불린의 증가, dehydroepiandrosterone(DHEA)의 감소, 에스트라디올-17-베타의 증가, 멜라토닌의 감소, 성장호르몬과 IGF-1의 감소와 관련이 있다.

여성 성적 반응주기는 신경내분비 중재 혈관과 비혈관 평활근 이완으로 구성된다. 이것은 골반의 혈류를 증가시키고 질 윤활, 음핵 충혈로 이어진다. 남성의 경우처럼, 여성에서 이러한 기전은 신경근육과 혈관 수축성 사건의 조합에 의해 매개된다. 비뇨기과 전문의들은 여성 성기능장애의 사례를 많이 본다. 몇몇 연구가는 안드로겐 결핍이나 adrenal enzyme 17과 20-lyase의 상대적인 불활동성이 여성 성기능장애의 병태생리라고 생각한다. 이것은 성욕 감소, 오르가즘 능력 감소, 안드로겐 수준의 결핍이 특징이다.

증상과 징후

발기부전은 성교를 하기에 충분할 정도로 발기 하거나 견고한 상태로 지속될 수 없는 상태를 의미한다. 발기부전은 65세 이상 남성 노인의 50%, 80세 이상 남성 노인의 75%에서 경미한 수준에서 심각한 수준까지 발생한다.

여성 성기능부전은 여성이 노화하면서 발생할 수 있는 성적 장애이다. 폐경과 에스트로겐의 감소는 질을 건조하게 만든다. 그 결과, 성교 동안 통증이 발생하기 때문에 흥분하는 능력이 떨어질 수 있다. 또한 여성 성기능장애에서 신경내분비 생리적 손상은 여성의 정상 성 반응을 방해하고 성적 흥분과 성욕, 성기 감각, 오르가즘 달성 능력의 감소를 초래한다. 여성 성기능장애의 다른 물리적 원인은 질염, 방광염, 자궁내막증, 갑상선기능저하증, 당뇨병이다. 경구피임약, 항고혈압제, 항우울제, 진정제와 같은 약물이 부작용으로 성적 흥분장애를 일으킬 수 있다.

의학적 관리

의학적 관리에는 약물요법(예: phosphodiesterase type 5 inhibitors and alprostadi), 비약물요법(예: 상담, 일상생활방식 개선, 음압 발기 유발기, 규칙적인 직립운동 수행), 수술이 포함된다. 이러한 약들은 계속 복용해야 하고 발기부전을 다루기 위해 약물이 추가될 수 있다. Sildenafil, phentolamine, yohimbine, testosterone, alprostadil은 음경으로 가는 혈류의 흐름을 증가시키기 위해 처방되는 약물로, 발기부전 치료제로 사용될 수 있다. 발기부전 남성은 진공장치가 있거나 없는 수축기구를 사용해서 발기할 수 있다. 이런 기구들은 발기부전 환자에게 가장 저렴한 치료방법 중 하나이고 약물치료의 부작용을 피할 수 있는 방법이다. 금속이나 고무, 가죽으로 만든 수축밴드나 고리를 혈액의 유출을 늦추기 위해 음경의 기저부에 놓는다. 수축밴드가 단독으로 사용되는 것은 가벼운 발기부전인 남성, 특히 문제가 발기의 유지인 남성에게 사용될 수 있다. 만약 이것을 사용하였음에도 발기가 되지 않는다면 진공장치가 있는 수축기구를 사용할 수 있다. 진공장치는 음경 위에 맞는 흡인원

표 22.10 성기능부전

사정	진단	계획	중재	결과
1. 생식의 해부학 2. 성 정체성과 성 행동 3. 성적 동기 4. 피로 5. 정서의 유연성 6. 성교시 통증 7. 문화적 영향 8. 파트너 가능성 9. 사적인 시간의 이용 가능 10. 기본적인 기능 11. 커플의 유대감 12. 발기부전, 사정기능장애, 성불감증 13. 유율 14. 합병증 15. 성매개감염병과 관련된 두려움 16. 약물 17. 직업 또는 경제적인 걱정 18. 가치 또는 관계 대립 19. 알코올 또는 약물 사용 20. 에너지 수준 21. 비정상적인 진단검사 결과	1. 부적절한 성적패턴	1. 환자의 기능 패턴을 확인한다. 2. 성기능과 일상의 스트레스원간 관계를 논의한다. 3. 파트너간 솔직한 토론의 필요성을 재확인한다. 4. 집중 치료: 적절한 치료사, 상담사, 의사를 환자에게 참조할 수 있게 한다.	1. 승인: 성적 문제를 논의할 의지를 전달한다. 2. 제한된 정보: 가능한 상황에 관한 정보와 치료정보를 제공한다. 3. 구체적인 제시: 환자의 인지된 상황에 근거하여 구체적인 지시사항을 제시한다. 4. 급성 또는 만성 질환과 다른 해결할 수 있는 요인들을 확인한다.	1. 환자는 만족스러운 성기능을 달성할 수 있다.

Data from Carpenito-Moyet, L. J. (2013). Nursing diagnosis: Application to clinical practice (14th ed.). Philadelphia: Lippincott Williams & Wilkins.

이 부착된 중공 챔버로 구성된다. 챔버에 적용된 흡인은 음경으로 혈류를 끌어들이고 발기할 수 있도록 한다. 이후 발기상태를 유지하기 위해 결합장치가 적용된다. 단단한 막대나 펌프가 작동하는 임플란트 수술은 수술 합병증이 적다. 3일 입원, 6주 간의 회복기간의 일정이 가능한 남성이 선택할 수 있는 방법이다. 최근에는 심리적 요인을 완화할 수 있는 민감 초점 심리치료가 인기를 얻고 있다.

여성 성기능부전의 의학적 관리는 주의 깊은 대기, 원인 약물의 용량 감소, 테스토스테론 대체요법, 민감성 심리치료, bupropion, buspirone, sildenafil의 처방이 포함된다. 연구자들은 안드로겐 결핍 여성에게 6개월 동안 50mg/day DEHA를 적용해왔다. 이것은 자발성 증가, 흥분에 도달하는 시간 감소, 성적 환상과 욕구 증가라는 이점이 있다. 부작용은 경한 수준이었고, 여드름과 가슴 민감함 정도였다.

간호관리

성기능 부전의 간호과정은 발기부전과 여성 성기능부전에 대한 생물심리사회적 접근이 필요하고, 표 22.10에 자세히 제시되어 있다.

요약

이 장에서는 사람의 생명력을 감소시키는 내분비조절 메커니즘 장애로 인한 내분비계의 노화에 대해 논의하였다. 여성에서 에스트로겐 생산의 감소(폐경), 남성에서 테스토스테론 생산의 감소(남성의 갱년기), 부신기능의 감소(부신피질호르몬 부족), GH-IGF-1의 감소(성장호르몬 분비 결핍, 신체정지기) 측면에서 새로운 총체적인 관점을 제시했다. 이 장은 노화 내분비생리학에 관한 최근 지식을 제시하는 최신 문헌을 포함했다. 최종적으로 노인에게 영향을 미칠 수 있는 가장 흔한 내분비질환에 적용 가능한 간호과정을 다뤘다.

가정간호

1. 내분비장애를 진단받고 집으로 퇴원하는 노인의 악화 또는 불안정성을 나타내는 증상과 징후를 정기적으로 사정한다.
2. 돌봄제공자와 집으로 퇴원하는 노인에게 모니터링하고 보고해야 할 내분비 문제와 관련된 증상과 징후, 언제 가정간호사나 헬스케어제공자에게 이 변화를 보고해야 하는지를 교육한다.
3. 돌봄제공자와 집으로 퇴원하는 노인에게 인슐린의 유형, 용량, 적용 기법을 교육하고 이 기술들을 다시 시연해보도록 한다. 그들이 서면 지침을 받도록 해서 그들이 배우는 과정을 돕는다.
4. 돌봄제공자와 집으로 퇴원하는 노인에게 내분비장애를 평가하기 위해 사용되는 임상검사 지표를 교육한다. 헬스케어제공자가 공지받은 후에 검사 결과를 그들에게 알려준다.
5. 돌봄제공자와 집으로 퇴원하는 노인에게 인슐린 주입과 관련된 안전 팁을 교육한다.
6. 돌봄제공자와 집으로 퇴원하는 노인에게 당뇨 관리를 교육한다.
7. 돌봄제공자와 집으로 퇴원하는 노인에게 내분비질환과 관련 있는 호르몬 불균형을 치료하기 위해 사용되는 적정 약물용량을 교육한다.

핵심내용

- 내분비계는 뇌, 말초분비선, 호르몬의 구조 사이에 화학적 연결을 포함하는 회환시스템(feedback systems)에 의해 조절된다. 회환고리(feedback loop)는 호르몬 생성을 조절한다.
- 기능저하 상태는 부적절한 내분비계의 분비로부터 초래된 결과 중 하나이다.
- 기능항진 상태는 호르몬의 과도한 분비로부터 초래된 결과 중 하나이다.
- 내분비 병리학은 조직이 호르몬에 부적절하게 반응하는 상태를 의미하는 호르몬 저항성의 형태로 나타나기도 한다. 저항성은 유전적 결함이나 제2형 당뇨병으로 인해 생길 수 있다.
- 노인은 성호르몬 합성이 감소할 때 남성 갱년기, 폐경을 경험한다.
- 부신피질호르몬 부족과 신체정지기는 노화의 결과로 발생하는 변화이다.
- 대사증후군은 노인 인구에서 급격하게 증가한다. 이는 부적절한 영양, 신체활동, 비만으로 발생한다.
- 제2형 당뇨병과 가장 중요한 관련 변수는 비만과 인슐린 저항성이다.
- 제2형 당뇨병이 있는 노인은 잠재적인 합병증 위험을 감소시키기 위해 혈당 수준을 적절한 수준으로 조절하기 위해 노력해야 한다.
- 제2형 당뇨병이 있는 노인 대상자의 포괄적인 간호사정에는 대상자의 발 사정, 대상자의 당뇨관리 지식(식이, 이상 체중, 운동, 약물, 저혈당 및 고혈당 치료) 사정, 대상자의 학습방식, 응급상황 인식을 포함한다.
- 당뇨병이 있는 노인에서 심각한 상처관리는 다학제간의 보건인력 팀이 진행해야 한다.
- 갑상선질환은 젊은 층보다 노년층에서 더 흔하고 진단하기 어렵다.
- 노인에서 주요 갑상선기능저하증은 발견되지 않을 수 있다. 경한 우울, 무관심, 식욕 감소, 체중 감소, 허약과 같은 증상들을 조사해야 한다.
- 갑상선호르몬 대체는 저용량부터 시작해서 모니터링하면서 조금씩 올려가야 한다. 몇 주 이상 투여 시에는 추후 관리가 필수적이다.
- 갑상선기능항진증은 노인에게 비전형적인 증상을 보일 수 있다. 증상은 무감동, 피곤함, 허약, 거식증, 체중 감소, 협심증, 심부전, 심방세동을 포함한다.
- 노인 대상자는 처방된 약물의 작용과 부작용, 갑상선 상태에 대해 평생 모니터링할 필요성에 대해 교육받아야 한다.

비판적 사고

01 72세 남자의 내분비선의 기능과 30세 남자의 내분비선의 기능을 비교하시오.

02 65세 여성 노인이 최근에 대사증후군을 진단받았다. 그녀는 좌식생활을 하고, BMI가 30을 넘으며, 복부비만이다. 그녀의 상태를 교육시키기 위해 준비해야 할 세 가지 이슈는 무엇인가?

03 74세의 한 남성이 최근에 인슐린 의존성 당뇨병을 진단받았다. 70/30 Humulin 인슐린 적용을 교육할 때 간호사는 그가 정확한 주사기에 정확한 unit만큼 약물을 채울 수 없음을 발견했다. 이 남성을 위한 교육계획을 세우기에 앞서서 간호사가 환자에 대해 추가로 필요한 정보는 무엇인가?

PART V

Health Care Transitions

노인전환기 간호

23

노인과 보건의료서비스

Health Care Delivery Settings and Older Adults

23 장

학습목표

1. 노인의 급성기 의료기관 이용 유형을 기술할 수 있다.
2. 기능적 간호모델을 기술할 수 있다.
3. 노인의 입원과 관련된 위험성을 확인할 수 있다.
4. 노인 입원환자의 치료 향상을 위한 물리적·사회적 환경의 개선 방법을 확인할 수 있다.
5. 중증 및 외상 노인 환자의 돌봄에 대한 고려사항을 확인할 수 있다.
6. 노인증후군의 세 가지 증상에 대한 간호중재를 설명할 수 있다.
7. 노인의 학습을 용이하게 할 수 있는 적응방법을 설명할 수 있다.
8. 흔한 진단과 기능 제한을 포함한 지역사회 거주 노인의 "전형적인" 특성을 설명할 수 있다.
9. 가정간호조직의 범주와 유형을 설명할 수 있다.
10. 가정간호의 이점을 설명할 수 있다.
11. 메디케어의 최근 정책이 가정간호기관과 가정간호 대상자에게 미치는 영향을 분석할 수 있다.
12. 호스피스 간호의 철학과 전통적인 가정간호의 차이에 대해 토론할 수 있다.
13. 요양시설 입소와 관련된 다섯 가지 관련 요인을 나열할 수 있다.
14. 장기요양에 대한 의료와 심리사회적 모델의 차이를 확인할 수 있다.
15. 요양시설에서의 거주자 권리를 설명할 수 있다.
16. 거주자 평가를 위한 구성요소를 나열할 수 있다.
17. 피부문제와 요실금과 같은 요양시설에서 흔한 건강문제 관리에 대해 설명할 수 있다.
18. 요양시설에 적용되는 간호전달체계의 유형을 구분할 수 있다.
19. 요양시설의 전문돌봄기관으로서의 생활 보조, 특수 치료실 및 아급성 치료실을 설명할 수 있다.

들어가기

다음과 같은 상황에 부딪친다면 당신은 어떻게 대처하겠는가?

- 옆집 사는 이웃의 시아버지가 건망증이 있어 일주일 이상 약을 먹는 것을 잊었다고 한다. 또한 지난주에 넘어져 멍이 들긴 했지만 심각한 부상은 없다고 한다. 시아버지 걱정을 하며, 어딜 가서 도움을 요청해야 할지 모르겠다고 할 때, 당신은 어떤 도움을 줄 수 있는가?
- 일반 내과 병동에 92세 남성 환자가 오늘 새로 입원했다. 걸을 때 지팡이를 사용해야 하며, 일상생활을 할 때 지속적인 도움이 필요하다. 입원기간 동안 환자의 안전이 우려가 될 때, 무엇을 할 수 있는가?

노인 인구가 증가함에 따라, 많은 간호사가 임상현장에서 노인 환자를 간호하고 있으며, 급성기 의료현장에서는 거의 모든 간호사가 노인을 간호하고 있다. 노인은 연령분포, 삶의 경험, 노화과정, 건강습관, 태도, 질병에 대한 반응에 있어 매우 다양한 특성을 지니는 인구집단이다. 간호사는 모든 보건의료환경에서 만나게 되는 노인을 돌보는 데 필요한 전문적인 지식, 기술, 역량을 갖추어야 한다.

급성기 의료기관에서의 노인의 특성

85세 이상의 인구집단은 미국 인구에서 가장 빠르게 증가하고 있는 계층이다. 85세 이상 성인의 입원과 관련된 가장 일반적인 진단명으로는 심부전, 폐렴, 요로감염, 뇌혈관질환, 소화장애, 위장출혈, 영양 및 대사 장애, 재활 및 신부전이 있다(National Center for Health Statistics, 2013). 또한 65세 이상의 주요 사망원인은 심장질환, 악성 신생물, 만성 하기도질환, 뇌혈관질환, 알츠하이머병으로 알려져 있다(National Center for Health Statistics, 2013).

만성질환은 만성적 질병 및 장애를 의미하며, 개인의 장애 수준은 일반적으로 일상생활활동과 도구적 일상생활활동에 필요한 도움의 양에 따라 분류된다. 관절염, 당뇨병, 고혈압, 심장질환은 노인에게 흔한 만성질환이며, 장애의 주요 원인이다. 만성질환의 악화는 입원율을 높이고 만성질환으로 인한 합병증은 입원 환자의 경과에 큰 영향을 미칠 수 있다. 노인 환자는 만성질환을 동반한 상태로 급성기 문제가 발생하여 입원하는 경우가 많기 때문에 이러한 복잡성을 고려한 전문적인 간호지식과 기술이 필요하다.

급성기 의료기관의 환경

돌봄제공자가 급성기 의료기관에 입원한 각 개인의 다양한 요구에 주의를 기울이는 것은 어려운 일이다. 노인은 급성기 증상이 심해지거나 합병증이 있기 전까지는 병원에 입원하지 않을 가능성이 크다. 정상적인 노화과정을 경험하며, 만성질환을 가지고 있는 상태에서 급성기 상태 변화로 인해 입원하는 경우 체계적이고 개별화된 사례관리가 필요하다.

돌봄의 철학

병원은 급성 및 만성 문제를 모두 해결할 수 있는 고도의 기술적 시스템이다. 건강 회복뿐만 아니라 건강 증진과 유지에도 초점을 맞출 필요가 있다. 기술을 지나치게 중시하면 노인을 돌보는 데 필요한 전체론적 초점을 저해할 수 있다. 급성기 의료기관은 모든 측면의 돌봄을 광범위하게 통합하는 기능적 모델 내에서 돌봄을 제공하기보다는 진단과 치료에 중점을 둔 의료모델 내에서의 돌봄을 제공해왔다. 병원에서 적용되는 의료모델은 질병을 치료하는 것이 아닌 자가관리 및 증상관리 전략에 중점을 두고 질병을 관리하는 것이 주요 목표인 기능적 모델을 포함하도록 확장되어야 한다.

입원의 위험

약물의 부작용

다중약물복용(Polypharmacy)은 65세 이상 환자에서 나타날 수 있는 의원성 질환의 일반적인 원인이며, 노인 환자의 다중이환과 관련이 있다(Heppner et al., 2012). 노인 환자는 처방약품, 일반의약품, 보조제 등 여러 약물을 먹고 있는 경우가 많다. 이러한 약물을 적절하게 또는 부적절하게 먹고 있던 상태에서 입원하는 경우가 많은데, 입원 후 이러한 약물을 조정하거나 추가·제거하는 과정에서 노인 환자는 종종 위험한 상황에 직면하기도 한다.

반대로, 약물 부작용은 입원을 촉발하며, 보고되지 않지만 급성기 의료기관에서 가장 흔히 발생하는 의원성 문제 중 하나이다. 의료진은 환자로부터 정확한 약물이력을 확인하고, 노화와 관련된 약동학적 변화를 알고 있어야 하며, 노인의 약물-질병, 약물-약물, 약물-식품 상호작용에 대한 이해를 갖추어야 한다(DeRui, Manzato, Sarti, & Sergi, 2011). 간호사는 특히 노인에게 사용될 때 위험성이 높은 약물에 대해 잘 알고 있어야 하며, 환자가 복용하는 약물 유해반응의 징후와 증상을 주의 깊게 관찰해야 한다(De Rui et al., 2011). 병원 및 전환기 치료에서의 노인을 위한 안전한 투약을 위해 약제팀과 협력하여 고위험약물, 상호작용, 투약방법을 확인해야 한다.

낙상

모든 입원 환자의 손상 경험 중 최대 79%가 낙상과 관련이 있다. 65세 이상의 환자가 낙상을 가장 많이 경험하며 약 10%는 일반적으로 입원 중에 병실에서 두 번 이상 넘어지는 것으로 보고되고 있다. 낙상의 위험요인에는 내적 요인과 외적 요인이 모두 포함된다. 내적 요인에는 노화와 관련된 생리학적 변화와 질병, 인지, 균형에 영향을 미치는 약물 등이 있다. 외적 요인은 오래되거나 어수선한 병실 배치, 침대와 의자의 바퀴, 집에서 사용하는 것보다 높은 침대 등의 환경적 위험이 있다. 병원은 환자의 건강상태 변화로 인해 노인에게 위험하고 낯선 곳이 될 수 있다(Rowe, 2013). Joint Commission(2015)은 낙상 감소의 필요성을 강조하면서 다음 사항을 권장하였다.

- 낙상 예방의 필요성에 대한 의료진 및 직원의 인식 제고
- 다학제간 낙상관리팀 구성
- 표준화되고 검증된 도구를 적용하여 낙상의 위험요인 확인
- 확인된 낙상 위험요인을 기반으로 개별화된 치료계획 수립
- 근거기반 실무 및 중재의 적용
- 낙상 후 즉각적인 사정(post-fall safety huddles)
- 낙상에 영향을 미치는 요인의 지속적 분석을 통한 질 개선정보 제공

감염

노인은 면역체계의 생리적 변화와 만성질환으로 인해 감염에 더 취약하다. 환자 25명 중 1명에게서 입원 중 의료 관련 감염이 발생하며(Agency for Healthcare Research and Quality [AHRQ], 2017), 이 중 33%가 노인 환자에게서 발생한다(Katz & Roghmann, 2016). 감염된 노인은 비정형 증상을 나타내 감염을 진단하는 것이 더 어렵기 때문에 이는 낮은 추정치일 수 있다. 병원에서 발생된 폐렴은 가장 흔한 의료관련 감염이다(Centers for Disease Control and Prevention, 2016). 노인에게 나타나는 증상은 종종 정신상태 변화나 혼란으로 인해 진단이 더 어렵다 (Dougdale, 2012).

요로감염은 두 번째로 빈번한 의료 관련 감염이지만(Katz & Roghmann, 2016), 노인의 박테리아성 요로감염증은 무증상인 경우가 많다. 무증상 감염 및 염증은 발열과 배뇨장애 같은 전형적인 증상이 아닌, 급성 혼란, 기능적 능력 저하, 낙상, 식욕부진, 오심과 같은 증상을 나타낸다. 면역력 감소와 함께 도뇨관 적용 등이 증가하면 노인의 요로감염 발생위험이 증가한다(Sollitto, 2017). 입원한 노인이 감염되는 다른 흔한 부위로는 위장관, 피부와 연조직, 혈류가 있다(CDC, 2016). 노인은 메티실린 내성 황색포도상구균(MRSA), 반코마이신 내성 장구균(VRE) 및 다제내성 그람 음성간균(MDR–GNR) 등 항생제 내성이 있는 균에 대한 감염위험이 높아지고 있다(Katz & Roghmann, 2016). 내성균 확산을 통제하는 것은 현재 보건의료시스템에서 지속적으로 중요한 문제로 인식되어 왔다. 감염관리 기본원칙의 준수는 간호사에게 매우 중요하다. 내성균에 감염된 환자를 돌볼 때 적절한 손 씻기, 기구와 시설 소독, 적절한 예방 조치를 반드시 준수해야 한다.

부동의 위험

노인 입원환자의 침상안정과 억제 등으로 인한 움직임의 제한은 기능장애를 초래하기도 한다. 부동 환자는 급격한 근력 상실, 근골격계 기능 감소, 요실금이나 요정체, 변비, 무기폐와 폐렴, 급성 혼란, 우울증, 피부 쇠약, 기타 여러 합병증에 취약하다(Heppner et al., 2012). 의원성 질환의 발생은 한 문제가 다른 문제에 대한 취약성을 증가시키는 악순환을 나타내기도 한다. 노인을 간호하는 간호사는 의원성 질환의 발생을 예방하거나 감소하기 위해 입원한 노인에 대한 보다 적절한 관리와 치료를 옹호하는 리더가 되어야 한다.

안전기능

노인은 익숙하지 않은 환경에서의 적응력이 떨어진다. 다양한 진료과와 의료진을 만나고, 병실을 이동하는 다양한 자극은 노인 환자를 혼란스럽게 하고 피로감을 유발할 수 있다. 이로 인해 보청기, 보철물, 틀니, 안경과 같은 기능상태 유지에 중요한 개인물품을 분실할 수도 있다. 노인 환자를 위한 환경은 여러 가지 방법으로 개선할 수 있다(박스 23.1). 일부 개선에는 추가 자원이 필요하며, 간호사의 창의력이 요구되는 개선사항도 있다.

박스 23.1 낙상 유발 환경의 개선방향

- 가구의 안정성(바퀴를 제거하거나 잠그기)
- "Blue" 형광등
- 야간조명
- 욕실조명
- 일정한 조명 강도
- 눈에 잘 띄는 조명스위치(발광하는 조명스위치)
- 무늬가 없는 단색의 바닥 디자인
- 미끄럽지 않고 눈이 부시지 않는 바닥
- 절단되지 않는 균일하고 두께가 얇은 카페트
- 벽과 바닥면의 대조색 사용으로 뚜렷한 경계 확인
- 무광의 벽면
- 눈부심 감소를 위한 편광유리
- 추상적인 디자인을 피하고 눈부심 없는 유리를 적용한 액자
- 보행 영역에서의 대비색상을 적용하여 쉽게 잡을 수 있는 둥근 손잡이 배치
- 옷장은 원형 손잡이 대신 레버형 손잡이 사용
- 눈부심 방지 유리를 사용한 큰 숫자의 흑색 대비 백색의 시계
- 환자의 시야 내에 있는 대형 달력
- 많은 수의 전화기
- 침상 및 손이 닿는 곳에 부착된 안경 및 보철용 케이스
- 증폭 및 보청기 호환 전화기
- 포켓 토커
- 환자가 침대의 가장자리에 앉았을 때 두 발이 바닥에 닿을 정도 높이의 침대
- 침대난간을 넘어서지 않도록 사이드레일의 사용 금지
- 침대 및 의자 알람
- 팔걸이가 있는 의자
- 휴대용의 높은 변기패드
- 샤워실 및 화장실 주변의 안전손잡이

급성기 의료기관의 간호

간호사는 병원에서 제공되는 대부분의 의료서비스를 제공한다. 간호사는 보건의료팀의 필수요원으로, 팀의 리더 역할을 수행하기도 한다. 간호사는 환자와 가족이 양질의 비용효과적인 돌봄을 위해 퇴원을 위한 전환기 서비스가 필요한지 확인하는 데에도 신경을 써야 한다. 간호의 질은 간호철학, 간호사의 전문적 역량과 지식, 간호현장에서 수행되는 간호역할의 다양한 측면에 영향을 받는다.

간호역량 및 전문성

간호역량은 간호사의 직무수행능력과 간호의 질을 향상시키고, 환자에게 맞춤 돌봄을 제공할 수 있게 한다. Joint Commission(2012)은 모든 직원(예: 간호사, 간호보조인력, 물리치료사 등)이 특정 연령의 환자 그룹을 돌보는 데 필요한 역량을 공식적으로 파악할 수 있는 서면자료를 요구한다. 또한 이러한 역량은 초기 고용 시뿐만 아니라 이후의 주기적인 검토를 통해 평가하도록 되어 있다.

입원 시 우선순위는 노인의 기본적인 기능적 상태를 평가하여 개별 치료계획을 수립하는 것이다(Joint Commission, 2012). 급성기 의료기관에서의 체계적인 기능 평가는 환자가 돌봄의 연속성을 따라 환자의 경과를 평가하고 의료환경 간에 환자의 건강상태에 대한 체계적인 의사소통을 촉진한다(Joint Commission, 2012). 급성 의료기관에서의 평가에는 노인이 익숙하지 않은 환경에 있다는 인식이 포함되며, 노인은 급성질환으로 인해 항상성이 손상되면서 최적의 기능을 발휘할 수 없다. 일상생활수행능력 및 정신상태에 대한 많은 일반적인 평가도구는 입원 시 쉽게 파악되지 않거나 그 당시 놓칠 수 있는 영역을 평가할 수 있게 한다. 급성기 간호의 주요 목표는 기능을 향상시켜 노인 환자의 독립성을 극대화하는 것이다. 기능적 강점과 약점을 확인해야 하며, 간호계획은 확인된 강점을 기반으로 약점을 극복하도록 돕는 중재를 제공해야 한다. 기능은 환자 상태의 모든 측면을 통합한다. 노인의 기능상태 변화는 질병의 전형적인 징후나 질병의 합병증으로 해석되어야 한다. 간호사가 노인 환자의 기능을 확인함으로써 의존성과 영구적 장애를 유발하는 새로운 질병의 징후나 증상을 사전에 평가할 수 있다.

급성기 의료기관에서 노인 환자만의 고유한 요구사항을 이해하고 노인증후군을 관리하는 기술을 향상시키기 위해서는 간호전문지식이 필요하다(Hartford Institute for Geriatior Surry, 2008; St. Pierre & Twibell, 2012). 전문간호사는 실무자, 교육자, 상담자, 연구자의 역할을 수행한다. 급성기 의료기관에서 환자의 평가와 관리를 지원하기 위한 전문간호사의 채용이 증가하고 있다. 전문간호사가 치료팀의 구성원일 경우 환자의 입원기간이 크게 줄어드는 것으로 보고되고 있다(Kapu, Kleinpell, & Pilon, 2014; Kapu & Steaban, 2016; Moote, Krsek, Kleinpell, & Todd, 2011). 전문간호사는 노인증후군을 관리하기 위한 프로토콜의 개발과 구현을 돕는다.

> **응급치료**
>
> **낙상**
>
> - 환자와 가족을 안심시킨다.
> - 손상 여부를 사정하고 의료진에게 알린다.
> - 낙상 증상이 없어도 낙상에 의한 손상이 있는지 컴퓨터단층 촬영, 방사선 촬영, 소변 검사 등을 통해 확인한다.
> - 낙상의 과거력과 낙상의 내적 · 외적 관련 요인을 검토하여 보건의료팀과 함께 낙상의 원인을 조사한다.
> - 향후 낙상을 예방하기 위한 계획과 낙상 후 사정을 문서화한다.
> - 낙상 예방 프로그램을 시행한다.

노인증후군에는 낙상, 인지상태의 변화, 요실금이 포함되며(Chang, Tsai, Chen, & Liu, 2010), 입원 중 특별한 주의가 필요하다. 낙상은 노인에게 전형적인 질병의 징후일 수 있다. 급성기 의료기관에서의 노인은 낙상과 그에 따른 부상의 위험이 높다. 낯선 환경, 혼란, 약물, 부동, 긴박뇨, 노화와 관련된 감각 변화 등이 이러한 위험 증가에 영향을 끼친다. 부상을 초래하는 낙상은 보행훈련 및 운동 강화, 적절한 영양 섭취, 약물 모니터링, 화장실 사용 감독, 환경 개선, 안전한 신발, 기립성 저혈압 관리를 통해 최소화할 수 있다(Tinetti & Kumar, 2010). 침상 알람 시스템은 낙상을 최소화하기 위해 많은 기관에서 사용되고 있지만 낙상을 줄이고 손상을 예방하기 위한 포괄적인 계획의 일부로는 성공적이지 않은 경우가 많았다(응급치료 박스 참조).

중증 및 외상 환자 간호

급성기 병원에 입원한 노인은 중증 질환을 가지고 있는 경우가 있으며, 효과적인 간호를 위해서는 노인의 손상된 항상성과 면역반응, 신체예비능력 저하 등에 대한 이해가 필요하다. 항상성은 연령에 따라 변하기 때문에, 노인의 열생성, 피부통합성, 통증감각 등이 젊은 성인과 매우 다를 수 있다. 비정형적이고 감지하기 어려운 질환의 특성은 환자가 불편함을 잘 표현하지 못하고 새로운 문제가 빠르게 발생할 수 있는 집중치료실(ICU)에서는 더 중요하다.

간호사는 노인 패혈증에서 가장 흔한 증상이 급성 정신상태 변화라는 사실을 알고 있어야 한다. 섬망 관리를 위해서는 섬망을 유발한 근본적인 원인을 적극적으로 관리하는 것이 필수적이다. 집중치료실에서 나타나는 섬망은 과거에 "ICU 정신증"으로 불렸으며 감각 과부하나 감각 박탈로 인한 것으로 여겨졌다. ICU 정신증은 다양한 원인이 복합적으로 작용하여 발생하는 것으로 알려져 있으며, 급성질환, 약물, 환경 때문에 이차적으로 발생할 수도 있다. 중환자는 신체적·정신적 방어력의 손상으로 인해 섬망의 위험이 특히 높다(표 23.1).

또한 영양불균형과 약물부작용에 대한 감시 또한 중환자 노인 간호에서 중요하게 다뤄야 한다. 입원한 노인의 최대 65%가 입원 시 영양 부족이거나 입원 중 영양 결핍을 경험한다. 집중치료실 환경에서 환자는 더 통증이 심하고 매일 영양 모니터링이 필요한 끊임없이 변화하는 대사요구를 가지고 있다. 응급수술 후 또는 의학적 이유로 집중치료실에 입원한 75세 이상 환자의 사망률은 최대 67%에 이른다. 노화와 관련된 약동학적·약력학적 변화에 대한 임상적 인지는 복합적인 문제를 해결하기 위해 많은 투약이 이루어지는 집중치료실 환경에서 가장 중요하다. 집중치료실에서 투여되는 약물은 생명을 구하는 동시에 생명을 위협할 수 있다.

65세 이상 노인이 경험하는 가장 흔한 외상성 손상은 낙상, 자동차 사고, 화상으로 인해 발생한다. 노인이 젊은 사람과 동일한 정도의 심각한 부상을 입더라도 그 결과는 더 심각할 수 있다. 환자와 그 가족으로부터 외상 발생 시의 주변 상황과 과정 등에 대해 철저한 정보를 얻는 것이 중요하다. 현장의 의료전문가는 노인이 저관류상태에서 심장성 쇼크와 다발성 장기부전으로 빠르게 전환될 수 있다는 것을 알아야 하며, 이를 위해 초기 혈액학적 모니터링이 필요하다. 노인의 활력징후가 정상으로 회복되더라도 여전히 심장성 쇼크상태일 수 있다. 체액 부족으로 인한 우려만큼 심장 및 신장 기능이 제한된 환자의 체액 과다도 문제가 된다. 체내에 카테터를 삽입하는 것은 노인의 감염위험을 증가시키지만, 상태를 모니터링하기 위해 필요한 경우가 많다.

체온조절 기능은 나이가 들어감에 따라 손상되며, 외상이 있는 노인에게는 특히 취약하다. 따뜻한 수액, 따뜻한 담요, 적절한 환경관리를 통해 열손실을 줄이도록 주의해야 한다. 외상으로부터 손상된 노인의 장기회복 정도는 다양하며 적극적인 재활과 사회적 지원은 회복의 중요한 요소이다.

노인은 외상이 심하지 않더라도 합병증 위험이 더 높고 사망률 또한 더 높은 것으로 보고되었다. 노쇠는 근력 감소, 피로, 보행속도 저하, 신체활동 저하, 기능장애 증가, 낙

표 23.1 인지기능의 변화

	섬망	치매	우울
발생	급작스러움	서서히 점진적으로 진행하고 정확한 판별이 어려움	급작스럽거나 점진적일 수 있음
지속기간	1개월 이내 혹은 근본적인 원인이 해결되었을 때 사라짐	2~20년	몇 주에서 몇 년(가변적임)
의식	의식이 혼란한 상태, 지남력 상실	정상의 각성상태	자기 비난적 사고 및 자기몰입
정서/행동	산만하기 쉬움; 일관성이 없는 말하기; 주의력과 집중력의 어려움; 환각과 환상; 불안정안 수면-각성 주기; 정신운동활동 증가 또는 감소; 증상의 변동: 때때로 정신이 뚜렷하지만 야간에는 증상이 심해짐	정서적 불안정, 성격변화, 쉽게 동요됨	종종 인지문제에 대해 인식함, 무감정, 무가치함이나 절망감, 신체화 증상
지시수행	종종 작업수행과 지시를 따르는 데 어려움이 있음	열심히 활동을 하나 점진적 능력의 상실이 있음	가능하지만 거의 노력하지 않음
정신기능	무질서한 사고; 기억력, 일관성, 방향 및 인지의 변동성 장애	기억력, 추상적 사고, 판단력 및 언어장애, 기본적 지식의 상실	선택적 기억상실: 인지 테스트에 대해 '모름'으로 답변

상, 장기 입원 및 사망과 관련된 의도하지 않은 체중 감소와 같은 기준 중에서 적어도 세 가지가 있는 것으로 정의된다(Monkhouse, 2013). 노쇠는 여성, 만성질환, 연령 증가, 기능상태 감소와 관련이 있다. 노쇠가 진행되면 사망률과 시설 입소 가능성이 높아지며, 내부 및 외부의 스트레스 요인에 반응할 수 있는 능력이 제한된다(Hubbard & Woodhouse, 2010).

지역사회 노인의 보건의료 욕구에 영향을 미치는 요인

기능상태

기능상태는 개인이 자가관리를 위해 일상적으로 필요한 활동을 수행할 수 있는 능력을 의미하는 용어이다. 기능상태는 웰빙의 결정적 요인이자 노인의 독립성 척도라 할 수 있다. 지역사회 거주 노인에게 필요한 서비스를 설명하는 데 있어 급성 및 만성 질환의 이환 정도보다 기능상태의 평가가 훨씬 더 유용하다. 기능상태는 노인에게 필요한 서비스 요구 수준을 예측할 수 있기 때문에 국가에서 제공하는 공적 서비스의 등급을 결정하거나 지역사회 기반 중재의 적절성을 평가하는 데 사용된다. 노인에게 기능상태 제한이 나타나면, 가정 내에서 물리치료나 작업치료가 필요한 경우가 있다.

노인의 기능상태는 가정간호 대상자를 초기에 선정하거나 재이용 여부를 결정하는 기준이 된다. 제한된 기능상태를 지원할 장비의 사용과 대상자의 기능에 대한 장애요소에도 주의를 기울여야 한다. 대상자의 기능상태를 평가하는 동안 가정전문간호사는 인지상태, 호흡기·심혈관 상태, 피부통합성을 사정한다. 사정 결과 이러한 영역에서 문제가 발생하면 일상생활수행능력과 도구적 일상생활수행능력에 영향을 미칠 수 있다. 대상자는 실제로 자신의 기능상태가 저하되어 있음에도 불구하고 도움이 필요하지 않다고 생각하기 때문에 대상자의 자기관리에 대한 인식도 중요하게 작용한다.

노인 당사자는 제한된 기능상태에 적응하는 것이 독립성을 유지하며 살아가는 데 중요할 수 있다. 심각한 기능 손상은 보호시설 입소 등과 같은 많은 의료비용의 지불을 초래할 수 있다. 가정간호사는 노인의 기능손상을 평가해야 하며, 제한된 기능을 조기에 발견하면 남은 기능을 유지하고 더 심각한 손상을 방지하기 위한 중재를 제공할 수 있게 된다. 앞서 설명한 바와 같이 노쇠는 노인 기능상태 저하의 예측인자이며, 노쇠한 노인은 가정간호기관의 전문적인 도움이 필요할 가능성이 높아진다(Monkhouse, 2013).

인지기능

개인의 기능상태에 영향을 미치는 인지장애는 다양한 지역사회 기반 프로그램이 필요한지 여부를 판단하는 또 하나의 중요한 기준이 된다. 인지기능은 입원과 간호방문 시마다 평가된다. 다른 영역에서의 인지평가 또한 가정간호사 또는 사례관리자에게 보고되어야 한다. 인지상태의 변화는 다른 신체계통의 변화를 나타내기도 한다. 가정간호사는 평가기준을 설정하고 편차에 주의를 기울여야 한다. 인지장애는 일부 회복과 악화가 가능하므로, 노인의 가정을 방문하는 모든 의료인은 인지기능의 변화를 감지해야 할 핵심적인 위치에 있다.

인지장애는 기능 제한과 관련이 있다. 예를 들어 기억력, 언어, 추상적 사고, 판단력이 부족한 개인은 신체적 장애는 없지만 ADL이나 IADL(예: 쇼핑, 청구서 지불, 식사준비 및 개인관리 업무)을 실행하는 데 큰 어려움을 겪는다. 인지장애가 있는 사람은 ADL과 IADL을 수행하기 위해 신체적 도움보다는 감독 및 주의 제공이 필요할 수 있다.

노인의 주거 선택

노인은 독립적으로 사는 것을 선호하지만 항상 가능하거나 적절한 것은 아니다. 재정상태, 기능상태, 노쇠, 신체적 건강은 보다 보호적이고 지원적인 환경을 제공하는 대안적 주거의 선택을 좌우할 수 있다. 어떤 선택이 가장 적합한지에 대한 결정은 노인에게 필요한 지원의 양과 유형, 재정적 자원, 지리적 이동성, 사생활보호 및 사회적 접촉 선호도, 이용 가능한 주택 유형과 같은 요인에 따라 달라진다.

지역사회 기반 재가간호 서비스

지역사회 및 재가간호 서비스는 국가마다 보건의료 정책 및 제도에 따라 다양한 형태로 발전되어 왔다. 건강보험 기반 입원 중심의 의료서비스가 발달해 온 우리나라의 경우 재가 중심의 방문의료가 상대적으로 발전하지 못한 측면이 있다. 그러나 인구 고령화와 더불어 노인들이 지역사회에서 되도록 오래 살고자 하는 욕구가 증가하면서, 지역사회 기반 재가간호에 대한 관심이 높아지고 있다. 이에 우리나라에서 주로 제공되고 있는 세 가지 유형의 방문 기반 재가간호 서비스에 대해 알아보고자 한다.

의료기관 가정간호

의료기관 가정간호는 가정에서 건강관리서비스를 제공하는 포괄적인 건강관리사업의 일환으로 의료비 절감, 의료이용의 편의를 도모하고자 2001년부터 시작된 제도로, 2인 이상의 가정전문간호사를 배치한 의료기관 내에서 운영이 가능하다. 이용자 입장에서는 가정간호로 치료의 연속성을 유지하고, 심리적 안정감을 도모하며, 재가에서 의료서비스를 편리하게 이용하여 입원 가능성을 감소시켜 가계부담을 절감하는 효과를 도모할 수 있다. 공급자 입장에서는 조기퇴원을 통해 재원기간을 단축시켜 병상회전률을 높이며, 병원 내 자원을 효율적으로 활용하여 비용효과성을 높일 수 있다.

가정간호는 입원대체 서비스이므로 주 서비스 이용자는 의료기관에서 입원진료 후 퇴원한 환자와 외래 및 응급실 환자 중 가정에서 계속적인 치료와 관리가 필요하다고 인정하는 경우이다. 보통, 수술 후 조기퇴원환자, 만성질환자(고혈압·당뇨·암 등), 만성폐쇄성호흡기질환자, 산모 및 신생아, 뇌혈관질환자 등이 포함된다. 가정전문간호사의 주요 업무는 기본간호, 치료적 간호, 검사관련 업무, 투약 및 주사, 교육·훈련, 상담, 의뢰 등이다. 가정간호 수가는 기본방문료, 행위별(검사, 투약, 주사 및 처치)수가, 교통비로 구성되어 있다. 지역사회 중심의 재택의료에 대한 수요가 높아지면서 가정에서 전문적인 처치 및 간호서비스를 받을 수 있는 의료기관 가정간호에 대한 수요가 상당히 증가하고 있다.

노인장기요양보험 방문간호

2008년 7월부터 시행된 노인장기요양보험은 65세 이상 노인 또는 노인성 질병을 앓고 있는 65세 미만 자 중 6개월 이상 혼자서 일상생활을 수행하기 어려워 장기요양 서비스가 필요하다고 인정받는 자로 1–5등급 판정을 받은 수급자는 재가급여(방문요양, 방문간호, 방문목욕, 주야간보호, 단기보호 등) 중 방문간호 서비스를 이용할 수 있다. 장기요양 대상자의 기능장애는 대체로 만성질환과 관련된 것으로, 노인질환의 특성상 시간 경과에 따라 중증도가 심해지는 경향이 있어 지속적인 의료적 관리가 요구되므로 재가급여 중 유일한 의료서비스인 방문간호 서비스의 중요성은 더욱 높아지고 있다.

노인장기요양보험 방문간호는 방문간호지시서에 따라 주로 기본관리, 교육 및 상담, 신체훈련, 의료기관 연계 등의 의뢰 및 검사서비스를 포함한 예방관리적 간호를 제공하고 있다. 방문간호 기관은 간호사가 기관장이 되어야 하지만, 실제적인 간호서비스는 간호사 또는 간호조무사가 제공할 수 있어 간호서비스의 질 관리에 대한 우려가 있다. 향후 급증하는 장기요양 수급자들의 의료서비스 욕구를 비용효과적이고 체계적으로 대응하기 위해 적절한 서비스 범위, 인력별 역할 구분, 적정하고 합리적인 수가를 통한 방문간호 공급을 활성화 시키고 서비스의 질을 향상시킬 필요가 있다.

보건소 방문건강관리

보건소 방문건강관리사업은 건강형평성 제고와 건강수명 연장을 비전으로 지역주민의 자가건강관리 능력 향상 및 허약예방 등을 통한 건강수준 향상을 목적으로 하고 있다. 구체적으로 금연, 절주, 식생활, 신체활동 등의 건강행태를 개선하고, 고혈압, 당뇨병 등 만성질환 관리율을 향상시키고 합병증을 예방하며, 노인의 허약 속도를 지연시키는 것을 목표로 대상자의 건강상태를 포괄적으로 스크리닝하고, 개별화된 건강관리 서비스를 제공하며, 필요 시 지역사회 자원을 연계하여 필요한 서비스를 제공하고 있다. 보건소 방문건강관리사업은 생애주기별 지역주민을 사업대상으로 하되, 높은 연령, 사회경제적, 건강 관련 취약성이 높은 인구집단을 우선대상으로 하고 있으며, 스크리닝 결과를 바탕으로 집중관리군, 정기관리군, 자기역량지원군으로 구분하여 군별로 차별화된 서비스를 제공하고 있다.

주로 간호사가 방문건강관리서비스를 제공하지만, 필요시 영양사, 물리치료사, 치위생사, 운동처방사 등의 전문인력이 함께 방문하여 전문적인 서비스를 제공하기도 한다. 보건소 방문건강관리사업은 정부와 지자체 예산으로 운영되는 보건사업이므로 이용자는 따로 비용을 지불하지 않는다. 최근 노인의 장기요양 진입을 막기 위해 지역사회 중심의 허약예방 및 관리사업에 대한 관심이 높아지면서 보건소 방문건강관리사업의 전문화와 고도화에 대한 관심이 높아지고 있다.

표 23.2 지역사회 재가간호의 비교

구분	의료기관 가정간호	노인장기요양보험 방문간호	보건소 방문건강관리
관련법	의료법, 국민건강보험법	노인장기요양보호법	지역보건법
사업목적 및 필요성	입원대체서비스 입원치료의 연속성 유지 가족 및 환자의 편의제고 환자 의료비 부담 경감 병상회전율제고 국민의료비 절감	간호사 등이 의사, 한의사, 치과의사의 방문간호지시서에 따라 노인 수급자의 가정을 방문하여 간호, 진료의 보조, 요양에 관한 상담 또는 구강위생을 제공하는 장기요양급여	방문을 하지 아니하고는 건강증진 서비스 이용이 어려운 취약계층에게 서비스를 제공하여 취약계층의 건강인식제고, 자가건강관리능력 향상 및 건강상태 유지 및 개선
담당인력의 자격	가정전문간호사(간호사 면허 소지자로서 가정전문과정교육 기관에서 33학점 이수 후 전문간호사 국가고시에 합격한 자)	간호사, 간호조무사(1년 직무교육), 치위생사	간호사, 사회복지사, 영양사, 물리치료사, 치위생사, 운동지도사 등(80% 이상이 간호사)
운영 주체	의료기관(비영리)	재가장기요양기관(영리) (방문간호 관리책임자: 간호사)	각 보건소에서 실시 또는 위탁 운영
환자이용부담금	서비스 이용자 부담금: 5~20% (1회 방문 당 약 1,5000~25,000원 정도 부담)	이용자 본인부담: 0~15%(1회 방문 당 약 0~7,600원 정도 부담)	정부 및 지자체 예산으로 운영되어 서비스 수혜자 본인부담 없음
수가체계(2017년)	교통비+기본방문료+개별행위료 및 재료비	방문당 시간소요(30분, 30~60분 이상)에 따른 수가	없음
대상자	퇴원환자, 외래 및 응급실 환자 중 (한)의사의 판단에 의해 계속적인 치료와 관리가 필요하다고 인정된 경우	65세 이상 또는 64세 미만의 노인성질환자로 노인장기요양보험 1~5등급 판정자	기초생활수급자, 노인 및 북한이탈주민 등 취약계층
서비스 내용	의료기관 가정간호업무편람에 수록된 서비스	방문간호지시서에 의한 간호 처치	대상자 발굴 및 등록, 건강교육, 의뢰 등

출처: 윤영미, 병원 중심 가정간호에서 바라본 보건소 방문간호/장기요양 방문간호 통합적 연계 방안, 한국가정간호학회 정책포럼 발표자료(2017.9.2)에서 발췌 및 보완.

돌봄의 연속성

병원에서 가정으로의 돌봄 연속성을 높이는 것은 병원과 가정간호전문가가 공유하는 목표이다. 돌봄의 연속성은 노인들이 가정에 머물고 그들의 필요를 충족시킬 수 있는 자원을 보유함으로써 보호시설의 입소를 피하도록 돕는 것이다(Sharma et al., 2009; van Hout, 2010). American Academy of Family Physician(AAFP)는 환자 중심의 의료제공체계 모델을 제안하였다. Patient-Centered Medical Home(PCMH)은 환자의 일생 동안 건강 결과를 극대화하기 위해 지속적이고 조정된 진료를 제공하는 일차진료 의사가 주도하는 치료모델이다. PCMH 서비스에는 예방서비스, 급성 및 만성질환 치료, 임종에 대한 지원이 포함된다. 이 모델은 향상된 의료이용 접근성과 의사소통, 통합적 의료제공, 의료의 질과 안전을 특성으로 한다. Patient Protection and Affordable Care Act(2010)는 PCMH 프로그램이 보험자로부터 수가 인정이 되도록 하였으며, 이러한 변화는 병원에서 가정으로 돌봄의 연속성을 증진시킬 수 있었다(Davis, Abrams, & Stremikis, 2011). 의료서비스 제공자는 "계획, 실행, 평가, 개선 사이클"(박스 23.2)을 따라야 한다.

박스 23.3은 가정간호 의뢰에 대한 추가 평가가 필요한 대상자의 특성을 설명하고 있다. 이러한 특성만으로는 가정간호의 필요성을 보증하는 것은 아니지만, 모니터링이 필요한 새로운 진단과 결합하여 서비스의 필요성을 결정하는 지침을 제공한다. 평가는 입원 전 검사, 입원 시, 대상자의 상태가 변경된 후와 퇴원 시 검사로 수행될 수 있다. 가장 중요한 것은 대상자가 퇴원하기 전에 가정간호의 필요성을 평가하는 것이다.

박스 23.2 계획, 실행, 평가, 개선 사이클 (Plan, Do, Check, Act Cycle)

계획(Plan)
- 입원에 관한 자료수집
- 퇴원목표 확인
- 특정 기능장애 확인
- 문제의 타당성 확인
- 구성요소 기술을 통한 문제 구조화

실행(Do)
- 자원에 대한 정보수집
- 가능한 방안의 선택
- 대상자의 기능 문제와 관련하여 측정 가능한 목표 확인
- 각 방안을 분석하여 목표 달성을 위한 역량 확보
- 장단점의 확인

평가(Check)
- 퇴원목표 달성 가능성에 대한 대안의 비교
- 프로젝트의 결과
- 대상자와 가족과 함께 대안 모색
- 대안 선택

개선(Act)
- 퇴원계획 수립
- 계획의 수행
- 계획을 평가하고 후속조치 시행
- 결과에 따른 계획의 수정
- 자원 파일의 업데이트

이상적인 것은, 돌봄의 연속성을 계획할 수 있는 적절한 시간을 확보할 수 있도록 입원 시 가정간호가 필요한 대상인지를 선별하는 것이다. 대부분의 경우 대상자가 가정간호기관에 이미 알려지지 않은 한 퇴원계획은 입원 후반에서야 이루어진다. 입원기간이 점점 짧아짐에 따라 대상자 퇴원 후 간호를 위한 적절한 계획 수립의 시간이 제한된다. 가정간호기관, 퇴원관리자, 사례관리자는 대상자가 퇴원 후 자신의 돌봄계획을 가질 수 있도록 서로 효과적인 업무적 관계를 발전시킬 필요가 있다. 원활한 전환을 위해, 병원에서 대상자를 돌보는 간호사, 의사, 물리치료사, 사회복지사 등의 모든 구성원은 퇴원 시 대상자의 상태에 대한 정성적·정량적 정보를 제공해야 한다. 전문요양시설 또는 재활시설의 퇴원과정에도 동일한 원칙이 적용된다.

대부분의 경우, 의료기관에 속한 사회복지사나 사례관리자는 노인 환자가 퇴원할 때 가정간호기관에 이를 알릴 책

박스 23.3 가정간호서비스를 받게 되는 고위험군 대상자

- 15~30일 이내에 예상하지 못한 재입원
- 잦은 재입원
- 건강관리 문제나 관리의 변경
- 정신상태의 변화
- 입원 전 또는 입원 중 부적합한 행동
- 말기환자
- 병원에서 본 물리치료, 언어치료, 작업치료를 받은 경우
- 신체 절단이 있는 경우
- 새로운 보조 장치의 사용
- 도뇨관, 회장 도관, 요루관을 삽입 중이거나 요실금이 있는 경우
- 복잡한 케어 요법
- 비경구로 영양을 공급하는 경우
- 모든 종류의 관과 장루를 가지고 있는 경우
- 상처의 배액이 있는 경우
- 괴사조직절제술을 받았거나 욕창이 있는 경우
- 통증 관리
- 정맥 내 항생제 투약
- 말초 삽입 중앙 카테터
- 정맥 내 화학 요법
- 다중 약물 투여 및 주요 처방약의 변경
- 인공호흡기 의존
- 에어 매트리스나 기타 복잡한 의료 장비

임이 있다. 가정간호기관은 시설에서 가정으로 원활하게 전환하는 데 필요한 정보를 요청하며, 기본적인 인구학적 정보 외 필요한 정보는 다음과 같다.

- 가정간호 계약자의 일차의료제공자 또는 PCMH의 등의 확인서
- 가정간호 치료(예: 상처관리, 정맥요법, 물리치료, 직업치료 또는 음성치료)에 대한 처방
- 질병 및 치료에 대한 대상자의 지식 정도
- 대상자가 독립적으로 수행할 수 있는 기술에 대한 정보
- 관절가동범위의 정량적 측정 및 치료 방법에 대한 대상자의 반응
- 가정간호계획을 복잡하게 하거나 방해할 수 있는 사회적 상황
- 대상자가 퇴원 후 가정으로 가져가는 용품 및 의약품 목록
- 재입원 또는 다음 외래진료에 대한 기대
- 가정간호기관의 시기적절하고 효율적인 대응을 개선할 수 있는 모든 사항

가정간호기관의 역할

가정간호기관에 대한 가입은 의뢰 접수부터 시작된다. 가정간호기관은 요청을 받으면 환자에게 적용할 수 있는 급여를 확인한다. 퇴원계획자, 의사 또는 대상자의 기대에 따른 일정을 정하고 의뢰 대상자에게 서비스를 제공할 간호사에게 의뢰정보를 전달한다. 대상자는 Medicare 규정에 따라 퇴원 후 48시간 이내에 연계되어야 한다. 이때 지리적 영역, 대상자의 특별한 요구나 간호사의 전문분야 등을 고려하여 가정간호사가 배정된다.

치료계획의 이행

간호사의 역할

간호사는 대상자의 가정간호 의뢰에 대한 초기 평가를 위해 대상자를 방문한다. 방문 시 간호사는 대상자의 신체적·기능적·정서적·사회경제적·환경적 웰빙을 평가한다. 간호사는 간호계획을 수립하고 가정간호 수행 전 기간 동안 적절하게 수정한다.

간호사의 전문기술이 필요한 기타 활동은 다음과 같다.

- 건강 및 자가 관리 교육
- 복잡한 간호요구에 대한 조정과 사례관리
- 약물투여(예: 근육 내 및 피하)와 모든 약물에 대한 교육
- 상처와 욕창 치료
- 도뇨관 관리와 교육
- 장루 관리와 0000000000000교육
- 수술 후 관리
- 말기환자 돌봄

일부 가정간호사(home care nurses)가 제공하는 추가 활동은 다음과 같다.

- 사례관리
- 정맥요법, 비경구 영양요법, 화학요법
- 정신간호

가정간호는 지역사회간호의 하위 전문영역이다. 전체 인구가 아닌 대상자와 가족에 중점을 둠으로써 지역사회에 기반한다. 미국간호사협회(ANA)는 가정간호사를 위한 진료표준을 제안하였으며, 다른 전문분야와 마찬가지로 이론, 연구, 윤리, 전문성 개발을 포함한다.

ANA는 The Scope of Home Health Nursing Practice(ANA, 2013)에서 가정간호에 대한 개념적 모델을 제시하였다. 가정간호사는 다양한 기술과 역량이 필요하며, 대부분의 가정간호기관에서 간호사로 근무하기 위해서는 최소한 2년 이상의 임상경력이 필요하다. 가정간호 업무를 위해서는 급성 및 만성질환의 과정과 각 질환이 노인에게 미치는 영향에 대한 지식이 필요하다. 가정간호사는 노인학, 노인의 약동학, 재활간호, 노인질환의 병리학 등에 대한 깊은 이해가 있어야 한다. 또한 성인학습 원칙과 대인관계 의사소통 기술을 알아야 하며, 문화적 차이와 그것이 건강과 건강관리에 어떤 영향을 미치는지를 잘 알고 있어야 한다.

가정간호사는 사례와 관련된 모든 분야와 돌봄을 조정하고 소견, 변경사항, 권장사항을 주치의에게 보고한다. 또한 상황에 따라 지역사회 자원 및 정부기관과 협력한다. 대상자의 가정을 방문하는 유일한 의료서비스 제공자인 간호사는 즉각적으로 대상자를 관찰하고 제공된 지침이 다음 방문까지 지속되어야 한다는 것을 알고 있다. 응급 입원이 필요한 경우, 간호사는 가족, 의사, 병원 및 응급서비스와 협력한다.

가정간호사는 그들 자신의 안전을 인식해야 할 필요가 있다. 일부 지역은 위험하며 때로는 저녁이나 밤에 방문해야 한다. 가정간호사는 신체적으로 위협적일 수 있는 상황에 처해서는 안 되며, 대상자의 입장에서 간호를 제공하는 데 자립적이고 자신감 있고 편안해야 한다. 잠재적으로 위험한 동네에 있을 때뿐만 아니라 항상 예방적 조치를 취함으로써 간호사의 안전을 보장할 수 있다. 최근 Joint Commission은 비의료기관에서의 환자 돌봄과 의료기관 입원·재입원을 방지하는 데 있어서의 가정간호사의 역할을 지지하였다(The Joint Commission, 2012).

재가보조원의 역할

2014년에는 거의 100만 명의 재가보조원(home health aide)이 일하고 있었으며 2014년과 2024년 사이에 38% 증가할 것으로 예상된다. 재가보조원은 가정간호 분야에서 두 번째로 많은 인력이다. 간호사의 지시에 따라 재가보조원은 간헐적인 개인관리서비스(예: ADL 및 위생)로 대상자를 돕고, 활력징후를 확인하며, 간단한 업무(예: 드레싱 교체 및

도뇨관 관리)를 수행하고, 일반적으로 자가 약물투약을 보조하고, 대상자의 상태나 요구의 변화를 보고한다. 재가보조원은 교육과정을 이수하고 적절한 기관의 인증을 받은 비전문 돌봄제공자로서, 매년 최소 12시간의 교육을 이수해야 한다. 또한 최소한 1년에 한 번 이상 현장교육에서 가르친 특정 필수 기술 및 과목에 대한 역량을 입증해야 한다(Sengupta, Ejaz, & Harris-Kojetin, 2012).

재가보조원은 다른 분야의 돌봄제공자보다 대상자를 더 자주 만나기 때문에 가정간호팀에서 가장 중요한 구성원 중 하나이다. 대상자는 보조원에게 편안함을 느끼고 간호사나 치료사가 유도할 수 없는 염려를 공유하기도 한다. 간호사는 격월로 재가보조원을 감독한다(Sengupta et al., 2012). 가정간호기관도 개인도우미(personal care assistant)를 고용하며, 개인도우미는 일반적으로 간병만 필요한 사례를 위해 고용된다(개인적 또는 전문적 치료를 제공하는 사람과는 대조적으로). 공식적인 교육은 필요하지 않지만, 기관은 약간의 훈련을 제공할 수 있다. 개인도우미가 수행하는 의무에는 다음이 포함될 수 있지만 이에 국한되지는 않는다.

- 가벼운 식사 준비
- 대상자의 화장실 사용 돕기
- 옷 입기 및 보행지원
- 가벼운 청소

호스피스

호스피스 및 완화의료

문헌과 임상에서 일반적으로 사용되고 있는 생애말기 환자 돌봄과 관련된 용어의 명확한 이해가 필요하다. 미국에서는 호스피스와 완화의료라는 용어가 자주 사용된다. 완화의료는 더 넓은 개념을 의미하며, 불편한 증상의 강도를 완화하거나 감소시키는 것을 목표로 한다. 호스피스는 특정 유형의 완화의료로서, 미국은 메디케어 호스피스 지불정책으로 인해 말기환자의 예상 기대여명이 6개월이라는 진단을 받아야 한다. 완화의료와 호스피스는 모두 치료가 아닌 편안함을 목표로 한다. 그러나 완화의료는 호스피스 프로그램 밖의 환경에서 제공되며, 현재 호스피스 프로그램과 동일한 규정을 적용받지 않고 있다.

세계보건기구가 개발하여 널리 수용되는 완화의료의 정의는 다음과 같다. 완화의료는 치료에 반응하지 않는 대상자를 위한 적극적인 전인적 돌봄이다. 고통, 다른 증상, 심리적·사회적·영적 문제에 대한 조절이 가장 중요하다. 완화의 목표는 대상자와 가족을 위한 최상의 삶의 질을 달성하는 것이며, 삶을 긍정하고 죽음을 정상적인 과정으로 간주한다. 완화의료는 죽음을 서두르거나 연기하지 않는다. 완화의료는 대상자의 통증과 기타 고통스러운 증상의 완화를 강조하고, 신체적·정신적·영적 측면을 통합하며, 대상자의 투병 기간과 자신의 사별 시 가족의 대처를 도울 수 있는 지원체계를 제공한다(WHO, n.d).

1990년대 이후, 완화의료와 임종문제에 대한 관심이 전 세계적으로 증가했다. 완화의료는 영국과 캐나다에서 인정받는 의학 전문분야이다. 미국에서는 수많은 이니셔티브, 연방정부 및 민간재단의 재정적 지원이 임종문제에 관한 연구 및 프로젝트에 사용된다. 연구기반 지식이 계속 증가함에 따라 질 높은 임종 돌봄의 중재가 현실이 될 수 있다.

호스피스 서비스

2015년 미국 내 약 4,000개의 Medicare 인증 호스피스 기관은 130만 명의 메디케어 등록자에게 9,600만 일(day)의 돌봄을 제공하였다(National Hospice and Palliative Care Organization, 2017). 포괄적인 호스피스는 진료, 간호, 의료사회사업, 상담과 영적 돌봄, 요양보호사 서비스와 필요에 따른 추가 치료(예: 물리, 직업 및 언어 치료), 증상관리 어려움과 관련된 입원치료, 투약, 용품 및 장비 제공, 자원봉사의 임시간호서비스, 위기상황에서의 지속적인 돌봄, 임종간호를 제공한다. 이러한 서비스는 NHPCO의 호스피스 돌봄 프로그램의 표준과 연방정부의 메디케어 호스피스 프로그램 인증 표준을 통하여 확립된 기본적인 호스피스 돌봄 내용을 구성한다(NHPCO, 2013).

호스피스 서비스는 대상자의 주치의, 호스피스 의사, 간호사, 재가보조원, 의료 사회복지사, 목사, 임종 코디네이터, 자원봉사자로 구성된 학제간 팀에 의해 제공된다. 팀원들은 자신의 기술과 전문성을 사용하여 임종을 준비하는 대상자와 가족의 요구를 충족시킨다. 이러한 요구의 대표적인 예는 가족과 친구에게 투약방법을 교육하고, 임종을 준비하는 대상자가 가능한 한 많은 이동성과 활동을 유지하도록 도우며, 그들의 요구에 귀를 기울이고 반응하는 것 등이다. 호스피스팀의 도움은 하루 24시간 받을 수 있다. 팀원 한 명은 항상 대기상태에 있으면서 필요에 따라 가정방문을 수행한다. 그러나 대상자와 그 가족은 치료를 요청하고 의사결정 과정에 직접적으로 관여한다.

호스피스 전문가는 사별을 앞둔 가족에게 발생할 수 있는 상황과 문제에 대해서도 예측해야 한다. 환자가 사망한 후에는 개인 및 가족 상담, 사별 자원봉사 방문, 지원그룹 및 애도교실 등 다양한 유형의 사별에 관한 대처서비스를 이용할 수 있다. 유족은 제공되는 활동 및 서비스에 대한 참여 수준을 결정한다.

미국 대부분의 호스피스 프로그램은 가정간호 모델을 따르며, 이것은 학제간 팀이 말기 환자의 가정에서 일상적인 호스피스 돌봄을 제공한다는 것을 의미한다. 기존의 가정의료와 달리 말기 환자가 외출할 수 없거나 전문간호 필요성을 가질 필요는 없다. 일반적으로 가족구성원이나 친구가 일차 가족 돌봄제공자로 지정된다. 가족구성원은 임종을 준비하는 대상자를 24시간 돌보고, 호스피스팀은 호스피스 대상자를 돌보기 위해 가족과 상담하고 지원한다.

장기요양의 개요

정의

장기요양은 주로 오랜 기간 동안 제공되는 보건의료서비스 및 돌봄, 사회서비스의 집합을 의미한다. 65세 이상의 사람들 중 70%는 평생 동안 한 가지 종류 이상 장기요양을 이용할 것이다. 장기요양서비스를 받는 사람은 일반적으로 노인을 말하지만 발달장애인, 외상으로 영구적인 손상이 있거나 만성질환이 있는 젊은 사람도 포함할 수 있다. 서비스는 지원 돌봄에서 매우 복잡한 돌봄에 이르기까지 다양하다. 장기요양시설은 제공된 간호의 복잡성과 서비스를 받는 대상자가 요구하는 전문 간호 및 서비스의 양에 따라 연속적으로 분류될 수 있다. 장기요양세팅은 입소시설에서 지역사회 기반 서비스, 재가서비스로 갈수록 구조적인 면이 덜하다. 표 23.3은 이러한 장기요양세팅의 연속성을 보여 준다.

요양시설에서는 일반적으로 의료, 간호, 식이요법, 레크리에이션, 재활, 사회 및 영적 간호가 제공된다. 장기요양기관은 노인장기요양보호법에 근거하여 주기적으로 평가를 받는다.

표 23.3 장기요양간호의 연속성

기관	지역사회	가정
요양시설	주간보호센터	방문간호
그룹홈	노인복지관	
한국형 은퇴자 마을		
호스피스 병동/병실		재가 호스피스

요양시설 입소에 영향을 미치는 요인

기대수명과 노인 인구의 규모가 증가함에 따라 노인이 어느 시점에는 요양시설에 들어갈 가능성도 증가한다. 요양시설 입소에 영향을 미치는 개인적 요인에는 고령, 신체장애, 정신장애, 백인 인종, 배우자 없는 생활, 심장병·관절염·고혈압·당뇨병과 같은 만성질환의 존재 등이 있다. 요양시설 입소에 영향을 미치는 요인은 개인의 특성, 개인의 지원 시스템의 특성, 개인이 이용할 수 있는 지역사회자원에 따라 분류될 수 있다(박스 23.4).

노인이 가정에 머물기를 선호함에도 불구하고 적절한 가족 및 지역사회자원을 더 이상 사용할 수 없을 정도로 신체적·정신적 기능이 저하되면 요양시설에 입소하게 된다.

의료 및 심리사회적 돌봄 모델

요양시설은 급성의료기관 체계와 의료모델에서 발전했다. 병원과 마찬가지로 요양시설은 서비스를 제공하는 대상자보다는 부서와 전문인력을 중심으로 설계됐다. 요양시설의 조직은 위계적이고 관료적인 경향이 있지만, 대안적인 인력배치 모델이 시도되고 있다. 이는 더 많은 간호사를 고용하여 기본간호 및 사례관리자 역할을 하는 모델이다. 이러한 모델에서는 간호학 학사학위를 취득한 졸업생은 중간급 관리 역할을 맡을 기회를 갖게 되며, 장기요양에 긍정적인 변화를 가져올 수 있다.

의료모델은 거주자를 의사가 지시하는 도움을 필요로 하는 완자로 간주하며, 의료법을 준수하는 것이 강조된다. 거주자는 의사결정에 적극적으로 참여하기보다 의료진과 의

박스 23.4 요양시설 입소에 영향을 미치는 요인

개인적 요인
- 연령, 성별 및 인종
- 결혼 여부
- 가족상태
- 이동성 정도
- 일상생활수행능력(ADL) 및 도구적 일상생활수행능력(IADL)의 기본 활동수행능력
- 요실금이나 변실금이 있는 경우
- 당뇨병
- 행동문제, 배회
- 정신상태
- 기억 및 인지장애
- 기분장애
- 낙상위험이 예견되는 경우
- 임상적 예후
- 소득
- 지불능력
- 특수 서비스의 필요성

지원체계 요인
- 가족 역량
- 배우자의 연령 및 건강(결혼한 경우)
- 주 부양가족의 존재
- 주 부양가족의 구조
- 주 부양가족의 현재 고용상태
- 의사 방문 가능성
- 가족 및 다른 사람들로부터 현재 받고 있는 돌봄의 양

지역사회 자원
- 공식적인 지역사회자원
- 비공식적인 지원체계
- 장기요양시설의 존재
- 장기요양시설의 특징

료결정에 순응해야 한다(White-Chu et al., 2009). 그러나 OBRA에서 의무화한 변경사항 중 하나는 전통적인 의료문제 외에도 요양시설 거주자의 사회적·심리적 건강을 강조하는 것이다. 이러한 사회심리적 돌봄 모델에서는 거주 노인의 삶의 질에 대한 주관적 평가를 중요하게 여기며, 거주 노인의 선호와 개인적 선택을 강조한다. 궁극적으로 장기요양시설은 의료모델과 사회모델을 적절하게 통합한 것이 이상적이라고 할 수 있다.

간혹 요양시설 직원이 거주자의 권리를 완전히 이해하지 못하는 경우도 있다. 거주자의 자율성에 대한 인식을 높이기 위해서는 창의적인 전략이 필요하다. 학사학위를 취득한 간호사는 의료, 간호, 심리학, 사회학에 대한 지식을 요양시설의 각 거주자에게 개별화된 돌봄을 제공하는 모델로 결합할 수 있는 훌륭한 위치에 있다.

노인요양시설의 임상적 측면

거주자 권리

미국 학술원 의료정책분과(Institute of Medicine, IOM) 요양시설 규정위원회 보고서의 성과 중 하나는 요양시설의 거주자 권리의 토대를 마련한 것이었다(IOM, 1986). 거주자 권리에 대한 강조는, 거주자가 자율권을 가지고 있고 시설에서의 돌봄과 생활에 능동적인 참여자 및 의사결정자가 될 권리가 있다는 것이다.

요양시설 거주 노인의 권리를 향상시키기 위하여 다음과 같은 방안이 있다(CMS, 2015).

- 거주자협의회 설립 및 유지
- 거주자의 권리를 제시한 포스터 공개 전시
- 지역 옴부즈맨 제도 공개
- 연간 주 감사 결과 공개
- 거주자가 공직선거에서 적극적으로 투표권 행사를 위한 시도
- 거주자 자신의 재정을 관리하고 시설이용비용 및 서비스에 대한 정보를 얻을 권리
- 가능한 거주자에게 자가투약할 수 있는 기회 제공
- 침대난간 및 화학적·물리적 제한 사용에 대한 사전동의 절차
- 연명치료의 철회 또는 보류에 대한 사전동의 절차
- 거주자와 가족별로 제공된 돌봄에 이의를 제기할 수 있는 고충처리 절차

사회서비스, 활동, 간호, 식이요법 및 유지관리를 포함하여 요양시설 내의 모든 부서는 이러한 거주자 권리를 보장하는 책임을 공유해야 한다. 이상적으로 이러한 노력이 모든 요양시설의 운영철학이 될 것이다.

규제는 거주자의 안전에 강하게 초점을 맞추며, 어느 정도의 독립성을 유지하기 위해 자신을 위험에 처하도록(예: 낙상) 자율적이고 의식적으로 결정하는 권리를 항상 고려하지는 않는다. 각 상황은 개별적으로 평가되어야하며 적법성 측면은 복잡할 수 있다(NHPCO, 2012).

근거기반실무

요양시설의 문화변화 운동(Nursing Home Culture Change)

서론

장기요양시설은 주로 거주 노인의 일상생활을 직원의 업무흐름에 따라 관리해왔다. 그러나 문화변화 운동은 거주 노인이 자신의 일상생활을 결정할 수 있도록 하는 모델로, 거주환경을 보다 가정과 같은 환경으로 조성하기 위해 노력한다. 이러한 모델은 거주자의 관점에서 거주자 중심의 돌봄을 경험할 수 있도록 하는 것이 목적이다.

연구방법

미국 전역의 10개 요양원에서 포커스 그룹을 통해 질적 연구가 수행되었다. 227명의 거주자가 20개의 1시간 포커스 그룹에 참여했다. 포커스 그룹에서 거주자들은 다음과 같은 질문을 받았다.

- "이 요양시설은 거주자 중심 돌봄을 제공한다. 그 용어는 당신에게 무엇을 의미합니까?"
- "거주자 중심 돌봄이 시작된 이후 여기에서 어떤 변화를 느꼈습니까?"
- "이 요양시설이 거주자 중심이 되기 위해 무엇을 할 수 있다고 생각합니까?

결과

참여한 남녀 거주자들의 연령은 52세에서 101세 사이였다. 요양시설에서 생활하는 기간은 며칠에서 16년까지 다양했다. 데이터 분석 결과 다음과 같은 주제와 관련이 있었다.

- 집과 같은 환경: "거주자인 우리가 여기에 사는 것이고, 직원이 여기서 일을 하는 것을 의미합니다."
- 거주자의 의사결정 장려: "나는 내가 하고 싶은 일을 스스로 결정합니다."
- 자신의 생활양식 선택: "누구도 당신이 원하지 않는 일을 억지로 강요하지 않습니다. 당신이 원하는 일을 하는 것은 당신의 삶이기 때문입니다."
- 거주자 우선: "모든 의사결정에서 그 누구보다도 거주자가 우선이라는 뜻입니다."

시사점

문화변화 운동은 요양시설 거주자에게 보다 집과 같은 환경을 제공하고, 거주자 의사결정과 개인적 방향을 높이고, 거주자를 우선시하도록 장려했다. 긍정적인 결과에도 불구하고 거주민들은 전화응답 시간, 자연과 야외에 대한 접근성, 동료 거주자의 입원 또는 사망에 관한 투명성 등 여전히 개선이 필요한 세 가지 영역을 확인했다.

피부간호

피부와 손톱 관리는 거주자의 전반적인 건강과 삶의 질에 중요하다. 요양시설의 피부간호는 피부문제의 예방 및 치료에 중점을 둔다. 예방전략으로는 욕창, 피부열상, 건성 피부나 건조증 예방 등이 있다.

요양시설에서 일반적으로 발생하는 다른 피부 관련 문제로는 MRSA 감염, 허혈성 궤양, 피부염, 습진, 대상포진, 옴, 이, 수포성 유천포창, 피부암 등이 있다. 피부열상, 욕창, 허혈성 궤양의 예방은 요양시설에서의 지속적인 과제이다. 비록 욕창의 원인에 대한 연구와 현재의 지식으로 완전히 뒷받침되는 견해는 아니나 요양시설에 거주하는 동안 발생하는 욕창은 간호의 질 저하 지표로 간주된다.

대부분의 요양시설에는 간호사가 조정하는 구조화된 피부관리 프로그램이 있으며 모든 간호부서 직원과 물리치료사, 작업치료사, 영양사가 참여한다. 입원 시 거주자 피부를 철저히 평가하고, 욕창 발생에 대한 개별적인 위험요인을 확인하고 적절한 예방적 중재가 시작된다. 여기에는 특수 매트리스, 환자 자세변경 장치, 비타민 및 영양보충제, 피부 윤활제, 침대와 의자에서의 환자 자세변경 등이 포함될 수 있다. 요양보호사는 거주자의 일상적인 목욕, 배변, 자세변경 일정 유지를 지원함으로써 효과적인 예방적 피부간호를 제공하는 데 핵심적인 역할을 한다. 학제간 팀이 개발한 개별화된 돌봄계획은 거주자별 예방간호조치에 대한 구체적인 지침을 제공한다.

신체검사와 입소 시 수행한 평가자료를 기반으로 돌봄계획이 시작된다. 각 주마다 간호사의 욕창 단계 결정빈도와 욕창에 대한 일상적인 평가를 요구하는 다양한 규정이 있다. 대부분의 시설에서는 적어도 매주 간호사의 모니터링이 필요하다. 간호사는 욕창 사정 및 간호계획 수립과 효과 평가를 수행한다. 간호책임자는 욕창의 다양한 단계에 대한 간호를 조정하고 표준화하기 위해 시설의 의료감독자 또는 개별 간호서비스 제공자와 협력할 수 있다. 또 다른 대안은 거주자의 주치의의 선호도에 따라 사례별로 피부문제를 중재하는 것이다. 간호사는 피부 문제를 돌보기 위해 영양사 및 물리치료사와 협력하며, 긍정적인 결과를 얻기 위해서는 치료계획을 지속적으로 따라야 한다.

요실금

신체기능의 의존성이 증가하면 요실금 유병률이 증가한다. 요실금은 재정적·신체적·심리적 결과를 초래하며 요양시설에 거주하게 되는 가장 흔한 원인이다.

요실금 간호는 상당히 많은 비용이 소모된다. 더 많은 간호시간이 필요하고 린넨과 옷을 자주 교체해야 한다. 요실금으로 인해 피부손상, 요로감염, 낙상 및 그에 따른 고관절 골절위험 등이 증가할 수 있다. 요실금은 노인이 직면한 심리적으로 가장 고통스러운 건강문제 중 하나이며, 우울증, 자존감 저하, 사회적 고립으로 이어질 수 있다. OBRA의 특징 중 하나는 요실금 평가 및 치료를 위한 표준 및 권장 사항을 포함한 것이다. 요양시설의 임상적 프로그램은 요실금 예방, 치료 및 관리를 목적으로 한다. 예방은 요양시설 거주자의 요실금 발생을 줄이는 데 목적이 있으며, 개인별 배뇨 습관을 평가하고, 거주자의 배뇨 지원요구에 적극적으로 대응하고, 배뇨활동을 수월하게 할 수 있도록 물리적 환경을 재배치하는 전략 등이 이루어진다.

치료 프로그램은 거주자 중심이며, 하부요로의 기능에 변화를 일으키는 데 초점을 맞추고 있다. 치료에는 수술, 약리학적 중재, 방광 훈련, 골반저근육 운동, 바이오피드백 등이 있다. 이러한 치료가 도움이 되는 거주자를 확인하는 것이 중요하다.

요실금 관리 프로그램은 요양시설의 주요 중재이다. 일부 거주자는 정기적 배뇨, 생활양식 개선 및 유도배뇨와 같은 행동 접근방식을 포함하는 프로그램을 제공받는다. 이러한 접근법은 요실금을 최소화하기 위해 돌봄제공자와 거주자의 행동을 변경하는 데 중점을 둔다. 그러나 치매 및 기타 인지장애가 있는 거주자는 이러한 중재가 어려울 수 있으며, 요실금 패드와 보호용 속옷의 사용이 필요할 수 있다. 콘돔카테터는 남성에게 도움이 될 수 있다.

간헐적 자가도뇨관 삽입은 인지기능이 정상이며, 스스로 이러한 관리를 할 수 있는 거주 노인에게 적합할 수 있다. 유치도뇨는 방광을 비울 수 없고 다른 치료에 반응하지 않는 거주자에게 적용된다. 말기 환자와 욕창이 있는 거주자도 유치도뇨를 적용할 수 있으며, 유치도뇨는 다른 중재가 실패한 후에만 사용한다.

영양

영양 결핍은 요양시설 거주자의 건강 결과에 부정적인 영향을 미친다. 단백질-칼로리 결핍은 두 가지 광범위한 요인, 즉 영양섭취가 부족해지는 요인 또는 요구량이 증가하는 요인에서 비롯된다.

노인은 부적절한 식이요법과 영양 결핍의 위험이 가장 큰 인구집단이다. 노화는 체지방 감소와 그에 따른 기초대사량 감소, 소화액 분비 감소 및 구강 변화, 감각기능 결핍, 체액 및 전해질 조절 변화, 만성질환을 포함하여 영양상태에 영향을 미칠 수 있는 여러 생리적 기능의 감소와 관련이 있다. 약물, 입원 및 기타 사회적 결정요인도 영양 부족에 영향을 미칠 수 있다. 노인의 영양상태는 삶의 질, 이환율 및 사망률을 결정하는 중요한 요소이다. 영향요인으로는 손의 정교한 동작기능의 상실, 통증, 치매 관련 질병, 특정 약물 및 만성질환이 있다. 문화, 종교, 개인적 선택도 사람이 먹는 방법과 음식에 영향을 미친다. 거주자의 식욕은 개인의 편안함과 불쾌한 냄새, 시각 및 소리의 영향을 받는다. 거주자의 영양요구를 충족하려 보건의료팀 전체의 참여가 필요하다. 의료전문가, 영양사, 간호사, 언어병리사, 작업치료사, 사회복지사 및 간호보조인력은 모두 개인의 요구 사정, 간호계획, 간호 수행 및 평가에서 역할을 수행한다. 또한 거주자와 가족도 중요한 정보를 제공해줄 수 있다.

또한 반대로, 치매 노인에게 행동증상이 심하게 나타나거나 감염성 질환이나 욕창 또는 수술 이후의 회복기간에는 영양섭취 요구가 증가하여 영양 결핍이 일어날 수도 있다.

적절한 칼로리 섭취를 유지하고 보충영양 지원이 필요한 거주자를 효과적으로 확인하는 프로그램 등의 다양한 중재가 거주자의 영양 지원을 위해 제공된다.

심미성과 식당 서비스의 개선, 선호도가 높은 음식 준비, 식사시간의 사회적 성격에 대한 세심한 배려는 거주자의 적절한 칼로리 섭취를 도울 수 있다. 이 목표와 관련된 다른 전략에는 식사에 도움이 필요한 거주자를 위한 직원 지원 증가, 식사 지원을 제공하기 위한 직원 기술 개선, 거주자가 가장 쉽고 안전하게 섭취할 수 있는 질감의 식품 제공과 치아요구에 대한 민감도 등이 있다.

요양시설에서 보충영양 지원이 필요한 거주자를 확인하기

위한 가장 일반적인 프로그램은 일상적인 체중 측정이다. 체중은 거주자가 경험하는 체중 감소 및 증가 정도에 따라 매일, 매주, 격주 또는 매월 측정된다. 간호사, 영양사, 언어치료사를 포함한 학제간 팀 구성원은 정기적으로 만나 체중 변화를 검토하고 보충영양 지원을 위한 중재를 개발할 수 있다. 이미 설명한 전략 외에도 치료식단의 변경과 영양제품, 비타민보충제 및 장 영양제품의 사용을 고려할 수 있다. 혈액 검사는 거주자의 영양상태 모니터링을 보조하기 위해 실시될 수 있다.

OBRA를 준수하려면 의도하지 않은 체중 감소에 주의를 기울여 영양상태의 변수를 적극적으로 모니터링해야 한다. 칼로리 섭취 감소의 기능적 의미를 고려해야 하며, 30일 동안 5% 이상, 90일 동안 7.5% 또는 180일 동안 10%(Demling & DeSanti, n.d.)의 의도하지 않은 체중 감소는 치료의 질 저하를 나타내는 지표이다. 체중 감소 또는 체중 증가는 주의 깊게 모니터링하고 그 원인과 그에 따른 중재를 문서화해야 한다.

약물

요양시설에서 제공되는 기본 서비스 중 하나는 경구, 정맥, 근육 내, 피하 및 장 경로를 통한 투약이다. 간호시설에서 간호사는 일반적으로 많은 약품 관리, 문서화, 보관, 처방, 약물카트 비축 및 폐기를 담당한다. 간호사는 약물의 치료효과, 부작용 및 모든 알레르기 반응을 모니터링한다. 간호사는 또한 지속적으로 투약보조인력의 기술을 모니터링하고 평가한다. 대부분의 요양시설에는 현장 약국이 없기 때문에 간호사는 급성 의료기관의 약국 직원이 처리하는 약물 관련 업무를 담당한다.

OBRA가 제정된 이후, 다중약물의 임상증상, 약물 부작용 발생 및 필요시(prn) 약물 처방의 남용에 대한 모니터링이 점점 강조되고 있다. 약사는 각 거주자의 의료기록에 대한 월간 약물 검토에서 이러한 모니터링 노력에 기여하고 있으며, 간호사 또한 약물 관련 문제를 모니터링할 수 있는 수많은 체계적인 기회를 가지고 있다. 이러한 기회에는 투약 시 거주자와의 일상적 상호작용, 분기별 치료계획 회의에서의 평가, 향정신성 약물요법에 대한 월간 검토가 포함된다. 요양시설에는 약물 상호작용 및 부작용을 모니터링하기 위한 정책과 절차가 있어야 한다.

벤조디아제핀, 수면제, 안정제, 항불안제 및 항정신병제를 포함한 특정 약물의 일상적인 사용은 OBRA 제정 이후로 감소하였다. 연방 및 주 조사 팀의 각 요양시설 조사과정을 지원하기 위해 권장 약물복용량과 약물 사용에 대한 적응증이 제공되고 있다(CMS, 2012a).

거주자는 돌봄 및 치료에 대한 결정에 참여할 권리가 있다. 약물 변경사항을 거주자에게 알려야 하며, 간호사는 새로운 약물요법의 시작 및 약물투여량 변경과 관련하여 각 거주자(또는 거주자의 법적 대리인)에게 지속적인 지침을 문서화하여 제공하여야 한다. 거주자가 인지손상이 없다면 약물을 자가투여할 수 있는 기회가 제공된다(CMS, 2012a). 요양시설은 투약오류를 확인하고 후속조치를 취하기 위한 정책과 절차를 갖추고 준수하여야 한다.

재활

요양시설의 재활 프로그램 제공은 지난 20년 동안 증가하였다. 재활의 이러한 성장에 기여하는 요인으로는 시설이 거주자에게 신체적·정신적·심리적 복지를 달성하기 위한 가장 높은 수준의 서비스를 제공하도록 하는 OBRA 규제 의무가 포함된다. 요양시설의 재활팀은 의사, 물리치료사, 작업치료사, 언어치료사, 간호사, 사회복지사 대표, 활동 코디네이터 및 임상영양사를 포함한 학제간 팀으로 구성된다. 이상적으로는 재활 훈련과 경험이 있는 의료책임자가 재활팀을 조정한다.

메디케어와 같은 보험자로부터 시설급여를 받는 요양시설의 경우 매주 재활회의를 열어 임상사례를 검토해야 한다. 거주자와 가족이 회의에 참여하여 상호 목표를 설정하고 진행상황을 검토한다. 주간 회의는 의사소통, 효과적인 퇴원계획, 거주자 및 가족 교육을 촉진한다.

재활 프로그램은 두 그룹으로 분류될 수 있다

(1) 집중재활 프로그램은 Medicare 파트 A 프로그램, 관리 의료기관 또는 민간보험단체를 통해 보장을 받는다. 이러한 집중적인 재활 프로그램 중 일부는 벤치마크 질 프로그램으로 인정받기 위해 Joint Commission과 CARF(Commission for Accreditation of Rehabilitation Facility, CARF)의 인증을 받고 있다. 집중재활에는 2개 이상의 전문치료를 포함하는 1일 또는 2회 치료세션이 포함된다. 이 세션은 거주자들을 이전 수준의 기

능으로 회복시키고 지역사회에서 거주하는 것을 목표로 한다. 지구력 강화, 강화, ADL 훈련, 실어증 치료, 인지 검사 및 재훈련, 새로운 장애 적응 훈련(예: 뇌졸중 또는 절단 후), 새로운 적응장비를 사용한 훈련은 이러한 프로그램의 치료 구성요소이다.

(2) 요양시설에서의 집중재활 프로그램보다 낮은 수준의 재활 프로그램은 Medicare 파트 B 프로그램 또는 개인 지불을 통해 보장되거나 요양시설에서 제공하는 기본 서비스의 일부이다. 이러한 서비스에는 보행, ADL, 자가식사 및 관절운동범위와 관련된 회복간호 프로그램이 포함된다. 이러한 프로그램은 특별히 훈련된 요양보호사나 요양시설 간호사가 제공한다. 이러한 프로그램은 물리치료사, 작업치료사, 언어치료사가 계획을 수립하고 감독한다. 프로그램 목표는 집중재활 프로그램을 통해 달성된 기능적 이득을 유지하고, 단기질환으로 인해 손상된 기능 수준을 회복하고, 불필요한 기능상실을 예방하는 데 중점을 둔다.

감염관리

감염의 발생과 전파는 요양시설의 건강과 안전의 주요 위험요소이다. 거주자, 직원, 방문객을 감염으로부터 보호하기 위한 체계적인 프로그램이 필요하다. 시설 정책 및 절차에는 질병통제예방센터에서 명시한 대로 표준주의와 전파경로별 주의가 포함되어야 한다. 또한 산업안전보건국(OSHA)의 혈액매개감염 예방과 조치 기준을 준수해야 한다.

OBRA는 요양시설이 안전하고 위생적이며 편안한 환경을 제공할 수 있는 감염관리 프로그램을 운영하도록 요구하며, 그 목적은 질병의 발생과 전염을 예방하는 것에 있다. 요양시설에는 감염을 조사, 통제 및 예방하기 위한 정책과 절차가 있어야 한다. 감염사고와 조치에 대해 기록해야 하며 감염관리 프로그램은 새로운 감염을 신속하게 확인해야 한다. 부동, 침습적 장치나 시술, 정신상태의 저하, 영양결핍 등과 같은 감염위험이 높은 거주자에게 특별한 주의를 기울여야 한다. 이 프로그램에는 결핵, 인플루엔자, 간염, 옴, *C. difficile*균(클로스트리디움 디피실리균), MRSA를 포함한 감염성 질환의 발생 예방을 위한 조치도 포함되어야 한다. 예방조치에는 거주자와 직원을 위한 결핵 검사 및 선별 프로그램이 포함된다. 시설에는 양성 결과를 확인할 수 있는 절차가 있어야 한다. 매년 인플루엔자 예방접종과 폐렴 구균성 폐렴 예방접종을 적절하게 제공하는 프로그램도 마련되어 있다.

OSHA에 따르면 혈액매개 병원체에 노출될 위험이 있는 직원은 고용에 대한 무료 정보와 교육을 받아야 하며, 그 이후에는 매년 교육을 받아야 한다. 고용주는 고용 후 근무일 기준 10일 이내에 B형 간염 백신을 직원에게 제공해야 한다. 직원에게는 장갑, 고글, 안면보호구, 가운, 신발 덮개, 수술용 모자와 같은 개인보호장비가 무료로 제공되어야 한다. 또한 이 장비를 사용하는 시기와 방법에 대한 지침도 받아야 한다.

각 부서를 대표하는 직원으로 구성된 감염관리위원회는 월별, 분기별로 회의를 통해 감염의 유병률과 발생률을 검토한다. 이 위원회는 정책 및 절차의 개정과 수정안에 대해 논의한다. 일반적으로 한 명의 간호사가 감염관리 간호사로 지정되며, 시설에 대한 감시, 자료수집 활동 및 지속적인 교육세션을 조정하는 책임이 있다. 감염관리 간호사는 감염관리 프로그램과 관련된 정보를 제공하는 시설의 자원이다. CDC, OSHA, CMS 및 주 보건부로부터 최신 정보를 얻고 사용하여 시설의 감염관리 프로그램이 효과적이고 표준을 충족하는지 확인하는 것은 감염관리 간호사의 책임이다.

모든 부서와 모든 직원은 감염관리 프로그램이 제시하는 정책과 절차를 알고 준수할 책임이 있다. 정책과 절차에는 손 씻기, 표준예방조치, 호흡기 보호, 혈액매개 병원균 관리 기준, 린넨 처리, 청소, 유해폐기물 처리, 소독제 및 살균제의 적절한 사용이 포함된다.

정신건강

요양시설에 입소한 노인에게 특히 우려되는 정신건강 문제에는 거주자 또는 다른 거주자의 안전을 위협할 수 있는 배회와 구타 등과 같은 다양한 행동문제가 대표적이다. 거주자는 공동체 환경에 살고 있기 때문에 그와 같은 행동은 단순히 피해를 입은 거주자에게만 문제가 되지 않는다. 한 거주자의 폭력적 행동은 다른 거주자에게 부정적인 영향을 미친다.

폭력적 행동을 보이는 거주자는 일반적으로 치매 관련 질병을 앓고 있다. 요양시설 거주자의 60% 이상이 어느 정도 인지장애를 가지고 있다. 이러한 인지장애를 가진 거주 노인은 종종 이해하기 어려운 행동심리증상을 보인다. 그러나 물리적·화학적 억제대 사용은 최대한 자제해야 하며, 비약물적인 행동중재나 환경의 변화 등에 초점을 두어야 한다. 예를 들어, 운동, 음악, 마사지, 자극이 적은 환경 조성, 조명이나 향을 사용하면 거주 노인의 행동심리증상을 줄일 수 있다.

가장 중요한 것은 간호사가 통증, 배고픔, 감염 및 부적절한 환경자극을 평가하여 폭력적 행동의 원인을 확인하는 방법을 파악하는 것이다. 향정신성 약물은 최후의 수단으로만 사용되며 부작용을 주의 깊게 모니터링해야 한다. 폭력적인 행동을 하는 거주자가 진단받은 치매의 유형을 아는 것이 중요하다.

임종간호

임종간호 요양시설에서 일하는 간호사는 전체 의료팀이 죽음을 앞둔 거주자의 신체적·정신적·심리적 요구를 충족시킬 수 있도록 도와야 할 책임이 있다. 거주자의 가족에 대한 서비스 또한 임종간호에서 중요한 부분이다. 거주자의 문화와 종교적 신념에 대한 지식은 팀이 보다 효과적이고 세심한 돌봄을 제공하는 데 도움이 된다. 일부 요양시설에서는 직원에게 호스피스 교육을 제공한다. 또한 호스피스 프로그램은 요양시설 거주자에게 돌봄을 제공할 수 있다.

요약

이 장에서는 노인에게 급성기 의료기관에서부터 지역사회까지 간호의 연속선상에서 간호사의 역할에 대해 제시하였다. 급성기 의료기관에서는 중증 및 외상 노인 환자 간호를 중심으로 제공된다. 지역사회 기반 노인보건의료는 노인의 기능유지와 시설 입소를 지연시키기 위한 장기요양간호, 가정간호, 재활간호를 포함하였다. 노인의 말기와 임종 간호를 제공하는 호스피스 간호 역시 지역사회 기반으로 제시하였다.

24

만성질환과 재활

Chronic Illness and Rehabilitation

학습목표

1. 만성질환과 재활의 관계를 정의할 수 있다.
2. 만성질환이 있는 노인의 잠재적 목표를 확인할 수 있다.
3. 노인의 만성질환 또는 장애 적응을 지원하는 중재를 계획할 수 있다.
4. 노인의 만성질환 관리를 돕는 간호사의 역할을 설명할 수 있다.
5. 만성질환 및 장애가 있는 노인에 대한 관리를 개선하기 위한 의료 시스템 변화를 확인할 수 있다.

들어가기

다음과 같은 상황에 부딪친다면 당신은 어떻게 대처하겠습니까?

- 10년 전 만성폐쇄성폐질환(COPD) 진단을 받은 75세 노인이 폐렴의 악화로 입원하였다. 대상자는 지난번 병원 치료 이후 활력이 돌아오지 않는다고 말한다. 그는 항상 2L의 산소가 필요하다. 그에게 중요한 중재는 무엇인가?
- 관상동맥질환 병력과 심부전 진단을 받은 80세 여성이 회복에 어려움을 겪고 있다. 그녀는 척추 골절과 관절염의 병력이 있는 골다공증을 앓고 있다. 그녀의 가족은 그녀가 병원에서 퇴원하는 즉시 장기요양시설에 입주하기를 원한다. 그녀는 당신의 의견을 듣고 싶어 한다. 그녀에게 어떤 의견을 줄수 있는가?

만성

만성질환은 개인과 가족의 삶의 신체적 · 심리적 · 사회적 측면에 영향을 미친다. 생활방식, 상호작용, 그리고 다른 사람과의 관계 등 많은 부분이 바뀔 수 있다. 만성질환을 앓는 많은 노인이 거동이 불편하고 지역사회에 나갈 수 없어 외부 접촉이 줄어들어 사회적 고립으로 이어지고, 장기요양으로 전환될 수 있다. 만성질환이 있는 노인은 자신을 부담으로 인식할 수 있으며, 가족은 간병 스트레스를 느끼는 경우가 많다. 만성질환 노인은 오명을 쓰거나 "그 암 환자" 또는 "만성 통증을 가진 사람"과 같은 호칭을 듣게 된다.

만성질환(chronic disease)과 만성질병(chronic illness)은 만성질환으로 통용되나 각각의 의미를 구분하는 것은 중요하다. 질환은 병리학적 모형에서 본 질병을 말한다. 구조와 기능의 변화와 같은 것은 신체적 기능장애이다. 질병은 개인(및 그 가족)이 경험하는 것, 즉 질병이 개인과 가족에 의해 어떻게 인식되고, 함께 살며, 어떻게 반응하는가이다. 의료제공자로서 간호사는 종종 질환 과정을 수정하거나 환자가 최적의 건강을 달성하도록 도울 수 있지만, 가장 큰 영향을 미칠 수 있는 것은 질병 경험이다. 만성질병위원회(1957)는 만성질병을 다음과 같이 정의하였다.

> *(a) 영구적, (b) 잔류 장애, (c) 돌이킬 수 없는 병리학적 변화로 인해 발생하는 모든 손상 또는 정상으로부터의 이탈, (d) 회생을 위해 의뢰인에 대한 특별 교육이 필요, (e) 장기간 감독, 관찰 또는 돌봄이 필요*

CDC(Centers for Disease Control and Prevention)는 만성질환을 다음과 같이 정의하였다.

> *장기간 지속되는 전염성이 없는 질병은 자발적으로 해결되지 않으며 거의 완치되지 않는다.*

세계보건기구(WHO)에 따르면 만성질환은 사람마다 전염될 수 없고 진행속도가 느린 질환이다. Bernall과 Howard (2016)가 제안한 내용은 요약하면 만성질환은 오랜 시간에 걸쳐 반복적으로 발생하는 질환(disease)이나 질병(condition)이다.

만성질병위원회의 초기 정의와 CDC 정의는 모두 만성질환, 즉 병리학의 물리성을 강조한다. 어떤 정의도 개인과 가족의 모든 경험을 다루지 않지만, 간호사는 환자와 가족이

24 장

표 24.1 65세 이상 인구의 주요 사망원인의 비율(2019)

사망원인	2019년 사망자 수 (명)	2019년 사망자 수 (십만 명당)
모든 원인	227,074	
신생물	59,231	767.4
순환계통 질환	50,873	659.1
호흡계통 질환	34,355	445.1
소화기계 질환	7,113	92.2
비뇨생식계통 질환	7,697	99.7
특정 감염성 질환	7,319	94.8

출처 : 국민건강보험공단, 건강보험심사평가원,「건강보험통계」

경험하는 질병과 관련된 문제들을 고려하는 것이 중요하다. 질환에 대한 인식과 반응을 이해하면 더 개별화된 치료계획을 세울 수 있다.

미국의 1억 3,300만 명 이상의 성인이 하나 이상의 만성질병을 앓고 있는데, 이는 성인 2명당 1명꼴이다(CDC, 2016). 만성질환은 65세 이상에서 사망의 주요 원인이 되고 있다. 미국에서 만성질환을 가진 개인에 대한 치료비는 매년 미국 의료비의 75% 이상을 차지한다(CDC, 2016). 한국에서는 표 24.1에서와 같이 노인의 만성질환으로 인한 사망자 수를 확인할 수 있다.

만성질환 유병률이 계속 증가하고 있는 원인은 다양하다. 그중 가장 중요한 것은 이전에 없었던 생명구조와 생명확장 기술, 노인인구 확대로 인한 기대수명 증가이다. 과거에 급성질병으로 사망했을 수도 있는 사람들은 이제 회복되어 만성질병을 가진 상태로 살아간다. 몇 년 전만 해도 살아남지 못했을 척수 부상을 당한 젊은 성인은 이제 생명구조 기술과 예방적 건강관리로 정상적인 수명을 유지할 수 있게 되었다. 초창기에는 살아남지 못했을 매우 저체중인 오늘날의 신생아들을 생각해 보자. 그들은 현재 잘 자라서 성인으로 성장하고 있거나 만성적인 건강 문제를 가지고 생존하고 있다. 암, 심장병, 또는 다른 질병으로 진단받은 사람은 이전의 급성질병이 이제 사실상 만성화되었기 때문에 이제 "노년"까지 살 수 있게 되었다.

만성질환 유병률이 증가했음에도 대부분의 의료서비스는 여전히 급성질병에 초점을 맞추고 있다. 현재 미국의 의료시스템은 제2차 세계대전 이후 20년 동안 크게 발달하였다. 시스템은 급성, 발현성 및 치료를 제공하도록 설계되었으며, 만성질환 대상자의 요구를 해결하기 위해 설계/시행된 것은 아니었다. 전반적으로, 의료시스템은 급성질환이나 부상을 입은 사람들을 지원해 주지만 COPD, 파킨슨병, 오랜 심장병, 암에 걸린 노인을 관리하기에 부족한 건강관리시스템이다. 만성질환이 있는 노인에게 '급성 관리 모델'을 적용하여 노인의 요구를 충족하기는 어렵다. 이러한 불충족은 시스템의 부적절한 치료와 환자의 불만족을 초래한다.

만성질환 유병률

만성질환과 장애는 어느 연령에서나 발생할 수 있지만, 이러한 질병의 대부분은 65세 이상의 노년층에서 발생한다. 노화가 진행되면서 만성질환이 발생할 가능성이 높아지며 2020년 의료급여 통계연보에 따르면 노인 3명 중 2명이 여러 만성질병을 앓고 있으며, 이들이 의료 급여 지출의 50.3%를 차지한다. 이처럼 만성질환자가 늘면서 건강관리시스템은 이들을 더 효과적으로 관리해야 한다. 특히 요양보호 기능을 향상시키고, 합병증을 예방하고, 삶의 질을 최고 수준으로 끌어올리며, 삶의 마지막 단계에 이르면 죽음에 존엄성을 부여하는 데 주력할 필요가 있다. 만성질병이 있는 노인을 돌보는 간호사의 핵심 역할은 환자가 최적의 신체적 · 정신적 · 사회적 건강을 달성할 수 있도록 돕는 것이다.

노인에게 가장 많이 발생하는 만성질환은 고혈압, 고지혈증, 심장질환, 관절염, 당뇨, 만성신장질환, 허혈성심장질환, 치매, 우울증, COPD 등이다.

만성질환을 앓고 있는 사람들은 일반적으로 병의 악화를 치료하기 위해 반복적으로 입원한다. 한국의 경우 가장 흔한 입원 사유는 백내장, 치매, 폐렴, 관절증이다(표 24.2). 입원율의 변화는 85세 이상의 연령대에서 계속 높게 나타난다.

질병 경험

만성질환의 진단과 그 이후의 질환 관리는 환자와 가족 모두에게 고유한 경험과 과정의 의미를 준다. 개인의 질환 과정이 독특하듯이, 질환의 의미와 경험은 개인과 가족에 따라 다르게 나타나는데, 대부분의 헬스케어 전문가는 개인의 질병 인식과 행동을 고려하지 않는다. 의료시스템은 어떤 치료

표 24.2 노인 65세 이상 질병소분류별 입원 다빈도 상병 현황(2019년)

순위별	상병별	진료인원(천명)	순위별	상병별	진료인원(천명)
1	노년 백내장	243	26	본태성(원발성) 고혈압	25
2	알츠하이머병에서의 치매	119	27	두개내손상	24
3	상세불명병원체의 폐렴	105	28	달리 분류되지 않은 세균성 폐렴	24
4	무릎관절증	81	29	아래팔의 골절	24
5	뇌경색증	80	30	위의 악성 신생물	23
6	기타 척추병증	68	31	급성세뇨관-간질 신장염	23
7	요추 및 골반의 골절	57	32	간 및 간내담관의 악성신생물	21
8	감염성 및 상세불명기원의 기타 위장염 및 결장염	55	33	기타의학적 관리를 위하여 보건서비스와 접하고 있는 사람	20
9	협심증	54	34	발목을 포함한 아래다리의 골절	20
10	늑골, 흉골 및 흉추의 골절	52	35	치핵 및 항문주위 정맥혈전증	20
11	기타 추간판 장애	46	36	전립선 증식증	19
12	대퇴골의 골절	43	37	기타 뇌혈관질환	18
13	어지럼증 및 어지럼	43	38	목구멍 및 가슴의 통증	18
14	2형 당뇨병	40	39	기타 만성폐색성폐질환	18
15	기관지 및 폐의 악성신생물	33	40	장의 가타질환	17
16	편마비	32	41	급성심근경색증	17
17	담석증	31	42	결장의 악성 신생물	17
18	전정기능의 장애	30	43	복부 및 골반 통증	16
19	비뇨계통의 기타장애	30	44	전립선의 악성신생물	16
20	어깨병변	30	45	만성허혈심장병	16
21	기타백내장	29	46	심방세동 및 조동	15
22	만성 신장병	29	47	요추 및 골반의 관절 및 인대의 탈구, 염좌 및 긴장	14
23	기타 패혈증	29	48	등통증	14
24	파킨슨병	26	49	소화기계통의 기타질환	14
25	심부전	26	50	뇌내출혈	14

출처 : 국민건강보험공단, 건강보험심사평가원,「건강보험통계」

를 제공해야 하는지 알려주는 알고리즘까지 개발하였다. 그럼에도 불구하고, 만성질환 유무는 흑백으로 정량화할 수 있는 개념이 아니다. 만성질병의 과정은 개인마다 다르므로, 간호사는 사회경제적 요인, 정신 · 사회학적 요인, 문화, 그리고 다른 원인이 되는 질병이나 질환을 포함하여 질병에 영향을 미치는 외부 변수를 이해해야 한다.

질병 속의 건강

헬스케어 제공자는 일반적으로 노인을 질환의 틀에서 보게되고, 이 틀은 '고치고 치료하는' 급성관리 틀에 해당한다. 그러나 만성질환은 고칠수 없고, 치료되지 않는다.

만성질환이 있는 노인을 돌보는 데 있어 헬스케어 전문가들의 태도에 패러다임 변화가 필요하다. 그 질환은 삶의 한

요소일 뿐 그들의 정체성은 아니다. 만성질병의 신체적 특징으로 노인의 건강을 결정해서는 안 된다. 많은 노인이 과거 어느 때보다도 건강 관리에 더 많이 관여하고 있으며, 건강에 대한 책임을 받아들인다. 노인은 건강증진과 질병관리를 위한 교육을 요구한다. 간호사는 노인과 협력하여 건강 연속선에 따른 진행을 방해할 수 있는 영역을 파악하고 이러한 영역에서 자기관리 방법을 교육하여 노인을 지원할 수 있는 위치에 있다.

문화역량

건강과 질병의 개념은 문화, 인종, 민족성에 깊이 뿌리를 두고 있으며 개인과 가족의 질병 인식, 건강과 질병행동에 영향을 미친다. 소수민족이 반드시 의료시스템과 관련된 가치나 강령에 동의하는 것은 아니다. 또한, 각 문화는 동일하지 않으며, 문화 내에 변형과 하위문화가 존재한다.

인종적으로나 문화적으로 다양한 노인의 수가 증가함에 따라, 헬스케어 제공자는 그들의 요구에 더 잘 적응할 필요가 있다.

많은 간호 틀은 헬스케어 제공자가 문화적으로 유능한 진료를 제공하는 데 도움이 될 수 있다. 다문화 간호학회의 웹사이트(http://www.tcns.org)는 여섯 가지 이론과 모델에 대한 정보를 제공한다. Madeline Leininger의 문화돌봄 이론은 문화적 배경이 다양한 인구와 개인의 요구를 포함하고 고려하는 계획을 기반으로 긍정적인 건강 결과를 도출하여 간호 진료를 발전시키는 것을 설명한다.

삶의 질과 건강 관련 삶의 질

건강관리의 발달로 만성질병자의 삶의 질(QOL)에 대한 관심이 높아졌다. QOL의 다양한 정의는 존재하지만 대부분은 신체적 · 정신적 · 사회적 요소, 질환과 치료와 관련된 증상, 그리고 영성을 포함한다. 그러나 정의에 대한 합의는 존재하지 않는다. QOL은 개념의 복잡한 성격과 일반적으로 주관적인 평가로 인해 측정하기가 어렵다. CDC (2016)에 따르면, QOL은 모든 학문 분야와 삶의 단계마다 많은 집단에게 의미를 가지며, 각 집단마다 다르게 볼 수 있다. 건강, 직업, 주거, 교육, 공동체, 문화, 영성 등을 포함하는 여러 영역으로 구성되어 있다. 만성질병에서 건강과 기능의 복잡성은, 특히 건강이 질병 내에 존재할 수 있다고 믿는 경우, QOL에는 "좋은" 건강이나 기능적 능력이 필요하지 않음을 시사한다. QOL은 헬스케어 제공자가 아닌 개인이 결정한다.

문제의 복잡성에 더하여 대부분의 연구자는 QOL과 건강 관련 삶의 질(HRQOL)을 구별한다. HRQOL은 만성질병의 영향, 치료 및 그에 상응하는 관련 장애를 측정하기 위해 웰빙과 함께 사용되는 다차원 개념이다. HRQOL의 영역에는 신체적 · 정서적 · 정신적 · 사회적 기능이 포함된다(HealthyPeople.gov, 2017; CDC, 2016).

QOL과 HRQOL은 만성질병 환자와 치료를 제공하는 사람에게 공통적으로 나타난다. 예를 들어, 이동성을 위해 휠체어에 적응한 사람은 자신의 HRQOL과 QOL이 우수하다고 인식할 수 있지만, 헬스케어 제공자는 휠체어가 개인의 최적의 기능과 건강 상태가 아닐 수 있기 때문에 HRQOL을 높게 평가할 수 없다. 이 두 개념의 주관적이고 객관적인 구성요소는 중요하다.

만성질환 관리 이행

환자의 행동과 만성질환에 대한 치료계획을 따르는 능력이나 의지를 고려해야 한다. 이행이란 환자가 치료계획을 얼마나 잘 관리하는지를 위한 의료서비스 제공 단계에서 사용하는 용어이다. 아래의 요인들이 불이행에 영향을 미친다. (1) 개별 특성, (2) 심리학적 요인, (3) 사회적 지원, (4) 선행 건강 행동, (5) 체질적 요인, (6) 섭생적 특성, (7) 경제적 및 사회적 문화적 요인, (8) 환자–공급자 상호작용.

환자 이행에 대한 연구는 수년 동안 이루어졌지만, 그 연구 결과는 환자 행동에 큰 변화를 주지 않았다. 헬스케어 제공자는 환자 행동에 대한 이행 또는 불이행에 영향을 미치는 요인을 더 잘 식별할 수 있지만, 긍정적인 행동을 생성하는 개입은 여전히 식별하기 어렵다.

WHO는 만성질환의 자가관리 측면을 환자에게 지원하기 위한 5가지 요소를 제안하며, 그 중 치료 이행은 한 요소에 해당한다(AHRQ, 2012). 5가지 요소는 평가, 조언, 동의, 지원 및 준비이다. 이러한 주요 측면은 의료사업자에게 간단하며 쉽게 따라할 수 있는 것처럼 보이지만, 만성질병을 앓고 있는 개인의 치료 이행률은 50%에 불과하다(AHRQ, 2012). 다양한 요소가 노인의 치료계획 이행능력에 영향을 줄 수 있다. 이행 문제는 복잡하고 다차원적인 문제로, 다양한 장애요인에 의해 영향을 받을 수 있다.

근거 기반 실무

입원 후 기능 상태와 삶의 질

샘플/설정

이 연구는 독일 함부르크의 한 병원에 입원한 60세 이상의 환자들로 이루어졌다. 연구대상으로 포함된 환자는 이동성에 손상을 일으키는 기존 조건을 가지고 있었다. 인지 또는 의사소통 장애가 있거나 환자가 연구기간 동안 생존할 것으로 예상되지 않는 환자는 제외되었다. 85명의 환자가 참여에 동의했고, 47명의 환자가 세 가지 측정을 모두 마쳤다.

방법

전향적인 종방향 설계가 사용되었고 입원 후 6개월, 12개월에 걸쳐 측정되었다. WHO 삶의 질 BREF와 Barthel-Index는 QOL과 일상생활활동(ADL)을 측정하는 데 사용되었다.

소견

입원 후 환자의 기능은 처음 6개월 동안 증가했지만 이후 6개월 동안 감소하였다. 시간이 지남에 따라 기능적 수준이 높은 남성과 성별에 따라 차이가 나타났다. 입원 시 자기효능과 정신상태 점수가 높은 환자가 QOL이 높은 것으로 나타났다. 그러나 전반적 QOL 점수 또한 처음 6개월 동안 증가했고 이후 6개월에서 12개월 사이에 감소하였다.

시사점

고령자 입원 후 기능 저하를 막기 위한 중재는 장기간 시행하고 입원 6개월 후 재평가해야 한다. 신체기능과 QOL은 6개월 이후 하락할 가능성이 높다. 추가 감소나 재입원을 막기 위해 6개월 경과 후 도입해야 할 예방 프로그램이 제안되었다.

From Strupeit, S., Wolf-Ostermann, K., Buss, A., & Dassen, T. (2014). Mobility and quality of life after discharge from a clinical geriatric setting focused on gender and age. Rehabilitation Nursing, 39(4), 198–206.

Berg 외 연구진(2013)은 5가지 요소는 헬스케어 제공자가 사용할 수 있는 좋은 틀이지만, (1) 환자에게 치료계획의 중요성을 조언하고 (2) 치료계획과의 합의를 확립하며 (3) 적절한 후속조치를 마련하는 것도 중요하다고 제안하였다.

이행을 강화하기 위한 전반적인 전략에는 교육, 행동 및 조직적 접근방식이 포함된다. 간호사는 먼저 상호 설정된 목표에 대한 노인의 믿음을 평가해야 한다. 노인은 이러한 목표를 향해 노력할 동기를 가지고 있는가, 아니면 이러한 목표가 상호 확립된 것이 아니라 오히려 헬스케어 제공자에 의해 생성되었는가, 평가에는 자기 동기부여와 같은 강점이 포함되어야 한다.

만성질환이 있는 노인의 심리적 요구

질병과정에 의한 생리적 변화 관리는 질병 통제의 주요 지표이다. 증상을 조절하고 편안함을 유지하며 위기를 예방하는 것은 환자와 헬스케어 제공자가 함께해야 하는 주요 작업이다. 이를 위해서 간호사는 환자가 질병을 어떻게 인식하고, 질병으로 어떤 경험을 하고 있으며 현재의 실천기준이 무엇인지 이해해야 한다.

노인의 사회적 · 심리적 · 생리적 욕구 사이의 관계를 이해하는 것은 헬스케어 제공자에게 중요하다. 노인과 가족은 그들만의 고유한 특성이 있고, 만성질환의 존재는 그들의 고유함을 더욱 빛나게 한다. 환자의 고유한 상황을 이해하면 헬스케어 제공자가 정신사회 적응을 지원하는 데 도움이 된다.

적응

적응은 발생한 사건 또는 특이하거나 다른 것의 위협이나 스트레스에 대한 개인의 반응, 변화 또는 행동에 가치가 있음을 의미한다. 다른 연구자들은 적응을 좋은 QOL, 웰빙, 활력, 긍정적인 효과, 삶의 만족도, 그리고 자존감으로 보아왔다.

적응은 복잡하고 다차원적이며 전체적인 개념이다. 이는 헬스케어 전문가의 적응이 아닌 환자의 적응과 인식이다. 틀이나 모델이 급성, 발현성 질병자를 돌보는 데 도움이 되는 것처럼 만성질병자를 돌보는 데도 도움이 될 수 있다.

만성질환과 삶의 질

1975년경, 간호 개척자들은 죽어가는 환자들을 연구하였고, 이를 통해 환자들이 원하는 케어의 종류를 결정하였다. 그들의 연구는 만성질병 환자의 문제와 우려를 다루는 기초적인 틀을 제공하였다. 이 틀은 간단했지만 환자의 심리사회적 요구와 신체적 요구를 비교하려는 초기 시도였다. 환자케어의 기본은 주요 신체적 · 심리적 문제에 대한 이해이다.

- 의료 위기 예방 및 발생 시 관리
- 증상 조절
- 의료절차 수행
- 사회적 고립의 예방 또는 생활
- 질환 변화에 대한 적응
- 상호작용과 생활방식을 정상화하기 위한 시도

- 자금 조달
- 심리적, 가족적 문제와 결혼 관련 문제에 직면

경로 틀(Trajectory framework)

Corbin과 Strauss(1992)는 (1) 환자의 만성질환 경험에 대한 통찰력을 얻는 데 도움이 되는 경로 틀을 개발했고, (2) 만성의 특징에 대한 기존 문헌을 그들의 연구에 통합했으며, (3) 실천, 교육, 연구 및 정책 수립을 안내하는 간호 모델 구축을 위한 방향을 제공하였다. 경로는 시간 경과에 따른 질병 과정과 더불어 환자, 가족 및 헬스케어 제공자가 해당 과정을 관리하기 위해 사용하는 행동으로 정의된다. 질병 경로는 환자 병리학에 의해 정해지지만 의료기관, 환자 및 가족이 취한 조치가 코스를 수정할 수 있다. 두 노인이 같은 만성질병을 갖고 있더라도 개인마다 질병 경로가 다르므로 개인의 고유성을 고려한 것이다.

경로 모델에 사전 경로, 경로, 안정, 불안정, 급성, 위기, 복귀, 하향 및 사망 등 9개 위상(phase)이 설명되며, 경로는 연속체로 구상될 수 있지만 선형은 아니다. 환자는 한 단계를 거쳐 이전 단계로 회귀하거나 상태가 장기간 정체될 수 있다.

만성질환 관리 모델

만성질환 관리 모델은 환자 자가간호를 개선하기 위한 관리 조정방법을 제공함으로써 여러 만성질환의 관리를 지원하고 결과를 개선하기 위해 Wagner에 의해 개발되었다. 모델에 필요한 6가지 요소는 다음과 같다.

1. 보건시스템: 보건시스템은 안전과 품질 관리를 촉진하기 위한 메커니즘에 초점을 맞춘 문화를 지원해야 한다. 시스템은 또한 만성질환 관리 개선을 모색하고 오류를 줄이며 의사소통을 개선하기 위한 개선사항을 추구할 준비가 되어 있어야 한다.
2. 전달시스템: 시스템의 설계는 역할과 과제를 정의하고 근거 기반 관리를 바탕으로 하며, 임상사례 관리를 제공한다. 치료는 환자의 복합성을 기반으로 하며, 위기 상황에 반응하는 것보다 근본적으로 사전예방적이다.
3. 의사결정 지원: 의사결정은 근거 기반 지침을 바탕으로 한다. 환자는 치료결정의 기본원칙을 이해하기 위한 지침을 알아야 한다. 또한 지침을 알고 치료에 참여하도록 권장된다.
4. 임상정보시스템: 정보의 기록을 유지하는 데에는 포괄적인 의사소통시스템이 중요하다. 또한 의료서비스의 강화, 서비스 알림 제공, 치료내용 요약 및 변경내용 추적을 위해 헬스케어 제공자와 환자 간에 정보를 공유하여야 한다. 포괄적인 시스템을 사용하여 인구그룹 또는 모집단의 정보를 수집하여 관리증거를 추가하고 품질개선 계획을 수립할 수 있다.
5. 자가관리 지원: 만성질환 관리의 중심은 환자이다. 만성질환 관리 모델의 이 요소는 환자가 자신의 만성질환 관리에 대해 책임을 지는 권한을 부여한다. 이는 우선순위를 정하고, 환자를 교육하고, 목표를 설정하고, 함께 모니터링, 평가 및 치료계획을 수립하기 위한 의료제공자와의 협업이다.
6. 커뮤니티: 커뮤니티 내에서 파트너십을 개발하면 보다 효과적인 프로그램으로 이어진다. 이 필수요소의 목적은 서비스에 존재하는 공백을 메우고 진료 개선을 위한 정책을 옹호하는 것이다. 헬스 시스템은 지역사회 조직과 협업하고, 국가 조직도 자가관리 전략을 촉진하는 데 도움을 줌으로써 기여할 수 있다.

만성질환 관리 모델은 환자가 교육을 받고, 정보를 제공하며, 치료계획에 능동적으로 참여할 수 있도록 여러 가지 관리요소를 제공한다. 또한 지역사회, 보건시스템 및 사전 예방적 의료팀도 해당한다.

무력감

노인이 질병이나 장애를 통제할 수 없다고 느끼거나 자기관리 패턴이 현재의 장애에 기여했다고 느낄 경우 노인의 자아개념이 영향을 받을 수 있다. 무력감은 정상적인 노화 변화, 변화된 신체상 또는 수많은 손실 때문일 수 있다. 노인은 기능상실이나 과거의 자신을 잃어버렸음을 슬퍼한다. 그들이 어떻게 슬퍼하느냐는 개인마다 다르고, 그 상실의 중요성은 슬픔의 과정에도 영향을 미친다. 무기력의 결과는 희망의 상실이다. 게다가 무력감을 느끼는 노인은 자신을 대신해서 결정을 내리는 가족구성원이나 헬스케어 전문가에게 스스로의 독립성을 빼앗길 수도 있다. 무력감, 통제력 상실 및 의존성의 이 주기는 선의의 돌봄제공자에 의해 영구화될 수 있다.

낙인

낙인은 "수치심의 표시, 불신, 흔적 이나 특징 남기기"로 정의되며, 2013년 메리암 웹스터(Merriam Webster, 2013)는 많은 만성질환과 장애에 중요한 요인이 될 수 있다고 하였다. 만성질환을 앓고 있는 대상자는 많은 사람이 사회 교류에서 기대하는 것과 차이가 있다. 질병의 특징이나 원인을 알 수 없는 질병이 낙인의 원인이 될 수 있다. 따라서 개인은 사회에 의해 낙인이 찍힐 수 있다.

하지만 만성질환을 앓는 노인 스스로 자신에게 낙인을 찍기도 한다. 노인은 자신의 장애, 질병, 신체상태, 그리고 다른 요인들에 대해 부끄러움을 느끼기도 한다. 이로 인해 노인은 은둔하게 되고 사회적으로 고립될 수 있다.

사회적 고립

질병이나 장애가 더 심해지거나 쇠약해짐에 따라 사회적 고립이 발생할 수 있다. 이러한 고립은 개인 또는 사회에 의해 시작될 수 있다. 개인의 관점에서 보면 기능적으로 활동에 참여하는 것이 어려워질 수도 있고, 집을 비울 때 의료법을 따르기에는 복잡하거나, 통증이나 피로와 같은 신체적 증상을 관리하기가 어려워질 수도 있다. 이 때문에 개인은 고립되기 시작하고 사회적 접촉을 취소하거나 제한한다. 이것은 개인과 가족에게 어려운 결정일 수도 있고, 노인이 더 많은 통제권을 느낄 수 있는 자신의 집이라는 "안전한" 경계 안에 머물며 안도를 느끼기도 한다.

반대로, 일부 사람들은 만성적인 질병에 걸린 개인과 가족으로부터 멀어질 수도 있다. 환자 주변인들은 친구나 지인의 신체적 한계를 듣는 데 지치기도 한다. 예를 들어, 몇 년에 걸쳐 암이 재발한 대상자는 주변 사람들을 지치게 한다. 또한 낙인이 찍힐 수 있으며, 어떤 사람들은 HIV와 에이즈 같은 진단을 불쾌하게 받아들일 수 있다. 사회적 고립이 어떻게 혹은 왜 일어나는지에 관계없이, 그 결과로 기본적인 욕구가 충족되지 않을 수 있다.

심리사회적 적응을 돕는 간호중재

만성질환을 갖고 생활하고 관리하는 과정에서 마주치는 문제와 문제에 대처하는 노인의 능력에 따라 간호사의 역할과 필요한 중재 유형이 결정된다. 환자의 요구와 기대, 인식을 충족시키는 개별화된 계획을 수립하기 위해 환자와 협업하는 것이 간호사의 역할이다. 만성질환 관리 모델은 환자가 만성질환 관리를 감당할 수 있고 의료사업자와 개방적인 의사소통을 할 수 있는 치료계획의 교육과 제공을 기반으로 한다(Boltz, 2016). 돌봄 관리에 대한 독립성을 높일 수 있는 노인은 더 많은 지식을 쌓고 합병증을 예방할 수 있다.

적응은 개별적인 과정이며 장애의 상황에 따라 달라진다. 발달 변화, 삶의 전환, 그리고 장애나 질병에 대한 의미가 이 진행 과정에 영향을 미친다. 중재에는 기존 관계를 지원하거나, 중요한 관계를 잃은 노인이 새로운 관계를 맺을 수 있도록 경로당에 안내하는 것이 포함될 수 있다. 간호사는 또한 영적인 필요를 충족시키는 중재를 알아야 한다. 간호사는 노인에게 지역사회에서 이용 가능한 공식적인 또는 비공식적인 학습 기회에 참여하도록 권장한다.

그룹을 형성하는 것은 환자의 심리학적 적응을 돕는 한 가지 방법이다. 자기계발 모임은 노인이 스스로를 재정립하고, 문제에 집중하며, 새로운 역할에 적응하거나, 질병 과정과 타인의 관리방법에 대해 배우는 지원시스템을 제공한다.

가족 내에서의 역할 변화는 가족의 의무와 책임에 영향을 미친다. 성공적인 대처는 새로운 역할에 대한 긍정적인 태도와 독립성과 안정감을 얻을 수 있는 능력이 필요하다. 환자가 집으로 돌아오면 전통적인 역할을 잘할 것이라고 생각하지만, 병원에서 가정으로 돌아왔을 때 환자와 가족들은 흔히 어려움을 겪는다. 환자와 가족들은 얼마나 많이 변했는지 발견하게 되고, 역할은 재조정이 필요할 수 있으며 더 이상 적용되지 않는 역할은 인정해야 한다.

간호사는 긍정적인 대처전략을 개발하기 위해 노인과 그 가족들을 지도, 교육, 지원해야 한다. 질병과 예상되는 결과를 이해하는 것은 대처능력과 연관이 있다. 간호사는 노인과 가족의 감정을 알아내는 데 도움을 준다. 만성질병이나 장애를 동반하는 고통의 감소는 회피적이고 수동적인 대처방식보다 능동적인 문제 해결 및 대처방향을 장려하는 방향의 간호중재가 필요하다. "이 병에 어떻게 대처하고 있습니까? 무엇이 당신의 가족의 변화를 다루는 데 도움을 주나요? 무엇이 이 병을 다루는 능력을 방해하나요?"같은 직접적인 질문으로 환자의 대처 전략과 효과를 확인할 수 있을 것이다. 간호사는 또한 노인과 가족구성원에게 효과적이지 못한 대처로 인한 스트레스의 징후를 관찰해야 한다.

적응에서 가장 어려운 것은 희망과 현실의 균형을 맞추는 것이다. 환자와 가족은 질병과 재활 과정에 대한 좌절과 분노를 표출할 필요가 있다. 서로 합의된 목표를 조금씩 나누면, 목표를 달성할 수 있다. 가족과 목표를 공유하면 가족의 지지를 이끌어 내거나 적극적인 개입을 받아들이는 데 도움을 줄 수 있다. 개인적인 대처에는 문제해결도 포함된다. 간호사는 노인과 가족이 돌봄 관리 문제를 해결하는 데 있어 자원 역할을 한다.

지지적인 소셜 네트워크도 스트레스에 상당한 영향을 미치는 것으로 밝혀졌다. 사회적 지지의 적절성을 평가하는 데 가정, 이웃, 친구, 가족의 역할을 고려할 필요가 있다. 주간보호, 가정간호, 장기돌봄 또는 임시돌봄에 대한 의뢰가 필요할 수 있다.

또 다른 장애물은 역할 변화를 이해하고 대처하는 것이다. 간호사는 노인이 새로운 역할 내에서 업무와 책임을 찾을 수 있도록 지도해야 하며, 오래된 역할이 재정립되는 동안 갈등을 해결할 수 있도록 도와야 한다. 노인과 그 가족은 만성질병에 장기적으로 적응해야 한다. 노인과 그 가족들이 계속해서 대처할 수 있는 충분한 힘을 찾기 위해서는 헬스케어 전문가의 지속적인 지원이 필요하다.

만성질환이 있는 노인의 생리적 요구

철저한 간호 건강 기록에는 약물 및 치료 검토뿐만 아니라 신체계통에 대한 포괄적인 사정이 포함된다. 의약품 검토에는 처방약과 처방전 없이 살 수 있는 약물이 모두 포함되어야 한다. 노인은 약을 처방하는 의사가 한 명 이상 있을 수 있으며, 추가로 일반의약품을 사용할 수 있다.

통증

통증 관리는 만성질병의 주요 고려사항이다. 통증 평가 시 간호사는 통증의 특성, 위치 및 강도(1~10등급)를 기록해야 한다. 간호사는 만성질병 이외에도 있을 수 있는 불편의 원인을 평가해야 한다. 약리학적 치료 외에도 간호사는 환자 이완 기술, 심호흡 운동, 안내 영상 및 시각화를 가르칠 수 있다. 이러한 기술은 근육과 정서적 긴장을 완화시키고, 통제감을 강화하여 대처능력을 향상시킨다.

피로

만성질환을 앓고 있는 노인은 피로감을 느끼는 경우가 많다. 피로는 예측할 수 없어 관리나 완화가 어렵다. 간호사는 노인이 피로의 원인과 패턴을 확인할 수 있도록 도와야 한다. 노인은 의미 있는 활동을 즐기기 위해 에너지를 절약하는 방법을 배울 필요가 있다. 주기적인 휴식, 느린 활동 속도, 그리고 작업을 완료하는 데 더 많은 시간이 필요함을 인식하는 것은 노인 환자가 만성질병에 대처하고 통제력을 느끼는 데 도움이 된다. 간호사는 노인이 에너지를 소비할 장소를 선택하도록 격려해야 하며, 정해진 우선순위를 존중해야 한다.

활동과 부동

활동은 노인의 건강을 유지하거나 회복하는 데 가장 중요한 요소이다. 신체적 활동과 정신사회적 상호작용은 만성질환이 있는 노인의 건강상태를 유지하는 데 중요하다. 부동은 기능상실로 인해 발생할 수 있으며 활동 수준이 감소함에 따라 훨씬 더 많은 기능이 상실될 수 있다. 환자, 가족 및 헬스케어 전문가의 활동에 대한 기대수준이 감소하면 부동으로 인한 문제가 더욱 복잡해진다. 가능한 간호목표 중 하나는 급성질병 악화 시 장기간의 부동으로 인한 합병증을 예방하는 것이다.

성적 활동

노화는 그 자체로도 남성과 여성 모두의 생식기계에 변화를 일으킨다. 만성질환은 노인의 성적 활동과 기능에 추가적인 영향을 미칠 수 있다. 환자의 이러한 성생활 변화는 심리적 고통을 유발할 수 있다. 만성질환의 영향, 약물, 치료, 피로, 신체상의 변화, 그리고 더 이상 매력적이지 않다는 느낌으로 정서적 어려움을 겪을 수 있다. 필요와 감정에 대한 솔직한 대화와 파트너 간의 열린 의사소통은 성적 행동에 도움이 되는 원만한 관계를 촉진할 수 있다. 약물 검토와 더불어, 성 병력은 간호사에게 환자의 요구사항에 대한 통찰력을 제공한다. 간호사는 성에 대한 논의를 용이하게 하고 비판단적인 방식으로 정보를 제공하기 위해 개방적이고 수용적인 분위기를 조성해야 한다. 이와 같이 발생 가능한 문제가 파악되고 논의되어야만 문제 해결이 가능하다.

만성질환이 가족 및 돌봄제공자에게 미치는 영향

급속한 고령화와 현재 만성질환 관리능력으로 인해 만성

질환이 있는 노인 가족을 돌보는 일에 직면한 가정이 늘고 있다. 가족 돌봄제공자의 스트레스에 대한 인식과 개인시간이나 사회활동 같은 활동과 돌봄 제공의 균형을 맞추어야 한다. 1차 가족 보호자는 형제자매나 자녀로부터 도움을 거의 받지 못하고 신체적으로나 정서적으로 지칠 때만 제도화를 고려하는 경우가 많다.

만성질환을 가진 노인을 돌보는 것과 관련된 상황적 요인은 돌봄제공자에게 스트레스를 준다. 앞서 언급했듯이 만성질환은 장기간 존재하며 미래가 불확실하다. 질병 과정이 개선되고 안정되고 악화되는 시기는 불확실하다. 이러한 단계를 예상하면 스트레스도 발생할 수 있다. 일부 만성적인 조건은 천천히 진행되며, 위기에 대한 계획도 가능하다. 임박한 스트레스에 대해 미리 알 수 있다면 보호자가 대처전략을 활성화하고 스트레스도 줄일 수 있다.

만성질환의 특성은 돌봄제공자에게 스트레스 요인이 된다. 예를 들어, 환자가 가족구성원을 인식하지 못하거나 인지적 변화로 인해 이전 관계를 기억하지 못하는 경우, 돌봄제공자는 스트레스를 표현한다. 질병으로 인한 행동 문제 또한 스트레스의 원인이 된다. 환자의 기능적 능력과 필요한 치료의 종류와 양은 돌봄제공자의 스트레스에 영향을 미친다. 지속적인 관리가 필요하다는 인식은 돌봄제공자를 신체적 · 심리적으로 지치게 할 수 있다. 돌봄제공자가 배우자의 질병에 직면했을 때는 부부관계에 영향을 미칠 수 있다. 과거와 현재의 관계의 질은 돌봄제공자인 배우자가 어떻게 대처하는가에 따라 다르다. 돌봄제공자인 배우자를 면담할 때, 간호사는 해결되지 않은 부부문제가 있는지 판단해야 한다. 왜냐하면 이러한 문제가 간병 경험에 대한 돌봄제공자의 반응에 영향을 미칠 수 있기 때문이다. 관계의 문제 해결과 부정적인 대처능력의 식별에 초점을 맞춘 중재는 관계를 개선하고 배우자 돌봄제공자의 우울증 가능성을 낮출 수 있다.

역할 부담은 가족 네트워크 내의 다른 역할과 주요 돌봄제공자 역할의 균형을 유지하는 데 내재된 문제적 기능이다. 돌봄제공자 대부분은 돌봄에 대한 책임감이 강하고, 가족제도가 마련되어 있는 경우가 대부분이지만 지원의 대상으로 삼는 경우는 거의 없다. 건강한 자아감각을 유지하고 역할 부담에 성공적으로 대처하려면 자신을 돌보고 배려하는 균형이 필요하다. 개인적인 활동에는 집 밖의 일이 포함될 수 있다. 많은 돌봄제공자는 작업 일정이나 수행의 변경을 초래하는 작업 충돌을 경험한다.

보호자는 사건에 대한 통제력이 없고 삶의 스트레스 요인을 돌이킬 수 없는 것으로 인식할 때 무력감을 느낄 수 있다. ADL에 대한 도움이 필요한 사람들을 위한 모든 "돌봄제공"의 15% 미만이 유료 돌봄제공자 또는 가족 밖에서 제공된다. 돌봄제공자의 스트레스와 무력감에 대처하는 데 영향을 미치는 요소는 개인적인 특성(예: 나이, 성별, 결혼 여부, 건강 및 사회적 역할)이며, 질병에 대한 지식, 가용 자원에 대한 지식, 개인 인식 및 대처전략도 포함된다. 여성 돌봄제공자은 남성 돌봄제공자보다 부담감과 스트레스가 더 크다. 돌봄 부담과 벅찬 감정은 이후 심신 건강의 저하와 관련이 있다. 이전에 만성질병이 있는 노인에게 주어진 역할의 책임은 스트레스 수준에 상당한 영향을 미칠 수 있다.

돌봄제공자 스트레스의 간호적 의미

만성질환자의 효과적인 간호관리는 환자뿐만 아니라 보호자에게도 치료를 제공해야 한다. 돌봄제공자의 개인적 특성, 사회적 · 정서적 지원, 재원, 간병 상황에 대한 인식 등은 무력감과 함께 평가되어야 한다. 간호사가 치료관리의 문제해결 능력을 포함한 개인적인 대처전략을 탐구할 필요가 있다. "많은 가족구성원 돌봄제공자가 어려움을 겪고 있습니다. 알고 계시죠?"라고 묻는다면 간호사가 위협적이지 않은 방식으로 돌봄제공자의 스트레스 요인 및 문제해결 능력을 파악할 수 있다.

지역사회 봉사기관, 종교단체, 방문간호사 조직 및 그 밖의 가족 등 기타 자원으로부터 지원을 받을 수 있다. 돌봄제공자를 위한 지원단체도 점차 보편화되고 있다. 단체의 도움은 고립감을 감소시키고 보호자가 새로운 상황에 대처하는 데 도움이 된다. 간호사는 병에 대한 정보를 제공해야 하고 좌절감이나 무력감이 특이한 반응이 아님을 알려주어 돌봄제공자를 안심시켜야 한다. 건강보험 보장범위와 의료지원 자격에 관한 자세한 정보뿐만 아니라 의료시스템에 대한 기타 지원을 얻기 위한 방법을 제공하기 위해 사회복지사에게 의뢰해야 할 수도 있다. 스트레스는 주간보호나 가정간호의 제공으로 낮출 수 있다. 간병시설을 이용하여 돌봄제공자에게 필요한 휴식을 제공한다.

만성질환이 있는 노인을 돌보려면 가족구성원의 장기적인

적응이 필요하다. 돌봄제공자 역할을 계속하기 위해 가족구성원 돌봄제공자는 관련된 모든 헬스케어 전문가의 지속적인 지원이 필요하다.

재활

재활은 신체적 · 심리적 · 사회적 · 직업적으로 기능상실을 초래하는 손상을 입히는 외상이나 질병을 경험한 개인을 돕기 위해 고안된 서비스와 프로그램을 말한다(Lewis, 2017). 재활은 만성질병자에게 최적의 QOL을 촉진하는 치료철학이다.

노인 재활간호는 노화가 사람에게 미치는 고유한 영향을 종합적으로 고려하면서 최적의 기능을 회복하고 유지하는 데 중점을 둔다. 노인 재활 간호사는 옹호자, 교육자, 컨설턴트, 실무자 및 연구자로 활동한다(ARN, 2015). 노인 재활은 부상이나 외상보다는 질병이 많은 노인이 많기 때문에 필요하다. 특히 나이가 많은 환자는 치료를 위한 다른 접근법이 필요하다. 노인 재활 간호사의 주요 목표는 치료 환경에서 전체적인 관리를 제공함으로써 노인이 건강과 웰빙의 개인적 최적 수준을 달성하도록 돕는 것이다(ARN, 2015). 이러한 역할의 중요한 점은 간호사들이 고령화 과정에서 발생하는 특수한 필요성, 역할, 사회적 관계, 잠재적인 공존을 고려해야 한다는 것이다.

뇌졸중은 65세 이후에 더 흔하게 발생하며, 뇌졸중의 발병률은 55세 이후 10년마다 두 배가 된다. 고령 운전자는 중장년 운전자에 비해 주행거리당 충돌사고를 더 많이 일으킨다. 이러한 통계는 노인학에 초점을 맞춘 재활의 필요성이 증가하고 있음을 시사한다. 재활계획은 노인의 입원 시점에 시작해야 한다.

노년층의 증가는 장애에 특정한 영향을 미치며, 노년층에 예방, 회복, 재활 서비스를 제공하는 간호사에게 영향을 미친다. 연령과 관련된 생리학적 변화는 회복속도를 늦출 수 있고 급성 질병이나 부상으로 인한 쇠약을 증가시킬 수 있다. 연령과 관련된 변화는 만성질환으로 인한 신체적 제한의 가능성을 증가시킨다.

돌봄 환경

재활서비스는 다양한 환경에서 제공된다. 급성 의료-수술 단위의 치료는 환자가 침대에 누워 있을 때 힘을 유지하는 데 도움이 되지만, 급성 의료환경은 치료에서 배운 기술을 적용할 기회를 거의 제공하지 않으며, 비활동성을 강조한다. 하루에 1~3시간 동안 이루어지는 재활서비스는 중급 재활시설과 전문 치료시설에서 이용할 수 있다(그림 24.1). 이런 환경은 더 많은 치료를 참지 못하거나, 한 가지 치료 훈련만 받으면 되는 노인에게 적합하다. 집중재활(3시간 이상 치료)은 급성요양병원 재활치료실, 자립재활병원, 일부 노인평가 또는 재활치료실 등에서 이용할 수 있다. 외래환자의 재활치료 서비스는 노인들이 가정에서 이용할 수 있다.

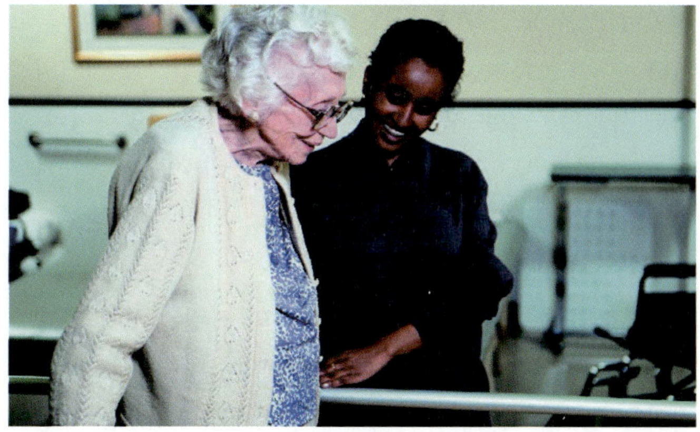

그림 24.1 재활환경에서 치료를 받는 환자(©KeithBrofsky/Photodisc/Thinkstock.)

본인부담상한제

본인부담상한제(국민건강보험법 제44조 및 동법 시행령 제19조)는 국민건강보험공단이 2004년부터 시행 중인 제도로, 과다한 의료비 지출로 인한 경제적 부담을 덜어주기 위하여 비급여, 선택진료비 등을 제외한 본인부담금 총액이 소득수준에 따른 본인부담상한액을 넘을 경우, 초과금액을 국민건강보험공단에서 부담하는 제도로 사전급여와 사후환급으로 구분하여 운영하고 있다.

사전급여는 동일 요양기관에서 진료를 받고 발생한 당해 연도 본인부담금 총액이 기준을 넘을 경우 환자는 기준액까지만 부담하고, 그 넘는 금액은 병의원에서 공단으로 청구한다. 사후급여는 당해 연도에 환자가 여러 병의원(약국포함)에서 진료를 받고 부담한 연간 본인부담금을 다음 해 8월말경에 최종 합산하여 보험료 수준에 따른 본인부담상한액을 넘는 경우에는 그 넘는 금액을 공단이 환자에게 돌려준다.

건강보험이 적용되지 않는 MRI비용, 선택 진료비, 상급병실료 차액, 본인부담액 전액을 환자가 부담하는 진료비,

기타 비급여 진료비, 보험료 체납 후 진료, 선별급여 대상인 본인부담금, 2–3인실 입원료, 추나요법(한방), 상급종합병원 경증질환 외래 재진 본인일부부담금은 본인부담상한액 산정시 연간 보인부담총액에서 제외된다.

공공정책과 입법

우리나라는 노인 관련법으로 노인복지법(1981년), 저출산 · 고령사회기본법(2005년), 노인장기요양보험법(2007년)을 제정하여 노인 삶의 질 향상을 위해 지원하고 있다.

1981년 처음 공포된 우리나라 노인복지법의 목적은 노인의 질환을 사전예방 또는 조기발견하고 질환상태에 따른 적절한 치료 · 요양으로 심신의 건강을 유지하고, 노후의 생활안정을 위하여 필요한 조치를 강구함으로써 노인의 보건복지증진에 기여함을 목적으로 한다(제1장 제1조). 노인복지법은 노인의 보건복지증진의 책임이 국가와 지방자치단체에 있음을 명시하고 있으며, 안전사고 예방, 건강진단, 홀로 사는 노인에 대한 지원 및 노인성 질환에 대한 의료지원 등을 명문화하고 있다.

저출산 · 고령사회기본법의 기본이념은 국가의 지속적인 발전을 위한 인구 구성의 균형과 질적 향상을 실현하고, 국민이 건강하고 안정된 노후생활을 할 수 있도록 하는 것이다. 저출산 · 고령사회기본법에서 고령사회정책으로 고용과 소득보장, 건강증진과 의료제공, 생활환경과 안전보장, 취약계층노인 등이 포함되어 있다. 저출산 · 고령사회위원회는 대통령을 위원장으로 저저출산 · 고령사회정책의 추진방향, 기본계획 및 시행계획 및 평가에 관한 사항을 심의한다.

노인장기요양보험법은 2007년 공포되어 노인의 간병, 장기요양 문제를 해결하기 위하여 보험제도를 도입하였다. 노인장기요양보험법은 고령이나 노인성 질병 등의 사유로 일상생활을 혼자서 수행하기 어려운 노인등에게 제공하는 신체활동 또는 가사활동 지원 등의 장기요양급여에 관한 사항을 규정하여 노후의 건강증진 및 생활안정을 도모하고 그 가족의 부담을 덜어줌으로써 국민의 삶의 질을 향상하도록 함을 목적으로 한다. 우리나라 노인장기요양보험제도는 노후 생활의 안정과 그 가족의 부담을 덜어주기 위한 사회보험제도이다. 장기요양보험 재원은 국민건강보험법에 따른 보험료와 통합하여 징수하고, 국가지원과 본인일부부담으로 조달한다. 장기요양급여의 종류는 재가급여, 시설급여, 특별현금급여가 있다.

체력 및 기능 향상

장애 노인을 돌보는 목표는 기능을 유지하거나 개선하는 것이다. 병원에 입원한 경우에도 이동성을 유지하면 상태 악화의 영향을 예방하거나 줄일 수 있다. 노인을 위한 물리치료의 의뢰는 간호사가 운동계획을 수립하고 실행하는 데 도움이 된다. 걷기, 수영, 자전거 타기, 무용과 같은 노인이 즐기는 많은 활동은 운동과 지구력 훈련에 이용될 수 있다. 간호사는 노년층에게 악화된 상태를 회복시킬 수 있다고 교육할때 활동과 운동이 근력과 지구력을 높일 뿐 아니라 확장기 혈압, 체지방, 관상동맥질환 위험도 줄일 수 있다는 점을 강조해야 한다. 다른 이점으로는 골밀도 증가, 관절 유연성 개선, 정신건강 향상 등이 있다.

많은 만성적 건강문제는 신체활동의 증가로 줄일 수 있다. 모든 연령대에서 건강 수준을 높일 수 있는 방법의 모색은 국가 공중보건의 우선과제이다.

노인은 운동을 시작하고 지속하기에는 자신이 너무 늙었다고 생각하는 경우가 많다. 하지만 적은 시간이라도(최소 30분씩 일주일에 여러번) 건강을 향상시킬 수 있다. 국립노화연구소에서 출판한 운동 및 신체활동 일상 가이드(2013)는 노인에게 중요한 네 가지 유형의 운동이 나열되어 있다. 호흡과 심박수를 높이기 위한 운동인 지구력 훈련, 근육을 키우고 근력을 증가시키는 근력 훈련, 서 있는 자세와 걸음걸이를 개선하는 균형 운동, 몸을 유연하게 하는 유연성 운동 등이 그것이다. 자세한 내용은 https://go4life.nia.nih.gov/에서 확인할 수 있다.

기능평가

노인에 대한 정기적이고 포괄적인 평가는 노인간호의 핵심 원칙이다. 기능은 질병과 자기관리 결핍을 진단하는 데 유용한 수단이다. 기능적 평가는 노인, 가족 및 의료제공자가 문제 영역을 식별하고 치료 또는 지원 조치의 제공을 지원하는 적절한 중재를 계획하는 데 도움이 된다.

마찬가지로, 재활에서도 평가를 통해 진행 상황을 파악한다. 재활치료에서 평가도구는 환자의 기능 수준을 측정하고, 이러한 도구는 기본 데이터, 진행률 데이터 및 치료 결과를 제공한다. 일반적으로 사용되는 도구는 기능 독립 측정(FIM)이다. 이 도구는 (1) 자기관리, (2) 괄약근 제어, (3) 전달, (4) 운동, (5) 의사소통 및 (6) 사회적 인식의 6가지 영역에서 18가지 능력을 측정한다. 18개 항목은 모두 1(의존)에서 7(독립)까지의 순서형 척도로 측정된다(Mauk, 2013). 재활 환경에서 기능 평가는 초기 간호평가에 통합되며 계획된 재활 프로그램이 시작되기 전에 환자의 기능 수준에 대한 정보를 제공한다. 환자의 기본 기능 수준을 설정하면 간호사가 환자의 강점과 재활 가능성을 식별하는 데 도움이 된다.

기능사정을 완료하기 위한 주요사항

기능사정을 성공적으로 완료하려면:

- 사정 전에 간호사는 환자의 정신 상태를 알아야 한다. 예를 들어, 인지장애가 있는 일부 사람들은 어떤 문제든 부인하는 반면, 우울증이 있는 사람들은 그저 "모르겠어요."라고 대답할 수 있다.
- 사정 접근방식은 잠재적 또는 실제 장애의 정도에 따라 조정되어야 한다. 건강한 노인은 모든 분야에서 평가받을 필요가 없을 수도 있다. 복잡한 건강문제가 있는 노인은 자신의 능력과 장애에 대한 구체적인 사정이 필요하다.
- 자체 보고 데이터 및 관찰을 기능평가도구 데이터와 함께 사용할 수 있다. 일부 노인은 기능상의 어려움을 부인하거나 필요한 지원의 양을 최소화할 수 있다. 간호사는 노령 대상자에게 그들이 할 수 없는 것보다 무엇을 할 수 있는지 물어봐야 한다.
- 간호사는 노인의 자가간호 또는 가정에서의 독립적 잔류 능력을 제한하는 안전요인을: (1) 혼란, (2) 안전의식, (3) 화장실, (4) 지속성, (5) 우울증 또는 의욕 저하, (6) 낙상 및 (7) 이동 능력을 검사해야 한다. 노인에게 가장 중요한 신체적인 과제는 침대나 의자에 앉아 이동할 수 있는 능력이다. 침대에서 의자, 의자에서 화장실로 이동할 수 없는 사람은 장시간 혼자 있게 할 수 없다.
- 노인 사정은 반드시 노인의 가치와 신념을 고려해야 한다. 노령기 환자의 문화적 · 정신적 신념, 건강 관행에 대한 느낌, 삶의 질 문제에 대한 믿음은 치료계획에 포함되어야 한다.

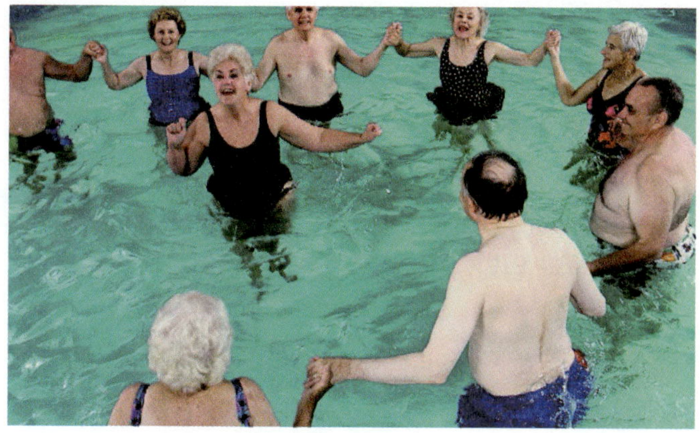

그림 24.2 건강증진을 실현하기 위해 수중 에어로빅에 참여하는 노인 (©Purestock/Thinkstock.)

건강증진

건강증진은 개인, 가족, 지역사회의 건강을 유지하거나 향상시키는 데 초점을 맞춘 다차원적 개념이다(Huckstadt, 2013). 수년간의 연구는 건강한 생활방식을 추구하고 부적절한 생활방식을 변화시키는 것이 질병을 예방한다는 것을 입증하였다. 그러나 헬스케어 제공자와 환자는 생활방식에 필요한 변화를 일으키는 데 지속적인 어려움을 겪고 있다. 기존 만성질병과 장애를 없앨 수는 없지만 재활 내 건강증진을 통해 노인이 최대 기능 수준을 달성하고 수명을 늘릴 수 있다. 만성질병의 건강증진은 긍정적인 생활습관 활동을 위한 행동 변화, 자신의 상태를 받아들이고 필요한 적응, 2차 장애 위험 감소, 추가 질병 예방 등이 모두 최적의 건강을 위해 노력하는 것이다.

노인이 재활에 참여하는 이유를 결정하는 것은 간호사에게 환자의 건강을 증진시킬 수 있는 통찰력을 제공할 수 있다. 행동의 주요 결정요인으로 자기효율이 포함되고, 건강, 독립성 및 사회화도 중요한 고려사항이다(그림 24.2). 참여와 준수를 강화하는 중재를 계획하기 위해 재활 프로그램에 동기 평가도구를 사용할 수 있다.

장애 관리

간호사는 노화의 정상적인 생리학적 영향과 재활에 미치는 영향을 이해하여야 한다. 예를 들어, 심장 재활 프로그램은 운동 훈련, 교육, 2차 예방 및 직업 상담에 초점을 맞춰야 한다. 다른 신체적 장애가 있는 노인의 경우 운동 훈련의 수정이 필요하다.

말초혈관질환은 흔히 지구력의 활동을 제한한다. 지구력을 높이기 위한 등급 재조정 프로그램이 가장 효과적이다. 절단 수술을 해야 할 경우 재활 목표와 보철물 여부는 수술 전 기능, 팔다리의 질병, 절단 수술자의 목표에 따라 결정되어야 한다.

COPD로 인해 무기력해진 노인은 폐 재활을 통해 QOL을 개선하고 기능적 작업을 용이하게 할 수 있다. 증상 관리에서 개선이 나타날 수 있지만 폐기능검사에서는 개선되지 않기 때문에 성공 여부는 환자의 동기에 달려 있다.

노인 환자에게서 신경계 장애의 급성 증상은 혼돈 상태와 혼동되기도 한다. 뇌졸중의 위험은 나이가 들수록 증가하고, 고혈압, 심방세동, 심장질환 발병률이 높아지면서 뇌졸중으로 쓰러진 노인은 뇌관류 저하 위험이 커진다. 기능적으로, 뇌 부상에서 살아남은 노인은 더 많은 개인적 도움이 필요하다. 나이가 들수록 가정보다 장기요양시설 이용이 용이하다.

일상생활 관련 이슈

장애에 대한 반응은 광범위하다. 수년간 관절염을 앓아온 사람은 그 질병에 별 의미가 없을 수도 있다. 뇌졸중 후 오래 재활을 해야 하는 노인은 충격, 두려움, 그리고 불신으로 반응할 수 있다. 인간의 정신은 겉으로 보기엔 견디기 힘든 상황에 적응하면서 놀라울 정도로 회복력이 있다. 시간이 지나면서, 대부분의 사람은 자신의 현실을 받아들이게 된다.

만성질환이나 장애를 가진 사람은 건강이나 능력이 당연하지 않음을 알게 된다. 증상은 하루, 주간 또는 월간 계획을 망칠 수 있다. 약물치료로 인한 부작용은 입안이 건조해지는 것에서부터 운동실조에 이르기까지 다양한 문제를 일으킬 수 있다. 낮에 바람이 불거나 인도가 젖거나 빙판길이라면 상점으로 가는 짧은 이동이 불가능할 수도 있다. 앞에서 논의했듯이, 만성 장애를 가진 많은 노인은 피로를 지속적으로 호소한다.

노인은 또한 자신의 기능능력과 재활을 향상시키기 위해 자신의 삶을 재구성해야 한다. 간호사는 노인의 일상 재구성을 도울 수 있다. 예를 들어 일정 및 목록은 자기관리활동을 구성하는 데 도움이 될 수 있다. 가정용 혈당 및 혈압 모니터링, 체중 측정, 특정 질병에 따른 신체 질병 자가진단, 소견 기록 등이 대표적이다. 약물 및 치료의 구성에는 도뇨관 삽입, 배변 또는 가정 투석과 같은 치료 또는 치료일정 수립이 포함될 수 있다. 헬스케어 전문가와 함께 일하기 위한 구성에는 약속을 하고 약속을 지키기 위한 방법 수립, 방문 준비, 자기관리를 개선하는 데 필요한 정보 획득이 포함된다.

간호사는 노인 환자들이 건강보험 범위를 확인하고 지역사회 기관에 의뢰함으로써 재원을 극대화할 수 있도록 도와야 한다. 대부분의 보조기기, 난간, 지팡이, 보행기 및 보청기는 나중에 공제받을 수 있다. 간호사는 환자에게 여러 물품을 살펴보고, 장비를 사용해보고, 서비스 및 수리 비용을 문의하도록 권장해야 한다.

간호전략

간호사는 노인의 재활을 도울 뿐만 아니라, 환자가 이전 환경으로의 재통합을 촉진할 수 있는 목표를 설정하고 달성하는 데 도움을 줄 수 있다. 나이가 많든 적든 모든 환자는 모든 목표에 동의해야 한다. 재활 중인 노인의 잠재적 목표는 다음과 같다.

- 동작 범위 개선
- 내구성 및 활동 내구성 향상
- 기능성을 허용 가능한 수준으로 복원
- 이동 향상(해당되는 경우)
- 안전 유지

재활의 중요한 원칙은 목표를 설정하는 것이다. 그러나 목표는 헬스케어 제공자의 치료목표가 아니라 환자의 목표여야 한다. 흔히 헬스케어 제공자는 환자의 말을 듣고 우선순위를 확인하는 대신 환자에게 가장 중요한 것이 무엇인지(자신에게 가장 중요한 것이 무엇인지) 가정한다. 환자와 계약을 작성하면 기대치가 명확해질 수 있다. 가정과 같은 일상을 제공하는 전략은 환자가 자신의 질병과 장애를 가지고 살아가는 방법을 가르치는 것이다. 환자의 정상적인 일상을 교육 내용에 통합하면 학습을 용이하게 하는 안정감을 제공할 수 있다. 노인이 모든 의사 결정에 참여함으로써 치료 결과를 달성할 수 있다는 자신감을 가질 수 있다.

사례 연구

W씨는 75세 여성으로 뇌혈관장애(CVA)로 인한 오른쪽 편마비가 발생한 후 전문요양시설에 입원했다. 그녀는 고혈압 병력이 있으며, 편마비 외에도 피로와 정서적 불안정을 보였다. 그녀는 하루에 두 번 물리치료와 직업치료를 받는다. 그녀의 목표는 집으로 돌아가 남편과 함께 생활하는 것이다. 간호 우선순위는 (1) 합병증과 영구적 장애를 예방하고, (2) 그녀가 ADL에서 독립성을 달성하도록 돕고, (3) 대처 과정과 그녀의 자아개념에 대한 변화의 통합을 지원하고, (4) CVA, 예후 및 치료에 대한 정보를 제공하는 것이다. 간호사는 W씨가 물리치료를 통해 침대 이동성을 익힐 때까지 방향을 바꾸고 위치를 바꾸는 것을 돕는다. W씨는 자가간호를 시도하는 자신의 모습을 보며 눈물을 흘리고 좌절한다. 그리고 목표를 달성 하는데까지 필요한 시간과 노력에 대해 화가 났다. 간호사는 W씨가 자기관리에 필요한 시간을 예상하고 시작하도록 함으로써 그녀를 지지한다. 간호사는 필요한 경우에만 도움을 주며, 지지적이지만 확고한 태도를 유지하고, 부인을 격려해 주었다. W씨는 서서히 자신의 지속적인 노력을 격려하는 자아 가치를 얻게 된다. 그녀는 자신의 신체에 대한 자신의 감정을 큰 소리로 표현한다. 그녀는 편마비가 발생한 쪽을 "그것"이라고 부른다. 간호사는 W씨가 자신의 신체에 대해 느낀 실망감을 인정하지만 여전히 영향을 받지 않는 면을 사용할 수 있고, 영향을 받는 쪽을 통제하는 법을 배울 수 있는 현실적인 태도를 유지하였다. 직원들은 마비된 쪽을 그녀의 신체 일부분으로 여기기 위해 '약한', '영향을 받은', '오른쪽과 왼쪽'과 같은 단어들을 사용하고, 기능상의 작은 향상을 칭찬하였다. W씨의 추가적인 지원을 위해 사회복지서비스에 의뢰하였다.

60일이 지난 후, W씨는 지팡이를 사용해 이동할 수 있고 앉은 자세에서 식사 준비를 도울 있을 정도로 자가간호에 독립적이 되어 남편과 함께 집으로 퇴원하였다. 후속 가정간호에는 직업치료사에 의한 가정환경 평가와 가정 내 추가 물리치료가 포함되었다. 가정봉사원(homemaker) 지원은 가족의 지원 때문에 필요하지 않다.

요약

급성 및 간헐적 치료를 기반으로하는 의료시스템은 장기적인 만성질병과 장애에는 적합하지 않다. 인구의 고령화와 만성질환 증가는 계속해서 건강관리시스템에 새로운 문제를 제안할 것이다. 끊임없이 변화하는 건강관리 환경(기술과 의약품에서 지급원 변화까지)에서는 만성질환, 노인의 기능적 상태를, 노인에 대한 인식 등을 고려하는 것이 중요하다. 간호사는 질병의 잠재적 경로와 지식 및 독립성을 높이는 데 도움이 되는 만성질환 관리 모델의 구성요소를 고려하여 노인의 삶의 질 개선에 기여할 수 있다.

핵심내용

- 헬스케어 제공자는 노인의 고유한 질병 경험과 만성질병을 이해해야 한다.
- 건강과 질병이 공존한다는 것을 인식하는 것이 중요하다.
- 정기적이고 포괄적인 신체적 · 정신적 · 사회적 평가는 노인의 돌봄의 핵심 원칙이다.
- 노인에게 의미가 있는 것이 어떤 것인지를 평가하는 것은 간호사가 만성질병이나 질병에 대한 심리사회적 적응을 지원하는 중재계획을 세우는 데 도움이 된다.
- 노인의 재활은 기능적 능력 향상에 초점을 맞춘다.
- 노인에게 중요한 건강증진의 이점은 적응, 건강, 독립성 및 사회화이다.

25

암

Cancer

학습목표

1. 노인의 암 위험 증가에 영향을 미치는 생리적 및 환경적 요인을 설명할 수 있다.
2. 노인에게 흔한 종양을 확인할 수 있다.
3. 암 예방과 조기발견을 위한 간호사의 역할을 논의할 수 있다.
4. 노인에게 암 치료원칙을 적용하여 간호계획을 설계할 수 있다.
5. 암 치료를 받는 노인의 증상 관리 전략을 개발할 수 있다.
6. 노인 암환자가 겪는 심리사회적 문제를 토론할 수 있다.
7. 노인 암환자 치료와 관련된 윤리적 이슈를 분석할 수 있다.
8. 노인 암환자를 위한 적절한 자원을 확인할 수 있다.

들어가기

다음과 같은 상황에 부딪친다면 당신은 어떻게 대처하겠습니까?

- 82세 아버지가 암 진단을 받았다. 당신의 머릿속에 무엇이 떠오르는가?
- 68세 환자는 유방암 진단을 받고 치료 부작용에 대해 우려하고 있다. 당신은 어떻게 반응하겠는가?

암은 비정상적인 세포의 무절제한 성장과 확산이 특징인 질병군이다. 노화는 암 발생의 위험인자이며, 65세 이상 노인은 새로운 암 진단의 60%를 차지한다. 우리나라 암 발생률은 꾸준하게 증가추세이며, 2018년 국내 암 발생률은 위암, 갑상선암, 폐암, 대장암, 유방암, 간암, 전립선암 순으로 발생한다. 2017년 우리나라에서 새로 발생한 암 환자수는 23만 2,255명으로 전년도 대비 3,075명(1.3%)가 증가하였다. 남녀 전체에서 유방암, 전립선암, 췌장암, 신장암은 1999년 이후로 지속적인 발생률 증가를 보이며, 세계표준인구로 보정한 우리나라 암발생률은 인구 10만 명당 264.4명으로 OECD 평균(301.1명)보다 낮은 수준이다. 우리나라 국민이 기대수명(83세)까지 생존할 경우 암에 걸릴 확률은 37.4%였으며, 남자(기대수명 80세)는 5명 중 2명(39.8%), 여자(기대수명 86세)는 3명 중 1명(34.2%)에서 암이 발생할 것으로 추정된다. 남자의 암 발생순위는 위암, 대장암, 전립선암 순이었으며, 여자의 암 발생 순위는 유방암, 갑상선암, 대장 암, 위암, 폐암 순이었다(표 25.1). 반면 암 생존율도 꾸준히 증가하여 최근 5년간(2013–2017) 진단받은 암환자의 5년 상대 생존율은 70.4%로 10년전(2001–2005)의 암환자생존율 54.1% 보다 높다.

특히, 65세 이상에서는 9명 당 1명이 암 유병자였으며, 남자는 7명 당 1명(15.2%), 여자는 11명 당 1명(9.1%)이 암유병자였다. (https://cancer.go.kr/)

미국의 경우 암이 노인의 두 번째 주요 사망원인이며, 노인에게 가장 흔한 암은 (1) 폐암, (2) 전립선암 및 유방암, (3) 대장암 및 직장암이다. 암으로 인한 사망은 지난 10년간 평균 1.6% 정도로 감소하였으나 폐암은 한국과 미국 두 나라 모두 암 관련 사망의 주요 원인이다.

노화와 암의 연관성

암은 노화의 질병이다. 노화에 따른 암 발생은 첫째, DNA 복제오류에 의한 유전적 또는 환경적인 영향으로부터 발생한 돌연변이에서 암이 발생한다는 가설이며 이는 암과 노화의 관련성을 잘 말해준다. 둘째 암은 통제되지 않고 반복적으로 증식하는 능력을 유지하는 암 줄기세포(CSC)에서 발생한다. 이러한 기전에 대한 대표적인 예는 백혈병이다. 암의 발생기전에 대한 메커니즘에 상관없이 암세포는 다음과 같은 뚜렷한 특징을 보인다.

표 25.1 우리나라 주요 암 발생 현황 : 2018년 국가암통계

남자			여자		
위암	19,865	15.4%	유방	23,547	20.5%
폐암	19,524	15.2%	갑상선	21,924	19.1%
대장	16,686	13.0%	대장	11,223	9.8%
전립선	14,857	11.5%	위	9,414	8.2%
간	11,728	9.1%	폐	9,104	7.9%
갑상선	6,727	5.2%	간	4,008	3.5%
췌장	4,020	3.1%	췌장	3,591	3.1%
암종별 사망률					
폐암	13,698	27.2%	폐암	4,876	15.8%
간암	7,784	15.5%	대장암	3,901	12.6%
대장암	5,062	10.1%	췌장암	2,972	9.6%
위암	4,956	9.9%	간암	2,802	9.1%
췌장암	3,424	6.8%	위암	2,668	8.6%
담낭 및 기타 담도암	2,568	5.1%	유방암	2,622	8.5%
전립선암	2,047	4.1%	담당 및 기타 담도암	2,420	7.8%
			난소암	1,234	4.0%

- 성장 신호의 자급자족(Self–sufficiency in growth signals)
- 성장 억제 신호에 대한 민감성이 낮음
- 세포 자살의 회피
- 무제한 증식
- 지속적인 혈관 신생
- 국소조직으로의 침입과 다른 장기로의 전이
- 비정상적인 대사경로를 활용한 에너지의 사용
- 면역체계의 회피
- 유전체(genome)의 불안정성
- 만성염증

암 성장 과정은 종양 개시(tumor initiation), 종양 촉진(tumor promotion), 악성 전환(malignant conversion), 종양 진행(tumor progression)의 4단계로 진행된다(그림 25.1). 종양의 개시는 유전자 물질의 돌연변이를 일으키는 외부 물질에 대한 노출로 인한 원발암 유전자의 활성화 또는 종양억제 유전자의 비활성화의 결과이다. 이러한 돌연변이는 치명적이지는 않지만 복제 중에 차세대 세포(future cell generation)로 전달된다. 종양 개시가 발단된 세포는 각 세포 복제로 돌연변이를 계속 생성한다. 그러나 돌연변이만으로는 암을 유발할 수는 없다. 암 전단계 세포의 성장은(precancerous cell growth) 유전자 손상을 받은 세포가 촉진인자를 만날 때 시작된다. 따라서 암 발생의 두 번째 단계는 종양 촉진이다. 암의 촉진은 발달된 세포의 선택적 클론 확장을 포함한다. 촉진인자는 외부적 또는 환경적 물질로 공기, 물, 토양 등 다양한 곳에서 나올 수 있으며 자연적으로 발생하거나 화학적으로 생성될 수 있다(예: 담배연기, 폴리염화비페닐, dichlorodiphenyltrichloroethane [DDT]). 촉진인자는 돌연변이 세포의 복제를 유도하는 공통 속성을 공유하여 개시된 암세포를 전암세포로 변환한다. 암의 촉진은 용량 의존적이며, 암의 개시 직후 세포를 변형시킬 수 있지만 암 개시세포가 반복적으로 노출될 때 촉진이 완성된다.

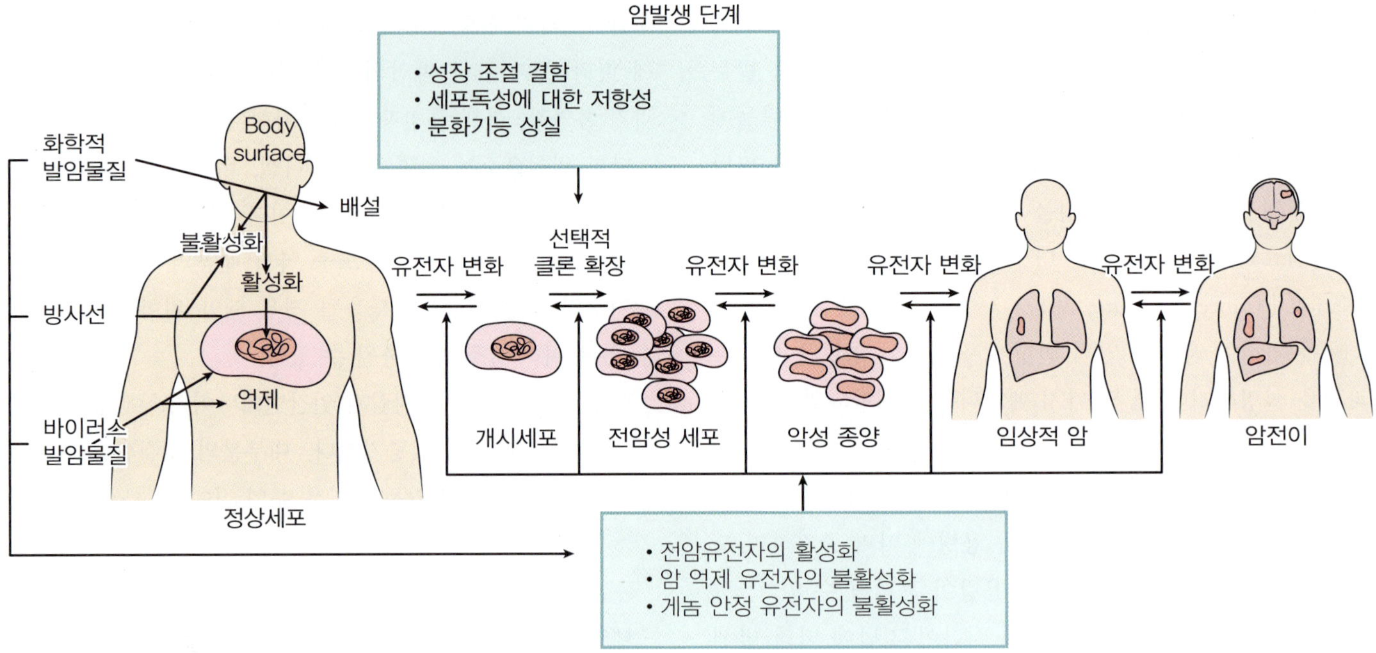

그림 25.1 암의 발생단계. (Redrawn from Hofseth, L. J., Weston, A., & Harris, C. C. [2017]. Chemical carcinogenesis. In R. C. Bast Jr., C. M. Croce, W. N. Hait, et al. [Eds.], Holland–Frei cancer medicine [9th ed.]. Hoboken, NJ: John Wiley & Sons, Inc.)

악성 전환은 암 성장의 세 번째 단계이다. 이 단계는 암 전단계의 세포가 악성 표현형(phenotype)의 세포로 변환되며, 이는 암 성장의 마지막 네 번째 단계이다. 종양이 진행되면서 점차 악성 형태를 띠며, 시간이 지남에 따라 더 공격적인 특성을 갖게 된다. 악성 세포는 주변 조직으로 종양 침투를 촉진하는 단백질을 분비한다. 유전적인 불안정성과 통제되지 않은 세포분열이 특징이다.

인간의 DNA 물질 안에는 세포의 성장을 조절하는 물질을 코드화하는 유전자가 있다. 종양유전자(oncogene)는 세포성장의 정상적인 생리적 조절을 방해하여 암을 발생시키는 역할을 한다. 종양 유전 활성화는 세포성장 촉진물질을 과다 생성한다. 종양유전자는 세포성장의 부적절한 조절의 원인이 될 수 있다. 종양유전자의 활성화를 통제하는 매커니즘은 명확하지 않다. 그러나 면역체계가 이런 종양 유전자 활성화를 통제하는 데 중요한 역할을 하는 것으로 생각된다.

2003년, 연구자들은 인간게놈 프로젝트를 통해 인체에서 게놈의 배열순서를 확인하였다. 인체의 각 세포는 20,500개의 유전자를 가지고 있으며, 쌍으로 배열되어 있고, DNA라는 유전적 물질로 구성되었다. 한 사람의 유전자 전체는 유전체로 명한다. 유전체학(genomics)은 유전자가 무엇을 하고 어떻게 서로 상호작용을 하는지 연구하는 학문이다. 암 연구, 암의 유전체연구의 성장 영역은 종양에서 발견되는 유전자의 차이점을 이해하고, 암의 증식과 암 발생에 있어 어떤 것들이 중요한지를 연구한다. 연구자들은 종양의 유전자 지문(genetic fingerprint)을 발견하기 위해 다양한 유형의 종양 샘플을 수집한다. 서로 다른 유전자가 다른 종류의 암에 관여하고 어떤 유전자가 암의 발생에 중요한지를 이해함으로써 암의 발견, 진단, 치료가 개선되었다.

암 유전체를 연구하거나 "지도화(maping)"하는 것은 연구자들이 돌연변이 유전자가 암을 발생시키는 것에 대한 이해를 돕는다. 암의 원인이 되며, 암을 발생시키거나 퍼지게 하는 돌연변이 유전자의 식별은 암 성장을 멈추는 특별한 유전자를 목표로 하는 약제의 개발과 암을 조기발견할 수 있는 검사법의 개발에 도움이 된다. 유방암, 대장암, 흑색종 등 많은 돌연변이 유전자의 규명은 검사법의 개발과 좀더 효과적인 치료법이 밝혀졌다. 예를 들면 트라스투즈맙(trastuzumab) 치료는 유방암에 사용되는 약물로 HER2라고 불리는 단백질이 과발현된 특정 유전자의 돌연변이가 있는 유방암 환자의 치료제로 사용된다. 게다가 ROS1 유전자가 관여한 특별한 유전자의 돌연변이가 있는 폐암 환자에서 표적치료제인 크리토조닙(Critozonib)에 치료 반응이 좋다(National Cancer Institute, 2017).

암 게놈을 지도화하기 위해 진행한 가장 큰 노력 하나는 TCGA (The Cancer Genome Atlas) 프로젝트이다. 미국 국립 암 연구소와 미국 국립 인간 게놈연구소가 시작한 이 프로젝트의 연구자들은 미국 전역의 암센터에서 치료를 받는 암환자의 조직 샘플을 수집하고 있다. 암이 없는 사람들에게 수집한 조직샘플과 비교함으로써 그들의 유전학을 바탕으로 암의 종류와 하위 유형을 확인하였는데, 이는 더 효과적인 치료와 암진단에 대한 더 나은 검사로 이어질 수 있다(National Cancer Institute, 2017).

노화 과정이 세포의 암적 변형에 직접적인 영향을 미치는 과정을 설명하기 위해 몇 가지 메커니즘이 제안되었다.

- 노화는 암을 촉진하는 물질에 대한 노출기간을 증가시킨다. 이러한 촉진제의 효과는 용량에 따라 증가하며 노인은 오랜 시간 동안 상당한 용량이 축적될 수 있다. 또한 암 세포의 변형 및 진행은 시간이 지남에 따라 발생하고, 암세포는 다양한 속도로 성장하며, 어떤 경우에는 작은 암세포 무리(cluster)가 증상과 증후를 일으킬 만큼 충분히 커지는 데 상당한 시간이 필요하다.
- 노화 세포는 비정상적인 경향을 보이고, 손상에 더 취약하다. 노화는 유전자 변형을 일으키는 물질에 대한 세포의 감수성을 증가시킬 가능성이 있다
- 발암물질이 노화된 세포에 손상을 입히면, 복구하기가 더 어렵다.
- 종양유전자의 활성화는 노인에게 증가할 수 있으며, 세포성장 조절을 감소시키고, 암세포를 발달시킨다.
- 면역학적 감시(immune surveillance)의 감소와 면역노화(immunosenescence)가 암 발생과 진행에 기여한다.

노인에게 흔한 암종

폐암

폐암은 노인에게 주로 발생하며, 폐암 환자의 81%가 60세 이상에서 발생하며, 폐암은 전체 암종의 11.7%를 차지하며, 전체 암 사망자의 22.9%를 차지하여, 사망률이 가장 높다.

위험인자

담배는 흡연자와 간접흡연자 모두에서 폐암 발병의 가장 중요한 위험인자이다. 폐암 위험은 흡연량에 따라 증가한다. 흡연에 대한 최대 평생 누적 노출은 70~80세 사이에 발생한다. 과거 흡연으로 인한 폐암의 위험성은 시간이 지남에 따라 줄어든다. 폐암의 위험성은 비흡연자와 비교하여 과거 흡연자, 현재 흡연자에서 증가한다.

다른 위험요소는 석면, 크롬, 니켈, 비소, 그을음, 타르와 같은 특정 산업물질에 대한 노출이다. 직업적 · 의료적 · 환경적 요소로부터의 방사선 노출 역시 폐암의 위험인자이다. 대기오염에 반복적으로 노출될 경우 폐암 위험을 증가시킬 수 있는 여러 물질에 노출될 수 있다.

폐암 가족력이 있는 사람과 인간면역바이러스에 감염된 사람은 폐암 발생위험이 증가한다. 대부분의 폐질환은 만성적이며, 이러한 질환이 있는 사람은 삶의 질이 저하되어 있다.

증상 및 증후

폐암 진단을 받은 사람 중 1/4 이상은 증세가 없다. 증상이 발생할 경우 그 증상은 모호하며, 특히 기저질환으로 폐질환이 있거나 기타 만성질환이 있는 노인 환자의 경우 이러한 증상을 다른 원인에 의한 증상으로 여길 수 있다. 증상은 종양이 커지거나 다른 기관으로 전이되었을 경우에 나타난다. 폐암의 전형적인 증상은 계속되는 기침, 객혈, 흉통, 피로, 체중 감소, 반복되는 호흡기 감염, 쉰 목소리, 숨가쁨 등이다. 이러한 증상들은 흡연과 관련되어 있어 암으로 인한 증상임을 간과할 수 있다.

조기진단

최소 1년에 30갑 이상의 흡연력을 가진 55~74세의 현재 흡연자 또는 이전 흡연자에 대한 저선량 흉부 CT(Low-dose spiral computed tomography) 검사는 폐암 사망률을 약 20% 감소시키는 것으로 나타났다. ACS는 헬스케어 제공자, 환자와 가족에게 폐암 선별검사와 관련된 손상, 불확실성, 이익 등에 대한 의사결정을 공유할 것을 권고하고 있다.

치료

치료는 폐암의 종류와 병기에 따라 수술, 방사선 치료, 화학요법 등이 있다. 폐암은 기본적으로 두 가지 유형으로 분류할 수 있다. (1) 13%를 차지하는 소세포성 폐암 (2) 84%를 차지하는 비소세포성 폐암

조기 비소세포성 폐암의 경우 수술이 선택적 치료로 화학요법, 방사선요법과도 병용된다. 진행된 비소세포성 폐암

에서는 화학요법과 표적화학요법을 시행한다. 소세포성 폐암은 화학요법 단독 또는 방사선요법과 병용하여 치료한다. 비소세포성 폐암 및 소세포성 폐암의 치료는 암 단계 및 분자 특성에 따라 결정된다(ACS, 2018a).

유방암

유방암은 여성에게 가장 흔한 암이며, 노화에 따라 발병률이 증가하지만 80세 이후로는 감소한다. 비록 이러한 사실은 암 발생의 실제적 감소가 아니고 암 검사의 감소 때문일 수도 있다.

유방암은 55~74세 여성에서 암 관련 사망의 주요 원인으로 주요 증상은 유방에 혹이 생기는 것이다(ACS, 2018a).

모든 여성이 유방암에 걸릴 위험이 있지만 나이가 많을수록 발생 위험성은 커진다. 유방암은 아시아계 여성보다 백인여성에게서 더 흔히 발생한다.

위험요인

유방암은 나이가 들면서 증가한다. 주요 위험요인은 호르몬의 영향이며, 특히 에스트로겐에 대한 노출 기간 및 강도와 관련이 있다. 대표적인 요인으로는 12세 이전 초경 시작 55세 이후의 폐경, 폐경기 이후의 에스트로겐에 대한 장기간 노출, 경구피임약, 출산 경험이 없는 여성, 30세 이후 첫 출산 등이 있다. 유방암 발병의 추가적 위험요소에는 성별(여성), 유방암 과거력 가족력(유방암의 5~10%가 유전적 소인이 있음), 양성 유방질환의 병력이 포함된다. 또한 치밀 유방조직, 과도한 음주와 흡연, 폐경 후 비만과 체중증가, 제2형 당뇨병, 좌식 생활방식도 위험을 증가시킨다.

유방암은 유전적 요인이 작용하며, 약 5~10%의 유방암 환자는 유전적 소인이 있다. 유방암과 관련된 유전인자는 BRACA1 또는 BRACA2이다. 유전자의 돌연변이는 자궁암, 유방암과 연관되어 있다. 유해한 BRCA1 또는 BRCA2 돌연변이가 유전된 여성은 유방암, 난소암 또는 둘 다 발병할 위험이 크게 증가한다. 이러한 돌연변이를 가진 남성 또한 유방암 위험이 증가한다. 70세까지 BRACA1을 가진 여성은 유방암에 걸릴 가능성이 44~78%, BRACA2가 있는 경우에는 31~56%이다.

BRACA1과 BRACA2 돌연변이를 확인하기 위해 유전자 검사를 할 수 있다. 현재 BRACA1과 BRACA2 돌연변이를 갖고 있는 사람들에서 암 발견, 치료, 예방을 위한 새롭고 더 나은 방법을 찾기 위해 많은 연구가 수행되고 있다.

증상과 징후

악성 종괴는 단단하고, 고정되어 있으며, 경계가 불규칙한다. 유두의 수축과 융기는 종양의 하부조직 침범에 의해 발생할 수 있다. 피부 함몰 등의 증상과 국소적 홍반, 피부의 국소적 열감 등은 염증 증상과 관련되어 있다. 부종은 '오렌지 껍질' 모양의 피부로 나타날 수 있으며, 통증은 국소적으로 진행되지 않는 한 일반적으로 나타나는 증상은 아니다.

조기진단

여성은 정상적으로 보이는 유방의 외관과 느낌에 대해 익숙해져야 하고 어떠한 변화라도 있을 경우 건강관리자들에게 알려야 한다. 증상이 나타나기 전에 유방조영술을 받으면 유방암을 발견할 수 있다. 종양의 크기가 약 10mm가 되면 손으로 만져지고, 10mm의 종양에는 약 10억 개의 세포로 구성되어 있다. 노인의 경우 유방촬영술의 정확도가 좀 더 높다. 노인의 유방조직은 젊은 여성보다 밀도가 낮기 때문에 종양을 더 쉽게 시각화할 수 있다. ACS는 40세 이후부터 54세까지 매년 유방조영술 검사를 권장하며, 55세 이상

문화 인식

유방암 선별검사시 문화적 고려점

유방암 조기 발견을 위한 유방조영술 검사는 노년 여성의 사망률을 줄이는 효과적인 방법인 것으로 나타났다.
최근 데이터에 따르면 선별 유방조영술의 비율은 46%~52%로 히스패닉인(46%)과 아시아인(48%)의 비율이 가장 낮다. 또한 보험이 없는 사람, 교육 수준이 낮은 사람들에서 유방조영술 빈도가 낮았다.
또한, 미국에서 태어난 사람은 미국에서 10년 미만 거주자(52% 대 27%)보다 선별 유방조영술을 받을 가능성이 높다(ACS, ACS, 2013a
유방암 조기 발견의 장벽은 유방암에 대한 부정확한 지식과 조기 검진, 조기 검진의 필요성에 대한 낮은 인식 등이 있다.
연구자들은 유방암 조기발견의 장벽을 줄이기 위한 다음과 같은 전략을 확인하였다.

- 조기 유방암 검진 필요성과 환자에게 유방암 검진을 권고 하는 의료진의 역할에 대한 교육
- 문화적으로 적절한 메세지와 위험 그룹에 대한 그들의 조기 발견 행위에 영향을 줄 수 있는 중재 전략 연구를 수행함
- 문화적으로 다양한 배경을 가진 나이든 여성의 지식을 늘리고 긍정적인 조기 발견 관행을 촉진하기 위해 미디어 사용

의 여성들은 2년마다 한 번씩 유방조영술 검사를 하도록 권장한다. 전반적으로 건강상태가 좋고 기대수명이 10년 이상인 경우 유방조영술 검사는 지속적으로 하도록 권고한다.

치료

유방암의 치료는 다학제적으로 이루어져야 한다. 원발성 종양을 제거하기 위해 완전유방절제술 또는 유방보전절제술이 필요하다. 방사선 치료는 대부분 유방보전절제술을 하는 대부분의 환자의 경우 권장된다. 방사선 치료는 유방암의 크기가 큰 경우, 림프절을 침범한 유방암 환자에게 권고된다. 유방암은 질병의 초기에 전이되기 때문에, 액와 림프절을 제거하고 암의 존재 여부를 평가하는데, 또 다른 대안은 감시림프절생검(sentinel node biopsy)이다. 치료에는 화학요법(수술 전후), 호르몬 치료 또는 표적치료를 적용할 수 있다(ACS, 2018a).

여성 노인 역시 다른 연령대의 유방암 환자들과 마찬가지로 치료를 결정하는 데 도움이 되는 정보를 받아야 한다. 유방암은 신속하게 치료를 해야 하지만 응급상황이 요구되지는 않는다. 간호사는 지지적인 분위기를 제공하고, 치료 결정에 참여할 수 있도록 가족과 환자를 격려해야 한다.

생존율

국소적 유방암(localized breast cancer)의 5년 생존율은 99%이며, 부분적 유방암(regional breast cancer)의 경우 90%이다. 위험요인, 암 단계 및 치료의 선택은 치료의 성공에 영향을 미치기 때문에 유방암 환자의 생존율은 다양하다.

전립선암

전립선암은 전체 연령 남성의 11% 이상에서 발생한다. 40세 이전에 발병하는 경우는 드물지만 평균 진단연령은 66세이다. 전립선암은 심각한 질병이지만, 대부분의 남성은 전립선암으로 사망하지 않는다. 전립선암은 모든 병기에서 99%의 5년 생존율을 보이며, 10년 생존율은 98%, 15년 생존율은 96%이다. 전립선암은 전립선 선세포에서 보통 천천히 발생하는 선암종이다.

위험요소

전립선암은 노화 질병으로 10건 중 6건은 65세 이상에서 발생한다. 아프리카 미국 남성은 아시아인보다 전립선암이 자주 발생한다. 다른 위험요소로는 전립선암의 가족력, 발암물질의 직업적 노출이 있다. 흡연은 치명적인 전립선암의 위험성을 증가시킨다.

증상과 증후

전립선암은 초기 단계에서는 무증상이다. 암의 증상과 증후는 요도를 둘러싼 전립선이 비대해짐과 관련되어 있으며, 소변이 잘 나오지 않고, 소변 줄기도 가늘어지고 소변을 중단하는 것에 어려움이 있으며, 특히 밤에 소변을 자주 보게 된다. 이러한 많은 증상은 감염과 전립선비대증 증상과 비슷하다. 암이 진행됨에 따라 이러한 초기 증상과 징후들은 골반 통증, 허리 통증, 갈비뼈 통증(뼈 전이로 인한), 다리가 저린 증상과 허약감 증상이 있다.

조기발견

전립선암의 과잉진단과 치료와 관련된 심각한 부작용으로 인해 보통의 위험성을 지닌 남성에게 정기적인 선별검사를 강조하지는 않는다. ACS는 평균 위험과 기대수명이 적어도 10년 이상의 남성에게 전립선암 선별검사의 장단점에 대해 논의할 것을 권고한다. 선별검사는 45세에는 시작되어야 한다.

치료

다양한 치료방법 중 한 가지 또는 여러 가지를 조합하여 전립선암을 관리할 수 있다. 적극적인 감시, 수술, 외부 방사선 치료, 전립선 조직 내에 기구를 삽입하여 방사선을 조사하는 근접치료가 있다. 호르몬 요법은 수술 또는 방사선 치료와 함께 진행된 병기에서 사용될 수 있다. 치료의 선택은 환자의 나이, 기저질환, 종양의 병기와 분화도 등에 따라 선택된다.

적극적인 감시에는 직장수지검사(digital rectal examination), 조직검사, 생검, 전립선 특이항원이 있다. 증상과 징후가 변할 경우 치료 방법 역시 재평가되어야 한다.

전립선암의 주요 수술은 전립선과 그 주변 조직을 포함한 근치적 전립선 절제술이다. 수술 후에는 요실금과 발기부전이 발생할 수 있다. 암이 전립선 밖으로 전이되지 않았을 경우 방사선 치료가 효과적일 수 있다. 또한 암으로 인한 증상을 완화시키기 위해 호르몬 치료가 수술 후 또는 진행된 암에서 사용될 수 있다.

호르몬 요법은 수술 또는 방사선 요법의 적응 대상이 아닌 환자들에게 단독으로 사용되거나 방사선 치료를 하는 환자에게 보조적 치료로 사용될 수 있다. 또한 재발 환자에게도 사용할 수 있다. 호르몬 치료의 목적은 우리 몸안의 순환하는 안드로겐을 줄이거나 전립선에 도달하는 것을 막는 것이다. 고환 적출술, 황체형성자극호르몬 길항제, 항안드로젠 요법 등이 포함된다. 이러한 치료의 부작용은 성욕을 감소시키고, 발기부전, 골다공증, 빈혈, 근육량의 감소, 체중 증가. 콜레스테롤 증가, 피로, 우울등이 있다.

화학요법은 전립선암이 전이된 경우 사용할수 있으나, 최우선시되는 일선치료 방법에 해당하지 않는다. 화학요법은 세포분열이 빠른 암세포를 목표로 한다. 그러나 신체의 골수, 점막, 모낭 역시 빠르게 세포분열을 하는 세포로 탈모, 구강 병변, 식욕부진, 오심 구토, 설사, 골수억제, 출혈, 피로 등의 부작용을 초래한다.

백신 요법은 진행된 전립선암환자에게 개별화된 치료 방법이다. 환자의 백혈구는 암세포로부터 전립선산인산효소(prostatic acid phosphatase, PAP)에 노출되고, 노출된 세포는 환자의 면역체계를 자극하여 암세포를 공격하기 위해 정맥으로 환자에게 주입된다. 백신은 전립선암의 성장을 멈추게 하지는 않지만, 평균 몇 개월 정도의 수명 연장에 도움이 되나, 매우 고가에 해당한다.

대장암

대장암은 세 번째로 가장 흔한 암이며, 전체 암진단의 8.6%를 차지한다. 일생 동안 직·결장암의 발병 확률은 약 4.3%이며, 용종 제거를 통한 선별검사 및 조기진단과 치료로 인하여 사망률을 감소시켰다. 5년 생존율은 약 65%이며, 대장암 진단 시 평균연령은 67세, 사망 시 평균 연령은 73세이다.

위험인자

대장암의 과거력과 가족력, 용종, 염증성 장질환은 대장암의 위험성을 증가시킨다. 육류, 가공육 섭취, 낮은 칼슘 섭취, 음주, 과일과 채소를 적게 섭취하는 생활방식이 대장암 발생의 위험요인이며, 비만, 좌식생활도 대장암 발생과 연관이 있다.

증상과 징후

초기에는 대장암과 관련된 증상이 발현되지 않을 수 있다.

질병이 진행되면서 나타나는 징후와 증상으로는 장 습관이나 대변 모양 변화, 잔변감, 복부 경련이나 통증, 식욕 저하, 체중 감소 등이 있다. 암이 빈혈로 이어져 허약함과 피로감 등의 증상을 일으키는 경우도 있다.

조기발견

ACS의 조기발견에 대한 지침에 따라 남녀 모두 50세부터 대변 잠혈검사를 받아야 하며 5년마다 S-결장 내시경 검사, 10년마다 대장 내시경 검사 또는 5년마다 바륨관장 검사, 복부 CT 검사를 해야 한다. 대변 잠혈검사는 비록 저렴하고 위험성이 낮지만 용종을 놓칠 수 있고, 위양성을 보일 수 있으나, 임상시험에서 효과가 입증되어 대장암 위험이 높은 노인에게 선별검사로 적절하다.

치료

암의 병기에 따라 치료방법은 달라진다. 수술은 대장암의 우선되는 치료이다. 수술의 범위는 암의 위치, 림프절 침범의 여부에 따라 결정된다. 수술은 암과 주요 동맥과 정맥에 분포하여 영향을 받는 주변 조직까지 포함된다. 영구적 장루는 결장암에서는 거의 필요로 하지 않다. 국소적 암인 경우 수술은 대개 완치를 위함이다. 방사선 요법은 수술 전 암의 크기를 줄이기 위해서 또는 수술 후 재발 가능성을 줄이기 위해 시행된다. 또한 수술 적응증이 아닌 암 환자에게 통증 완화를 위한 목적으로 사용되기도 한다. 수술 후 화학요법은 림프절 전이가 있거나 암이 장벽(bowel wall)까지 침범한 환자들에게 유용하다.

표적치료는 암세포를 직접 공격하며 빠르게 분열하는 모든 세포를 목표로 하는 화학요법과는 다르게 특정 분자를 목표로 한다. 대장암에서 면역요법은 일부 진행된 대장암 환자에게 적용할수 있는 새로운 방법이다.

암 선별검사와 조기발견 : 노인에서의 논의점

암의 1차 예방이 바람직하며 생활습관의 변화에 영향을 받는다. 노인은 일생 동안 위험인자에 노출되었을 가능성이 높다. 암의 조기발견이 생존율을 향상시키지만 노인이 오랜 시간 동안 형성된 습관을 바꾸기는 매우 어렵다. 암 발생 위험이 있으나 증상이 없는 환자를 선별검사하는 것은 유방암, 자궁경부암, 대장암을 포함한 많은 일반적인 악성질환에서 가능하다.

암검진 프로그램을 고려할 때 헬스케어 제공자는 다음 두 가지 근본 질문에 답해야 한다.

1. 선별검사는 민감도가 높은가? 민감도가 높은 검사는 암이 있는 대상자를 식별할 수 있어야 한다.
2. 선별검사는 특이성이 높은가? 암이 없는 사람을 암이 없다고 식별할 수 있어야 한다.

현재 과학기술의 발전으로 인해 많은 선별검사의 정확성이 높아졌다. 선별검사의 정확성은 민감도가 높은 종양특이 순환표지자(tumor-specific circulating marker)(예: 대장암의 carcinoembryonic antigen), 작은 병변을 식별할수 있는 영상검사(예: 3D mammography), 암세포의 초기분자 변화를 식별하는 검사(예: 자궁경부암의 papanicolaou test)를 사용하면서 증가할수 있다. 1차 예방 효과가 제한적이라는 점을 고려할 때, 노인의 경우 암에 걸릴 위험이 있는 무증상 환자를 선별하는 것은 노인의 암 사망을 줄이는 가장 효율적인 방법일 것이다. 노인의 암이 더 흔하기 때문에 선별검사는 전반적으로 유익하다. 또한 암 진단 당시 동반 질환이 있는 노인을 선별하면 질병의 초기 단계에서 선택적 치료를 받을 수 있으므로 심각한 치료 관련 이환율 및 사망 가능성을 줄일 수 있다.

노인에게 선별검사 프로그램 기획은 조심스럽게 계획되어야 한다. 선별검사 가이드라인은 국가마다 매우 다르다. 국가마다 권고사항이 다른 이유는 노인을 포함한 선별 임상시험의 부족 때문이다. 모든 암의 56% 이상이 65세 이상에서 진단되고, 모든 암 사망률의 70%가 이 연령대에서 발생한다. 노인에서 암 선별검사를 위한 근거기반 기준이 부족하기 때문에 암선별 프로토콜을 선택하기가 어렵다. 노인에서 암 선별에 대한 의사결정은 암 진단방법, 연령에 따른 암선별 가이드라인에 의존하기보다는 노인 개개인의 선호도와 건강을 고려하여야 한다. 선별검사 이후 추적검사를 하지 않는다면 암선별검사는 비용도 많이 들고 비효율적이다. 고려해야 할 또 다른 사항은 노인이 기저질환, 일상수행능력, 기대여명 등이 반드시 고려되어야 한다.

많은 의학적 결정과 마찬가지로 암 검진 결정에는 암 사망위험, 검진결과 득실의 가능성 등 정량적 정보와 개별 환자의 가치와 선호와 같은 질적 요인을 따져봐야 한다. 사실 기대수명이 5년 미만인 환자들은 암 선별검사로부터 수명 연장의 이익을 얻기는 힘들다. 환자 요인 및 검사 특성에 따른 선별검사로 인한 잠재적 위해 가능성도 고려해야 한다. 선별의 가장 큰 위해성 중 일부는 임상적으로 유의하지 않을 암을 발견함으로써 발생하고, 이는 기대수명이 감소함에 따라 더 많이 발생한다. 노인에서의 암 선별검사는 유해성과 이익성의 양적 추적만으로 결정할 수 없으므로 환자 자신의 가치관과 선호도을 고려하여 의사 결정을 내려야 한다. 노인 암 환자를 치료할 경우 노인의 특성을 고려한 통합적인 여러 요인을 종합적으로 평가하는 것이 중요하다.

국제노인종양학회는 암환자들에서 노인포괄평가 사용의 증거를 검토하기 위한 테스크 포스를 개설하였다. 노인포괄평가는 암 선별검사, 추적검사의 유무와 상관없이 노인의 기능 상태 개선과 생존 가능성을 향상시키므로 모든 노인 암환자에서 사용하여야 한다. 노인포괄평가는 건강 문제를 발견하기 위해 설계된 다차원적 도구이나 바쁜 의료현장에서 도구 전체를 완성하는 데 많은 시간이 소요되는 단점이 있으므로, 축약형 노인포괄평가를 사용할수 있다.

다음과 같은 권고사항을 통해 노인 암 검진을 위한 프레임워크를 개발하였다.

- 노인포괄평가는 기저질환, 다중약물, 치매 또는 우울증 평가를 포함하여 개별화된 결정을 해야 한다.
- 기대수명을 추정한다. 암 선별검사의 주요 유익은 발견 가능한 암으로부터 사망위험을 감소시키는 것이다. 비록 장수에 대한 정확한 판단은 불가능하지만 다양한 연령대의 기대수명 분포에 대한 이해를 기초로 하여 의사결정을 할 수 있다. 암선별 검사의 목적은 성공적인 치료를 위해 암을 조기 발견하는 것이다.
- 암 선별검사의 위험성을 평가한다. 임상적으로 중요하지 않은 암은 노화가 진행되면서 증가한다. 따라서 노인 환자들은 종종 이런 종류의 암으로 진단된다.
- 노인들은 암 선별검사에 대한 두려움을 증가시키는 인지적 신체적 조건을 좀더 가지고 있다. 따라서 노인 개인의 건강 상태를 고려한 암 선별검사에 대한 유익성과 위해성에 대해 논의해야 한다.

노인 환자를 돌보는 간호사는 암 선별검사의 역할과 중요한 이점에 대해 평가를 해야 한다.

선별검사 여부는 다학제적 건강관리팀과 논의 후 결정되어야 한다. 선별검사 가이드라인, 개인의 상황, 적극적인 검사로 인한 중요한 합병증, 비용 등은 노인 선별검사 결정시에 고려해야 할 요소이다. 노인들은 일반적으로 암 위험과 발견에 대한 개별화된 건강교육을 요구한다. 노인들은 고령화에 따른 암 위험성에 대한 인식이 부족할수 있고, 암의 징후를 모를 수 있다. 또한 암을 의심할 수 있는 신체적 증상을 알리는걸 꺼려할 수 있다. 많은 노인은 암 진단과 관련된 것들이 그들의 전반적인 기능상태에 미치는 영향에 대해 걱정하고 두려워한다.

간호사는 노인에게 다음과 같은 증상이 있을 경우 전문가를 찾도록 교육해야 한다.

- 배변 및 배뇨 습관의 변화
- 치유되지 않은 궤양
- 비정상정인 출혈과 분비물
- 유방 또는 다른 부위의 종괴나 피부의 두꺼워짐
- 삼키기 어려움, 소화불량
- 계속되는 기침 및, 쉰 목소리
- 사마귀 또는 점의 명백한 변화

주요 암 치료방법

암 치료방법은 수술, 방사선요법, 화학요법, 표적치료, 면역요법이다. 각 치료 방법은 단독 또는 조합하여 사용할 수 있다. 암의 유형과 병기, 암세포의 고유한 생물학적 특성, 고령 환자의 건강 상태에 따라 진단 시 치료 선택이 결정된다. 치료 목표 또한 치료 유형을 결정하는 데 도움이 된다. 암 치료는 질병의 완치 또는 질병 완화를 목표로 할 수 있다. 표준치료에 대한 보조요법으로 혈관신생억제, 유전자치료, 열요법, 레이저치료, 광역학 요법 등이 개발되었다. Senger(1983)는 암세포가 화학물질을 분비하고 이것을 혈관투과성 인자(vascular permeability factors; VPFs)라고 명명하였다. 이것들은 현재 혈관 내피 성장인자(vascular endothelial growth factors)라고 한다. 이러한 물질은 세포에게 산소와 영양소를 공급하는 새로운 혈관 성장을 촉진한다. 이론적으로 혈관을 생성하는 화학물질의 분비를 막는 것은 종양이 성장, 생존 능력 또는 둘 다 감소시킬 것이다.

유전자치료는 암세포에 변화 물질을 주입하는 방법인데, 보통 암세포가 번식할 수 없게 만드는 바이러스의 형태이다. 암세포는 미분화되어 있고 복제 이외에는 목적이 없으며, 이러한 복제는 매우 빠른 속도로 이루어진다. 세포에 물질을 추가하면 대체된 세포가 복제하기 어렵게 되고, 세포주기가 깨지면 암세포는 생존할 수 없게 된다.

신체의 세포는 대개 온도가 45℃보다 높을 경우 파괴된다. 열을 보조적으로 사용하는 것이 새로운 접근법은 아니지만, 전신이나 특정한 부위에 열을 사용하는 방법이 발전하고 있다.

레이저 광선은 좁은 빔을 정확한 위치와 깊이에서 특정 조직에 초점을 맞출 수 있다. 이때에 레이저는 내시경으로 피부의 병변과 내시경을 통해 접근할 수 있는 내피 병변에 사용된다. 둘다 프로세스를 직접 시각화할 수 있다.

광역동 요법(photodynamic therapy, PDT)은 암세포에 쉽게 흡수되는 광민감물질(photosensitizing agents)을 혈류로 유입하여 종양세포를 포함한 조직에 흡수시킨다. 레이저 빛에 노출되면 약물이 종양 내에서 활성화되어 세포가 사멸된다.

헬스케어 관리자들은 노인에게 암 선별검사를 권고하지 않는 경우가 종종 있으며, 치료가 지연되며 치료의뢰 및 외과적 암 수술을 제공하지 않는 경우가 있다. 나이는 환자가 치료를 견디거나 반응하는 능력을 결정하는 주요 변수가 아니다. 기능상태가 치료를 결정하고 치료의 형태를 결정하는데 영향을 주는 더 중요한 변수이다. 게다가 동반질환의 수는 치료 결과를 예측하는 매우 중요한 변수이다. 선별검사와 마찬가지로 치료 결정은 개별적으로 고려해야 하며, 나이는 고려해야 할 많은 요소 중의 하나이다.

나이와 관련된 치료 편향은 노인과 가족에게 다음과 같은 이유로 발생할 수도 있다.

환자나 가족은 치료를 견디기에는 너무 나이가 많다고 생각할 수 있다. 따라서 환자와 가족은 덜 공격적이고 완치를 위한 치료 대신 차선책을 선택한다. 암 치료는 수년간 크게 변화되었다. 그러나 많은 노인은 매우 심각한 부작용을 가진 치료법으로 치료를 받은 친구나 친척들을 기억한다. 예를 들면 어떤 여성 노인이 유방암 수술 이후 방사선요법을 거부하는데, 이는 그녀의 모친이 오래전 코발트 방사선요법에 의한 부작용을 경험한 것과 관련이 있다. 환자와 가족은 정확한 정보가 필요하다. 암이 노인들에게 매우 보편적이기 때문에 많은 사람이 암에 대한 정보를 가지고 있지만, 잘못된 정보를 가진 경우도 있다. 간호사는 환자와 가족에게 정확한 정보를 제공해야 하며, 그들이 치료에 대해 명확하게 이해하고 있는지 확인해야 한다.

수술

암 치료의 가장 오래된 방법인 수술은 대부분의 고형 종양(solid tumor)에 적용된다. 처음에는 정교한 생검 및 탐색 기술을 사용하여 종양 형태와 병기를 진단한다. 수술의 1차 치료 목표는 국소화되었을 때 종양을 제거하여 부분 또는 원격 전이를 예방하는 것이다. 수술은 종양의 위치와 크기가 주변 조직이나 장기 압박과 같은 문제를 일으켜 통증, 괴사, 장기부전을 유발하는 경우 완화 치료를 위해 시행할 수 있다. 수술은 치료 관련 장치를 삽입하기 위해 시행할 수 있다. 게다가 수술은 근치적 유방 절제술 후 유방재건 수술처럼 신체부위를 복원하거나 재활 목적으로 할 수 있다. 수술은 다른 위치에서 여러 개의 작은 종양이 있는 전이된 암 또는 백혈병 같은 암에 대한 치료법이 아니다(예를 들면 유방암 폐전이).

과거에는 암의 외과적 치료는 광범위한 절제가 포함되었다. 이러한 절차는 크기가 큰 암을 치료하기 위해 필요했다. 전이성 확산에 대한 이해가 부족하고 보조요법에 대한 지식이 거의 없어 근치적 수술에 초점을 맞추었다. 암의 병리학적 통찰력과 추가 치료법에 대한 통찰은 더 정교한 수술 기법으로 이어졌다. 작은 크기 종양의 조기 발견 역시 근치적 수술(radical procedure)의 감소에 기여했다. 근치적 수술의 감소로 합병증이 감소되었으며 삶의 질이 개선되었다. 연구에 따르면 노인 암환자의 합병증은 연령을 매칭한 암이 없는 노인에 비해 합병증 발생이 높지 않았다. 노인의 암 치료 가능성은 주로 큰 수술을 견딜 수 있는 개인의 능력에 따라 다르다.

노인들이 합병증에 걸릴 위험이 더 크기 때문에, 세심한 수술 전 평가가 중요하다. 노인의 치료 가능성은 대 수술을 견딜 수 있는 개인의 능력에 달려 있다. 노인은 더 많은 합병증에 걸릴 위험이 있으므로 신중한 수술 전 평가가 중요하다. 호흡기, 심혈관, 간, 면역, 신장, 영양 및 중추신경계 중증도는 상태에 대한 심층 평가는 필수적이다.

암과 기저질환의 중증도는 외과적 수술 치료에 대한 결정에서 고려해야 할 중요한 요소이다. 특히 수술이 정상적인 신체적 기능을 크게 변화시킬 경우라면 개인의 재활 잠재력을 평가해야 한다. 일부 수술은 노인이 수용 능력을 넘는 신체적 변화를 가져오기도 한다. 관절의 변화와 시력의 감소는 노인에게 흔한 문제이며 이것은 수술 후 합병증 관리와 수술후 관리를 어렵게 한다(예를 들면 장루 관리). 대개 노인환자는 젊은 환자에 비해 수술 위험이 높다. 그러나 수술 전 위험요소를 파악하는 평가는 합병증을 최소화시키는 완화치료가 제공될 수 있다. 나이만으로는 수술 위험이 결정되지는 않지만, 데이터에 따르면 노인은 젊은 사람에 비해 수술 치료를 받을 가능성이 낮다.

수술 후 우선순위에는 호흡기 합병증 예방과 심장과 신장 기능 향상이 포함되어야 한다. 전반적인 보상 기능의 감소로 노인은 울혈성 심부전, 전해질 분균형, 저산소증, 탈수 그리고 정맥혈전증 같은 심각한 합병증에 취약하다. 침습적 카테터 사용은 노인의 면역체계에 부담을 줄 수 있으며, 패혈증을 유발할 수 있다. 수술의 마취와 약물들을 포함한 전반적인 수술 스트레스는 섬망 발생의 가능성을 높힌다. 장 합병증으로는 마비성 장폐색과 변비가 있다. 활동의 저하, 부적절한 영양은 욕창의 위험인자이다. 노인의 전체적인 주의 깊고 완전하며 지속적인 사정은 간호사가 수술 후 간호 문제를 정확하게 진단, 계획, 실행 및 평가할 수 있는 기초자료를 제공한다.

방사선 요법

모든 암 치료법과 마찬가지로 방사선 치료도 여러 가지 목적으로 사용된다. 방사선 요법은 피부, 전립선, 대장, 폐, 자궁경부, 호지킨 암을 포함한 여러 암에서 이용되는데, 유방암 환자의 유방제거 수술 후 재발 방지나 보조요법으로서 적용될 수 있다. 어떤 경우에는 방사선 치료를 함으로써 암을 조절하여 개인의 삶을 몇 개월 또는 몇 년을 연장시킬 수 있다. 수술 전 암의 크기를 줄이기 위해서도 방사선 치료와 화학요법을 사용할 수 있다. 재발한 유방암이나 폐암 환자의 경우 화학요법, 수술치료와 함께 방사선 요법을 함께 시행함으로써 암을 조절한다. 방사선 요법은 완화치료 목적으로 이용되기도 한다. 통증을 경감시키고 유방암, 폐암, 전립선 암에서 뼈 전이로부터 병적 골절을 예방한다. 완화적 방사선 요법은 뇌 전이와 척수 압박으로 인한 증상을 완화시키기 위해 사용된다. 척수 압박이 임박한 환자의 경우 척수 압박으로 인한 증상이 유발되기 전에 완화 목적의 방사선 치료를 할 수 있다. National Cancer Institue (2009)에 따르면 모든 암환자의 약 절반은 오늘날 암치료 과정에서 방사선 치료를 받는다고 하였다. 모든 암이 방사선 치료에 민감한 것은 아니다. 그러나 일부 암의 경우 수술에 비해 많은 장점을 보인다. 방사선은 종양 주변의 넓은 영역과 수술로 종양을 효과적으로 제거하지 못한 부위에도 적용할 수 있다. 방사선요법은 일부 근치적 수술보다 장애와 손상이 더 적다. 또한 여러 전이된 부위에 동시 치료가 가능하다.

방사선 요법의 치료적 용량은 정상 세포를 파괴하지 않고 암세포 성장을 늦추거나 파괴를 위해 계산된다. 정상 조직, 세포 수준에서 방사선 효과는 직접적 또는 간접적일 수 있다. 직접적 효과는 세포 내에 DNA 또는 RNA가 손상됨으로써 일어난다. 간접적 효과는 자유기(free radical)가 DNA를 손상시키는 것이다. 방사선 요법의 관리에는 외부 또는 내부 기술이 포함될 수 있다. 외부 방사선 요법은 신체로부터 멀리 떨어진 곳에서 방사선을 방출하는 치료이다. 대게 외래 치료로 선형 가속기에 의해 체외 공급원으로부터 공급된다. 내부적 요법은 몸 안이나 체강에 위치한 방사선 치료를 포함한다. 내부 치료는 미리 정해진 기간 동안 표적 부위에 삽입되는 다양한 시중에서 판매되는 기구 또는 어플리케이터를 사용한다. 표적 부위 또는 방사선 빔의 회전으로 높은 선량이 종양에 전달될 수 있지만, 선량의 일부가 주변의 비암성 조직에 도달할 수 있다.

방사선 요법에 대한 노인의 반응에 대한 평가는 진행중에 있다. 연구 및 임상 데이터에 따르면 노인의 방사선 요법에 대한 암의 반응은 젊은 사람과 비슷하다. 따라서 방사선 요법을 사용한 치료 결정은 개별 요인에 근거해야 한다. 방사선 요법 관련 부작용 역시 젊은 사람들과 비교 시 나쁘지 않다. 방사선 요법으로 노인을 치료할 때의 과제는 환자가 기능적 상태에 큰 변화 없이 치료를 완료할 수 있도록 적절한 지원 치료를 제공하는 것이다. 나이는 환자가 방사선 치료에 어떻게 반응할지 예측하는 데 사용할 수 없다.

화학요법

모든 암이 수술, 방사선 요법으로 치료되는 것은 아니므로, 화학요법 같은 전신적 치료가 필요할 수 있다. 화학요법은 약물을 사용함으로써 암세포를 파괴하는 것이다. 표준적 화학요법은 DNA의 합성 및 세포분열을 방해하여 DNA를 손상시켜 암세포를 죽인다. 수술과 방사선 요법은 국소적 치료이며 화학요법은 전신적 치료이다. 단일 약제 화학요법이 특정 유형의 암 치료에 성공할 수 있지만 대부분의 종양은 이러한 유형의 치료에 부분적인 반응만 나타낸다. 대부분의 암, 특히 유방암, 대장암, 위암, 난소암, 폐암, 림프종 등은 항암제의 복합요법이 장기간의 무병 생존의 더 나은 기회를 제공하기 위해 필요하다.

화학요법의 목적은 완치, 암의 통제 완화이다. 대개 화학요법을 받는 노인은 비록 독성을 조절하기 위해 용량을 조절하더라도 화학요법을 받지않는 노인에 비해 생존기간이 상당히 길다. 표 25.2는 약물의 분류 및 작용 메커니즘에 따른 일반적으로 처방되는 화학요법제를 나열하였다.

약동학

약동학은 흡수, 분포, 신진대사 및 배설을 포함하여 신체 전체의 약물 이동을 나타낸다. 경구 항암제의 경우 소화관의 연령 관련 변화가 장의 흡수능력에 거의 영향을 미치지 않는다. 노화에 따른 몸의 수분이 감소하고 체지방 증가의 변화는 약물의 분포에 영향을 미칠 수 있다. 노화와 관련된 신장 기능의 감소는 약물 복용에 임상적인 영향을 미치는 것으로 입증되었다. 독성 약물 수준이 신장에 의해 주로 배설되는 약물에 대해 입증되었다. 항암제 용량은 연령에 따른 신장기능의 변화에 맞추어 조절될 필요가 있다.

약력학

약력학은 항암약물의 작용을 조절하는 과정을 포함한 세포 표적 사이의 상호작용을 가리킨다. 그러나 각각의 관리 지침 및 부작용 프로필과 마찬가지로 작용 메커니즘이 다르다. 화학요법을 받는 환자를 돌보는 간호사는 개별 약물의 특정 작용과 부작용을 이해해야 한다.

표적치료

표적치료는 암세포의 성장과 진행에 관련된 특정한 분자를 방해하는 치료법이다. 표적 치료는 여러 가지 면에서 화학요법과 다르다.

표 25.2 주요 화학요법제

분류	주요 작용 기전	Drugs
Alkylating agents	이중 가닥 나선 구조의 형성을 방해하며, 이미 형성된 핵산에 대항하는 반응성이 높은 화합물로, RNA , DNA 복제를 방지. 세포주기 비특이적 약물.	Altretamine Busulfan Carboplatin Carmustine Chlorambucil Cisplatin Cyclophosphamide Dacarbazine Lomustine Melphalan Oxaliplatin Temozolomide Thiotepa
Antimetabolites	정상 대사물질의 유사체로서 염색체 핵산 합성을 방해하여 작용. 일부는 필수 인자 합성에 필요한 효소를 차단하는 반면, 다른 제제는 RNA 또는 DNA에 세포 복제를 방지 피리미딘 대사 방해, 퓨린 대사방해, 엽산 대사방해 등의 그룹으로 나뉘며, 세포주기 특이성 약물	5–fluorouracil (5–FU) 6–mercaptopurine (6–MP) Capecitabine Cytarabine Floxuridine Fludarabine Gemcitabine Hydroxyurea Methotrexate Pemetrexed
Antitumor antibiotics	다양한 토양 균류의 천연산물로, DNA에 결합하여 RNA 및 DNA 합성을 방지하고 세포 주기의 모든 단계에서 작용	Daunorubicin Doxorubicin Epirubicin Idarubicin Actinomycin–D Bleomycin Mitomycin–C Mitoxantrone
Topoisomerase inhibitors	DNA 가닥을 분리하여 복제할 수 있도록 돕는 토포이소머라제(topoisomerase) 효소 방해. 토포이소머라제 억제제는 특정 백혈병뿐만 아니라 폐, 난소, 위장 및 기타 암을 치료하는 데 사용. 영향을 미치는 효소 유형에 따라 분류.	Topoisomerase I inhibitors: Topotecan Irinotecan (CPT–11) Topoisomerase II inhibitors: Etoposide (VP–16) Teniposide Mitoxantrone (also acts as an antitumor antibiotic)
Mitotic inhibitors	식물과 같은 천연물에서 파생된 화합물. 세포가 분열하여 새로운 세포를 형성하는 것을 막아 작용함. 그러나, 세포 재생에 필요한 단백질을 만드는 효소를 억제함으로써 모든 단계에서 세포를 손상시킬 수 있음	Docetaxel Estramustine Ixabepilone Paclitaxel Vinblastine Vincristine Vinorelbine

From American Cancer Society. (2016). How chemotherapy drugs work. Retrieved from https://www.cancer.org/treatment/treatments-and-sideeffects/treatment-types/chemotherapy/how-chemotherapy-drugs-work.html.

- 표적 치료는 암과 관련된 특정 분자 표적에 작용하지만 대부분의 화학요법은 빠르게 분열하는 정상세포와 암세포 모두에 작용한다.
- 화학요법은 세포를 죽이는 것이 일반적이만, 표적 치료는 의도된 목표물과 상호 작용 하도록 선택되거나 설계되었다.
- 표적 치료는 암세포의 증식을 방해하지만, 일반적인 화학요법은 세포 독성을 갖고 있다.

표적 치료는 현재 많은 항암제 개발의 초점이 되고 있고, 질병을 예방, 진단, 치료를 위해 사람의 유전자와 단백질에 대한 정보를 사용하는 의학의 한 형태이다.

면역요법

면역요법은 면역 체계가 암과 싸우도록 도와주는 것을 목적으로 설계된 생물학적 치료의 일종이다. 면역요법은 살아있는 유기체로 만든 물질을 사용하여 암을 치료하는 치료유형이다. 암치료에는 다양한 유형의 면역요법이 사용되며, 대표적인 유형은 다음과 같다.

- 단일 클론 항체는 우리 몸의 특정한 표적에 결합 되도록 설계된 약물로서, 암세포를 파괴하는 면역 반응을 일으킬 수 있다. 다른 유형의 단일 클론 항체는 암세포를 표시할 수 있으므로 면역계가 쉽게 찾아서 파괴할 수 있다.
- 입양세포(adoptive cell)치료는 T세포가 암을 공격하는 자연 능력을 강화시킴으로써 암세포를 공격하도록 하는 방법이다. 특정 암에 대해 가장 활발한 활동을 보이는 T세포는 환자의 몸에서 분리되어 실험실에서 대규모로 배양된다. 면역억제 실험실에서 배양된 T세포는 정맥주사 형태로 환자에게 투여된다.
- 사이토카인은 인체의 세포에 의해 만들어지는 단백질로서, 인체의 정상적인 면역 반응과 면역체계가 암에 반응하는 능력에 중요한 역할을 한다. 사이토카인의 두 가지 주요 유형은 인터페론과 인터루킨으로 암치료에 사용된다. 치료백신은 암세포에 대한 인체 면역체계를 강화함으로써 암에 대항하는 작용을 한다. 치료백신은 질병 예방에 도움을 주는 백신과는 다르다. BCG (Bacillus Calmette–Guerin)는 방광암 치료에 이용되는 면역치료로서, 결핵을 일으키는 박테리아의 약화된 형태로 카테터를 이용하여 방광에 직접 삽입하면 암세포에 대한 면역 반응을 일으킨다.

일반적인 신체적 합병증

암치료의 목적은 암세포를 파괴하는 것이다. 대부분의 치료 약력학에는 세포 분열을 막기 때문에 활발하게 분열하는 세포 유형은 특히 취약하고 부작용이 나타날 수 있다. 조혈세포, 위장관, 모낭을 포함한 세포분열이 활발한 세포가 부작용이 발생할 가능성이 가장 높다. 화학요법의 부작용은 약제의 종류, 용량, 사용기간에 따라 다르다. 방사선 관련 부작용은 방사선 조사 영역의 위치와 방사선 강도, 방사선 치료기간에 따라 달라진다. 대부분의 경우 부작용은 가역적이다.

골수기능 저하

화학요법은 암세포 같은 빠르게 성장하는 세포를 죽이기 위해 고안되었다. 그러나 모낭, 위장관, 골수를 포함한 빠르게 증식하는 세포에게도 영향을 미친다. 골수 억제는 신체에 필요한 적혈구, 백혈구, 혈소판으로 분화되는 조혈 모세포의 생산하는 골수의 능력이 감소하는 것이다.

적혈구에는 신체의 모든 세포에 산소를 운반하고 이산화탄소를 폐로 돌려보내는 헤모글로빈이 있다. 만약 우리 몸의 모든 세포에 산소를 운반하는 적혈구가 부족하면, 저산소증이 발생한다.

백혈구는 박테리아, 바이러스 또는 암세포와 같은 다른 외부 물질로부터 보호하는 우리 몸의 방어 시스템이다. 호중구감소증은 호중구로 알려진 특정 유형의 백혈구 결핍을 의미한다. 인간은 적절한 호중구가 없으면 감염되기 쉽다.

혈소판은 혈액 응고를 담당한다. 혈소판의 부족은 출혈을 일으키며, 혈소판 감소증으로 정의 할 수 있다.

골수억제 증상은 화학요법에 영향을 받은 세포의 유형에 따라 달라진다. 일반적으로 혈액세포의 부족은 허약감과 피로 증상을 일으킨다.

화학요법 유발 빈혈

화학요법 유발 빈혈은 화학요법 동안 적혈구가 감소하여 발생한다. 산소를 운반하는 적혈구 생산의 감소로 피로, 가벼운 두통, 어지러움, 창백, 가쁜 숨, 빈맥, 심계항진 증상이 나타난다.

간호계획

화학요법으로 인한 골수 억제

임상 상황

k씨는 최근 소세포성 폐암 진단을 받은 69세 남자로, 아내와 함께 살고 있다. 암진단을 받기 전까지는 기능적 제한이 없었고, 소세포성 폐암을 치료하기 위해 cyclophosphamide, doxorubicin, etoposide 항암치료를 받고 있다. 주요 부작용인 골수억제로 백혈구, 적혈구, 혈소판이 감소한다. 외래 에서 치료를 받기 때문에 k씨와 아내는 골수억제 부작용을 관리하고 모니터링하기 위해 자가관리가 필요하다.

간호진단

화학요법에 따른 골수 억제(과립구 감소증)로 인한 감염가능성
화학요법에 따른 골수 억제로 인한 출혈 가능성
부적절한 말초 조직 관류

결과

환자는 감염이 없는 상태가 유지된다.
환자는 부상과 출혈 사고가 없다.
환자는 저산소증, 활동 저하 또는 권태를 경험하지 않는다.

중재

전혈구수 및 감별을 모니터링한다(절대호중구수는 500cells/mm³ 이상을 유지한다).

| 환자와 가족에게 다음 사항을 교육한다.
- 잠재적인 병원체에 대한 노출을 최소화한다.
- 감염 여부 평가:
- 부드러운 칫솔과 저알코올 구강청결제를 사용하여 구강 위생을 자주 수행한다.
- 건조한 피부에 연화제, 윤활제를 바른다.
- 적절한 수분 공급 하루 3리터 수분을 제공한다.
- 감기나 감염이 있는 방문객을 제한한다.
- 사람들이 많은 곳은 피한다.
- 일상적인 목욕과 회음부 위생을 수행한다.
- 체온 37.8℃ 이상이면 의료인에게 보고한다.

| CBC 모니터링. 혈소판 수는 50,000 cells/mm³ 이상으로 유지되어야 한다.

| 환자와 가족에 교육해야 할 내용
- 외상을 피한다.
- 멍이나 출혈이 있는지 평가한다.
- 부드러운 강모 칫솔과 저알코올 구강 세정제를 사용하고 치실 사용과 이쑤시개 사용을 피한다.
- 꽉 끼는 옷을 피한다.
- 손톱 줄을 사용한다.
- 면도 시에는 전기 면도기를 사용한다.
- 변비 예방; 대변 연화제를 사용하고 적절한 수분 섭취를 유지한다.
- 점상출혈, 반상출혈, 비출혈과 같은 경미한 출혈, 대변, 소변 또는 구토의 잠혈을 의료인에게 알린다.

| 전혈구수 및 감별 모니터링:
- 헤마토크릿은 25% 이상으로 유지한다.

| 환자와 가족에게 다음 사항을 교육한다.
- 휴식과 수면 시간을 늘린다.
- 휴식과 활동을 번갈아 가며 한다.
- 계란, 살코기, 녹색 잎 채소, 당근, 건포도와 같이 철분이 많은 음식을 식단에 포함시킨다.
- 필요에 따라 역할과 책임을 수정한다.

빈혈은 화학요법이 완료된 후 개선되어야 한다. 그러나 적혈구 생산을 자극하는 약물은 철분 보조제와 함께 처방될 수 있고, 때로는 적혈구 수혈이 필요할 수 있다.

화학요법 유발 호중구감소증

화학요법 유발 호중구감소증은 화학요법 기간 동안 호중구가 낮은 수준으로 감소하는 것이다. 호중구 수의 감소는 감염 위험을 높이는 데 큰 영향을 미친다. 호중구 감소의 대부분의 증상은 감염과 관련되어 있고, 38℃ 이상의 발열과 기침, 오한, 가쁜 호흡, 상처부위의 홍반이 포함된다. 화학요법을 받는 환자는 사람들이 분비는 장소에서 쇼핑하거나 급성 질환이 있는 사람들과 함께 시간을 보내는 등 감염을 유발할 수 있는 상황을 피하도록 교육해야 한다. 호중구 감소증 상황에서 화학요법은 연기하거나 감염을 예방 또는 백혈구의 생성을 자극하는 약물이 처방될 수 있다.

화학요법 유발 혈소판 감소증

화학요법으로 인해 혈소판 수준이 낮아지면 혈소판 감소증이 발생한다. 혈소판 감소증은 출혈을 일으킨다. 혈소판 감소증의 증상은 쉽게 멍이 들고, 점상출혈, 근육과 관절의 통증, 소변 또는 대변에 혈액, 만약 폐경기 여성이 아니라면 과도한 양의 생리 등이 있다. 만약 현재 출혈이 있다면, 혈소판 수혈 또는 좀더 많은 혈소판을 만들기 위해 골수기능을 자극하는 약물을 처방할 수 있다.

골수억제 대처법

- 적절한 손위생
- 다음과 같은 감염 증상이 있는 경우 헬스케어제공자에게 알린다(38℃ 이상의 체온, 기침, 오한, 숨가쁨, 소변 볼 때 통증).
- 피곤함을 느낄 경우에는 휴식

- 휴식 후에 천천히 일어나기
- 출혈을 증가시킬 수 있는 아스피린, 이부프로펜과 같은 약물 복용 금지
- 부상이 일어날 수 있는 상황 피하기

오심과 구토

오심은 상복부 또는 흉골 부위의 무거움, 압박, 가라 앉는 느낌으로 설명되는 주관적인 위장관 장애이다. 창백함, 발한, 오한 등의 신체적 증상과 흔히 연관된다. 대부분 환자는 멀미 증상으로 표현한다. 구토는 위 내용물이 입을 통해 배출되는 것이다. 오심과 구토는 별개의 구별되는 증상이자만, 동반되기도 한다. 간호사는 환자의 과거 병력을 확인하고 치료를 계획할 때 두 가지 증상을 구별하는 것이 중요하다.

화학요법으로 유발된 오심, 구토는 가장 고통스러운 부작용 중 하나이다. 모든 항암제가 오심과 구토를 유발하지는 않는다. 구토 유발 가능성이 높은 약제들은 모든 사람에게 동일하게 작용하지 않는다. 어떤 환자는 오심과 구토 발생을 예측할수 있고, 항암제 투약 전에 이러한 증상 경험이 시작될 수 있다.

오심은 영양섭취를 감소시키고, 구토는 탈수를 포함한 심각한 대사성 부작용의 원인이 될 수 있다. 노인은 젊은 사람과 비교하여 탈수에 취약하고 그 결과 급성 혼동상태가 동반될 수 있다. 탈수는 정맥요법으로 수액 투여가 필요한 대사 위기를 일으킬 수 있다. 게다가 신장에서 배설되는 항암제가 독성 수준을 유발할 수 있는데 이것은 특히 신장 독성 부작용이 있는 항암제를 사용할 경우 신부전 부작용을 증가시킨다. 전해질 불균형은 심장문제를 더 악화시킬 수 있으며, 만약에 환자가 순환계 약물을 복용한다면 이러한 약제 독성이 더욱 예상된다. 심각한 구토 증상은 항암제 약물을 조정하거나 치료를 연기해야 할 수도 있다.

현재 화학요법으로 유발된 오심과 구통의 약물 요법은 스테로이드, 세로토닌 길항제, 도파민 길항제, NK_1 수용체 길항제, 항불안제가 포함된다. 오심 구토 간호는 심층적인 오심, 구토의 과거력과 예방 계획으로부터 시작되어야 한다.

화학요법으로 유발된 오심 구토의 특징으로는 멀미에 대한 감수성, 임신 중 심한 오심 병력, 이전 치료 중 구토 조절이 잘 안되었던 경험 등이 있다. 간호사는 오심과 구토 정도와 기간을 평가하고 탈수 징후를 모니터링해야 한다. 오심을 잘 조절하지 못하면 장기간 영양 손상을 초래할 수 있으며, 영양사와 상담하는 것이 도움이 될 수 있다.

화학요법 유발 구강 점막염

화학요법에 의한 구강 점막염은 구강에서 빠르게 증식하는 점막 세포가 파괴되어 염증, 궤양, 통증, 출혈 등이 발생하는 것이다. 몇몇 항암제들은 심각한 점막염을 일으키는 것으로 알려져 있다. 노인은 심각한 점막염의 위험성이 높다. 점막 세포를 포함한 방사선 조사 영역의 방사선 치료는 선량과 관련된 결과를 초래할 수 있으며, 치료가 종료된 후 점차 호전된다.

치과의사는 치료 전 구강과 치아 상태를 평가해야 한다. 치과적 문제가 해결될 때까지 치료는 미뤄야 한다. 환자는 부드러운 칫솔을 사용한 구강 위생이 매우 중요하다는 것을 이해해야 한다. 알코올 성분을 함유한 물품들은 점막을 건조 시키며, 출혈과 감염의 위험성을 높이므로 피해야한다. 만약에 치약이 입을 자극할 경우 물 4컵에 소금 반 티스푼을 섞어 사용할 수 있다. 물 1리터에 소금 반 티스푼과 베이킹 소다 반 티스푼을 섞어 가글링을 하면 점막을 진정시킬 수 있다. 처방된 제품 역시 사용 가능하며, 만약 이러한 보존적 치료로도 점막염이 있다면 환자는 헬스케어제공자에게 문의해야 한다. 간호사는 환자의 입안, 입술, 혀 등 감염 초기 증상 여부를 정기적으로 사정해야 한다. 심각한 구강 점막염은 음식물 섭취를 감소시키며 정맥주사를 통한 수분공급이 필요한 대사성 위기를 초래하기도 한다. 또한, 입맛을 감소시켜 영양 상태를 저하시키고, 이는 치료의 순응력을 감소시킨다. 일반적으로 노인은 노화가 진행됨에 따라 탈수와 영양 부족에 취약하다.

식욕부진

치료를 받는 많은 환자가 대개 식욕부진을 호소한다. 식욕부진을 일으키는 요인은 화학요법, 특히 두경부 부위를 포함한 방사선 치료, 진통제, 구내염이 있다. 식욕 감소는 칼로리 섭취를 낮추어 체중이 감소한다. 심각한 체중 감소는 좋지 못한 치료 결과와 연관성이 있다. 유의한 체중 감소가 있는 환자들은 좀 더 많은 합병증을 보이며, 생존율이 낮다. 80세 이상 노인은 몸무게를 유지할 수 없을 때 방사선 요법

영양 고려 사항

암 치료의 영양학적 영향

암치료의 영양학적 결과는 매우 큰 영향을 주어 치료를 견디지 못하고, 삶의 질 저하를 일으킬 수 있다. 구체적인 결과는 치료의 형태와 관련이 있다. 간호사는 가능한 한 영양학적 결과를 알고 있어야 하며, 영양학적 평가를 조기에 마쳐야한다. 조기 평가는 고위험 대상자에 대한 기준치를 제공한다. 대상자는 일정한 간격으로 체중을 측정해야 한다. 영양손실 위험이 가장 높은 사람은 일주일에 1~2%, 1개월에 5%, 3개월에 7.5%, 6개월에 10% 이상 체중 감소 경험이 있는 대상자이다.

치료	가능한 영양학적 결과
화학요법	항암제 약물과 항암 약물 조합은 특히 단백질이 풍부한 음식에 대한 미각 변화를 초래 할 수 있다. 구강 점막염 및 식도염은 씹고 삼키는것을 어렵게 하여 칼로리 섭취량을 감소시키고 체중 감소를 일으킬 수 있다. 화학요법으로 인한 오심과 구토는 탈수, 칼로리 섭취 감소 및 체중 감소를 일으킬 수 있다. 설사를 유발하는 약물은 탈수, 전해질 불균형 및 출혈을 유발 할 수 있다.
두경구 부위의 방사선 치료	방사선 치료는 미각 변화, 구강 건조증, 구강 점막염, 식도염을 유발하며, 삼키기 어려움, 식욕 감퇴를 유발할 수 있다.
식도 부위의 방사선 치료	연하 곤란, 인후통, 식도염, 소화 불량 및 오심을 유발하여 삼키기 어렵고 식욕을 감소시킬 수 있다.
폐의 방사선 치료	권태감, 식욕 감소와 함께 숨가쁨, 식욕 부진, 오심을 유발할 수 있다.
복부 방사선 치료	오심, 구토, 경련, 가스, 설사를 유발하여 식욕을 감소시킬 수 있다.
구강 인두의 외과적 절제	수술 후 저작 및 삼키기의 어려움, 미각 변화, 식욕 상실을 유발하여 튜브영양법에 의존하게 될 수 있다.
식도 절제술, 식도 위 절제술	위정체, 지방변, 설사를 유발하여 식욕을 감소시킬 수 있다.
부분 또는 전 위절제술	경련, 포만감 및 설사 증상이 있는 덤핑 증후군이 발생할 수 있다. 지방, 철, 비타민 B_{12} 및 칼슘의 흡수 장애; 적절한 영양소와 칼로리의 섭취 감소, 조기 포만감.
장 절제	지방, 철, 비타민 B_{12}, 체액, 전해질을 포함한 영양소의 흡수 장애로 체중 감소와 영양실조를 초래할 수 있다.
췌장 절제	외분비 부전, 흡수 장애 또는 내분비 부전을 일으켜 당뇨병 유발 가능성이 있다.

으로 인한 독성 증가에 좀 더 취약하다. 식욕부진은 면역 기능을 저하시키며, 감염 합병증 위험성을 증가시킨다.

적절한 체중 유지를 위해 식이 상담과 체중 모니터링이 필요하다. 화학요법을 받는 환자는 체중 1kg 당 4.4 cal, 단백질 2g을 전체 영양 계획에 포함시켜야 한다. 간호사는 음식 선택과 식이 패턴은 문화적 영향이 강하며, 환자 및 가족과 함께 하는 영양 식단 계획이 성공적인 결과에 매우 중요하다는 것을 기억해야 한다.

설사

설사는 세포분열이 빠른 상피세포의 파괴로 나타난다. 세포들이 파괴되었을 때 장 점막의 위축이 일어나고 결과적으로 융모가 짧아지거나 벗겨진다. 융모와 점막이 편평해지고, 표면 부위의 흡수가 감소하여 소장의 내용물이 빠르게 장을 통과하여 이동하고 그 결과 빈번하게 묽은 변이 나타난다. 영양소의 흡수는 감소하고 환자는 탈수와 영양 부족 위험성이 높아진다. 특히 심혈관질환이 있는 노인에게 순환기 붕괴가 나타날 수 있다. 설사는 치질과 같은 항문 주변의 문제를 더욱 악화시키며, 이로 인한 통증, 출혈, 감염을 일으킬 수 있다.

설사 증상의 사정 시 하루 동안 대변 횟수와 점도, 색을 확인하여야 한다. 노인은 설사 문제에 대해 논의하기를 꺼리고, 탈수 증상이 문제가 되기 전까지 증상을 간과할 수 있다. 설사를 조절하기 위해 소량의 식사를 자주 하고, 커피, 차, 술, 단 음식을 피해야 한다. 설사 증상이 있는 환자는 섬유질이 낮은 음식이 추천되며, 우유, 유제품, 기름진 음식, 튀긴 음식, 매운 음식을 피해야 한다. 또한, 식단에 칼륨의 양을 증가시키고, 상온의 맑은 음료를 많이 마시도록 해야 한다. 설사가 심각한 탈수를 유발하지 않는다면, 일반적으로 화학요법은 시행된다.

탈모

탈모는 화학요법의 일반적인 합병증이다. 탈모는 두피 모발이 얇아지는 것부터 속눈썹, 눈썹, 음모를 포함한 전신 탈모까지 다양하다. 탈모증의 정도는 화학약품과 방사선량에 따라 달라진다. 화학요법으로 인한 탈모는 치료 후 2~3주 동안 빠르고, 두드러지게 일어나며, 대부분 일시적이다. 치료가 완전히 끝나면 천천히 다시 회복된다. 만약 방사선 용량이 모낭 세포의 불가역적 파괴를 일으키면 탈모는 영구적이다.

비록 탈모의 생리학적 결과는 미미하지만, 정신적 스트레스는 매우 높을 수 있다. 모발은 신체상과 성(sexuality)에 영향을 미친다. 가발, 부분 가발 등은 완전 탈모가 일어나기 전에 구입해야 한다. 종종 환자들은 완전 탈모가 되었을 때 헤어 대체용품을 구입하는 것을 매우 당황스러워 한다. 일단 탈모가 완전히 진행되면 머리카락 색, 결, 스타일을 매칭하기가 쉽지 않다.

노인의 암 경험

노인의 암은 다음과 같은 맥락에서 노화로 간주되었다. 암은 중요한 이슈이다. 그러나 노인에서 암은 "노화라는 맥락에서 암"이라는 프레임이 더 적합할 수 있어 노화가 주요 이슈가 된다. 왜 우리는 노화에 초점을 맞추는가?

전통적으로 암은 젊은 사람들 관점에 보아왔다. 환자를 암 진단 전의 기능 상태로 되돌리는 치료법와 진단 후 생존율을 강조하는 통계에 주의를 기울여왔다. 이 맥락에서 성공적인 치료는 암이 없어지고 이상태를 오랫동안 유지하는 것을 의미한다. 젊은 암환자는 암을 넘어서 질병이 없는 정상적인 생활방식으로 돌아가기도 하지만 노인은 다른 경험을 한다. 노인 암환자는 임종에 가까워질 수 있다. 젊은 사람의 경우 암은 아직 살 수 없는 삶의 맥락에서 보는 반면, 노인의 경우 암은 대부분 살았던 삶의 맥락에서 볼 수 있다. 노인은 젊은 성인에 비해 임상시험에 참여 기회를 제공받을 가능성이 낮다. 대부분의 임상연구가 노인들의 참여를 허용하고 연령의 제한이 없다는 것을 인식해야한다.

삶의 질

역사적으로 생존 기간은 암 치료의 결과를 측정하는 데 가장 중요한 고려사항이다. 최근에는 수명 연장뿐 아니라 삶의 질적 양적 상황들을 다루기 위한 노력이 이루어지고 있다. 대부분 삶의 맥락에서 암을 경험하는 노인에게 삶의 질은 가장 중요한 고려사항은 아닐지라도 매우 중요하게 고려해야 할 사항이다.

삶의 질을 결정하는 것은 여러 가지 치료 부작용을 평가하는 것을 넘어서 일상생활을 수행하는 능력의 기능적 정도를 반영하여 고려해야 한다. 삶의 질은 기능상태 및 증상의 심각성뿐만 아니라 정서적, 사회-문화적 문제, 윤리, 경제적 문제, 심리적 차원, 영성 등을 포함하는 다차원적 개념이다.

그림 25.2는 삶의 질에 대한 다차원적인 성격을 묘사하고 있다. 신체적 행복, 심리적 행복, 대인적 행복 등 세 가지 범주의 태도가 노인의 전반적인 삶의 질에 대한 주요 결정요인으로 입증되었다. 또한 노년층에서는 삶의 질적 요인이

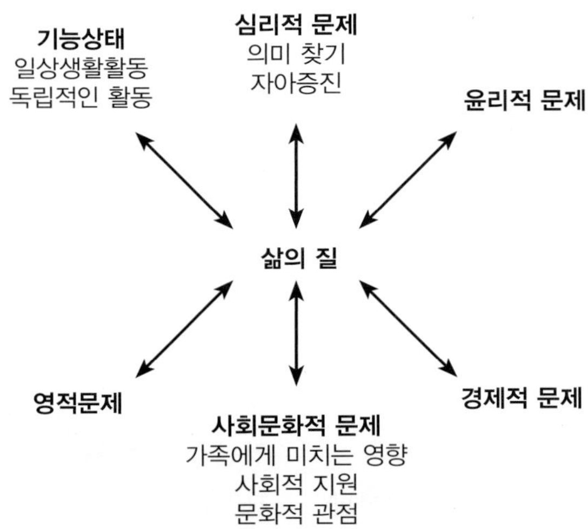

그림 25.2 다차원적 개념으로서의 삶의 질

근거 기반 실무

암환자를 돌보는 가정 간호사를 위한 증상 관리 가이드

배경

대부분의 암 환자는 가정 간호사의 지원으로 집에서 증상을 관리한다. 간호사의 지원과 관리는 삶의 질을 개선하고 의료 서비스 사용을 감소시킬 수 있다.

예시

표본은 캐나다 지역 가정 간호 당국 내의 6개 간호 기관을 포함. 이 연구에는 50개의 환자 기록, 14개의 인터뷰, 150개의 설문 응답이 포함.

방법

지식 행동 프레임워크에 의한 혼합 방법 연구

암 환자에게 전화 또는 가정 간호 서비스를 제공하기 위해 가정 간호사가 15가지 근거 기반 증상 실무 가이드를 사용하는데 영향을 미치는 평가 요소에 대한 환자 특성을 확인하기 위해 수행

증상 지원을 위한 현재의 관행

15가지 근거에 의한 증상 실무 가이드 사용에 영향을 미칠 수있는 잠재적 요인

실무 가이드의 부분 적용, 실무 지침을 이행하기 위한 전략

방해요인(장애요인) 조사를 통한 증상 지원에 영향을 미치는 요소 파악

발견

환자의 평균 연령은 62.4세였다. 50명 중 15명이 한가지 증상, 11명이 두가지 증상, 22명이 세가지 이상의 증상을 경험했다. 확인된 증상은 오심/구토, 변비, 피로, 식욕 상실, 통증, 설사, 구강 통증, 불안 및/또는 우울증이다.

간호사는 월요일~금요일까지 정상 업무 시간에 증상관리를 제공하였으나, 환자들은 일주일, 24시간/1일 전화할 수 있었다.

증상 실무 가이드 사용의 방해 요소는 지침서가 너무 길고, 복잡하였으며, 단일 증상 가이드로는 여러 증상이 복합적으로 갖고 있는 대상자의 문제를 해결하는데 어려움이 있었다.

실무 가이드를 이용의 촉진 요소는 포괄적인 근거 기반, 체계적인 접근법, 현재 가정관리 실습과의 관련성, 이용자를 위한 익숙한 형식, 효율적인 평가였다.

From Ludwig, C., Bennis, C., Carley, M., Gifford, W., Kuziemsky, C., Lafreniere-Davis, N. ... Stacey, D. (2017). Managing symptoms during cancer treatments: Barriers and facilitators to home care nurses using symptom practice guides. Home Health Care Management & Practice, 29(4), 224–234. doi: 10.1177/1084822317713011

남성과 여성에 의해 다르게 평가되는 것으로 나타난다; 남성의 경우, 생활력과 인적 자원이 가장 중요하지만, 여성의 경우 사회심리학적 웰빙이 가장 중요하다.

삶의 질 평가는 치료 및 완화 케어 둘 다 관련이 있다. 치료 시, 삶의 질 평가에서 얻은 정보는 더욱 정상적인 삶을 가져오는 치료 전략을 선택하는 데 도움이 된다. 노인은 치료법을 선택할 때 특별히 삶의 질을 고려해야 한다. 노인의 경우 질병을 무증상으로 조절하는 적당한 치료가 질병이 없는 기간을 연장하는 엄격한 치료보다 더 나은 삶의 질을 제공할 수 있다. 완화치료에서 삶의 질 평가는 가족 상담, 재정 계획, 우울증 관리 같은 개입이 필요할 수 있는 영역에 통찰을 제공한다. 간호사는 노인환자의 삶의 질을 지지하는 데 중심적인 역할을 하고, 질병과 관련된 증상과 치료 관련된 부작용을 관리한다.

우울

우울증 증상은 암을 억제하는 약물의 부작용으로 나타날 수 있다. 우울증 증상은 특히 암 치료를 위해 자주 처방되는 두 가지 약물 그룹인 호르몬 치료와 코르티손 치료와 관련이 있다. 또한 노인은 약물로 조절되는 기저질환이 있을 수 있다. 우울 증상은 만성질환 관리에 사용되는 많은 약물과 관련이 있다. 게다가 복용하는 약물 수가 증가하면, 우울증상이 증가하는 것으로 알려져 있다.

간호사는 노인의 우울 위험을 사정해야 한다. 노인 암환자는 암에 걸렸을 때의 심리적 영향에 대해 교육을 받아야 한다. 암에 대한 경험이 웰빙, 대인관계 그리고 자기실현 등에 어떻게 영향을 주는지 이해하는 것은 약물 복용 일정에 대한 이해만큼 필요하다. 노인 환자와 가족 구성원은 암이 가족 기능에 미치는 영향에 대한 논의가 필요하다. 노인 우울증이 의심될 경우 우울 증상에 대한 개별적인 평가가 필요하다. 간호사는 노인의 증상이 일주일 이상 지속되거나 악화될 경우, 치료에 대한 협조와 일상 수행의 방해가 될 경우 정신건강 평가를 위해 전문가에게 의뢰해야 한다. 우울과 관련된 치료는 개별화되어야 하며 완화적인 지지와 인지적,

심리학적 개입과 약물 치료가 포함되어야 한다.

슬픔과 상실

슬픔은 상실에 대한 자연스럽고 예상되는 인간 반응이다. 암치료를 받고 있는 노인은 에너지, 신체부위 손실, 기능, 자존감, 통제력 상실 등 여러 방면의 손실을 경험할 수 있다. 암과 관련된 손실은 배우자, 친구, 가족의 상실, 일상의 재조정, 청력, 운동력, 시력 상실 등 노인들이 자주 경험하는 다른 손실과 동시에 경험할수 있다.

슬픔이 인간의 고유한 반응일지라도 슬픔의 대상과 강도는 개인의 상실에 대한 의미에 따라 결정된다. 슬픔은 인간의 고유한 반응이지만, 슬퍼하는 방식은 다양하다. 그들은 슬픔을 극복하는 것이 아니라, 견디고 화해하고 상실감을 극복하는 방법을 배우는 것이다. 경우에따라 상실감은 영원할 수 있다.

건강관련 문헌에 따르면 암 진단과 관련된 상실을 포함하여 상실에 대한 초기 대응 중 부정이 있다고 보고하였다. 부정은 암 진단을 받아들이는 데 필요한 시간을 제공함으로써 암진단 받은 사람들을 보호하는 것으로 생각된다. 안타깝게도 간호사를 포함한 헬스케어제공자들은 이것을 거부상태로 분류한다. 대부분 사람들은 암 진단이 의식적인 인식에 도달 할 수 있도록 약간의 시간이 필요하다. 가족 구성원은 지리적으로 가까운 곳에 살 수 없을 가능성도 있고, 이것은 방문하거나 도움 요청을 어렵게 할 수 있다. 암 치료 중에 이러한 장소의 재배치가 필요할 수도 있다. 노인이 가족과 함께 살거나 복지시설에 거주하기 위해 이사하는 경우, 사회적 접촉을 개발하고, 유지하는데 도움이 필요하다.

노인은 헬스케어제공자와의 상호작용을 의미있는 사회적 상호작용으로 대체할 수 있다. 클리닉 또는 가정방문간호는 오랜 기간 동안 노인의 유일한 사회적 접촉 일 수 있다. 간호사는 노인의 사회적 상호 작용에 대한 필요성을 평가해야 한다. 암 진단 전에 환자의 사회적 활동 수준을 평가하고 만족스러운지 판단한다. 암진단 이후 사회활동과 관련하여 무엇이 변했는지를 질문한다. 만약 있다면 무엇이 변화했는지, 나이가 들어감에 따라 사회적 활동과 접촉을 유지하기 위한 전략들을 확인하기 위해 환자와 가족이 함께 노력했는지 확인한다. 간호사는 노인 환자가 기술하는 다양한 활동의 중요성을 분석해야 한다. 많은 노인들은 교회 예배나 기도회 같은 종교 활동을 중요시하므로, 영적인 욕구를 충족시키는데 도움을 준다.

요약

암 발병률은 나이가 들수록 증가한다. 종양간호학회는 노인암환자들의 총체적인 케어를 제공하기 위한 노화에 따른 신체변화, 노인 포괄 평가, 증상관리, 호스피스와 완화 의료, 암생존자 이슈, 정신적 이슈, 미래의 암환자 간호 등을 포함한 전반적인 지식을 개괄적으로 설명하였다.암 예방과 암 선별검사는 윤리적인 문제에 특별한 주의를 필요로 한다. 노인의 선별검사에 대한 결정은 개별적으로 적용되어야 한다. 노인은 암 발병에 취약하고, 노화된 세포는 잠재적으로 발암 물질에 일생동안 노출되었기 때문에 손상에 더 민감하고 손상을 회복하는 능력이 떨어진다. 노인이 암 치료에 잘 견디게 하기 위해 기저질환과 치료용량 조정에 세심한 주의가 필요하다.

핵심내용

- 노인의 암 징후는 연령과 관련된 정상적 변화로 잘못 이해할 수 있다. 노인은 암의 경고 증상을 인지하고, 그것과 관련된 증상들을 헬스케어 전문가에게 알려야 한다.
- 노인을 돌보는 간호사는 암 예방과 암 조기 발견을 위한 전략을 권고해야하는 책임이 있다.
- 암의 주요 치료 방법에는 수술, 방사선 요법, 화학요법, 표적 치료, 면역 요법 등이 포함된다. 치료 또는 증상 완화를 위하여 단독 또는 병용하여 사용할 수 있다.
- 암 치료 목표와 치료 방법을 선택 시 가장 중요하게 고려해야할 사항은 노인의 기능상태이다.
- 노인은 신장, 간, 심장, 폐, 위장계 등 주요 기관 상태에 더 많은 관심을 기울여야 한다. 또한 수액, 전해질 균형, 칼로리 섭취는 노인의 치료 결과에 매우 중요하다.
- 노인은 일부 화학요법제의 신장독성과 혈액학적 독성에 취약하다.
- 노인 암환자의 심리.사회학적 치료는 삶의 질, 우울증, 상실과 슬픔, 사회적 고립과 관련된 문제들을 포함해야 한다.
- 노인의 암 경험은 독특하며, 대부분 삶의 맥락에 있다.

비판적 사고

01 노인 암 검진의 유익성과 위해성에 대해 30분 동안 경로당에서 발표한다. 발표를 위한 주제 개요를 준비한다.

02 암 서비스 책임자는 노인 암 환자의 기능 평가를 위한 절차를 개발할 것을 당신에게 요청한다. 기능상태 사정을 위한 지표와 도구를 포함하여 절차를 개발한다.

26

상실과 말기간호 문제

Loss and End-of-Life Issues

학습목표

1. 상실, 사별, 슬픔, 애도를 구분한다.
2. 사별의 기간에 영향을 미치는 요인을 확인한다.
3. 정상적 슬픔반응의 신체적 · 심리적 · 사회적 · 영적 측면을 확인한다.
4. 비정상적 슬픔반응의 4가지 종류를 설명한다.
5. 애도의 과업을 설명한다.
6. 사별한 노인을 돕는 간호를 설명한다.
7. 말기 노인의 신체적 · 심리적 · 사회적 · 영적 측면을 논의한다.
8. 말기 노인에게 영향을 미치는 연령과 관련된 변화를 설명한다.
9. 말기 노인환자와 가족을 위한 간호전략을 기술한다.
10. 완화돌봄의 철학을 논의한다.

들어가기

다음과 같은 상황에 부딪친다면 당신은 어떻게 대처하겠습니까?

- H씨는 85세 남자로, 제2차 세계대전 참전용사이며 전립선암이 뼈로 전이되었다. 항암화학요법과 방사선치료를 2년 동안 받았으나 암은 진행 중이고 항암화학요법 부작용을 관리하기 위해 병동에 입원하였다. H씨의 심폐소생술 호출이 시작되었을 때 당신은 인수인계 중이었다. 환자 기록에는 심폐소생술을 포함한 적극적인 치료를 원하는 것으로 기록되어 있으나, 환자의 조카는 "환자는 DNR을 원했다"라고 밝혔다. 의사의 처방은 없었다. 당신은 어떻게 할 것인가요?
- K씨는 90세 여성으로 노인요양시설에 있다. 그녀의 주 돌봄자는 40년지기 파트너 Karen이다. K씨가 임종말기가 되어 가족들이 도착했고, Karen이 아닌 자신들의 의견을 따라주기를 요청했다. 당신은 어떻게 할 것인가요?

상실은 삶과 노화의 자연스러운 부분이다. 사람은 오래 살수록 더 많은 상실을 경험하며 상실로 인한 전환은 일반적으로 노화와 관련이 있다. 직장에서 은퇴, 큰 집에서 작은 집 또는 노인 아파트로, 매우 활동적인 사람에서 비활동적인 사람으로, 건강한 사람에서 만성질환자로, 결혼에서 사별로, 광범위한 사회적 관계에서 가족과 친구로 축소되는 관계 등으로 전환이 일어난다. 이러한 전환은 미국사회에서 상실로 간주되고, 흔히 부정적으로 바라본다. 성공적인 노화는 이러한 상실을 겪으면서 배우고, 반복적으로 변화에 적응할 필요가 있다. 최근 연구에서 사랑하는 사람의 죽음과 같은 삶의 전환과 위기는 새로운 삶의 기술을 배우고 인간적인 성장을 경험하는 촉매로서 역할을 한다고 하였다.

정의

상실(loss), 사별(bereavement), 슬픔(grief), 애도(mourning) 용어들은 종종 서로 호환하여 사용하나, 다른 의미를 가지고 있다. 상실은 개인의 건강, 가정, 관계와 같은 것이 박탈되거나 잃은 것을 의미하는 광범위한 용어이다. 사별은 죽음과 관련된 상실을 경험하는 상황이나 상태이다. 슬픔은 상실에 대한 심리적(인지적 또는 정서적), 신체적, 행동적, 사회적, 영적 반응이다. 애도는 사별 기간에 있는 사람의 의식적인 행위에 관하여 사용된다. 최근에 애도는 상실과 슬픔을 가진 사람이 살아가는 방법을 배우는 과정이라는 의미로 사용된다.

상실

상실은 사람, 물건, 관계 또는 상황과 관련이 있다. 은퇴, 주거장소의 변화, 질병, 애완동물의 상실, 운전을 할 수 없게 되는 것처럼 점차적이거나 갑작스러운 생활의 변화도 슬픔의 반응을 일으키는 상실의 경험이다. 대부분의 문헌과 연구에서 노인의 상실은 배우자의 죽음에 초점을 두고, 부모, 형제, 자녀와 친구의 상실에는 관심을 기울이지 않는 편이다. 전환은 새 집으로 이사하는 것부터 사랑하는 사람의 죽음까지 모든 것이고, 사건에 대한 인식과 그들 삶의 상황에서 상실의 의미, 신체적 · 사회심리 · 영적 삶의 패턴에 따라서 반응은 다르게 나타난다.

많은 노인은 여러 가지 상실을 여러 번 경험하게 된다. 상실을 중복적으로 경험하면 정서적인 위기를 겪게 되어 지남력 상실, 혼돈, 위축 등이 일어난다. 개인의 대처양식, 지지체계 유무, 통제감을 유지하는 능력, 건강상태와 영적 신념 등은 상실의 반응에 영향을 미친다.

사별

사별은 슬픔과 애도를 포함하며, 이 두 가지는 생존자의 내적인 정서적 반응과 외적인 반응이다(Corless, 2010). 사별 기간 동안 대상자는 여러 요인에 영향을 받는다. 노인이 경험하는 가장 중요한 상실은 배우자 또는 파트너의 죽음이다. 그것은 한 개인의 정체성 또는 자기에 대한 의미 부여를 하는 최고의 친구, 파트너, 의사결정과 가정관리를 하던 동료의 상실을 의미한다. 대부분의 노인은 일상생활 업무를 분담하기 때문에, 홀로 남은 배우자는 사랑하는 사람의 상실로 인해 새로운 책임을 맡게 된다. 배우자의 사망 후 남아있는 배우자의 적응은 사회적 지지의 영향을 받는다(Balk, 2013). 사별의 결과에 영향을 미치는 다른 요소는 양가적 또는 의존적 관계, 정신질환, 낮은 자존감, 중복된 사별경험 등이다.

비록 배우자와의 사별이 높은 수준의 스트레스이나, Lund(1989)의 사별 노인을 대상으로 한 연구결과 노인 배우자들은 회복력이 있다고 하였다. 75%의 대상자가 배우자의 죽음이 가장 스트레스 수준이 높은 사건이라고 응답하였으나, 대처능력 또한 큰 것으로 보고되었다. 슬픔이 노인의 신체적 · 정신적 건강에 미치는 효과는 예상한 것보다 심하지 않았고, 긍정적 또는 부정적 감정을 동시에 경험하였다. 배우자를 사별한 노인에게 외로움과 일상생활 업무에 대한 문제가 가장 높은 어려움으로 보고되었다. 사별한 노인은 배우자의 죽음에 대하여 여러 가지 방법으로 적응을 하였고, 가장 어려운 기간은 첫 7개월이었고, 이후 과정은 점차적으로 나아졌으나 계속적으로 반복되었다.

남성 노인과 여성 노인의 사별 경험과 적응은 다른 점보다는 유사한 점이 많았다. 연령, 수입, 교육, 죽음에 대한 예상이나 경고는 적응과정에 영향을 미치지 않았고, 종교관련 변수도 적응에 영향을 미치지 않았다. 그러나 사회적 지지는 사별 노인의 적응과정에 중등도의 도움이 되었고, 대처자원의 내적 유형인 독립성, 자기효능감, 자존감, 일상생활 수행 자신감 등도 중등도의 도움이 되었다.

Lund(1989)의 연구에서는 노인의 배우자 상실에 대한 정상적인 슬픔반응을 다음과 같이 요약하였다.

- 사별 적응은 상실로 인해 영향을 받는 개인의 삶의 모든 측면에 다차원적이다.
- 사별은 높은 스트레스 과정이나 노인 배우자는 회복력이 있다.
- 노인 배우자 사별이 신체적 · 정신적 건강에 전반적으로 미치는 영향은 예측하는 것만큼 파괴적이지 않다.
- 노인 사별배우자는 흔히 긍정적 · 부정적 감정을 동시에 경험한다.
- 노인 사별배우자의 적응에 가장 많은 어려움은 외로움과 일상생활 업무와 관련된 문제이다.
- 배우자 사별 후 7개월이 가장 어려운 시기이지만, 지속적 · 반복적으로 어려움을 경험하지만 점차 회복이 된다. 회복은 수년 동안 지속될 수도 있으나, 어떤 사람은 끝나지 않을 수도 있다.
- 노인 사별 배우자의 적응에는 다양한 양상이 존재한다. Lund의 연구결과에서 사별 기간 동안 감정의 강도와 시기는 개인의 요인에 따라 다르다.

슬픔

슬픔은 한 사람이 실제로 인식하거나 예측하는 상실에 대한 개인적이고 개별적인 정서반응이다. 일반적인 슬픔반응은 시간의 흐름에 따라 초기, 중기, 말기로 나눌 수 있다. 초기에는 충격, 믿을 수 없음, 부정 등이 흔히 일어난다. 초기는 장례식 후 상실을 현실적으로 수용하기 시작할 때까지이다. 중기는 강한 정서적 고통과 분리를 느끼는 시기이고 신체적 증상과 불안정한 정서가 나타날 수 있다. 말기는 고통이 점차 줄어들고, 신체와 정신적 균형도 회복되어 고통이 완화되는 시기이다.

인간은 상실에 대하여 전인적으로 반응하고, 슬픔에 대하

환자/가족 교육

정상 슬픔반응의 증상

> 슬픔반응은 신체적 · 심리 · 사회 · 영적 측면이 있다. 증상의 기간과 강도는 매우 다양하다. 극심한 증상은 대부분 6~12개월에 줄어들지만, 애도는 수년간 지속될 수 있다.
>
> 신체적 증상으로는 울음, 식욕부진, 활력 감소, 피로, 수면장애 등이 발생한다. 심리적 반응은 비애감, 죄책감, 불안, 분노, 우울, 무기력감, 외로움 등이다. 고인이 했던 역할에 따라서 상실로 인한 사회적 변화가 생긴다. 사별 배우자가 새로운 기술을 배우지 않으면, 사회적 지지의 상실, 혼자 살아가는 생활에 부적응, 일상생활 관리를 잘 못하는 등의 경험을 하게 된다. 영적 반응은 사별 배우자가 자신의 삶의 의미, 신앙과 신념체계를 탐색하게 되는 것이다.

여 신체적 · 심리적 · 사회적 · 영적 증상이 나타난다(환자/가족 교육 참조). 이것은 전체의 다른 측면들을 보여 준다.

신체 증상

신체 증상은 급성 슬픔반응과 함께 발생한다. 슬픔의 증상은 눈물을 흘리고, 울음, 식욕상실, 공복 느낌, 기운이 없고, 피로, 기면상태, 수면장애 등이다. 다른 신체감각은 긴장, 체중 감소 또는 체중 증가, 한숨, 목이 막힌 느낌, 가슴 또는 목이 답답함, 심장박동 증가, 숨가쁨, 구강건조 등이 나타난다.

심리적 반응

슬픔반응의 연구들에서 심리적 반응을 확인하였다. 슬픔의 감정은 가장 자주 언급되는 정서이다. 흔히 느끼는 감정은 죄책감, 불안, 우울, 무감동, 무력감과 외로움 등이다. 죄책감과 후회는 사망한 사람의 관계와 관련 있는데, 특히 어려운 관계에 있었던 경우에 그러하다. 사별을 겪은 당시에는 충격과 실감이 나지 않을 수 있다. 사별자는 자신에 대한 관심이 줄어들고, 사망한 사람에게 몰입하거나 예전에 그와 함께 했던 시간을 그리워한다. 일부 노인은 혼돈을 경험하고 특히 중요한 사람을 잃은 후에는 집중할 수 없게 된다. 단기간 통제불능의 강한 슬픔(grief spasms)과 주기적 급성 슬픔을 가끔 경험할 수 있을 것이다. 슬픔반응은 사람마다 다르게 나타날 수 있는데, 이것은 사회문화적 요소와 사망한 사람과 애도자의 관계의 질에 따라 달라진다. 특히 이전에 오랜 기간 고통스러운 관계였거나 또는 어려운 관계에 있었던 노인에게 사별의 슬픔 경험은 오히려 고통의 경감이거나 해방의 감정일 수도 있다.

사회적 반응

사랑하는 사람을 잃은 후의 사회적 변화는 관계의 종류와 사회적 역할에 따라 다를 수 있다. 사별한 여성은 일반적으로 사회적 역할의 변화가 많고, 특히 가까운 가족구성원을 상실했을 때 더욱 힘들어진다. 사별자는 깊은 심리적 고통과 더불어, 일상생활을 영위하는 역할과 기술을 새롭게 배워야만 한다. 이러한 사회적 변화는 집에서 나오지 않게 되고, 일상적 활동에 대한 관심도 변화한다. 만일 노인 부부가 평상시에 다른 부부들과 함께 시간을 보내고 있었던 경우에 남편을 사별했다면, 여성 노인의 상호작용과 사회활동에 극적인 변화가 일어날 수도 있다. 이와 다르게, 사회적 지지 수준이 높고 상실한 사람과의 관계가 독립적 상호작용을 한 사람은 새로운 사회적 역할과 상호작용을 더욱 빨리 만들고 적응할 수 있다.

한국과 다르게 미국 사회는 지난 10년간 동성애자, 양성애자, 성전환자가 사회적으로 개방적인 관계가 되면서 그들의 사별과정도 받아들이게 되었다. 이러한 현실은 취약집단과 그들의 슬픔에 대한 간호사의 이해가 필요해졌다. 즉, 그들은 의료영역에서 차별을 받을 수도 있고, 더하여 슬픔과 정에 대한 부담도 더 높을 수 있다는 것이다. 이전 돌봄 현장에서 차별을 경험한 성소수자는 사별 후 슬픔의 경험이 다를 수 있다는 것을 이해해야 한다. 그들은 가족과 상호작용이 적을 수 있으므로 성소수자 집단이나 친구의 지지에 의존한다.

영적 측면

사랑하는 사람의 죽음은 그의 삶뿐만 아니라 자신의 생과 의미에 대한 실존적 문제를 숙고하게 된다. 영적 문제는 존재의 의미를 탐색하게 된다.

때로는 사별로 인하여 신앙의 위기를 경험하고 신에 대한 분노를 표출하기도 한다. 사별자가 사랑하는 사람의 죽음을 영적으로 신과 함께 하는 삶으로 전환한 것으로 보는 관점은 중요하다. 개인의 삶의 의미는 매우 개별적이지만 삶의 의미 발견의 중요성은 보편적인 것이다. 사람들이 의미를 찾고자 하는 것은 자신의 삶을 되돌아보는 것과 그 삶이 얼마나 의미가 있었는지, 그리고 생의 마지막 단계까지 계속 의미가 있다는 것이다.

종교와 영성은 슬픔 기간 동안 안정을 되찾는 데 도움을 줄 수 있다. 개인이 속한 종교단체는 지지가 필요한 시간에 도움을 제공하여 환자가 소속감을 가질 수 있을 것이다. 어떤 사람은 신앙으로 깊은 내적 평안을 경험하기도 한다. 때로는 사별자의 애도 경험이 그들의 신념과 가치에 위기를 촉발하기도 한다. 성, 사회계층, 인종, 문화는 애도에 대한 개인의 영적 반응에 영향을 미친다(문화 인식 참조).

간호사는 이러한 다양한 측면이 개인의 슬픔에 통합되어 있다는 것을 기억해야 한다. 또한 신체적 · 심리적 · 영적 측면 중 하나의 측면에 중재를 제공하면 이는 다른 측면에도 영향을 미치므로 이를 분리하지 않을 것을 추천한다. 상실과 죽음에 대한 개인의 반응은 (1) 계속 변화하고, (2) 죽음뿐만 아니라 모든 종류의 상실에 대한 자연스러운 반응, (3) 상실에 대한 개인의 독특한 인식이라는 것이다.

슬픔의 유형

예견된 슬픔과 그 반응은 "정상"으로 보거나, 문제가 되는 슬픔반응으로 여기지 않는다. 슬픔의 과정이 불건강하거나 해결의 방향으로 움직이지 않을 때, 복잡한 애도(complicated mourning) 또는 비정상적 슬픔이라고 한다. 복잡한 애도 또는 비정상적 슬픔의 간호진단은 비기능적인 슬픔(dysfunctional grieving)이고 이것은 정상 슬픔의 여러 특징을 가지고 있다. 비기능적인 슬픔은 시간과 기간이 연장되고 강도가 높을 때 발생한다. 간호사는 비기능적인 슬픔을 잘 알아야 하고 복잡한 슬픔을 다룰 수 있는 전문간호사나 다른 건강전문가에게 환자를 의뢰해야 한다.

예견된 슬픔은 실제적인 상실이 일어나기 전에 발생하는 슬픔이다. 이것은 애도, 대처, 계획의 과정을 포함하며, 사랑하는 사람의 상실이 절박하고 분명하게 인식될 때 시작된다. 이것은 죽음에 임박하여 나타나는 건강한 반응이나, 예견된 슬픔이 길어질 때 개인의 관심과 에너지로 인해 말기 환자와의 관계에 부정적인 영향을 미칠 수도 있다. 말기 환자가 장기간 투병을 한 경우에는 사후에 과도한 슬픔반응이 잘 나타나지 않는다. 예견된 슬픔은 죽음이 임박할 때 증가하고 사망하면 끝이 난다. 예견된 슬픔은 초기의 충격, 혼돈, 우울을 감소하는 데 도움이 된다. 사랑하는 사람의 죽음 앞에서 슬픔반응이 잘 나타나지 않는 사람의 경우에 슬픔에 대한 해결책으로 다른 사람을 비판하거나 자신을 자책하게 된다. 이러한 반응은 다른 적응 문제를 일으키게 된다.

문화 인식

상실과 말기의 문제들

선행연구에 의하면 죽음에 임박한 사람의 요구는 문화에 따라 다양하다. 백인의 71%, 흑인의 60%, 일본계 49%, 멕시칸계 37%는 '죽는다는 사실'을 의료인이 말해주는 것을 원했다. 그 정보의 제공에 가장 적절한 사람은 의사이고, 다음으로 가족이 적합하다고 하였다. 비록 죽음이 인간의 보편적인 경험이지만, 죽음의 원인이나 연령(어린이 또는 노인) 등 사랑하는 사람의 죽음에 대한 태도는 문화적인 특성이 있다. 많은 아시아계 미국인 문화에서, 노인의 상실(많은 세월 동안 지혜와 지식이 축적된 것으로 인식)은 영아나 아동의 상실(생의 경험이 짧으므로 사회에 적게 기여하였다고 생각함)보다 더욱 애도를 하는 경향이 있다. 대부분 백인은 이와는 반대로 생각한다; 노인의 상실(완전히 생산적인 생애를 살았다고 생각함)보다 젊은 사람의 상실에 대하여 비교적 더 슬픔을 표현한다(그의 잠재력을 완전히 성취하지 못했다고 인식함). 그러나 연령에 상관없이, 인간의 생명은 모든 문화에서 가치가 있고, 생명의 상실은 고인을 사랑하고 알던 사람들에 의해 애도되어야 한다는 것이 중요하다.

Tohono O'odham (Arizona의 Papago Indians)은 '좋은'과 '나쁜' 죽음의 개념을 가지고 있다. 좋은 죽음은 그 사람이 준비했을 때 충만한 삶의 끝에 오는 것이고, 반면 나쁜 죽음은 예기치 못한 사고(예: 교통사고, 살인, 자살)가 일어나서 희생자는 "안녕"이라고 하거나 일을 정리할 기회가 없이 떠나는 것이다. 어떤 문화적 · 종교적 집단은 자살을 금기시하고 죽은 후에도 제재를 가한다(예: 교회의 묘지에 매장하는 것을 거절함). 문화와 종교는 모두 사후의 의식에 영향을 미친다. 무슬림은 사체 씻기기, 옷 입히기, 몸의 체위에 특별한 의식을 가지고 있다. 유태인의 전통은 부검과 방부처리를 금지한다. 몇몇 아시아계 미국인은 관례적으로 고인과 동일한 성별인 가족과 친구가 매장이나 화장을 위하여 몸을 씻긴다. 아미쉬(Amish)는 가족이 직조한 단순한 흰색 의복을 고인에게 입혀서 매장한다. 말일성도 예수그리스도교(Mormons) 교인으로서 사망한 사람은 가족과 친구가 보기 전에 흰색의 성전 의복을 입힌다. 많은 미국 인디언은 고인의 영혼이 가는 여정을 돕기 위하여 물건들을 함께 매장한다.

장례식과 매장 또는 화장의식은 가족의 요구는 물론, 사별가족이 누구인지, 얼마나 오랜 질병 기간이었는지, 애도 기간에 대한 문화적인 행위, 종교적 신념과 풍습이 관련이 있고, 문화에 영향을 받게 된다. 중국계 미국인은 5단계의 혈연관계(Wu-fu)를 확인하고, 애도자와 고인의 관계에 따라 애도의 정도가 결정된다.

고인의 마지막 안식 장소의 선택으로, 유태인 노인 환자의 몸은 예루살렘을 향하여 매장한다. 기독교인은 사제나 목사가 축복하는 땅에 묻히기를 선호하고, 화장한 사람의 재는 선호에 따라서 원하는 곳에 뿌리게 된다.

권리를 박탈당한 슬픔(disenfranchised grief)은 타인에게 알려지거나 확인되지 않는 것이다. 이 복잡한 슬픔과정은 공개적으로 표현할 수도 없고 사회적 지지도 가능하지 않다. Doka (in Yalom, 2010)는 권리를 박탈당한 슬픔은 (1) 타인이 인지하지 못하는 관계(예: 전 배우자의 죽음), (2) 상실이 알려지지 않을 때(예: 반려동물의 죽음) (3) 슬픔을 인

표 26.1 슬픔반응에 영향을 미치는 심리적 요소

특성과 상실관계의 의미	사별자의 개인 특성	죽음의 특정 상황
• 상실의 본질과 의미 • 상실한 관계의 질	대처행동, 성격, 정신건강	• 죽음이 임박한 상황 • 적절한 죽음의 때
고인의 역할과 기능	성숙도와 지능	예방가능성의 인지
고인의 특성	상실과 죽음에 대한 과거 경험	갑작스러운 죽음 대 예기하는 죽음
사별자와 고인 사이의 해결되지 않은 일의 양	사회, 문화, 인종, 종교적 배경	• 사망 전에 질병 기간 • 예견된 슬픔과 슬픔
고인 생애의 성취에 대한 인식	성역할의 상태	
죽음에 동반되는 2차적 상실의 수, 유형	생의 위기 또는 스트레스 유무	

Modified from Rando, T. A. (Ed.) (1986). Loss and anticipatory grief. Lexington, MA: Lexington Books. Used with permission of Therese A. Rando, PhD.

지하지 못하는 상황(예: 고령의 노인 또는 인지장애가 있는 사람) (4) 사망원인이나 환경이 권리를 박탈당한 경우(예: AIDS나 자살로 인한 죽음)이다.

복잡한 슬픔(complicated grief) 반응은 (1) 만성형, (2) 지연형, (3) 과장형 (4) 위장형 4가지 유형이 있다. 만성형 슬픔반응은 오랫동안, 만족스러운 결론에 도달하지 않는 상태이다. 사별자는 지속되는 슬픔을 인식하고 이 반응은 쉽게 인지된다. 치료자는 슬픔의 과업이 해결되지 않은 부분과 그 이유를 사정한다. 중재의 목적은 이 과업을 해결하는 것이다.

지연형 슬픔반응은 슬픔 경험의 반응이 상실기에 없거나 불충분한 것이다. 이런 사람은 미래에 작은 상실을 경험하거나, 또는 슬픔을 촉발하는 사건을 만날 때 매우 강한 슬픔반응을 나타낼 수 있다. 이러한 반응에는 흔히 적대감 또는 양가감정이 나타난다. 과장형 슬픔반응은 정상적 감정인 불안, 우울, 절망감 등이 주체할 수 없게 커졌을 때 나타난다. 과장형 슬픔을 느끼는 사람은 고인 없이 살 수 없을 것 같은 생각에 압도된다. 그들은 이러한 급성 슬픔이 일과성이라는 것을 생각하지 못하고, 이 강한 부정적인 감정이 오랫동안 지속될 수 있다. 위장된 슬픔반응은 사별자가 상실 감정을 경험할 때 표현할 수 없거나 이 감정의 원인을 인식하지 못할 때 발생한다. 이 반응은 이러한 스트레스나 애도를 견딜 수 없는 사람에게 자기-보호기전으로 일어날 수 있다. 사별로 인한 슬픔반응의 억압은 대부분 신체증상 같은 것으로 나타나거나 비적응적인 행동유형으로 나타나기도 한다.

Rando(1988)는 사람들의 슬픔 경험과 표현에 영향을 미치는 요인들을 확인하였다.

사회심리적 요인으로는 상실한 관계의 의미와 특성, 사별자의 개인적 특성, 죽음과 관련된 특별한 상황 등이 있다(표 26.1). 사회적 요소는 사별자의 지지체계, 사회문화적 · 종교적 배경, 학력, 경제상태, 장례의식 등이다. 또한 개인의 신체상태도 슬픔반응에 영향을 미치는데, 주요 요소로는 약물과 진정제의 사용, 영양, 휴식과 수면, 운동, 전반적인 신체 건강상태 등이 있다. 간호사는 이러한 요소들이 말기 환자와 가족에게 영향을 미치는지 확인하고 가능한 한 최선의 돌봄을 제공해야 할 것이다.

애도

이전에 애도는 사별 후 어두운 색의 옷을 입거나, 고인을 기리며 촛불이나 향을 피우는 것 등의 의례로 여기거나, 상실과 슬픔을 가지고 살아가는 것을 배우는 과정으로 정의하였다. 이러한 행위들은 소속된 사회에서 용인되는 사회적 문화적 규준에 따른다.

여기서는 사랑하는 사람을 상실한 후 살아가는 학습 과정에 중점을 두고, 애도의 과업, 적응에 대한 전형적인 단계와 두 가지의 의미 만들기에 대하여 설명할 것이다. 애도과정의 복잡성은 단일 이론으로 설명하기가 어렵다.

애도의 단계

애도이론의 단계는 대부분 회피, 동화, 조정의 개념을 따른다(Buglass, 2012). 회피는 사랑하는 사람의 죽음을 처음 직면할 때 흔히 느끼는 것이다. 그 소식은 믿기 어려우나, 현실에서 사실로 인식될 때 강한 감정이 올라온다. 죽음에 대한 책임이 있다고 여기는 사람에게는 깊은 정서적 고통과 분노를 느낄 수 있다. 예로, 분노의 방향은 의사, 고인, 신에게 향할 수 있다. 그러나 점차 사랑하는 사람이 없는 낯선 상황이 현실에 동화된다. 이때는 고인으로 인한 깊은 텅빈 느낌이 있고 실망감이 있는 시기이다. 결국에는 상실로 인한 신체적 · 행동적 · 심리적(인지적 또는 정서적) · 사회적 · 영적 반응은 감소하고, 조정단계가 된다. 이 시기는 사별이 상실로 수용되기 시작하고, 일상생활로 돌아간다. 사랑하는 사람에 대한 애착은 건강한 방법으로 남게 된다.

1944년 Linderman이 Boston의 Coconut Grove 지역의 화재 생존자 연구에서 애도의 단계를 발표하였다. 이것은 급성 슬픔의 신체적 · 심리적 증상을 확인한 것이다. 애도자의 연령은 알려져 있지 않았다.

비록 애도의 공통요소가 있었지만, 애도모델의 단계는 비판을 받았다. 사별자와 고인의 관계나 상실에 대한 대처방법 같은 요소에 따라 사람의 반응은 다양하게 나타난다. 많은 노인은 첫 단계의 애도를 겪지 않는다. 노인은 그들의 생애 가운데 다수의 상실을 경험했기 때문에 죽음의 충격과 믿어지지 않는 것을 넘어서거나 또는 죽음을 기대할 수도 있다. 그들은 여러 단계를 한꺼번에 지날 수도 있다. 충격 또는 여러 가지 경험을 할 수 있는 상황임에도 불구하고, 상실한 현실을 수용하는 것이 이 시기의 과업이다.

애도의 과업

Worden (2009)의 애도 과업의 정의는 노인의 애도에 유용한 설명이다. 그는 다음 4가지의 애도 과업을 설명하였다. 바로 (1) 상실의 현실을 수용하기, (2) 슬픔의 고통을 겪어내고 경험하기, (3) 고인이 없는 환경에 적응하기, (4) 고인과 정서적 거리를 조정하고 일상의 삶으로 돌아가기이다. 첫 과업인 '상실의 현실을 수용하기'는 그가 사망했고, 돌아올 수 없고, 이 세상에서 다시 만나는 것은 불가능하다는 현실을 깨닫는 것이다. 둘째 '슬픔의 고통을 겪어내고 경험하기'는 다른 증상이나 문제행동으로 나타날 수 있는 것을 예방하는 데 필요한 과정이다. 개방적으로 슬픔을 표현하지 못하는 사회문화적 관습은 슬픔을 해소하기 어렵다. 셋째 '고인이 없는 환경에 적응하기'는 고인이 해왔던 역할을 할 수 있도록 일을 배우는 것을 포함한다. 마지막으로 '고인과 정서적 거리를 조정하고 일상의 삶으로 돌아가기'는 정서적 에너지를 철회하고 다른 관계를 만드는 것으로, 구체적으로는 고인과의 정서적 애착을 철회하고 다른 사람을 비슷한 방식으로 사랑하는 것이다. 대부분의 사람에게 마지막 과업이 가장 어렵다.

사랑하는 사람을 잃은 노인은 그가 없는 환경에서 적응해야 하므로, 슬픔 및 상실과 관련된 고통을 인식하는 것이 중요하다. 고통의 표현은 그가 속한 문화와 자신과 고인과의 관계 수준에 따라 다르다. 슬픔의 고통에는 죄책감이 동반될 수 있다.

사랑하는 사람을 상실한 후 환경에 적응하는 것은 이전에 고인이 했던 역할을 학습하는 것과 사회적 환경에서 타인과 상호 교류하는 새로운 방법을 배우는 것이다. 이러한 적응은 고인이 배우자였고, 이전에 다른 부부들과 사회적 교류를 주로 해왔다면 특히 어려울 수 있다.

마지막 과업인 '고인과 정서적 거리를 조정하고 일상의 삶으로 돌아가기'는 사별한 사람이 고인에게 충성스럽지 않은 감정 없이 다른 사람에게 자신의 감정을 쏟을 수 있는 것이다. Worden(2009)은 어떤 면에서 애도는 결코 끝나지 않고, 상실은 큰 정서적 애착을 포함하고 있으며, 힘든 고통이 완화되는 과정은 최소한 1년이 걸린다고 하였다. 배우자를 사별한 어떤 노인은 그 상실감을 결코 '극복'할 수는 없고 그것을 가지고 살아가는 것을 배우는 것이라고 하였다.

고인과 분리 또는 '보내기'와 대조적으로 Klass, Silverman과 Nickman (2006)은 정지된 상태보다는 역동적인 것으로 생존자와 고인의 결합으로 보았다. 그들의 연구에 근거하면 사별한 사람은 고인과 지속되는 결합을 유지하고 있다고 하였다. 이 접근은 애도자가 완전히 고인과 연결을 풀거나 심한 유대를 맺는 것과는 다른 것이다.

의미 만들기

Burbank (1992)는 노인 삶의 의미의 주요 원천은 가족과의 관계라고 하였다. 사랑하는 사람이 사망하였을 때, 이러한 관계의 변화로부터 의미가 도출된다. 상실의 의미에 영향을 미치는 문화와 종교적인 것까지 포함하여 개인의 신념과 태도가 형성된다. 질병과 죽음에 대한 일반적인 인식은 개인의 성장과 초월의 기회이며, 인생에서 경험해야 할 정상적인 부분으로 극복하고 인내해야 하는 고통으로서 절대자의 징벌로 보는 것이다. 사별자에게 상실의 의미는 상실의 반응에 중요한 영향을 미친다. 그러므로 간호제공자는 사별자의 인식을 탐색하고 이해하여 그들이 상실에 대한 애도를 잘 할 수 있도록 지지해야 한다.

Neimeyer (2000)는 사랑하는 사람과 사별 후에 삶의 의미를 재구성하는 것이 애도의 중요한 과정이라고 하였다. 사별자가 고인의 죽음 가운데, 자신의 삶에서 새로운 의미를 발견하고 창조하도록 격려해야 한다. 이것은 개인의 자원과 사회적 상황에 영향을 받는 인지과정(cognitive process)이다.

그러나 의미의 다면적 정의를 명료화할 필요가 있다. Holland, Currier와 Neimeyer (2006)는 '이해하기'와 '이점 발견하기'라는 용어가 의미 발견의 중심이 된다고 하였다. 또한 이들의 연구결과 죽음과 남은 자의 삶을 이해하고 받아들이는 것이 삶의 우선순위를 재정리하고 공감하는 것보다 더 낳은 애도의 결과를 초래하는 것으로 보고하였다.

Holland 등(2006)은 '의미'와 '슬픔'이 정체성과 삶의 목적의 변화를 포함하는 것이라고 하였는데, 그 이유는 의미의 측면이 개인 삶의 경험 중에서 "중요한 것"으로 발견하였기 때문이다.

사별 대처의 이중과정 모델(The dual process model)은 사랑하는 사람의 죽음 이후에 의미를 구성하는 다른 방법이다. 이 모델은 Stroebe와 Schut (2001)가 제안하였는데 사별자는 매일의 삶에서 상실 지향과 회복 지향 사이에서 동요한다는 것이다. 상실 지향 또는 회복 지향 상태에 있더라도, 그들은 계속적으로 부정적이고 긍정적인 의미의 재구성 사이에서 흔들리다가, 점차로 긍정적인 의미 재구성에 초점을 맞추게 된다는 것이다. 예를 들면, 사람들이 상황에 대한 긍정적 평가와 죽음에 대한 부정적인 반추 사이에서 흔들리지만, 점차 그들의 상황을 긍정적으로 재평가하여 의미를 부여하는 데 더 많은 시간을 보낸다는 것이다.

간호

슬픔과 애도 중에 있는 노인을 간호하는 목적은 간호사들이 흔히 하게 되는 속히 "더 좋아지는 것"이 아니다. 오히려 간호사들은 슬픔과정을 겪는 사별자들의 고통이 건강한 정상적 반응이 될 수 있도록, 사별자들이 그들 자신의 방법으로 애도의 과정을 겪을 수 있도록 지지하고 도움을 제공해야 한다.

간호사정

사별 위기에 대한 초기 사정은 Victoria Hospice Society (2008)에서 개발한 사별 위험 사정도구(Bereavement Risk Assessment Tool, BRAT)를 사용할 수 있다(그림 26.1). 반면 환자가 슬픔 단계를 지나고 있을 때는 10마일 애도 다리(10-Mile Mourning Bridge)(그림 26.2)를 사용하여 측정할 수 있다. Worden (2009)이 제작한 이 도구는 임상 사정과 연구에 활용할 수 있으며, 사별을 10 마일 다리를 건너는 여정으로서 개념화하였다. 다리 위에서 0은 슬픔 이전의 시간을 의미한다. 10은 마지막 단계로 대상자가 슬픔에 쏟았던 정서적 에너지를 회복하여 자신의 삶에 재투입하는 것이다. 이것은 사람들이 애도를 사랑하는 사람의 죽음을 '극복하는 것'이 아니고 '삶의 일차적 초점'으로 두지 않는 것이다. 대상자는 자가사정도구로 매일 또는 주 단위로 10마일 애도 다리를 스스로 사용할 수 있다. 각 개인의 슬픔 경험은 유일하기 때문에 다리의 마일은 각자가 정한다. 이 도구를 사용함으로써 슬픔과 그 과정에 대하여 대상자-간호사의 토의가 촉진될 수 있다.

슬픔상담

슬픔요법은 복잡한 애도를 경험하는 대상자를 대상으로 수행하지만, 슬픔상담은 슬픔과정 동안에 성공적인 진행을 하는데 도움을 줄 수 있다. 요법은 훈련된 요법사의 지도 아래 해야 하는 반면, 슬픔상담은 간호사, 그 밖의 의료인, 특별한 훈련을 받은 자원봉사자가 할 수 있다. 슬픔상담에 대한 내용은 다음과 같다.

Worden (2009)은 애도과업으로 슬픔을 경험하는 사람을 돕는 슬픔상담자에게 4가지 상담 목적을 제시하였다. (1) 상실의 현실감을 증가시키기 위하여, (2) 피상담자가 표현하는 것과 표현하지 않는 잠재적인 것 둘 다 다루고 돕기 위하여, (3) 피상담자의 재적응에 대한 방해물을 다룰 수 있도록 지지하기 위하여, (4) 피상담자가 고인으로부터 건강하게 정서

사별 위험 사정 도구 © Victoria Hospice Society 2008

년/월/일	평가자	ID#	환자/고인 이름	사별자 이름

위험 지표 및 보호 요인	의견
Ⅰ. 관계 ☐ a) 환자 또는 고인의 배우자/파트너 ☐ b) 환자 또는 고인의 부모/대리양육자	
Ⅱ. 간호제공자 ☐ a) 간호에 일차적으로 책임지는 가족 또는 친구	
Ⅲ. 정신 건강 ☐ a) 심각한 정신질환 (예, 우울증, 조현병, 불안장애) ☐ b) 심각한 정신장애 (예, 발달장애, 치매, 뇌졸중, 두부 손상)	
Ⅳ. 대처 ☐ a) 물질남용/중독 (특정 종류) ☐ b) 자살에 대한 생각 (무계획, 이전에 시도한 적 없음) ☐ c) 자살계획과 실행수단을 가지고 있거나 이전에 시도함 ☐ d) 자신의 대처에 우려를 표현함, 현재 또는 미래 ☐ e) 스트레스 반응으로 고조된 감정상태 (분노, 죄책감, 불안) ☐ f) 고인에 대한 그리움/비통함 또는 지속적인 생각/이미지 > 3개월 이상 ☐ g) 가용자원 또는 지원을 거부함 ☐ h) 슬픈 감정을 느끼지 못하거나 죽음의 현실을 인정하지 못함	
Ⅴ. 영성 / 종교 ☐ 근본적 신념에 대한 도전 / 의미상실 또는 믿음상실 /영적 고통	
Ⅵ. 현재 스트레스원 ☐ a) 둘 또는 그 이상의 할일 (예, 편부모, 일, 기타 간병) ☐ b) 부족한 재정, 실제적 자원, 신체적 자원 (예, 수입감소, 보육, 질병) ☐ c) 죽음 이외 최근의 상실 (예, 이혼, 실직, 이사, 은퇴) ☐ d) 생명을 위협하는 질환 /외상을 가진 사람 (환자/고인 이외에)	
Ⅶ. 이전의 사별 ☐ a) 해결되지 않은 이전의 사별 ☐ b) 1년 이내에 다른 중요한 사람의 죽음 (환자의 죽음 이후) ☐ c) 3년 동안 2인 이상의 죽음으로 누적된 슬픔 ☐ d) 어린 시절에 부모 또는 대리양육자의 상실 또는 죽음	
Ⅷ. 지지와 관계 ☐ a) 사회적 지지 부족/사회적 고립 (인지 또는 실재 – 집에 갇힌) ☐ b) 지지에 대한 문화장벽 또는 언어장벽 ☐ c) 오래 지속되었거나 현존하는 가족의 불화관계 ☐ d) 환자/고인과 관계 (예, 폭력, 의존)	
Ⅸ. 아동과 청소년 ☐ a) 부모, 부모역할자, 또는 형제의 죽음 ☐ b) 극단적, 지속적인 행동/증상이 나타남 (예, 분리불안, 악몽) ☐ c) 아동의 슬픔을 지지하는 능력에 관하여 염려하는 부모 ☐ d) 부모/대리양육자 자신의 슬픔으로 인해 많이 힘들어함	

그림 26.1 사별 위험 사정 도구(©Victoria Hospice Society, BRAT Manual (2008), Victoria, BC, Canada, from http://www.victoriahospice.org/health-professionals/clinical-tools.) (계속)

X. 환자가 포함되는 환경, 간호 또는 죽음

- ☐ a) 35세 이하의 환자/고인
- ☐ b) 죽음에 대한 준비 부족 (사별자의 인지 또는 실제)
- ☐ c) 죽음 목격의 괴로움 또는 예방 가능한 것으로 인식하는 죽음
- ☐ d) 폭력적, 외상적 또는 설명할 수 없는 죽음
  (예, 사고, 자살, 미확인 사유)
- ☐ e) 다른 의료요원에 대한 심한 분노
  (예, 나의 주치의가 진단을 놓쳤다)
- ☐ f) 호스피스완화프로그램에 대한 심한 분노
  (예, 당신들이 나의 아내를 죽였다)

XI. 긍정적인 사별 성과를 지지하는 보호 요인들

- ☐ a) 효과적으로 대처하는 자신의 능력에 대한 내면화된 믿음
- ☐ b) 강력한 사회적 지지체계를 인지하고 접근할 의향
- ☐ c) 높은 수준의 낙관주의 경향/긍정적인 마음 상태
- ☐ d) 죽음의 대처에 도움이 되는 영적/종교적 믿음

그림 26.1 사별 위험 사정 도구(©Victoria Hospice Society, BRAT Manual (2008), Victoria, BC, Canada, from http://www.victoriahospice.org/health-professionals/clinical-tools.)

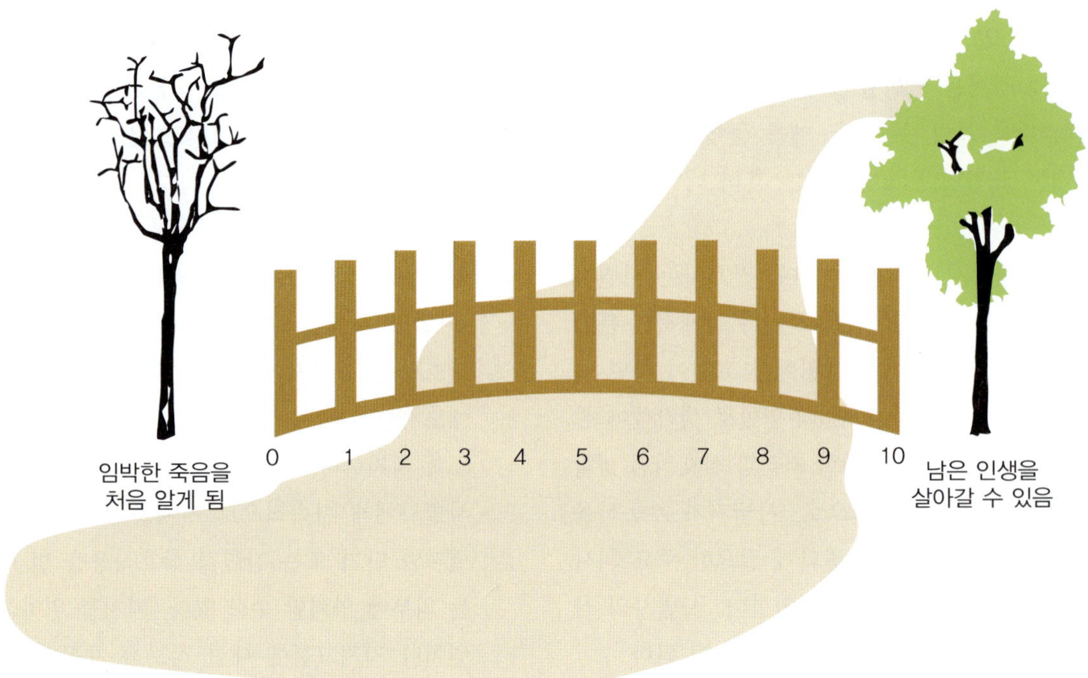

그림 26.2 10-마일 애도 다리(From Huber, R. & Gibson J. [1990]. New evidence for anticipatory grief. The Hospice Journal, 6[1], 49.)

적 철회를 하도록 격려하고 다른 관계에 편하게 정서를 재투입할 수 있도록 하기 위한 것이다.

Worden의 슬픔상담의 원리는 다음과 같다.

- 사별자가 상실을 현실화하도록 돕는다. 환자가 의료기관에서 사망한 후 이 과정을 처음 시작하게 된다. 간호사는 가족구성원이 당황한 상황에서 그들에게 죽음에 대하여 설명하고 상세내용을 제공하는 전문가로서 함께 있게 된다. 환자의 죽음에 관한 정보와 죽음 후에 해야 할 일들을 아는 것은 상실의 현실화를 돕는 데 중요하다. 사별자에게 상실에 관해 이야기하도록 격려를 해야 하고, 죽음과 관련된 사항의 이야기를 하도록 하고, 고인과 추억도 말하도록 한다. 이 과정은 시간이 소요된다. Worden (2009)은 많은 사별자가 자신의 배우자가 사망한 후 돌아오지 않는다는 현실을 수용하기 시작하는 데 약 3개월이 걸린다고 하였다.
- 사별자의 감정을 표현하고 확인하도록 돕는다. 사별 후

동반되는 어떤 감정은 사별자들로부터 표현되지 않거나 인식되지 않지만 불쾌함을 느끼게 된다. 간호사는 사별자의 감정을 사정해야 하고 질문을 하여 표현하도록 격려해야 한다. 분노, 죄책감, 불안과 무력감은 종종 표현되지 않는 감정이다. 죄책감과 후회는 이야기를 하거나, 일기를 쓰거나, 고인에게 편지를 쓰면서 인식되고 표현될 수 있다. 편지를 땅에 묻거나 불에 태우는 행위는 애도에 도움이 된다. 때로는 이렇게 함으로써 불유쾌한 감정이 대치가 된다. 예를 들면, 고인을 향한, 신을 향한, 환자와 가족을 도왔던 의사 또는 간호사를 향한 분노가 있을 수 있다. 이러한 분노는 이해하기 어려울 수 있으나, 분노의 상대를 사별자로부터 분리하고 그들이 방어적으로 반응하지 않도록 하는 것이 도움이 될 것이다. 사회문화적인 차이와 성별의 차이도 정서 표현에 영향을 미칠 수 있으므로 고려해야 한다. 노인은 젊은 사람과 다르게 정서를 표현할 수 있고, 특히 다수를 상실한 후에는 더욱 그럴 수 있다. 예를 들어, 울음은 슬픔의 나타내는 표지이나 노인에게는 흔히 나타나지 않는다.

- 고인 없이 생활하는 사별자를 돕는다. 간호사는 사별자의 일상생활 상황을 사정하고 현존하거나 잠재적인 문제를 확인해야 한다. 이전의 일상생활에서 고인이 하던 역할은 이제 사별자(또는 다른 사람)의 역할로 생각해야 한다. 그러므로 지역사회자원에 대한 지식과 실제적인 생활기술을 가르쳐야 한다. 일반적으로, 사별자가 부동산을 팔거나 이사를 하는 등 생활의 변화가 필요한 주요 의사결정을 해야 할 때는 연기하도록 조언한다. 사별자의 사회적 지지체계로부터 방문을 받는 것도 도움이 된다.
- 고인에 대한 사별자의 정서적 철회를 촉진한. 간호사는 사별자가 고인과 정서적 결합이 유지되는 동안 그리고 새로운 관계를 시작하는 동안에 사별자의 고인에 대한 정서적 철회 상태를 민감하게 보아야 한다. 만일 배우자와 관계를 상실한 경우에는 더욱 어려움이 있다. 연구결과에서 절친 친구를 잃은 노인은 젊은 사람이 친한 친구를 상실하고 대치하는 것과는 다르다고 하였다. 노인은 다시 반복되는 상실의 위험이 매우 높으므로, 새로운 친밀한 관계에 정서적으로 투자를 하지 않으려고 하기 때문이다. 가까운 친구관계는 노인의 친밀감 욕구 충족에 도움이 될 것이다.
- 사별자가 슬픔에 잠길 시간을 제공한다. 일반적으로 사망 후 1주기에는 슬픔이 해소된 것으로 생각한다. 그러나 이것은 부정확한 것으로 나타났다. 이전에 언급한 바와 같이 적응시간에는 많은 요소가 영향을 미친다. 특히 중요한 시기는 사망 후 3개월과 1년 후로 생각된다. 다수의 상실을 경험한 노인은 시간이 더 많이 필요하고, 어떤 사람은 상실감이 계속 해소되지 않는 경우도 있다. 이런 경우에는 슬픔의 감정과 함께 사는 것을 배워야 할 수도 있다.
- 사별자에게 "정상적인" 행동에 대한 해석을 제공한다. 슬픔을 경험하는 사람의 반응이 정상인지 확신하고 수용할 수 있도록 소통하기 위해, 간호사가 정상적인 슬픔반응의 범위를 분명히 이해하는 것은 중요하다. 슬픔을 경험하는 사람은 그들의 신체적 · 심리적 반응이 상실에 직면한 정상적인 것이고, 급성 슬픔이 발생할 수도 있고, 시간이 지나면 좋아지고, 심한 상태가 아니라는 것을 알려주어 안심시켜야 한다.
- 사별자 개인의 차이를 인식하고 허용한다. 간호사는 개인, 가족, 친구의 슬픔반응의 유형이 다를 수 있다는 것을 알고 차이를 수용하며 이에 대하여 민감해야 한다. 간호사는 사별자에게 다양한 슬픔반응을 설명해주고, 애도자들이 각자 자신의 방법으로 슬퍼한다는 것을 알도록 지지한다.
- 사별자에게 지속적으로 지지를 제공한다. 간호사는 사별자와 단기 또는 간헐적 상호작용을 할 수 있고, 때로는 외부에 의뢰할 수도 있다. 지지를 위하여 지역사회자원이나 지지그룹에 대한 정보를 제공하거나 연계할 수 있다. 간호사는 사별자에게 가족과 친구 등 자신의 지지체계를 동원하도록 격려한다.
- 사별자의 방어기전과 대처양식을 확인한다. 어떤 대처행동은 건강하지만, 그렇지 않은 것도 있다. 노인은 일생 동안 스트레스 상황을 경험하면서 자신의 대처패턴을 가지게 된다. 정상적인 상황에서 이러한 방어기전과 대처기전은 성공적으로 사용되나, 반복되는 상실 또는 큰 일을 경험했을 때는 효과적이지 않을 수 있다. 불건강한 대처기전은 알코올 중독과 같은 파괴적인 행동으로 나타날 수 있다. 간호사는 사별자의 대처기전을 확인

하고 효과성을 평가하고, 지속적으로 사용할지 또는 긍정적으로 대처할 수 있는 다른 방법을 찾을 수 있도록 도와야 한다.

- 사별자의 병적인 상태를 확인하고 적절한 의뢰를 한다. 슬픔상담과 전문가의 지지가 충분하지 못하여 다른 문제가 발생하였을 때는 더욱 집중적인 도움이 필요하다. 간호사는 특히 사별자에게 심각한 우울 질환이 있는지 주의해서 보아야 하고, 있는 경우에 적절한 의뢰를 해야 한다. 배우자를 상실하고 혼자 사는 노인은 우울의 위험이 있다. 백인 남성 노인은 다른 집단보다 자살률이 높다. 이는 이 연령의 집단에서 우울이 중요한 문제라는 것을 시사한다. 간호사가 남성 노인과 삶의 의미에 대하여 토의한다면 간호사가 이 영역 문제의 단서를 얻을 수 있을 것이다. 간호사는 현장에서 슬픔의 여러 단계에 있는 사별자를 지지할 수 있다. 상실에 대한 개인적인 경험이 있는 간호사는 애도를 하는 다른 사람을 더욱 잘 도울 수 있을 것이다. 상실이 큰 것이거나 또는 작은 것이든지 성공적으로 겪어낸 간호사는 자신의 경험을 통하여 슬픔과정에 가치 있는 통찰력을 가질 것이다. 그러나 자신이 슬픔의 과정 중에 있는 간호사는 급성 슬픔을 경험하는 환자를 돌볼 감정적 에너지를 쏟지 못할 수 있다.

다가오는 죽음: 노인의 관점

여기서는 노인의 죽음의 단계, 죽음에 대한 태도와 신체적 · 심리적 · 사회적 · 영적 반응을 포함한 죽음의 본질적인 특징에 대하여 다룬다. 죽음을 앞둔 노인을 위한 간호전략, 호스피스 완화돌봄, 환경적인 고려, 가족과 보호자의 관점은 적절한 노인 돌봄을 위한 중요한 영역이다.

Kübler-Ross (1969)의 저서 「인간의 죽음」에서 기술한 죽음의 5단계는 말기 환자 간호실무에 널리 사용된다. 이 모델은 죽어가는 사람은 부정, 분노, 협상, 우울, 수용의 단계로 진행한다고 했다. 모든 사람이 이 단계를 순서대로 경험하는 것은 아니고 어떤 경우에는 단계 사이를 앞뒤로 움직이기도 한다. 그러나 이 단계 이론은 말기 환자의 감정과 행동을 해석하는 것으로 유명해졌으나, 때로는 해로울 수도 있다. Retsinas (1988)는 이 5단계를 비판하고 말기 노인에 대하여 다음의 5가지 요소를 고려한 다른 모델을 주장했다; (1) 노인은 임박한 죽음에 직면함으로 자신을 본다, (2) 노인은 환자 역할에 익숙해져 있고 점차 생기가 없어진다, (3) 그들의 역할은 재정의된다, (4) 죽음은 정말로 노인에게 시의적절할 수 있다.

심리적 측면

Kastenbaum (1978)은 우리 사회의 노인에 대한 태도로 "노인은 시기적절하게 죽음에 대한 준비가 되어 있는 것"으로 가정한다고 지적하였다. 비록 문헌에는 노인이 죽음에 대하여 다양하고 광범위한 태도를 가지고 있다고 하지만, 노인에게 그들 자신의 죽음에 대한 공포는 비교적 흔하지 않다. 대신 죽음에 대한 노인의 주요 관심사는 오랫동안 쇠약하게 하는 질병, 타인의 짐이 되는 공포, 고통과 통증에 대한 공포, 삶의 질에 대한 관심, 갑자기 죽는 것과 자신의 죽음이 발견되지 않는 것이다. 문화적 다양성도 노인의 죽음에 대한 태도에 중요한 역할을 한다. 어려움의 대처에 긍정적 경험이 있고 비교적 잘 적응하는 사람들은 대개 죽음에 가까워지는 스트레스도 적응과 수용으로 접근한다. 비록 개인적인 죽음의 공포가 흔히 보이지는 않지만, Field (2000)는 죽음이 가까이 온 것을 수용하는 사람들조차도, 죽을 준비가 되지 않은 경우가 있다는 것을 발견했다. 그들은 가능한 조금 더 살고 싶어 한다. 노인의 "좋은 죽음"은 친구와 가족이 함께하는 것, 신체적 또는 정신적 의존성이 최소한인 상태, 타인에게 최소한의 짐이 되는 것, 자신의 집에서 머무르는 것, 정서적 · 영적 · 재정적 필요를 채울 수 있는 것이다. 노인의 죽음에 대한 감정은 그들의 경험과 태도가 광범위하기 때문에 개별적인 사정이 필요하다.

인생의 끝에 가까워지면 사람들은 자신의 생애를 되돌아보고 싶어하는데, 자신의 전 생애를 이해하고 싶어 한다. Erikson (1963)은 생의 마지막 과업은 '통합의 심리사회적 위기 대 절망'이라고 하였다. 이 이론에서는 죽음이 가까워진 노인은 자신의 생애를 회고하고 싶어 하고, 긍정적이거나 부정적인 측면의 결론을 내리기를 기대한다. 만일 자신의 생이 의미 있고 가치 있는 인생이라고 말할 수 있다면 자아통합감은 증가한다. 그러나 자신의 생이 부정적으로 평가된다면, 후회, 허무감, 절망감을 경험하게 될 것이다. 자신의 인생이 좋았다는 행복한 결론을 내린 사람의 경우에는 긍정적인 추억이 죽음의 수용에 영향을 미친다.

죽음과 관련된 심리적 문제는 환자, 가족 및 의료전문가에게 가장 큰 우려를 일으킨다고 하였다. 요양원에 거주하는 말기 환자의 가장 흔한 정서적 요구는 슬픔과 우울(44%), 불안 또는 초조(33%), 외로움(21%)이라고 하였다(Reynolds et al., 2002).

영적 측면

종교적 신념과 영적 경험은 노인이 자신의 생을 이해하려고 할 때 중요한 역할을 한다. 전능자에 대한 신앙은 인생에 초월적 의미를 줄 수 있고 자신의 생의 목적과 의미를 보다 높은 차원에서 볼 수 있도록 돕는다. 때로는, 죽음 또는 상실의 위협이 신앙의 위기를 초래할 수도 있지만, 사람들은 현재의 경험을 이해하려고 노력하면서 이전 자신의 믿음에 대해 스스로 질문을 해본다. Moadel 등(1999)은 다양한 인종의 암 환자를 연구하였는데 51%의 환자는 영적 요구 또는 실존적 요구가 충족되지 않았다고 보고하였다. Reynolds 등(2002)은 30%의 요양원 거주 말기 환자는 영적 요구와 정서적 요구가 필요하다고 하였다.

Doka (1993)는 말기 환자의 3가지 요구를 확인하였는데, (1) 삶의 의미를 추구하는 요구, (2) 적절하게 죽는 요구, (3) 죽음을 넘어선 희망을 발견하는 요구였다. 이 3가지 요구는 다른 연구인, 노인의 죽음에 대한 공포 연구 결과와 함께, Erikson의 심리사회적 발달단계의 마지막 과업과 유사하였다. 종교적 또는 영적 신념과 경험은 노인이 이러한 공포를 대처하는 데 도움이 되는 도구가 될 수 있다. 환자의 종교적 지지와 영적 지지 요구의 사정은 말기일 때는 특히 중요하다. 이 시기의 영적 돌봄은 죽음과 사후의 삶에 대해 준비하고, 죽음에 대한 분노를 다루며, 과거의 잘못에 대한 용서를 구하고, 평안을 추구하며, 상실에 대처하는 가족의 요구를 충족시켜줄 수 있다. 2013년 The National Consensus Project for Quality Palliative Care (NCPQPC)는 질적인 말기간호의 역량으로 영적 요구의 사정과 중재를 포함시켰다. 그러나 실제로 영적 돌봄은 일관성 있게 제공되지 않고 있다. Hermann (2006)의 The Spiritual Need Inventory는 생의 말기에 있는 환자의 영적 요구 사정에 유용하게 활용할 수 있다.

사회적 측면

말기에는 가족과 친구들이 환자의 역할을 변화하도록 하거나, 변화를 강요하게 된다. 환자 역할(sick role)을 수용하는 것은 자신의 운명을 수용하는 것과 같이 하게 된다. 그러나 어떤 말기 환자는 투쟁하는 위치에 서서, 죽지 않거나 벗어날 수 있는 모든 것을 해보기로 결정한다. 어떤 사람은 죽어간다는 사실의 수용을 거부하고, 가능한 한 하루하루를 온전히 살아가는 것을 '아직 살아 있음'으로 규정하여 앞으로 나아가는 것으로 결단한다. 죽음에 대한 말기 환자의 태도의 결정은 사회문화적 · 심리적 · 개인 생애사적 요소들이 영향을 미친다. 어떤 사람의 죽음에 대한 태도는 긍정적이고 성장하는 것이다. 다른 경우에는 말기 환자뿐만 아니라 주변에 있는 사람들도 부정적이고 이 시간을 지내기가 어렵다. 예를 들면, 환자가 죽어가는 것을 부정하고 필요한 해결책의 의논을 거부하고 있고, 반면 가족구성원은 문제를 해결하기를 원하여 힘든 상태가 되는 것이다.

죽음과 말기상태에 대한 화제는 미국 사회에서 금기로 여기므로, 대부분의 사람은 죽음을 앞둔 사람 앞에서 죽음에 관하여 말을 시작하는 것에 불편함을 느낀다. 이것은 타인의 죽음을 직면할 때 자신의 죽음에 대해서도 부분적으로 맞닥뜨리기 때문이다. 일반적으로 사람이 젊고 건강할 때는 안정적이므로 불멸할 것 같은 착각을 하면서 살기 쉽다. 그러나 사랑하는 사람이 죽어갈 때, 이 사람 없이 살아가는 것과 동시에 자신의 죽음에 대한 생각을 하게 된다. 이러한 생각은 처음에 불편한 느낌이 들고, 이런 불편한 감정을 완화하기 위하여 말기 환자를 피하게 된다. 이때 말기 환자는 친구나 가족이 자기를 버린 것 같기 때문에 사회적 고립감을 느끼게 된다. 노인은 이미 죽어가고 있어서 타인과 상호작용이 많이 필요하지 않을 것이라는 사회적 관념이 있으므로 더욱 특별한 관심이 필요하다. 때로는 사람들과 연결을 끊고 조용히 죽는 것이 정상적이고 자연스럽게 보일 수 있다. 이러한 태도는 사회적 고립감을 더 증가시킨다. 사회적 고립감, 외로움, 역할 변화는 죽어가는 노인에게 전형적으로 수반되는 것이다. 간호사와 의사는 말기 노인과 개방적으로 의사소통하는 것을 피할 수도 있다. Costello (2011)의 연구에서 간호사는 말기 환자에게 개별적인 신체간호를 제공하였으나, 영적 간호와 정서적 간호는 부족하다고 하였다.

신체적 측면

노인에게 돌봄을 제공할 때 분명하고 당황되는 문제는

"언제 죽게되는지" 결정하는 것이다. 말기질환이라는 진단이 필요한가? 나타나는 특정한 신체적 징후가 있는가? 어떤 점에서는 모든 인간은 죽는 과정에 있다. 그럼에도 불구하고, 비로소 죽음 앞에 서게 되면 남아 있는 시간이 얼마나 되는지 생각하게 된다. 또는 불치의 병에 걸리면 언제 죽게 될지를 계산하게 된다. 기대수명도 사람들이 언제 죽게 될지를 생각하게 한다. 활력이 있는 75세와 100세를 비교하면 취약한 100세에서 임박한 죽음이 올 수 있다고 예측하게 된다. 가장 흔히 사용하는 '말기질환'이라는 용어의 정의는 기대수명이 6개월 또는 그 이하이다. 이 기간은 메디케어(Medicare)에서 호스피스 돌봄의 수혜를 받을 수 있는 기간이기도 하다. 말기질환으로 진단받지 않은 노인에게 적용하는 말기(dying)의 정의는 없기 때문에, 이 경우에는 개별적으로 검진해야만 한다.

대개 노인의 죽음은 갑작스럽게 예기치 못한 사고나 질병보다는 하나 또는 그 이상의 만성질환의 합병증으로 초래된다. 65세 이상 노인의 3대 사망원인은 심장질환, 암, 하부호흡기질환이다(CDC, 2016). 그 밖의 노인 사망의 주요 원인은 만성폐쇄성호흡기질환(COPD), 폐렴, 인플루엔자, 당뇨병, 사고로 인한 외상, 신장질환, 패혈증, 알츠하이머병(Alzheimer)의 합병증 등 이다.

일반적인 건강 요구

특정 질환과 기능장애로 인한 요구와 상관없이, 말기 환자는 일반적인 건강요구가 있으므로 이것을 해결해야 한다. 이러한 요구를 충족하기 위한 일반적인 간호중재는 (1) 생명유지 기능(vital function)의 안정화와 지지하기 (2) 기능적 문제를 확인하고 치료 적용하기, (3) 고통과 괴로운 증상을 완화하기, (4) 환자와 가족의 상호작용을 지지하기, (5) 죽음의 현실에 대처하는 가족과 환자를 지지하기이다. 말기질환자가 경험하게 되는 흔한 신체적 문제와 증상은 통증, 호흡곤란, 변비, 섬망, 배뇨패턴의 변화, 피부통합성 장애, 식욕부진, 구강건조, 오심과 구토, 불안정, 수면장애, 연하곤란, 영양문제이다. 기타 중요한 문제들은 가족대처와 스트레스, 안전욕구, 자가간호결핍 등이다. 말기 노인 환자의 이러한 일반적인 건강요구는 연령-관련 변화와 중복질환 상태와 병합되어 있고, 가족은 높은 질의 돌봄이 어렵다. 노인의 복합적인 신체적 · 심리사회 · 영적 요구를 해결하기 위해 숙련된 사정과 창조적인 간호전략이 필요하다.

연령관련 변화로 인한 효과

말기 노인의 신체적 요구를 충족하는 간호는 쇠약한 상태를 가진 다른 환자의 세심한 간호요구와 다르지 않다. 연령관련 변화와 장기 만성질환으로 인하여 노인은 위생문제, 피부간호, 영양, 배설, 운동, 이동, 휴식과 수면, 통증관리, 호흡문제, 인지와 행동기능의 위험요소를 지니게 된다. 여기서는 노인에게 발생하는 특정 문제들을 언급하려고 한다.

피부계와 혈관계의 연령-관련 변화는 영양, 배설, 운동과 같이 발생하고, 피부손상이 빠르게 발생한다. 피하지방층의 소실과 피지선 활동의 감소로 피부는 얇고 건조해지며, 부동으로 인하여 손상위험이 커진다. 욕창은 노인이나 쇠약한 환자에게 쉽게 발생하나 치유하기 어려운 문제이다. 최선의 피부간호와 체위변경을 하더라도 말기에는 욕창의 예방이 어렵다.

흉벽의 경직성, 섬모운동의 감소, 기침반사와 구토반사의 감소 등으로 인해 노인의 호흡기문제가 발생하고, 특히 폐렴을 유발한다. 흡인성 폐렴은 노인이 혼자서는 먹을 수 없고, 상체를 일으켜 유지하기 어려운 상태에서 흔히 발생할 수 있다. 노인의 경우는 면역능력의 감소로 인해 증상이 복잡한 폐렴으로 나타난다. 노인에게 폐렴과 관련된 비특이적 증상이 나타날 때 폐렴으로 진단하고 치료할 수 있다. 노인은 수면 시 Cheyne-Stokes 호흡 또는 수면무호흡 같은 호흡곤란과 호흡양상의 변화가 발생할 수 있는데, 만일 질병이 심각한 상태이거나 죽음에 임박하다면 문제가 될 수 있다.

연령과 관련된 소화기계의 변화로는 침 분비, 소화액과 소화효소 감소, 연동운동 감소, 장벽의 흡수 감소 등이 나타난다. 이러한 변화로 말기 노인 환자는 적절한 영양상태와 장의 기능을 유지하는 것이 문제가 된다. 몸을 움직이지 못하는 부동은 환자의 상태를 악화시키는데, 변비, 분변매복(변이 막힘)과 때로는 설사를 하게 된다. 비록 건강전문가들이 변비의 심각성을 경시할 때도 있지만, 이 문제는 말기 환자에게는 심한 불편감을 초래하고 다른 합병증을 일으킬 수도 있다.

연령이 증가하면서 생기는 시력과 청력의 변화로 노인은 주변 환경에서 받는 자극이 감소한다. 질병이 심화된 환자에게 안경이나 보청기를 사용할 수 없게 되면 어려운 문제가 발생한다. 그러므로 이런 노인 환자에게는 조용하고 부드러운 조명, 평온한 환경을 제공해야 한다. 건강한 사람에게도 감각소실은 정신적 혼란을 일으키므로 말기 노인에게는 더욱 주의해서 돌봄을 제공해야 한다.

환경의 변화가 있거나 낯선 사람과 장소도 노인에게는 인지장애를 일으킬 수 있다. 노인 말기 환자는 입원을 하거나 요양시설로 이동을 할 수 있는데, 이러한 이동으로 발생하는 급성 혼돈이 영구적이 될 수도 있다. 만일 일시적으로 시설에 입소를 하더라도, 노인은 자신의 질병이 더 나빠지는 과정으로 인식할 수 있고, 죽음이 더욱 임박한 것으로 생각할 수 있다.

비록 노인의 표재성 통증 경험은 변하지 않는다고 생각하나, 많은 노인은 장기의 통증인 내장성 통증을 경험하는 것으로 생각된다. 그러나 젊은 성인과 비교하면, 노인들은 만성 통증의 호소가 더 많은 것으로 보고되었고, 실험적으로 유도된 통증내성(참을성)이 감소된 것으로 나타났다. 이것은 연령과 관련되어 통증조절기전이 다른 것으로 볼 수 있다. 노인의 통증과 불편감에 대한 모든 보고는 유의해야 하고 간호사가 확인해야 한다. 통증 완화를 위한 비약물적 중재는 치료적 접촉, 마사지, 침, 이완요법, 심상요법 등이 있고, 필요시 사용할 수 있다.

약물동력학(pharmacokinetics)과 약효학(pharmacodynamics)은 연령에 따라 변화하므로 비전형적인 약물 반응이 나타날 수 있다. 약물은 내과적 치료에 필수적인 부분으로 광범위하게 사용되기 때문에 약물의 효과와 부작용, 작용은 세심하게 관찰하여야 한다. 죽음과 관련된 생리적 변화의 예로, 순환기계의 변화가 있을 때 약물치료 관리에 어려움이 증가할 수 있다. 수면패턴은 생리적 변화, 통증, 환경 변화로 인하여 나빠질 수 있다. 말기 환자의 불면 호소에 가장 흔히 약물처방을 한다. 약물이 어떤 경우에는 적절할 수 있으나, 주의하여 처방해야 하고 주의 깊게 관찰해야 한다. 말기 환자를 위한 수면제는 실금 또는 섬망 같은 다른 문제를 일으킬 수 있다. 약물을 사용하기 전에 먼저 비약물적인 치료를 사용해야 한다. 또한 불면의 정신적인 원인도 조사해야 한다. 예를 들어, 잠잘 때 혼자 죽어가는 공포를 가졌거나 가족 내에 해결되지 않은 일이 있다면 수면 약물이 최선의 해결책이 아니므로, 약물 대신 불면의 원인을 주의 깊게 사정하고 이에 따라 적절한 치료를 해야 한다.

간호관리

간호사가 말기 노인에게 양질의 간호를 제공하기 위해서는 죽음과 노인의 가치에 관한 자신의 태도와 정서를 먼저 확인해야 한다. 젊은이 중심의 미국 문화에서는 전형적으로 노인을 대단히 존경하거나 가치 있게 여기지 않는다. 업무가 과다한 병원 간호사는 간호의 우선순위를 정해야 한다. 예를 들어, "DNR과 안위제공"을 해야 하는 말기 노인 환자와 비교해 생존 가능성이 높은 젊은 환자에게 더욱 관심을 두게 된다. 죽음은 흔히 조용히 오기 때문에, 간호사는 그 시간에 말기 환자의 신체와 정서적 요구를 돌보지 못하고 함께 하지 못할 수도 있다. 노인을 위한 높은 수준의 질적 간호는 간호사의 가장 도전적인 일이 될 수 있고 모든 간호경험 중에 가장 보람되는 일이 될 수도 있을 것이다. 이를 위해서 간호사는 노인학과 말기 환자 간호의 지식이 습득해야 하고, 더하여 말기 환자와 가족을 위한 전인적 돌봄에 필요한 지식, 기술과 열정이 함께 있어야 한다. 질적인 완화돌봄을 위한 최신 임상실무지침 2018년 4판은 다음 웹사이트에서 활용이 가능하다[https://www.nationalcoalitionhpc.org/ncp (NCPQPC, 2018)].

간호사정

간호사는 신체적 · 심리사회적 · 영적 요구를 주의 깊게 지속적으로 사정해야 한다. 신체요구 사정도구는 환자의 질병과 말기 노인과 관련이 있는 것을 적용한다. 구체적으로 피부통합성, 호흡상태, 영양, 배설, 감각능력, 인지기능, 안위, 휴식과 같은 잠재적 문제도 확인해야 한다. The International Association for Hospice and Palliative Care는 완화돌봄과 통증의 사정도구 목록을 만들어 제시하고 있다(https://hospicecare.com/home/). The Palliative Performance Scale (Anderson, Downing, & Hill, 1996)은 환자의 요구를 추적하고 확인하는 데 유용하다.

말기 환자, 가족, 돌봄제공자의 심리사회적 요구도 주의 깊게 사정해야 한다. 그러나 이 영역은 시간제한이 있거나 죽음의 과정에 대한 환자 가족의 정서를 잘 모를 때는 접근하기가 어려울 수 있다. 심리사회적 요구와 영적 요구는 일반적으로 함께 논의하게 되는데, 서로 영향을 주고 연관되어 있기 때문이다. 영적 요구를 주의 깊게 사정하기 위하여 다음 질문을 읽고, 지금 당신에게 가장 가까운 것에 표시하시오.

1. 나는 나의 인생을 이끌어가는 중요한 의미 또는 의미있는 것을 발견했다고 느낀다.

매우 그렇지 않다 그렇지 않다 모르겠다 그렇다 매우 그렇다.

2. 나의 인생에 목적이 있으나, 나는 그것을 위해 많이 노력하지 않는다.

매우 그렇지 않다 그렇지 않다 모르겠다 그렇다 매우 그렇다.

3. 나는 나의 삶에 의미를 주는 신념 또는 신념들을 가지고 있다.

매우 그렇지 않다 그렇지 않다 모르겠다 그렇다 매우 그렇다.

4. 내가 정말로 하고 싶은 일을 무엇인가 하지 못하게 막는 것 같다.

매우 그렇지 않다 그렇지 않다 모르겠다 그렇다 매우 그렇다.

5. 나는 내 인생에서 내가 하는 일을 가치 있게 여기지 않는다.

매우 그렇지 않다 그렇지 않다 모르겠다 그렇다 매우 그렇다.

6. 나에게 가장 중요한 것은 나의 활동을 지배하는 것이다.

매우 그렇지 않다 그렇지 않다 모르겠다 그렇다 매우 그렇다.

7. 나의 인생을 생각할 때, 내가 여기에 있는 이유를 찾기 어렵다.

매우 그렇지 않다 그렇지 않다 모르겠다 그렇다 매우 그렇다.

8. 기본적으로, 나는 내가 원하는 삶을 살고 있다.

매우 그렇지 않다 그렇지 않다 모르겠다 그렇다 매우 그렇다.

9. 인생에서, 나는 목표가 전혀 없다.

매우 그렇지 않다 그렇지 않다 모르겠다 그렇다 매우 그렇다.

10. 나의 존재는 목적이 있고 의미가 있다.

매우 그렇지 않다 그렇지 않다 모르겠다 그렇다 매우 그렇다.

11. 인생은 완전히 일상적인 것 같다.

매우 그렇지 않다 그렇지 않다 모르겠다 그렇다 매우 그렇다.

12. 나의 일상 업무를 하는 것은 즐거움과 만족의 원천이다.

매우 그렇지 않다 그렇지 않다 모르겠다 그렇다 매우 그렇다.

의미체계 질문

당신의 삶에 의미를 주는 매우 중요한 것이 있습니까?

예 아니오

만일 "아니오" 라면, 현재 당신의 삶의 상황을 설명하시오.

만일 "예" 라면, 현재 당신의 삶에 의미를 주는 것의 목록을 쓰시오.

그림 26.3 의미 실현 척도(From Burbank, P. M. [1992]. Assessing the meaning of life among older clients: An exploratory study. Journal of Gerontological Nursing, 18[9], 19–28. Reprinted with permission from SLACK Incorporated.)

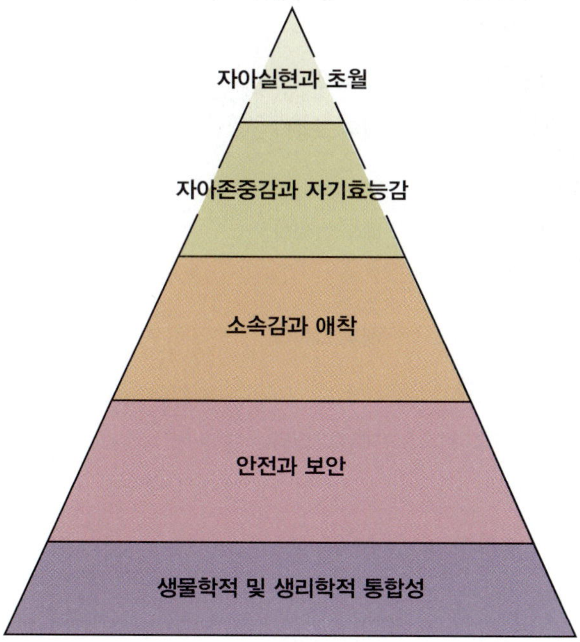

- 피할 수 없는 미래를 공유하고 타협하기
- 죽음의 의미를 깨닫기

- 쇠약감의 증가에도 존엄을 유지하기
- 가능한 범위에 독립성을 유지하기
- 마지막까지 삶의 일부에, 정상인으로 느끼기
- 개인의 정체성을 보존하기

- 말하기
- 이해하며 경청하기
- 사랑하며 사랑받기
- 죽을 때 돌보는 사람과 함께 하기

- 숨겨진 두려움을 말할 기회 주기
- 그를 돌보는 사람들을 신뢰하기
- 그가 진실을 말하고 있다고 느끼기
- 안전하다고 느끼기

- 신체증상 완화되기
- 에너지 보존하기
- 통증에서 벗어나기

그림 26.4 말기 환자의 욕구 단계(From Touhy, T. A. & Jett, K. F. [2016]. Ebersole & Hess' toward healthy aging: Human needs and nursing response [9th ed.]. St. Louis, MO: Mosby.)

죽음을 넘어선 삶의 의미, 바람직한 죽음, 희망 발견하기 등을 추구하는 영역이 포함된다.

삶의 의미는 말기 또는 거의 생명의 마지막 시점에 있는 사람과 마찬가지로 슬픔을 경험하고 있는 사람에게도 주제로 떠오른다. 지역사회에 거주하고 있는 노인을 대상으로 한 Burbank (1992)의 연구에서, 의미있는 삶이 될 수 있도록 하는 것은 신체적 건강과 우울증상이 없는 것 두 가지가 관련이 있다고 하였다. 삶의 의미의 정도를 사정하는 데 유용한 질문은 그림 26.4에서 볼 수 있다. Maslow의 욕구단계에 근거하여 사정하면, 말기 노인 환자의 각 단계의 특정한 욕구를 확인하는데 도움이 될 수 있을 것이다. 말기환자의 욕구수준에 대한 세심한 사정은 욕구 충족에 적절한 전략을 찾을 수 있는 자료가 될 것이다.

간호중재

젊은 환자와 말기 노인 환자를 위한 간호중재는 차이점이 있다. 동일한 간호중재를 적용하더라도, 노인은 간호전략의 효과를 더욱 자주 사정 · 적용 · 평가해야 한다. 예를 들어 쇠약하여 움직이지 못하는 젊은 환자는 유사한 상황의 노인 환자보다 체위변경이 덜 필요하다. 노인 환자는 동일한 상태에서 젊은 환자보다 구강건조증이 더 심할 수 있다. 간호사는 개인적인 편견과 노인 차별과 평가절하 때문에 환자간호를 소홀히 할 수 있다는 것을 인식해야 한다. 노인 환자의 속도에 맞추어 간호를 하는 것이 특히 중요하다. 이것은 간호사가 인내를 가지고 노인에게 충분한 시간을 주고, 가능한 한 독립적인 기능을 하도록 격려할 수 있다.

말기 노인 환자에게 특히 어려운 문제점은 통증, 호흡곤란, 변비, 요실금, 불안정, 환각, 망상과 영양문제이다. 이러한 문제점을 해결하기 위한 완화돌봄 방법은 죽음에 임박하지 않은 노인 만성질환자에게 적용하는 전략과 다르고, 아래에 논의할 것이다.

말기 환자는 통증을 많이 경험하고, 강도가 높을 수 있고, 환자의 삶의 질에 부정적인 영향을 미친다. 통증경험은 복합적이고 관리하기가 어렵다. 단계적인 통증간호 접근이 권장되는데, 약한 통증에는 aspirin 또는 acetaminophen, 더욱 지속적 통증은 codeine 또는 oxycodone과 같은 중등도 opiate를, 심한 통증에는 morphine 같은 강한 아편제제(opiate)를 사용한다(World Health Organization [WHO], 2017) (그림 26.5). 통증의 약물투여는 안정적 수준을 유지하기 위하여 24시간 지속되어야 한다. 간호사의 책무는 통증약물 투약에 관하여 통증 사정, 환자, 가족, 돌봄제공자에게 교육을 제공하고, 환자에게 투여하는 약물의 변화가 필요한 경우에는 처방을 하는 전문가와 긴밀한 의사소통하는 것이다. 환자의 사회심리적 요소와 정서적 고통이 신체적 통증을 강하게 할

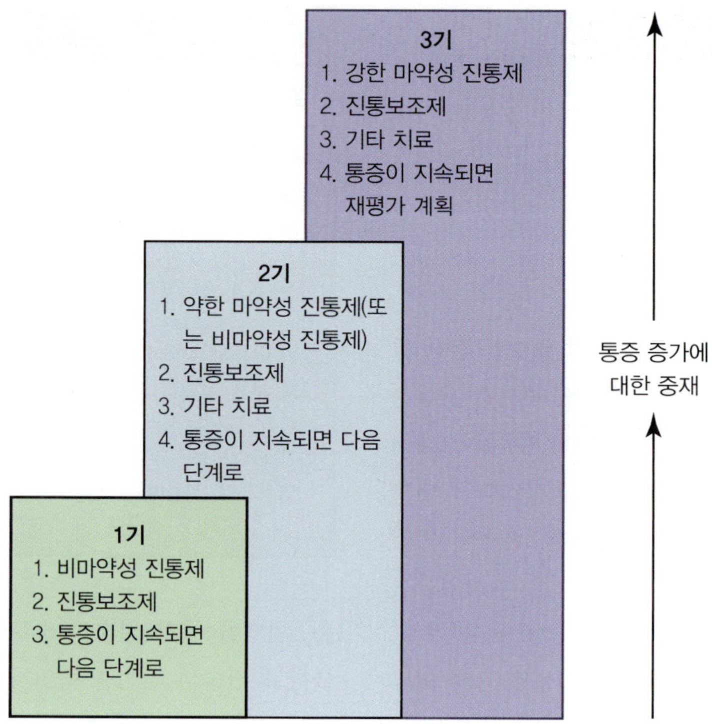

그림 26.5 노인 치료에 진통제 사용

수 있기 때문에 환자의 정서적 상태에도 주의를 기울여야 한다.

노인은 대체로 통증을 호소한다. The Joint Commission에서는 급성질환 환자와 만성질환 환자의 통증 사정과 관리가 필요하다고 하였다(The Joint Commission, 2016). 65세 이상 노인이 계속 증가함에 따라, 통증이 있는 쇠약한 사람과 만성질환자도 증가하고 있다. 노인은 통증을 유발하는 관절염, 뼈와 관절의 장애, 암, 기타 만성질환을 많이 가지고 있다. 지역사회에 거주하는 노인의 35~48%가 일상적인 통증을 가지고 있다고 하였다. 요양시설에 거주하는 노인은 통증 이환율이 더 높아 45~85% 정도라고 하였다(Herr, 2011; Ferrell, Ferrell, & Osterweil, 1990).

노인의 경우 대체로 통증에 대한 치료를 하지 않거나 부족하게 치료를 한다. 부족한 통증치료는 노인의 건강과 삶의 질에 부정적인 영향을 미치므로, 우울, 불안, 사회적 고립, 인지장애, 부동, 낙상, 영양실조, 건강비용의 증가, 삶의 질 상실 등의 결과를 초래한다.

호흡곤란 또는 숨이 찬 증상은 환자와 돌봄제공자 모두에게 공포를 느끼게 한다. 흔한 원인은 저산소혈증, 호흡기계 분비물, 불안, 기관지경련과 통증이다. 호흡곤란은 침상머리 상승, 활동제한, 낮은 습도(완전히 건조한 것을 아님)와 시원한 방 온도, 산소공급, 기관지확장제 또는 진통제로 충분히 완화할 수 있을 것이다. 호흡곤란의 완화와 불안 감소를 위하여 morphine이 가장 효과적인 약물로 사용될 수 있으나 변비와 호흡억제가 합병증으로 발생할 수 있다.

변비는 통증치료로 마약성 진통제(opioids)를 사용하거나 식이와 활동의 제한이 있을 때 노인에게 흔히 발생한다. 환자가 충분한 수분과 식이를 섭취하지 못하면, 식사에 섬유소를 추가하거나 변의 부피를 확장하는 완하제를 투여할 수 있다. 변연하제와 구강하제는 더 효과적일 수 있으나, 좌약, 관장, 수지관장(manula disimpaction)이 필요할 수도 있다. 변비관리는 주의 깊은 사정과 개별화된 관리가 필수적이다.

요실금의 원인을 확인하기 위하여 간호력, 신체사정, 방광일지, 요분석 검사를 확인하는 것이 중요하다. 요실금은 원인에 근거하여 관리한다. 간헐적 도뇨 또는 유치도뇨를 하게 된다. 카테터를 사용할 때는 항상 감염의 위험을 고려해야 한다. 말기 환자는 움직일 수 없고 피부통합성의 문제가 발생하므로 유치카테터를 사용하는 경우는 이득이 위험보다 커야 할 수 있다.

말기 환자의 안절부절못함은 변비, 요정체, 패혈증, 저산소증, 약물독성, 통증 증가, 해결되지 않는 심리사회적 문제 등 여러 가지 원인이 있다. 만일 원인을 확인할 수 있다면 효과적인 치료를 할 수 있으므로 안절부절못하는 증상을 해결할 수 있을 것이다. 이 증상이 지속되어 환자와 가족이 소란을 일으키게 된다면, 약물관리가 필요할 수 있을 것이다(예: barbiturates 또는 haloperidol 같은 neuroleptic 약물). 간호사는 완화돌봄의 목적이 가능한 환자가 타인과 의미 있는 상호작용을 할 수 있도록 의식의 수준을 유지하는 것이라는 것을 기억해야 한다.

인지장애가 있는 말기 노인 환자는 환각과 망상을 흔히 경험한다. 망상이 있는 사람에게 다시 설명을 해주고 현실을 직면하게 하는 것은 부가적인 동요를 유발할 수 있어 대개는 성공하지 못한다. 더 나은 전략은 망상을 무시하고 대화를 다른 자연스러운 주제로 전환하는 것이다. 혼돈의 이면에 있는 메시지와 정서의 공감적 이해에 근거하여 확인하는 기술은 망상과 환각을 경험하는 사람과 의사소통하는 데 효과적이다. 예를 들면, 어떤 사람이 혼자서 있는데 그의 어머니와 이야기를 하고 있다고 믿을 때, 그가 외로운지 또는 두려운지를 질문하는 것은 환자의 저변에 있는 감정의 표현과 불안의 완화를 도울 수 있다.

환자가 안전하게 삼킬 수 있다면 구강 영양과 수분 섭취를 유지해야 한다. 탈수와 식욕부진이 있는 말기 환자의 경우에 환자보다는 가족구성원이 더 염려하게 된다. 여러 사례에서, 정맥수액과 급식은 적절하지 않았다(영양 고려사항 참조). 완화돌봄 제공자와 간호사는 말기환자에게 의료적인 처치로서 영양공급과 수분공급을 하는 것은 이득이 별로 없다는 것을 인식해야 한다(HPNA, 2011). 수분공급은 실제로 호흡기 분비물을 증가시킬 수 있다. 비위관급식, 완전비경구영양법(TPN), 정맥 수분공급은 감염이 증가시키고 생존시간을 감소시킬 수 있다(HPNA, 2011). 노인에게 과다한 수분공급은 부종을 초래하여 순환장애를 일으킨다. 탈수의 부작용은 단지 구강건조이므로 이것은 인공타액, 얼음조각, 글리세린 면봉과 구강간호로 완화할 수 있다(HPNA, 2011). 충분한 구강간호를 제공한다면, 말기 환자는 탈수에 고통받지 않는다고 볼 수 있다(HPNA, 2011). 그러나 이 영역의 더 많은 연구가 필요하다. 말기 환자의 수분공급과 영양에 관하여 환자 사정을 통하여 세심한 의사결정을 하는 것이 중요하다.

좋은 의사소통 기술은 말기 환자와 가족과 일할 때 필수적이다. 효과적인 의사소통 기술인 눈 맞춤, 접촉의 적절한 사용, 반영을 통한 진술의 명료화(예: 이해한 메시지를 재진술하고 진술의 의미를 확인하기 위해 질문하는 것)가 중요하다. 간호사는 죽음에 직면하는 사람과 상호작용과 개입을 하기 때문에 자신의 한계와 강점을 인식하는 것이 중요하다. 간호사가 임종과정 전반에 걸쳐 환자와 가족과 함께 일하기로 약속했다면 가능한 한 이 약속을 이행하는 것이 중요하다.

간호사의 다른 중요한 역할은 가족과 돌봄제공자를 교육하고 지지하는 것이다. 돌봄제공자는 감소된 에너지 수준, 건강문제, 깊은 슬픔, 사랑하는 사람이 없는 삶의 공포를 포함한 여러 가지 문제를 경험한다. 간호사는 돌봄제공자의 요구에 민감해야 하고, 교육을 제공하고, 심리적 지지, 부가적인 서비스를 위한 의뢰 등을 한다.

사회적 지지체계의 역할은 사별과정 동안에 매우 중요하다. 즉, 간호사는 사회적 지지망을 사정하고 필요시 환자와 가족을 위하여 지지를 동원하여 도와야 한다. 이와 함께 말기 암 환자를 위한 집단치료 중재로 용서치료는 매우 효과적이었고, 삶의 질을 개선한다고 보고되었다.

돌봄제공자로서 간호사는 간호했던 환자가 사망한 후에 강한 슬픔을 경험하는데, 이것은 면역이 되지 않는다. 이러한 감정은 간호사와 환자 사이가 밀접한 관계일 때마다 발생하는데, 특히 호스피스 환경에서 장기간 돌봄을 제공한 경우에 더욱 그러하다. 말기 환자는 특정한 특징이 있는데, 간호사가 이전에 해결되지 않는 상실의 경험이 있을 때, 이러한 특징이 기억을 불러일으키기도 한다. 이러한 슬픔은

영양 고려사항

암 치료의 영양학적 영향

식욕상실은 말기 과정에서 흔히 발생한다. 대부분 가족은 기본적인 인간 돌봄의 일부로 음식 제공을 생각하고 이것은 환자의 생명을 연장할 수 있는 방법이라고 여긴다. 그러나 말기 환자는 식사가 불유쾌하고 원하지 않을 수 있다. 비위관, 위루관 또는 정맥 영양공급 등의 인공적 식이공급은 합병증을 초래하거나 사망을 앞당기게 된다. 식사와 음식은 사랑하는 사람과 함께 한 좋은 추억과 밀접하게 연결되기 때문에 환자와 돌봄제공자 사이의 잠재적인 갈등의 원인이 되기도 하는 영역이다. 환자와 가족은 식욕부진이 죽음과정에서 정상적이라는 것을 알아야 하고, 음식과 영양의 의미에 대한 개방적 논의가 필요하다.

영양분을 제공하는 다른 의미 있고 상징적인 방법은 인공영양 없이 할 수도 있을 것이다.

다른 상실과 슬픔의 경험과 마찬가지로 사정이 필요하다는 것을 인식하고 평가해야 한다. 간호사를 위한 첫 단계는 해결되지 않은 슬픔을 인식하는 것이다. 둘째 단계는 고인에 대한 감정을 동료, 친구, 가족구성원에게 표현하는 것이다. 더하여 직원을 위한 원내 지지 프로그램 같은 자원을 이용하거나 사목자나 다른 상담자를 만나는 것이 도움이 된다.

환경과 돌봄 서비스

병원에서 사망하는 사람들은 2000년에 32.6%이었으나 2009년 24.6%로 줄어들었다. 사망 직전 1개월 동안 중환자실 입원율은 2000년 24.3%에서 2009년 29.2%로 증가하였다. 미국에서 호스피스 돌봄은 말기에 메디케어(Medicare) 수급의 3분의 1 정도를 차지하고 있다. 말기 노인은 급성기 치료기관(입원)과 장기요양기관 사이에서 상태 변화에 따라 왔다 갔다 하고 있다.

병원의 일차 목적은 건강회복이기 때문에 특히 말기 노인을 위한 것으로는 문제가 있다. 병원에서는 이 집단이 중재와 적극적인 치료를 받지 못한다면 보험재정 지원의 제한 때문에 강제로 퇴원시킨다(치료는 가정 또는 다른 기관에서는 제공할 수 없음). 병원에서는 빈번하게 생명유지(life-support technology) 기술과 검사, 치료, 약물요법을 사용하게 되므로 말기 노인은 소용없는 고통을 경험하게 된다.

간호시설과 장기요양기관은 병원과 다른 목적을 가지고 다른 보험급여체계를 가지고 있다. 숙련된 요양시설의 첫째 목적은 환자에게 가능한 한 최고의 기능 수준을 다시 회복하게 하는 것이다. 이것은 환자가 수술 또는 만성질환에서 회복하도록 돕는 간호와 재활의 다학제적 접근을 통해서 할 수 있다. 요양시설기관은 돌봄의 첫째 목적을 통하여 좋은 죽음을 제공할 수 있다. 그러나 현실은 많은 요양시설에서도 돌봄 제공이 부족한 실정이다. 그러므로 말기 환자를 위한 양질의 돌봄은 현재 병원 또는 간호시설에서 보장받지 못하고 있다.

호스피스 돌봄은 생의 마지막을 살고 있는 사람과 그들의 가족을 위한 인도적인 인간 돌봄의 철학에서 시작되었다. 비록 호스피스가 말기 환자가 가는 마지막 장소일 수 있으나, 미국에서 호스피스라는 용어는 돌봄의 철학으로서 환자가 집에 있든지 병원, 또는 간호시설에 있든지 간에 제공될 수 있다. 호스피스 돌봄의 기초적인 목적은 완화 돌봄에 지지적 서비스를 더한 것으로, 말기 환자가 매일의 일상에서 최고의 질적인 삶이 온전히 가능하도록 돕는 것이다. 죽음 과정과 사별기간 동안 환자, 가족, 건강전문가와 자원봉사자로 구성되는 다학제팀에 의해 신체적 · 정서적 · 사회적 · 영적 돌봄이 제공된다.

완화 돌봄이라는 용어는 "생명을 위협하는 질병의 문제를 가진 환자와 가족을 대상으로 조기 확인, 철저한 사정, 통증과 기타 문제, 신체적 · 사회심리적 · 영적인 고통을 완화하고 예방하여, 삶의 질을 개선하는 접근"이다(WHO, n.d.). 노인을 위한 장기간의 말기 돌봄은 호스피스 돌봄 전에 완화 돌봄을 제공하는 것으로 많은 보장을 받을 수 있다. 말기 환자의 의학적 치료는 완화 돌봄으로 받을 수 있으나, 호스피스 돌봄을 통해서는 할 수 없다. 호스피스 돌봄은 말기 환자와 가족에게 다학제팀 돌봄을 제공하여 성공적으로 이루어지고 있다.

많은 노인 환자는 죽음의 장소로 가정을 선호한다. 가정간호는 호스피스 돌봄 또는 완화 돌봄에 포함되거나 그렇지 않을 수도 있다. 많은 노인은 집에서 사망하고, 가족이 돌보거나 또는 방문간호사 또는 요양보호사의 돌봄을 받는다. 이 상황에서, 돌봄제공자의 목적은 호스피스의 목적과 같다. 그러나 이 경우에 말기 환자와 가족은 추후 돌봄에서 다

근거기반실무

생의 마지막 시간에 환자와 가족을 위한 간호중재

배경
생의 말기에 온정적 돌봄은 "돌봄의 마지막 장"을 구성한다. 환자가 생존해있는 동안에 돌봄을 제공하는 것이 중요하다.

자료수집/장소
이 질적연구는 Santa Barbara Cottage 병원의 암병동에서 13 가족이 사랑하는 사람을 목욕시키고 존경을 표하는 중재에 참여하였다. 그 후에 전화로 반구조화된 추후 조사를 하였다.

방법
간호사와 가족은 단계적 간호 "급성기 병원에서 사망하는 사람을 위하여 비종교적인 글을 암송하여 환자에게 존경을 표하고 목욕을 시키는" 에 참여하였다. 존경하는 글을 읽는 동안에 라벤더 오일을 환자 곁에 두었다(p. 364).

From Rodgers, D., Calmes, B., & Grotts, J. (2016). Nursing care at the time of death: A bathing and honoring practice. Oncology Nursing Forum, 43(3),363–371. doi: 10.1188/16.ONF.363–371.

학제팀과 조직의 도움을 받지 못한다.

법률의 발의

법률의 발의는 죽음과 임종에 대한 '환자 자기-결정법 (Patient Self-Determination Act)'에 관한 것이고, 1991년에 입법이 되었으며, 메디케어(Medicare)와 메디케이드(Medicaid) 보험급여를 받는 모든 건강시설은 사전연명의료의향서를 작성해야 한다. 환자가 의사결정을 할 수 없어지면 이것(생전 유서와 지속적 위임장)은 가족과 건강돌봄제공자에게 지침이 된다. Yadav 등(2017)은 문헌에서 2011년부터 2016년까지 사전의료의향서를 작성한 환자의 수가 증가되지 않은 것을 확인하였다. 많은 노력과 입법발의에도 불구하고 단지 36.7%만이 생전 유언을 포함해서 사전의료의향서를 작성하였다. 생명연장치료의 결과 대 치료하지 않은 결과에 관한 혼란은 노인의 사전의료의향서에 관한 선택을 어렵게 할 수도 있다(Winter, Parker, & Schneider, 2007).

모든 노인 환자를 간호하는 간호사는 사전의료의향서, 생전 유언, DNR에 대한 법적 내용을 이해해야 한다. 환자의 자기결정권의 확장으로 이러한 우선권은 간호사에 의해 지지되어야 한다(Basanta, 2002).

가정간호

1. 배우자 또는 의미 있는 사람을 상실하고 집에서 지내는 노인은 신체적 증상을 통하여 슬픔을 나타낸다.
2. 집에서 칩거하는 노인은 신앙의 위기를 맞이하고 신에 대한 분노를 표현한다. 가정간호사는 이를 판단을 하지 말고 노인이 분노와 슬픔을 표현하도록 하는 것이 중요하다.
3. 집에 있는 노인이 슬픔을 역기능적으로 경험한다면 복합적인 슬픔을 다루는 전문간호사나 건강전문가에게 의뢰한다.
4. 배우자나 의미 있는 사람을 상실하고 집에서 혼자 지내는 사람은 우울의 위험에 놓이게 된다.
5. 집에 있는 노인 환자의 자신의 죽음에 대한 감정을 사정한다.
6. 가족구성원과 돌봄제공자에게 죽음의 단계와 동반되는 신체적 변화에 관한 정보를 제공한다.
7. 집에서 지내는 말기 노인 환자가 매일을 가능한 한 충만하게 살 수 있도록 돕는 호스피스 돌봄을 이용한다.
8. 호스피스 돌봄이 가능하지 않다면, 가정간호사가 집에 있는 말기 노인 환자의 죽음과정을 지지 할 수 있다.

요약

노인간호사는 슬픔 또는 말기 노인 돌봄과 관련된 전략을 철저히 이해하는 것이 중요하다. 이해를 위하여 간호사 자신의 가치 체계와 슬픔과 죽음에 대한 이전 경험을 확인해야 한다. 슬픔과 말기 노인의 죽음에 대한 돌봄과 지지는 지식의 증가와 긍정적 태도로 개선될 것이다. 이러한 개선은 인생의 오랜 경험을 가진 사람으로부터 많은 지혜와 지식을 얻으므로 노인과 간호사 모두에게 이익이 될 것이다.

핵심내용

- 슬픔은 개인의 상실에 대한 지각의 급성 반응이고, 애도는 급성 슬픔반응을 해결하는 더 긴 과정이고, 사별은 중대한 상실을 경험하는 상태이다.
- 슬픔은 계속적으로 많은 변화가 있고, 모든 종류의 상실에 자연스러운 반응이며, 개인의 독특한 상실에 대한 지각에 근거한다.
- Worden (2009)은 슬픔과정을 다음의 4가지 애도 과업이 포함되는 적극적인 슬픔과정으로 보았다. (1) 상실의 현실을 수용하기, (2) 슬픔의 고통을 겪기, (3) 고인이 없는 환경에 적응하기, (4) 고인을 향한 정서의 재조정과 일상으로 이동이다/
- 인간은 전인적으로 반응하고, 슬픔은 신체적 · 심리적 반응의 증상을 나타내고, 사회화 패턴을 변경시키며, 삶의 의미에 관한 영적 문제가 나타난다.
- 복잡한 슬픔반응은 다음의 4종류 (만성적, 지연된, 과장된, 위장된 슬픔) 중에 한 가지로 나타날 수 있다.
- 슬픔과정을 지지하는 간호활동은 사별자의 감정표현 돕기, 슬퍼하는 시간 제공하기, "정상" 슬픔행위 설명하기, 방어기전과 대처유형 확인하기, 병리적인 상태 확인하기, 적절히 의뢰하기가 포함된다.
- 사회문화적 및 종교적 배경, 신체 및 기능 상태, 사회적 고립과 외로움, 매일의 일상적 삶의 의미는 임박한 죽음을 대하는 환자가 가지는 중요한 요소이다.
- 연령관련 변화들은 위생과 피부간호, 영양, 배설, 기동성, 이동, 휴식, 수면, 통증, 호흡관리, 인지와 행동의 기능 같은 영역에 보다 큰 잠재적인 문제의 소지가 있다.
- 말기 노인 환자를 지지하는 간호전략은 신체적 돌봄 제공, 좋은 의사소통 기술의 사용, 생애를 회고하기, 돌보는 가족을 지지하고 교육하는 것이다.
- 호스피스 프로그램은 말기 환자에게 증상조절, 심리적 요구 해결, 가족돌봄제공자의 지지, 환경문제의 조절, 영적 지지를 하면서 매일 매일을 가능한 한 충만하게 살 수 있도록 돕는 것이다.

비판적 사고

01 80세 여성이 폐렴과 허약으로 병원에 입원하였다. 그녀는 혼자 살고 있고, 자녀들은 지지적이고 함께 살지는 않지만 집 근처에서 지내면서 그녀를 돕는다. 그녀의 51세 남편은 약 6개월 전에 사망했다. 그녀는 상실로 슬퍼하고 있으나 고인이 된 남편은 폭력을 행사한 배우자였으므로 죄책감을 느끼고 안도하게 되었다. 그녀의 상실에 대한 대처를 당신은 어떻게 도울 것인가?

02 5세의 남성이 전이성 전립성 암으로 뼈에 전이가 되었고 말기이다. 자녀와 배우자를 포함한 그의 가족은 환자와 아주 가깝지 않다. 그들은 현재 관계가 가까워지기를 원하고 가능한 한 환자와 많은 시간을 가지고 싶어 한다. 호스피스 간호사로서, 이 가족과 배우자가 겪어야 할 예견된 슬픔에 대한 간호를 위하여 어떻게 준비할 것인가?

Appendix

부록

부록 1

진단검사

Laboratory and Diagnostic Tests

부록 1.1 혈액학 검사

검사명	성인 정상수치	노화에 따른 변화	편차에 대한 설명
적혈구(Red blood cells)	4.2~6.1×106/unit	변화없음	감소: 출혈, 빈혈, 만성질환, 신부전, 악성빈혈 증가: 높은 고도, 다혈구증, 탈수
헤모글로빈(Hemoglobin)	12~18 g/dL	경미한 감소	감소: 빈혈, 암, 영양결핍, 신장질환 증가: 다혈구증, 심부전, 만성폐쇄성 폐질환, 높은 고도, 탈수
헤마토크릿(Hematocrit)	37%~52%	경미한 감소	감소: 빈혈, 간경화, 출혈, 영양실조, 류마티스성 관절염 증가: 다혈구증, 심한탈수, 심한 설사, 만성 폐쇄성 폐질환
백혈구(White blood cells)	5.0~10.0 *103/mm³	변화없음	감소: 약물독성, 감염, 자가면역성 질환, 섭취부족 증가: 감염, 외상, 스트레스, 염증
호중구(Neutrophils)	55%~70%	변화없음	감소: 섭취부족, 심한 박테리아감염, 바이러스감염, 약물치료 증가: 신체적 및 정신적 스트레스, 외상, 염증성 질환
호산구(Eosinophils)	1%~4%	변화없음	감소: 부신호르몬 생산증가 증가: 기생충 감염, 알레르기 반응, 자가면역질환
호염기구(Basophils)	0.5%~1%	변화없음	감소: 급성 알레르기반응, 스트레스반응 증가: 골수증식성 질환
단핵구(Monocytes)	2%~8%	변화없음	감소: 약물치료(예측) 증가: 만성 염증성 질환, 결핵, 만성 궤양성 결장염
임파구(Lymphocytes)	20%~40%	변화없음	감소: 백혈병, 패혈증, 전신성홍반성루푸스, 화학요법, 방사선요법 증가: 만성 박테리아 감염, 바이러스 감염, 방사선요법, 감염성간염
엽산(Folic acid)	5~25 ng/mL	변화없음	감소: 영양실조, 엽산 결핍성 빈혈, 용혈성 빈혈, 알콜중독, 간질환, 만성 신장질환 증가: 악성빈혈
비타민B12(Vitamin B12)	160~950 pg/mL	변화없음	감소: 악성빈혈, 염증성 장질환, 위축성 위염, 엽산 결핍증 증가: 백혈병, 다혈구증, 간기능 저하
총철분결합(Total iron-binding capacity)	250~460 mcg/dL	변화없음	감소: 저단백혈증, 간경화증, 용혈성빈혈, 악성빈혈 증가: 다혈구증, 철결핍성 빈혈
철분(Iron (Fe))	60~180 mcg/dL	변화없음	감소: 불충분한 철분섭취, 만성 혈액손실, 부적절한 철분흡수 증가: 혈색조증, 용혈성빈혈, 간염, 철분중독
요산(Uric acid)	4~8.5 mg/dL	경미한 증가	감소: 납중독 증가: 통풍, 퓨린섭취증가, 만성신장질환, 갑상선기능저하증

(계속)

부록 1.1 혈액학 검사(계속)

검사명	성인 정상수치	노화에 따른 변화	편차에 대한 설명
프로트롬빈 시간(Prothrombin time, PT)	11~12.5 sec	변화없음	증가: 간질환, 비타민 K결핍, 와파린 복용, 담관폐색, 살리실산염 중독
부분트롬보플라스틴 시간(Partial thromboplastin time, PTT)	20~40 sec	변화없음	감소: 혈액내응고증 초기단계, 전이성 암 증가: 응고인자결핍, 간경화증, 비타민 K결핍, 헤파린 투여
혈소판(Platelets)	150,000~400,000/mm³	변화없음	감소: 출혈, 혈소판감소증, 전신성홍반성루푸스, 악성빈혈, 화학요법, 감염 증가: 악성암, 다혈구증, 류마티스성 관절염, 철분결핍성 빈혈

부록 1.2 혈액화학검사

검사명	성인 정상수치	노화에 따른 변화	편차에 대한 설명
나트륨(Sodium)	136~145mEq/L	변화없음	감소: 섭취량 감소, 설사, 구토, 이뇨제투여, 만성신장질환, 심부전, 말초부종, 복수 증가: 섭취량증가, 쿠싱증후군, 광범위한 열화상
칼륨(Potassium)	3.5~5.0mEq/L	변화없음	감소: 섭취 부족, 화상, 이뇨제, 쿠싱증후군, 인슐린 투여, 복수 증가: 과도한 섭취, 신장기능부전, 감염, 산증, 탈수
염소(Chloride)	98~106 mEq/L	변화없음	감소: 수분과다공급, 만성심부전, 구토, 만성위흡인, 만성호흡성산증, 저칼륨혈증, 이뇨제치료 증가: 탈수, 쿠싱증후군, 신장기능부전, 대사성산증, 과호흡
칼슘(Calcium)	9~10.5 mg/dL	유지 혹은 경미한 감소	감소: 신부전, 비타민D결핍, 골연화증, 흡수장애 증가: 뼈의 파켓병, 장기간 부동화, 림프종
인(Phosphorus)	2.5~4.5 mg/dL	약간감소	감소: 부적절한 식이섭취, 만성제산제복용, 고칼슘혈증, 알코올중독, 골연화증, 영양실조 증가: 신부전, 섭취증가, 저칼슘혈증, 간질환
마그네슘(Magnesium)	1.6~2.6 mg/dL	3년~8년 사이에 15% 감소	감소: 영양실조, 흡수장애, 알코올중독, 만성 신장질환 증가: 만성 신장질환, 마그네슘 함유된 제산제 혹은 염류 섭취, 갑상선기능저하증,
공복혈당(Fasting glucose)	70~105 mg/dL	50세 이후 증가	감소: 갑상선기능저하증, 간질환, 인슐린과다, 기아(굶주림) 증가: 당뇨병, 급성스트레스반응, 이뇨제치료, 코르티코스테로이드치료
아밀라아제(Amylase)	60~120 U/L	경미한 증가	증가: 급성췌장염, 창자천공, 급성담낭염, 당뇨병성케톤산증
당화혈색소(Glycosylated hemoglobin, HbA1c)	4~6%	변화없음	감소: 용혈성 빈혈, 만성신장질환 증가: 새로 진단받은 당뇨병, 조절되지 않는 당뇨병, 비 당뇨병성 고혈당
총단백(Total protein)	6.4~8.3 g/dL	변화없음	감소: 간질환, 영양실조, 복수 증가: 혈액농축
알부민(Albumin)	3.5~5 g/dL	경미한 감소	감소: 영양실조, 간질환, 수분과잉 증가: 탈수

(계속)

부록 1.2 혈액화학검사(계속)

검사명	성인 정상수치	노화에 따른 변화	편차에 대한 설명
혈중 요소 질소 (Blood urea nitrogen, BUN)	7~22 mg/dL	경미한 증가	감소: 간부전, 수분과잉, 영양실조 증가: 저혈량증, 탈수, 위관영양, 신장질환
크레아틴(Creatinine)	0.7~1.5 mg/dL	경미한 감소	감소: 쇠약, 근육량 감소 증가: 감소된 신장혈류, 당뇨병성 신경병증, 요로폐색
크레아틴 청소율 (Creatinine clearance)	104~124mL/min	6.5mL/min/년 속도로 감소	감소: 만성신장질환, 심부전, 간경화 증가: 고심박출량증후군
총콜레스테롤(total Cholesterol)	<200mg/dL	중년기까지 증가한 후 감소(혹은 여성에서 증가할 수 있음)	감소: 흡수장애, 영양실조, 콜레스테롤 수치를 낮추는 약물, 악성빈혈, 간질환, 심근경색 증가: 고콜레스테롤혈증, 고지혈증, 갑상선기능저하증, 조절되지 않는 당뇨병
고밀도지질단백질 (High–density lipoprotein, HDL)	>40 mg/dL	변화없음	감소: 가족력, 간질환, 저단백혈증 증가: 가족력, 지질단백혈증, 과도한 운동
저밀도지질단백질 (Low–density lipoprotein, LDL)	<130mg/dL	폐경후 증가	감소: 저지질단백혈증, 증가: 갑상선기능저하증, 알코올섭취, 만성간질환, 쿠싱증후군
알칼리인산효소(Alkaline phosphatase)	30~120 units/L	경미한 증가	감소: 갑상선기능저하증, 영양실조, 악성빈혈 증가: 간경화, 치유되고 있는 골절, 파제트병
아스파테이트 아미노기전이효소(Aspartate transaminase, AST)	0~35 units/L	경미한 증가	감소: 급성신질환, 당뇨병성케톤산증, 만성신장투석 증가: 심근경색, 간염, 간경화, 다발성외상, 급성용혈성빈혈
크레아틴 키나아제 (Creatine kinase, CK)	30~170 units/L	변화없음	증가: 심장근육, 골격근, 뇌에 영향을 미치는 질병 혹은 손상

부록 1.3 당뇨병의 진단 및 분류

	당화혈색소	공복혈당	경구 포도당 부하검사
당뇨병	≥6.5%	≥126 mg/dL	≥200 mg/dL
전당뇨병	5.7~6.4%	100 – 125 mg/dL	140 – 199 mg/dL
정상	<5.7%	<100 mg/dL	<140 mg/dL

부록 1.4 갑상선 검사

검사명	성인 정상수치	노화에 따른 변화	편차에 대한 설명
티록신(Thyroxine,T4)	4~12 mcg/dL	경미한 감소	감소: 갑상선기능저하증, 영양실조, 신부전, 간경화 증가: 갑상선기능항진증, 간염
삼요오드티로닌(Triiodothyronine, T3)	75~220 ng/dL	경미한 감소	감소: 갑상선기능저하증, 뇌하수체기능부전, 단백질영양부족, 신부전, 간질환 증가: 갑상선기능항진증, 간염, 저단백혈증
갑상선자극호르몬(Thyroid-stimulating hormone, TSH)	남 : <3.0 μU/mL 여 : <8.0 μU/mL	변화없음	감소: 뇌하수체기능부전, 갑상선기능항진증 증가: 1차 갑상선기능저하증

부록 1.5 소변화학검사

검사명	성인 정상수치	노화에 따른 변화	편차에 대한 설명
색(Color)	노랑색; 호박색	변화없음	짚 빛(담황색)의 연한 소변
혼탁도(Appearance)	투명	변화없음	탁한 소변은 농, 혈액, 이스트, 박테리아가 있는 상태를 나타냄
비중(Specific gravity)	1.005~1.030	경미한 감소	감소: 수분과다공급, 신부전, 이뇨, 저체온증 증가: 탈수, 수분제한, 구토, 설사
산도(pH)	5.5~6.5	변화없음	산성 소변: 설사, 대사성 산증, 당뇨병, 호흡성 산증, 폐기종 알칼리성 소변 : 호흡성 알칼리증, 대사성 알카리증, 구토, 위흡인, 이뇨제치료, 요로감염
단백질(Protein)	1~8 mg/mL 0~0.5mg/mL 정담노인간호학교재	변화없음	양성: 당뇨병, 심부전, 루프스병, 악성고혈압
당(Glucose)	음성	변화없음	양성: 당뇨병, 쿠싱증후군, 심한스트레스 감염, 약물치료
케톤(Ketones)	음성	변화없음	양성: 조절되지 않는 당뇨병, 기아, 과도한아스피린섭취, 고단백식, 탈수
혈액(Blood)	음성	변화없음	양성: 신장외상, 신장결석, 방광염, 전립선염
백혈구 에스테라제(Leukocyte esterase)	음성	변화없음	양성: 요로감염 가능성
박테리아(Bacteria)	음성	무증상: 농뇨와 증상 감별	양성: 요로감염

부록 1.6 동맥혈가스분석

검사명	성인 정상수치	노화에 따른 변화	편차에 대한 설명
산도(pH)	7.35~7.45	Same	감소:호흡성 혹은 대사성 산증 증가; 호흡성 혹은 대상성 알칼리증
산소분압(PaO_2)	80~100 mmHg	30~80세 25%감소	감소: 심장 혹은 호흡기 질환
이산화탄소분압($PaCO_2$)	35~45 mmHg	Same	감소: 호흡성 알칼리증 증가: 호흡성 산증
산소포화도(O_2 saturation)	95%~100%	95%	감소: 가스교환장애
중탄산염(HCO_3^-)	21~28 mEq/L	Same	감소: 대사성 산증 증가: 대사성 산증

부록 2

약물과 노화

Drugs and Aging

http://evolve.elsevier.com/Meiner/gerontologic

부록 2.1 연령과 관련된 약동학

단계	반응	결과
흡수		
• 위산도(pH) 저하 • 소장흡수면적 감소 • 위 배출시간 감소	• 산성 환경이 필요한 약물의 흡수 변화	• 필름코팅정의 조기방출로 흡수감소
분포		
• 혈청알부민 감소 • 알파 1산 당단백질 증가 • 체지방 증가 • 총 체수분 감소	• 고지용성약물의 분포율 증가(예-디아제팜) • 혈청 알부민의 급격한 감소로 약물효과 강화(e.g., phenytoin, warfarin)	• 약물 반감기 증가 • 유리된 약물의 혈청 수치 증가
대사		
• P-450 색소단백질 효소계를 통한 간대사 감소 • 일차통과대사율 감소(40세 이후 연간 1%씩 감소)	• 약물 간극 30~40% 감소	• 반감기 증가로 약물 축적(e.g., nitrates, propranolol, phenobarbital, nifedipine)
배설		
크레아틴 간극 감소(평균 8 mL/min)	근육량 저하, 생리적 활동 감소로 인해 혈청 농도 증가	• 복용량 혹은 빈도 감소(e.g., levofloxacin, nitrofurantoin, hydrochlorothiazide)

부록 2.2 약물-약물 상호작용

약물-약물 조합	잠재적인 영향
Warfarin and aspirin	출혈의 위험 증가
Digoxin and quinidine sulfate	디곡신 독성위험의 증가
Cimetidine and propranolol	프로프라놀롤 간극 감소, 서맥의 위험 증가
Hydrochlorothiazide and glyburide	저혈당 위험증가
Levodopa and clonidine	항파킨슨 효과 감소
Hydrochlorothiazide and NSAIDs	이뇨와 항고혈압 효과 감소
Lithium and furosemide	리튬 독성의 위험 증가
Lovastatin and gemfibrozil	근 질환, 횡문근 융해 위험 및 부정적인 영향 증가
Prednisone and phenobarbital	스테로이드 효과 감소
Ginkgo with aspirin	출혈 위험 증가

NSAIDs, Nonsteroidal antiinflammatory drugs.

부록 2.3 약물–음식 상호작용

음식	약물	잠재적인 영향
카페인	테오필린(Theophylline)	테오필린 독성 증가
비타민 K음식 : 브로컬리, 양배추, 케일, 파슬리, 시금치	와파린(Warfarin)	약물의 효과감소, 항응고 억제
음식	많은 항생제	약물의 흡수율 감소
유제품	테트라시클린(Tetracycline)	칼슘흡수 방지
티라민 음식 : 숙성된 치즈, 와인, 식초에 절인 청어, 초콜릿	모노아민산화효소억제제(phenelzine, tranylcypromine, St. John's wort)	고혈압 위기 유발
자몽쥬스	Benzodiazepines, calcium channel blockers, cyclosporine, estrogen, statin drugs	약물의 농도 증가

부록 2.4 약물–질병 상호작용

질병	약물	잠재적인 영향
만성 신장질환	• NSAIDs	신장기능 악화
심부전	• 칼슘통로차단제 (e.g. verapamil) • NSAIDs	심장 대상부전 : 수분정체
치매	• Anticholinergics • Benzodiazepines • TCAs • Barbiturates	아세틸콜린 전달 감소로 기억력 악화
당뇨병	• Corticosteroids	고혈당
낙상	• Benzodiazepines • TCAs • Typical antipsychotics • Sedative hypnotics • SSRIs	골절을 동반한 낙상의 위험증가
파킨슨병	• Metoclopramide • Prochlorperazine	파킨슨병 증상 악화
소화성궤양질환	• Aspirin • NSAIDs	출혈 위험 증가
발작	• Bupropion	발작 역치(임계값) 감소
변비	• Anticholinergics	변비악화
양성 전립선 비대	• Anticholinergics	요정체

부록 2.5 의사의 처방이 필요하지 않는 일반의약품

기저질환	병용금지 비처방약물	상품명	이유	권고사항
천식 혹은 폐질환	Ephedrine	Bronkaid	특히, 천식 처방약을 복용할 때 불면증, 신경질, 부정맥 유발	의사에게 문의
	Epinephrine	Primatene		
	Extra theophylline	Bronkaid		
	Pseudoephedrine	Sudafed		
	Caffeine	NoDoz, DeWitt's pills		
	Aspirin/salicylates (아스피린 알레르기가 있는경우)	Ecotrin	알레르기반응 유발(예-천명음, 소양감,두드러기)	아세트아미노펜 (Acetaminophen)
	NSAIDs(아스피린 알레르기가 있는경우)	Nuprin		
혈전(점성도 감소)	Aspirin/salicylates	Ecotrin,Vanquish, Alka-Seltzer, Pepto-Bismol	출혈 유발	아세트아미노펜 (Acetaminophen)
	NSAIDs	Nuprin	출혈 유발	
심장문제(고혈압, 심부전, 부정맥)	Sodium, salt	Alka-Seltzer, antacids	컨디션 악화	아세트아미노펜(Acetaminophen),비강스프레이, 비의료용 목캔디
	Phenylpropanolamine	Dexatrim		
	Ephedrine	Bronkaid		
	Epinephrine/pseudoephedrine	Primatene, Sudafed		
	Caffeine	NoDoz		
당뇨병	알코올 또는 당이 들어있는 액체시럽	Emetrol, many cough or cold syrups	혈당변화	무가당, 무알코올 액체
	Phenylpropanolamine	Dexatrim, Acutrim	혈당증가	비의료용 비강스프레이, 목캔디
	Ephedrine	Bronkaid		
	Epinephrine	Primatene		
	Aspirin/salicylates	Ecotrin, Pepto-Bismol	경구용 당뇨약 복용시 혈당감소	아세트아미노펜(Acetaminophen)
발작	Aspirin/salicylate		처방된 발작약물의 농도 변화	아세트아미노펜(Acetaminophen)
	Antihistamines (억제제)	Benadryl, Unisom	기면, 나름함	의사에게 문의
	Theophylline	Bronkaid	약물농도변화	
위궤양	Aspirin/salicylates	Ecotrin	궤양악화	아세트아미노펜(Acetaminophen)
	NSAIDs	Nuprin		
	Theophylline	Bronkaid	부작용 증가	의사에게 문의

부록 2.6 연령 및 알코올과 관련된 노인의 신체 시스템 변화

연령과 관련된 변화	알코올과 부합하는 변화
간 기능 감소	간세포 독성
신경계 전달지연	파킨슨병 증상, 균형변화의 증가
특발성 떨림	금단현상과 관련된 떨림
낙상의 소인	낙상의 소인
단기간 기억감소	단기간 기억장애
포도당 내성감소	글리코겐합성 억제
염화수소의 분비감소	영양 흡수장애
연동운동 느려짐	영양 흡수장애
침 생산 감소	영양 흡수장애
콜레스테롤 수준과 심혈관질환 증가	혈장 트리글리세라이드 수치 증가
능률이 떨어진 심혈관 기능	울혈성 심부전의 위험
관절염과 통풍의 발생증가	요산수치 증가
면역능력 감소	감염의 민감성 증가

부록 2.7 흔하게 사용되는 약물

항정신병약물		때리고, 소리침, 방황, 참을 수 없는 울음, 동요, 공격성증상	낙상, 골절, 요실금, 뇌졸중 및 사망 위험을 증가시킴
항불안제 및 수면제	디아제팜	수면장애 및 불안 혹은 치매, 갑상선 이상, 우울증의 이차적 발생으로 인한 불면증과 불안	디아제팜과 같은 벤조디아제핀제는 반감기가 길어 노인에게 독성위험이 높음
	항히스타민제	알레르기 외 불면증, 불안증	구강 건조증, 소변 보유증, 진정증, 섬망 등의 항콜린성 부작용에 민감
항우울제	삼환계항우울제	우울증 우울증과 불면증, 신경통증	지나친 진정, 졸음 유발 항콜린성부작용 보임 – 구갈, 혼동, 졸림, 변비 등
	선택적 세로토닌 재흡수 억제제	우울증	위장관출혈, 중추신경계 각성으로 인한 장애유발
심혈관계약물	베타차단제	심박수, 심박출량 감소를 통해 협심증 증상, 심장 부하 및 산소 수요를 감소시킴으로써 허혈이나 심근경색 병력이 있는 환자에게 심폐기능을 제공	노인은 신장기능이 저하되고 체액과 전해질 균형을 유지하는 능력저하되어 용적 감소제 및 혈관 확장제의 기립성 저혈압, 탈수 위험 증가
	칼슘길항제	말초 저항을 줄임으로써 심장 작업량을 줄이는 데 도움	
	안지오텐신 수용 체차단제	심부전 환자 당뇨병 환자의 신장보호	
	디곡신	고혈압, 심부전, 심방부정맥	심장 수축의 힘을 증가시켜 심박출량을 증가시키기 때문에 심박수 감소
항균제		요로감염(UTI), 호흡기감염	설사, 메스꺼움